U0795874

Springer

欧洲骨科和创伤

European Surgical Orthopaedics and Traumatology

欧洲骨科学与创伤学
联合会教材

The EFORT Textbook

4

主编：[英] GEORGE BENTLEY
主译：张英泽

中华医学电子音像出版社
CHINESE MEDICAL MULTIMEDIA PRESS
北　京

图书在版编目（CIP）数据

欧洲骨科和创伤. 第 4 卷 / (英) 乔治 · 本特利（George Bentley）主编；张英泽译. 一北京：中华医学电子音像出版社，2020. 9

欧洲骨科学与创伤学联合会教材

ISBN 978 - 7 - 83005 - 066 - 5

Ⅰ. ①欧… Ⅱ. ①乔… ②张… Ⅲ. ①骨科学一教材 ②创伤一教材 Ⅳ. ①R68 ②R641

中国版本图书馆 CIP 数据核字（2020）第 137528 号

北京市版权局著作权合同登记章图字：01 - 2020 - 2545 号

Translation from the English language edition: *European Surgical Orthopaedics and Traumatology. The EFORT Textbook* by George Bentley (ed). Copyright © EFORT 2014. Springer Berlin Heidelberg is a part of Springer Science + Business Media, All Rights Reserved by the Publisher.

欧洲骨科和创伤（第 4 卷）

OUZHOU GUKE HE CHUANGSHANG Ⅳ

主　　译： 张英泽
策划编辑： 裴　燕
责任编辑： 宫宇婷
校　　对： 龚利霞
责任印刷： 李振坤
出版发行： 中华医学电子音像出版社
通信地址： 北京市西城区东河沿街 69 号中华医学会 610 室
邮　　编： 100052
E - mail： cma-cmc@cma.org.cn
购书热线： 010-51322677
经　　销： 新华书店
印　　刷： 北京顶佳世纪印刷有限公司
开　　本： 787mm×1092mm　1/16
印　　张： 34.5
字　　数： 910 千字
版　　次： 2020 年 9 月第 1 版　2020 年 9 月第 1 次印刷
定　　价： 300.00 元

版权所有　侵权必究

购买本社图书，凡有缺、倒、脱页者，本社负责调换

欧洲骨科和创伤译者名单

主　　译　张英泽

副 主 译　邵新中　侯志勇

译　　者　(按姓氏汉语拼音排序)

陈　伟　程方岩　冯　琛　韩园园　邵　艺
王　娟　邢　欣　闫晓丽　杨　娜　杨淑红
宇文培之　张　奇　张　宁

欧洲骨科学与创伤学联合会

委员会和团队

欧洲骨科学与创伤学联合会执行委员会

执行委员会

会　　长　Manuel Cassiano Neves 博士

秘 书 长　Per Kjaersgaard-Andersen 美国科学院副教授，博士

前任会长　Pierre Hoffmeyer 教授，博士

第一副会长　Stephen R.Cannon 先生

第二副会长　Enric Cáceres Palou 教授，博士

财务负责人　Maurilio Marcacci 教授，博士

普通委员　Klaus-Peter Günther 教授，博士

普通委员　George Macheras 博士

普通委员　Philippe Neyret 教授，博士

增选委员

John Albert 先生

Michael Benson 先生

Thierry Bégué 教授，博士

前任会长George Bentley 教授，博士

前任会长Nikolaus Böhler 教授，博士

Matteo Denti 博士

Karsten Dreinhöfer 教授，博士

Pavel Dungl 教授，博士

Norbert Haas 教授，博士

Karl Knahr 教授，博士

前任会长Wolfhart Puhl 教授，博士

Nejat Hakki Sur 教授，博士
前任会长Karl-Göran Thorngren 教授，博士

第15届欧洲骨科学与创伤学联合会科学协调会，伦敦，2014年

主席

Stephen Cannon 先生

常务委员会

欧洲放射学协会
Nikolaus Böhler 教授，博士

教育委员会
Klaus-Peter Günther 教授，博士

伦理委员会
Michael Benson 先生

行政立法委员会
Wolfhart Puhl 教授，博士

财务委员会
Maurilio Marcacci 教授，博士

健康服务研究委员会
Karsten Dreinhöfer 教授，博士

门户指导委员会
Elke Viehweger 教授

出版委员会
George Bentley 教授，博士

学术委员会
Enric Cáceres Palou 教授，博士

专业协会常务委员会
Matteo Denti 博士

团队和特设委员会

奖励委员会
George Bentley 教授，博士

论坛
Thierry Bégué 教授，博士

旅行和参观奖学金
Philippe Neyret 教授，博士

肌肉骨骼创伤专案组
Norbert Haas 教授，博士

欧洲骨科学与创伤学联合会基金委员会
Karl-Göran Thorngren 教授，博士

主译前言

《欧洲骨科和创伤》教程共7卷，分为10部分，由欧洲骨科学与创伤学联合会(EFORT)科学出版物委员会主席、世界著名骨科专家 George Bentley 教授组织了欧洲各国骨科和相关专业的精英，历时十年编写而成。这套教程对欧洲骨科与创伤学科的发展，特别是对欧洲年轻骨科医师的培训与教育起到了巨大的推动作用。其内容涵盖骨科基础、解剖、生理、病理、伦理、人文、健康教育等多方面内容，是当前整个欧洲年轻骨科医师规范化培训最新的、权威的综合教材。

我国住院医师规范化培训刚刚起步时，华西医院裴福兴教授牵头编写的第1版《骨科学》教材，对推动我国年轻骨科医师规范化培训起到了积极作用。欧洲医师规范化培训已有几十年的历史，积累了大量的经验，《欧洲骨科和创伤》教程内容丰富、翔实可靠，其最大的优点是标准统一、易记易懂，对年轻骨科医师的临床、科研、教学等能力的培养具有重大指导价值；其最大的亮点是深入浅出、生动活泼地呈现原本枯燥的知识内容，对于低年资骨科医师及想要从事骨科工作的实习生、硕士研究生、博士研究生都有着重要的参考价值。本书对我国住院医师规范化培训而言，不仅仅是弥补和参考，更应该是骨科住院医师规范化培训的必读教材！

我们的翻译团队，也是我国住院医师规范化培训教材《骨科学》(第2版)的主编团队，都是工作在临床一线的资深临床医师，临床工作极为繁重，本书是在占用了他们大量宝贵的业余时间的情况下才得以出版，在此为他们的辛勤付出表示深深的感谢和敬意！

在翻译过程中，我们始终力求做到“信、达、雅”，但由于篇幅有限、译者的时间和精力有限，文中难免存在疏漏，恳请广大读者批评指正。谢谢大家！

张英泽

2017年10月

原著序

近年来，我们看到欧洲在不同的领域经历着重大的变化，教育领域也不例外。为了满足患者日益增长的期望，寻求最好的治疗方法成为我们日常工作的职责所在，而教育在实现这一目标中起着主要作用。

欧洲骨科和创伤：欧洲骨科学与创伤学联合会（EFORT）也意识到即使通过欧洲成熟的骨科住院医师培训项目，医师的临床水平也参差不齐。同时，在培训结束后的评估方面也有广泛的差异。

十年前，Jacques Duparc 通过出版《骨科及创伤的外科手术》，第一次提出了一个骨科专业的欧洲观点。目前在欧洲，我们见证着许多方面，特别是骨科学和创伤学方面不断地变化。在过去几年，已经看到该领域的重大进展；所以我们认为现在正是出版这套当前最新的综合教材的时候。这套书不仅为所有准备参加训练考试的学员提供了主要的参考资料，也对所有其他参与我们专业实践的学员提供了参考。这套《欧洲骨科和创伤》教材的发行为骨科教育提供了一个新的视角，将有助于缩小欧洲的整体差异。

这些欧洲观点由来自不同国家最杰出的骨科和创伤学医师提供，可使欧洲发展并形成最好的医疗实践，促进骨科学教育协调过程的发展。对骨科和创伤学培训最低要求进行标准化一直是 EFORT 的主要目标之一，本书对此具有重要的指导意义。

若没有大量幕后工作者的无私贡献，启动这套教材/百科全书是不可能的，但我必须尤其感谢的是主编 George Bentley 做的大量工作。若没有他的毅力、献身精神、想象力，以及最重要的是其专业知识和努力的工作，这本书是不可能出版的。也特别感谢我们的出版商——施普林格和他们的专业团队。

作为 EFORT 的会长，对这一重大成就我感到非常骄傲，我相信这本书对受训人员和专家们的临床实践，以及扩充他们的知识和手术眼界非常有用。

Manuel Cassiano Neves，于里斯本，2014 年

EFORT 会长（2013—2014）

原著前言

这套EFORT教材是继十年前Jacques Duparc教授主编的优秀专著《骨科及创伤的外科手术》之后，由执行委员会编写而成。

经过与两个主要出版商讨论，我们确信此版精装教材/百科全书将为外科文献方面填补一个重要的空白。

我们的目的是出版一套作为外科技术指导的课本，并且包含现在意识到的对患者整体管理的相关内容，这将对达到最好的外科实践和患者最好的临床结局关系重大。

我之所以对本书的编撰很热情，是因为作为一个受欧洲文化和习俗影响的英国人，我意识到对于不太欣赏欧洲文化的英语世界来说，这套汇集欧洲丰富、多样的临床实践、研究和文献的图书，将为他们了解欧洲提供一个激动人心的机会。

这套书的设计在某些方面是传统的，我担心所有的作者们用他们的个人风格提出其观点。因此这本书被分为10部分，章节具有通用的整体格式。每一章内都有简单的目录部分以便于检索，同时还有关键词，但各章作者对主题的专业性阐述各具特色。

因此，这套书的章节汇集了我们在骨科及创伤学处理各个方面的主要内容，以一种活泼的形式呈现，包含了许多经过验证的技术和方法。

所有的目标是创作一套将来对所有参与教育和培训的实习生，以及低年资医师有同等价值的资料(主要参考书)。因此每一章都有小结、文献、相关的基础科学、临床评价、手术指征、术前计划、手术技巧、术后处理、康复、并发症和结局。

我必须对一直都很优秀的章节编辑致以敬意，没有他们这套书就不会启动，更不用说完成编写。在这里我必须要特殊地提到Franz Langlais，他在早期就不幸地离开了我们。他们的专业知识和热情是无价的。然而，因为需要采用一种共同的方法和主题，考虑到许多编者不是讲英文的，我想我有必要对整体文本进行编辑和复查。因此，所有错误都是我一个人的。

从始至终，执行委员会的所有同事们都给予了我无条件的支持，尤其是监督会长，Karl-Göran Thorngren、Miklos Szendroi、Pierre Hoffmeyer和Manuel Cassiano Neves，同时还提供了大量有用的建议。Per Kjaersgaard-Anderson是我中流砥柱的顾问，特别是在我们最后的准备和磋商中。

实际出版这套书的过程有时是具有挑战性的。我的秘书Rosemary Radband不可或缺。

她和一些作者快速和专业处理数据的方式为本套书的出版提供了巨大的帮助。施普林格团队(Gabriele Schroeder、Sylvia Blago,特别是 Simone Giesler)一直是卓越的、绝对专业的专家,能够与之共事实为荣幸。最近 EFORT 的 Susan Davenport 也给予了大力的支持。

这项任务对我来说是莫大的荣幸和快乐。我可以欣赏到他们令人惊叹的作品。我的感谢不足以表达我的感激之情。

这套书的精装版可能永远不会再重印发表,但是电子版将在未来很容易地更新。现在我们有了这套权威的、欧洲独有的教材,可以用于今后的教育项目,我希望借此可以丰富我们的手术生活。

George Bentley
写于伦敦,2014 年

主译简介

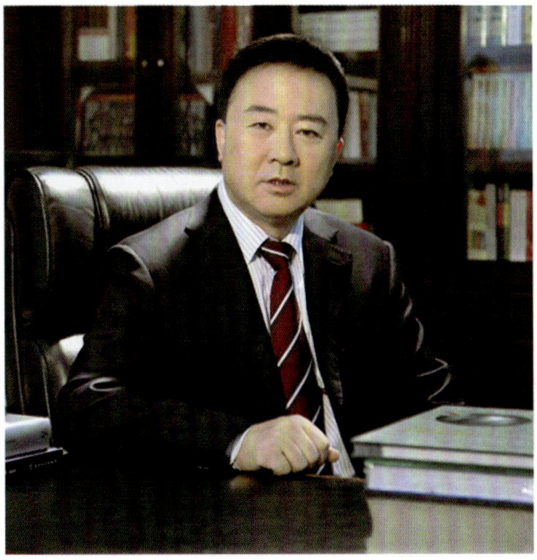

张英泽

张英泽，中国工程院院士，河北医科大学教授、博士生导师，美国 University of Colorado、陆军军医大学、华南理工大学等国内外 6 所大学的客座教授。曾任河北医科大学副校长、河北医科大学附属第三医院院长。现任河北医科大学第三医院名誉院长、河北省骨科研究所所长。兼任中国医师协会副会长、中华医学会骨科学分会主任委员、中国医师协会骨科分会副会长、中国修复重建外科专业委员会副主任委员、河北省医师协会会长；《中华老年骨科与康复电子杂志》总编辑，*Journal of Bone and Joint Surgery*（JBJS）中文版主编，《中华外科杂志》《中国矫形外科杂志》《中国临床医生杂志》《中国骨与关节杂志》《临床外科杂志》和 *Orthopedics* 副总编辑。

张英泽院士一直致力于复杂骨折闭合复位微创固定的相关研究。主持、参与省部级以上课题 30 余项。培养博士、硕士研究生 150 余名。原创提出了骨折顺势复位固定理论、骨折仿生固定理论、不均匀沉降理论等十几项创新理论，研发了系列微创复位固定技术、器械和内固定物；完成了我国首次骨折发病率的流行病学调查，创建了世界上样本量最大的骨折流行病学数据库，文章以论著形式发表在 *Lancet* 子刊 *Lancet Global Health*（IF＝17.686）。以通讯作者和第一作者发表 SCI 收录论文 160 余篇。获得授权专利 170 余项，其中发明专利 65 项、美国发明专利 1 项、日本专利 1 项，3 项在美国 FDA 注册。作为第一完成人荣获国家技术发明奖二等奖 1 项、国家科技进步奖二等奖 2 项、中华医学科技奖一等奖 2 项。2015 年荣获何梁何利基金科学与技术进步奖，2016 年入选国家高层次人才特殊支持计划领军人才（"万人计划"）。主编、主译学术专著 30 部，在德国 Thieme 出版社和美国 Springer 出版社出版英文专著 3 部。担任全国住院医师规范化培训教材《骨科学》主编，全国高等医学院校五年制本科规划教材《外科学》、长学制规划教材《外科学》和研究生规划教材《骨科学》副主编。

原著者简介

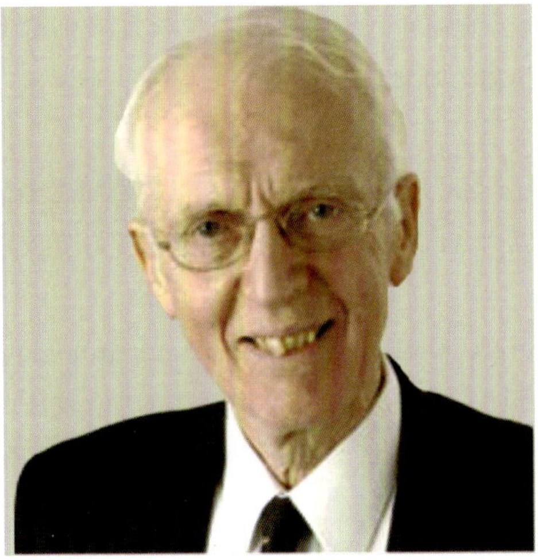

George Bentley 教授

Bentley 教授是伦敦大学学院骨科学院的名誉教授和英国皇家国立骨科医院基金会的骨科医师名誉顾问。

从 1991 年他在斯坦莫尔担任骨科学和肌肉骨骼科学学会和英国伦敦大学学院（UCL）的骨科主任和教授，以及英国皇家国立骨科医院的临床研究主任。

在利物浦大学和皇家利物浦儿童医院担任 6 年的骨科和事故外科教授之前，他在谢菲尔德、伯明翰、曼彻斯特、匹兹堡（USA）和牛津的大学医院进行骨科和创伤学的培训。

从 1982 年他担任伦敦大学唯一的骨科主席，于英国皇家国立骨科和米德尔塞克斯医院工作。

他在细胞工程学方面的开创性研究，即关节和生长板的软骨细胞在正常膝关节和存在关节炎的膝关节的成功移植，于 1971 年发表在《自然》杂志上，为当今全球临床领域的人类细胞工程奠定了基础。

临床上，他创建了髋关节和膝关节置换的主要术式和英国的第一个软骨细胞移植单位。他完成了 10 个关于脊柱侧凸、髋关节和膝关节置换及软骨细胞移植的随机对照临床试验。

他是一位著名的外科学教育家，曾在牛津大学被授予"黄金听诊器"奖（即"最佳临床教师"称号）。在伦敦皇家国立骨科医院，他建立了英国最大的研究生培训项目，训练了英国 25％的骨科和创伤学医师。期间他当选英格兰皇家外科学院委员会的研究员和副校长，担任培训委员会的主席，负责监督英格兰和威尔士的所有外科手术培训。同时于 1996—1999 年，他还担任英国 F. R. C. S. 皇家外科医师协会会员（创伤学和骨科学）资格证书校际考试委员会的主席。

他在皇家国立骨科医院和相关医院创立了一个为期 3 年以上的骨科教育项目，包括骨科和创伤学的各个方面，并在伦敦大学创立了一个理科硕士学位课程。

在谢菲尔德、伯明翰、曼彻斯特、牛津、利物浦和伦敦大学医学院进行本科教学及考试一直是他的人生追求。

骨科学和肌肉骨骼科学学会聘请了 100 余位科研和临床工作人员，并由研究委员会和慈善机构资助。Bentley 教授和他的同事们已经出版了超过 500 篇同行评议的科学论文，并在世界各地的大学和专业中心进行了超过 500 次的讲座。

他写了 3 本主要的教材，贡献了许多骨科学和创伤学的章节。

1985 年他当选英国骨科研究学会会长，1990 年当选英国骨科协会的副会长和会长。1995 年他当选 EFORT 科学委员会的主席，负责发展巴塞罗那大会和后续大会的科学项目，以及整个欧洲的指导课程。

2002 年至 2005 年他担任 EFORT 的副会长和会长。

目前，作为 EFORT 科学出版物委员会主席，他为实习生[尤其是那些想参加欧洲骨科学及创伤学(EBOT)考试的实习生]开发了教育项目和一项课程。此外，过去 5 年他主编了 EFORT 教学课程用书。

作为众多科学期刊的成员和审稿人(*JBJS*，*BJJ*，*BJr*，《骨科研究杂志》《英国医学杂志》《柳叶刀》《风湿病学杂志》《生物材料》《膝关节》等)，自 2001 年起他一直担任《关节成形术》杂志的欧洲主编。

1999 年他被选为 Société Francaise de Chirurgie Orthopédique et Traumatologique (SOFCOT)和英国爱丁堡皇家外科学院的“荣誉会员”。他是第一位荣获著名的“伦敦医学科学院奖学金”的骨科医师，并在 2009 年，成为第一位荣获“英国皇家医学会荣誉奖学金”的骨科医师。

他与 Ann 结婚，并育有一个女儿 Sarah，以及两个儿子(Paul 和 Stephen)。

原著各部分作者

• General Orthopaedics and Traumatology

George Bentley University College London, London, UK
Royal National Orthopaedic Hospital, Stanmore, Middlesex, UK
Karl-Göran Thorngren Department of Orthopaedics, Lund University Hospital, Lund, Sweden

• Spine

George Bentley University College London, London, UK
Royal National Orthopaedic Hospital, Stanmore, Middlesex, UK
Björn Strömqvist Department of Orthopedics, Skåne University Hospital, Malmö, Sweden

• Shoulder

Pierre Hoffmeyer University Hospitals of Geneva, Geneva, Switzerland
George Bentley University College London, London, UK
Royal National Orthopaedic Hospital, Stanmore, Middlesex, UK

• Arm, Elbow and Forearm

Konrad Mader Section Trauma Surgery, Hand and Upper Extremity Reconstructive Surgery, Department of Orthopaedic Surgery, Førde Sentralsjukehus, Førde, Norway
George Bentley University College London, London, UK
Royal National Orthopaedic Hospital, Stanmore, Middlesex, UK

• Hand and Wrist

Frank Burke The Pulvertaft Hand Centre, Derbyshire Royal Hospital, Derby, UK

George Bentley University College London, London, UK

Royal National Orthopaedic Hospital, Stanmore, Middlesex, UK

- **Pelvis and Hip**

Klaus-Peter Günther Department of Orthopaedic Surgery, University Hospital Carl Gustav Carus Dresden, Medical Faculty of the Technical University Dresden, Dresden, Germany

George Bentley University College London, London, UK

Royal National Orthopaedic Hospital, Stanmore, Middlesex, UK

- **Thigh, Knee and Shin**

Nikolaus Böhler Orthopädische Abteilung, Allgemeines Krankhaus Linz, Linz, Austria

George Bentley University College London, London, UK

Royal National Orthopaedic Hospital, Stanmore, Middlesex, UK

- **Ankle and Foot**

Dishan Singh Royal National Orthopaedic Hospital, Stanmore, Middlesex, UK

George Bentley University College London, London, UK

Royal National Orthopaedic Hospital, Stanmore, Middlesex, UK

- **Musculo-Skeletal Tumours**

Stephen Cannon Clementine Churchill Hospital, Harrow, Middlesex, UK

Sarcoma Unit, Royal National Orthopaedic Hospital, Stanmore, Middlesex, UK

George Bentley Royal National Orthopaedic Hospital, Stanmore, Middlesex, UK

- **Paediatric Orthopaedics and Traumatology**

Aresh Hashemi-Nejad Royal National Orthopaedic Hospital, Stanmore, Middlesex, UK

George Bentley University College London, London, UK

Royal National Orthopaedic Hospital, Stanmore, Middlesex, UK

Manuel Cassiano Neves Orthopaedic Department, Hospital Cuf Descobertas, Parque das Nações, Lisboa, Portugal

目 录

第 6 部分 骨盆和髋

第 6 部分

骨盆和髋

第 1 章　全髋关节置换术——当前的手术入路

第 1 章

全髋关节置换术——当前的手术入路

Martin Krismer，Michael Nogler

摘要　髋关节置换术最常见的入路包括前侧入路、前外侧入路、经臀肌入路和后侧入路。每种手术入路都有可能损伤皮肤感觉神经或肌肉运动支。这些分支、股神经和坐骨神经的解剖会在下文做详细说明。手术入路不同，切断和剥离的肌肉不同，损伤也不同。梨状肌肌腱切断可能导致关节脱位，而阔筋膜张肌部分失神经支配可能导致跛行、Trendelenburg 征或转子间综合征。手术入路的扩大及微创入路也将在下文进行描述。

关键词　髋・手术前侧直接入路・前侧入路・前外侧入路・经臀肌入路・转子间入路・外侧转子间入路・后侧入路・后外侧入路

第 1 节　概　述

目前有多种髋关节手术入路，其中有 5 种常规用于全髋关节置换术（total hip arthroplasty，THA）。其他一些入路很少用于原发性全髋关节置换术（如 Ganz 转子翻转术、内侧 Ludloff 入路），或仅用于髋关节微创手术（双切口入路[1]*）。这 5 种常用的手术入路（表 6-1-1 和图 6-1-1）可以在仰卧位（图 6-1-2）或侧卧位（图 6-1-3）以微创或常规方式进行。

入路的名称有时令人困惑。例如，Frndak 等[8]命名的前外侧外展肌劈开入路；Mallory 等[9]使用的侧方入路。

各种入路之间差异显著，而相应的对比研究却很少。目前仅有的对照研究往往只关注微创入路的比较。各种手术入路在围手术期并发症、疼痛、肌肉损伤、手术时间、术后康复时间、并发症、疗效指标及生存率方面存在差异。造成这些指标差异的原因不仅仅是入路本身，还与植入物、植入技术及外科医生的经验和训练水平有关，且还与不同科室不明确说明手术入路的微小改动有关。

2006 年，Cochrane 协作网[10]对外侧入路和后侧入路进行了对比分析，仅有 4 篇论文符合 Cochrane 的纳入标准。Cochrane 比较 77 例后侧入路和 72 例外侧入路脱位患者，分别有 43 例和 49 例患者发生神经麻痹，21 例和 29 例发生疼痛。该研究显示，这 2 种入路的一些指标存在显著差异。但被Cochrane纳入的研究的结果与其他大数

* 译者注：本书参考文献标引忠实于原著

M. Krismer (✉) · M. Nogler
Department of Orthopaedics, Innsbruck Medical University, Innsbruck, Austria
e-mail: martin.krismer@uki.at; michael.nogler@uki.at

G. Bentley (ed.), *European Surgical Orthopaedics and Traumatology*,
DOI 10.1007/978-3-642-34746-7_101, © EFORT 2014

表 6-1-1 THA 常用的入路

入路	人名	微创	仰卧位	侧卧位
直接前侧/**前侧**	Hueter、Judet 或 Smith-Petersen[2]	是	是	是
前外侧	Watson-Jones[3]	是	是	是
外侧/经臀肌/直接外侧	Hardinge[4]/Bauer 等[5,85]	是	是	是
经转子/外侧大转子截骨术	Charnley[6]	否	是	是[a]
后侧/后外侧	Kocher-Langenbeck（在 Moore[7] 中描述）	是	否	是

注：这篇论文中使用的术语在表格中为粗体字；[a]. 笔者不知道外科医生在侧卧位行经转子入路，但没有重要的解剖学原因不会这样做；后侧入路采用 Kocher、Langenbeck、Henry 俯卧位，后外侧入路采用 Gibson、Marcy、Fletcher、Moore 等横卧位，只是细节不同，如股骨头脱位的方向；据笔者所知，俯卧位不适用于关节置换术，故不做进一步说明；主要用“后侧入路”这个词

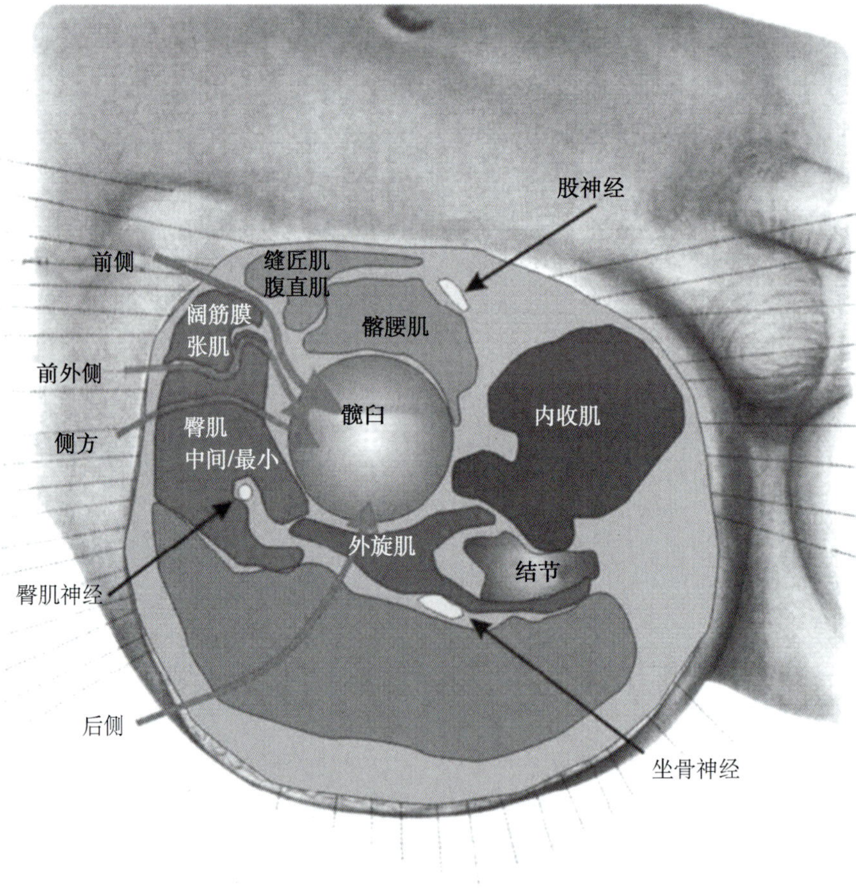

图 6-1-1 4 种手术入路在髋臼水平的截面图

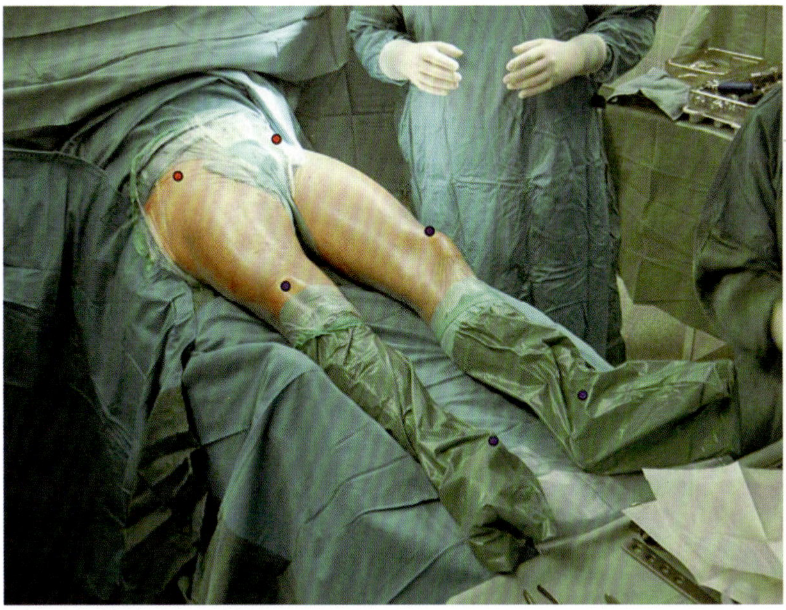

图 6-1-2　仰卧位铺单注意标记点——足踝、髌骨和髂前上棘，通过标记点提示肢体长度

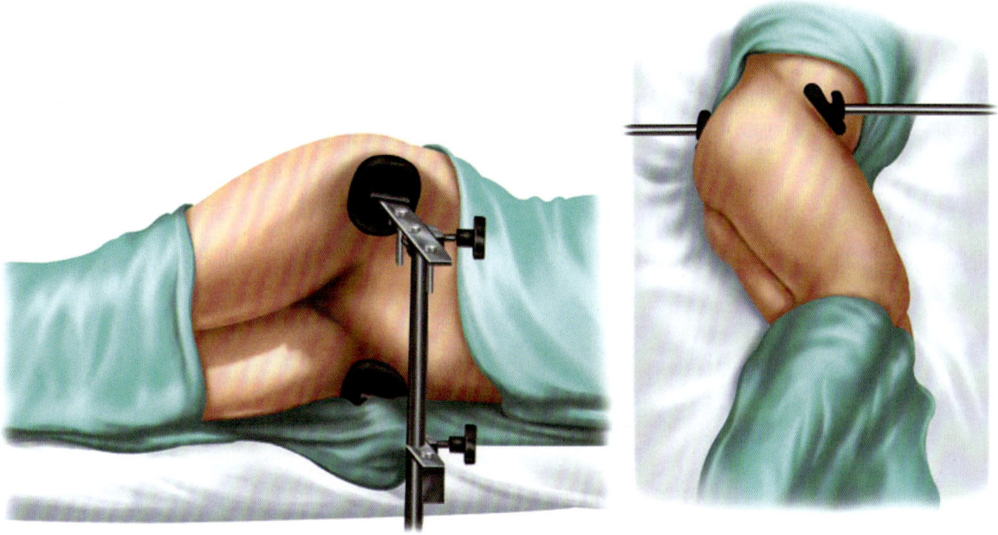

图 6-1-3　侧卧位，精确的侧卧位对于髋臼杯的放置尤为重要

据研究的结果之间存在显著差异。例如，上述 4 篇论文证实外侧入路的脱位率约为 6%，与其他外科医生的结果不一致。

一项关于小切口全髋关节置换术的卫生技术评估显示[11]，单个小切口全髋关节置换术在围手术期控制出血量方面具有优势。同时，小切口全髋关节置换术使患者可提前 1 个月恢复正常活动，故降低了住院费用、缩短了住院时间，但尚未有文献证实该假设。

本章是一篇文献综述,辅以系统评价。同时,本章也会列举一些非对照研究,目的是提供比 Cochrane 报道[10]的更多的样本量来评估不同入路间的差异。但是由于不能确定这些文献的样本量,故各研究间的可比性不大。

导航技术是另一个增加变异性的参数,但未涉及导航相关的论文。

考虑缺乏结论性的对照研究,本章的主要目的是系统地回顾 5 种入路间的差异。

第 2 节　前侧入路

一、介绍

前侧入路在缝匠肌和股直肌内侧之间、阔筋膜张肌和臀中肌外侧之间进入(图 6-1-1)。

建议在距髂前上棘(anterior superior iliac spine,ASIS)远端约 2cm 处切开皮肤,以避免形成疼痛性瘢痕,一般在缝匠肌和阔筋膜张肌间的 Smith-Petersen 间隙外侧 2 横指处,以避免损伤股外侧皮神经(lateral femoral cutaneus nerve,LFCN)(图 6-1-4)。图 6-1-5 显示 LFCN 和 Smith-Petersen 间隙之间的毗邻关系。纵向切开髂胫束,股深动脉穿支(图 6-1-6)为该入路提供了很好的解剖标志。切口应正好位于血管的正上方。用手指从髂胫束和阔筋膜张肌之间伸入,提前探查 Smith-Peterson 间隙。旋股外侧血管常出现于肌肉间隙之间,需要给予结扎。在髂胫束深层和脂肪层下方可以见到关节囊。关节囊显露后,将钝性牵开器置于髋臼的内侧、外侧及前顶部。由于钝性牵开器靠近股神经,必须紧贴骨面置入,位于股直肌和缝匠肌的下方,垂直于髂腹股沟韧带(常规切口无法直接显露)(图 6-1-7)。关节囊部分或全部切除,通常后侧关节囊应予以保留以减少出血。切断股骨颈,取出股骨头。此时可见髋臼,将 4 个牵开器置于髋臼前侧、内侧、后侧及外侧可以更好地显露髋臼。

为了进一步显露股骨,并进入股骨髓腔,股骨呈中立位或轻度内收位。过度内收时,臀肌紧张会加大牵开器的张力,从而损伤肌肉。保留部分关节囊或使股骨轻度外旋可减少股骨的活动。有些情况下,必须切断孖肌和闭孔外肌的肌腱(图 6-1-8)。无须将股骨完全从切口中撬出来。使用合适的牵开器和器械进行股骨扩髓并植入假体柄。如果需要确定一个旋转标记,患肢取 4 字体位,可以使用电刀在股骨距做一标记。

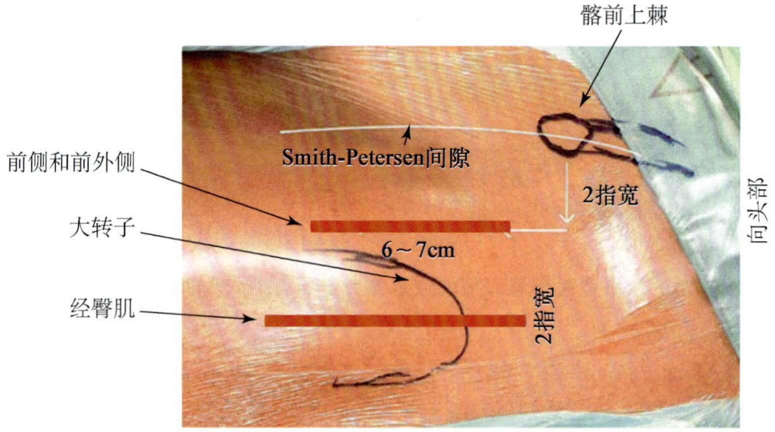

图 6-1-4　前侧入路、前外侧入路及转子间入路的皮肤切口示意图(左髋)

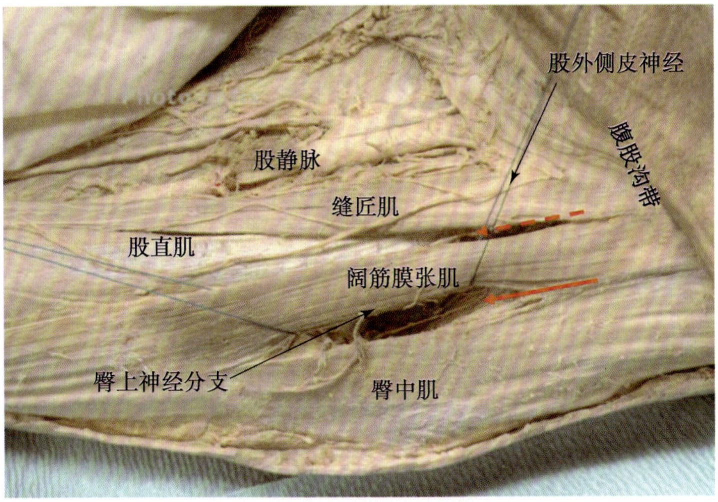

图 6-1-5　Smith-Petersen 入路（缝匠肌与阔筋膜张肌之间）和 Watson-Jones 入路（阔筋膜张肌与臀中肌之间）与股外侧皮神经和支配臀中肌神经肌支的关系

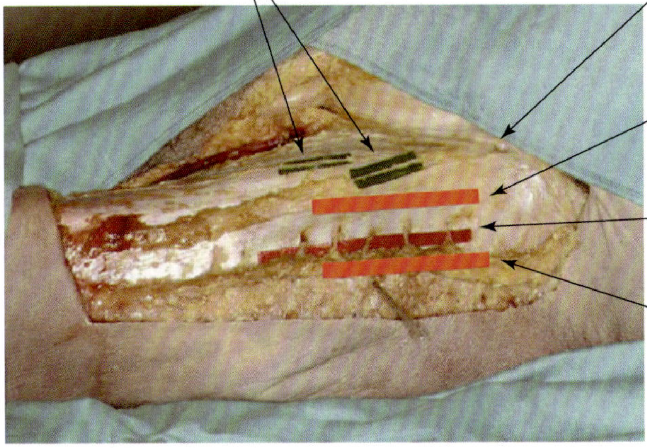

图 6-1-6　髂胫束的血管穿支，前侧入路及前外侧入路切口示意图

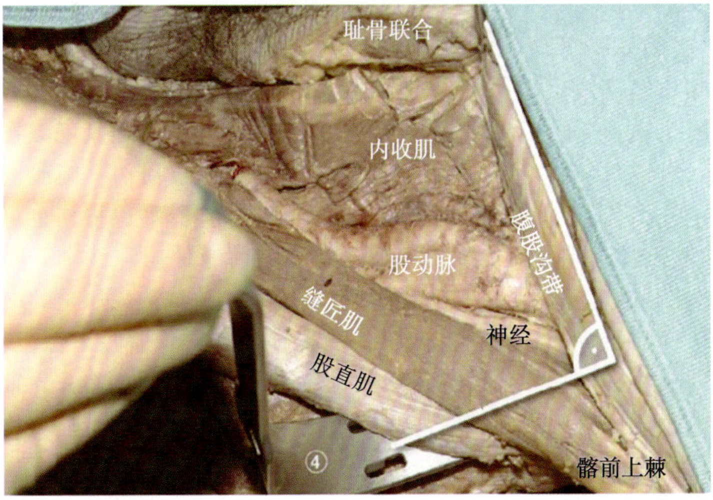

图 6-1-7　牵开器在髋臼前面的放置位置及其与股神经的关系

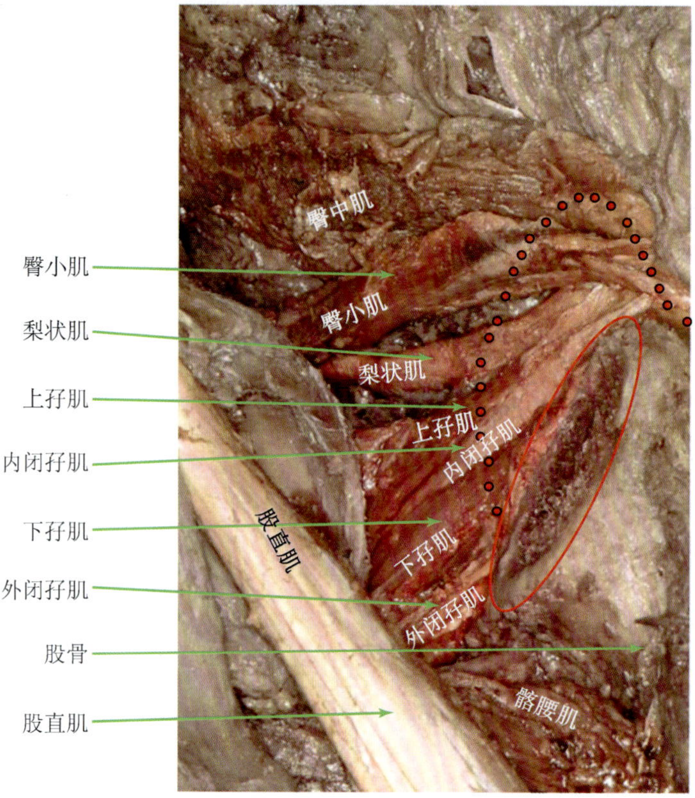

图 6-1-8 去掉大转子后的外旋肌群

注：上孖肌和下孖肌起自同一腱膜，紧贴闭孔外肌。红点，大转子的位置；红圈，截断股骨颈，显露髓腔

二、扩大入路

若需向近端延长切口，只需将阔筋膜张肌从髂骨起点分离即可。关闭切口时，可将剥离的肌肉缝合到髂骨上。若需要，也可通过骨锚钉固定。通过这种方法，也可直接进入股骨髓腔。

通过股骨外侧入路可延伸至股骨远端及小转子。这 2 种入路可以是一个连续切口，也可为 2 个单独的切口（用于放置钛缆时）。如果需要合并成一个切口，切忌不要切断髂胫束。如果只需要显露一小段股骨，可以使用股外侧肌和股直肌之间的间隙。特别需要注意的是，一定要保护股外侧肌的股神经分支（图 6-1-9）。

三、风险

旋股外侧血管损伤可能引发出血，其容易在剥离肌肉间隙时损伤，或由于其隐藏在腰大肌后不容易发现而造成损伤。旋股内侧血管分支分布于后关节囊，如果损伤也可能引发出血。在髋臼前缘使用钝性牵开器显露切口时，有可能对股神经造成压迫。一般来说，股外侧皮神经走行于髂胫束深、浅层之间，切开时要注意保护。如果其分支被切断，或被缝线缝住，或被瘢痕组织包裹，均可引发疼痛。

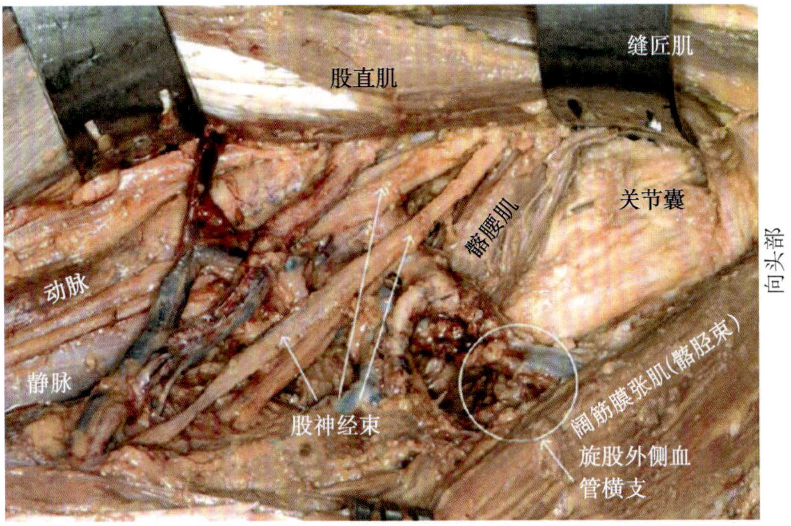

图 6-1-9　髋关节前部解剖结构，股神经的分支在股骨距下几厘米处进入股外侧肌

第 3 节　前外侧入路

一、介绍

该入路一般选择从阔筋膜张肌内侧和臀中肌、臀小肌外侧的间隙进入。

推荐在髂前上棘远端两横指处切开皮肤，以避免形成疼痛性瘢痕，切口沿大转子前缘下延（图 6-1-4）。根据皮肤切口纵向切开相应的髂胫束纤维。手指触摸臀中肌、臀小肌的前缘以确定 Watson-Jones 间隙的位置。一般显露的关节囊表面都被一层脂肪组织包裹。在股骨颈上、下各置入一个牵开器，同时在髋臼前缘使用一个牵开器，可以很好地显露切口（图 6-1-7）。由于牵开器靠近股神经，故一定要紧贴骨面放置，位于股直肌和缝匠肌的下方，垂直于髂腹股沟韧带（图 6-1-7）。部分或全部剥开关节囊，股骨颈截骨后将股骨头取出，此时可以直视下观察髋臼，使用 4 个牵开器显露（方法如前所述）。

为了更好地显露股骨髓腔，需要将股骨外旋。如果患者采用侧卧位，可将患肢放置在患者后方的一个袋子中，维持外旋位置。可使用撬拨工具，撬起股骨以方便操作。将股骨颈外侧残留的关节囊组织彻底清除。有时必须切断孖肌和闭孔内肌的肌腱（图 6-1-8）。

二、扩大入路

向近端延伸切口，有可能损伤支配阔筋膜张肌和臀中肌前侧的神经分支。远端的肌间分支位于大转子尖头侧 3～4cm 处。通过标准的股骨外侧入路，只需要在股外侧肌侧方的深筋膜上做一“L”形切口，就可以很容易地延伸到股骨远端及小转子。

三、风险

腰大肌后方的旋股外侧血管损伤可引发出血，旋股外侧血管的分支位于后关节囊，损伤亦可引发出血。牵开器牵拉髋臼前侧可损伤股神经。当入路近端扩大超过3cm时，可能会损伤臀上神经支配部分阔筋膜张肌的远端肌支。

第4节 经臀肌入路

一、介绍

此入路经臀中肌纤维进入。不同学者及外科医生劈开臀中肌的方式略有不同。

皮肤切口采用以大转子尖为中心的直行或弧形切口。髋关节轻度外展，在阔筋膜张肌与臀大肌之间直接跨过大转子纵向切开髂胫束。劈开臀中肌（图6-1-10）时应考虑解剖变异。一般情况下，从大转子前部臀中肌纤维继续进入股外侧肌；掀起臀中肌前部，在这一层可见股外侧肌前部及其和臀中肌前部之间连接的肌纤维。少数患者臀中肌和股外侧肌之间没有连接的肌纤维。在这种情况下，可用骨凿从大转子前部凿取一小片骨。通过这种方法，可实现臀中肌和股外侧肌之间的连续性，这样可以很容易地通过缝合几针来闭合肌肉切口。于股骨颈上方、下方分别放置牵开器，另一个牵开器置于髋臼前缘（图6-1-7）。这个牵开器靠近股神经，必须在股直肌与缝匠肌下紧贴骨面放置，垂直于腹股沟韧带，但腹股沟韧带不会在此入路中显露（图6-1-7）。部分或完全切除关节囊，股骨颈截骨术后取出股骨头，通过4个牵开器显露髋臼。有些医生将带有尖头的牵开器敲进坐骨以使股骨处于后方，另一些医生则使用带有2个尖头的宽牵开器置于髋臼后缘。

为进一步显露股骨并进入股骨髓腔，下肢采用“4”字体位，在股骨后方置入牵开器将股骨撬出，使髂胫束后部位于股骨后方。有时必须切断孖肌和闭孔外肌的肌腱（图6-1-8）。如果髂胫束异常紧张，可以部分切开，在闭合伤口时修复缝合。

二、扩大入路

近端扩大入路可能会损伤支配阔筋膜张肌和臀中肌前部的神经。远端肌支位于大转子尖头侧4cm处。

通过标准的股骨外侧入路，可以很容易地将切口延伸到股骨远端及小转子。股骨外侧入路于股外侧肌外侧进入。为此，股外侧肌筋膜上的远端切口为“L”形，先在股骨近端前后切开，然后沿股外肌后部纵向切开。

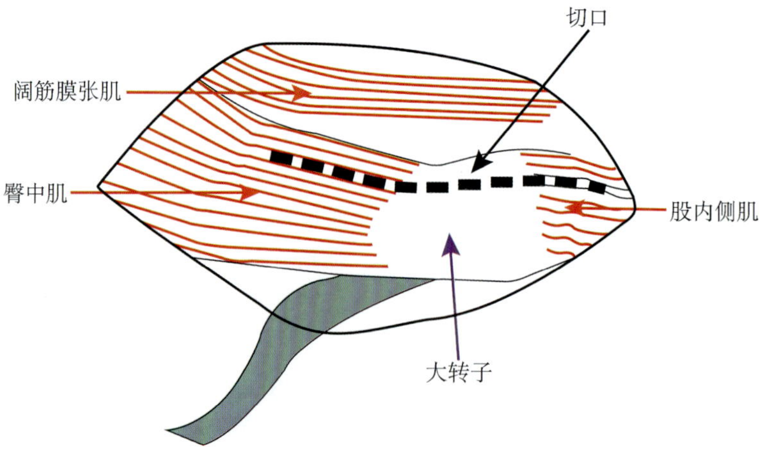

图6-1-10 转子间入路肌肉劈开示意图

三、风险

出血可能由腰大肌后方的旋股外侧血管损伤所致。关节囊后的旋股内侧动脉分支损伤也可导致出血。髋臼前侧的牵开器可能损伤股神经。臀中肌和臀小肌的剥离可能会导致跛行和大转子疼痛综合征。应用坐骨牵开器可能会损伤坐骨神经。

第 5 节　后侧入路

一、介绍

此入路沿臀大肌纤维走行劈开臀大肌，同时切断外旋肌群。

患者取侧卧位，用骶骨和耻骨柱固定所需位置（图 6-1-3）。皮肤切口以大转子为中心（图 6-1-11），如果计划采用微创入路，皮肤切口应沿肌纤维走行倾斜。扩大入路时切口沿股骨纵轴向远端延长（图 6-1-11 中红色虚线）。沿皮肤切口方向切开筋膜，沿臀大肌纤维走行劈开肌肉，并向两边牵开。髋关节内旋显露臀中肌后缘，此时可显露所有短外旋肌（图 6-1-12，图 6-1-13）。根据想要显露的范围及实现微创，于不同位置切断外旋肌群。梨状肌对减少术后髋关节脱位的发生风险很重要，此阶段常以缝线标记，手术结束时缝合修复。常在股外侧肌后缘切断股方肌。短外旋肌及后关节囊向内侧牵开。髋关节轻度内旋、内收、屈曲。放置牵

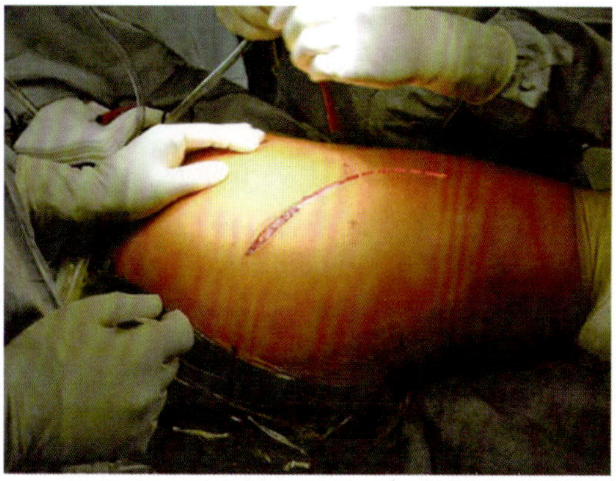

图 6-1-11　后侧入路手术切口，红色虚线显示扩大入路

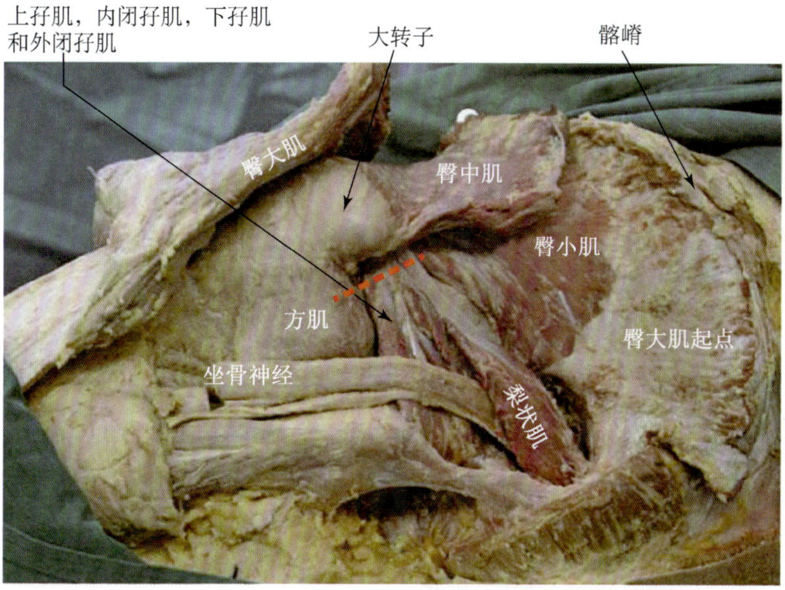

图 6-1-12　后侧外旋装置，红色虚线显示后侧入路切断旋后肌的位置

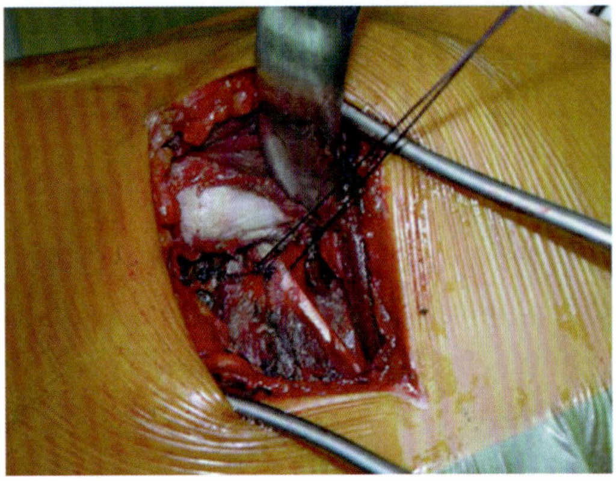

图 6-1-13 后侧入路，梨状肌肌腱切断前用缝线标记，以便手术结束后修复

开器，于股骨颈剥离上关节囊及臀小肌，使髋关节脱位，股骨颈截骨。髋臼前方放置牵开器保持股骨位于前面，于髋臼后缘后方放置霍夫曼牵开器，牵开器插入后方关节囊内，但在髋臼外。此体位虽靠近坐骨神经，但仍是安全的(图 6-1-12)。

下肢内旋、屈曲、内收位以准备股骨。股骨颈牵开器抬高股骨近端，将另外 2 个牵引器置于股骨颈周边(图 6-1-14)。

二、扩大入路

通过股骨后入路可以实现股骨远端扩大入路。这要求切断臀大肌肌腱、小的内收肌和耻骨肌。牵开臀小肌可显露坐骨体，于

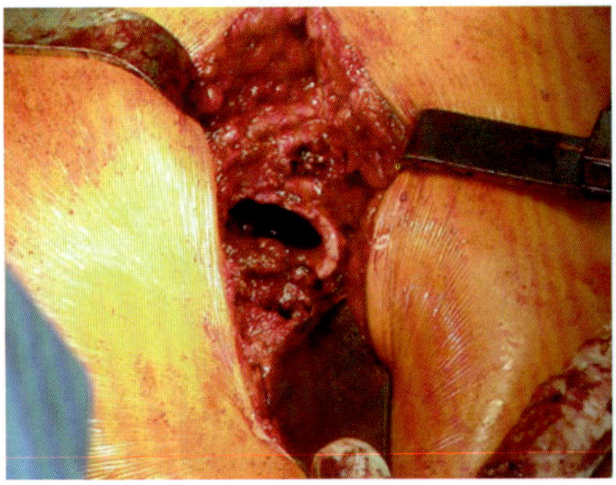

图 6-1-14 后侧入路，显露髓腔

臀中肌后侧劈开臀小肌可显露髂骨。臀上神经血管位于大转子尖头侧 5cm 处，限制切口进一步延伸。

三、风险

股方肌下方远端边缘的旋股内侧血管损伤可导致出血。臀上神经血管位于梨状肌上方、大转子尖头侧约 5cm 处。坐骨神经靠近入路，被软组织保护。

第 6 节 不同手术入路的比较

一、肌肉损伤

臀肌位于最表层。5 种入路通过不同方式以减少肌肉损伤，前侧入路在不切断肌肉的情况下从前缘进入；前外侧入路经阔筋膜张肌和臀中肌的间隙显露，需切断臀小肌；经臀肌入路需要劈开臀中肌和臀小肌；经大转子入路通过转子截骨松解臀中肌和臀小肌以显露术野；后侧入路须劈开臀大肌(表 6-1-2，图 6-1-1)。臀肌的损伤程度和预后的关系目前尚不明确。

微创手术可通过特殊的牵开器、精准的技术和小切口等减少术中的肌肉损伤。

深层外旋肌群有 2 个原因需要切断。在前侧入路、前外侧入路、经大转子入路和侧方入路中切断外旋肌群是为了使股骨充分外旋。很多相关文献探讨这些入路时很少提及这些肌腱在分离或切开过程中的损伤程度。研究者认为这些肌腱尤其是孖肌和闭孔外肌的联合肌腱并不重要，或这些肌腱被认为是进入股骨髓腔的障碍。外旋肌群是否保留与预后和术后髋关节脱位率的关系尚不明确。

为了显露髋关节，后侧入路需要切断外旋肌群。相较于其他入路，后侧入路需要对外旋肌群进行更广泛的分离(表 6-1-3)。

表 6-1-2 浅层臀肌损伤

入路/肌肉	臀大肌	臀中肌和臀小肌	作者
前侧入路	无	无	Hoppenfeld 和 deBoer[12],Light 和 Keggi[13],Kennon 等[14],Judet 和 Judet[15]
微创手术	无	无	Krismer 等[16],Matta 等[17],Rachbauer[18]
前外侧入路	无	无	Hoppenfeld 和 deBoer[12]
微创手术	无	无	Bertin 和 Röttinger[19]
侧方入路	无	劈开	Hoppenfeld 和 deBoer[12],Austin 和 Rothman[20]
微创手术	无	劈开	De Beer 等[21]
后侧入路	劈开	无	Hoppenfeld 和 deBoer[12],Moore[7]
微创手术	劈开	无	Laffosse 等[22]

表 6-1-3 外旋肌群的分离

入路/肌肉	梨状肌	孖肌+闭孔内肌	闭孔外肌	股方肌	作者
前侧入路	否	每个	否	否	Hoppenfeld 和 deBoer[12]
微创手术	否	有时	否	否	Krismer 等[16]
	很少	很少	否	否	Matta 等[17]
前外侧入路	?	?	?	?	Hoppenfeld 和 deBoer[12]
微创手术	?	?	?	?	Bertin 和 Röttinger[19]
侧方入路	?	?	?	?	Hoppenfeld 和 deBoer[12]
微创手术	?	?	?	?	De Beer 等[21],O'Brian 和 Rorabeck[23]
后侧入路	切断	修复	切断	切断	Laffosse 等[22]
	切断	切断	切断	切断	Moed 和 McMichael[24],Goldstein 等[25]
	修复	修复	修复	修复	Rommens[26],Pellicci 等[27]
微创手术	不变	切断	不变	不变	Laffosse 等[22]

注:? 表示尚不明确

如果不打算完全外旋,微创手术一定程度上在前侧入路、前外侧入路及侧方入路中减少了外旋肌群的分离。在后侧入路,梨状肌腱可以通过缝合锚或缝线重新附着。

C 反应蛋白和肌红蛋白等指标可以反映肌肉的损伤程度,且值得医生注意的是,这些指标反映了肌肉细胞的整体损伤。肌肉切开或运动神经的损伤会影响肌肉功能,但这些损伤在临床检验参数中却无法体现(表 6-1-4)。

Meneghini 等[84]尝试通过尸体标本来确定肌肉的损伤程度。笔者认为上述方法能更好地体现肌肉的损伤程度。

二、骨不连

骨不连是经大转子入路的典型并发症。Horwitz 等[30]曾报道 51 例经大转子入路手术的患者,其中有 4 例(8%)发生了骨不连。由于骨不连,越来越少的医生采用此手术入路。

表 6-1-4 肌肉损伤参数

微创手术	作者	传统入路	例数(微创/传统)	参数结果	随访时间	微创手术值	传统入路值	P
前侧入路	Pilot 等[28]	后侧入路	10/10	H-FABP	1 天	14±14	9±5	无
				IL-6	1 天	90±90	90±40	
				肌红蛋白	1 天	363±119	365±53	
前外侧入路	Wohlrab 等[29]	侧方入路	20/20	肌红蛋白	1 天	800±500	1100±700	<0.05
					2 天	700±300	600±400	

注:肌肉损伤指标,见 H-FABP(mg/L,心肌型脂肪酸结合蛋白)、IL-6(pg/ml,白介素 6)、肌红蛋白(μg/L)

三、神经麻痹和神经痛

Weale 等[31]回顾文献,发现 3870 例经臀肌入路的患者中有 48 例发生神经损伤,2654 例后侧入路的患者中有 31 例发生神经损伤,两组神经损伤的发生率均约为 1.2%。该研究对患者进行电生理学检查,20 例侧方入路的患者中有 2 例(10%)发生坐骨神经损伤,而 22 例后侧入路的患者却未发生坐骨神经损伤。Farrell 等[32]发现,在一家医疗机构的 27 004 例患者中有 47 例(0.17%)发生神经麻痹。与前外侧入路相比,后侧入路和经大转子入路的优势比分别为 2(P=0.03)和 0.6。

前侧入路采用缝匠肌(股神经支配)与阔筋膜张肌(臀上神经支配)间的浅层神经界面和股直肌(股神经支配)与臀中肌(臀上神经支配)间的深部神经界面[12]。这是髋部手术入路唯一存在的神经界面。

有关前侧入路的论文曾报道了股外侧皮神经痛。股外侧皮神经变异较大,阔筋膜张肌近缝匠肌侧有 2~5 个分支经过前侧术野区。为了减少神经损伤,可采取筋膜远端外侧切口,或从筋膜下进入缝匠肌与阔筋膜张肌之间的神经界面[33]。

前外侧入路从臀中肌和阔筋膜张肌之间进入,两者有共同的神经支配(臀上神经)。臀上神经分支从阔筋膜张肌起点处进入该肌。据 Hoppenfeld 和 deBoer[12]报道,只要切面不是从阔筋膜张肌起点开始,就不会损伤臀上神经。但 Ince 等[34]报道,超过 50%的病例在臀中肌和阔筋膜张肌之间有臀上神经的远端分支,平均距大转子尖尾侧 2.7cm、腹侧 3.8cm。此分支和位于阔筋膜张肌中的臀上神经上支形成一个环。前外侧入路有可能损伤该分支。

侧方入路中不使用神经界面,该入路需要劈开臀中肌。臀上神经分支在距大转子尖 3~5cm 处进入臀中肌前部。劈开股外侧肌,股神经分支与旋股外侧动脉降支从股骨近端 1/3 处进入股外侧肌内侧(图 6-1-10)。如果扩大入路,臀上神经和股神经的分支都有可能被损伤[12]。

对 9 具尸体进行解剖发现,大转子顶端后侧可见臀上神经降支 6~8cm,而从前侧只能显露 3~5cm[35]。一项关于术中神经刺激的研究显示,在先天性髋关节发育不良的患者中,这一安全距离将减少至 2.5~4.5cm[36]。Eksioglu 等[37]通过研究尸体发现,侧方入路中 80%患者的臀上神经分支不会被损伤。

后侧入路中需要把臀大肌劈开[12],臀下神经在距大转子顶端内侧不足 5cm 处进入臀大肌。该神经的分支位于肌肉深面,所以在劈开臀大肌时不易被识别。在传统的后侧入路中,如果自大转子顶端劈开臀大肌超过 5cm,那么就很有可能损伤臀下神经[38]。

因此，在一些手术入路中可能出现整个肌肉或部分肌肉去神经化。一项肌肉电生理研究发现，侧方入路术后 2 周发生去神经化症状的比例为 10/29，后侧入路为 3/21；术后 3 个月，这一比例为 5/29 和 1/21[35]。Picado 等[39]研究了 40 例采用 Hardinge 侧方直接入路的全髋关节置换术患者，术后 4 周有 17 例（约 42%）发生臀上神经损伤，术后 1 年减少至 1 例。Weale 等[31]在一项 22 例采用侧方入路的研究中发现，闭孔神经损伤 2 例，股神经损伤 1 例，胫神经损伤 1 例，腓总神经损伤 1 例，闭孔神经损伤合并股神经损伤 1 例。在另一项研究中，20 例患者采用后侧入路，没有发现神经损伤。虽然临床研究低估了神经损伤的发生率，但股神经损伤为 10%的发生率远高于其他研究的发现。

一般来说，导致神经麻痹的因素为以下 4 种损伤：①劈开臀肌或股外侧肌时损伤臀神经或股神经分支；②髋关节脱位或复位时损伤坐骨神经或股神经等主要神经；③术中牵开器对神经的钝性卡压；④术中对神经直接的锐性损伤。

只有第 1 种损伤和入路本身有关，其他损伤主要取决于手术技术。

可以采用类似微创手术入路[1,16,18,19]的方法，在脱位前先截除一小片股骨颈来减少第 2 种损伤。通过部分移除代替整体移除的方法来减少术中的神经损伤。严重的先天性髋关节发育不良会增加术中发生神经损伤的风险。

术中使用霍夫曼牵开器会增加第 3 种损伤的发生风险。其他钝性牵开器（如 Richardson、Langenbeck、Aufranc、Müller 等）或自动牵开器能降低这种风险。

不同入路的解剖差异、检测技术（临床、电生理）及其他一些混合因素（如发育不良、骨关节炎的严重程度等）可能是导致神经损伤发生率差异较大的原因。

只有外展肌肉分支的损伤与解剖原因有关。由于解剖变异和发育异常，正常的入路也可导致部分臀肌失神经支配。侧方入路发生神经损伤的风险最高，而前侧入路几乎无风险。神经损伤也和手术技术有关。手术技术的改进可以大大降低因神经牵拉、牵开器损伤和直接锐器损伤导致的神经损伤。

臀中肌损伤的主要临床表现为 Trendelenburg 征阳性和跛行。Stähelin[40]将其临床症状描述为：①凹陷征，屈髋时手指触诊大转子可发现一凹陷；②异常隆起，有时在凹陷的顶部由于肌肉收缩会形成一个隆起；③因为内旋肌群肌力减弱，侧卧位外展时患肢外旋。

四、Trendelenburg 征和步态

Picado 等[39]的研究发现，在 Hardinge 侧方入路中，术前 Trendelenburg 征的阳性率为 50%（20/40），而术后 1 年的阳性率为 25%（10/40）。Baker[35]的研究发现，Hardinge 外侧入路、改良的 Dall 侧方入路[41]（大转子和臀肌皮瓣一起掀开，最终有 11 例骨不愈合）、后侧入路术后 3 个月的 Trendelenburg 征Ⅱ度阳性（健侧骨盆下降至水平线以下）率分别为 7/29、1/29、0/21（表 6-1-5）。

五、步态和跛行

2004 年，Masonis 和 Bourne[43]进行了一次文献回顾分析，包含 8 项关于跛行的研究，涉及 2455 例行全髋关节置换术的患者。侧方入路患者跛行的发生率为 4%～20%，后侧入路患者跛行的发生率为 0～16%（表 6-1-6）。

一些步态分析实验室也致力于该课题。Madsen 等[46]对全髋关节置换术后 6 个月的患者进行了测量，其中前外侧入路组 10 例、后侧入路组 10 例和对照组 9 例。结果发现，前外侧入路组的患者发生躯干倾斜，髋关节的活动范围最小。

表 6-1-5 Trendelenburg 征的发生率

入路	论文	术后随访时间	发生率
前外侧入路	Picado 等[39]	1 年	10/40(25%)
侧方入路	Baker 和 Bitounis[35](Cochrane)	3 个月	9/24(36%)
	Barber 等[42](Cochrane)	12 个月	2/21(10%)
	Downing 等[60](Cochrane)	12 个月	2/33(6%)
	Moskal 和 Mann[44]	?	86/306(27%)
后侧入路	Baker 和 Bitounis[35](Cochrane)	3 个月	2/20(10%)
	Barber 等[42](Cochrane)	12 个月	3/28(10%)
	Downing 等[60](Cochrane)	12 个月	2/40(5%)

注:? 表示尚不明确

表 6-1-6 文献报道的术后跛行发生率

入路	论文	术后随访时间	发生率
经大转子入路	Horwitz 等[30]	6 个月	14/51(27%)
		1 年	8/51(15%)
外侧入路	Horwitz 等[30]	6 个月	14/49(29%)
		1 年	10/49(20%)
	Moskal 和 Mann[44]	?	55/306(18%)
	Ritter 等[45]	9～29 个月	35/81(作者 29%)
后侧入路	Ritter 等[45]	9～29 个月	31/132(作者 17%)

注:Ritter 等在已发表的论文中表示这个发生率并不确切,故其也引证了其他数据(作者注),此外,Ritter 等采用的是前外侧入路,但却称之为改良的外侧入路;? 表示尚不明确

Meneghini 等[84]对后侧入路、前外侧入路和双切口入路微创手术($n=8、7、8$)术后 6 周的患者进行了步态分析。后侧入路和双切口入路患者的结果一致,但前外侧入路患者对垂直力的反应减弱,提示外展肌群损伤。但是不明确这些差异会持续多长时间。

(一)大转子区疼痛

股骨大转子疼痛综合征(greater trochanteric pain syndrome,GTPS)是臀中肌病变的一种临床表现,伴或不伴有髋关节骨性关节炎的患者都有可能发生[47]。因此,GTPS 有可能发生在术前,但术后髋关节疼痛缓解后,其症状更为普遍。目前尚不清楚术后 GTPS 是由于术前 GTPS 引起的,还是术中手术入路切口对臀中肌损伤所致。

术后 3 个月侧方入路组和改良侧方入路组的 GTPS 发生率分别为 7/29 和 2/29 (Dall)[35]。Iorio 等[48]发现,侧方入路和后侧入路的 GTPS 发生率分别为 5%(23/461)和 1%(1/82)($P=0.01$)。侧方入路中,GTPS 的发生率可能更高。

(二)扩大入路的可能性

扩大入路的可能性见表 6-1-7,肌肉的神经支配是主要的限制因素。

表 6-1-7　扩大入路的可能性

入路	骨盆	股骨	作者
前侧入路	解剖分离缝匠肌和阔筋膜张肌起点，暴露髂骨	解剖分离臀中肌和臀小肌起点 股直肌和股外侧肌间隔（需将股神经的股外侧肌分支分离并保护） 暴露股外侧及股骨侧	Weber 和 Ganz[49]，Reinert 等[50]
前外侧入路	切开阔筋膜后侧	劈开股外侧肌 股直肌和股外侧肌间隔（需将股神经的股外侧肌分支分离并保护） 侧方于股外侧肌筋膜做“L”形切口进入，暴露会更容易	Hoppenfeld 和 deBoer[12]
经大转子入路	肌肉的神经分支必然损伤	侧方入路暴露股骨	Hoppenfeld 和 deBoer[12]
侧方入路	肌肉的神经分支必然损伤	侧方入路暴露股骨	Hoppenfeld 和 deBoer[12]
后侧入路	延长皮肤和筋膜切口；切开臀大肌肌腱，暴露坐骨结节和髋臼后壁；行股骨大转子截骨，暴露髂骨	如果将小收肌和耻骨肌切断有利于暴露股骨和坐骨神经	Hoppenfeld 和 deBoer[12]

六、脱位

在瑞典关节置换登记系统中，2003—2006 年全髋关节置换术后 2 年再手术的脱位率为 0.6%（326/53 962）[51]。Phillips 等[52]的研究发现，由多种病因（除骨折）而行初次全髋关节置换术的 58 521 例患者中，术后随访 6 个月，有 2276 例（3.9%）发生脱位。但目前无法解释美国和瑞典 2 项研究结果之间的显著差异。

Masonis 和 Bourne[43]在一篇综述中研究了与入路相关的脱位。其排除了 4 项统计不足的前瞻性研究，共 14 项研究 13 203 例全髋关节置换术患者符合纳入标准。数据显示，前外侧入路的脱位率为 2.2%，侧方入路的脱位率为 0.5%，经大转子入路的脱位率为 1.3%，未修复后侧入路的脱位率为 3.9%，修复后侧入路的脱位率为 2.0%。不同研究的随访观察时间不同。

Berry 等[53]的研究发现，采用 Charnley 假体置换的患者，脱位率呈递增性，术后 1 个月的脱位率为 1%，术后 1 年为 2%，术后 20 年为 7%。在这项研究中，90%（5972 例）的患者采用经大转子入路，剩余 651 例采用其他手术入路，两组患者的差异没有统计学意义。股骨大转子骨折不愈合或骨折使关节脱位的相对风险增加了 1.8 倍。

同一个机构之前对 19 680 例全髋关节置换术患者进行了分析，发现以往的研究低估了关节后期脱位的发生风险[54]（表 6-1-8）。

一项挪威关节置换[55]的系统研究表明，后侧入路患者的髋关节脱位发生风险较高（后侧入路脱位后相对翻修风险 *RR* = 1.9，侧方入路为 1.0，经大转子入路为 0.2）（表 6-1-9）。

不同研究报道的各种髋关节入路的脱位率存在较大差异，其中一个原因可能是术中对外旋肌群的切开程度不同。Pellicci 等[27]曾选用不修复外旋肌群的后侧入路，改为修复外旋肌群后使髋关节脱位率显著下降（表 6-1-10）。术中假体定位技术将导致进一步的差异，如 Archbold 等[56]在后侧入路中以髋臼横韧带作为标记来定位假体位置，在术后 8 个月随访时，其髋关节脱位的发生率为 0.6%。

总之，不同研究机构报道的髋关节脱位率有很大差异。1990 年以前报道的脱位率要比现在高。van Knoch[54]和 Arthursson 等[55]的 2 项研究强有力地证实了后侧入路患者的髋关节脱位率较高。

表 6-1-8 同一研究机构不同手术入路早期（<5 年）和晚期（>5 年）的髋关节脱位情况[54]

入路	n	早期脱位情况		晚期脱位情况	
前外侧入路	8479	37	0.44%	125	1.47%
经大转子入路	8402	113	1.34%	126	1.50%
后侧入路	2799	15	0.54%	97	3.47%
合计	19 680	165		348	

表 6-1-9 挪威全髋关节置换术后脱位研究

入路	总 n	估计发生率（%）		危险比（RR）	P
		7 年	15 年		
侧方入路	99/30 800	0.8	1.2	1	无
经大转子入路	5/4642	0.1	0.4	0.2	<0.01
后侧入路	21/3166	1.1	2.1	1.9	0.02

表 6-1-10 系列研究中各手术入路术后髋关节脱位的发生率

入路	论文	随访时间	发生率
前侧入路	Siguier 等[57]	1 年	10/1037（1%）
前外侧入路	Vicar 和 Coleman[58]	>2 年	2/91（2.2%）
	Woo 和 Morrey[59]	>1 年	18/770（2.3%）
经大转子入路	Vicar 和 Coleman[58]	>2 年	3/136（2.2%）
	Woo 和 Morrey[59]	>1 年	59/1898（3.1%）
侧方入路	Barber 等[42]（Cochrane）	>2 年	0/21（0）
	Downing 等[60]（Cochrane）	>1 年	3/51（6%）
	Demos 等[61]	>1 年	6/1515（0.4%）
	Mallory 等[9]	未注明	12/1518（0.8%）
	Biedermann 等[62]	>2 年	90/3781（2.4%）
	Peak 等[63]	>6 个月	1/630（0.2%）
	Moskal 和 Mann[44]	>2 年	2/306（0.7%）
后侧入路	Barber 等[42]（Cochrane）	>2 年	0/28（0）
	Downing 等[60]（Cochrane）	>1 年	1/49（2%）
	Archbold 等[56]，特殊技术	>8 个月	6/1000（0.6%）
	Jolles 等[64]，特殊技术	参考	2/2023（0.1%）

（待 续）

（续　表）

入路	论文	随访时间	发生率
后侧入路	Vicar 和 Coleman[58]	>2 年	4/42(9.5%)
	Pellicci 等[27]，第一作者，未修复	1 年	16/395(4%)
	Pellicci 等[27]，第一作者，修复	1 年	0/395(0%)
	Pellicci 等[27]，第二作者，未修复	1 年	10/160(6%)
	Pellicci 等[27]，第二作者，修复	1 年	1/124(1%)

注：有 2 项研究引用了 Cochrane 的数据

七、感染

在瑞典关节置换登记系统中，2003—2006 年的 53 962 例患者在术后 2 年内因感染再次手术的有 297 例（0.6%）。Phillips 等[52]对不同病因（骨折除外）行初次全髋关节置换术的患者术后随访 6 个月，其感染率为 0.9%（537/58 521）。

在挪威关节置换登记系统中，Arthursson 等[55]发现不同手术入路间切口感染率并无差异。在因使用 Charnley 假体术后发生感染进行翻修的病例中，侧方入路约占 0.6%（91/30 800，术后随访 7 年），后侧入路约占 0.2%（6/3166），经大转子入路约占 0.3%（10/4642），不同入路间差异无统计学意义。

八、预后

微创手术入路的相关研究将在本章后面讨论。

Ritter 等[45]对 81 例侧方入路和 132 例后侧入路患者进行对比研究。随访时间为 9～29 个月，其髋关节功能评分（Harris hip score，HHS）分别为（93±12）分和（92±10）分。

九、下肢长度

下肢不等长是全髋关节置换术后患者最常见的投诉原因之一，也是最常见的诉讼原因之一。患者取仰卧位，通过触诊双踝内侧和双侧髂骨上缘来判断下肢长度。保留部分关节囊可避免肢体意外延长。

笔者未发现任何强有力的对照研究已比较不同手术入路的下肢不等长。Horwitz 等[30]进行了一项基于 100 例患者的研究，发现经大转子入路和侧方入路患者的下肢长度无明显差异。主要原因可能是侧卧位与仰卧位的差异比入路的差异对下肢长度的影响更大。

通常侧卧位更容易出现下肢不等长（患肢比健侧长）的情况，所以在很多文献中介绍如何避免下肢不等长时以此为例。一般来说，术中上侧的患肢由于处于内收体位，会比下侧的健肢稍短。

后侧入路取侧卧位时，通过术前模板测量、术中参照健肢，约 4.9%（20/410）的患者患肢延长 1.5cm，约 1%（4/410）的患者患肢延长 2cm[65]。Malouny 和 Keeney[66]推荐了几种技术。术前准备和铺单前，膝关节对称屈曲时评估双足。术中根据小转子尖来测量截骨高度，并在术前模板测量确定的水平进行截骨。复位后，外科医生可以重新评估脚与膝关节之间的关系。另外，还可采用测量术前和术后股骨头中心与大转子尖的距离来评估下肢的长度。

十、异位骨化

Horwitz 等[30]经过 12 个月的随访发现，49 例侧方入路的患者中有 2 例出现了

Brooker分型Ⅳ度异位骨化，而51例经大转子入路的患者无一例发生。Moskal和Mann[44]发现，在改良的侧方入路中有约6%的患者发生Brooker分型Ⅲ度异位骨化，无一例发生Ⅳ度异位骨化。不同手术入路间，Brooker分型异位骨化的发生率可能会有差异，只有大样本的数据才能发现Ⅳ度异位骨化的差异，目前没有统计学的证据证实这一观点。

十一、假体寿命

挪威关节置换登记系统[55]研究了手术入路对假体存活率的影响。在后侧入路和侧方入路中，假体的存活率无差异。对于Charnley假体，侧方入路中行大转子截骨的存活率优于不行大转子截骨的患者。

十二、患者选择

Pagnano等[67]对26例行双侧全髋关节置换术的患者进行了研究，这些患者一侧采用双切口入路，另一侧采用微创后侧入路，其中61.54%(16/26)的患者更倾向于选择微创后侧入路。

这种类型的比较研究遇到了相当大的困难。对于实施2种入路的外科医生，技术的掌握程度应该一致。如果一侧髋关节置换术是由一位缺乏经验的年轻外科医生实施，而另一侧是由一位熟练掌握手术技术的外科医生实施，那么双侧的差异反映的是手术技术上的差异，而非入路的差异，且由于行双侧髋关节置换术的病例较少，不能得出决定性的结论。

改良的微创手术

外科医生对微创手术的意义尚未达成共识，其目的或许是减少创伤及在一个可以接受的时间内安全地进行手术。虽然手术切口的长度经常被提及，但没有统一的标准，每个入路都有各自标准的“手术窗”。如果一味为追求缩短切口长度，通过一个移动的皮肤窗口在标准入路下处理下层结构，那么与标准入路相比，不可能有更好的结果。

一项卫生技术评估包含了9项随机对照研究和17项非随机对照研究，对微创手术入路和传统手术入路进行了比较[11]，大多数为后侧入路。微创手术在术中出血量和手术时间方面有优势，且可以缩短住院时间和康复时间，但是从长远来看，两者并无显著差异。

十三、同一入路标准技术与微创技术的比较

多个研究的结果见表6-1-11。

一些学者[70,72,76,78]使用带移动窗的后侧入路，像标准入路一样对深部组织进行分离。除了减少失血量外，不能证明微创手术与传统手术之间有区别。

Laffosse等[22]比较了改良后侧入路(切断孖肌和闭孔内肌的共同肌腱，切断梨状肌肌腱后修复)与微创入路，各58例。结果显示，微创手术入路可获得更好的WOMAC评分，术后3个月为89分和84分，术后6个月评分为91分和84分。

十四、不同入路标准技术与微创技术的比较

前侧入路和前外侧入路分别与后侧入路和侧方入路进行比较，见表6-1-12。

十五、不同微创入路的比较

对不同微创手术入路进行比较，见表6-1-13。

表 6-1-11 微创手术和传统手术采用同一手术入路术后，WOMAC 评分和 HHS 评分的比较

入路	作者	微创手术和传统手术的差异	n(微创手术/传统手术)	评分类型	随访时间	微创手术分值	传统手术分值	P
侧方入路	Charles 等[68]	皮肤切口	16/19	WOMAC	12 周	92	90	0.7
	Asayama 等[69]	皮肤切口和臀大肌	52/50	HHS	>2 年	96	96	Ns
	De Beer 等[21]	皮肤切口	30/30	HHS	6 周	71±10	67±12	0.2
后侧入路	Ogonda 等[70]	皮肤和阔筋膜切口	107/108	WOMAC	6 周	74±14	74±13	0.5
	Chimento 等[71]	皮肤切口	27/29	HHS	2 年	94	94	Ns
	Chung 等[72]	皮肤切口	60/60	HHS	约 1 年	95	93	Ns
	Kim[73]	皮肤切口	70/70	HHS	2～3 年	93	91	0.7
	Ciminello 等[74]	皮肤切口	60/60	HHS	6 周	91	95	Ns
	Di Gioia[71]	皮肤切口，引导	33/33	HHS	1 年	96	94	0.08
	Dorr[77]	皮肤切口	109/56	SF-36(心理)	>6 个月	54±4	56±4	Sign
	Mow 等[76]	皮肤切口	20/14	HHS	>17 个月	99	97	0.4
	Wright 等[78]	皮肤切口	37/39	HHS	5 年	87±4	84±6	0.04
	Laffosse 等[22]	皮肤切口，外旋肌群	58/58	WOMAC	3 个月	89±11	84±12	0.02
				HHS	6 个月	91±12	84±14	0.01
					3 个月	87±14	90±12	Ns
					6 个月	79±21	83±16	0.06

注：Ns 表示无意义，Sign 表示有意义

表 6-1-12 微创手术和传统手术在不同手术入路中的比较

微创手术	作者	传统入路	n(微创手术/传统手术)	评分指标	随访时间	微创手术分值	传统手术分值	P
前侧入路	Zhang 等[79]	后侧入路	60/60	HHS	3 个月	91	79	<0.05
前外侧入路	Wohlrab 等[29]	侧方入路	20/20	HHS	12 个月	96	92	0.02

表 6-1-13 不同入路间的微创手术比较

微创手术 1	作者	微创手术 2	n(微创手术/传统手术)	评分指标	随访时间	微创手术1评分	微创手术2评分	P
双切口	Duwelius 等[80]	后侧入路	43/43	HHS	6 周	84	84	0.003
				WOMAC	1 年	94	88	
				疼痛	6 周	67	88	
	Pagnano 等[67]	后侧入路	26/26	更好的评分	6 个月	8	16	0.02
	Tanavalee 等[81]	后侧入路	35/35	HHS	>1 年	94±5	95±4	0.9
前侧入路	Zhang 等[79]	后侧入路	60/60	HHS	3 个月	91	79	<0.05
前外侧入路	Wohlrab 等[29]	侧方入路	20/20	HHS	12 周	96	92	0.02

注:Duwelius 值从图表中获取,WOMAC 换成了百分制

讨论

很多研究表明,不同区域的手术率不同,且不同医疗机构间手术技术的差异也不明确。Wennberg[82]提出了"实践风格因素"一词,意为"对于治疗方案的选择,医生个人观点相关的主观因素和科学的影响是相同的"。Wennberg 旨在控制治疗成本和指导制定治疗方案。目前,"实践风格因素"的定义更加广泛,主要侧重技术上的差异。但"实践风格因素"可能会影响最终的手术结果。

挪威关节置换登记系统[83]列出了初次全髋关节置换术的手术入路。这些入路的变化很小,最终研究得出的数据强有力地证明了"实践风格因素",见表 6-1-14。

外科医生的手术技术尤其是常用的手术入路,通常是在住院医生培训期间掌握的。实习结束后,再通过同事、文献或其他方式来提高自己的知识储备。外科医生通过练习和临床上的教训逐步提高,这一过程称为"学习曲线"。

表 6-1-14 不同手术入路在挪威不同时期的应用[83]

入路	1987—1990 年	1996—2000 年	2005 年
前侧入路	0.1%	0.2%	0.1%
前外侧入路	7.1%	7.6%	7.9%
侧方入路	63.5%	67.8%	67.7%
后侧入路	28.4%	24.0%	23.2%
合计	15 295 例	26 638 例	656 例

同一适应证不同手术入路的比较研究存在难度，外科医生使用 2 种手术入路的频率不同，且在这 2 种手术入路中培养了相同的技能。一名训练有素的滑雪者从双板开始训练，待技术成熟后再进行单板训练，道理相同。

Cochrane 中的 4 项研究[31,35,42,60]对手术入路进行了对比，未将研究对象随机分组，而是比较了不同外科医生采用的不同手术入路。通过计算样本量得出，比较每个上肢手术入路之间的脱位风险约需要 1500 个样本，而比较感染的差异则需要更多的样本。

第 7 节 总 结

前侧入路使用唯一安全的神经界面，可能遗留股外侧皮神经痛。需要进行更多的研究才能了解其风险模式。

前外侧入路可能导致阔筋膜张肌失神经支配，这种假说需要更多的研究验证。

经大转子入路的假体存活率较长，术后脱位率低，但临床发现，股骨大转子的不愈合率高达 10%。

在侧方入路中约有 20%的患者容易切断臀上神经分支，从而导致术后跛行。此外，还有可能遗留大转子疼痛综合征。

后侧入路有可能伤及臀下神经分支，但这一说法尚未得到证实。传统的后侧入路需切断外旋肌群，增加了术后髋关节脱位的发生风险，但术中修复外旋肌群能有效降低这一概率。

侧卧位较仰卧位更易引起术后双下肢不等长，术中可以采用各种技巧来预防下肢不等长的发生。

除经大转子入路外，所有手术入路都可采用微创形式。但小切口以移动窗口技术进行，同时结合常规的深部处理措施，并不能改善患者的远期预后。

无论采用何种手术入路，保留臀肌和外旋肌群或切断后再修复对预后都有帮助。但目前没有足够的临床证据来证明这一假说。

参考文献

[1] Berger RA. Total hip arthroplasty using the minimally invasive two-incision approach. Clin Orthop, 2003, 417: 232-241.

[2] Smith-Petersen MN. A new supra-articular subperiosteal approach to the hip joint. Am J Orthop Surg, 1917, 15: 592-595.

[3] Watson-Jones R. Fracture of the neck of the femur. Br J Surg, 1935, 23: 787-808.

[4] Hardinge K. The direct lateral approach to the hip. J Bone Joint Surg Br, 1982, 64-B: 17-19.

[5] Bauer R, Kerschbaumer F, Poisel S, et al. The transgluteal approach to the hip joint. Arch Orthop Traumatol, 1979, 95: 47-49.

[6] Charnley J. Low friction arthroplasty of the hip. Theory and practice. Berlin: Springer, 1979.

[7] Moore AT. The self-locking metal hip prosthesis. J Bone Joint Surg Am, 1957, 39-A: 811-827.

[8] Frndak PA, Mallory TH, Lombardi AV. Translateral surgical approach to the hip. The abductor muscle "split". Clin Orthop Relat Res, 1993, 295: 135-141.

[9] Mallory TH, Lombardi Jr AV, Fada RA, et al. Dislocation after total hip arthroplasty using the anterolateral abductor split approach. Clin Orthop Relat Res, 1999, 358: 166-172.

[10] Jolles BM, Bogoch ER. Posterior versus lateral surgical approach for total hip arthroplasty in adults with osteoarthritis. Cochrane Database Syst Rev, 2006, 3: CD003828.

[11] De Verteuil R, Imamura M, Zhu S, et al. A systematic review of the clinical effectiveness and cost-effectiveness and economic model-

ling of minimal incision total hip replacement approaches in the management of arthritic disease of the hip. NIHR Health Technol Assess,2008,12:223.

[12] Hoppenfeld S, deBoer P. Surgical exposures in orthopaedics. The anatomic approach. Philadelphia:Lippincott,1984.

[13] Light TR,Keggi KJ. Anterior approach to hip arthroplasty. Clin Orthop Relat Res, 1980, 152:255-260.

[14] Kennon R,Keggi J,Zatorski LE,et al. Anterior approach for total hip arthroplasty:beyond the mini-mally invasive technique. J Bone Joint Surg Am,2004,86:91-97.

[15] Judet J,Judet H. Anterior approach in total hip arthroplasty. Presse Med, 1985, 14: 1031-1033.

[16] Krismer M, Nogler M, Rachbauer F. Direct anterior single incision approach//Hozak WJ, Krismer M,Nogler M,et al. Minimally invasive total joint arthroplasty. Heidelberg: Springer,2004:47-53.

[17] Matta JM,Shahrdar C,Ferguson T. Single-incision anterior approach for total hip arthroplasty on an orthopaedic table. Clin Orthop Relat Res,2005,441:115-124.

[18] Rachbauer F. Minimal-invasive hüftendoprothetik. Der vordere zugang. Orthopade,2006,35:723-724, 726-729.

[19] Bertin KC, Röttinger H. Anterolateral mini-incision hip replacement surgery. A modified Watson-Jones approach. Clin Orthop Relat Res,2004,428:248-255.

[20] Austin MS,Rothman RH. Acetabular orientation: anterolateral approach in the supine position. Clin Orthop Relat Res, 2009, 467: 112-118.

[21] De Beer J,Petruccelli D,Zalzal P,et al. Single-incision,minimally invasive total hip arthroplasty length doesn't matter. J Arthroplasty,2004,18:945-950.

[22] Laffosse JM,Chiron P,Tricoire JL,et al. Prospective and comparative study on minimally invasive posterior approach versus standard posterior approach in total hip replacement. Rev Chir Orthop,2007,93:228-237.

[23] O'Brien DAL,Rorabeck CH. The mini-incision direct lateral approach in primary total hip arthroplasty. Clin Orthop Relat Res, 2005,441:99-103.

[24] Moed BR,McMichael JC. Outcomes of posterior wall fractures of the acetabulum. Surgical technique. J Bone Joint Surg Am,2008,90-A (Suppl 2):87-107.

[25] Goldstein WM, Branson JJ, Berland KA, et al. Minimal-incision total hip arthroplasty. J Bone Joint Surg Am, 2003, 85-A (Suppl): 33-38.

[26] Rommens PM. The Kocher-Langenbeck approach for the treatment of acetabular fractures. Operat Orthop Traumatol, 2004, 16: 59-74.

[27] Pellicci PM, Bostrom M, Poss R. Posterior approach to total hip replacement using enhanced posterior soft tissue repair. Clin Orthop Relat Res,1998,355:224-228.

[28] Pilot P,Kerens B,Draijter WF,et al. Is minimally invasive surgery less invasive in total hip replacement? A pilot study. Injury,2006, 37S:S17-S23.

[29] Wohlrab D,Droege JW,Mendel T,et al. Minimal-invasiver vs. transglutealer Hüftgelenkersatz. Orthopade,2008,37:1121.

[30] Horwitz BR,Rockowitz NL,Goll SR,et al. A prospective randomized comparison of two surgical approaches to total hip arthroplasty. Clin Orthop Relat Res,1993,291:154-163.

[31] Weale AE, Newman P, Ferguson IT, et al. Nerve injury after posterior and direct lateral approaches for hip replacement. A clinical and electrophysiological study. J Bone Joint Surg Br,1996,78-B:899-902.

[32] Farrell CM,Springer BD,Haidukewych GJ,et al. Motor nerve palsy following primary total hip arthroplasty. J Bone Joint Surg Am, 2005,87-A:2619-2625.

[33] Dellon AL,Mont M,Ducic I. Involvement of the lateral femoral cutaneous nerve as source

of persistent pain after total hip arthroplasty. J Arthroplasty,2008,23:480-485.

[34] Ince A, Kemper M, Waschke J, et al. Minimally invasive anterolateral approach to the hip. Risk to the superior gluteal nerve. Acta Orthop,2007,78:86-89.

[35] Baker AS, Bitounis VC. Abductor function after total hip replacement. An electromyographic and clinical review. J Bone Joint Surg,1989,71-B:47-50.

[36] Ikeuchi M, Kawakami T, Yamanaka N, et al. Safe zone for the superior gluteal nerve in the transgluteal approach to the dysplastic hip. Intraoperative evaluation using a nerve stimulator. Acta Orthop,2006,77:603-606.

[37] Eksioglu F, Uslu M, Gudemez E, et al. Reliability of the safe area for the superior gluteal nerve. Clin Orthop Relat Res, 2003, 412: 111-116.

[38] Ling ZX, Kumar VP. The course of the inferior gluteal nerve in the posterior approach to the hip. J Bone Joint Surg Br, 2006, 88-B: 1580-1583.

[39] Picado CHF, Garcia FL, Marques W. Damage to the superior gluteal nerve after direct lateral approach to the hip. Clin Orthop Relat Res,2006,455:209-211.

[40] Stähelin T. Abduktorennahtversagen und Nervenschädigung beim transglutealen Zugang zur Hüfte. Gründe und Lösungsansätze für einen weniger invasiven Gelenksersatz. Orthopade,2006,35:1215-1224.

[41] Dall D. Exposure of the hip by anterior osteotomy of the greater trochanter. A modified anterolateral approach. J Bone Joint Surg Am,1986,68(3):382-386.

[42] Barber TC, Roger DJ, Goodman SB, et al. Early outcome of total hip arthroplasty using the direct lateral vs the posterior surgical approach. Orthopedics,1996,19:873-875.

[43] Masonis JL, Bourne RB. Surgical approach, abductor function, and total hip arthroplasty dislocation. Clin Orthop Relat Res, 2002, 405:46-53.

[44] Moskal JT, Mann III JW. A modified direct lateral approach for primary and revision total hip arthroplasty. A prospective analysis of 453 cases. J Arthroplasty,1996,11:255-266.

[45] Ritter MA, Harty LD, Keating ME, et al. A clinical comparison of the anterolateral and posterolateral approaches to the hip. Clin Orthop Relat Res,2001,385:95-99.

[46] Madsen MS, Ritter MA, Morris HH, et al. The effect of total hip arthroplasty surgical approach on gait. J Orthop Res, 2004, 22: 44-50.

[47] Bird PA, Oakley SP, Shnier R, et al. Prospective evaluation of magnetic resonance imaging and physical examination findings in patients with greater trochanteric pain syndrome. Arthritis Rheum,2001,44:2138-2145.

[48] Iorio R, Healy WL, Warren PD, et al. Lateral trochanteric pain following primary total hip arthroplasty. J Arthroplasty, 2006, 21: 233-236.

[49] Weber M, Ganz R. Der vordere zugang zu becken und hüftgelenk. Operat Orthop Traumotol,2002,10:245-257.

[50] Reinert CM, Bosse MJ, Poka A, et al. A modified extensile exposure for the treatment of complex or malunited acetabular fractures. J Bone Joint Surg Am,1988,70-A:329-337.

[51] Swedish Hip Arthroplasty Register. Annual Report 2006. [2020-06-30]http://www.jru.orthop.gu.se.

[52] Phillips CB, Barrett JA, Losina E, et al. Incidence rates of dislocation, pulmonary embolism, and deep infection during the first six months after elective total hip replacement. J Bone Joint Surg Am,2003,85-A:20-26.

[53] Berry DJ, von Knoch M, Schleck CD, et al. The cumulative long-term risk of dislocation after primary Charnley total hip arthroplasty. J Bone Joint Surg Am,2004,86-A:9-14.

[54] Von Knoch M, Berry DJ, Harmsen WS, et al. Late dislocation after total hip arthroplasty. J Bone Joint Surg Am,2002,84-A:1949-1953.

[55] Arthursson AJ, Furnes O, Espehaug B, et al.

Prosthesis survival after total hip arthroplasty-does surgical approach matter? Analysis of 19,304 Charnley and 6,002 Exeter primary total hip arthroplasties reported to the Norwegian Arthroplasty Register. Acta Orthop, 2007,78:719-729.

[56] Archbold HA, Mockford B, Molloy D, et al. The transverse acetabular ligament. An aid to orientation of the acetabular component during primary total hip replacement. A preliminary study of 1000 cases investigating postoperative stability. J Bone Joint Surg Br, 2006,88-B:883-886.

[57] Siguier T, Siguier M, Brumpt B. Mini-incision anterior approach does not increase dislocation rate. A study of 1037 total hip replacements. Clin Orthop Relat Res, 2004, 426: 164-173.

[58] Vicar AJ, Coleman CR. A comparison of the anterolateral, transtrochanteric, and posterior surgical approaches in primary total hip arthroplasty. Clin Orthop Relat Res, 1984, 188: 152-159.

[59] Woo RYG, Morrey BF. Dislocations after total hip arthroplasty. J Bone Joint Surg Am, 1982, 64-A:1295-1306.

[60] Downing ND, Clark DI, Hutchinson JW, et al. Hip abductor strength following total hip arthroplasty-aprospective comparison of the posterior and lateral approach in 100 patients. Acta Orthop Scand, 2001, 72:215-220.

[61] Demos HA, Rorabeck CH, Bourne RB, et al. Instability in primary total hip arthroplasty with the direct lateral approach. Clin Orthop Relat Res, 2001, 393:168-180.

[62] Biedermann R, Tonin A, Krismer M, et al. Reducing the risk of dislocation after total hip arthroplasty. The effect of orientation of the acetabular component. J Bone Joint Surg Br, 2005, 87-B:762-769.

[63] Peak EL, Parvizi J, Ciminiello M, et al. The role of patient restrictions in reducing the prevalence of early dislocation following total hip arthroplasty. J Bone Joint Surg Am, 2005, 87-A:247-253.

[64] Jolles BM, Zangger P, Leyvraz PF. Factors predisposing to dislocation after primary total hip arthroplasty: a multivariate analysis. J Arthroplasty, 2002, 17:282-288.

[65] Iagulli ND, Mallory TH, Berend KR, et al. A simple and accurate method for determining leg length in primary total hip arthroplasty. Am J Orthop, 2006, 35:455-457.

[66] Maloney WJ, Keeney JA. Leg length discrepancy after total hip arthroplasty. J Arthroplasty, 2004, 19:108-110.

[67] Pagnano MW, Trousdale RT, Meneghini RM, et al. Patients preferred a mini-posterior THA to a contralateral two-incision THA. Clin Orthop Relat Res, 2006, 453:156-159.

[68] Charles MN, Fejbel RJ, Kim P. Minimally invasive surgery of the hip-a randomized pilot study. Annual Meeting of the Canadian Orthopaedic Association, 2006, Toronto: 88. (Citation and data from De Verteuil R, et al. NIHR Health Technol Assess 2008).

[69] Asayama I, Kinsey TL, Mahoney OM. Two-year experience using a limited-incision direct lateral approach in total hip arthroplasty. J Arthroplasty, 2006, 429:232-238.

[70] Ogonda L, Wilson R, Archbold P, et al. A minimal-incision technique in total hip arthroplasty does not improve early postoperative outcomes. A prospective, randomized, controlled trial. J Bone Joint Surg Am, 2005, 87-A:701-710.

[71] Chimento GF, Pavone V, Sharrock N, et al. Minimally invasive total hip arthroplasty: a prospective randomized study. J Arthroplasty, 2005, 20:139-144.

[72] Chung WK, Liu D, Foo LS. Mini-incision total hip replacement-surgical technique and early results. J Orthop Surg, 2004, 12:19-24.

[73] Kim YH. Comparison of primary total hip arthroplasties performed with a minimally invasive technique or a standard technique. A prospective and randomized study. J Arthroplasty, 2006, 21:1092-1098.

[74] Ciminello M, Parvizi J, Sharkey PF, et al. Total hip arthroplasty: is small incision better? J Arthroplasty, 2006, 21: 484-488.

[75] Di Gioia AM, Plakseychuk III AY, Levison TJ, et al. Mini-incision technique for total hip arthroplasty with navigation. J Arthroplasty, 2003, 18: 945-950.

[76] Mow CS, Woolson ST, Ngarmukos SG, et al. Comparison of scars from total hip replacements done with a standard or a mini-incision. Clin Orthop Relat Res, 2005, 441: 80-85.

[77] Dorr LD, Maheshwari AV, Long WT, et al. Early pain relief and function after posterior minimally invasive and conventional total hip arthroplasty. A prospective, randomized, blinded study. J Bone Joint Surg Am, 2007, 89-A: 1153-1160.

[78] Wright JM, Crockett HC, Delgado S, et al. Mini-incision for total hip arthroplasty: a prospective controlled investigation with 5-year follow-up evaluation. J Arthroplasty, 2004, 19: 538-545.

[79] Zhang XL, Wang Q, Jiang Y, et al. Minimally invasive total hip arthroplasty with anterior incision. Chung Hua Ko Tsa Chih, 2006, 44: 512-515.

[80] Duwelius PJ, Burkhart RL, Hayhurst JO, et al. Comparison of the 2-incision and mini-posterior total hip arthroplasty technique. J Arthroplasty, 2007, 22: 48-56.

[81] Tanavalee A, Jaruwannapong S, Yuktanandana P, et al. Early outcomes following minimally invasive total hip arthroplasty using a two-incision approach versus mini-posterior approach. Hip Int, 2006, 16: S17-S22.

[82] Wennberg JE. Dealing with medical practise variations: a proposal for action. Health Aff, 1984, 3: 6-32.

[83] Norwegian Arthroplasty Register, 2006. [2020-06-30]. http://info.haukeland.no/nrl/.

[84] Meneghini RM, Pagnano MW, Trousdale RT, et al. Muscle damage durino MIS total hip arthroplasty. Smith-Peterson versus posterior approach. Clin Orthop Relat Res, 2006, 453: 293-298.

[85] Bauer R, Kerschbaumer F, Poisel S. Operative approaches in orthopaedic surgery and traumatology. Stuttgart/New York: Thieme, 1987.

第 2 章　股骨头坏死

第 2 章
股骨头坏死

Paolo Gallinaro, Alessandro Massè, Angiola Valente, C. Cuocolo

摘要 由于未治疗的非创伤性股骨头缺血性坏死(avascular necrosis,AVN)的自然病程结局很差,为此有数种手术方法已用于本病的治疗:①髓内减压为目的的手术,由 Ficat 提出,称为髓芯减压,广泛用于Ⅰ、Ⅱ期病变,效果满意;对于晚期的病变效果不佳。②将坏死区移出负重部位为目的的手术,由 Schneider 提出,称为前侧楔形屈曲截骨术,最适用于年轻、活动量大的Ⅱ、Ⅲ期特发性股骨头缺血性坏死患者。③恢复坏死区血供为目的的手术,带血管腓骨移植手术的难度较高,适用于有症状且年轻、活动量大的Ⅱ、Ⅲ期患者。

本章介绍的多数术式的技术难度高于髋关节置换术,功能受限时间长,预后不能完全预测,但保髋治疗对于经过筛选的患者和在该病的早期仍具有重要作用。

P. Gallinaro (✉)
Department of Orthopaedics, Traumatology and Rehabilitation, University of the Studies of Turin, Turin, Italy
e-mail: paolo.gallinaro@unito.it

A. Massè · C. Cuocolo
Department of Orthopaedics, Traumatology and Occupational Medicine, University of Turin, Turin, Italy
e-mail: alessandro.masse@unito.it

A. Valente
Department of Orthopaedic and Traumatology, San Luigi Gonzaga Hospital, University of Turin, Turin, Italy
e-mail: angiola.valente@libero.it

G. Bentley (ed.), *European Surgical Orthopaedics and Traumatology*,
DOI 10.1007/978-3-642-34746-7_20, © EFORT 2014

关键词 髓芯减压 · 股骨头:分级和分期 · 屈曲/旋转截骨 · 骨坏死 · 新进展 · 带血管腓骨移植

第 1 节 概 述

未治疗的非创伤性股骨头缺血性坏死的结局很差,股骨头塌陷率很高,根据病程的分期,塌陷率为 70%～100%[9,26,29,38,42]。

Ficat 和 Arlet 基于标准影像学提出对有症状患者的分期系统,分为 4 期(Ⅰ～Ⅳ期)[10,11]。在此分期上,Hungerford 提出增加"0"期,即临床前和影像学前期。由于磁共振成像(magnetic resonance imaging,MRI)的出现,Ficat 分期后来又进行了修改。1992 年,国际骨循环学会(the Association Internationale de Recherche sur la Circulation Osseuse,ARCO)根据 Ficat 和 Arlet 分期,以及坏死的病变程度和部位,提出了 ARCO 分期系统(表 6-2-1)。Mont 和 Hungerford 在回顾非创伤性股骨头缺血性坏死的文献后,提出应将 ARCO 分期作为该病的国际标准分期。

日本研究委员会(Japanese Investigation Committee,JIC)根据股骨头坏死的部位和范围,提出了类似于 Ficat 和 Arlet 的 X 线分期标准(图 6-2-1)。

表 6-2-1 国际骨循环学会修改的 Ficat 和 Arlet 分期系统

分期	标准
0	骨活检符合骨坏死；所有其他检查均正常
Ⅰ	骨扫描和(或)MRI 异常；按病变在股骨头的部位，又分内侧、中央、外侧
Ⅰ-A	<15%的股骨头受累[a]
Ⅰ-B	15%～30%的股骨头受累[a]
Ⅰ-C	>30%的股骨头受累[a]
Ⅱ	X 线检查示股骨头模糊、囊变形成、骨质疏松及硬化改变；X 线和 CT 检查示无股骨头塌陷、髋臼正常；骨扫描和 MRI 均有异常；按病变在股骨头的部位，分内侧、中央、外侧
Ⅱ-A	<15%的股骨头受累[a]
Ⅱ-B	15%～30%的股骨头受累[a]
Ⅱ-C	>30%的股骨头受累[a]
Ⅲ	软骨塌陷(新月征)；按病变在股骨头的部位，分内侧、中央、外侧
Ⅲ-A	<15%的新月征或股骨头塌陷<2mm[b]
Ⅲ-B	15%～30%的新月征或股骨头塌陷为 2～4mm[b]
Ⅲ-C	>30%的新月征或股骨头塌陷>4mm[b]
Ⅳ	X 线检查示关节面变扁和关节间隙狭窄、髋臼有边缘硬化、囊变形成、边缘骨赘增生

注：[a]. 由 MRI 确定；[b]. 按 X 线正侧位确定；引自 Koo K, Kim R, Ko G, et al. Preventing collapse in early osteonecrosis of the femoral head. J Bone Joint Surg Br, 1995, 77: 870-874

为了改善股骨头缺血性坏死的预后，医生提出了几种手术方式，目的是防止软骨下骨塌陷，减缓退变进程。

根据手术的目的，可以将目前的手术方式分为以下 3 种：①髓内减压为目的的手术；②将坏死区移出负重部位为目的的手术；③恢复坏死区血供为目的的手术。

上述手术效果有所不同，早期和中期随访的成功率为 60%～80%。

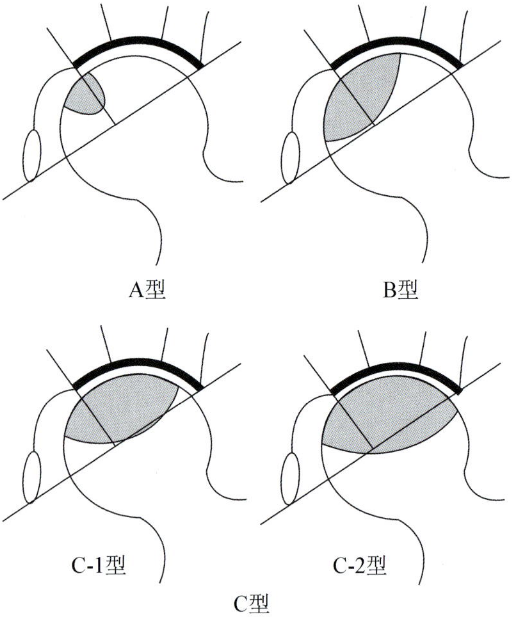

图 6-2-1 JIC 提出的股骨头缺血性坏死的 X 线分期标准

注：引自 Matsusaki H, Noguchi M, Kawakami T, et al. Use of vascularized pedicle iliac bone graft combined with transtrochanteric rotational osteotomy in the treatment of avascular necrosis of the femoral head. Arch Orthop Traum Surg, 2005, 125: 95-101

第 2 节 髓内减压为目的的手术

Arlet 和 Ficat 首次报道髓芯减压治疗股骨头缺血性坏死的疗效和手术原理。他们观察到股骨近端的髓内压升高和静脉回流受阻，为此提出了一种假设——静脉淤滞和长期缺血是股骨头缺血性坏死的病因[1,10,11]。根据 Ficat 的观点，髓芯减压的作用类似于神经管或肌肉间室综合征的减压手术。

一、手术技术

患者仰卧于骨科手术床上，髋关节置于中立位。5°～10°内旋有利于手术操作，这样使股骨颈与地面平行。做 8～10cm 的皮肤切口，起自大转子的股外侧肌结节近端，沿股外侧肌后缘向远端延长。

沿切口走行劈开阔筋膜。用骨膜剥离子将股外侧肌推向前方，以显露股骨大转子外侧面。在转子嵴下方开骨窗，保证足够大能够进入环锯（图 6-2-2）。

中空环锯的直径为 6～8mm，通过骨窗进入股骨颈。针心进入股骨头前上方，针间端距离软骨下骨板 5mm 内（图 6-2-3）。在影像增强器的正侧位监控下进行操作。在不同的方向，用直径较小的环锯做第 2 个通道。由于坏死区周围骨髓压力增高，有些学者建议不要穿过，只要钻到接近坏死边缘即可。

钻取的髓芯标本进行病理组织学检查。所钻的通道保持开放。

目前有 2 种髓芯减压方法，即大直径环锯和小直径钻头。

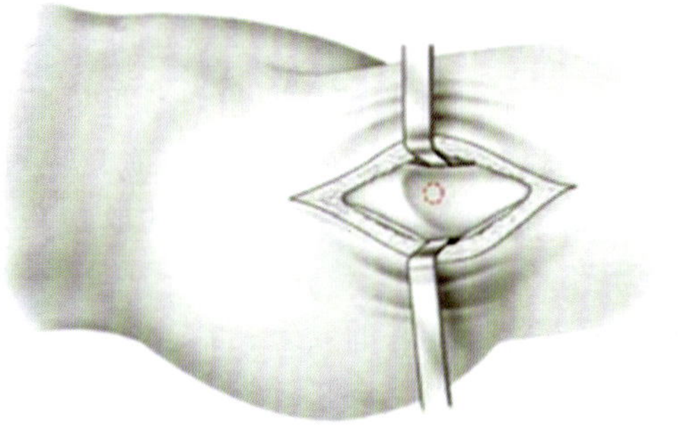

图 6-2-2　环锯进入点

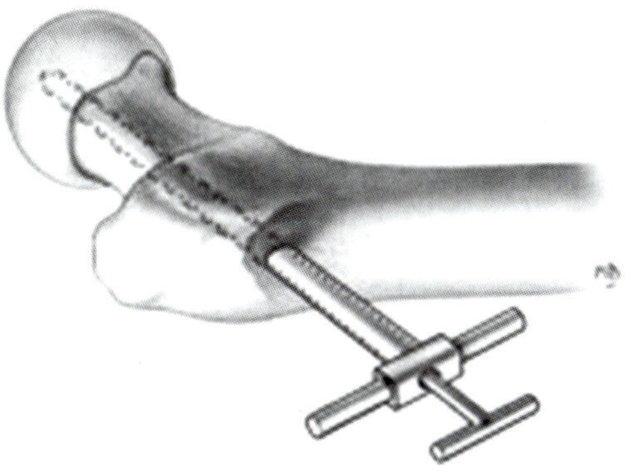

图 6-2-3　中空环锯的直径为 6mm 或 8mm，通过骨窗进入股骨颈，针心进入股骨头的前上部分

最常用的是直径为 8～10mm 的环锯，在影像监视下操作，髓芯通道开放或用骨移植填充。

二、术后处理

术后处理根据患者的年龄、体重和依从性有所不同。通常 40 天内避免部分负重。3 个月后允许完全负重。

三、讨论

髓芯减压的效果尚存在争议，作为一种治疗术式，其价值在文献报道中尚未完全确定[16,20]。

Ficat 报道，髓芯减压的优良率在Ⅰ、Ⅱ期的患者中分别为 94％和 82％。Fairbank 报道了髓芯减压的长期结果，15 年的生存率在Ⅰ、Ⅱ、Ⅲ期的患者中分别为 90％、66％、23％[9]。

上述结果与其他学者的报道相似。Smith 报道了 3 年随访的结果，髓芯减压的失败率（定义为其后进行再次手术）在Ⅰ、Ⅱ、Ⅲ期的患者中分别为 16％、80％、10％[37]。

髓芯减压的成功率主要决定于以下因素：①准确的诊断，需排除一过性骨质疏松、反射性交感神经营养障碍。②恰当的时机，髓芯减压在Ⅰ期和部分Ⅱ期患者中会获得好的效果，而对于更晚的分期者效果不佳[12]。③正确的操作，股骨颈骨折是髓芯减压常见的并发症[15]。避免该并发症的简单方法是手术入路不宜过于偏向远端。

新进展

1. 生物活性植骨材料　手术技术的进步也会使标准的髓芯减压进步。目前，生物治疗的发展也提高了髓芯减压的效果，包括骨诱导材料（骨形态蛋白）和成骨物质（间充质干细胞）。用于病变范围较大者，有希望获得更好的效果[31]。

有多个回顾性研究比较了骨形态蛋白防止股骨头坏死进展的疗效报道。Mont等[28]采用改良开窗技术和富含骨形态蛋白的植骨材料，在股骨头颈交界处开窗，在23例患者中，最短随访时间超过36个月以上有21例，18例获得成功。

2. 间充质干细胞　骨髓间充质干细胞作为髓芯减压的辅助手段在一项大型系列研究中显示出了很好的效果。在一项小规模的随机对照研究中，其结果在统计学上也有显著改善。体外和体内研究的数据表明，间充质干细胞可以进行成骨分化、调节骨矿化。此外，在心肌受损的动物模型中，间充质干细胞还可以通过与其他旁分泌因子如血管内皮生长因子联合，改善受损心肌的血流动力学功能，故也能促进股骨头再血管化。间充质干细胞的再生潜能可被重建中的细胞外基质影响，这有可能是反转骨坏死病理过程的重要因素[17]。

3. 金属多孔内植物　采用辅助内植物（如多孔钽内植物）联合髓芯减压，具有能够提供结构性骨移植一样的优点，不需要进行自体骨移植，也没有异体骨相关的感染并发症。

多孔钽主要用于不伴有慢性疾病患者的早期（Ⅰ、Ⅱ期）股骨头坏死[21]。

有2项研究报道了多孔钽内植物的应用结果。钽是一种易受应力影响的轻金属。在这些研究中，多孔钽棒的目的是在发挥骨支撑作用的同时潜在促进骨骼生长，短期结果优于其他的髓芯减压，但需要长期随访以更全面地评价这种术式的效果[24]。

第3节　将坏死区移出负重部位为目的的手术

股骨头的坏死区多位于股骨头负重部位的前上部分，有多种截骨术用于坏死区移位。每种截骨术都有各自的截骨平面，且有相应的原则和机制，故截骨术的类型存在争议。

Merle d'Aubigné首次报道内翻截骨术，使股骨头完好的极外侧部分负重[25]；Saito确定内翻截骨术的适应证为股骨头外侧的完整部分应该超过股骨头的1/3[33]。

外翻-伸直截骨术是由Pauwels和Bombeli提出的，目的是将坏死区移向外后侧，通过骨赘负重来增加负重的面积[3,22,30]。与这种手术技术相矛盾的是，与Ⅳ期病变相比，在Ⅲ期病变中，骨赘形成往往不佳，而Ⅳ期伴有骨关节炎改变，使得保髋手术的适应证存在争议[8,34]。

由于股骨头前上部分通常为坏死区，采用截骨术将坏死区向前侧移位似乎更合理，可以通过Sugioka提出的股骨头颈截骨术向前旋转及Schneider提出的前侧楔形-屈曲截骨术来实现[12,13,39]。

Sugioka采用日本的特发性股骨头坏死分期系统（与Ficat分期相似），报道其使用的截骨术（股骨头颈截骨术向前旋转）在随访3～16年后，Ⅲ、Ⅳ期患者的成功率分别为73%和70%[40]。但该术式在日本之外却未获得同样好的效果。Tooke报道，其行髋关节置换术随访39个月后的翻修率为41%[41]。Dean报道，该术式的早期失败率为83%，认为其不应在白种人中使用，其虽可以有效缓解早期疼痛，原因可能是关节囊切开所造成的失神经支配，但手术也会造成股骨头血供的进一步损害[7]。Dean对这种效果给出的解释是，股骨头向前旋转拉伸股方肌，造成内侧动脉环的后侧分支压扁和阻断。他认为日本患者的髋关节后侧关节囊更松弛，可以向前旋转股骨颈而不损害该动脉的血供。

Schneider在1969年瑞士骨科协会的会议上提出了转子间屈曲截骨术，其目的是将股骨头后侧的完整部分旋入髋臼的负重部位。这种截骨术如果进行准确的术前计划，并很好地选择患者，可以获得满意的疗效，在欧洲得到了广泛应用[35]。

一、屈曲截骨术

1. 截骨计划　截骨术的术前计划需要评估以下参数。

(1)放射学：在 X 线正位片评估股骨颈角度(外翻或内翻)、转子区形态、对侧髋关节状态及将来发生坏死的可能性。这些指标使医生能够选择截骨的正确位置、截骨的水平及位移量。头-尾 15°位片和 30°位片评估必需的屈曲截骨量；轴位片评估股骨头后侧正常部分的范围和股骨颈的前倾角。MRI 虽然在诊断股骨头坏死时必不可少，但在截骨术的术前计划上不能提供更多的帮助。计算机体层成像(computed tomography，CT)能够准确评估坏死部位的位置和范围。

(2)屈曲量：行走时髋关节 20°屈曲，需要在此角度解除坏死区的负重。

因此，需要增加 20°屈曲以使头-尾位 X 线片上的坏死区消失。计算所需的屈曲角度(α)。近年来，笔者倾向增加截骨的界限值，原因为有时难以准确达到术前计算的矫正值，故笔者建议界限值应为屈曲 50°。

(3)固定装置：截骨部位用 AO 直角或 95°带翼钢板固定，钢板翼部的长度通常不超过 50mm。

2. 手术方法　患者仰卧于手术床上，消毒铺巾需要保证患肢在术中可以进行活动[12,13,35]。

常规使用前外侧入路，切开臀中肌前部和臀小肌肌腱，纵向切开关节囊探查股骨头，这样可以避免术中摄 X 线片。有些医生不切开关节，这种情况下要求手术的每个步骤均需要影像学确认。置入导针达到计划的屈曲角度。第一截骨线“a-b”与骨干呈直角，恰在小转子近侧，暂时不完全截断(图 6-2-4)。根据术前计算的 α 角沿“c-d”平面做第二截骨线。为了获得接骨面的精确对合，“a-b”应该等于“c-d”。这可以直接或通过后续的截骨试验来实现(d′，d″)。

带翼钢板的定位凿需要与第二截骨线“c-d”平行进入，在股骨头的下方和股骨颈的后侧。进入点在“c-d”近侧 1.5～2.0cm 处，与“c-d”的中部长度相对应(图 6-2-5)。

钢板翼部完全插入后，完成第一截骨，取出楔形骨块，将 2 个截骨对合、接触。在取出楔形骨块前，截骨面应做标记，防止出现旋转错误。钢板放置到股骨骨干，截骨部位加压，钢板先用单枚螺钉固定。检查旋转，如果满意，完成钢板的固定；如果不满意，松开已固定的单枚螺钉，调整所需要旋转后完成钢板固定(图 6-2-6)。

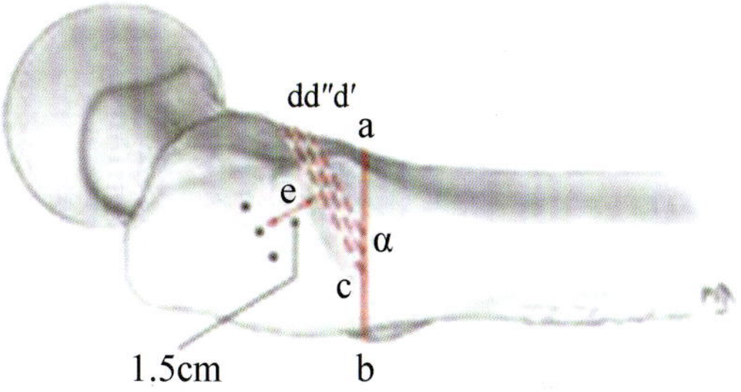

图 6-2-4　“a-b”＝第一截骨线，“c-d”＝第二截骨线，e＝第二截骨线与翼部进入点的距离

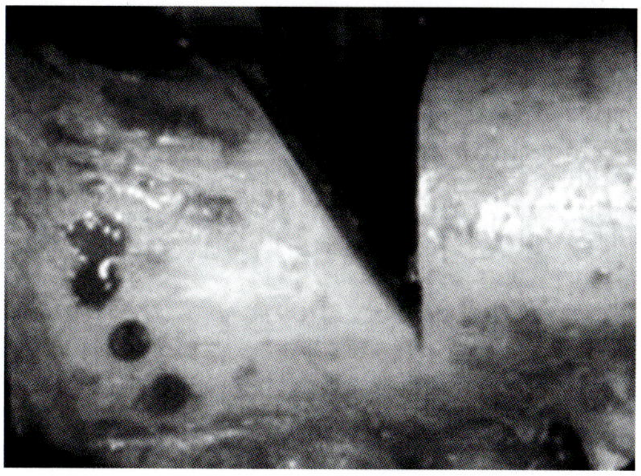

图 6-2-5　手术野：带翼钢板的定位凿需与第二截骨线“c-d”面平行插入，进入点在“c-d”近侧 1.5～2.0cm 处，并与“c-d”的中部长度相对应

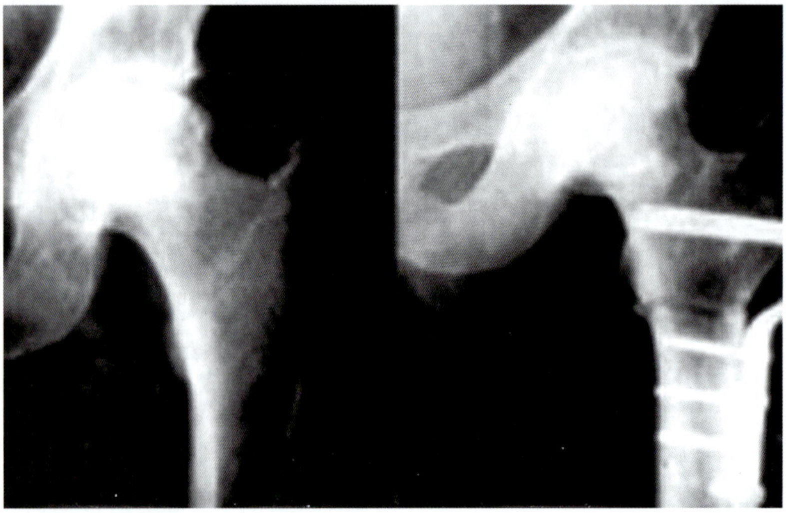

图 6-2-6 屈曲截骨术前和术后的 X 线片：截骨部位用 AO 直角或 95°带翼钢板固定，钢板的翼部长度不超过 50mm

如果为达到屈曲所需要的 α 角超过 30°，必须行髂腰肌切断，以避免屈曲畸形。

有些学者将截骨术与坏死骨刮出和自体髂骨移植填充骨缺损联合应用[34]。

3. 失误与陷阱

(1)翼部放置过于靠前，影响截骨面的对合[13]。

(2)翼部放置过于靠远端，与截骨部位之间的骨量太少，造成内固定的稳定性下降。

(3)翼部的放置从截骨的角度来看是正确的，但在股骨颈的轴位则不然。主要的危险是翼部可能穿破后侧的骨皮质，特别是髋前倾角较大时，容易损伤股骨头的血供。

(4)在进行高屈曲度截骨时，未进行髂腰肌肌腱和 Bertin 韧带切断。这种情况的危害是髋关节固定的屈曲畸形。

二、术后处理

患髋在术后即可进行被动活动，在术后前 40 天通常避免主动外展和屈曲。如果有发生髋屈曲的倾向，嘱患者在最初的几个月每天俯卧一段时间。3～6 个月内不允许负重。

三、讨论

相关文献报道的结果因手术适应证选择的差异难以进行比较。大部分学者认为，转子间截骨术治疗髋关节股骨头坏死不能完全预测疗效，患者的特点、病因、坏死的分期和范围及活动范围均影响最终疗效[12,14,22,34]。

1. 患者的特点　年轻的患者更适宜行转子间截骨术。年龄的上限通常在 45 岁左右。需要注意的是，如果患者依从性差，或接受长时间功能障碍的主动性不强，也应避免选择此手术。

2. 病因　特发性股骨头缺血性坏死是最好的适应证，而代谢性疾病或需要化疗和激素治疗的全身性疾病不建议进行转子间截骨术。

3. 坏死的分期和范围　在 Ficat 分期中，Ⅲ期和较晚Ⅱ期者行转子间截骨术的成功率高，而Ⅳ期是禁忌证。在坏死的范围方面，Kerboull 提出的在正侧位 X 线片显示受累面积弧形角度＜200°者的疗效更好[5,14,19]。笔者进一步限制了适应证，在以下情况下禁用：如果病变在 30°头尾位 X 线片显示已达表面，或病变在正位 X 线片超过股骨头凹。

4. 活动范围　所有学者均认为被动活动需要正常或只有轻度下降，屈曲至少 110°，内收 20°[14]。

Scher 报道，屈曲截骨术随访 10 年的满意率为 87％[34]。该结果与笔者一致，表明在某些患者中屈曲截骨术值得应用，如果手术操作无误，可以避免行全髋关节置换术。

第 4 节　恢复坏死区血供为目的的手术

Judet[18]首先介绍了大转子肌骨瓣转移治疗股骨颈骨折。Meyers 和 Palazzi 采用类似手术治疗 Ficat 为Ⅰ～Ⅱ期的缺血性坏死，获得了较好的结果。带蒂血管移植到股骨头内是 Hori 最早提出的，可以发现血管蒂周围有新骨形成[47]。上述术式均不能对软骨下骨提供机械性支撑。一些文献报道，采用带血管腓骨移植治疗缺血性坏死效果满意。带血管腓骨移植不仅提供了间充质干细胞和血供，结构性移植物也能对关节提供支撑[36,44,46]。

一、不带血管移植

其侵袭性大于髓芯减压，用于股骨头塌陷＜2mm 者或髓芯减压术失败者。

髓芯减压和不带血管移植对于早期股骨头坏死是一种较好的方法，可以避免其他手术[24]。

二、带血管移植

50 岁以下有症状的Ⅱ～Ⅳ期患者是腓骨移植的主要适应证。关节间隙狭窄和髋臼受累为保髋手术的禁忌证。股骨头塌陷＞2mm 是带血管腓骨移植的相对禁忌证。

腓骨因有较大的腓总动脉蒂、滋养动脉和骨膜血供而成为带血管骨组织的良好供体来源。

目前普遍认为，如果在发生软骨下骨折之前（Steinberg 分期中的Ⅰ、Ⅱ期）进行手术，大部分股骨头坏死的病程会停止。如果发生股骨头塌陷，结果则难以预测。在Ⅲ期，腓骨移植可以停止或延缓疾病的进程[21]。

Urbaniak 等[43]报道，在手术后 5 年需要改行全髋关节置换术的可能性为Ⅱ期 11％、Ⅲ期 23％、Ⅳ期 29％、Ⅴ期 27％。646 例手术随访 1～17 年，腓骨移植的存活率为 83％。

Plakseychuk 等[32]比较了带血管和不带血管腓骨移植的效果，220 例髋采用带血管腓骨移植，随访至少为 3 年，在塌陷前的Ⅰ、Ⅱ期患者中，7 年时股骨头的生存率为 86％。在 7 个治疗中心进行带血管腓骨移植的文献中，至少随访 2 年的有 1303 例，其效果与前述相似[6]。

手术的成功可能与下列因素有关：①股骨头减压，解除了骨内压增加所造成的缺血。②负重区下坏死骨切除，避免了坏死骨影响股骨头的再血管化。③带血管移植物对关节面的支撑，包括所形成原始骨痂的作用；此外，在移植的松质骨内，骨诱导和骨传导因子也会增加新骨形成。④通过限制负重保护愈合过程中的移植物。

影响结果的因素包括：①坏死的病因；②疾病的分期；③坏死的范围。

Berend 等[2]报道，关节的扁平程度或术前的线性塌陷并不显著影响生存率和功能效果。

Marciniak 等[23]认为，疾病的影像学分期与功能效果和移植物的生存率不相关。

虽然带血管腓骨移植的成败与病变的范围和股骨头塌陷的程度密切相关，但患者的流行病学特点在制订手术计划时也需要认真考虑，年龄、性别、健康状态、活动水平、髋关节活动范围和并发症也会影响功能结果。

带血管腓骨移植的手术技术

（1）术前计划：除了标准的术前影像，有些学者建议行动脉造影来确认患者的血管状态，特别是股动脉分叉以远是否正常。

（2）手术操作：患者可以呈仰卧位或侧卧位在骨科手术床上[4,43,44]，髋关节和下肢一起消毒铺巾，大腿放置气囊止血带。为了节省手术时间，通常由 2 个手术团队同时进行股骨和腓骨部位的操作。

（3）股骨部位的手术步骤：股骨采用前外侧入路，股骨近端的外侧部分在阔筋膜张肌和臀中肌之间显露（图 6-2-7）。在股外侧肌近端 5cm 处掀开股外侧肌，显露股骨（图 6-2-8）。

在前侧，仔细分离股中间肌，建立一个间隙，为升支血管提供一个更短的路径。为了避免损伤血管和股神经，切口不宜超过股中间肌内侧的脂肪层。供体血管通常为外侧动脉环的升支，在股中间肌和股直肌之间走向外侧。动脉和相伴行的 2 条静脉仔细游离长约 4cm，在每条血管末端放置血管夹（图 6-2-9）。

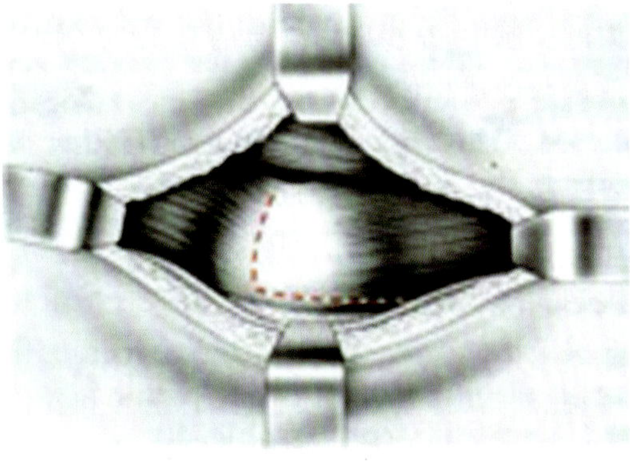

图 6-2-7 腓骨移植物插入股骨头下软骨下骨、松质骨内（椎弓根位于前上）。然后用克氏针将腓骨移植物固定在股骨上

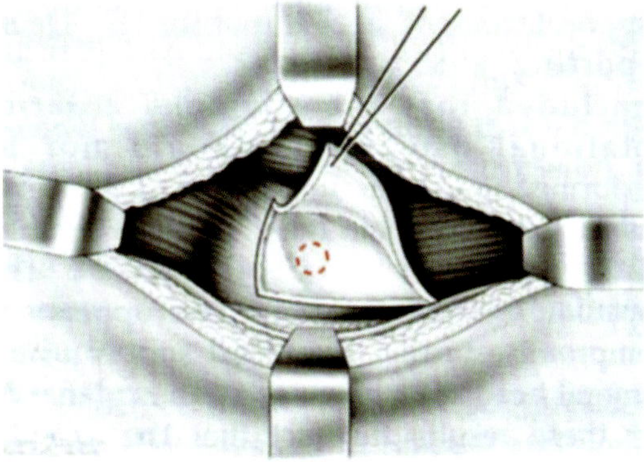

图 6-2-8 带血管腓骨移植：术后对照 X 线片

在透视下，将导针钻入股骨颈，直接进入坏死区的中心。经导针逐渐置入空心扩髓钻；根据移植腓骨的最大直径决定扩髓钻的最大直径，通常女性为 16mm，男性为 19mm。扩髓到关节面下 3～5mm。从大转子取松质骨塞入骨腔道中。

（4）腓骨部位的手术步骤：气囊止血带充至合适的压力。

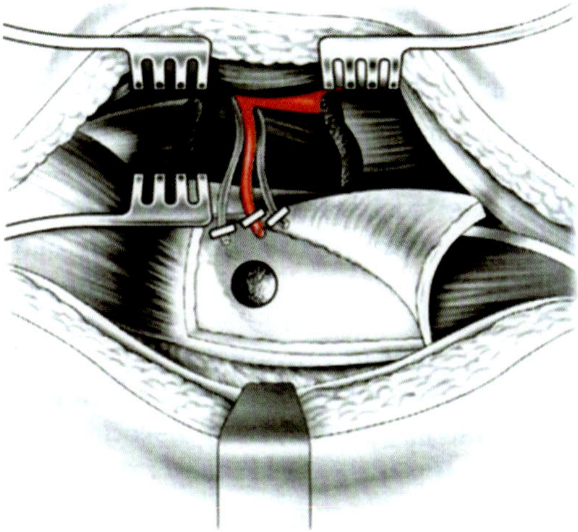

图 6-2-9 3 条血管末端放置血管夹

采用外侧切口显露腓骨。从腓骨上剥离肌肉。深筋膜向前、后切开。在前侧，将骨间膜顺行切开。蒂位于后侧，在屈𧿹长肌下方。

距外踝尖至少 10cm 处做远端截骨，第二截骨线通常在第一截骨线近侧 15cm。在手术野远端，蒂部从肌肉上剥离至少 5cm。在蒂部放置 2 个血管夹，切断蒂后，从腿上游离腓骨。

将 40ml 乳酸林格液注入动脉和 2 条静脉。3-0 可吸收缝线环形通过骨膜和血管蒂的远端，以防移植物在插入髓芯通道时分离骨膜和血管蒂。

(5)移植物的放置：腓骨插入股骨头至软骨下骨下缘。在松质骨移植物内，蒂位于前上方。用克氏针将腓骨固定于股骨(图 6-2-10)。在手术显微镜下，用 8-0 或 9-0 尼龙缝线间断吻合血管。2 个切口放置引流后闭合。

(6)术后处理：术后第 1 天即可在助行器或拐杖的辅助下非负重行走，并维持 6 周，之后可以部分负重，术后 6 个月开始全负重。

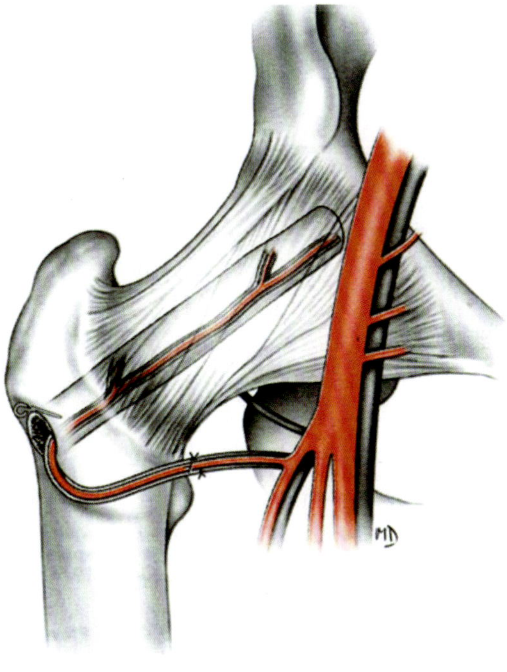

图 6-2-10 用克氏针将移植的腓骨固定于股骨

三、讨论

Brunelli 和 Urbaniak 报道，这种术式适用于有症状的缺血性坏死患者，已经发展到 Ficat 分期为Ⅱ或Ⅲ期的相对年轻患者(Urbaniak 建议 40 岁以下，Brunelli 建议在 50 岁以下)，需要对患者进行详细的解释。这些适应证与旋转截骨术很接近，但目前尚未有 2 种手术方式疗效的比较研究。

Scully 最近报道了髓芯减压与带血管腓骨移植的疗效比较。全髋关节置换术作为研究终点，在 50 个月随访时，Ficat 分期为Ⅱ和Ⅲ期的患者，带血管腓骨移植的生存率均高，分别为 89%和 81%[36]。即使有如此令人满意的疗效，还应当认识到带血管腓骨移植需要术后支持，意味着患者需要长时间限制负重及存在相当高的取骨区并发症[26,45]。

第 5 节 总 结

由于全髋关节置换术的发展和患者对近期效果要求的增加，对缺血性坏死患者进行保髋手术的报道越来越少。本章介绍的大部分手术的技术要求都要高于髋关节置换术，也需要长时间的功能限制，效果不能准确预测，但在特定的患者和早期病变中，保髋手术仍具有重要地位。

骨科领域的多位学者近年来更加关注生长和分化因子在骨愈合中的作用，细胞因子、骨形态蛋白和成血管因子已经成功地用于缺血性坏死的动物模型中。Mont 提出，其与保髋手术联合，将是这种致残性疾病治疗的下一个重要发展方向[27]。

参考文献

[1] Arlet J. Nontraumatic avascular necrosis of the femoral head. Past, present and future.

Clin Orthop,1992,277:12-20.

[2] Berend KR,Gunneson EE,Urbaniak JR. Free vascularized fibula grafting for the treatment of post collapse osteonecrosis of the femoral head. J Bone Joint Surg Am,2003,85-A:987-993.

[3] Bombelli R. Osteoarthritis of the hip. Berlin: Springer,1976.

[4] Brunelli G, Brunelli F. Free fibular bone grafts in the treatment of idiopathic necrosis of the femoral head//Brunelli G. Textbook of microsurgery. Paris:Masson,1988:409-411.

[5] Canadell J,Aguilella L,Azcarate R,et al. The place of intertrochanteric osteotomy in the treatment of idiopathic necrosis of the head of the femur. Int Orthop,1986,10:41-46.

[6] Coogan PG,Urbaniak JR. Multicenter experience with free vascularized fibular grafts for osteonecrosis of the femoral head//Urbaniak JR,Jones JP. Osteonecrosis:etiology,diagnosis and treatment. Rosemont: American Orthopaedic Association,1997:327-346.

[7] Dean M,Cabanela ME. Transtrochanteric anterior rotational osteotomy for avascular necrosis of the femoral head:long term results. J Bone Joint Surg Br,1993,75:597-601.

[8] D'Souza SR,Sadiq S,Northermore-Ball MD. Proximal femoral osteotomy as the primary operation for young adults who have osteoarthritis of the hip. J Bone Joint Surg Am, 1998,80:1428-1438.

[9] Fairbank AC, Bhatia B, Jinnah RH, et al. Long term results of core decompression for ischaemic necrosis of the femoral head. J Bone Joint Surg Br,1995,77:42-49.

[10] Ficat P, Arlet J. lschémie at nécrose osseuses. Paris:Masson,1977.

[11] Ficat RP. Idiopathic bone necrosis of the femoral head: early diagnosis and treatment. J Bone Joint Surg Br,1985,67:3-9.

[12] Gallinaro P. Chirurgie conservatrice des necroses de la tete fémorale // Cahier d' enseignement de la SOFCOT. Conférences d' enseignement. Paris: Expansion scientifique francaise,1992,99-110.

[13] Gallinaro P,Rossi P,Giacometti R,et al. Idiopathic osteonecrosis of the femoral head. Treatment by flexion osteotomy. Italian J Orthop Trauma,1982,Ⅷ:131-134.

[14] Gottschalk F. Indications and results of intertro-chanteric osteotomy in osteonecrosis of the femoral head. Clin Orthop, 1989, 249: 219-222.

[15] Hopson CN, Siverhus SW. lschemic necrosis of the femoral head. J Bone Joint Surg Am, 1988,70:1048-1051.

[16] Iorlo R, Healy WL, Abramowiz AJ, et al. Clinical outcome and survivorship analysis of core decompression for early osteonecrosis of the femoral head. J Arthroplasty, 1998, 13: 34-41.

[17] Jones KB, Seshadri T, Krantz R, et al. Cell-based therapies for osteonecrosis of the fomoral head. Biol Blood Marrow Transplant, 2008,14:1081-1087.

[18] Judet H,Judet J,Gilbert A,et al. Traitement des nécroses idiopathiques de la tête fémorale par greffon Péroniere vascularisé. Rev Chir Orthop,1987,73:209-210.

[19] Kerboull M,Thomine J,Postel M,et al. The conservative surgical treatment of idiopathic aseptic necrosis of the femoral head. J Bone Joint Surg Br,1974,56:291-295.

[20] Koo K,Kim R,Ko G,et al. Preventing collapse in early osteonecrosis of the femoral head. J Bone Joint Surg Br, 1995, 77: 870-874.

[21] Korompilias AV,Lykissas MG,Beris AE,et al. Vascularised fibular graft in the management of femoral head osteonecrosis. J Bone Joint Surg Br,2009,91-B:287-293.

[22] Maistrelli C,Fusco U,Avai A,et al. Osteonecrosis of the hip treated by intertrochanteric osteotomy. A 4 to 15 years follow-up. J Bone Joint Surg Br,1988,70:761-766.

[23] Marciniak D,Furey C,Shuffer JW. Osteonecrosis of the femoral head: a study of 101 hips treated with vascularized fibular graft-

ing. J Bone Joint Surg Am, 2005, 87-A: 742-747.

[24] Marker DR, Seyler TM, McGrath MS, et al. Treatment of early stage osteonecrosis of the femoral head. J Bone Joint Surg Am, 2008, 90 (Suppl 4): 175-187.

[25] Merle d'Aubignè R, Postel M, Mazabraud A, et al. Idiopathic necrosis of the femoral head in adults. J Bone Joint Surg Br, 1965, 47: 612-633.

[26] Mont MA, Hungerford DS. Non-traumatic avascular necrosis of the femoral head. J Bone Joint Surg Am, 1995, 77: 459-474.

[27] Mont MA, Jones LC, Einhorn TA, et al. Osteonecrosis of the femoral head. Potential treatment with growth and differentiation factors. Clin Orthop, 1998, 355: 314-335.

[28] Mont MA, Etienne G, Ragland PS. Outcome of nonvascularized bone grafting for osteonecrosis of the femoral head. Clin Orthop Relat Res, 2003, 417: 84-92.

[29] Ohzono K, Saito M, Takaoka K, et al. Natural history of nontraumatic avascular necrosis of the femoral head. J Bone Joint Sung Br, 1991, 73: 68-72.

[30] Pauwels F. Biomechanics of the normal and diseased hip. Berlin: Springer, 1976.

[31] Petrigliano FA, Lieberman JR. Osteonecrosis of the the hip. Novel approaches to evaluation and treatment. Clin Orthopaed Related Res, 2007, 465: 53-62.

[32] Plakseychuk AY, Kim SY, Park BC. Vascularized compared with no vascularized fibular grafting for the treatment of osteonecrosis of the femoral head. J Bone Joint Surg Am, 2003, 85-A: 589-596.

[33] Saito S, Ohzono K, Ono K. Joint-preserving operations for idiopathic avascular necrosis of the femoral head. Results of core decompression, grafting and osteotomy. J Bone Joint Sung Br, 1988, 70: 78-84.

[34] Scher MA, Jakim I. Intertrochanteric osteotomy and autogenous bone-grafting for avascular necrosis of the femoral head. J Bone Joint surg Am, 1993, 75: 1119-1133.

[35] Schneider R. Die intertrochantere osteotomie bei coxarthrose. Berlin: Springer, 1979.

[36] Scully SP, Aaron RK, Urbaniak JR. Survival analysis of hips treated with core decompression or vascularized fibular grafting because of avascular necrosis. J Bone Joint Surg Am, 1998, 80: 1270-1275.

[37] Smith SW, Fehring TK, Griffin WL, et al. Core decompression of the osteonecrotic femoral head. J Bone Joint Surg Am, 1995, 77: 674-680.

[38] Stulberg BN, Davis AW, Bauer T'IN, et al. Osteonecrosis of the femoral head: a prospective randomized treatment protocol. Clin Orthop, 1991, 268: 140-151.

[39] Sugioka Y. Transtrochanteric rotational osteotomy in the treatment of idiopathic and steroid-induced femoral head necrosis, Perthes' disease, slipped capital femoral epiphysis, and osteoarthritis of the hip: indications and results. Clin Orthop, 1984, 184: 12-23.

[40] Sugioka Y, Hotochebuchi T, Tsutsui H. Transtro chanteric anterior rotational osteotomy for idiopathic and steroid induced necrosis of the femoral head: indications and long-term results. Clin Orthop, 1992, 277: 111-120.

[41] Tooke SM, Amstuz HC, Hedley AK. Results of transtrochanteric rotational osteotomy for femoral head osteonecrosis. Clin Orthop, 1987, 224: 150-157.

[42] Tooke SM, Nugent PI, Bassett LW, et al. Results of core decompression for femoral head osteonecrosis. Clin Orthop, 1988, 228: 99-104.

[43] Urbaniak JR, Coogan PG, Gunneson EB, et al. Treatment of osteonecrosis of the femoral head with free vascularized fibular grafting. J Bone Joint Surg Am, 1995, 77: 681-694.

[44] Urbaniak JR, Harvey EJ. Revascularization of the femoral head in osteonecrosis. J Am Acad Orthop Surg, 1998, 6: 44-54.

[45] Vail PT, Urbaniak JR. Donor-site morbidity with use of vascularized autogenous fibular grafts. J Bone Joint Surg Am, 1996, 78: 204-211.

[46] Wood MB, Gilbert A. Femoral head osteonecrosis. In: Microvascular bone reconstruction. London: Martin Dunitz, 1997, 16-169.

[47] Yoo MC, Chung DW, Hahn CS. Free vascularized fibula grafting for the treatment of osteonecrosis of the femoral head. Clin Orthop, 1992, 277: 128-138.

第 3 章　髋关节镜和髋臼后倾及撞击的治疗

第3章 髋关节镜和髋臼后倾及撞击的治疗

Chris Paliobeis，Richard Villar

摘要 自1931年髋关节镜这一概念被引入以来，其发展缓慢。近期，髋关节镜使那些曾经被人们忽略、低估或了解不足的问题重新获得了理解和重视。髋关节镜给生长发育中的年轻患者、高要求的患者及那些寻求微创方法摆脱伤病困扰的运动员带来了希望，他们寻求微创治疗以缓解偶尔出现的轻微但致残的症状。

目前，年轻人的髋部疼痛表现为非特异性症状，临床及影像学发现无显著特征，同时患者希望拥有高生活质量及进行保髋治疗，故带来了新的临床挑战。随着髋部疾病诊断及治疗的进展，骨科医生有能力提供以髋关节镜为中心的一系列有效的治疗方案。

关节镜下的正常解剖及变化已被系统地研究。关节镜技术也越来越标准化，并被不断普及。据报道，髋关节镜手术的并发症发生率为0.5%～5.0%。但随着技术、器械及外科培训的不断进步，该发生率正在逐渐下降。术后护理与康复也越来越专业化、高效化。

现代影像学技术诊断效率的提高结合股骨髋臼撞击综合征（femoro-acetabular impingement，FAI）的概念，提升了髋关节镜的诊疗水平。迄今为止，尽管髋关节镜治疗股骨髋臼撞击综合征的总体疗效鼓舞人心，但仍没有证据显示其预后优于传统手术。

髋关节镜已经逐渐成为一种成熟的工具，不久的将来，其将不断发展，并在治疗中扮演重要角色，特别是在青少年髋关节疾病中。

关键词 髋·关节镜·髋臼后倾及撞击损伤·病因及分类·解剖及生物力学·诊断·影像·手术适应证·术前计划·关节镜技术·康复

第1节 概 述

1931年，Burman[1]引入髋关节镜这一概念，虽然其拥有创伤小、诊断效率高及术后恢复快等优势，但这些年其发展却有些缓慢。由于股骨头特殊的球形及封闭结构，关节囊有限的撑开间隙及髋关节周围复杂的神经血管结构，使得关节镜很难做到安全且标准化。这个过程有一个陡峭的学习曲线，需要漫长的时间及精心的培训[2]。

髋关节镜的发展与那些曾经被人们忽略、低估或了解不足的问题的解决密切相关。生长发育中的年轻人、高要求的患者和

C. Paliobeis(✉) · R. Villar
The Wellington Hospital, London, UK
e-mail: chrispaliobeis@gmail.com;
rvillar@uk-consultants.co.uk

G. Bentley (ed.), *European Surgical Orthopaedics and Traumatology*,
DOI 10.1007/978-3-642-34746-7_231, © EFORT 2014

运动员寻求微创的方法以治疗貌似轻微却足以致残的疾病，髋关节镜对他们有很强的吸引力。随着对髋臼盂唇、关节表面、圆韧带和滑膜病理特征的深入研究，髋关节镜首先揭示了如何在关节炎出现困扰前改善和延长髋关节的功能。髋关节镜的治疗范畴已扩展到关节不稳[3]、化脓性关节炎[4]、全髋关节置换术和关节表面成形术后的并发症[5,6]及关节外病变[7,8]。

基于对髋关节内部结构的不断了解，有学者尝试通过调整股骨髋臼相撞击及髋臼倾斜来改变髋关节的三维生物力学，这是一个进步。1991 年，Klaue 等[9]介绍了以青年患者为主的髋臼边缘综合征，他们指出这种疾病继发于髋关节发育不良，是髋关节炎的前兆。髋关节周围截骨术及关节切开术可有效解决髋臼定位不良和唇缘撕裂等问题。1993 年，Snow 等[10]发现 4 例儿童股骨头骨骺缺血性坏死（Legg-Calvé-Perthes' disease，LCPD）患者存在前侧撞击，于是采用关节镜清理术及股骨周围截骨术给予有效治疗。1999 年，Myers 等[11]介绍了 Bernese 髋臼周围截骨术后的前侧股骨髋臼撞击现象。Reynolds 等[12]将髋臼后倾及相关的后壁征归为髋关节疼痛的原因之一。2001 年，Eijer 等[13]指出了股骨颈骨折畸形愈合与股骨髋臼撞击之间的关系。与此同时，Ganz 等[14]报道了采用股骨粗隆截骨术为股骨髋臼撞击综合征患者切开减压的成功案例。事实上，髋关节镜之所以得到发展和应用，尤其是在运动员中[15-19]，一个重要的原因就是传统外科手术有髋关节脱位的风险。2002 年，Nötzli 等[20]通过测量股骨头颈交界处的宽度和描述 α 角来量化之前撞击后股骨的受累情况。髋关节镜治疗股骨髋臼撞击综合征的首次报道见于 2005—2006 年[16,21,22]。

自此以后，人们对髋关节镜治疗股骨髋臼撞击综合征的兴趣油然而生。2005 年，Sampson[23]比较了关节镜与切开术治疗股骨髋臼撞击综合征的效果。Bardakos 等[23-25]报道了关节镜下股骨截骨术治疗凸轮型股骨髋臼撞击综合征的早期效果，结果令人鼓舞。

有趣的是，由 Tonnis 和 Heinecke[26]首先提出，并由 Ganz 等[26,27]系统完善形成的力学理论验证了股骨髋臼撞击综合征可诱发关节炎这一假说。这些学者提出，原发性骨关节炎可继发于与股骨髋臼撞击综合征相关的轻微发育异常[27]。这是由于凸轮型损伤造成髋臼剥脱，髋臼后倾及过度覆盖导致钳夹样撞击及进一步损伤。为了避免骨关节炎的进展，医生推荐早期行外科手术干预。Bardakos 和 Villar[28]对这一理论进行了进一步的阐述，提出股骨颈干角及后壁征对股骨髋臼撞击综合征的进展具有预测价值。

目前，髋臼前倾在股骨髋臼撞击综合征手术中的重要性越来越受到重视。Tonnis 等[26]在对髋臼和股骨前倾与髋关节骨关节炎关系的经典论述中强调，详细评估髋臼前倾的变化是必要的。正如 McKibbin 不稳定指标[29]指出的那样，异常合并的髋臼前倾与旋转范围的改变、疼痛和关节炎有关。建议采用髋臼和（或）股骨截骨术。伴随 Reynolds 等[12]提出"髋臼后倾"这一术语，三维重建改变髋臼倾斜这一理论不断发展[30]，并与股骨髋臼撞击综合征[31]及症状性髋臼盂唇撕裂[32]相关。

总之，关节镜治疗股骨髋臼撞击综合征充满希望。但迄今为止，还没有证据表明切开手术与关节镜微创治疗哪个效果更优[33]。

第 2 节　病因及分类

一、年轻人髋部疼痛的病因

年轻人髋部疼痛表现为非特异性症状，

临床及影像学发现无显著特征，同时患者希望拥有高生活质量及进行保髋治疗，故带来了新的临床挑战。随着髋部疾病诊断[34-36]及治疗[14,15,37-40]的进展，关节镜可以提供一系列行之有效的解决方案。这里有一系列病理因素导致年轻人髋部疼痛，但不是所有的年轻人髋部疼痛都适用髋关节镜治疗。具体可分为以下几类[41-43]。

1. 关节内因素　症状性髋臼盂唇撕裂[44]，凸轮型、钳夹型或混合型股骨髋臼撞击综合征[45,46]，软骨浮动及缺损，股骨头缺血性坏死[46]，退行性骨关节炎，游离体，创伤后关节内碎片（骨折、脱位、软骨损伤）[47]，脓毒性关节炎[48]，软骨溶解[43]，肿瘤和滑膜异常（色素沉着绒毛结节性滑膜炎、滑膜性骨软骨瘤病）[49]，剥脱性骨软骨炎[50]，圆韧带损伤[51]，儿童股骨头骨骺缺血性坏死，股骨头骨骺滑脱。

2. 关节外因素　髋关节发育不良，滑囊炎[52]，肌腱炎（髂腰肌、内收肌、外展肌），臀中肌及臀小肌撕裂[52]，髋弹响综合征（髂胫束综合征[52]、髂腰肌[43]），应力性骨折，肿瘤（如骨样肿瘤）及局部神经卡压。

3. 关节外相关因素　Gilmore 腹股沟[53]，腹股沟疝或股疝，脊柱关节病[54]，强直性脊柱炎[54]及神经根病。

4. 系统性因素　类风湿关节炎[55]，结晶性关节病（痛风及假性痛风）[50]，克罗恩病，银屑病，赖特综合征，皮质类固醇的使用，镰状细胞贫血，酒精中毒及系统性红斑狼疮。

二、骨关节炎的病因

外科手术用于治疗年轻人髋部疼痛，部分目的为延缓骨关节炎的进展，主要基于 Harris 进展性髋关节内部紊乱理论[56]。这个理论描述了关节内形态特征的重要性，包括扁平凸出的股骨头、枪柄样及钩状畸形及关节内盂唇；其还强调不同影像学参数的影响，包括髋臼角、髋臼顶、髋臼深度及中心边缘（centre-edge，CE）角。股骨头骨骺滑脱（slipped capital femoral epiphysis，SCFE）与儿童股骨头骨骺缺血性坏死发展为骨关节炎的进程均与以上形态学及影像学参数相关。Harris 的结论是髋关节骨关节炎可能是一种继发性疾病。

这个理论随着股骨髋臼撞击综合征概念的提出更加完善[10,27,57]。股骨髋臼撞击综合征是指由于髋臼及邻近股骨结构异常从而导致异常地接触。这就为那些髋关节结构正常却出现早期关节退变的年轻患者提供了一个合理的生物力学解释[58-61]。Kubiak-Langer 等绘制了股骨髋臼的常见撞击区域。与此同时，Philippon 强调了减少相关撞击运动范围的意义。有学者指出，可以通过量化撞击的严重程度来指导手术。

股骨髋臼撞击综合征并不都会产生症状或导致关节炎。例如，Wyss 等[62]报道，髋关节内旋是一种有效预测撞击风险且无创的方法。但在髋关节内旋试验中，有症状与无症状的股骨髋臼撞击综合征患者存在12%的内旋转范围重叠。Yamamura 等[63]指出，亚洲人的生活习惯经常使髋关节处于导致撞击的位置上，但原发性髋关节炎的发病率在日本及其他亚洲国家却一直保持在一个较低的水平。

最近，Bardakos 和 Villar[28]试图找出预测股骨髋臼撞击综合征导致骨关节炎进展的重要影像学因素。他们推荐了 2 个预测因子，即股骨近端内侧角及后壁征。他们根据这 2 个因子预测发生率，发现并非所有的凸轮型撞击都会导致终末期关节炎。

股骨髋臼撞击综合征的概念增加了 3 个因素：股骨头颈偏移动、股骨头圆球度及髋臼倾斜度（减小前倾或后倾）[26,57]。

三、分类

年轻人髋关节疼痛的治疗需要对现有

的分类达成共识。Ganz 等[58]认为，股骨髋臼撞击综合征由股骨头颈交界处和髋臼边缘的异常撞击产生，由此引发髋臼软骨损伤和盂唇撕裂。髋臼过度覆盖或后倾被定义为钳夹型撞击[12,64]，前外侧股骨头颈偏移被定义为凸轮型撞击[20,57,65]，以及常见的混合型股骨髋臼撞击综合征[66]。

同时，Lage 等[67]将关节盂唇撕裂根据病因学特点分为创伤性、退变性、特异性及先天性，其还从形态上将关节盂唇撕裂分为放射状皮瓣撕裂、放射状纤维撕裂、外周纵向撕裂及不稳定性撕裂。圆韧带撕裂也被描述为完全性撕裂、部分性撕裂及退变性撕裂[51]。关节炎的最终确诊需要根据 Tönnis 放射分类[26]及 Outerbridge 关节镜下分类[68]。

第 3 节　解剖及生物力学

一、髋关节镜解剖

对关节镜解剖有系统的认识和理解是髋关节镜检查的重要组成部分。为避免混淆，个人对病变定位的解释逐渐被更普遍的标准化描述所取代。仅有少数学者对正常关节内的解剖结构及其变异进行了系统论述[1,69-72]。

髋关节镜学将髋关节分为中央间室及外周间室 2 个部分[73,74]。这 2 个部分被关节囊包裹并被髋臼盂唇分开。

中央间室包含整个髋臼表面及部分股骨头。外周间室包含剩余的股骨头关节表面，远端的股骨头、股骨颈，轮匝带及内外侧的滑膜皱襞。

二、中央间室

髋臼中央称为髋臼窝，其向下延伸为髋臼切迹，并被新月形关节软骨或马蹄形关节软骨包围。髋臼横韧带架于髋臼切迹上，但并没有完全封闭，而是在两者之间形成下隐窝。圆韧带起于髋臼窝后下方，髋臼窝被致密的结缔组织覆盖，下 2/3 覆盖有可移动的脂肪组织。透明软骨使月状面与周围组织界限清晰，并向外缘延续为髋臼盂唇[75]。Santori 和 Villar[71]报道了一条起自髋臼窝向前延伸至髋臼前缘的横沟，并猜测这可能是髂骨与耻骨未完全融合的地方[76]。

髋臼盂唇为纤维软骨结构，横切面呈三角形。虽然髋臼盂唇与月状软骨的边缘相延续，但在髋臼窝的边缘处有一个明显的横沟——盂唇沟。Miller 和 Villar[72]指出，后侧盂唇裂是一种解剖变异，应与盂唇撕裂相鉴别。一般情况下，正常的盂唇与横韧带相延续，通常是倒置的，也存在外翻或活动的情况，并与盂唇外侧面相邻的滑膜形成了外侧盂唇沟。

圆韧带起于髋臼窝后下方，止于股骨头凹，呈带状分布。偶见毛细血管，通常在髋关节镜下可见血管化。不同程度的屈曲和旋转有助于观察和进入圆韧带和股骨头。圆韧带于内旋位时松弛，外旋位时紧张。

从构造上看，髋臼及盂唇由前(上或下)和后(上或下)象限组成。另外，髋臼及股骨头也可用表盘法定位。最近，Ilizaliturri 等[77]建议采用六区法描述髋臼及股骨头的病变。分区的数值顺序不受髋关节左右侧的位置影响，Ilizaliturri 等认为这种方法比表盘法更具重现性。

三、外周间室

髋关节囊以内、髋臼盂唇以外的结构组成外周间室。外周间室被包围在高度血管化的关节囊内。髋臼盂唇的外缘是盂唇沟，内侧及外侧的滑膜皱襞平行于股骨颈纵轴方向，并向远端延伸，更远处为圆形的轮匝带。外周股骨头与股骨颈移行处即头颈结合处，在外周间室可见相当部分的股骨头透明软骨面。关节镜能在髋臼缘水平追踪，做出有利于股骨髋臼撞击综合征诊断的直接的、动态的评估，并且可以直接验证关节镜下撞击手术的效果。

四、髋臼盂唇的血供

在一项尸体研究中，Kelly 和 Shapiro[78]探讨了关节盂唇的血供，同时寻找血管分布区域的差异。他们描述关节盂唇相对无血管，关节囊侧血管增多。这暗示了与内部血管较少的关节区相比，发生在血管区的盂唇撕裂愈合能力更强。

五、生物力学

髋关节发育不良时，髋关节接触应力受外侧覆盖程度的影响。Daniel 等[79]通过比较正常行走与爬楼梯时髋关节的接触应力来说明前倾角对外侧覆盖的重要性。他们建议在对髋关节尤其是存在发育不良的髋关节进行生物力学评估时，前倾角也应该被考虑在内。

Ferguson 等[80-82]的有限元分析模型和体外证据都支持盂唇具有密封作用的假设，即盂唇维持关节内静水流体压达到密闭效应，同时对软骨层的实变(受压塌陷)有限制作用。这样的直接后果就是关节盂唇病变通过改变负荷转移及增加关节软骨压力导致早期关节退变。

第4节 诊 断

一、病史

年轻人髋部疼痛往往症状轻微、不典型，发病时间及疼痛程度模糊不清。由于患者仍然活动不受影响，诊断往往会被推迟。然而，由于非侵入性方法和关节镜检查提高了诊断的准确性，现在可以预测关节内和关节周围病变的危险指数。

一般来说，髋关节可能会受到多种病变的影响，故详细的病史必不可少。很多特殊的检查都是为了明确患者髋关节不适的解剖学根源(关节内、关节外、关节外局部、关节外全身因素)。其中，所谓的“C”形征[83]，即患者将示指置于腹股沟而拇指置于大转子上或后面，这种症状往往提示有关节内病变。髋关节反复屈曲或久坐后不适常见于股骨髋臼撞击综合征。急性腹股沟区疼痛伴或不伴锁定和(或)卡住可能提示关节内机械性病变，如关节盂唇撕裂、关节软骨不稳定或游离体。

特异性髋关节外侧疼痛并不一定是大转子滑囊炎，这可能与肌肉疲劳和 Trendelenburg 征阳性有关[84]。这种疼痛偶尔伴随机械性症状或关节内弹响，也可能是关节外弹响综合征的一个表现，如髂胫束肌腱炎或髂腰肌肌腱病。关节内、外混合型疼痛很常见。

关节内疼痛经常放射至大腿，这种疼痛也可能与膝关节、腰椎及骶髂关节疾病相关。咳嗽及打喷嚏时疼痛加重可能提示疝或腰椎间盘突出。晨起或休息后关节僵硬可能提示骨关节炎改变。

关节疼痛影响患者正常活动的程度。丧失工作能力的程度，预期的活动水平，与运动和业余爱好的关系，以及对并发症的影响，以上各种因素决定治疗方案。

二、体格检查

通过观察患者行走，医生可以辨别出跛行步态、防痛步态及其他病理步态，借此帮助区分髋关节内在病变或外在病变。患者的体位可能表现为固定屈曲畸形，这种情况可能妨碍关节镜手术。髋关节无法过屈可能提示股骨髋臼撞击综合征。

通过髋部直接叩诊可以区分表浅疼痛或深部疼痛。这为可能存在的炎症、疼痛性软组织损伤或疝提供一些线索。

外展肌力量通过 Trendelenburg 试验及侧卧位外展抵抗试验来评估。

仰卧位滚木法可以评估关节内疼痛，运动范围是一个特别有用的信息工具。Wyss 等指出，内旋动作可作为一项预测髋关节撞击风险的无创手段[62]。他们发现当髋关节屈曲 90°内旋时，骨间距缩短（产生碰撞），两者之间存在很强的相关性。髋关节活动范围不仅与撞击相关，也关系到手术是否成功[85]。

可通过各种各样的诱发动作对股骨髋臼撞击综合征做出明确评估[86]。如最常提到的前侧撞击征[9]，被定义为被动屈曲、内收、内旋髋关节时腹股沟区不适。McCarthy 征就是通过屈曲双髋关节，在内旋、外旋位逐渐伸直髋关节被引出的[87]。Drehmann 征阳性即髋关节屈曲时产生不可避免的被动外旋现象。屈曲-外展-外旋动作（flexion-abduction-external-rotation，FABER）试验及完全伸展状态下诱发疼痛的被动外旋动作均可明显增加髋臼后下壁撞击[58]。被动伸直内收-外旋髋关节的恐惧试验[88]可用于评估前髋关节的稳定性，也可用于诊断后侧股骨髋臼撞击综合征。

如果疼痛与髂胫束相关，患者可自己重复诱发弹响，并且可被检查者触摸到。髂腰肌弹响[89,90]及肌腱炎可以通过抵抗阻力下主动屈曲鉴别。

三、影像学检查

标准的影像学评估包括骨盆正位片（髋关节发育不良建议采用负重位[91]）、骨盆侧位片和（或）蛙式位片。不同位置的测量值有助于髋关节结构异常的诊断及术前方案的制定。股骨髋臼撞击综合征特定的测量值包括 Nötzli 的 α 角[20]、头颈偏移及股骨头圆球度。非球面性最好通过髋关节屈曲 45°时的 Dunn 位[92]或内旋时的交叉表侧位来展示。AP 或外部旋转的交叉表侧位很可能忽略这种畸形[93]。评估髋臼后倾时，骨盆前后位 X 线片的标准骨盆倾斜度和旋转角很重要[94,95]。对于标准的骨盆倾斜度两侧的闭孔、骨盆泪滴影及髂骨翼，应当与耻骨联合和尾骨尖连线保持对称，且距离在 1～3cm[92]。另外，对于耻骨联合上缘与骶尾关节的平均距离，男性为 32.3mm，女性为 47.3mm[94]。若骨盆倾斜度正常，则可通过交叉征及后壁征评估髋臼后倾[12,64]。

CT 可用于检查关节内骨折碎片及游离体[96]。MRI 可用于判断慢性髋部疼痛、缺血性坏死、骨髓水肿、肌肉损伤及股骨头颈偏移等情况[20,57,97]。加入对比剂可使 MRI 的敏感性提高到 92%[98]。磁共振关节造影（magnetic resonance arthrography，MRA）可用于评估髋关节内病变[34-36,42]。盂唇撕裂的影像学特征包括盂唇钝化、缺如、移位及在髋臼-唇瓣交界处有内部物质造影剂[99]。MRA 的研究证明了其在盂唇撕裂及关节软骨损伤方面有良好的阳性预测值。相反，其较低的阴性预测值强调了关节镜对此类病变诊断的安全性和治疗的适应证，尤其是当临床怀疑存在病变但尚未被 MRA 证实时[34]。

超声波有利于关节周围病变的鉴别诊断，如滑囊炎、肌腱炎、肌腱断裂、软组织肿瘤、淋巴病变及积液。影像引导下髋关节局部麻醉和类固醇注射在鉴别诊断中也有重要作用[100]。

四、实验室检查

血清炎症指标（白细胞计数、红细胞沉降率、C 反应蛋白）及关节液分析可能诊断急慢性炎症或感染。临床上怀疑感染时，应征求风湿科医生对炎性关节病和脊椎关节病的意见。

第5节　手术适应证

临床证据支持关节镜可治疗多种疾病[2,101,102]。常见的适应证包括症状性盂唇撕裂、股骨髋臼撞击综合征、软骨病变、游离体、骨软骨炎、圆韧带损伤、髂腰肌滑囊炎及弹响髋。

在那些有明确机械症状病史的患者中，盂唇撕裂已被证实与关节镜检查结果相一致[103,104]。盂唇撕裂经常发生在髋臼的前象限[2,67]，且非手术治疗一般无效[60]，这几乎没有例外[105,106]。关节镜是一种很好的诊断方法，因为许多疾病往往可能会被包括 MRA 在内的检查手段忽略[98]。关节镜治疗症状性盂唇撕裂不仅有效且疗效确切[44,50]，应尽一切努力保留唇瓣以达到令人满意的效果[3,37,82,107-110]。

盂唇疾病往往与股骨髋臼撞击综合征相关[111]，这就产生了一个问题，那就是修复盂唇的同时是否应该纠正结构畸形[112]。股骨髋臼撞击综合征是一种特殊的疾病，容易导致骨关节炎[113]。该病已经通过手术转位[14,114]及关节镜辅助下限制性[115]切开途径得到成功治疗[15,112,116]。关节镜途径降低了术后并发症的发生率，并且允许患者恢复高质量的生活，尤其是运动员[17,24,33,117-121]。

股骨头及髋臼关节面的损伤好发于髋臼前侧，并伴有唇瓣撕裂[60]。常见的致病机制包括分水岭损伤、水波征[17,59]及软骨盂唇交界处早期的软骨下分离(图 6-3-1)。关节镜检查可早期发现和治疗软骨损伤，包括分水岭区域的再附着术(软骨修复)、软骨断裂射频密封术(软骨成形术)、软骨移植术、不稳定碎片清创术及微型压裂术[122,123]。

关节游离体典型的特征是存在机械症状，且影像学检查不易被发现[124]。在临床疑似的情况下，增强 CT 具有较高的诊断效力。关节镜不仅可以明确诊断(图 6-3-2)，还可以微创治疗[47]。对于滑膜骨软骨瘤病[49]，关节镜使至少 50%的患者取得了令人满意的疗效；该方法同样适用于典型的复发滑膜骨软骨瘤病。关节镜能对异常滑膜病变行活组织切片检查(图 6-3-3)，如色素沉着绒毛结节性滑膜炎[125]、晶体性关节病及自身免疫性关节炎。

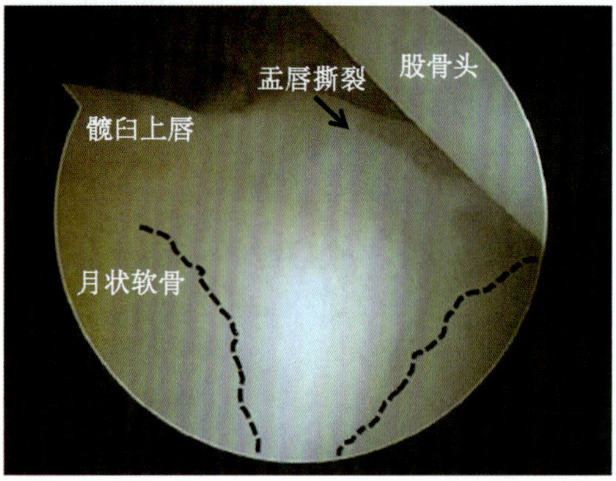

图 6-3-1　波浪征(当关节镜探针触压盂唇时虚线之间隆起部)

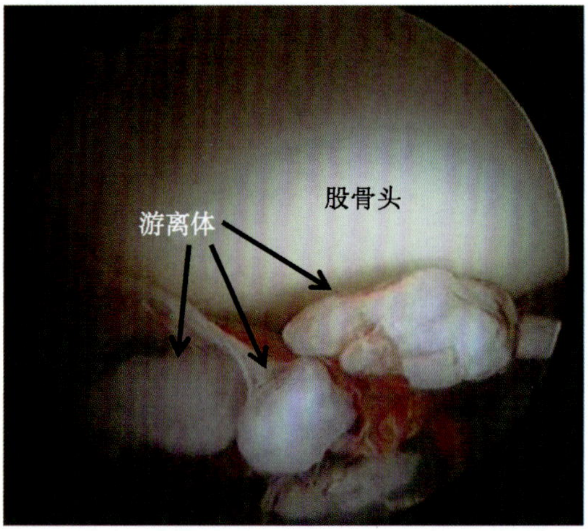

图 6-3-2　中央间室游离体

圆韧带撕裂可能会引起疼痛和关节不稳定，这可能与圆韧带的生物力学特点有关[51,126]。圆韧带撕裂主要分为完全性、部分性及退变性 3 种。据报道，圆韧带清创术对不伴有关节内损伤的圆韧带病变效果令人满意[51]。

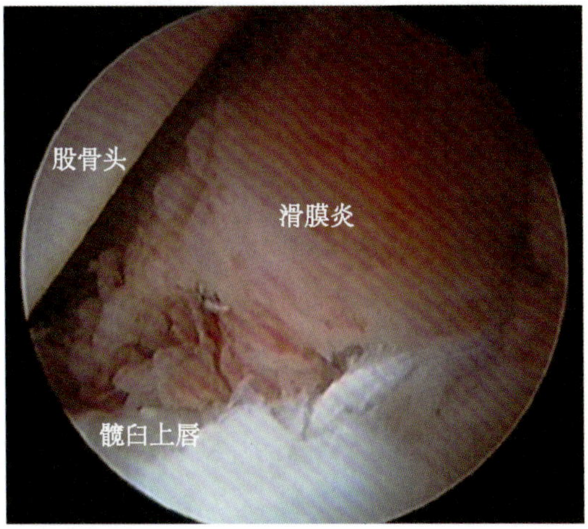

图 6-3-3 广泛性滑膜炎

关节镜下滑囊切除术作为一种可替代开放手术的治疗方法，已被报道用于顽固性转子滑囊炎[127]、髂腰肌松解治疗滑囊炎及弹响髋[50,128]。

其他的适应证包括股骨头缺血性坏死（用于诊断和治疗可能的相关机械症状）[46,129]、创伤后关节内碎片[2]及化脓性关节炎[130-133]。

偶尔，髋关节镜也被用于缓解轻度至中度骨关节炎的机械症状，但疗效不佳[129]，辅助部分关节面重建[102]，诊断及治疗失败的全髋关节置换术和关节表面成形术重建[6,134]（图 6-3-4，图 6-3-5），并作为研究顽固性髋关节疼痛的最后手段[135]。

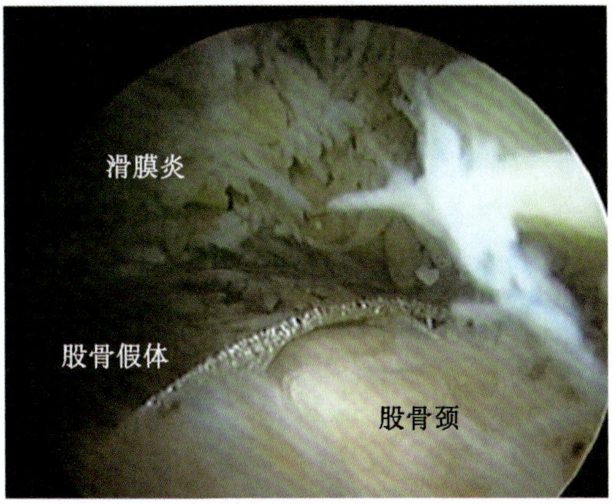

图 6-3-4 髋关节表面置换术的关节镜评估——吸收和邻近部位滑膜炎

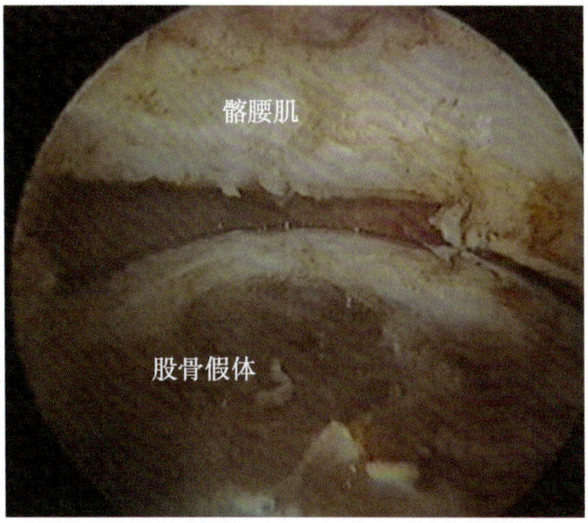

图 6-3-5 髋关节表面置换术股骨假体邻近的髂腰肌腱膜增厚

第 6 节 术前准备及计划

一、关节镜治疗的决策

关节镜是诊断关节内和关节周围病变的一种微创方法，必须通过 X 线片、MRI 或 CT 在内的一些影像学手段进行评估[28,136,137]。

常规的术前评估包括 Tönnis 和 Heinecke[26] 报道的骨关节炎的影像学分级。标记出股骨颈疝窝[138]，测量出颈干角（125°～135°）[137,139]、股骨前倾（后扭转异常）[140]、Tönnis 角或负重区髋臼指数（－5°～14°）[26]、Wiberg CE 角（20°～40°）[141-143]、Sharp 角（33°～42°）[144] 及股骨头挤压指数[145]，评估髋关节发育不良的 Reimer 移动百分比[30,146]。髋臼过深是通过观察髋臼底与髂坐线之间的关系来确定的[114]。

关于股骨髋臼撞击综合征，重要的是确定股骨近端及髋臼的异常形态，包括股骨头的非球面性、头颈偏移及髋臼倾斜。非球面性由枪柄样畸形[147] 及 Nötzli 的 α 角（女性年龄＜50°，男性＜68°）表示[20,148]，可借助 Mose 圆测量[149]。倾斜度异常通过交叉手段(正常缺失)[12]和后壁征(正常缺失)[12,64]来评估。最近的研究强调了股骨内侧近端角(medial proximal femoral angle,MPFA;正常范围为80°～89°)[150]和后壁征在预测股骨髋臼撞击综合征导致骨关节炎进展中的重要性[28]。一些学者认为,手术治疗股骨髋臼撞击综合征现已成为主流,因为非手术治疗很少成功[109,151]。

二、手术治疗的选择

症状对生活质量的影响是决定性因素。如果症状明显,可考虑手术治疗,根据以上影像学资料有不同的手术选择[43]。结构性异常(发育性髋关节脱位、股骨头骨骺滑脱、儿童股骨头骨骺缺血性坏死畸形或缺血性坏死)的标准治疗主要包括切开手术。但在没有上述条件的情况下,凸轮型畸形或钳夹型畸形是关节镜治疗的适应证,可行或不行骨成形术。

不伴有结构性骨异常的髋关节内病变是关节镜治疗的明确适应证。髋关节镜在髋关节周围疾病的治疗中也起一定作用(图6-3-6),包括股骨粗隆滑囊炎、髂胫束弹响及由髂腰肌肌腱病引起的疼痛。髋关节镜对严重骨关节炎、炎性关节病、软骨溶解及骨性坏死等的治疗作用尚不明确。

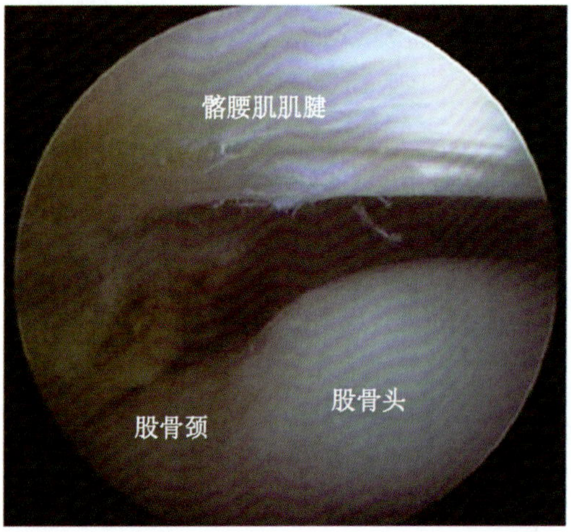

图 6-3-6 髂腰肌肌腱的关节镜松解,髂腰肌肌腱现在位于关节内

三、关节镜的注意事项

必须考虑患者的特点。例如,有时不可能充分移动髋部。病态肥胖也是髋关节镜检查的一个禁忌证(必须有延长的仪器)。

在所有的情况下,70°和30°的关节内镜必不可少;手动及电动工具也应具备,包括各式各样的刨刀及灵活的高频探头;髋关节瞄准器也可被用到。软骨治疗方案(微骨折治疗、软骨成形术、镶嵌式成形术及关节表面置换术)应该是开放手术,必须备有必要的器械包或植入物。康复从术前咨询和物理治疗开始,包括预期结果。

第7节　手术技术

髋关节镜手术通常为日间手术,一般在全身麻醉下进行,这样可以使肌肉得到松弛。

一、患者体位

患者正确的体位是髋关节镜手术成功的关键。目前主要有2种标准体位:仰卧位[152]和侧卧位[153]。仰卧位是髋部骨折手术时的体位,并且需要标准骨折手术床或牵引装置辅助。绝大多数外科医生对这种体位非常熟悉,因为其与影像增强器的定位一致。

侧卧位时(笔者倾向),患髋朝上,专业的髋部牵开器可以控制髋部向各个方向运动(图6-3-7)。需要注意的是,要确保足部在牵引靴中有衬垫且紧密贴合,并使足趾暴露以便评估缺血。会阴柱要求衬垫良好,大小适中,以利于反向牵引。注意避免对侧大腿受压,避免皮肤水疱及会阴部受压坏死。

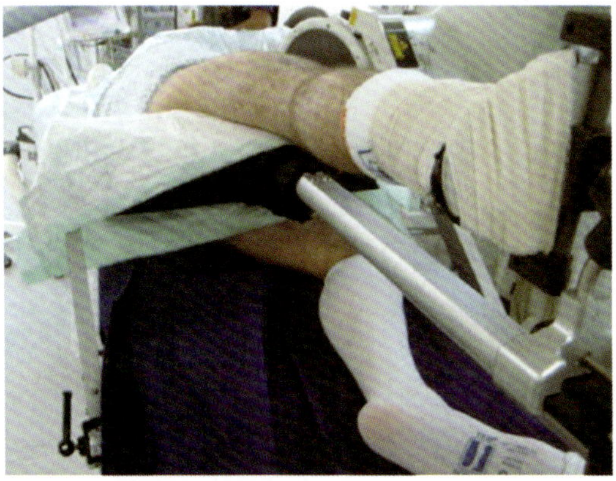

图 6-3-7　侧卧位及牵引

注意会阴柱下方应该有足够的空间，这样可以避免阴部神经麻痹，既有效利用了侧应力，还优化了牵引的合成矢量。外科医生在维持足部和髋部正确位置的同时，由助手进行连续的手动纵向牵引。最终的体位应该是：髋关节屈曲 10°，外展 20°，足旋转中立。这样就产生了与股骨颈大致一致的牵引力。影像增强器的放置是为了在伸展及屈曲位时获得满意的髋关节正位片，并为外科医生提供足够的操作空间。

在备皮或外科消毒之前，应进一步牵引直至影像增强器显示牵张充分后方可。这在 X 线片上通常表现为股骨头上方的透亮区，即所谓的"真空征"[154]（图 6-3-8）。股骨髋臼关节通常需要牵开 10～15mm，这就是

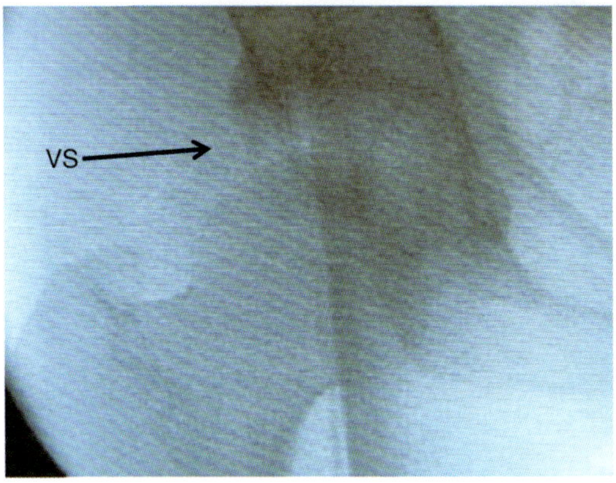

图 6-3-8　真空征

注：VS. vacuum sign，真空征；箭头指向真空征

所谓的试牵引，提示髋关节镜可基本通过。

但也有可能无法进入髋关节，所有患者均应被事先告知这种可能。如果无法出现真空征，建议在重新摆放体位及再次牵引前应该短暂去除牵引。没有出现真空征的罕见情况可能是由于中央间室第一切迹进入困难。当出现真空征，试牵引完成，记录最后的位置并做标记，放松牵引，巡回护士备皮，铺单，医生洗手消毒。

二、器械

为髋关节镜检查量身定做的手术器械是必要的。根据髋关节深、紧、曲的特性专门设计的特殊器械，优化了手术入路，避免损伤周围重要的神经血管，以减少医源性伤害。常规使用加长、耐用、圆钝、筒状、小直径的器械。使用标准长度的关节镜时需要连接一个短桥[152]。加长套管及超长关节镜适用于体型较大的患者。

在髋关节镜的检查过程中，由于髋关节周围有深而致密的软组织包膜，器械的互换可能会比较困难。每一位术者应谨记一个简单的规则：一旦确定了一个手术通道，始终让器械占据此通道。因此，常规使用加长或超长髋关节镜导丝或套管是必要的[155]。标准套管包括直径 5.0mm 和 5.5mm 2 种型号。开槽套管可以方便地交换弯曲的或宽的器械[156]。宽的或弧形的器械交换需要依赖有槽套管。在初始的关节通道中，各种特殊的套管封堵器和套管针通过使用 15 号脊髓穿刺针协助器械的交换。部分带有螺纹的透明塑料套管针适用于盂唇修复或再附着，使用标准或无结缝合锚，而不是完全修复。

最佳视角通常是应用 4.5mm、70°的关节镜获得的。偶尔，30°的关节镜也可以提供帮助。一个高效的液体管理系统也很重要。中等流量使关节内的压力保持在 50～100mmHg，对中央间室是足够的。在外周

间室，由于软组织趋向塌陷，所以需要单独调整。一般情况下，如果使用关节内吸引，需要中等流量和较低的吸引压力；如果使用自由流出，保持较高的流体压力是关键。

关节镜进入髋关节的方法可以通过定位装置来实现，定位装置可以标记指针、导丝或钻孔的位置，协助关节镜进入髋关节，这与前交叉韧带重建胫骨隧道类似[102,157]。一旦通道建立，那么包括刨刀、磨刀、射频探头、缝合铆在内的各种加长关节镜器械就得以使用。对于大多数髋臼退行性病变的患者，直径为 4.0mm 的骨钻通常是足够的，直径为 5.5mm 的骨钻用于凸轮型撞击病变。特殊射频消融器的灵活性在髋关节镜检查中十分有用，常规使用 90℃烧灼剂。60℃烧灼剂常用于髋臼退行性变，长而灵活的探针可以偏转 100°，到达髋臼、圆韧带和股骨头无法触及的部分。

三、手术室平面图：工作人员及影像增强器的位置

最好有一个空气净化、层流的手术室，但并不是最重要的。手术室应该有足够的空间以保证工作人员的安全移动及影像增强器的灵活移动。手术台按要求摆放好，患者摆放髋关节镜检查体位，影像增强器也随之就位（图 6-3-9）。仰卧位时，放射师及工作台在患者两腿之间或其头侧。侧卧位时（笔者推荐的体位）工作台位于患者前方，使 C 形臂的放射束垂直于患髋，并保持倾斜，在不妨碍患肢被动牵引的前提下使其弓形机身尽可能地接近足部。在试牵引满意后，确定并保持该位置。图像监视器通常被放在远离手术台的术者一侧。术中需要一位助手协助操作下肢，以便评估圆韧带，进入外周间室并进行撞击试验。

术者立于患者后方，助手多站在患者后方更靠前的位置，术者后面是主器械台和器械护士，另外的 Mayo 台在患者的头部水平。关节镜塔、灌注泵及吸引装置放置在患者的前方和荧光镜的近端。麻醉师需要靠近放置动力器械和液体管理导管的 Mayo 台附近工作。由于消毒时存在风险，这是一个需要特别注意的区域。

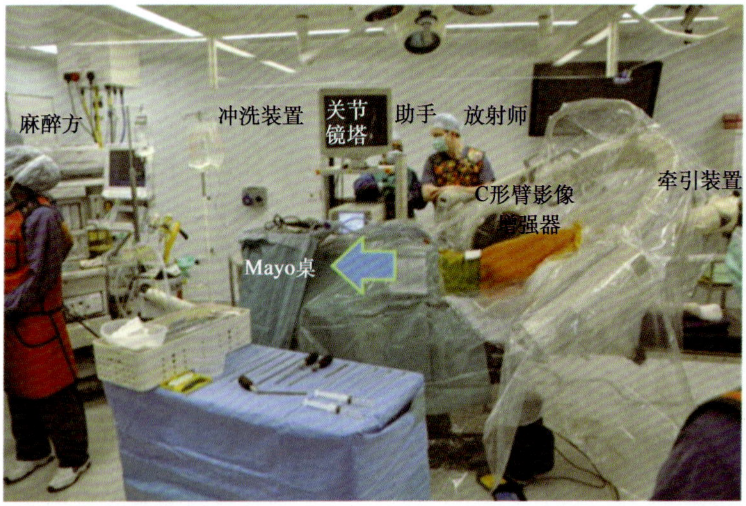

图 6-3-9 髋关节镜工作台

注：箭头指向患者头部

四、手术入路的选择

手术入路的选择[158-163]取决于对股骨血管、旋股外侧动脉上升支、股神经、股外侧皮神经及坐骨神经等结构的认识。由于股外侧皮神经的走行分布较浅，穿刺切口必须表浅。一般情况下，安全入路的前边界线是从髂前上棘下行的矢状线。之后，安全起见，入口及器械接近骨表面和足的旋转中立位。迄今为止，至少有 18 种髋关节镜手术入路，这些入路增加了进入髋关节内部间室及转子周围区域的途径，其中 11 种的安全性得到了评估[8,52,161,164-170]。

前侧入路、前外侧（anterolateral，AL）入路和后外侧（posterolateral，PL）入路的入口沿大转子顶端横向排列，提供了通往中央间室的良好通道[171]。前方入路位于髂前上棘矢状线与经大转子尖横线的交点[160]。前外侧入路定位于高于大转子尖前缘 1cm 处，其穿过臀中肌，邻近臀上神经。很多学者推崇较实用的前外侧入路：①前外侧入路位于大转子边缘前 1～2cm 处[171]；②远端前外侧入路（distal AL，DAL）位于前外侧入路 2cm 处（图 6-3-10）。不同学者对前外侧入路远端入口的定位方法不同[104,158,166,172,173]。后外侧入路的入口位于大转子后缘上方 1cm 处，穿透臀中肌和臀小肌，靠近坐骨神经及臀上神经。后侧入路通常用作术中的辅助入路。

前侧入路及前外侧入路通常联合应用以进入外周间室，这样可以轻柔地由中央间室向其他间室转换。但通过单独的前外侧近端入路（proximal anterolateral，PAL）[158]和前侧入路可以更有效地进入外周间室。有学者将 PAL 入路简单地定位在由 AL 和 PL 入路组成的假想等边三角形的近角上。PAL 入路邻近臀上神经。

五、中央间室入路及探查过程

消毒铺单后，再次牵引出现真空征，将 15 号腰穿针于大转子尖上方 2cm 处垂直插入，去除套管针，当空气进入关节时，通常伴随轻微的“嘶嘶”声。空气关节造影确定针的位置。随后应用生理盐水及灌洗液使关节膨胀，去除穿刺针。

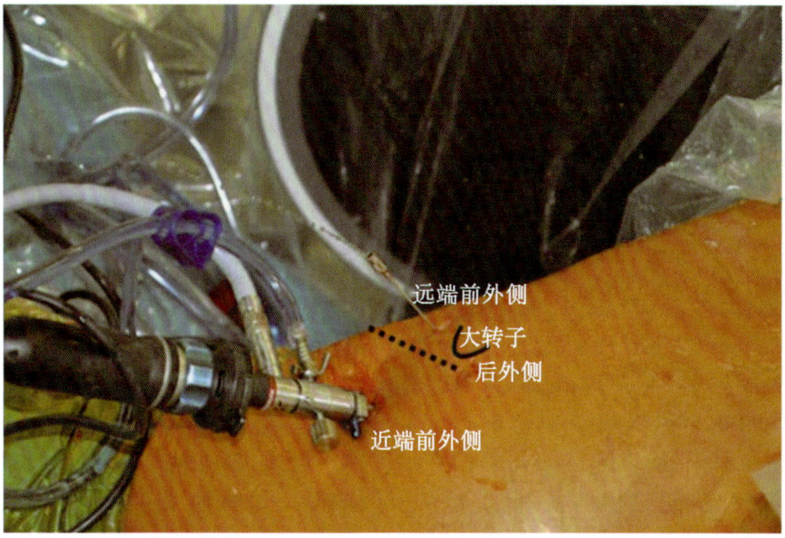

图 6-3-10 关节镜入口

15 号穿刺针由后外侧入路进入，在髂前上棘的远端与矢状线垂直，与手术台呈30°～45°角进行穿刺，其斜面背向股骨头，以避免损伤股骨软骨。在X线透视下，尽可能靠近股骨头操作，以免刺穿盂唇。第2根穿刺针于DAL入路区域穿刺，沿矢状线并与手术台呈30°刺入，其斜面背向股骨头。

经后外侧入路插入一根带有长钝头的柔性导丝，随后将穿刺针取出。导丝周围皮肤的浅表切口将标记入口。在透视下，通过导丝穿入一根直径为5mm的关节镜套管针，轻柔地推进旋转，确定其穿过关节囊后及时停止穿刺以避免损伤髋臼。整体移出套管针及导丝。通常使用标准长度、70°的短桥关节镜，但是加长的关节镜也需要备用，尤其对于肥胖患者。连接摄像机和冲洗系统，确保液体能从DAL入路流出。一般需要建立第2个通路以实现可视化。

如有必要，第2根穿刺针的位置可在此阶段进行调整。同样，导丝通过穿刺针穿入，应用直径为5.5mm的尖套管针及套管，在关节镜直视下建立入路，方法同前。使加长可弯曲的切刀平行于髋臼前盂唇上方，行关节囊切除术。应用标准射频探头进行关节囊扩大切除术，建议沿前唇盂的大部分进行广泛的囊切开术，以便充分进入中央间室，避免医源性损伤。一般情况下，术者能够轻松地通过DAL入路滑动开槽套管。

至此，整个探查过程完成。在大多数情况下，70°关节镜通过PL入路可获得充足的术野。关节镜探头可以通过DAL入路触诊前部结构。相关检查及手术可以通过不同入路间交换关节镜（70°或30°）和器械来实现。在所有的病例中，中央间室的完整检查包括整个月状软骨、髋臼盂唇及邻近关节囊。检查可以先从前下方探查横韧带的前部和囊下隐窝，再查看唇周沟，然后探查盂唇和盂唇沟。之后，术者用关节镜探头按压前唇外表面，评估月状软骨的分层。在足内旋或外旋的情况下，通过调整关节镜的位置探查股骨头、髋臼窝和圆韧带。这种操作是鉴定中央凹周病变区的必要手段。为确保有足够的牵引以避免医源性损伤，术者可以将关节镜向前推进到髋臼窝的深处，检查后下方的月状软骨、横韧带和下隐窝；继续进入后侧盂唇和后侧关节囊，注意区分盂唇沟和盂唇软骨脱离及后侧盂唇分裂和周边撕裂[72]。同时还要注意区分其他解剖标记，如髂坐线和髂耻线[71,76]。

在完成中央间室的手术后，外科医生可以选择直接进入外周间室，松开牵引。笔者支持去除器械，松开牵引，采用独立的观察通路后屈曲髋关节。

六、外周间室入路及探查过程

髋关节屈曲40°时，前侧髂股韧带松弛，外周间室前部容积增加。在此体位上，足处于中立位，将腰部穿刺针于PAL入路点刺入。在X线透视下，穿刺针与手术台呈30°～45°，于头颈交界处可触及股骨颈外侧皮质。术者沿股骨颈前表面滑动进针，同时尽可能紧贴头颈结合部，以确保刺入点最接近轮匝带。取出套管针后，如前所述，通过穿刺针插入一根导丝。关节腔内液体反流后，导丝在透视下确认进入外围隔室。去除穿刺针，做一浅表小切口，导丝通过直径为5mm带有锋利套管针的套管。通过套管针置入关节镜，并连接摄像机和冲洗系统。

第2根穿刺针于DAL入路重新插入，沿矢状线与手术台呈30°，以使针头的斜面在透视图像中与摄像头的顶端可以相连。在关节镜下，确认轮匝带的远端定位正确。以相同方式，使用5.5mm套管建立通路。注意关节囊要充分切开，偶尔包括轮匝带[158]。如果手术需要，PAL入路周围切开也同样重要。只有通道完全建立（图6-3-11和图6-3-12），才有可能进行诊断和确保手术效率。

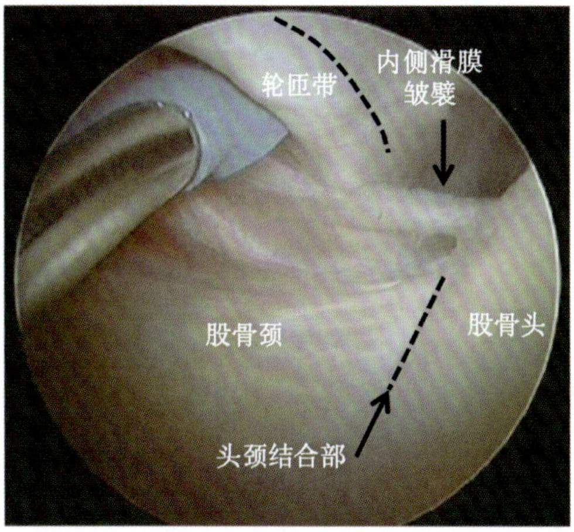

图 6-3-11　外周间室 1

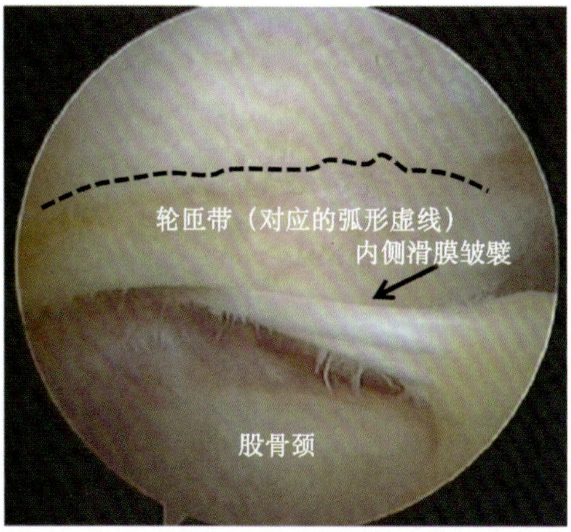

图 6-3-12　外周间室 2

按照 7 个区域的标准顺序进行系统检查[158]：股骨颈前侧、股骨颈内侧、股骨头内侧、股骨头前侧、股骨头外侧、股骨颈外侧及股骨颈后侧。此外，在内侧滑膜皱襞水平常规检查近端轮匝带顶部是否损伤有助于髂腰肌病变的诊断。近端轮匝带感染或挛缩，尤其是髂腰肌查体时体征阳性，与临床症状相关。病理学检查或术前 B 超引导下穿刺是切开探查髂腰肌肌腱的适应证。

不同程度的屈曲是诊断和评估撞击的关键。建立外侧通路通常需要广泛切开，并可能会影响后侧通路。外侧滑膜皱襞水平切开会导致出血。深层切开会影响股骨头的血供[174]。

七、关节镜治疗股骨髋臼撞击综合征的疗效

关节镜治疗股骨髋臼撞击综合征的目的是改善症状并去除病因。典型的关节内病变包括前唇纤维化[57]或撕裂及月状软骨表面病变，从早期的分层到软骨缺损。盂唇磨损或撕裂（图 6-3-13）可应用射频（图 6-3-14）或关节镜刨刀修整。要尽量保留盂唇，手术的

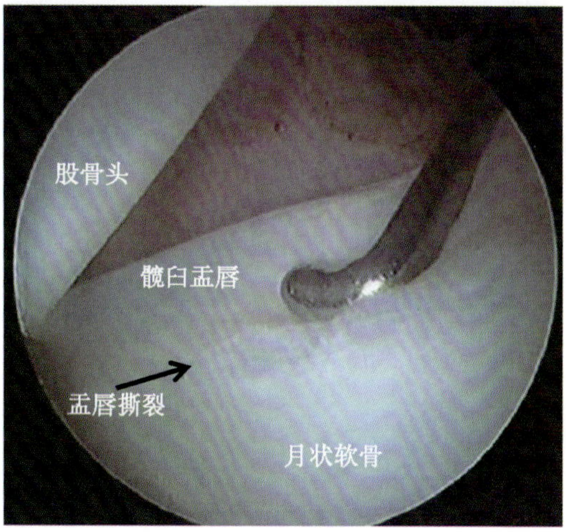

图 6-3-13　盂唇撕裂

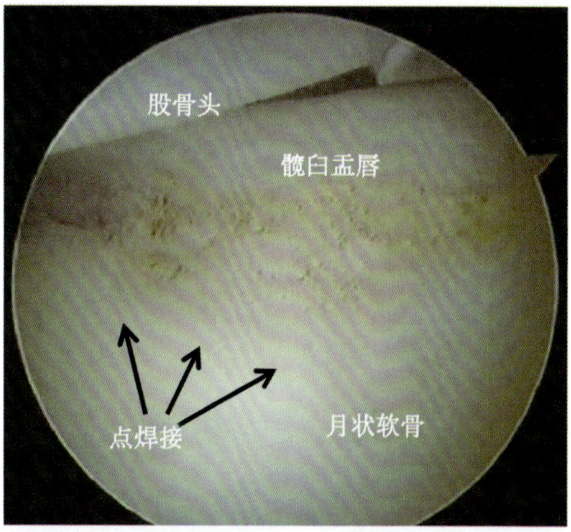

图 6-3-14　点焊接：部分髋臼应用射频行盂唇切除术

目的是修复(图 6-3-15)而不是切除[175],如果无法保留,可考虑通过自体移植来重建[176]。月状软骨分层采用软骨下微骨折方法治疗,可同时使用纤维蛋白胶修复。较轻微的软骨软化采用软骨成形术治疗,软骨缺损采用微骨折方法治疗。有时,软骨成形术或微骨折治疗也可用于股骨头病变(图 6-3-16)。探查股骨头的不同部位很难,需要进行不同程度的旋转及充分牵引,还需要使用较长且灵活的探针。滑膜切除术用于治疗反应性滑膜炎及其他相关病变(游离体、圆韧带断裂、中央骨赘等)。

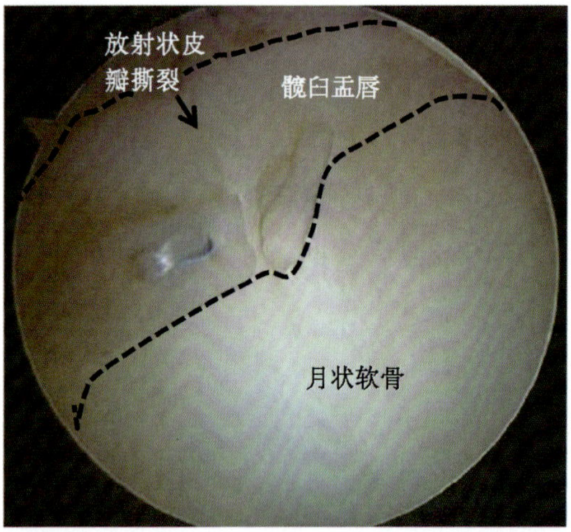

图 6-3-15 髋臼盂唇修复

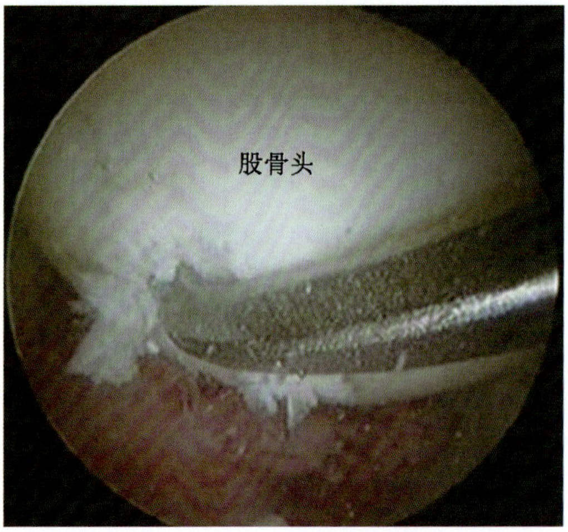

图 6-3-16 微骨折治疗中央凹周围软骨损伤

即使股骨髋臼撞击综合征的症状消失,手术仍未完成;只有有效地处理股骨与髋臼的生物力学紊乱,手术才算成功。治疗的目的是改善股骨头颈部结偏移(凸轮效应),去除髋臼上缘突出物(钳夹样)或后倾的影响因素,处理各种混合性骨性畸形[104,113,114,177]。

八、凸轮型股骨髋臼撞击综合征的治疗

凸轮型股骨髋臼撞击综合征术前的影像学结果[正位片上可见撞击,但侧位片更典型(图 6-3-17);异常 α 角和偏移;MRI 表现;CT 三维重建撞击损伤]需要在术中得到证实。髋关节固定后,可通过 PAL 入路和 DAL 入路进入外周间室。建立入路并完成探查后,于关节镜直视下观察髋关节在足部进行不同程度旋转时的屈伸运动范围。应用射频探针沿头颈交界处前侧标记撞击区域。该区域软骨出现颜色异常(紫灰色)及结构异常(纤维化、皮瓣、裂隙)[18]。可发现全厚软骨病变或骨赘,该区域表面经常覆盖炎性组织,需要彻底清理。

手术的目的是得到足够的头颈位移,从而终止撞击。使用 5.5mm 的刨刀去掉损伤凸起的部分,形成凹面,从而恢复头颈位移(图 6-3-18)[18]。个体解剖学的特异性决定需要修整的深度及面积。外侧韧带血管(旋股内侧动脉的分支)[17,174,178]是骨切除的外侧边界,内侧边界为内侧滑膜皱襞(图 6-3-19)。

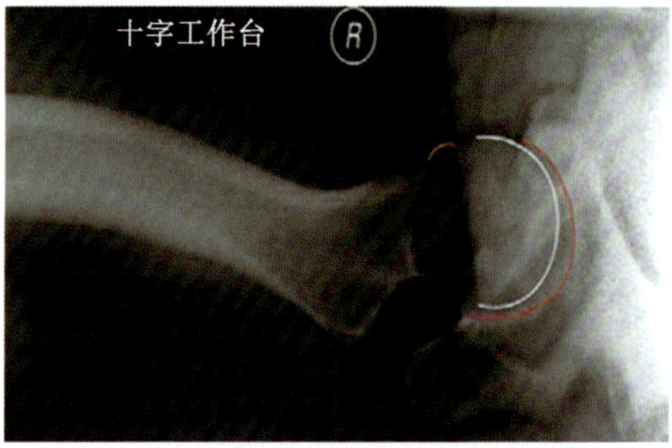

图 6-3-17 前侧凸轮型撞击损伤

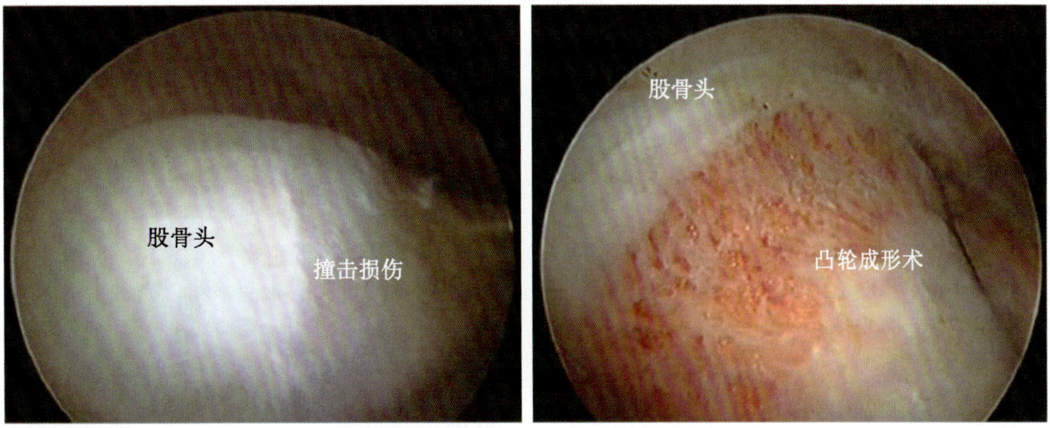

图 6-3-18　撞击损伤病灶切除术(凸轮成形术)

注:成形术前(左图)和术后(右图)股骨头颈交界处的图像

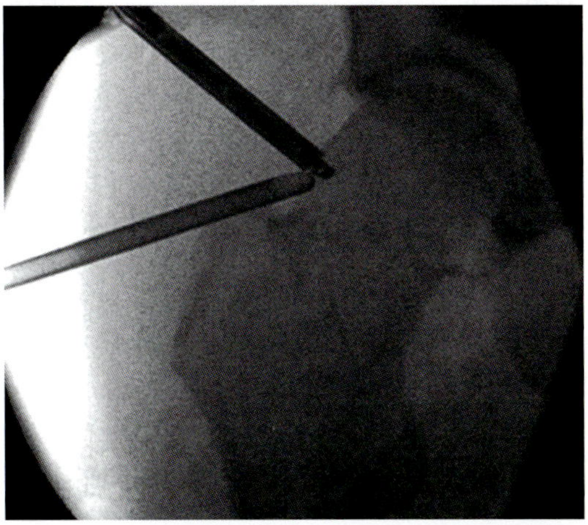

图 6-3-19　在撞击病灶切除的过程中,探针尖端在头颈交界处外侧缘的位置

通过不断地评估,得出最小的有效深度。通常认为切除深 5～7mm、宽 8～20mm 可以获得满意的疗效。

沿着头颈交界处近端仔细刨削,以区分正常软骨的边界,保护股骨头软骨,防止意外损伤。向旁边连续切开,直到骺外侧血管区。小心向后外侧扩大切除范围,直到外侧滑膜皱襞(外侧韧带血管有损伤可能),过度切除可能增加骨折的发生风险[179]。随后,用骨钻标记前侧和下极的范围。为了方便骨钻从前内侧进入,可以不同程度地屈曲、外旋髋关节。然后,整个标记的区域向下钻入成凹形。偶尔需要同时清除滑膜凹陷。用骨钻以反向模式打磨表面(通常软骨更安全),通过射频灼烧止血。

在外周间室进行刨削处理时,为了获得满意的视野,可以采用中等流量和高压冲洗(通常 80～100mmHg),不使用吸引;或使用中等流量和中度压力冲洗(通常 60～80mmHg),以及低强度吸引。

九、髋臼后倾及钳夹型股骨髋臼撞击综合征的治疗

在股骨髋臼撞击综合征的治疗计划中,有症状的钳夹形股骨髋臼撞击综合征(标准 X 线片上呈交叉和后壁征,MRI 证据,CT 横断面关节后倾证据)进行术前影像学检查是必要的。外科医生在手术中面临的问题:是否在满意的凸轮成形术的基础上忽略了钳夹型病变,是否在不抬高唇瓣的情况下进行骨成形术使髋臼的凹形加深,或是否通过分离和再附着前关节唇来修复髋臼退变。根据一些学者的观点,应根据髋臼悬垂的程度选择手术[17]。

第一,如果悬垂程度较轻且唇瓣附着完整,建议采用凸轮式手术,使股骨侧间隙更

大。第二，如果损伤程度中等，那么可进行髋臼退变分离。第三，如果病变范围较大，或与钳状型病变分离时盂唇变得不稳定，那么退变的髋臼将需要修复或重新附着。学者们倾向的另一个选择是将唇瓣重新连接到一个仔细解剖的邻近包膜补片上。

当决定要修整髋臼边缘时，术中最主要的问题是确定修整的范围。罕见的医源性半脱位[180]和脱位[176]的报道引起了关注。为了防止这些问题发生，应注意：①髋臼发育不良时，应避免边缘修剪，而应考虑更广泛的股骨成形术。②避免唇瓣剥脱。③重新附着或维持唇瓣，至少保持软骨-唇瓣交界处的完整。④如果无法保留唇瓣，就考虑重建。⑤术中评估髋关节的稳定性[176]。关节镜检查本身在确定髋臼退行病变时不够准确[181]，故建议同时进行透视检查。

更重要的是，术前应进行影像学评估。在某种程度上，关节镜下髋臼前倾或后倾的角度减小具有多大的获益尚不清楚。髋臼显著的退行性病变和(或)髋臼或股骨发育不良也可以通过关节外截骨术进行矫正。由于涉及多种病因且为避免误诊[95]，必须在术前和术中仔细检查髋臼是否过度覆盖。除了特发性髋臼后倾外，判断钳夹型撞击是有必要的，如股骨近端局灶性缺损、膀胱肥大、发育不良、儿童股骨头骨骺缺血性坏死、股骨干滑脱或髋臼复位等。以髋关节为中心的前后位片不能确诊髋臼病变的类型。但骨盆前后位片可以用于区分局灶性髋臼后倾[交叉和(或)后壁征阳性]和髋臼过度覆盖，即髋臼突出(髋臼窝位于髂坐骨线内侧)或髋臼前突(股骨头内侧缘位于髂坐骨线内侧)。其他前后位片测量可能包括中心边缘(CE)角度＞39°，挤压指数降低或髋臼指数小于0°。交叉式X线片可能呈现线性凹陷征，股骨颈凹陷有相邻反应皮质的增厚。

很明显，髋臼的形态会随着倾斜和旋转发生很大变化[182]。术中需要强调这一点的重要性，并提出了一种标准技术[163]。首先，当患者接受关节镜检查时，通过倾斜和旋转患者以获得水平位置的前后位图像。通过调整患者的体位或器械以观察耻骨联合、闭孔及尾骨。通过这种方法可以纠正因牵引产生的骨盆倾斜。其次，在荧光显示器上标记重叠区(图6-3-20)，规划切除范围。最后，术者仔细将髋臼复位，以消除重叠区域。

此外，通过关节镜[17]探查钳夹型病变以确定其边缘同样也很重要。准确判断过度覆盖的程度是通过仔细观察、解剖近端和远端的Perilabral沟进行的。射频探头(60°而不是90°)有助于解剖前关节囊，使其平行且远离邻近的髋臼，从而暴露髋臼-盂唇交界处的外表面。以类似的方式解剖、分离关节囊表面，不仅可以提供良好的操作空间，还提供了一个可以修复上盂唇的方法(图6-3-21)。

一旦关节镜探头通过DAL入路进入，外科医生就可以顺时针或逆时针探查前唇。当关节镜探头的位置在荧光显微镜下与计划切除区域进行比较时(通常在11至3点钟范围)，外科医生可以准确划定退变区域的界限。4mm的关节镜刨刀以相同的入路

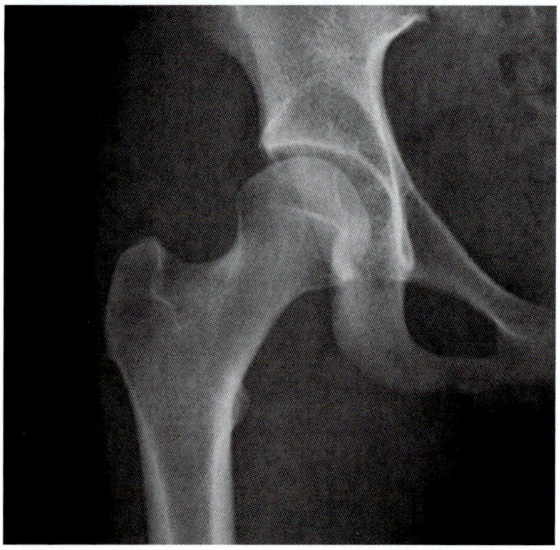

图 6-3-20 髋关节X线片：注意髋臼前壁和后壁重叠形成的上外侧三角区

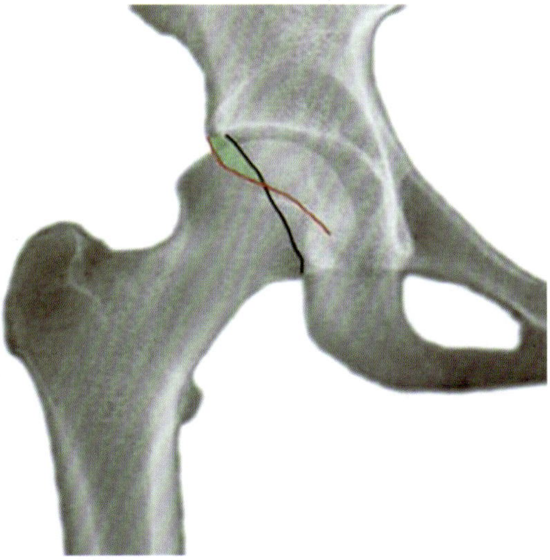

图 6-3-21　计划切除部位：髋臼前壁和后壁重叠部绿色区域

插入，其目的是初步去除盂唇外表面局部或广泛的钙化，然后轻轻取出髋臼碎骨。通过透视不断评估病变的边缘，当达到预定切除范围时停止。但无确切的证据表明，只对透视交叉相对应的区域进行修整就足够了。可以通过关节镜探查退变的盂唇来证实，且通过负向撞击试验观察整个凹陷弧的长度。需要考虑的是，骨切除 1mm 等于 CE 角 1.92°的变化[183]，特别是在边缘不典型增生的情况下（图 6-3-22）。

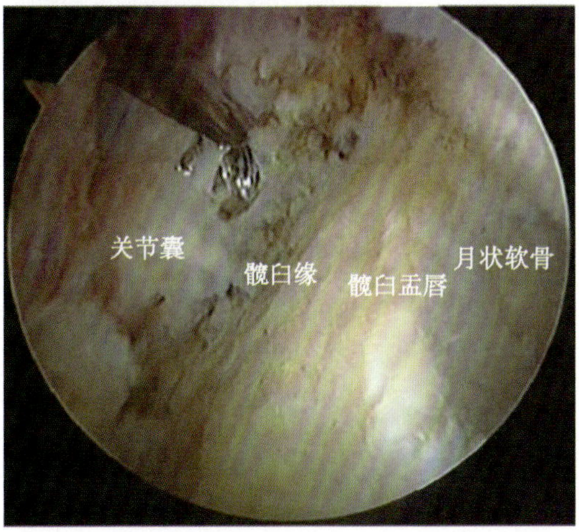

图 6-3-22　髋臼退变，Perilabral 沟可见刨刀

髋臼退变可能造成髋臼软骨上唇的剥脱，在处理时应特别重视，以防止进一步的不稳定。如果已经发生，最重要的处理措施应是重建其稳定性。如果外科医生决定分离关节盂唇，那么分离髋臼的软骨上唇后，使用带线锚钉重新固定是一个非常有效的方法[175]。有学者提倡使用全内修复技术，如果可能的话，不切除唇瓣，使用无结半月板修复系统。缝线锚钉依次穿过关节囊和盂唇，使盂唇最终接近关节囊，结留在关节囊外面。若有必要，可重复上述操作。

股骨髋臼撞击综合征 80％的患者是同时累及股骨和髋臼的混合型[181]。因此，在治疗中注意髋臼和股骨形态的最佳平衡至关重要。手术完成后，除了 15 号针以外，所有的器械均需取下。保留该针是为了能够通过针头抽出残留的盐水并注射 60mg 透明质酸。伤口可以通过缝线缝合或无菌皮肤胶布固定。

第 8 节　康　复

术后康复与手术同等重要。告知患者平均康复期一般为 3～4 个月，这是知情同意的一部分。术前应确定详细的物理疗法及制订康复计划[184,185]。笔者推荐的治疗方案包括术前行胃肠道准备和 4 周的负重训练。患者在手术当天进行腹部、臀部、股四头肌及大腿后群肌肉的等长训练。指导患者在其舒适的区域内进行可控制的、低冲击的、高范围的训练。持续被动训练已经得到应用[186]。术后 1 周开始正常的术后康复。

特殊的关节镜手术引起了关注，并反映在康复治疗中[184]。盂唇切除的主要目的是为了避免关节炎及关节不稳的早期进展。盂唇修复后，应当避免高冲撞力及旋转。骨成形术及边缘修整的目的是避免对骨施加过度的压缩及牵拉力。进行广泛性滑膜切除及圆韧带短缩术的目的为在保留活动范围的同时避免引发炎症。

根据术中的病理学及手术干预的侵袭性，可以采用不同的物理疗法[18,184,187-189]。笔者推荐的物理疗法充分考虑了以上方案（表 6-3-1）[190]，尤其是 Stalzer 等提出的方案[187]。该方案是个体化的，取决于术中的发现及特定的关节镜程序，并适合每位患者的需求及能力。通常，患者应尽早开始低能量训练。3 周后开始心血管训练，包括动感单车训练、水疗，大多数核心稳定及功能训练开始于第 3 周。在康复后期，采用动态且大量的日常训练及特殊训练（尤其是接触性运动）。

表 6-3-1 髋关节镜术后的康复情况

周	1	2	3	4	5	6～8	8～10	10～12	12＋	16＋
出院前和术后即刻护理										
等长：股四头肌、胭绳肌、臀肌和腹部	•	•								
AROM：膝关节、踝关节	•	•	•							
AROM：BKFO，4 点屈膝，俯卧 IR[a]		•	•	•	•	•				
步态再教育：足跟/足趾和良好的骨盆定位				•	•					
注意：髋部主动运动以疼痛为导向										
伸展运动										
屈髋肌、臀肌、内收肌、旋转肌、胭绳肌		•	•	•	•	•	•	•	•	
有氧运动										
步行[b]				•	•	•				
动感单车			•	•	•	•	•			
跳舞/全功能训练器							•			
划艇运动员（只有在屈膝到这个范围内没有疼痛的情况下）							•	•	•	
慢跑								•	•	
核心稳定性										
下腹：1～5 级（尽可能进行）						•	•	•	•	
4 点屈膝：前进同时伸展手臂/腿，旋转			•	•	•	•	•	•	•	
平板支撑，滚球，俄罗斯式扭转							•	•	•	
卷腹，仰卧起坐，转向劈柴动作						•	•	•	•	
力量/控制/功能训练										
侧卧外展		•	•	•	•	•	•	•	•	
桥式：最初的 2 倍		•	•	•	•	•	•	•	•	
深蹲：墙壁，杠铃，不稳定的表面					•	•	•	•	•	
静态弓步[c]						•	•	•	•	
动态弓步[c]							•	•	•	
单腿深蹲[c]					•	•	•	•	•	
单腿站立：对侧髋关节旋转							•	•	•	

（待 续）

（续　表）

周	1	2	3	4	5	6～8	8～10	10～12	12＋	16＋
动态/动力/测力训练										
弓步：跳跃弓箭步，有阻力										•
跳跃：跳上/离开蹦床或盒子									•	•
跳箱子：边界										•
滑雪训练设备								•	•	•
水治疗法										
步行										
水中慢跑						•				
游泳		•	•	•	•	•	•	•	•	
运动										
接触										•
非接触								•		
手法治疗										
生理活动	•	•	•							
辅助活动					•	•	•	•	•	

注：所有患者术后 4 周内一般都会有接触性负重；©2010 年运动医学；©Richard Villar 练习；AROM. 关节主动活动范围；BKFO. 膝关节屈曲；IR. 内旋；[a]. 如果圆韧带收缩，重建或修复盂唇，然后进行外旋/外展治疗 2 周；[b]. 取决于软骨损伤或干预的程度，根据软骨损伤或干预的程度，改变负重状态；[c]. 早期可以在游泳池里进行

预后

关节镜治疗股骨髋臼撞击综合征最好的效果监测手段是自我评估，如改良的 Harris 髋关节评分、非关节炎性髋关节评分及髋关节预后评分[191-196]。笔者倾向于前两者。但髋关节镜手术一般为年轻人提供，往往和重返运动相关。髋关节镜术后重返运动的效果令人满意[17,24,33,117-121,197]。67%～100%的股骨髋臼撞击综合征患者关节镜术后效果令人满意[45,117,129,197-203]。根据临床实践，应告知患者关节镜治疗股骨髋臼撞击综合征有 80%会改善、5%会恶化。

第 9 节　并发症

据报道，髋关节镜术后并发症的发生率达 0.5%～5.0%[2]。文献中最常见的并发症总发生率达 1.4%（1054 例）[204]、1.6%（640 例）[154]、3.8%（1000 例）[205]及 5%（1500 例）[2]。Sampson[205]报道，500 例患者的并发症发生率有一个显著的上升，从最初的 0.5%上升到 15.0%（60 例）。

报道的并发症包括神经失用症（股外侧皮神经[198,206,207]、股神经[154]、坐骨神经[153,208]、阴部神经[152,153,208-212]）或永久性神经损害[207]，出血及血肿[154]，仪器故障[154]，大粗隆滑囊炎[154]，阴道撕裂[154]，阴唇血肿[209]，骨化性肌炎[198]，异位骨形成[45]，反射性交感神经失营养[211]，腹痛[209]，腹内液体外渗[205]，髋臼骨折后外渗导致死亡[213]，缺血性坏死[205]，股骨颈骨折[205]及感染[154]。

多数并发症与关节撑开[2]及建立入路[102]相关。需要强调的是，会阴柱应适当增加填充物和侧化，牵引时间的限制为 2 小时[204,205,214]。短暂的神经失用症[2]是最常

见的损伤。医源性损伤难以量化，可能报道较少[215]，还可能与预后有关，包括软骨磨损和首次进入关节时的唇瓣损伤。目前还没有与髋关节镜相关的深静脉血栓或肺栓塞的报道[215]。

关节镜治疗股骨髋臼撞击综合征有许多特殊的并发症需要处理。首先，广泛的肿块切除在理论上可导致股骨颈骨折。Mardones 等给出了一个答案[179]，其建议切除股骨头颈交界处前外侧象限上限的 30%。其他学者建议切除面积限制在深 5～7mm、宽 8～12mm[18]。其次，在肿块切除或髋臼外侧退变的过程中，旋股内侧动脉或支持血管受到损伤，可能导致缺血性坏死。目前，这只是一个假设，没有任何报道称其与髋关节镜股骨髋臼撞击综合征手术有关。为了将这种风险降到最低，不应在外侧滑膜皱襞后施行关节囊或骨性切除[215]。最后，髋臼边缘过度凹陷行前髋关节囊切开术、关节囊切除术或骨切除术可能导致髋关节不稳定[215]。虽然髋臼退变与术后不稳定性之间没有明确关系，但有报道称髋关节镜检查后会发生半脱位和脱位[6,176,180]。

第 10 节　总　结

现代诊断技术的进步和骨科微创手术的发展，促进了髋关节镜的发展。髋关节外科医生不再满足局限于关节切开术、关节成形术或截骨术。很大比例的患者本来可以接受传统的非手术治疗，但现在他们有希望找到一种外科治疗方法。事实上，甚至有可能推迟髋关节置换术。

有症状的髋臼盂唇撕裂、股骨髋臼撞击综合征、软骨损伤、剥脱性骨软骨炎、圆韧带损伤、髋关节综合征、髂腰肌滑囊炎被认为是标准的适应证。其他适应证可能包括缺血性坏死、滑膜异常病变、晶体性关节病、感染和创伤后关节内碎片。除此之外，髋关节置换术失败和髋关节创伤后也会使用髋关节镜。

大量回顾性和前瞻性研究支持髋关节镜的有效性。其技术的进步提高了手术效率，并将并发症的发生率降至 0.5%。尽管缺乏长期的研究结果，但股骨和髋臼成形术治疗股骨髋臼撞击综合征已经显示出令人满意的效果。髋关节镜的应用日益广泛，相关国际组织也已经建立，能够提供高质量的课程和研究基金，使外科医生能够进一步扩大这项技术。

转诊中心的专业外科医生已开始进行大量关节镜手术，并发展关节镜团队。亚专业也正在发展。例如，已经开始在儿科患者中获得了具体的经验。

髋关节镜另一个有前景的应用领域是运动损伤。据报道，髋关节镜在田径运动员中疗效显著。这组患者受益于髋关节镜手术，可以无症状地活动。

总而言之，髋关节镜的广泛使用帮助了那些长期被忽视的患者。仅仅因为这个原因，这项技术就是无价的。但及时的关节镜手术是否会对髋关节置换术的后续处理产生影响，只有时间才能回答。暂且不考虑这个问题，髋关节镜的未来充满光明。

参考文献

[1] Burman MS. Arthroscopy or the direct visualization of joints: an experimental cadaver study. J Bone Joint Surg Am, 1931, 13(4): 669-695.

[2] McCarthy JC, Lee J. Hip arthroscopy: indications, outcomes, and complications. J Bone Joint Surg Am, 2005, 87(5): 1137-1145.

[3] Philippon MJ. The role of arthroscopic thermal capsulorrhaphy in the hip. Clin Sports Med, 2001, 20(4): 817-829.

[4] Chung W, Slater G, Bates E. Treatment of septic arthritis of the hip by arthroscopic lavage. J Pediatr Orthop, 1993, 13(4): 444.

[5] Khanduja V, Villar RN. The role of arthroscopy in resurfacing arthroplasty of the hip. Arthroscopy, 2008, 24(1): 122.

[6] Nordt W, Giangarra CE, Levy IM, et al. Arthroscopic removal of entrapped debris following dislocation of a total hip arthroplasty. Arthroscopy, 1987, 3(3): 196-198.

[7] Wiese M, Rubenthaler F, Willburger RE, et al. Early results of endoscopic trochanter bursectomy. Int Orthop, 2004, 28(4): 218-221.

[8] Ilizaliturri Jr VM, Villalobos Jr FE, Chaidez PA, et al. Internal snapping hip syndrome: treatment by endoscopic release of the iliopsoas tendon. Arthroscopy, 2005, 21(11): 1375-1380.

[9] Klaue K, Durnin CW, Ganz R. The acetabular rim syndrome. A clinical presentation of dysplasia of the hip. J Bone Joint Surg Br, 1991, 73(3): 423-429.

[10] Snow SW, Keret D, Scarangella S, et al. Anterior impingement of the femoral head: a late phenomenon of Legg-Calve-Perthes' disease. J Pediatr Orthop, 1993, 13(3): 286-289.

[11] Myers SR, Eijer H, Ganz R. Anterior femoroacetabular impingement after periacetabular osteotomy. Clin Orthop Relat Res, 1999, 363: 93-99.

[12] Reynolds D, Lucas J, Klaue K. Retroversion of the acetabulum. A cause of hip pain. J Bone Joint Surg Br, 1999, 81(2): 281-288.

[13] Eijer H, Myers SR, Ganz R. Anterior femoroacetabular impingement after femoral neck fractures. J Orthop Trauma, 2001, 15(7): 475-481.

[14] Ganz R, Gill TJ, Gautier E, et al. Surgical dislocation of the adult hip a technique with full access to the femoral head and acetabulum without the risk of avascular necrosis. J Bone Joint Surg Br, 2001, 83(8): 1119-1124.

[15] Clohisy JC, McClure JT. Treatment of anterior femoroacetabular impingement with combined hip arthroscopy and limited anterior decompression. Iowa Orthop J, 2005, 25: 164-171.

[16] Guanche CA, Bare AA. Arthroscopic treatment of femoroacetabular impingement. Arthroscopy, 2006, 22(1): 95-106.

[17] Philippon MJ, Schenker ML. Arthroscopy for the treatment of femoroacetabular impingement in the athlete. Clin Sports Med, 2006, 25(2): 299-308.

[18] Philippon MJ, Stubbs AJ, Schenker ML, et al. Arthroscopic management of femoroacetabular impingement: osteoplasty technique and literature review. Am J Sports Med, 2007, 35(9): 1571-1580.

[19] Sampson TG. Arthroscopic treatment of femoroacetabular impingement: a proposed technique with clinical experience. Instr Course Lect, 2006, 55: 337-346.

[20] Notzli HP, Wyss TF, Stoecklin CH, et al. The contour of the femoral head-neck junction as a predictor for the risk of anterior impingement. J Bone Joint Surg Br, 2002, 84(4): 556-560.

[21] Weiland DE, Philippon MJ. Arthroscopic technique of femoroacetabular impingement. Oper Tech Orthop, 2005, 15(3): 256-260.

[22] Wettstein M, Dienst M. Hip arthroscopy for femoroacetabular impingement. Orthopade, 2006, 35(1): 85-93.

[23] Sampson T. Arthroscopic treatment of femoro-acetabular impingement. Tech Orthop, 2005, 20(1): 56.

[24] Bardakos NV, Vasconcelos JC, Villar RN. Early outcome of hip arthroscopy for femoroacetabular impingement: the role of femoral osteoplasty in symptomatic improvement. J Bone Joint Surg Br, 2008, 90(12): 1570-1575.

[25] Guanche CA. Femoroacetabular impingement: early results of arthroscopic management (SS-57). Arthroscopy, 2006, 22(6): e29.

[26] Tonnis D, Heinecke A. Acetabular and femoral anteversion: relationship with osteoarthritis of the hip. J Bone Joint Surg Am, 1999, 81(12): 1747-1770.

[27] Ganz R, Leunig M, Leunig-Ganz K, et al. The

etiology of osteoarthritis of the hip: an integrated mechanical concept. Clin Orthop Relat Res,2008,466(2):264-272.

[28] Bardakos NV, Villar RN. Predictors of progression of osteoarthritis in femoroacetabular impingement: a radiological study with a minimum of ten years follow-up. J Bone Joint Surg Br,2009,91(2):162-169.

[29] McKibbin B. Anatomical factors in the stability of the hip joint in the newborn. J Bone Joint Surg Br,1970,52(1):148-159.

[30] Turgeon TR, Phillips W, Kantor SR, et al. The role of acetabular and femoral osteotomies in reconstructive surgery of the hip: 2005 and beyond. Clin Orthop Relat Res, 2005,441:188-199.

[31] Jaberi FM, Parvizi J. Hip pain in young adults: femoroacetabular impingement. J Arthroplasty,2007,22(7 Suppl 3):37-42.

[32] Guevara CJ,Pietrobon R,Carothers JT,et al. Comprehensive morphologic evaluation of the hip in patients with symptomatic labral tear. Clin Orthop Relat Res,2006,453:277-285.

[33] Bedi A, Chen N, Robertson W, et al. The management of labral tears and femoroacetabular impingement of the hip in the young, active patient. Arthroscopy, 2008, 24 (10): 1135-1145.

[34] Keeney JA,Peelle MW,Jackson J,et al. Magnetic resonance arthrography versus arthroscopy in the evaluation of articular hip pathology. Clin Orthop Relat Res, 2004, 429: 163-169.

[35] Leunig M,Podeszwa D,Beck M,et al. Magnetic resonance arthrography of labral disorders in hips with dysplasia and impingement. Clin Orthop Relat Res,2004,418:74-80.

[36] Palmer WE. MR arthrography of the Hip. Semin Musculoskelet Radiol, 1998, 2 (4): 349-362.

[37] Espinosa N, Rothenfluh DA, Beck M, et al. Treatment of femoro-acetabular impingement: preliminary results of labral refixation. J Bone Joint Surg Am,2006,88(5):925-935.

[38] Ganz R,Klaue K,Vinh TS,et al. A new periacetabular osteotomy for the treatment of hip dysplasias. Technique and preliminary results. Clin Orthop Relat Res, 1988, 232: 26-36.

[39] Millis MB, Kim YJ. Rationale of osteotomy and related procedures for hip preservation: a review. Clin Orthop Relat Res, 2002, 405: 108-121.

[40] Millis MB, Murphy SB, Poss R. Osteotomies about the hip for the prevention and treatment of osteoarthrosis. J Bone Joint Surg Am,1995,77(4):626-647.

[41] Peters CL,Erickson J. The etiology and treatment of hip pain in the young adult. J Bone Joint Surg Am,2006,88(Suppl 4):20-26.

[42] Troum OM, Crues 3rd JV. The young adult with hip pain: diagnosis and medical treatment, circa. Clin Orthop Relat Res, 2004, 418:9-17.

[43] Clohisy JC,Keeney JA,Schoenecker PL. Preliminary assessment and treatment guidelines for hip disorders in young adults. Clin Orthop Relat Res,2005,441:168-179.

[44] Robertson WJ,Kadrmas WR,Kelly BT. Arthroscopic management of labral tears in the hip: a systematic review of the literature. Clin Orthop Relat Res,2007,455:88-92.

[45] Larson CM,Giveans MR. Arthroscopic management of femoroacetabular impingement: early outcomes measures. Arthroscopy,2008, 24(5):540-546.

[46] McCarthy J,Puri L,Barsoum W,et al. Articular cartilage changes in avascular necrosis: an arthroscopic evaluation. Clin Orthop Relat Res,2003,406:64-70.

[47] Mullis BH,Dahners LE. Hip arthroscopy to remove loose bodies after traumatic dislocation. J Orthop Trauma,2006,20(1):22-26.

[48] Ho Jr G, Greenville N. Septic arthritis update. Bull Rheum Dis,2002,51:1-10.

[49] Boyer T,Dorfmann H. Arthroscopy in primary synovial chondromatosis of the hip: description and out-come of treatment. J Bone

Joint Surg Br, 2008, 90(3): 314-318.

[50] Kelly BT, Williams 3rd RJ, Philippon MJ. Hip arthroscopy: current indications, treatment options, and management issues. Am J Sports Med, 2003, 31(6): 1020-1037.

[51] Rao J, Zhou YX, Villar RN. Injury to the ligamentum teres. Mechanism, findings, and results of treatment. Clin Sports Med, 2001, 20 (4): 791-799.

[52] Voos JE, Rudzki JR, Shindle MK, et al. Arthroscopic anatomy and surgical techniques for peritrochanteric space disorders in the hip. Arthroscopy, 2007, 23(11): 1246.

[53] Gilmore O. Gilmore's groin. Sports Med Soft Tissue Trauma, 1992, 3(3): 12-14.

[54] Khan MA. Update on spondyloarthropathies. Ann Intern Med, 2002, 136(12): 896-907.

[55] Spencer C, Bernstein B. Hip disease in juvenile rheumatoid arthritis. Curr Opin Rheumatol, 2002, 14(5): 536.

[56] Harris WH. Etiology of osteoarthritis of the hip. Clin Orthop Relat Res, 1986, 213: 20-33.

[57] Ito K, Minka 2nd MA, Leunig M, et al. Femoroacetabular impingement and the cam-effect. A MRI-based quantitative anatomical study of the femoral head-neck offset. J Bone Joint Surg Br, 2001, 83(2): 171-176.

[58] Ganz R, Parvizi J, Beck M, et al. Femoroacetabular impingement: a cause for osteoarthritis of the hip. Clin Orthop Relat Res, 2003, 417: 112-120.

[59] McCarthy JC, Noble PC, Schuck MR, et al. The watershed labral lesion: its relationship to early arthritis of the hip. J Arthroplasty, 2001, 16 (8 Suppl 1): 81-87.

[60] McCarthy JC, Noble PC, Schuck MR, et al. Aufranc award: the role of labral lesions to development of early degenerative hip disease. Clin Orthop Relat Res, 2001, 393: 25-37.

[61] Tanzer M, Noiseux N. Osseous abnormalities and early osteoarthritis: the role of hip impingement. Clin Orthop Relat Res, 2004, 429: 170-177.

[62] Wyss TF, Clark JM, Weishaupt D, et al. Correlation between internal rotation and bony anatomy in the hip. Clin Orthop Relat Res, 2007, 460: 152-158.

[63] Yamamura M, Miki H, Nakamura N, et al. Open-configuration MRI study of femoro-acetabular impingement. J Orthop Res, 2007, 25 (12): 1582-1588.

[64] Siebenrock KA, Schoeniger R, Ganz R. Anterior femoro-acetabular impingement due to acetabular retroversion. Treatment with periacetabular osteotomy. J Bone Joint Surg Am, 2003, 85-A(2): 278-286.

[65] Beaule PE, Zaragoza E, Motamedi K, et al. Three-dimensional computed tomography of the hip in the assessment of femoroacetabular impingement. J Orthop Res, 2005, 23 (6): 1286-1292.

[66] Beck M, Kalhor M, Leunig M, et al. Hip morphology influences the pattern of damage to the acetabular cartilage: femoroacetabular impingement as a cause of early osteoarthritis of the hip. J Bone Joint Surg Br, 2005, 87 (7): 1012-1018.

[67] Lage LA, Patel JV, Villar RN. The acetabular labral tear: an arthroscopic classification. Arthroscopy, 1996, 12(3): 269-272.

[68] Outerbridge RE. The etiology of chondromalacia patellae. J Bone Joint Surg Br, 1961, 43-B: 752-757.

[69] Keene GS, Villar RN. Arthroscopic anatomy of the hip: an in vivo study. Arthroscopy, 1994, 10(4): 392-399.

[70] Dvorak M, Duncan CP, Day B. Arthroscopic anatomy of the hip. Arthroscopy, 1990, 6(4): 264-273.

[71] Santori N, Villar RN. The iliopubic groove: a possible consequence of incomplete triradiate fusion. Two case reports. J Anat, 1997, 191 (Pt 3): 461-463.

[72] Miller R, Villar RN. The bifid posterior labrum: an anatomic variant of the acetabular labrum. Arthroscopy, 2009, 25(4): 413-415.

[73] Dorfmann H, Boyer T. Arthroscopy of the

hip: 12 years of experience. Arthroscopy, 1999,15(1):67-72.

[74] Dorfmann H,Boyer T. Hip arthroscopy utilizing the supine position. Arthroscopy, 1996, 12(2):264-267.

[75] Cashin M,Uhthoff H,O'Neill M,et al. Embryology of the acetabular labral-chondral complex. J Bone Joint Surg Br,2008,90(8): 1019-1024.

[76] Paliobeis CP,Villar RN. Arthroscopic identification of iliopubic and ilioischial grooves in a single adult acetabulum. BMJ Case Rep, 2010,9:1136.

[77] Ilizaliturri Jr VM,Byrd JW,Sampson TG,et al. A geographic zone method to describe intra-articular pathology in hip arthroscopy:cadaveric study and preliminary report. Arthroscopy,2008,24(5):534-539.

[78] Kelly BT,Shapiro GS,Digiovanni CW,et al. Vascularity of the hip labrum:a cadaveric investigation. Arthroscopy,2005,21(1):3-11.

[79] Daniel M,Iglic A,Kralj-Iglic V. Hip contact stress during normal and staircase walking: the influence of acetabular anteversion angle and lateral coverage of the acetabulum. J Appl Biomech,2008,24(1):88-93.

[80] Ferguson SJ,Bryant JT,Ganz R,et al. The influence of the acetabular labrum on hip joint cartilage consolidation:a poroelastic finite element model. J Biomech, 2000, 33 (8): 953-960.

[81] Ferguson SJ,Bryant JT,Ganz R,et al. The acetabular labrum seal:a poroelastic finite element model. Clin Biomech,2000,15(6):463-468.

[82] Ferguson SJ,Bryant JT,Ganz R,et al. An in vitro investigation of the acetabular labral seal in hip joint mechanics. J Biomech,2003, 36(2):171-178.

[83] Byrd JW. Hip arthroscopy: patient assessment and indications. Instr Course Lect, 2003,52:711-719.

[84] Trendelenburg F. Trendelenburg's test. Clin Orthop Relat Res,1895,355:3-7.

[85] Kubiak-Langer M,Tannast M,Murphy SB,et al. Range of motion in anterior femoroacetabular impingement. Clin Orthop Relat Res, 2007,458:117-124.

[86] Martin HD,Kelly BT,Leunig M,et al. The pattern and technique in the clinical evaluation of the adult hip:the common physical examination tests of hip specialists. Arthroscopy,2010,26(2):161-172.

[87] McCarthy JC, Lee JA. Acetabular dysplasia: a paradigm of arthroscopic examination of chondral injuries. Clin Orthop Relat Res, 2002,405:122-128.

[88] Garbuz DS,Masri BA,Haddad F,et al. Clinical and radiographic assessment of the young adult with symptomatic hip dysplasia. Clin Orthop Relat Res,2004,418:18-22.

[89] Dobbs MB,Gordon JE,Luhmann SJ,et al. Surgical correction of the snapping iliopsoas tendon in adolescents. J Bone Joint Surg Am, 2002,84-A(3):420-424.

[90] Hoskins JS,Burd TA,Allen WC. Surgical correction of internal coxa saltans:a 20-year consecutive study. Am J Sports Med,2004,32 (4):998-1001.

[91] Troelsen A,Jacobsen S,Romer L,et al. Weightbearing anteroposterior pelvic radiographs are recommended in DDH assessment. Clin Orthop Relat Res,2008,466(4): 813-819.

[92] Clohisy JC,Carlisle JC,Beaule PE,et al. A systematic approach to the plain radio-graphic evaluation of the young adult Hip. J Bone Joint Surg Am,2008,90(Suppl 4):47-66.

[93] Meyer DC,Beck M,Ellis T,et al. Comparison of six radiographic projections to assess femoral head/neck asphericity. Clin Orthop Relat Res,2006,445:181-185.

[94] Siebenrock KA,Kalbermatten DF,Ganz R. Effect of pelvic tilt on acetabular retroversion:a study of pelves from cadavers. Clin Orthop Relat Res,2003,407:241-248.

[95] Tannast M,Siebenrock KA,Anderson SE. Femoroacetabular impingement: radiographic

diagnosis-what the radiologist should know. AJR Am J Roentgenol, 2007, 188 (6): 1540-1552.

[96] Newberg AH, Newman JS. Imaging the painful hip. Clin Orthop Relat Res, 2003, 406: 19-28.

[97] May DA, Purins JL, Smith DK. MR imaging of occult traumatic fractures and muscular injuries of the hip and pelvis in elderly patients. AJR Am J Roentgenol, 1996, 166(5): 1075-1078.

[98] Toomayan GA, Holman WR, Major NM, et al. Sensitivity of MR arthrography in the evaluation of acetabular labral tears. AJR Am J Roentgenol, 2006, 186(2): 449-453.

[99] Petersilge CA, Haque MA, Petersilge WJ, et al. Acetabular labral tears: evaluation with MR arthrography. Radiology, 1996, 200(1): 231-235.

[100] Sofka C, Saboeiro G, Adler R. Ultrasound-guided adult hip injections. J Vasc Interv Radiol, 2005, 16(8): 1121-1123.

[101] Singh PJ, O'Donnell JM. Arthroscopic Surgery of the Hip; A Justification. Website of the International Society for Hip Arthroscopy, 2008, 1: 1-25.

[102] Khanduja V, Villar RN. Arthroscopic surgery of the hip: current concepts and recent advances. J Bone Joint Surg Br, 2006, 88 (12): 1557-1566.

[103] Byrd JW. Labral lesions: an elusive source of hip pain case reports and literature review. Arthroscopy, 1996, 12(5): 603-612.

[104] Kelly BT, Weiland DE, Schenker ML, et al. Arthroscopic labral repair in the hip: surgical technique and review of the literature. Arthroscopy, 2005, 21(12): 1496-1504.

[105] Ikeda T, Awaya G, Suzuki S, et al. Torn acetabular labrum in young patients. Arthroscopic diagnosis and management. J Bone Joint Surg Br, 1988, 70(1): 13-16.

[106] Bohannon MJ. Acetabular labral tears in the athlete. Clin Sport Med, 2001, 20 (4): 779-790.

[107] Crawford M, Dy C, Alexander J, et al. The 2007 frank stinchfield award: the biomechanics of the Hip labrum and the stability of the Hip. Clin Orthop Relat Res, 2007, 465: 16-22.

[108] Philippon MJ, Arnoczky SP, Torrie A. Arthroscopic repair of the acetabular labrum: a histologic assessment of healing in an ovine model. Arthroscopy, 2007, 23(4): 376-380.

[109] Leunig M, Huff TW, Ganz R. Femoroacetabular impingement: treatment of the acetabular side. Instr Course Lect, 2009, 58: 223-239.

[110] Larson CM, Giveans MR. Arthroscopic debridement versus refixation of the acetabular labrum associated with femoroacetabular impingement. Arthroscopy, 2009, 25 (4): 369-376.

[111] Beaule PE, O'Neill M, Rakhra K. Acetabular labral tears. J Bone Joint Surg Am, 2009, 91(3): 701-710.

[112] Nepple JJ, Zebala LP, Clohisy JC. Labral disease associated with femoroacetabular impingement do we need to correct the structural deformity? J Arthroplasty, 2009, 24: 114-119.

[113] Lavigne M, Parvizi J, Beck M, et al. Anterior femoroacetabular impingement: part I. Techniques of joint preserving surgery. Clin Orthop Relat Res, 2004, 418: 61-66.

[114] Beck M, Leunig M, Parvizi J, et al. Anterior femoroacetabular impingement: part II. Midterm results of surgical treatment. Clin Orthop Relat Res, 2004, 418: 67-73.

[115] Laude F, Sariali E, Nogier A. Femoroacetabular impingement treatment using arthroscopy and anterior approach. Clin Orthop Relat Res, 2009, 467(3): 747-752.

[116] Barton C, Banga K, Beaule PE. Anterior hueter approach in the treatment of femoroacetabular impingement: rationale and technique. Orthop Clin North Am, 2009, 40(3): 389-395.

[117] Philippon M, Schenker M, Briggs K, et al.

Femoroacetabular impingement in 45 professional athletes: associated pathologies and return to sport following arthroscopic decompression. Knee Surg Sports Traumatol Arthrosc, 2007, 15(7): 908-914.

[118] Philippon MJ, Yen YM, Briggs KK, et al. Early outcomes after hip arthroscopy for femoroacetabular impingement in the athletic adolescent patient: a preliminary report. J Pediatr Orthop, 2008, 28 (7): 705-710.

[119] Byrd JW, Jones KS. Arthroscopic femoroplasty in the management of cam-type femoroacetabular impingement. Clin Orthop Relat Res, 2009, 467(3): 739-746.

[120] Sussmann PS, Ranawat AS, Lipman J, et al. Arthroscopic versus open osteoplasty of the head-neck junction: a cadaveric investigation. Arthroscopy, 2007, 23 (12): 1257-1264.

[121] Beaule PE, Allen DJ, Clohisy JC, et al. The young adult with hip impingement: deciding on the optimal intervention. Instr Course Lect, 2009, 58: 213-222.

[122] Philippon MJ, Schenker ML, Briggs KK, et al. Revision hip arthroscopy. Am J Sports Med, 2007, 35(11): 1918-1921.

[123] McCarthy JC. The diagnosis and treatment of labral and chondral injuries. Instr Course Lect, 2004, 53: 573-577.

[124] McCarthy JC, Busconi B. The role of hip arthroscopy in the diagnosis and treatment of hip disease. Orthopedics, 1995, 18 (8): 753-756.

[125] Janssens X, Van Meirhaeghe J, Verdonk R, et al. Diagnostic arthroscopy of the hip joint in pigmented villonodular synovitis. Arthroscopy, 1987, 3(4): 283-287.

[126] Cooper DE, Warren RF, Barnes R. Traumatic subluxation of the hip resulting in aseptic necrosis and chondrolysis in a professional football player. Am J Sports Med, 1991, 19 (3): 322-324.

[127] Baker Jr CL, Massie RV, Hurt WG, et al. Arthroscopic bursectomy for recalcitrant trochanteric bursitis. Arthroscopy, 2007, 23 (8): 827-832.

[128] Byrd JW. Evaluation and management of the snapping iliopsoas tendon. Instr Course Lect, 2006, 55: 347-355.

[129] O'Leary JA, Berend K, Vail TP. The relationship between diagnosis and outcome in arthroscopy of the hip. Arthroscopy, 2001, 17(2): 181-188.

[130] Kim SJ, Choi NH, Ko SH, et al. Arthroscopic treatment of septic arthritis of the hip. Clin Orthop Relat Res, 2003, 407: 211-214.

[131] El-Sayed AM. Treatment of early septic arthritis of the hip in children: comparison of results of open arthrotomy versus arthroscopic drainage. J Child Orthop, 2008, 2(3): 229-237.

[132] Nusem I, Jabur MK, Playford EG. Arthroscopic treatment of septic arthritis of the hip. Arthroscopy, 2006, 22(8): 902.

[133] Bould M, Edwards D, Villar RN. Arthroscopic diagnosis and treatment of septic arthritis of the hip joint. Arthroscopy, 1993, 9 (6): 707-708.

[134] Vakili F, Salvati EA, Warren RF. Entrapped foreign body within the acetabular cup in total hip replacement. Clin Orthop Relat Res, 1980, 150: 159-162.

[135] Villar RN. Hip arthroscopy. Br J Hosp Med, 1992, 47(10): 763-766.

[136] Ecker TM, Tannast M, Puls M, et al. Pathomorphologic alterations predict presence or absence of hip osteoarthrosis. Clin Orthop Relat Res, 2007, 465: 46-52.

[137] Tonnis D. Normal values of the hip joint for the evaluation of X-rays in children and adults. Clin Orthop Relat Res, 1976, 119: 39-47.

[138] Pitt M, Graham A, Shipman J, et al. Herniation pit of the femoral neck. Am J Roentgenol, 1982, 138(6): 1115-1121.

[139] Delaunay S, Dussault RG, Kaplan PA, et al. Radiographic measurements of dysplastic a-

dult hips. Skeletal Radiol, 1997, 26 (2): 75-81.

[140] Murphy SB, Simon SR, Kijewski PK, et al. Femoral anteversion. J Bone Joint Surg Am, 1987, 69(8): 1169-1176.

[141] Wiberg G. The anatomy and roentgenographic appearance of a normal hip joint. Acta Chir Scand, 1939, 83(Suppl 58): 7-38.

[142] Wiberg G. Studies on dysplastic acetabula and congenital dislocation subluxation of the hip joint: with special reference to the complication of osteoarthritis. Acta Chir Scand, 1939, 83(Suppl 58): 1-135.

[143] Wiberg G. Shelf operation in congenital dysplasia of the acetabulum and in subluxation and dislocation of the hip. J Bone Joint Surg Am, 1953, 35-A(1): 65-80.

[144] Sharp I. Acetabular dysplasia the acetabular angle. J Bone Joint Surg Br, 1961, 43 (2): 268-272.

[145] Heyman C, Herndon C. Legg-perthes disease; a method for the measurement of the roentgenographic result. J Bone Joint Surg Am, 1950, 32-A (4): 767.

[146] Byrd JW, Jones KS. Hip arthroscopy in the presence of dysplasia. Arthroscopy, 2003, 19 (10): 1055-1060.

[147] Goodman DA, Feighan JE, Smith AD, et al. Subclinical slipped capital femoral epiphysis. Relationship to osteoarthrosis of the hip. J Bone Joint Surg Am, 1997, 79 (10): 1489-1497.

[148] Gosvig KK, Jacobsen S, Palm H, et al. A new radiological index for assessing asphericity of the femoral head in cam impingement. J Bone Joint Surg Br, 2007, 89 (10): 1309-1316.

[149] Mose K. Methods of measuring in Legg-Calve-Perthes disease with special regard to the prognosis. Clin Orthop Relat Res, 1980, 150: 103-109.

[150] Paley D, Herzenberg J. Principles of deformity correction. Berlin: Springer, 2002.

[151] Parvizi J, Leunig M, Ganz R. Femoroacetabular impingement. J Am Acad Orthop Surg, 2007, 15(9): 561-570.

[152] Byrd JW. Hip arthroscopy utilizing the supine position. Arthroscopy, 1994, 10 (3): 275-280.

[153] Glick JM, Sampson TG, Gordon RB, et al. Hip arthroscopy by the lateral approach. Arthroscopy, 1987, 3(1): 4-12.

[154] Griffin DR, Villar RN. Complications of arthroscopy of the hip. J Bone Joint Surg Br, 1999, 81(4): 604-606.

[155] Shetty VD, Villar RN. Hip arthroscopy: current concepts and review of literature. Br J Sports Med, 2007, 41(2): 64-68.

[156] Ilizaliturri Jr VM, Acosta-Rodriguez E, Camacho-Galindo J. A minimalist approach to hip arthroscopy: the slotted cannula. Arthroscopy, 2007, 23(5): 560.

[157] Ilizaliturri Jr VM, Valero FS, Chaidez PA, et al. An aiming guide for anterior portal placement in hip arthroscopy. Arthroscopy, 2003, 19(9): E125-E127.

[158] Wettstein M, Dienst M. Arthroscopy of the peripheral compartment of the hip. Oper Tech Orthop, 2005, 15-3: 225-230.

[159] Robertson WJ, Kelly BT. The safe zone for hip arthroscopy: a cadaveric assessment of central, peripheral, and lateral compartment portal placement. Arthroscopy, 2008, 24 (9): 1019-1026.

[160] Byrd JW, Pappas JN, Pedley MJ. Hip arthroscopy: an anatomic study of portal placement and relationship to the extra-articular structures. Arthroscopy, 1995, 11 (4): 418-423.

[161] McCarthy JC. Hip arthroscopy: applications and technique. J Am Acad Orthop Surg, 1995, 3(3): 115-122.

[162] Mason JB, McCarthy JC, O'Donnell J, et al. Hip arthroscopy: surgical approach, positioning, and distraction. Clin Orthop Relat Res, 2003, 406: 29-37.

[163] Matsuda DK. Fluoroscopic templating technique for precision arthroscopic rim trim-

ming. Arthroscopy, 2009, 25 (10): 1175-1182.

[164] Fox JL. The role of arthroscopic bursectomy in the treatment of trochanteric bursitis. Arthroscopy, 2002, 18(7): E34.

[165] Ilizaliturri Jr VM, Martinez-Escalante FA, Chaidez PA, et al. Endoscopic iliotibial band release for external snapping hip syndrome. Arthroscopy, 2006, 22(5): 505-510.

[166] Glick JM, Sampson TG. Hip arthroscopy by the lateral approach. Oper Tech Orthop, 2005, 15(3): 218-224.

[167] Dienst M, Seil R, Kohn DM. Safe arthroscopic access to the central compartment of the hip. Arthroscopy, 2005, 21 (12): 1510-1514.

[168] Wettstein M, Jung J, Dienst M. Arthroscopic psoas tenotomy. Arthroscopy, 2006, 22 (8): 907.

[169] Kandemir U, Bharam S, Philippon MJ, et al. Endoscopic treatment of calcific tendinitis of gluteus medius and minimus. Arthroscopy, 2003, 19(1): E4.

[170] Flanum ME, Keene JS, Blankenbaker DG, et al. Arthroscopic treatment of the painful "internal" snapping hip: results of a new endoscopic technique and imaging protocol. Am J Sports Med, 2007, 35(5): 770-779.

[171] Dienst M. Hip arthroscopy: technique and anatomy. Oper Techn Sport Med, 2005, 13 (1): 13-23.

[172] Horisberger M, Brunner A, Herzog RF. Arthroscopic treatment of femoroacetabular impingement of the hip: a new technique to access the joint. Clin Orthop Relat Res, 2009, 468(1): 182-190.

[173] Sampson TG. Arthroscopic treatment of femoroacetabular impingement. Am J Orthop, 2008, 37(12): 608-612.

[174] Gautier E, Ganz K, Krugel N, et al. Anatomy of the medial femoral circumflex artery and its surgical implications. J Bone Joint Surg Br, 2000, 82(5): 679-683.

[175] Philippon MJ, Schenker ML. A new method for acetabular rim trimming and labral repair. Clin Sports Med, 2006, 25 (2): 293-297.

[176] Matsuda DK. Acute iatrogenic dislocation following hip impingement arthroscopic surgery. Arthroscopy, 2009, 25 (4): 400-404.

[177] Siebenrock KA, Wahab KH, Werlen S, et al. Abnormal extension of the femoral head epiphysis as a cause of cam impingement. Clin Orthop Relat Res, 2004, 418: 54-60.

[178] Lavigne M, Kalhor M, Beck M, et al. Distribution of vascular foramina around the femoral head and neck junction: relevance for conservative intracapsular procedures of the hip. Orthop Clin North Am, 2005, 36 (2): 171-176.

[179] Mardones RM, Gonzalez C, Chen Q, et al. Surgical treatment of femoroacetabular impingement: evaluation of the effect of the size of the resection. J Bone Joint Surg Am, 2005, 87(2): 273-279.

[180] Benali Y, Katthagen BD. Hip subluxation as a complication of arthroscopic debridement. Arthroscopy, 2009, 25(4): 405-407.

[181] Zumstein M, Hahn F, Sukthankar A, et al. How accurately can the acetabular rim be trimmed in hip arthroscopy for pincertype femoral acetabular impingement: a cadaveric investigation. Arthroscopy: J Arthros Relat Surg, 2009, 25(2): 164-168.

[182] Tannast M, Zheng G, Anderegg C, et al. Tilt and rotation correction of acetabular version on pelvic radiographs. Clin Orthop Relat Res, 2005, 438: 182-190.

[183] Philippon MJ, Wolff AB, Briggs KK, et al. Rim reduction for the treatment of pincer-type FAI correlates with pre & postoperative center edge angle (SS-32). Arthroscopy: J Arthros Relat Surg, 2009, 25(6, Supple 1): e18.

[184] Enseki KR, Martin RL, Draovitch P, et al. The hip joint: arthroscopic procedures and postoperative rehabilitation. J Orthop Sports

Phys Ther,2006,36(7):516-525.
[185] Griffin KM. Rehabilitation of the hip. Clin Sports Med,2001,20(4):837-850.
[186] Petit C,Philippon M. Arthroscopic management of osteochondral defects of the hip. Oper Tech Sport Med,2008,16(4):194-200.
[187] Stalzer S,Wahoff M,Scanlan M,et al. Rehabilitation after hip arthroscopy. Oper Tech Orthop,2005,15(3):280-289.
[188] Enseki KR,Martin R,Kelly BT. Rehabilitation after arthroscopic decompression for femoroacetabular impingement. Clin Sports Med,2010,29(2):247-255.
[189] Stalzer S,Wahoff M,Scanlan M. Rehabilitation following hip arthroscopy. Clin Sports Med,2006,25(2):337-357.
[190] The Richard Villar Practice in collaboration with Pure Sports Medicine.(2010)[2020-06-30]. http://www. richardvillar. com &http://www. puresportsmed. com.
[191] Bellamy N,Buchanan WW,Goldsmith CH, et al. Validation study of WOMAC:a health status instrument for measuring clinically important patient relevant outcomes to antirheumatic drug therapy in patients with osteoarthritis of the hip or knee. J Rheumatol,1988,15(12):1833-1840.
[192] Christensen CP, Althausen PL, Mittleman MA,et al. The nonarthritic hip score: reliable and validated. Clin Orthop Relat Res, 2003,406:75-83.
[193] Harris WH. Traumatic arthritis of the hip after dislocation and acetabular fractures: treatment by mold arthroplasty. An end-result study using a new method of result evaluation. J Bone Joint Surg Am, 1969, 51 (4):737-755.
[194] Hunsaker FG,Cioffi DA,Amadio PC,et al. The American academy of orthopaedic surgeons outcomes instruments:normative values from the general population. J Bone Joint Surg Am,2002,84-A(2):208-215.
[195] Nilsdotter AK,Lohmander LS,Klassbo M, et al. Hip disability and osteoarthritis outcome score (HOOS)-validity and responsiveness in total hip replacement. BMC Musculoskelet Disord,2003,4:10.
[196] Wright JG,Young NL,Waddell JP. The reliability and validity of the self-reported patient-specific index for total hip arthroplasty. J Bone Joint Surg Am, 2000, 82 (6): 829-837.
[197] Saw T,Villar R. Footballer's hip a report of six cases. J Bone Joint Surg Br, 2004, 86 (5):655-658.
[198] Byrd JW,Jones KS. Prospective analysis of hip arthroscopy with 2-year follow-up. Arthroscopy,2000,16(6):578-587.
[199] Ilizaliturri Jr VM,Nossa-Barrera JM,Acosta-Rodriguez E, et al. Arthroscopic treatment of femoroacetabular impingement secondary to paediatric hip disorders. J Bone Joint Surg Br,2007,89(8):1025-1030.
[200] Ilizaliturri Jr VM, Orozco-Rodriguez L, Acosta-Rodriguez E, et al. Arthroscopic treatment of cam-type femoroacetabular impingement: preliminary report at 2 years minimum follow-up. J Arthroplasty, 2008, 23(2):226-234.
[201] McCarthy J,Barsoum W,Puri L,et al. The role of hip arthroscopy in the elite athlete. Clin Orthop Relat Res,2003,406:71-74.
[202] Potter BK,Freedman BA,Andersen RC,et al. Correlation of short form-36 and disability status with outcomes of arthroscopic acetabular labral debridement. Am J Sports Med,2005,33(6):864-870.
[203] Santori N, Villar RN. Acetabular labral tears:result of arthroscopic partial limbectomy. Arthroscopy,2000,16(1):11-15.
[204] Clarke MT,Arora A,Villar RN. Hip arthroscopy:complications in 1054 cases. Clin Orthop Relat Res,2003,406:84-88.
[205] Sampson TG. Complications of hip arthroscopy. Tech Orthop,2005,20(1):63-66.
[206] McCarthy JC,Busconi B. The role of hip arthroscopy in the diagnosis and treatment of hip disease. Can J Surg,1995,38(Suppl 1):

S13-S17.

[207] Ribas M, Marin-Pena OR, Regenbrecht B, et al. Hip osteoplasty by an anterior minimally invasive approach for active patients with femoroacetabular impingement. Hip Int, 2007, 17(2): 91-98.

[208] Farjo LA, Glick JM, Sampson TG. Hip arthroscopy for acetabular labral tears. Arthroscopy, 1999, 15(2): 132-137.

[209] Funke EL, Munzinger U. Complications in hip arthroscopy. Arthroscopy, 1996, 12(2): 156-159.

[210] Hunter DM, Ruch DS. Hip arthroscopy. J South Orthop Assoc, 1996, 5(4): 243-250.

[211] Kim SJ, Choi NH, Kim HJ. Operative hip arthroscopy. Clin Orthop Relat Res, 1998, 353: 156-165.

[212] Schindler A, Lechevallier JJ, Rao NS, et al. Diagnostic and therapeutic arthroscopy of the hip in children and adolescents: evaluation of results. J Pediatr Orthop, 1995, 15(3): 317-321.

[213] Bartlett CS, DiFelice GS, Buly RL, et al. Cardiac arrest as a result of intraabdominal extravasation of fluid during arthroscopic removal of a loose body from the hip joint of a patient with an acetabular fracture. J Orthop Trauma, 1998, 12(4): 294-299.

[214] Ilizaliturri VMJ, Chaidez PA, Aguilera JM, et al. Special instruments and techniques for hip arthroscopy. Tech Orthop, 2005, 20(1): 9-16.

[215] Ilizaliturri Jr VM. Complications of arthroscopic femoroacetabular impingement treatment: a review. Clin Orthop Relat Res, 2009, 467(3): 760-768.

第 4 章　髋关节脱位和股骨头骨折

第 4 章

髋关节脱位和股骨头骨折

Paul Gillespie，Alessandro Aprato，Martin Bircher

摘要 髋关节脱位和股骨头骨折比较少见。最大的系列研究也只评估了几十例患者，病例的采集来自多个医疗中心。在缺乏随机对照研究的情况下，不能提出绝对的治疗建议。常用的分类方法以股骨头和髋臼损伤的严重程度来分级，其临床价值与关节破坏的程度相关，并取决于原发的关节损伤程度和因不匹配所继发的软骨损伤。术前采用影像学检查对骨折形态进行评估，是术前计划的重要步骤。关节的不匹配和不稳定是手术指征。本章从复位、固定难度和并发症的相对发生率等方面讨论了前侧入路、后侧入路、经转子入路及股骨头和髋臼骨折解剖所规定的显露要求，也对创伤后坐骨神经损伤、骨关节炎、骨坏死和异位骨化的治疗进行了讨论。

关键词 病因学・解剖学・生物力学・分类・并发症：缺血性坏死・深静脉血栓形成・康复・诊断和影像学・脱位・股骨头骨折・异位钙化・髋・结局・术前规划・坐骨神经损伤・手术指征・手术技术

P. Gillespie(✉) · M. Bircher
Department of Trauma and Orthopaedics, St. George's Hospital, London, UK
e-mail: martindbircher@hotmail.com

A. Aprato
Orthopaedic Department, University of Turin, Turin, Italy

G. Bentley (ed.), *European Surgical Orthopaedics and Traumatology*,
DOI 10.1007/978-3-642-34746-7_114, © EFORT 2014

第 1 节 概 述

早期的医学文献就对髋关节脱位和股骨头骨折进行了准确描述，包括 Hippocrates[1]、Astley Cooper[2]、Malgaigne[3]和 Birkett[4]等，这些描述甚至早于 X 线的发现。在 Roentgen 发现 X 线后，Bigelow[5]、Steinke[6]和 Armstrong[7]都对髋关节脱位和股骨头骨折进行了病例分析，在所有病例中都有明显的社会史和暴力损伤。在现代，高速运动创伤的发病率显著增加[8]。髋关节脱位和股骨头骨折是一种高度损伤，需要较大的冲击力，且常合并其他危及生命的损伤。交通事故是大多数创伤性髋关节脱位的主要原因，其他原因包括行人受伤、高处坠落、运动损伤（滑雪板、足球和橄榄球）和工业事故。失控的车辆面临着特殊的风险，可将其描述为“仪表板脱位”[9]，它与股骨中段骨折、同侧髋关节及伸膝机制损伤合称为独特的三联损伤[10]。

在车祸或紧急刹车时，将脚放置在油门踏板上或髋关节处于“刹车外展”位会导致髋臼后壁的粉碎性骨折[11]。

后脱位约占创伤性髋关节脱位的 90%[12,13]。创伤性髋关节脱位常见于骨科急诊，若同时合并多发伤，治疗则更具挑战性。髋关节脱位患者的治疗分为 2 个阶段：

初始阶段对脱位进行快速复位；下一个阶段计划和实施最终治疗。髋关节脱位尽快复位是预防髋关节缺血性坏死和关节炎发展的主要手段。治疗髋关节脱位的主要目标是通过非手术或手术治疗实现关节稳定和股骨头的解剖学复位。由于缺乏随机对照研究，故无法为急诊治疗和最终手术提供绝对建议。目前存在的争议主要有特殊影像学检查的时机（在尝试闭合复位前是否进行CT扫描）、手术时机（初始复位应闭合还是切开）、手术方式的选择（哪些股骨头碎片应该固定、哪些可以切除及处理后对髋臼骨折有何影响）、手术入路的选择（选择前侧入路、前外侧入路或经转子入路）。

第2节 病 因

髋关节脱位和股骨头骨折是较为罕见的损伤。Yoon 引用 Kelly 和 Lipscomb 的报道，指出股骨头骨折每年的发生率约为0.000 2%[14-16]。髋关节脱位和股骨头骨折造成的损伤包括长期致残和渐进性关节退行性病变。创伤性损伤可描述为撞击时力量向四周扩散，接着股骨头偏移导致骨折和关节软组织撕裂，股骨头、髋臼、关节周围组织、股骨头圆韧带、髋关节韧带、髋臼盂唇、髋关节囊、关节囊韧带、肌腱、肌肉、皮肤和皮下组织将受到不同程度的损伤[17]。髋关节脱位通常是高度损伤的结果。必须仔细检查髋臼、股骨头、股骨干的相关骨折和其他损伤。根据股骨头或髋臼骨折的大小和位置，对其进行分类和治疗。

第3节 分 类

髋关节脱位的分类是根据股骨头相对于髋臼的位置关系及合并的髋臼和股骨近端骨折确定的。但目前没有一种综合的分类方法能够可靠地确定股骨头骨折脱位患者的治疗手段并预测预后。常用的分类方法可反映关节损伤的程度，但对某些骨折类型的治疗存在争议。例如，虽然可以预测出股骨头和股骨颈骨折脱位合并粉碎性髋臼损伤有较差预后，但不能为治疗提供绝对正确的建议。目前，治疗方案的确定还依赖于医生的偏好和经验，而不是基于循证医学。

髋关节脱位可分为 4 种主要类型：①单纯脱位；②髋臼骨折相关脱位；③股骨头骨折相关脱位；④股骨头和髋臼的联合损伤[18]。

根据股骨头相对于髋臼的位置来确定单纯的髋关节前脱位或后脱位。后脱位是最常见的损伤类型，常合并膝关节后交叉韧带损伤和髌骨骨折。虽然其预后良好，但据 Upadhyay 报道，后脱位骨性关节炎的发病率为 24%，平均随访 14.65 年后有 1/3 的患者发生股骨头缺血性坏死[19]。预后不佳的一部分原因可能与股骨软骨损伤有关。

Thompson 和 Epstein[20] 及随后的 Steward 和 Milford[21] 提出了类似的髋关节后脱位分类系统。

髋臼后壁损伤会使髋关节的匹配性和稳定性下降。在这 2 种分类中，Ⅰ类为较轻的髋臼缘骨折，损伤程度轻于大面积髋臼壁骨折、髋臼壁粉碎性骨折，或大范围髋臼缘、壁或底的破裂。损伤程度最高的是 Thompson-Epstein Ⅴ型脱位和 Steward-Milford Ⅳ型脱位，髋关节脱位伴有股骨头或股骨颈骨折。

一、Thompson-Epstein 髋关节后脱位分类

Ⅰ型：后脱位伴或不伴轻微骨折。

Ⅱ型：后脱位伴髋臼缘骨折。

Ⅲ型：后脱位伴髋臼缘粉碎性骨折，有或无较大的骨折块。

Ⅳ型：后脱位伴髋臼缘或髋臼顶骨折。

Ⅴ型：后脱位伴股骨头骨折。

股骨头骨折合并髋关节后脱位较罕见。小的股骨头骨折块无软组织附着，而较大的碎片一般通过圆韧带与髋臼连接。如果韧带仍附着在股骨头碎片上，当髋关节脱位时，碎片可以因韧带的牵拉而出现翻转或旋转，从而阻碍复位[22]。基于 25 例股骨头骨折，Pipkin 将 Thompson-Epstein Ⅴ 型骨折分为 4 种亚型。Pipkin 分类较轻的损伤比 Thompson-Epstein Ⅲ 型或 Ⅳ 型损伤有更好的预后(11.8% *vs*. 33.3%)[23]。

二、Pipkin 股骨头骨折分类

该分类仅限于髋关节后脱位[22](图 6-4-1)。

Ⅰ型：髋关节后脱位伴股骨头凹下的股骨头骨折。

Ⅱ型：髋关节后脱位伴股骨头凹上的股骨头骨折。

Ⅲ型：Ⅰ型或Ⅱ型伴股骨颈骨折。

Ⅳ型：Ⅰ型、Ⅱ型或Ⅲ型脱位合并髋臼骨折。

在早期的分类中很少有人尝试总结髋关节前脱位[18,20,21]。Pipkin 也仅对股骨头骨折合并后脱位进行描述。前脱位可能是向前上方(耻骨)的或前下方(闭孔)的，并根据骨折的情况进行细分，如简单的前脱位(无骨折)、合并股骨头或髋臼骨折的前脱位[24]。单纯的前脱位并不是良性损伤，常合并股骨头坏死和关节炎。由于前脱位、股骨头负重凹陷及软骨剪切损伤，预后可能较差[24]。考虑股骨头、股骨颈或髋臼的稳定性、匹配性、位置及骨折类型，并结合早期分类，最终得出了更完整的新的分类方法[25,26]。

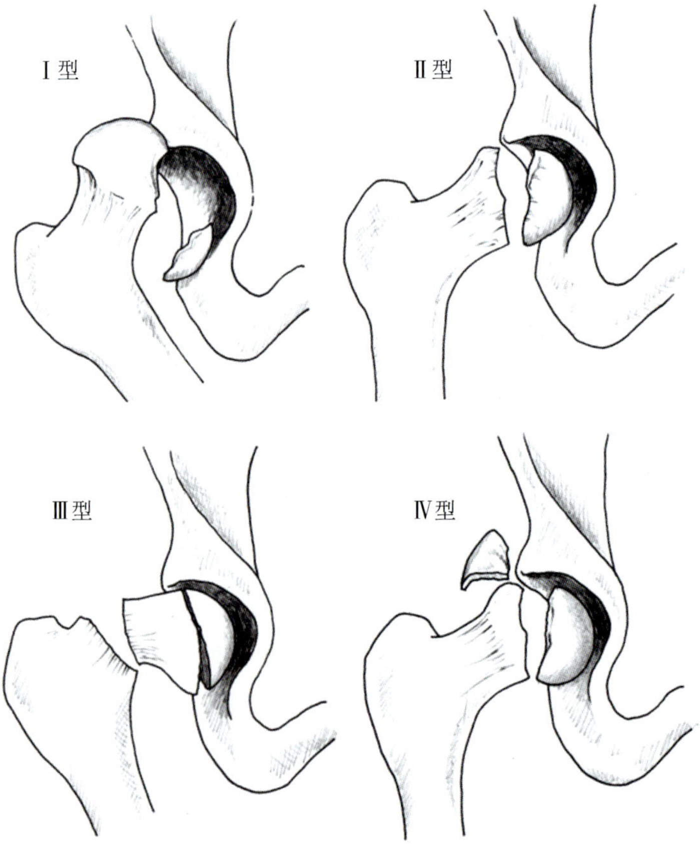

图 6-4-1 股骨头骨折的 Pipkin 分类

创伤性股骨头中心脱位不会损伤髋臼的前柱或后柱[27]。单独的中心脱位可能与代谢性骨病或髋臼内陷有关，但通常典型的股骨头中心脱位实际上是股骨头内侧移位继发的髋臼骨折。当髋关节内旋时，直接撞击股骨大转子可能会造成单独的中心脱位，但是有可能合并前柱横行骨折、后柱横行骨折或两者兼有[28]。通过 Y 形软骨，髋臼可分为三部分，即内壁（耻骨）、髋臼顶（髂骨）和后髋臼（坐骨）。中心骨折脱位伴髋臼破坏的程度、是否累及负重面及是否合并髋关节前半脱位或后半脱位决定了治疗方式和预后[29,30]。股骨头损伤的处理取决于相关的髋臼骨折。Judet 和 Letournel 将髋臼骨折进行了分类，并且考虑了其他部位[31]。

第 4 节　解剖学、病理学和生物力学

一、功能解剖学

髋关节的球窝结构使其成为稳定的关节，同时骨软骨盂唇使关节窝进一步加深了 40%～50%。强烈的韧带收缩可以加强关节囊，前方为耻骨股骨韧带和髂股韧带，后方为宽且稀疏的坐骨韧带。股骨头脱位的巨大力量会导致髋臼骨折，偶尔伴有股骨头、股骨颈骨折。当创伤的程度超过髋关节的生物力学稳定性时，就会发生股骨头脱位[32]。

二、血供

行后侧入路联合经转子截骨术和术中髋关节前脱位，从而完全显露股骨头，是安全保髋手术的基础[33]。详细了解股骨近端的血供是进行该手术的先决条件。股骨头血供的主要来源是旋股内侧动脉（medial femoral circumflex artery，MFCA），其他来源包括旋股外侧股动脉、臀上动脉和臀下动脉及股骨头小凹动脉[34,35]。了解 MFCA 的局部解剖可以避免医源性损伤。MFCA 是股动脉或股深动脉的分支。MFCA 的深支位于髂腰肌和耻骨肌内侧之间，向转子间嵴走行。随后，MFCA 沿着闭孔外肌下缘走行。其斜行向上，位于闭孔外肌肌腱前侧和股方肌后侧之间。转子支常于相邻的股方肌上缘发出。随后，MFCA 的深支走行于孖肌和闭孔内肌联合肌腱前，穿过关节囊，斜上穿入上孖肌肌腱和梨状肌肌腱远端。之后分成 2～5 根滑膜韧带血管，走行于股骨颈后上方结缔组织中，最终从股骨头外侧进入骨软骨交界处[36-38]。在骨折脱位切开复位和固定的过程中，附着于较大股骨头碎片的韧带及软组织应给予保留（图 6-4-2）。

尽管干骺端和骨骺间的动脉系统可自由吻合，但在成年后股骨近端骨骺形成单独的动脉[35]。小凹动脉（圆韧带动脉或内侧骨骺动脉）的直径为 200～500μm，尚不能明确其意义。可能是韧带中的小动脉仅为很小的黄斑区供血，而大动脉和股骨动脉网的吻合有助于其血供[39]。

三、生物力学

髋关节损伤的类型取决于其受力的大小和方向、股骨和髋臼的骨质量及损伤时髋关节的位置。对下肢和骨盆的位置关系进行矢量分析，可以很好地解释前脱位、后脱位及骨折脱位的损伤机制[40]。

一般来说，外伤性髋关节脱位是由下肢大幅度的、有力的内收或外展所引起的，在一定程度上也与屈曲或外伸、内旋和外旋有关。脱位的性质取决于施加力时肢体所在的位置。如果髋关节屈曲和内收，股骨头将会从关节的后方脱出，该位置的关节囊较薄弱且髋臼较浅。当屈曲和内收程度较小

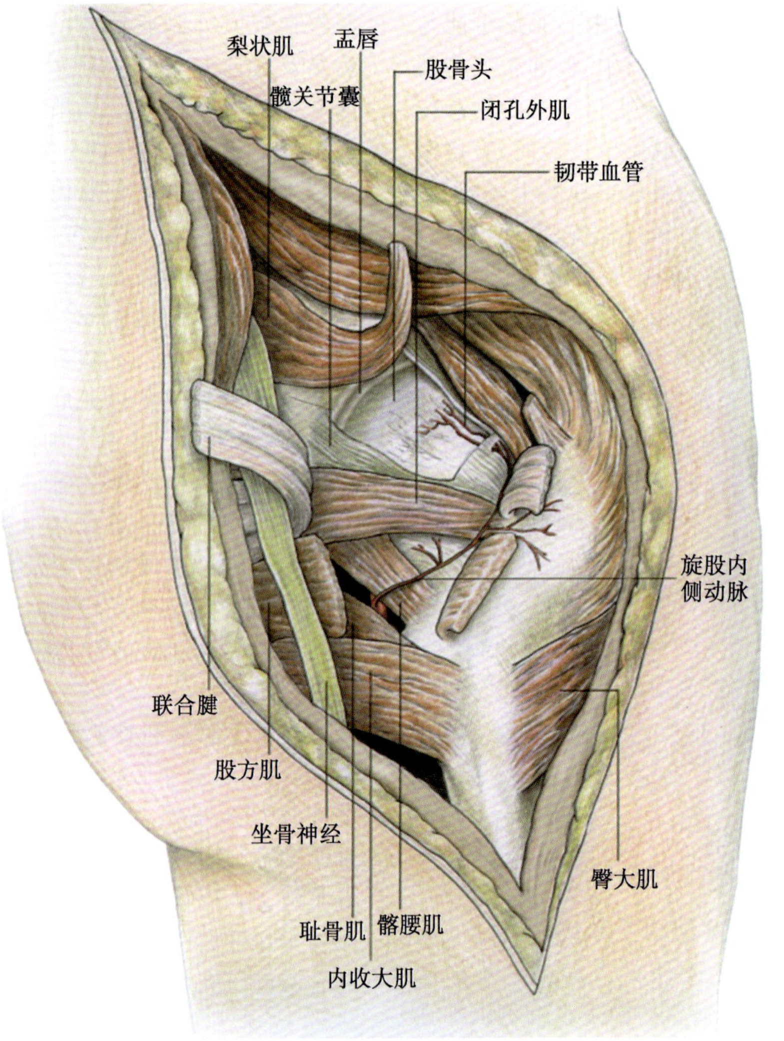

图 6-4-2 显示了小的深部肌肉和坐骨神经之间的关系；股深内侧旋股支穿过闭孔外肌后的手术野；股方肌的上边界标记了手术解剖的下限（这里是为了说明）；关节囊切开以显露其支持的血管，血管在穿过关节囊后沿滑膜下平面运动

时，股骨头将会撞击在髋臼较为坚硬的后上壁，从而引起股骨头骨折[7]。

髋关节外展时，出现前脱位或后脱位取决于肢体碰撞时内旋或外旋的角度。强行外旋、外展或过度外展时，髂骨外侧的大转子或股骨颈进行撞击会造成前脱位[41]。通过内收或内旋减少股骨前倾角会使髋关节更容易后脱位[19]。股骨头从髋臼中脱出，会发生股骨头骨折、撞击和骨软骨损伤。髋关节后脱位合并股骨头骨折的发生率为 4%～17%[42-46]。Birkett[47] 提出，股骨头骨折可能由股骨头圆韧带的“限制效应”或脱位的股骨头猛烈撞击在髋臼后缘所致。

脱位的股骨头对骨盆持续施力可导致股骨头、股骨颈或股骨干发生移位或无移位骨折，故应避免杠杆式的复位方式。

髋臼后壁骨折块移位或手术切除股骨头骨折块会对“关节周围的生物力学”造成影响。一项尸体研究表明，切除 Pipkin Ⅰ

型和Ⅱ型的骨折块会使髋臼周围的负荷模式发生变化,接触面积增大并使应力集中于中心[48]。骨折块切除后,髋臼与股骨头的均匀接触(垫片效应)消失,需进行固定,尤其是当 CT 扫描显示未解剖复位时。因此,当切除的股骨头骨折块大于股骨头的 1/3 时,容易出现预后不良[49,50]。骨软骨全层缺损和股骨撞击与接触压力和负荷分布改变相关。无临床数据可以帮助确定造成关节不良反应的最小骨折块大小[51]。股骨头软骨凹陷深度>4mm 可能会影响预后[52]。股骨头应力模式和软骨应变环境的改变可能诱发骨关节炎[53]。同样,创伤性关节内游离软骨颗粒可能会增加软骨溶解酶的活性并诱导继发性关节炎[54],故建议在骨折脱位合并软骨损伤时进行关节冲洗[50]。

四、儿童髋关节脱位和骨折脱位

单纯的髋关节脱位多见于儿童,年龄较大的儿童也可能合并股骨头骨折[55]。软骨的柔韧性和韧带松弛使复发性脱位更常见。损伤后及时复位是成人髋关节脱位的一个治疗关键因素,但这在儿童中似乎不太重要。Rang 指出,在复位外伤性脱位时,可能会加重先前未确诊的干骺分离,故在复位时要轻柔且不要过度拉伸[56,57]。

Delbeit[58]将股骨近端骨折按形态学分为股骨头下(囊内或经骺)骨折、经股骨颈骨折、颈-转子骨折、转子周围骨折,同时可能伴有 Y 形软骨、髋臼壁或柱骨折脱位,是儿童和青少年最严重的骨骼损伤之一,经常导致永久性残疾[59,60]。骨骺破坏会导致股骨头缺血性坏死、骨骼塌陷、骨骺闭合和畸形愈合的风险增加,以及随之而来的髋内翻、短髋畸形、转子过度生长和明显的股骨近端畸形伴下肢长度差异。如果即刻复位和固定失败,长期的治疗方案包括股骨或大转子骨骺融合术、股骨近端截骨术、股骨转子转移术、关节成形术或关节融合术[61]。

五、诊断

通常损伤患者创伤程度较重,可能伴有危及生命的胸部损伤、腹部损伤、脊柱损伤和四肢损伤。脱位及骨折-脱位的患者常有剧烈疼痛。无法移动肢体或肢体麻木的患者需要进一步诊断是否合并神经损伤。一部分患者伴有意识水平的改变。

受累下肢的体格检查可发现轻微的旋转短缩。股骨头前脱位可在髂前上棘、腹股沟或会阴处触及脱位的股骨头,并可能合并股神经和股血管(股动脉、股静脉和股神经)的损伤。患侧膝关节损伤(擦伤、瘀斑、髌骨摩擦音、后交叉韧带损伤、关节不稳)和坐骨神经损伤也较常见。切开或闭合之前必须记录肢体的神经和血管状态。

钝性创伤的髋关节脱位患者必须在急诊治疗阶段拍骨盆前后位(anteroposterior, AP)X 线片(图 6-4-3),而 CT 是患者选择最终治疗方式时最有价值的参考依据。对骨盆前后位片进行系统检查,以寻找髋关节脱位的证据。需要高质量的骨盆前后位 X 线片来确定关节是否匹配。如果 Shenton 线中断、头臼不同心或关节间隙增加,则怀疑髋关节脱位[62]。

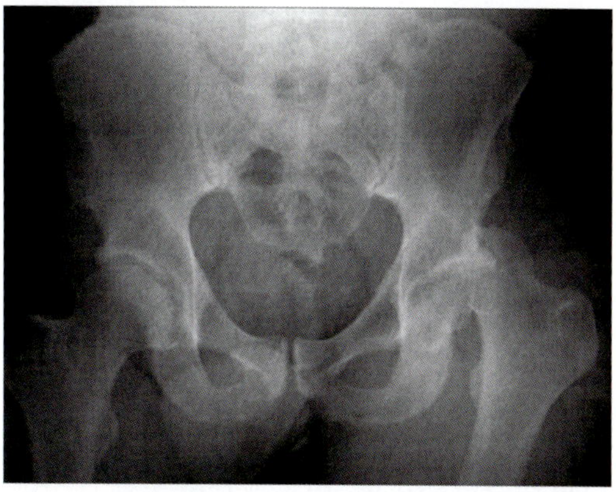

图 6-4-3 左侧后脱位伴股骨头及髋臼后壁骨折的前后位 X 线片

关节间隙对称性丢失意味着有 2～4mm 厚的碎片嵌顿[63]。通过观察大转子、小转子的外观，可判断髋关节内旋或外旋，这与 X 线透视下股骨头大小的差异可用于明确脱位的方向相似。必须明确是否合并股骨头或髋臼骨折。即使在 CT 可用的情况下，也需要额外拍摄髂骨斜位和闭孔斜位（Judet 位）X 线片。在前后束内旋转患者，可获得以髋关节为中心的 45°斜位投影。但若将 X 线围绕患者旋转，那么获得的髋关节 45°斜位片会出现影像扭曲。除了可以提供不同的股骨头轮廓外，这些投影位有助于评估髋臼前后壁和柱的情况[64]。

股骨头骨折合并髋关节脱位是常见的骨科急症之一。一期手术复位的预后优于闭合复位失败后行切开手术[43,45,49]，但在决定最终的治疗方法前，一期闭合复位提供了施行进一步影像学评估的机会。理想的情况下，闭合复位应在全身麻醉下进行，但也可在设备齐全的急诊室中于静脉麻醉下进行。静脉麻醉下进行复位时，通常使用小剂量咪达唑仑和吗啡。纳洛酮、氟马西尼及气道维护设备应处于立即可用的状态。镇静药应缓慢滴入并观察患者的反应，目标是使患者处于昏睡但相对容易唤醒的状态。术前应做好充分的准备，以便闭合复位失败时可直接进行切开复位。

在髋关节脱位闭合复位成功后应常规再次行 X 线片和 CT 检查。虽然 CT 可提供有价值的信息，但手术不应为等待 CT 结果而延迟。CT 可以更好地显示髋臼后壁骨折的大小、位置及移位情况（图 6-4-4）。CT 可清晰地发现隐匿性股骨和髋臼的撞击及凹陷，但游离的骨软骨或软骨小碎片可能无法观察到。切片≤2mm 的薄层骨盆 CT 是提供具有诊断价值图像的最低要求[66]。髋臼骨折指数是指 CT 扫描中后髋臼保持完整的比例，用于评估髋关节后方骨折脱位的稳定性[67]。测量并比较受伤和未受伤的髋关节，可于中央髋臼窝水平[67]、中央凹[68]、后壁骨折块或骨缺损的最大部位[69]进行轴向断层扫描。骨折块占髋臼的比例≤25%时不影响关节的稳定性，但若≥50%则会对稳定性产生影响。当骨折块的比例在 25%～50%时，关节的稳定性是由后关节囊决定的[70]，故单纯的 CT 所显示的髋臼壁的大小和稳定性之间的关系并不可靠。麻醉下动态透视应力测试是确定稳定性的标准。如果存在不稳定则应进行手术探查和修复。单纯的脱位伴或不伴髋臼缘骨折出现的不稳定可能是由大量的软组织被破坏所致，紧急的 MRI 可证实囊和盂唇的损伤程度。在不明原因关节间隙增宽的病例中，MRI 可以显示关节内嵌顿的骨折块或插入的软组织，并以此为手术计划提供支持[71]。

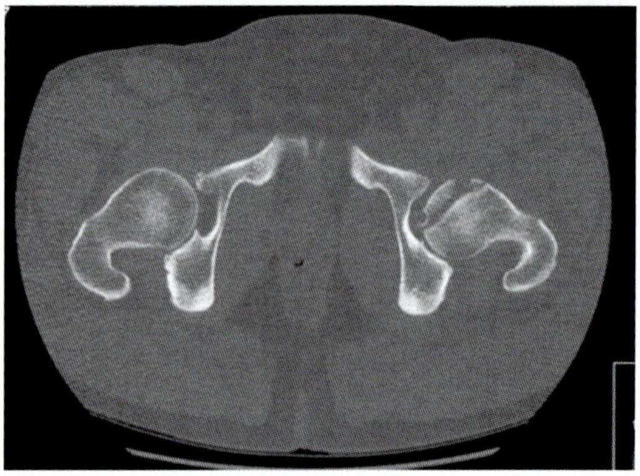

图 6-4-4　髋臼窝水平的 CT 图像；头部前方有轻微粉碎，本例手术入路部分取决于相关的后壁骨折；这种定位方式的后侧入路比较困难；有研究描述了在后-前方未能使头部碎片接合或分段切除的情况[65]，在这种情况下，采用转子翻转和前脱位联合入路比较合适

六、复位方法

闭合复位的成功取决于对脱位类型的了解。需要注意的是，当脱位时，应把骨放置在其应处的位置，以让其通过正确的路径返回关节窝[5]。

实现闭合复位的方法包括 Stimson 重力法[72]、Bigelow 法[5]（图 6-4-5）或 Allis 法[73]。多数复位方法的目的为控制脱位的髋关节，并对其施加持续的牵引力。大多数学者认为，需要在患者膝关节的后面放置一个支点来分散髋部的牵引力。与其他关节复位一样，缓慢渐进地增加牵引力比快速突然的拉力更有效。轻柔地旋转及内收髋关节可以避免股骨头撞击髋臼的边缘。闭合复位成功时通常会发出明显的响声，且复位后下肢畸形消失。复位操作依赖于完整的膝关节韧带，在进行旋转牵引之前，必须检查同侧肢体（远端股骨段、膝关节和腿）。Stimson 重力法复位股骨头要求患者呈俯卧位，若患者有多发伤则要求其他部位未发生脱位。Bigelow 法是将脱位的髋关节从屈曲、内收和内旋位变为外展、外旋和外伸位。旋转力量过大会增加医源性股骨颈骨折的发生风险[74,75]。应避免因力量过大或多次尝试闭合复位所导致的医源性损伤。“如果一位专业的骨科医生对脱位的髋关节进行闭合复位时不能一次成功，那么就应立即进行切开复位”[24]。

七、手术适应证

患者和骨折情况是选择手术干预和重建方案的主要决定因素。患者因素包括生理年龄、活动水平、骨质量及并发症。骨折因素包括损伤至手术的时间、骨折类型、粉碎程度及关节的稳定性。手术时机也受患者和骨折的情况影响。在充分镇静和肌肉松弛的情况下尝试闭合复位不成功时，应急诊行切开复位。约 3% 的单纯后脱位需要切开复位[12]。单纯髋关节脱位无法复位或非同心复位可能是由于骨软骨或肌肉

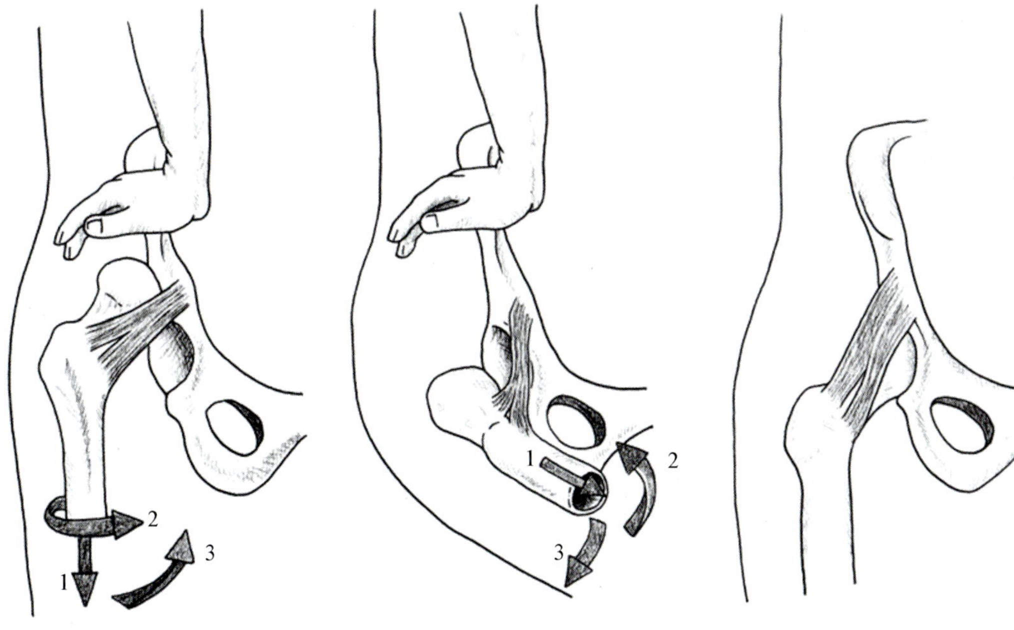

1 牵引
2 内旋
3 屈曲和内收

1 牵引
2 外旋
3 伸展和外展

图 6-4-5　Bigelow 法，患者呈仰卧位，助手通过下压髂前上棘进行反牵引，外科医生对股骨畸形采用纵向牵引，屈肌、内收肌和内旋肌使 Y 形韧带松弛，术者能使股骨头靠近髋臼后下缘，股骨头通过外展、外旋和髋部的伸展而撬入髋臼

嵌入、关节囊呈钮孔状及盂唇内翻或嵌顿所致[62]。人们普遍认为，对于PipkinⅢ型骨折（股骨头骨折合并同侧股骨颈骨折），年轻的、经常活动的患者应采用切开复位内固定术，老年或功能要求低的患者应进行人工关节置换术。一般认为，PipkinⅣ型骨折，即髋臼骨折伴股骨头骨折，最好行切开复位内固定治疗。首先将修复后的股骨头复位，并以此作为模板进行髋臼重建。髋臼后壁骨折合并髋关节脱位不稳定的可能性较高，故无论后壁骨折块是大还是小，都应给予固定[76,77]。

如果脱位已经闭合复位，那么股骨头和髋臼的治疗可以延迟。麻醉后透视下动态试验和匹配性评估始终是评价稳定性的金标准，可决定是否需要手术固定。如果闭合复位后延迟手术，那么建议对股骨远端或胫骨近端进行10～15磅[1磅(lb)=0.453 592 4千克(kg)]的骨牵引[46]。对可复位的脱位和稳定的骨折脱位的治疗仍存有争议。一期切开复位倡导对所有的骨折脱位采用手术复位和关节冲洗，而不尝试闭合复位[49]。

如果难以行闭合复位或闭合复位后发生坐骨神经损伤，建议行一期复位。对所有骨折块进行解剖复位可能是影响预后的主要因素[32,42,44]。非手术疗法治疗骨折块较小且未移位的PipkinⅠ型骨折预后良好，但是畸形愈合仍需手术治疗[16]。髋臼窝非关节面区域存在较小的骨折块并不重要。Pipkin认为，股骨头骨折尾部碎片的退行性病变对最后的结局没有影响，并且该骨折块对保留关节的匹配性也无明显影响[22]。对CT轴位进行研究可以确定股骨头骨折相对于矢状面的角度。CT可以用于定位骨盆斜位X线片，并观察骨折的复位情况及愈合程度[78]。关节匹配且双侧关节台阶<1mm则无须手术。如果出现股骨头骨折复位不良，应进行切开复位内固定，但这取决于骨折块的大小和粉碎程度。Epstein认为，内侧碎片切除小于股骨头的1/3，早期预后较好[50]。对于PipkinⅠ型骨折，切除骨折块与切开复位内固定相比，前者预后更好；但PipkinⅡ型骨折应解剖复位并固定[79]。

髋关节脱位合并开放性髋臼骨折的病死率较高，且需要行大范围的清创术以清除所有的坏死组织，复位髋关节，并对骨折进行内固定。Morel-Lavalleé损伤是一种继发于高力量的闭合性脱套伤，其治疗遵循软组织损伤的外科原则，即清除血肿、封闭式负压引流、清创术后行一期或二期缝合，并根据需要给予整形手术干预。由于感染率较高，该手术入路的规划要考虑软组织的损伤情况。

晚期外伤性后脱位通常表现为昏迷、同侧股骨或胫骨骨折及对侧髋关节骨折或脱位掩盖了已有的脱位。脱位伴股骨干骨折虽然罕见，但与脱位的误诊或漏诊有关。由于瘢痕、短缩、股骨头缺血性坏死及髋臼破坏，使得之后的重建变得困难。股骨转子间或转子下旋转截骨术、髋臼后部成形术、关节融合术或全髋关节置换术可用于治疗复发性脱位[80]。

八、术前准备和计划

任何骨折的处理都是从评估患者和骨折的特征开始的[81]，需要对损伤进行仔细的临床评估和放射学评估，并考虑手术干预的风险和潜在益处[82]。如果有可能进行CT扫描，则应在手术之前进行。计划进行下一步治疗时，必须考虑股骨头和髋臼骨折是否存在、骨折的位置和骨折线的走向，以及是否存在不稳定和移位方向。

虽然闭合复位失败的脱位可以选择同侧入路，如前脱位选择前侧入路或前外侧入路，后脱位选择后侧入路，但手术入路的选择与脱位的方向并无明显联系。在闭合复位失败的脱位伴股骨头撞击或劈裂骨折中，其股骨头骨折块多位于前方，故需要显露前侧。相反，髋关节前脱位的特点是股骨头后上和外侧骨折[83]。将 Pipkin Ⅰ型和Ⅱ型骨折内固定采用前侧入路或后侧入路进行比较，发现前侧入路为固定股骨头碎片提供更好的术野和机会[65]。对于年轻、活跃的患者，Pipkin Ⅲ型骨折可选择切开复位固定，否则假体置换可能是首选。治疗骨折脱位伴同侧股骨颈骨折（无移位或移位）时，应在复位前先对股骨颈骨折进行内固定，此时建议选择 Watson-Jones 前外侧入路[84]。当伴有股骨和髋臼骨折时，手术入路的选择要适用于 2 种骨折。当髋臼广泛骨折和髋关节复位困难时，先进行有限的手术复位，延迟处理骨折。分期重建既减少了手术的紧迫性，也有利于手术规划。复杂的髋臼骨折决定了手术策略，可能需要联合前侧入路和后侧入路，或对其进行延伸。股骨头骨折伴髋臼前部损伤可选择髂腹股沟入路或 Stoppa 入路，也可延长 Smith-Petersen 入路[85]。股骨头骨折手术入路的选择仍存在争议。通常在入院时血管已有损伤，故必须在复位和手术操作时小心，避免进一步损伤血供。后脱位时，关节囊前部仍保持完整，故 Epstein[43] 强烈建议采用后侧入路治疗股骨头相关骨折。Treuta 的研究表明，关节囊前部供给股骨头的血液很少[35]。对手术中前脱位的关节进行复位时，可使用多普勒血流仪确定血液灌注的变化是否可逆[86]。这样既可以了解每种入路中股骨头的血供，并且不会对其造成进一步损伤[33,65,77,87]。

无论采用何种入路，必须小心髋关节脱位的非正常解剖学关系。坐骨神经可包绕股骨颈周围，或被股骨头、后壁或后柱的骨骼卡住或刺穿。选择 Kocher-Langenbeck 入路时，患者取侧卧位或俯卧位，可在牵引床上行股骨牵引。直接行外侧入路或前外侧入路时，患侧可以取半侧卧位或侧卧位，并在患侧垫一个沙袋。

九、手术技术

髋关节脱位的手术入路分为两大类：一类是从臀中肌前方或后方进入关节（Smith-Petersen 入路、Watson-Jones 入路及 Kocker-Langenbeck 入路）；而另一类需要切断臀中肌（Gibson 入路、Kocker 入路、Hardinge 入路及大转子截骨术）。在合并其他损伤时，需要联合双入路或延长入路，但这可能会导致相关并发症的发生率增加。最佳的手术显露应有助于解剖复位，即稳定股骨关节面并使致残率降到最低。了解各种髋关节手术入路的优缺点有助于复位和固定股骨头脱位及骨折。

十、手术入路

髂-股前入路具有延伸性，可以很好地显露髂骨内外侧、髋及髋臼前部，但髋臼后部显示受限。Smith-Petersen[88] 前侧入路将缝匠肌和股直肌（股神经支配）、阔筋膜张肌和臀中肌（臀上神经支配）之间的间隙切开。该入路需要结扎旋股外侧动脉升支。Smith-Petersen 入路术中可显露髂骨、髋臼，对该入路进行改良可能为结合骨膜下广泛剥离外展肌与髂前上棘、髂嵴截骨术[89]。这导致残余的外展肌无力和异位骨化发生率高。

臀中肌和阔筋膜张肌由臀上神经支配。Watson-Jones 前外侧入路从臀肌和阔筋膜张肌之间进入，显露髋关节及股骨近端。臀上神经下支支配阔筋膜张肌，使其不能过度向近端延长切口[90]。相比于 Smith-Petersen 入路，Watson-Jones 入路的优势在于其对外展肌的损伤较小。通过松解或牵拉前方股直肌肌腱可改善前内侧的暴露。在转子前部部分松解臀中肌和臀小肌[91]，同时劈开股外侧肌或骨膜下剥离，可广泛切开关节囊前侧并显露股骨颈和股骨干。

直接外侧入路会破坏臀中肌和臀小肌肌腱的附着点，从而损伤外展肌功能[92,93]。通过保留臀中肌和股外侧肌之间的功能性腱膜，可以抵消持续的外展力和牵拉力[94,95]，有利于转子滑移截骨术[96,97]。

由于大转子尖遮住了臀小肌的止点，故所有保持大转子完整的入路都难以将臀小肌和关节囊分离或移动[33]。拨开股外侧肌后，约1.5cm的大转子及与之相连的臀中肌可以向前翻转（图6-4-6，图6-4-7，图6-4-8）。截骨的外侧不应超过短外旋肌的附着点，因为其与股骨近端连接。由于臀小肌容易移动，故进入髋臼后壁和前关节囊较为简单。关节囊沿股骨颈前外侧轴以“Z”形切开。切口止于梨状肌肌腱前缘，将切口调转90°，沿着翻转的前关节囊向远端走行。先前股骨颈关节囊切口内侧向髋臼缘近端延伸，向后平行于盂唇。大转子翻转可暴露关节前部，同时可使股骨头半脱位或全脱位。分离梨状肌，联合肌腱/股三头肌，并保留旋股内侧动脉深支，就可进入后髋臼。该技术可以同时显露并固定髋臼及股骨头骨折。术中切除圆韧带有助于复位且对预后无不良影响。

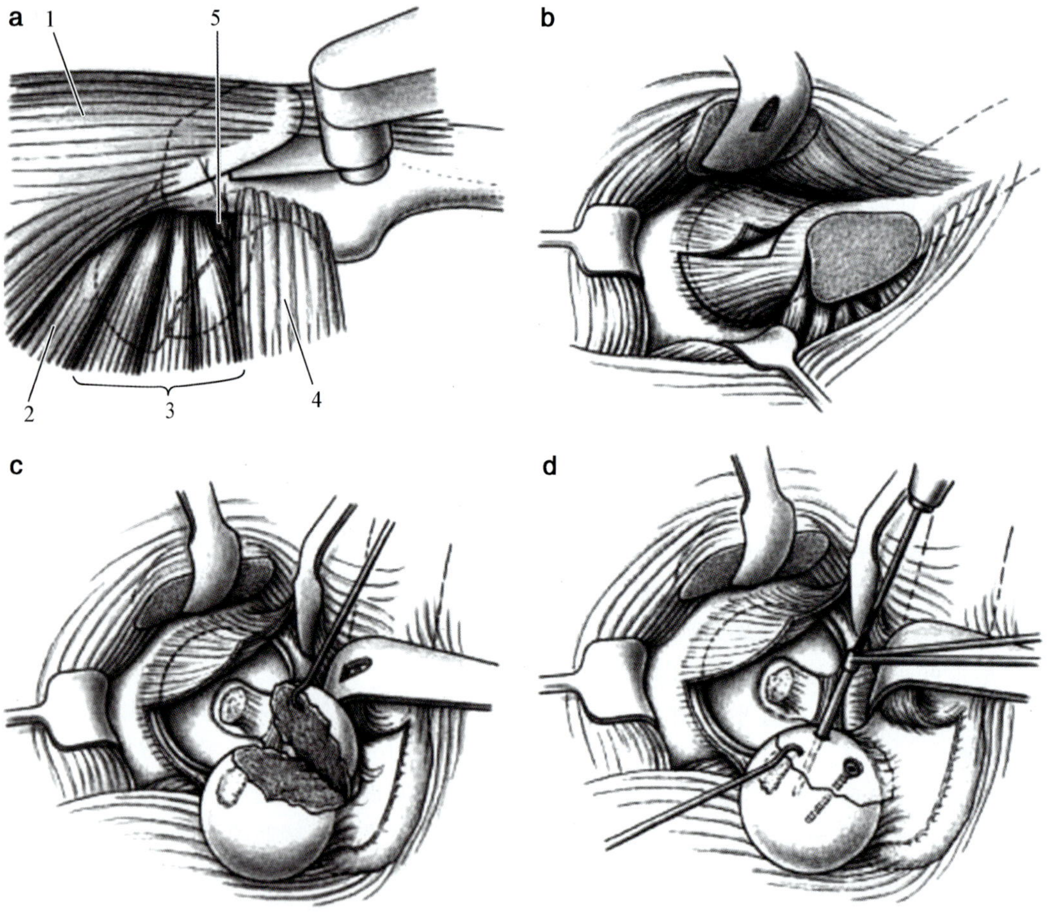

图6-4-6 转子翻转加前脱位，固定股骨头骨折。a. 转子截骨位置[（1）臀中肌，（2）梨状肌，（3）闭孔内肌，（4）股方肌，（5）旋股内侧动脉深支]。b. 关节囊“Z”形切口。c，d. 股骨头脱位后，骨折容易观察、复位和稳定[98]。2007年经爱思唯尔许可转载

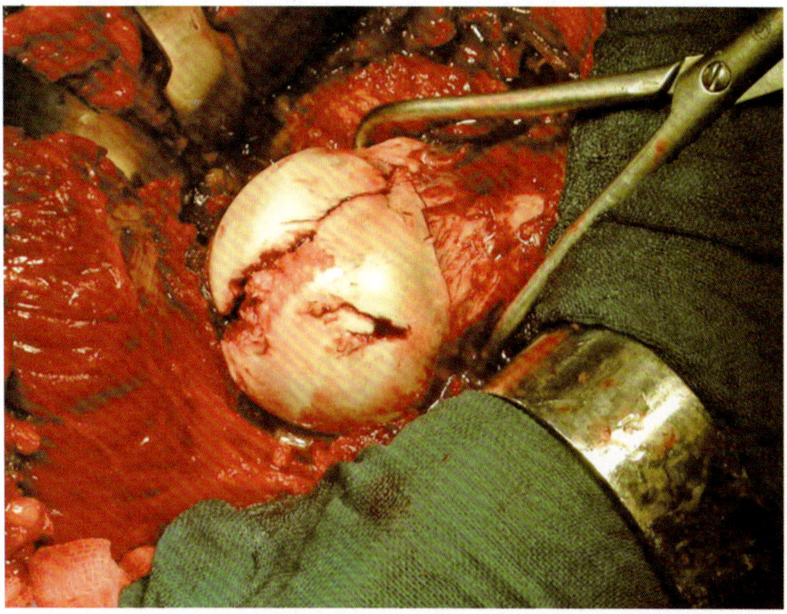

图 6-4-7 滑膜韧带血管充盈及术中股骨头钻孔后出血是头部血管化的可靠征象。伴有软骨溶解和股骨头软骨损伤是骨折边缘不规则凹陷的典型表现。采用无头变距螺钉在关节面下钻孔，然后固定相关的髋臼骨折。手术完成后，进行术中 X 线片检查以确认同心髋复位

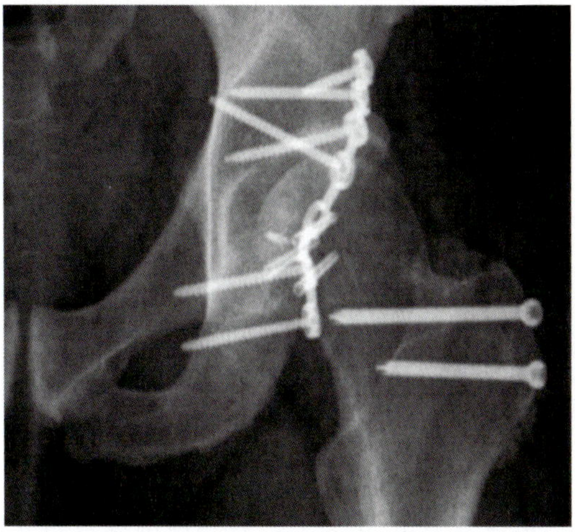

图 6-4-8 Pipkin Ⅳ 型骨折脱位复位后的 X 线片。Kocker-Langenbeck 后侧入路联合转子滑动和前侧入路脱位手术是固定股骨头碎片和复位稳定后壁的必要方法。修复关节囊和盂唇是保证骨和软组织稳定性的必要措施

"二腹肌"转子滑移截骨术可获得良好的手术暴露[99,100]，未发现大转子截骨出现骨折不愈合[101]。转子可以预钻孔并使用 3.5mm 皮质螺钉或 6.5mm 松质骨螺钉固定。相比于"二腹肌"滑移或后外侧入路，直接外侧入路的异位骨化发生率较高，但是所有病例都应预防异位骨化的发生。

Kocker-Langenbeck 后外侧入路的皮肤切口位于转子的中央或前侧，靠近髋部头侧至臀大肌且不剥离肌纤维[93,102]。Moore 描述的经典髋关节后侧入路或 Southern 入路近端需分离臀大肌纤维[103]。了解旋股内侧动脉的解剖走行可以在分离短外旋肌时减少医源性损伤和缺血性坏死的发生风险。步骤包括保持股方肌完整，分离梨状肌和股三头肌肌腱（闭孔内肌和孖肌）止点，保留 1cm 残端并进入梨状窝。关节囊切开术应在髋臼缘周围避开撕裂部分进行，小心保护关节盂唇，不要破坏关节囊在股骨颈的附着处。

表 6-4-1 比较了各种入路的优缺点。

表 6-4-1 不同手术入路治疗髋关节脱位和股骨头骨折的优缺点

入路	前侧入路	后外侧入路	二腹肌滑移/外科脱位
	Smith-Petersen[88]	Kocher-Langenbeck[93]	Dall[96]/McLoughlin[97]/Solberg[77]/Ganz[33]
优点			
股前外侧股骨头碎片的显露	好	差	好
进入后部软组织	否	是	是
股骨头视图	前	后	360°
进入后壁/柱	否	是	是
进入前柱	是	否	有限
缺点			
前部血管损伤	高	低	低
坐骨神经损伤	低	高	高
异位骨化	—	—	—
Brooker 分类所有阶段	—	—	—
百分比	57%[40]	26%[40]	37%[33]
相对风险	—	1	1.87[23]
缺血性坏死	—	—	—
百分比	10%[104]	20%[23]	未见报道
相对风险	1	3.2～3.7	—
转子不愈合的风险	无	无	低

注：一表示无数据

十一、早期或晚期全髋关节置换术的作用

一般情况下，股骨头和髋臼的不可逆性损伤是急性全髋关节置换术的适应证。这些骨折的特点为关节内粉碎性骨折、广泛的股骨头嵌入导致关节软骨全层磨损、股骨头无法重建及髋臼关节面嵌入面积＞40%。其他因素包括难复位的股骨颈骨折和骨量减少的老年骨折。对骨折脱位的患者进行关节置换在技术上具有挑战性，需要术者熟练掌握髋臼的重建技术。后期关节置换的适应证包括创伤后关节炎、股骨头坏死或内固定失败。金属植入物、瘢痕或异位骨化可能会导致手术延长和增加失血。髋臼和股骨头固定术后伤口的感染率为 3.2%[23]，故在考虑进行挽救性关节置换时，应排除败血症以避免手术失败。

第 5 节 并发症

股骨头骨折患者的不良结局主要归因于 4 种主要并发症：缺血性坏死（0～24%）、创伤后骨关节炎（0～72%）、周围神经损伤（7%～27%）及异位骨化（2%～54%）。

一、创伤后关节炎

髋关节脱位最常见的并发症是骨坏死，发生率高达 15%，晚期退行性骨关节炎的发生率高达 75%[24]。尽管软骨是一种高弹性材料，但它在损伤时会吸收高能量，创伤后关

节的不匹配使软骨在应变环境中发生了变化,这是关节炎发生的原因。Hougaard 认为,创伤性脱位后继发骨关节炎最重要的因素是发生了缺血性坏死[105]。对于动脉阻塞或静脉回流受阻的患者,早期进行关节复位并恢复血流后,预后较好。对所有髋关节病例进行长时间的随访,发现其出现了退行性改变。基于股骨头匹配性、关节间隙变窄、骨密度、股骨或髋臼软骨下硬化、关节囊钙化及骨刺形成的放射学分级是有用的,并且与临床症状相关[49]。

二、缺血性坏死

脱位与复位间隔时间的长短与股骨头栓塞、软骨溶解及继发性退行性变的程度相关。股骨头缺血性坏死可能是由于动脉栓塞或静脉回流受阻所致,脱位的关节应在麻醉或镇静下立即复位。有学者报道,早期复位比延迟 24 小时复位预后更好[43,46,50]。

Marchetti 评估了髋关节 6 小时内与超过 6 小时的复位,未发现预后有显著差异。但另有学者发现,损伤 6 小时后对髋关节进行复位会使股骨头坏死的发病率上升到 50%以上[106]。Brav 等报道了 12 小时内的髋关节复位,最终股骨头缺血性坏死的发生率为 22%,而超过 12 小时复位的发生率为 52%。

单光子发射型计算机体层成像可评估发生股骨头缺血性坏死的可能性。如果摄取率<90%,则发生股骨头缺血性坏死的可能性增加[107]。早期 MRI 信号的改变可能意味着股骨头出现嵌插、出血、坏死或水肿,并不能很好地预测创伤后骨坏死的发展,但 3 个月时 MRI 异常信号持续或恶化可预测骨坏死的发生[108]。复位后开始负重的时间对股骨头坏死的影响一直存在争议。由于缺乏前驱症状且早期 X 线片对股骨头坏死的诊断困难,会导致患者未按要求限制负重。同时,患者不愿意长时期使用拐杖也会使其提前负重。保护组和早期负重组的缺血性坏死发生率无明显差异,但这种严重性似乎可以通过限制负重来改变[13]。

三、坐骨神经及相关神经损伤

股骨头和髋臼移位可能会损伤股神经、坐骨神经或闭孔神经。在后脱位的患者中,坐骨神经完全麻痹或部分麻痹的发生率为 10%~15%。其机制可能是由于脱位时巨大的冲击力、骨折块及股骨头神经缺血导致的直接损伤,复位可防止出现神经挤压或拉伸。60%~70%的患者会部分恢复,但这与损伤的类型或治疗方法无关[109]。

髋关节脱位进行闭合复位时的旋转运动可能会导致神经牵拉损伤,同时坐骨神经麻痹可能与患者脱位后不能立即复位有关[50]。尝试闭合手法复位或手术后血肿压迫引起的可逆性医源性神经损伤需要及时诊断并进行减压治疗。外伤性髋关节脱位合并髋臼骨折很容易影响坐骨神经的腓总神经部分。坐骨神经的腓总神经和胫神经与梨状肌的关系不同。腓神经较大、神经纤维少,且与胫神经相比受结缔组织保护较少,并附着于腓骨颈,这可以解释 2 种神经损伤发生率的差异[110]。尽管术中肌电图和(或)诱发电位监测正常,但仍可能发生重要的神经损伤[111]。由于异位骨化或瘢痕粘连导致晚期神经病变,建议进行减压术。肌电图有助于神经病变的诊断和预后评估。恢复情况和恢复时间取决于神经损伤的严重程度。早期修复的神经断裂应与神经失用症相鉴别。治疗方法包括积极的康复和使用适当的矫形器。应至少推迟 1 年才可对严重的足下垂患者进行肌腱移植重建。

神经性疼痛较难控制。单纯使用镇痛药无法控制疼痛,故需要辅助治疗。加巴喷丁(起始剂量为 100mg,分剂量滴定至每日 1800mg)和三环类抗抑郁药(阿米替林和去甲替林)用于缓解疼痛和治疗慢性疼痛导致的抑郁。

四、异位骨化与预防

髋臼骨折中异位骨化的病因和危险因素尚未得到深入的研究和明确的认识。以骨形态发生蛋白(bone morphogenic protein, BMP)为成员的转化生长因子-β(transforming growth factor β, TGF-β)超家族分子呈软骨和成骨的特性,在异位骨化的发病机制中起重要作用。BMP受体及其拮抗药对未分化的间充质细胞起调节作用。异位骨化的组织学特征比较特殊,即骨膜骨软骨增生出现结构紊乱的肉芽组织、类骨质及透明软骨[112]。

Brooker分类通过骨盆前后位X线片量化评估异位骨化的程度。但其无法准确判定异位骨化与和髋关节的相对解剖位置关系,故不能确定髋关节运动受限的发生风险。0级:无异位骨化。Ⅰ级:髋关节周围软组织出现骨岛。Ⅱ级:骨盆或股骨近端有骨刺,与其相对应的骨面之间的间隙在1cm以上。Ⅲ级:骨盆或股骨近端有骨刺,与其相对应的骨面之间的间隙<1cm。Ⅳ级:髋关节完全性骨性强直[113]。

在髋臼损伤中,一些因素与中度至重度的异位骨化相关,其中包括手术入路、腹部和胸部的相关损伤,以及严重股骨头或髋臼创伤的标记,如股骨头骨折、嵌顿或粉碎性关节骨折、坐骨神经损伤及"T"形骨折[114]。髂-股延长入路、前后联合入路和Kocher-Langenbeck入路发生异位骨化的概率较高(分别为57.0%、45.4%和26.3%)[40],其中Brooker分类为Ⅲ级或Ⅳ级的病例高达50%[114,115]。选择非手术治疗或不侵犯臀肌的前侧入路可降低异位骨化的发生率。

髋臼骨折术后预防异位骨化的首选方法仍存在争议。术前24小时或术后72小时内进行放疗可预防异位骨化[115,116]。其作用机制是防止多能性间充质细胞分化为成骨细胞。同时也有观点认为可使用吲哚美辛,其在髋臼骨折术后可使异位骨化的发生率降低30%~45%[115-119]。一项前瞻性随机研究利用三维CT评估异位骨化,结果显示,其并没有像其他文献描述的那样有效[120]。非甾体抗炎药(nonsteroidal anti-inflammatory drug, NSAID)的种类、给药方案及疗程在不同文献中存在显著差异[121]。如果使用Kocker-Langenbeck入路,推荐在术后24小时内使用吲哚美辛(25mg,每日3次),持续4周[122]。当异位骨化没有进一步发展,单纯进行异位骨化切除术而不进一步预防的患者复发率高[123]。

五、深静脉血栓形成

在创伤严重的患者中,静脉血栓栓塞(venous thromboembolism, VTE)是一种常见的并发症,需要有效、安全的预防措施。骨盆创伤患者近端深静脉血栓形成(deep venous thrombosis, DVT)的发生率为25%~30%,有症状性肺栓塞(pulmonary embolism, PE)的发生率为2%~10%,致死性PE的发生率为0.5%~2.0%[124]。深静脉血栓形成的独立危险因素包括年龄、输血、手术、下肢骨折及脊髓损伤。目前,深静脉血栓形成有不同的治疗方案。在围手术期使用低分子量肝素和间歇充气加压装置可有效降低骨盆或下肢损伤患者深静脉血栓形成的发生率[125]。腔静脉滤器可以有效控制栓子脱落带来的并发症。对于创伤和手术后的高凝状态,静脉血栓栓塞预防的最佳时间尚不明确。未来的研究需要制定安全有效的预防血栓形成的方案,这些方案可以单独使用或与创伤患者可靠的筛查策略联合使用[126]。

第 6 节　术后护理与康复

文献中几乎没有关于复位后立即活动和负重的建议。及时复位是预防缺血性坏死和关节炎发生的主要决定因素。进行稳定的复位后，应在症状允许的条件下开始主动运动和被动运动。当患者恢复到可以直腿抬高时，应进行关节活动范围内的运动练习。髋关节的活动范围需要有一定限制，即屈曲<90°且 2 个月内对内收和内旋有所限制[127]。

限制早期负重并不能预防股骨头缺血性坏死[13]。在手术复位后 3 个月或直至骨折愈合前都应有负重保护措施。为避免静脉血栓栓塞的并发症，患者术后第 1 天就应下地活动。无活动性出血的患者应在围手术期使用低分子量肝素，并在出院后进行 3 个月的正规抗凝治疗。

结果评估

目前，有多种通用或特定评分系统用于评估髋关节手术后的治疗和恢复结果。Merle d'Aubigne 和 Postel 功能评分是一种公认的评估髋臼和髋关节创伤的方法[128]。Thompson 和 Epstein 评分指标[12]包括疼痛、功能及影像学表现，并被评为优秀、良好、一般或较差。目前采用的评估方式主要包括健康调查简表（the MOS item short from health survey，SF-36）、肌肉骨骼结果问卷（musculoskeletal outcomes questionnaire，MODEMS）、美国西部 Ontario 和 McMaster 大学骨关节炎指数评分（Western Ontario and McMaster universities osteoarthritis index，WOMAC）、Harris 髋关节评分、EuroQol-5D 健康指数量表（EuroQol-5D health outcome tool，EQ-5D）[23]。

50 年前，Thompson 批判了自己"里程碑式"的论文，认为自己的统计分析缺乏亚组数据，但目前这种情况并没有改变[12]。医生很难积累足够的病例以回答这种损伤所引起的所有问题。但是，医生对于创伤后关节反应的认知在没有统计学数据支持之前就可能有正确结论了。尽管合并数据方面存在问题，但对文献的系统回顾为损伤治疗提供了证据[23]。

第 7 节　总　结

外伤性髋关节脱位是骨科急症之一。创伤的严重程度、损伤到复位的时间及股骨头缺血性坏死的发展均是影响外伤性髋关节脱位远期预后的重要因素。髋关节损伤包括单纯脱位、股骨头骨折脱位和髋臼骨折脱位。外伤性髋关节脱位的初始治疗是影响其预后的主要因素。股骨头的栓塞程度、软骨溶解及随后的退行性变与脱位到复位之间的时间长短有关。在切开或闭合治疗之前，应仔细检查并记录肢体的神经和血管情况。

闭合复位成功的标准：髋关节的解剖复位和股骨头骨折块的解剖复位。

关节脱位迅速复位后的后续处理取决于关节的稳定性和匹配性，这与股骨头骨折的大小、位置、移位，以及关节内残留的骨折碎片与髋臼骨折的关系有关。外伤性髋关节脱位闭合复位的失败率为 2%～15%，闭合复位失败后需进行切开复位。在尝试切开复位前可进行 CT 扫描。如果通过手术复位固定移位的 Pipkin Ⅰ型或Ⅱ型骨折，推荐使用前侧入路[65]，除非存在相关的髋臼损伤，其固定会影响入路。充分了解旋股内侧动脉的局部解剖和前脱位时的转子滑移，可以很好地暴露股骨头，并稳定后壁、后柱及髋臼上缘、前缘骨折。Kocker-Langenbeck 入路联合转子滑移和前外科脱位是治疗大多数股骨头骨折脱位的理想手术入路。

目前缺乏具有预测价值的统一分类。股骨头骨折的最佳治疗方法(包括入路和固定技术)存在争议,且无统一的预后评分系统,导致缺乏对这些损伤进行适当治疗的绝对建议和指征。通过多中心前瞻性临床研究和数据登记以获得有效的测量结果和数据是必不可少的,以便提供可靠的科学证据,可以帮助预测这类患者最佳的治疗方法和结果。

参考文献

[1] Hippocrates. On the articulations (400 BC). Translated by Francis Adams. [2020-06-30]. http://www.greektexts.com/library/Hippocrates/On_The_Articulations/eng/index.html. Accessed 29 Dec 2009.

[2] Cooper AP. Fractures of the os innatum// Goodman JD. A treatise on fractures and dislocations of the joints. Philadelphia: Carey & Lee, 1825.

[3] Malgaigne JF. Traite des Fractures et des Luxations, tome II. Paris: J. B. Balliere, 1855.

[4] Birkett J. Description of a dislocation of the head of the femur complicated with its fracture, with remarks. Med Chir Trans, 1869, 53:133-138.

[5] Bigelow HJ. The mechanism of dislocations of the hip. Boston: Little, Brown, 1900.

[6] Steinke CR. Recent traumatic dislocations of the hip with a report of ten cases and their end results. Ann Surg, 1914, 60(5):617-621.

[7] Armstrong JR. Traumatic dislocation of the hip joint. Review of one hundred and one dislocations. J Bone Joint Surg, 1948, 30-B: 430-445.

[8] Lerner A, Reis D, Soudry M. Severe injuries to the limbs. Staged treatment. Berlin/Heidelberg: Springer, 2007.

[9] Funsten RV, Kinser P, Frankel CJ. Dashboard dislocation of the hip: a report of twenty cases of traumatic dislocations. J Bone Joint Surg, 1938, 20:124-132.

[10] Mosheiff R, Segal D, Wollstein R, et al. Midshaft femoral fracture, concomitant ipsilateral hip joint injury, and disruption of the knee extensor mechanism: a unique triad of dashboard injury. Am J Orthop (Belle Mead NJ), 1998, 27(6):465-473.

[11] Selvey DM, Siboto GM. Classification of posterior fracture dislocation of the hip joint: a modification of the Thompson Epstein classification. Inj Int J Care Inj, 2001, 32:217-219.

[12] Thompson VP, Epstein HC. Traumatic dislocation of the hip: a survey of two hundred and four cases covering a period of twenty-one years. J Bone Joint Surg, 1951, 33A:746-778.

[13] Brav EA. Traumatic dislocation of the hip: army experience and results over a twelve-year period. J Bone Joint Surg, 1962, 44A: 1115-1134.

[14] Kelly PJ, Lipscomb PR. Primary vitallium-mould arthroplasty for posterior dislocation of the hip with fracture of the femoral head. J Bone Joint Surg Am, 1958, 40:675-780.

[15] Yoon TR, Rowe SM, Chung JY, et al. Clinical and radiographic outcome of femoral head fractures. 30 patients followed for 3-10 years. Acta Orthop Scand, 2001, 72(4):348-353.

[16] Yoon TR, Chung JY, Jung ST, et al. Malunion of femoral head fractures treated by partial osteotomy: three case reports. J Othop Trauma, 2003, 17:447-450.

[17] Urist MR. Fracture dislocation of the hip joint: the nature of the traumatic lesion, treatment, late complications, and early results. J Bone Joint Surg Am, 1948, 30:699-727.

[18] Jr A. Traumatic dislocation of the hip joint; review of 101 dislocations. J Bone Joint Surg Am, 1948, 30B (3):430-445.

[19] Upadhyay SS, Moulton A, Srikrishnamurthy K. An analysis of the late effects of traumatic posterior dislocation of the hip without fracture. J Bone Joint Surg Br, 1983, 65:150-152.

[20] Thompson VP, Epstein HC. Traumatic dislocation of the hip; a survey of two hundred and four cases covering a period of twenty-one years. J Bone Joint Surg Am, 1951, 33-A(3): 746-778.

[21] Stewart MJ, Milford LW. Fracture-dislocation of the hip: an end-result study. J Bone Joint Surg Am, 1954, 36: 315-342.

[22] Pipkin G. Treatment of grade IV fracture-dislocation of the hip. A review. J Bone Joint Surg Am, 1957, 39: 1027-1197.

[23] Giannoudis PV, Kontakis G, Christoforakis Z, et al. Management, complications and clinical results of femoral head fractures. Inj Int J Care Inj, 2009, 40(12): 1245-1251.

[24] Epstein HC. Traumatic dislocation of the hip. Clin Orthop Relat Res, 1973, 92: 116-142.

[25] Goddard NJ. Classification of traumatic hip dislocation. Clin Orthop Relat Res, 2000, 377: 11-14.

[26] Brumback RJ, Kenzora JE, Levitt LE, et al. Fractures of the femoral head//The hip. Proceedings of the fourteenth open scientific meeting of the hip society. St. Louis: C. V. Mosby, 1987: 181-206.

[27] Meinhard BP, Misoul C, Joy D, et al. Central acetabular fracture with ipsilateral femoral-neck fracture and intrapelvic dislocation of the femoral head without major pelvic-column disruption. A case report. J Bone Joint Surg Am, 1987, 69: 612-615.

[28] Judet R, Judet J, Letournel E. Fractures of the acetabulum. Classification and surgical approaches for open reduction. Preliminary report. J Bone Joint Surg, 1964, 46-A: 1615-1646.

[29] Rowe CR, Lowell JD. Prognosis of fractures of the acetabulum. J Bone Joint Surg, 1961, 43A: 30-59.

[30] Carnesale PG, Stewart MJ, Barnes SN. Acetabular disruption and central fracture-dislocation of the hip. A long term study. J Bone Joint Surg, 1975, 57-A (8): 1054-1059.

[31] Muller M. The comprehensive classification of fractures. Part 2. Pelvis and acetabulum: with radiographic examples and proposed treatments. Berlin: Springer, 1997.

[32] Henle P, Kloen P, Siebenrock KA. Femoral head injuries: which treatment strategy can be recommended? Inj Int J Care Inj, 2007, 38: 478-488.

[33] Ganz R, Gill TJ, Gautier E, et al. Surgical dislocation of the adult hip. A technique with full access to the femoral head and acetabulum without the risk of avascular necrosis. J Bone Joint Surg Br, 2001, 83: 119-124.

[34] Gautier E, Ganz K, Krügel N, et al. Anatomy of the medial femoral circumflex artery and surgical implications. J Bone Joint Surg, 2000, 82B: 679-683.

[35] Trueta J, Harrison MHM. The normal vascular anatomy of the femoral head in adult man. J Bone Joint Surg Br, 1953, 35B: 462-466.

[36] Weitbrecht J. Syndesmologia sive historia ligamentorum corporis humani, quam secundum observationes anatomicas concinnavitt, et figuris ac objecta recentia adumbratio illustravit //Petropoli, ex typographia Academiae Scieniarum Anno, 1742.

[37] Walmsley T. A note on the retinacula of Weitbrecht. J Anat, 1916, 51: 60-64.

[38] Tannast M, Mack PW, Klaeser B, et al. Hip dislocation and femoral neck fracture: decision-making for head preservation. Injury, 2009, 40(10): 1118-1124.

[39] Wertheimer LG, Lopes SDF. Arterial supply of the femoral head. A combined angiographic and histological study. J Bone Joint Surg, 1971, 53A: 545-555.

[40] Letournel E, Judet R. Fractures of the acetabulum. 2nd ed. New York: Springer, 1993.

[41] Epstein HC, Harvey JP. Traumatic anterior dislocations of the hip. Management and results. An analysis of fifty-five cases. J Bone Joint Surg Am, 1972, 54: 1561-1562.

[42] Butler JE. Pipkin type-Ⅱ fractures of the

femoral head. J Bone Joint Surg Am, 1981, 63 (8): 1292-1296.

[43] Epstein HC, Wiss DA, Cozen L. Posterior fracture dislocation of the hip with fractures of the femoral head. Clin Orthop, 1985, 201: 9-17.

[44] Hougaard K, Thomsen PB. Traumatic Posterior fracture-dislocation of the hip with fracture of the femoral head or neck, or both. J Bone Joint Surg Am, 1988, 70(2): 233-239.

[45] Lang-Stevenson A, Getty CJM. The Pipkin fracture dislocation of the hip. Injury, 1987, 18(4): 264-269.

[46] Roeder LF, Delee JC. Femoral head fractures associated with posterior hip dislocations. Clin Orthop, 1980, 147: 121-130.

[47] Birkett J. Description of a dislocation of the head of the femur complicated with its fracture, with remarks. Clin Orthop Relat Res, 2007, 458: 10-11.

[48] Holmes WJ, Solberg B, Bay BK, et al. Biomechanical consequences of excision of displaced Pipkin femoral head fractures. J Orthop Trauma, 2000, 14(2): 149-150.

[49] Epstein HC. Posterior fracture-dislocations of the hip: comparison of open and closed methods of treatment in certain types. J Bone Joint Surg Am, 1961, 43: 1079-1098.

[50] Epstein HC. Posterior fracture dislocations of the hip. J Bone Joint Surg Am, 1974, 56: 1103-1127.

[51] Konrath GA, Hamel AJ, Guerin J, et al. Biomechanical evaluation of impaction fractures of the femoral head. J Orthop Trauma, 1999, 13(6): 407-413.

[52] Delee JC, Evans JA, Thomas J. Anterior dislocation of the hip and associated femoral head fractures. J Bone Joint Surg Am, 1980, 62A: 960-964.

[53] Brown TD, Ferguson AB. The effect of hip contact aberrations on stress patterns within the human femoral head. Ann Biomed Eng, 1980, 8: 75-92.

[54] Evans CH, Mazzocchi RA, Nelson DD. Experimental arthritis induced by intraarticular injection of allogenic cartilaginous particles into rabbit knees. Arthritis Rheum, 1984, 27: 200-208.

[55] Barquet A. Traumatic hip dislocation in childhood: a report of 26 cases and a review of the literature. Acta Orthop, 1979, 50 (5): 549-553.

[56] Rang MC. Children's fractures. Philadelphia: JB Lippincott, 1974.

[57] Fiddian NJ, Grace DL. Traumatic dislocation of the hip in adolescence with separation of the capital epiphysis: two case reports. J Bone Joint Surg Br, 1983, 65: 148-149.

[58] Colonna PC. Fracture of the neck of femur in chil-dren. Am J Surg, 1928, 6: 793-779.

[59] Pina-Medina A, Pardo-Montaner J. Triradiate cartilage fracture associated with a transepiphyseal separation of the femoral head: a case report. J Orthop Trauma, 1996, 10: 575-577.

[60] Mohammad S, Port A, Montgomery RJ. Transepiphyseal fracture of the femoral neck with dislocation of the femoral head and fracture of the posterior column of the acetabulum in a child. J Bone Joint Surg Br, 2002, 84: 113-115.

[61] Tsirikos AI, Shah SA, Riddle E, et al. Transphyseal fracture-dislocation of the femoral neck: a case report and review of the literature. J Orthop Trauma, 2003, 17 (9): 648-653.

[62] Canale ST, Manugian AH. Irreducible traumatic dislocations of the hip. J Bone Joint Surg Am, 1979, 61: 7-14.

[63] Baird RA, Schobert WE, Pais MJ, et al. Radiographic identification of loose bodies in the traumatized hip joint. Radiology, 1982, 145 (3): 661-665.

[64] Letournel E. Acetabulum fractures: classification and management. Clin Orthop, 1980, 151: 81-106.

[65] Swiontkowski MF, Thorpe M, Seiler JG, et al. Operative management of displaced femo-

ral head fractures: case matched comparison of anterior versus posterior approaches for Pipkin Ⅰ and Pipkin Ⅱ fractures. J Orthop Trauma, 1992, 6(4): 437-442.

[66] Deakin DE, Porter K. Traumatic hip dislocation in adults. Trauma, 2009, 11: 189-197.

[67] Calkins MS, Zych G, Latta L, et al. Computed tomography evaluation of stability in posterior fracture dislocation of the hip. Clin Orthop, 1988, 227: 152-163.

[68] Keith JE, Brashear HR, Guilford WB. Stability of posterior fracture-dislocations of the hip. Quantitative assessment using computed tomography. J Bone Joint Surg Am, 1988, 70: 711-714.

[69] Moed BR, Ajibade DA, Israel H. Computed tomography as a predictor of hip stability status in posterior wall fractures of the acetabulum. J Orthop Trauma, 2009, 23 (1): 7-15.

[70] Vailas JC, Hurwitz S, Wiesel SW. Posterior acetabular fracture-dislocations: fragment size, joint capsule, and stability. J Trauma, 1989, 29: 1494-1496.

[71] Laorr A, Greenspan A, Anderson MW, et al. Traumatic hip dislocation: early MRI findings. Skeletal Radiol, 1995, 24: 239-245.

[72] Stimson LA. A treatise on fractures. Philadelphia: H. C. Leas Son, 1883.

[73] Allis OH. An inquiry into the difficulties encountered in the reduction of dislocations of the hip. Philadelphia: Dornan Printer, 1986.

[74] Goulet JA, Levin PE. Hip dislocations//Browner BD, Jupiter JB, Levine AM, et al. Skeletal trauma. Basic science management and reconstruction. 3rd ed. Philadelphia: Saunders, 2003.

[75] Nordt WE. Maneuvres for reducing dislocated hips. A new technique and a literature review. Clin Orthop Relat Res, 1999, 360: 260-264.

[76] Alonso JE, Volgas DA, Giordano V, et al. A review of the treatment of hip dislocations associated with acetabular fractures. Clin Orthop Relat Res, 2000, 377: 32-43.

[77] Solberg BD, Moon CN, Franco DP. Use of a trochanteric flip osteotomy improves outcomes in Pipkin Ⅳ fractures. Clin Orthop Relat Res, 2009, 467: 929-933.

[78] Moed BR, Maxey JW. Evaluation of fractures of the femoral head using the CT-directed pelvic oblique radiograph. Clin Orthop Relat Res, 1993, 296: 161-167.

[79] Giannoudis PV, Nikolaou VS, Kheir E, et al. Factors determining quality of life and level of sporting activity after internal fixation on an isolated acetabular fracture. J Bone Joint Surg, 2009, 91-B(10): 1354-1359.

[80] Garrett JC, Epstein HC, Harris WH, et al. Treatment of unreduced traumatic posterior dislocations of the hip. J Bone Joint Surg, 1979, 61-A: 2-6.

[81] Nicoll EA. Fractures of the tibial shaft. J Bone Joint Surg Br, 1964, 46B(3): 373.

[82] Tile M, Helfet DL, Kellam JF. Fractures of the pelvis and acetabulum. 3rd ed. Philadelphia: Lippincott Williams & Wilkins, 2003.

[83] Dussault RG, Beauregard G, Fauteaux P, et al. Femoral head defect following anterior dislocation. Radiology, 1980, 135: 627-629.

[84] Swiontkowski MF. Intracapsular hip fractures//Browner B, Levine A, Jupiter J, et al. Saunders skeletal trauma: basic science, management, and reconstruction. Philadelphia: Saunders, 2009.

[85] Asghar FA, Karunakar MA. Femoral head fractures: diagnosis, management, and complications. Orthop Clin North Am, 2004, 35: 463-472.

[86] Nötzli HP, Siebenrock KA, Hempfing A, et al. Perfusion of the femoral head during surgical dislocation of the hip. Monitoring by laser Doppler flowmetry. J Bone Joint Surg Br, 2002, 84(2): 300-304.

[87] Gardner MJ, Suk M, Pearle A, et al. Surgical dislocation of the hip for fractures of the femoral head. J Orthop Trauma, 2005, 19 (5): 334-342.

[88] Smith-Petersen MN. Approach to and expo-

sure of the hip joint for mould arthroplasty. J Bone Joint Surg Am, 1949, 31:40-46.
[89] Schaubel HJ. Modification of the anterior iliofemoral approach to the hip. Int Surg, 1980, 65:347.
[90] Watson-Jones R. Fractures of the neck of the femur. Br J Surg, 1935, 23:787.
[91] Müller ME, Nazarian S, Koch P, et al. The comprehensive classification of fractures of long bones. New York: Springer, 1996.
[92] Gibson A. Posterior exposure of the hip joint. J Bone Joint Surg, 1950, 32-B:183-186.
[93] Kocher T. Textbook of operative surgery. 4th ed. Edinburgh: Adam and Charles Black, 1903.
[94] McFarland B, Osbourne G. Approach to the hip. A suggested improvement on Kocker's method. J Bone Joint Surg, 1954, 36B: 364-367.
[95] Hardinge K. The direct lateral approach to the hip. J Bone Joint Surg, 1982, 64B: 17-18.
[96] Dall D. Exposure of the hip by anterior osteotomy of the greater trochanter. J Bone Joint Surg, 1986, 30B: 382-386.
[97] McLauchin J. The Stracathro approach to the hip. J Bone Joint Surg, 1984, 66B: 30-35.
[98] Henle P, Kloen P, Siebenrock KA. Femoral head injuries: which treatment strategy can be recommended? Injury, 2007, 38(4): 478-488.
[99] Mercati E, Guary A, Myquel C, et al. Une voie d'abord postero-externe de la hanche. Interet de la realization d'un "Muscle digastrique". J Chir, 1972, 103:499-504.
[100] Siebenrock KA, Gautier E, Ziran BH, et al. Trochanteric flip osteotomy for cranial extension and muscle protection in acetabular fracture fixation using a Kocher-Langenbeck approach. J Orthop Trauma, 2006, 20(Suppl 1): S52-S56.
[101] Glassman AH. Complications of trochanteric osteotomy. Orthop Clin North Am, 1992, 23(2): 321-333.
[102] Von Langenbeck B. Congress of German Society for Surgery, 4th session, 1873, printed: Arch Surgery: Ueber die Schussverletzungen des Huftgelenks. Klin Chir, 1874, 16:263.
[103] Moore AT. The Moore self-locking Vitallium prosthesis in fresh femoral neck fractures: a new low posterior approach (the southern exposure). AAOS Instr Course Lect, 1959, 16:309-321.
[104] Marchetti ME, Steinberg GG, Coumas JM. Intermediate term experience of Pipkin fracture dislocations of the hip. J Orthop Trauma, 1996, 10:455-461.
[105] Hougaard K, Thomsen PB. Coxarthrosis following traumatic posterior dislocation of the hip. J Bone Joint Surg Am, 1987, 69: 679-683.
[106] Hougaard K, Thomsen PB. Traumatic posterior dislocation of the hip-prognostic factors influencing the incidence of avascular necrosis of the head. Arch Orthop Trauma Surg, 1986, 106:32-35.
[107] Strömqvist B, Brismar J, Hansson LI, et al. Technetium-99 m-methylenediphosphonate scintimetry after femoral neck fracture. A three year follow-up study. Clin Orthop Relat Res, 1984, 182:177-189.
[108] Poggi JJ, Callaghan JJ, Spritzer CE, et al. Changes on magnetic resonance images after traumatic hip dislocation. Clin Orthop Relat Res, 1995, 319:249-259.
[109] Cornwall R, Radomisli TE. Nerve injury in traumatic dislocation of the hip. Clin Orthop Relat Res, 2000, 377:84-91.
[110] Sunderland S. Nerve and nerve injuries. 2nd ed. Edinburgh: Churchill-Livingstone, 1978.
[111] Haidukewych GJ, Scaduto J, Herscovici D, et al. Iatrogenic nerve injury in acetabular fracture surgery: a comparison of monitored and unmonitored procedures. J Orthop Trauma, 2002, 16(5): 297-301.
[112] McCarthy EF, Sundaram M. Heterotopic Ossification: a review. Skeletal Radiol, 2005, 34:606-619.
[113] Brooker AF, Bowerman JW, Robinson RA, et al. Ectopic ossification following total hip

replacement: incidence and a method of classification. J Bone Joint Surg Am, 1973, 55: 1629-1632.

[114] Ghalambor N, Matta JM, Bernstein L. Heterotopic ossification following operative treatment of acetabular fracture. An analysis of risk factors. Clin Orthop Relat Res, 1994, 305: 96-105.

[115] Burd TA, Lowry KJ, Anglen JO. Indomethacin compared with localized irradiation for the prevention of heterotopic ossification following surgical treatment of acetabular fractures. J Bone Joint Surg Am, 2001, 83 (12): 1783-1788.

[116] Gregoritch SJ, Chadha M, Pelligrini VD, et al. Randomized trial comparing pre-operative versus postoperative irradiation for prevention of heterotopic ossification following prosthetic total hip replacement: preliminary results. Int J Radiat Oncol Biol Phys, 1994, 30: 55-62.

[117] Daum WJ, Scarborough MT, Gordon Jr W, et al. Heterotopic ossification and other perioperative complications of acetabular fractures. J Orthop Trauma, 1992, 6 (4): 427-432.

[118] McLaren AC. Prophylaxis with indomethacin for heterotopic ossification after open reduction of fractures of the acetabulum. J Bone Joint Surg Am, 1990, 72: 245-247.

[119] Moed BR, Karges DE. Prophylactic indomethacin for the prevention of heterotopic ossification after acetabular fracture surgery in high risk patients. J Orthop Trauma, 1994, 8: 34-39.

[120] Matta JM, Siebenrock KA. Does indomethacin reduce heterotopic bone formation after operation for acetabular fractures? A prospective randomized study. J Bone Joint Surg Br, 1997, 79(6): 959-963.

[121] Kölbl O, Knelles D, Barthel T, et al. Preoperative irradiation versus the use of nonsteroidal anti-inflammatory drugs for the prevention of heterotopic ossification following total hip replacement: the results of a randomized trial. Int J Radiat Oncol Biol Phys, 1998, 42(2): 397-401.

[122] Moed BR, Maxey JW. The effect of indomethacin on heterotopic ossification following acetabular fracture surgery. J Orthop Trauma, 1993, 7(1): 33-38.

[123] Fahmy NRM, Wrobleski BM. Recurrence of ectopic ossification after excision in Charnley low friction arthroplasty. Acta Orthop Scand, 1982, 53: 799-802.

[124] Montgomery KD, Geerts WH, Potter HG, et al. Thromboembolic complications in patients with pelvic trauma. Clin Orthop, 1996, 329: 68-87.

[125] Steele N, Dodenhoff RM, Ward AJ, et al. Thromboprophylaxis in pelvic and acetabular trauma surgery: thee role of early treatment with low-molecular-weight heparin. J Bone Joint Surg, 2005, 87-B: 209-212.

[126] Geerts WH, Code KI, Jay RM, et al. A prospective study of venous thromboembolism after major trauma. N Engl J Med, 1994, 331 (24): 1601-1606.

[127] Droll KP, Broekhuyse H, O'Brien P. Fracture of the femoral head. J Am Acad Orthop Surg, 2007, 15(12): 716-727.

[128] D'Aubigné RM, Postel M. Functional results of hip arthroplasty with acrylic prosthesis. J Bone Joint Surg Am, 1954, 36A (3): 451-475.

第 5 章　股骨颈骨折和股骨近端骨折

第 5 章 股骨颈骨折和股骨近端骨折

Karl-Göran Thorngren

摘要 全世界老年人的数量正在逐渐上升。据估计，全世界髋部骨折的人数从 1990 年的 170 万增加到 2050 年的 626 万。这仅是根据年龄的增长和人口结构的变化预测的。本章将介绍髋部骨折（股骨近端骨折）的各个方面，如流行病学、诊断、病理生理学、分类、手术治疗、加速康复外科、患者最佳选择及康复等。同时，还详细地介绍了股骨颈骨折、股骨转子间骨折和股骨转子下骨折的手术步骤。

关键词 髋部骨折 · 诊断 · 流行病学 · 股骨颈骨折 · 骨折 · 髋关节 · 钩针 · 影像增强器 · 髓内钉 · 手术 · 患者最佳选择 · 病理生理学 · 股骨近端 · 康复 · 螺钉钢板 · 钢板 · 股骨转子下骨折 · 手术时机 · 股骨转子间骨折

第 1 节 流行病学

全世界正在进入老龄化。有研究估计，从 1990 年到 2050 年，65 岁及以上的老年人将从 3.23 亿增长到 15.55 亿[28,178]，其中髋部骨折的人数将从170万增加到 626 万。这仅是根据年龄的增长和人口结构的变化预测的。此外，尽管瑞典、英国和美国的年龄校正发生率似乎趋于平稳，但全世界所有地区髋部骨折的发生率都明显上升[22,35,38,50,51,69,73,88,176,178]。

髋部骨折按性别划分的年龄校正发生率在斯堪的纳维亚半岛的国家中高于北美国家，而在南欧国家则较低[75,97]。在过去的 20 年里，斯堪的纳维亚半岛的国家和其他西方国家的老年髋部骨折患者均成倍增加[76,78,167,168]。

在北美，白种女性髋部骨折的发生率高于黑种女性和黄种女性[178]。种族差异的部分原因是骨骼具有遗传性。黑种人的祖先骨量最大，故其髋部骨折的发生率相对较低。另外，饮食、体育锻炼、外伤及跌倒倾向都对髋部骨折的发生率具有一定影响。体力劳动者由于长期劳作，身体更加健康，具有较好的平衡能力，肌肉力量较强，可减少跌倒的发生风险[30,178]。

每一个地区髋部骨折患者的绝对数量不仅取决于其种族构成，还取决于其人口数量和年龄分布。1990 年，全世界将近 50% 的髋部骨折发生在欧洲、北美洲和大洋洲。预计到 2050 年，髋部骨折将发生地域性变化。届时，全球大部分髋部骨折将发生在亚洲、非洲、南美洲，以及东地中海地区，这些地方目前正在进入人口老龄化[178]。这种趋势对于卫生决策者制定相应的政策具有一

K.-G. Thorngren
Department of Orthopaedics, Lund University Hospital, Lund, Sweden
e-mail: Karl-Goran.Thorngren@med.lu.se

G. Bentley (ed.), *European Surgical Orthopaedics and Traumatology*,
DOI 10.1007/978-3-642-34746-7_14, © EFORT 2014

定帮助。

老龄人口的增加及随之而来的老年髋部骨折患者的增加会对医疗卫生资源造成一定威胁。这一点在 80 岁以上的髋部骨折患者中非常明显。这类患者常合并多种内科疾病，极大地占用了医疗资源。对于水平较低的医疗卫生系统，髋部骨折的诊疗都是一个挑战，其可以引发一系列问题。

城市人口髋部骨折的发生率高于农村人口[37,38,69,143]。脆性骨折在斯堪的纳维亚半岛很常见。瑞典和挪威与年龄相关的髋部骨折发生率居全世界之首，其原因尚不清楚，可能与遗传、身材、缺少体力活动及阳光照射不足导致的维生素 D 缺乏有关。

瑞典女性 50 岁后发生骨折的可能性为 50%，男性的发生风险大约是女性的 50%。这种性别差异可能与女性绝经后骨质疏松的发生率增加及女性的身高较矮、骨量较少等因素有关。50 岁以下的女性很少发生髋部骨折，仅占总数的 3%[13]；50 岁后，女性髋部骨折的发生率呈指数型增长。男性患者髋部骨折的发生率也呈现指数增长，但年龄范围常有 5～10 年的滞后。

绝大多数髋部骨折发生于老年人。这类患者常合并多种内科疾病，但仍期望生活独立、能活动和无疼痛。瑞典女性终身发生髋部骨折的概率为 20%。现在可以用骨折风险评估工具（fracture risk assessment tool，FRAX）来计算患者 10 年内发生髋部骨折的概率，这种计算方法建立在对髋部骨折风险因素评估的基础上。

由于接骨技术和术后积极康复，髋部骨折患者的预后得到了提高。许多髋部骨折患者术后可以很快出院，在家中进行功能训练，其活动能力常可恢复到骨折前的水平[19,24,49,57,71,165]。

瑞典国家髋部骨折登记中心（Swedish National Hip Fracture Registration Center，RIKSHÖFT）2012 年的一项研究显示，髋部骨折患者的平均年龄为 82 岁，其中 68%为女性。在骨折发生前，70%的患者住在自己家中，45%的患者为独居生活。术后 4 个月，55%的患者住在自己家中[172]。

20 世纪 80、90 年代，髋部骨折手术患者的平均住院时间持续下降。1988 年，瑞典髋部骨折患者的平均住院时间为 19 天。1996 年，平均住院时间为 10～11 天，中位住院时间为 9 天。2012 年，平均住院时间为 8.8 天，中位住院时间为 8 天。2012 年，从入院到手术的平均时间为 21 小时，中位时间为 19 小时。

近年来，平均住院时间缩短了，但从急症入院且生活水平恢复到骨折前的患者比例没有降低。该比例一直保持在 50%～52%[172]。

第 2 节　诊　断

髋部骨折的临床表现为患者跌倒后躺在地上，由于髋部外侧及腹股沟剧烈疼痛，无法自行站立。患肢常常短缩和外旋。髋部或大腿轻微的活动都会引起疼痛。纵向锤击足跟能够间接引起患处疼痛。患者不能抬起下肢。疼痛以腹股沟区和髋部/膝最显著。患髋转子区有压痛但骨盆上方无疼痛，这类患者都需要手术治疗和住院护理。X 线片确诊骨折后，应尽早进行手术。一旦手术延迟进行，患者术后意识混乱、压疮及肺部并发症的发生率会显著增加。建议在骨折后 24 小时内进行手术治疗。通过临床查体一般很难鉴别股骨颈骨折和股骨转子间骨折，X 线片可以鉴别，必须包括髋关节 X 线正位片和侧位片。在某些情况下，患者具有明显的疼痛，但 X 线片上不能发现明显骨折。此时，MRI 往往有助于发现隐匿性骨折，它具有很高的敏感性和准确性[43]。同时，髋部骨折需要与其他骨折相鉴别，如耻骨上下支骨折、肿瘤引起的骨盆骨折等，这些骨折比较罕见，但也会引起疼痛。MRI 也可以诊断关节囊内出血。因此，对于怀疑髋部骨折的患者,常规X线片呈阴性时,MRI的诊断优于CT。

骨闪烁也是一种有价值的检查手段,常被用于检测术后的骨折愈合情况。骨闪烁检查通常采用亚甲基二磷酸四甲酯和锝的偶联物(^{99m}Tc MDP)作为示踪剂。在骨折早期愈合的过程中,^{99m}Tc MDP会产生聚集效应。骨闪烁检查应在外伤2天后进行,以避免假阴性结果。骨闪烁检查也可用于耻骨支骨折的鉴别诊断,这种骨折有时候很难在X线片上见到。MRI比骨闪烁检查更具有优势:首先,患者不需要静脉注射示踪剂;其次,也不需要等待数小时使示踪剂聚集在骨组织内[137]。除了骨盆骨折外,骨闪烁检查还可以用于诊断髋挫伤和髋关节炎。

实验室检查对于骨折诊断没有帮助。建议对患者进行血红蛋白和电解质检查。这类患者由于饮食欠佳,多存在营养不良和电解质失调。股骨转子间骨折和股骨转子下骨折患者出血量较多。C反应蛋白(C reactive protein,CRP)和沉降率(sedimentation rate,SR)在创伤发生后也会暂时性升高。

第3节 预后调查

术前通过骨闪烁检查确定股骨头的血供,可能在愈合的预测方面具有一定作用[54]。但这种检查耗时长,易延误手术时机,故不能作为常规的检查手段。静脉注射^{99m}Tc MDP后,至少需要3小时这种同位素才会出现在骨组织中。对卧床患者进行检查很困难。与未发生骨折的健侧对比,要想同位素充分浸润到骨折侧很困难。

术后4周内的骨闪烁检查(通常在术后10天)对骨折愈合、假关节形成和股骨头坏死的发生与否具有很好的预测价值[12,154]。采用骨闪烁检查确定股骨头的血供,并且将其与健侧做对比,可预测骨折的愈合情况[54,154]。如果骨折侧的同位素摄入量不少于健侧,骨折愈合的概率在90%以上。如果骨闪烁的比例<1.0,患者有90%的可能会发生骨折愈合相关的并发症。以上研究可以为患者提供个体化的预后信息。在骨折术后1个月至1年内进行骨闪烁检查不能起到预测作用。

患者术后疼痛和行走能力受限是临床常见的并发症[2,156]。术后1年可在常规X线片上清晰见到股骨头多处塌陷和假关节形成,此时没有必要再行骨闪烁检查。MRI可能有助于判断新鲜股骨颈骨折后股骨头的血供,但这不能通过普通的MRI实现。老年髋部骨折患者不能耐受长时间的MRI,需要使用影像增强剂来观察股骨头的血供。另外,也需要采用特殊的手段来减少检查时间。

第4节 病理生理学

骨折能否愈合取决于骨折部位的血供。对于股骨颈骨折,股骨头的血供在创伤发生时就遭受了不同程度的破坏。股骨头的血供一部分由相应血管直接进入中央髓腔内,另一部分则来源于其周围关节囊上血管的浸润[27,94,145]。

股骨头的大部分血供来源于旋股内外侧动脉,这些血管围绕股骨颈相互交通形成血管环(图6-5-1a,b)。这个血管环向股骨颈表面发出分支,并且穿过股骨颈皮质骨与软骨交界处进入股骨头深部。由于髋关节囊沿着股骨大转子、小转子环绕股骨颈一周,故股骨颈骨折属于囊内骨折。这意味着连接股骨头的血管在骨折时受到破坏。股骨头小凹韧带的小血管仅支配股骨头很小一部分的血供,老年人可以忽略不计(图6-5-1c)。即使股骨颈在背侧完全骨折且具有

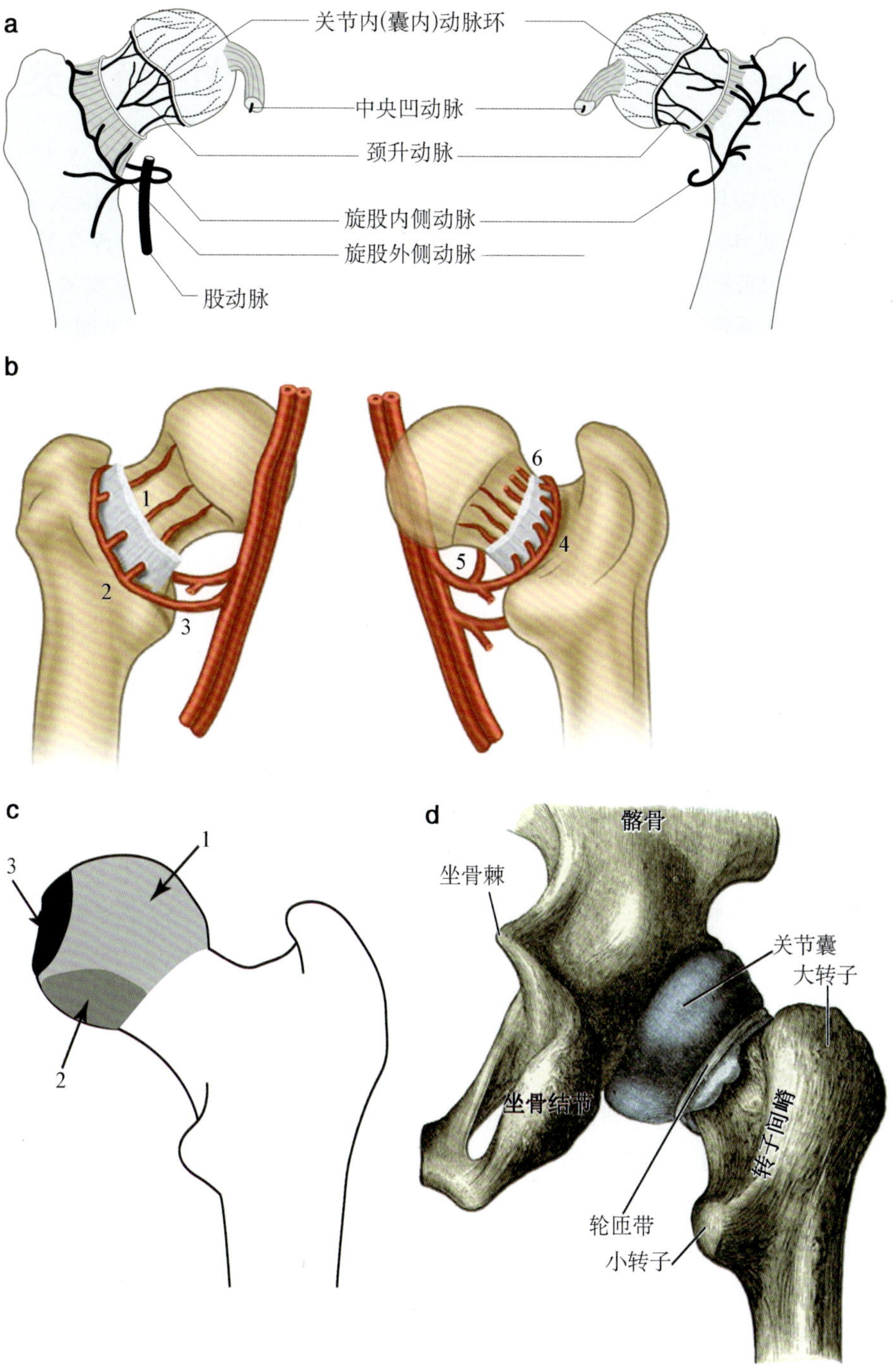

图 6-5-1　a. 股骨头的动脉血供。b. 关节囊皱襞及血供，前面和后面的示意图：中断线(1)表示关节囊起始和折叠的常见位置，从前侧关节囊的转子间线部位(2)进入股骨头的小血管来自旋股外侧动脉(3)，后侧血管网起自旋股内侧动脉(5)，它自内侧进入转子间嵴(4)，Claffey 结节(6)处是股骨头最重要的血供。c. 股骨头血供分布示意图：骺外侧动脉(1)是最重要的一个分支，其起自股骨近端动脉网的后上方，其次则为来自股骨近端动脉网后下方的骺尾侧动脉(2)，再次则为来自圆韧带的动脉(3)。d. 髋关节囊

成角畸形，仍会有一部分背侧血供能够得以保留。这些血管和扭曲的骨膜挤压在一起，血供已经完全中断。此时进行骨折复位可以使这些血管重新恢复血供，从而防止股骨头缺血性坏死[145]。

股骨头血供的破坏程度取决于骨折时股骨颈脱位的程度。股骨头血供受损后会导致假性关节炎，即未形成骨痂，股骨颈骨折不会愈合。股骨颈骨折愈合后，新生血管会重新长入股骨头的缺血区域，并且进行重建。在这个过程中，骨质会发生软化甚至塌陷。这种情况经常出现在术后1～2年，此时股骨颈骨折已经愈合，股骨头出现坏死和部分塌陷。骨折移位非常明显时，血供破坏的发生风险更大。某些无移位的股骨颈骨折也会出现股骨头坏死。一项研究显示，这种概率约为2%[156]。内固定术治疗移位的股骨颈骨折2年后，股骨头坏死的发生率为12%，其中20%的患者需要行关节置换术[117]。

血流阻塞是导致无移位的股骨颈骨折发生股骨头坏死的一个重要因素。对于无移位的股骨颈骨折，关节囊未破裂时，关节内持续出血形成血肿，囊内压力增高到一定程度即可阻断股骨头的血供(图6-5-1d)[157,159,182]。这些血肿可以通过注射器穿刺吸出，也可以在影像增强器透视下切开关节囊进行减压。为确保股骨头的血液循环迅速得到改善，在患者入院时，应在急诊室进行抽吸。当无移位的股骨颈骨折患者出现髋部明显疼痛时，应高度怀疑股骨头血流阻塞。

临床研究发现，关节囊内出血会导致压力上升，用注射器吸出血肿后压力随之下降。但迄今为止，仍然没有足够的证据来证明这种穿刺会降低股骨颈骨折不愈合和股骨头坏死的发生率。因此，建议无移位的股骨颈骨折患者应在手术透视下行针刺吸出囊内血肿，不推荐行关节囊切开减压术。对于股骨转子间骨折，股骨头的血供没有受到破坏，故股骨头坏死极少发生。

第5节 分 类

髋部骨折的分类建立在X线片检查的基础之上。因此，理想的正位X线片、侧位X线片对分类至关重要。医生经常将髋部骨折(股骨近端骨折)分为髋关节颈骨骨折(股骨颈、囊内)和股骨转子间骨折(经大转子、转子间、经转子、囊外)两大类，约占髋部骨折的50%(图6-5-2)。位于这两大类之间过渡区域的骨折，一般称为股骨颈基底骨折。位于股骨小转子下方5cm内的骨折则被称为股骨转子下骨折，其骨折线通常开始于大转子区[118]。

股骨颈骨折的愈合取决于血供受损的程度，故股骨颈骨折是否移位至关重要。股骨转子间骨折由于其股骨头的血供常未受到损伤，故预后良好，而骨折的不稳定性则会在愈合过程中造成不同程度的肢体短缩和畸形。因此，将股骨转子间骨折分为稳定性骨折(两部分)和不稳定骨折(多部分骨折)非常重要。

这种简单的分类已经被瑞典国家髋部骨折登记中心(RIKSHÖFT)证实简单有效(表6-5-1)。该中心自1988年成立以来，其骨折分类一直没有变化(图6-5-3)。这充分说明了该分类简单实用，并且具有可重复性[172]。

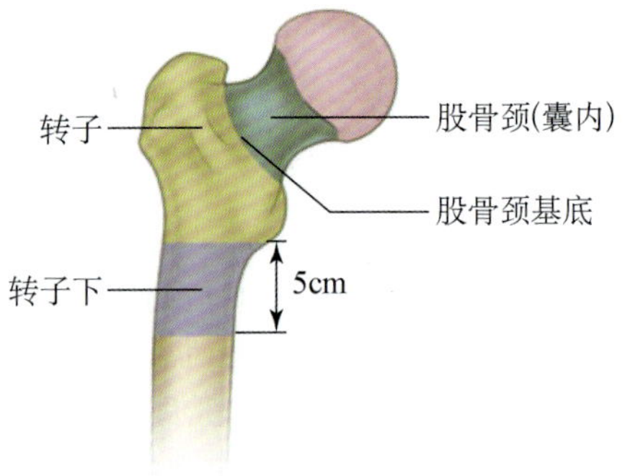

图6-5-2 髋部骨折的类型

表 6-5-1　瑞典国家髋部骨折登记中心(RIKSHÖFT)基于 172 000 例骨折统计的骨折类型分布(%)

骨折类型	女性	男性	总数
无移位的股骨颈骨折	16	17	16
移位的股骨颈骨折	37	36	36
股骨颈基底骨折	3	4	3
两部分股骨转子间骨折	22	23	23
粉碎性股骨转子间骨折	15	13	15
股骨转子下骨折	7	7	7

除此之外，髋部骨折还有许多其他复杂的分类系统。Garden[44]通过髋关节正位片上股骨颈骨折的移位程度将其分为 4 型(图 6-5-4)。尽管已经有大量研究指出这种分类操作起来存在难度，但其目前仍被广泛应用[42]。这种分类最大的缺点在于不使用 X 线侧位片，仅靠 X 线正位片做出判断。区分 Garden Ⅱ型和 Garden Ⅲ型相对容易，但区分 Garden Ⅰ型和 Garden Ⅱ型则非常困难。因为这 2 种类型的骨折都属于完全骨折，但骨折块基本上都没有移位或属于嵌插骨折。同理，区分 Garden Ⅲ型和 Garden Ⅳ型骨折也非常困难。基于以上原因，目前一般将其分为无移位型骨折(Ⅰ型和Ⅱ型)和移位型骨折(Ⅲ型和Ⅳ型)两大类。

Pauwels 分类是另一个常见的分类系统[128]。它建立在骨折线与水平面成角的基础上，但在临床上没有应用价值[118]。

AO 分类对于长骨干骨折非常实用，在髋部骨折上则很少应用[17,103]。

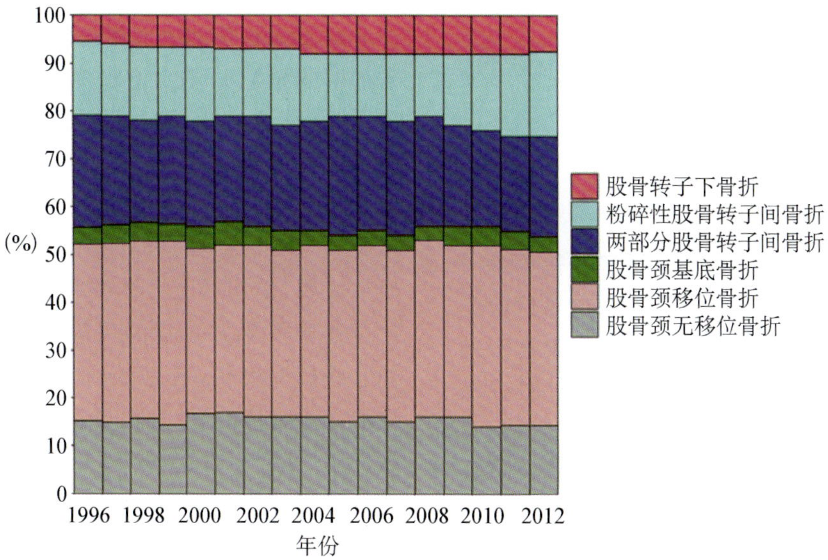

图 6-5-3　瑞典国家髋部骨折登记中心(RIKSHÖFT)显示骨折类型和年份的关系，每年约有 15 000 例髋部骨折

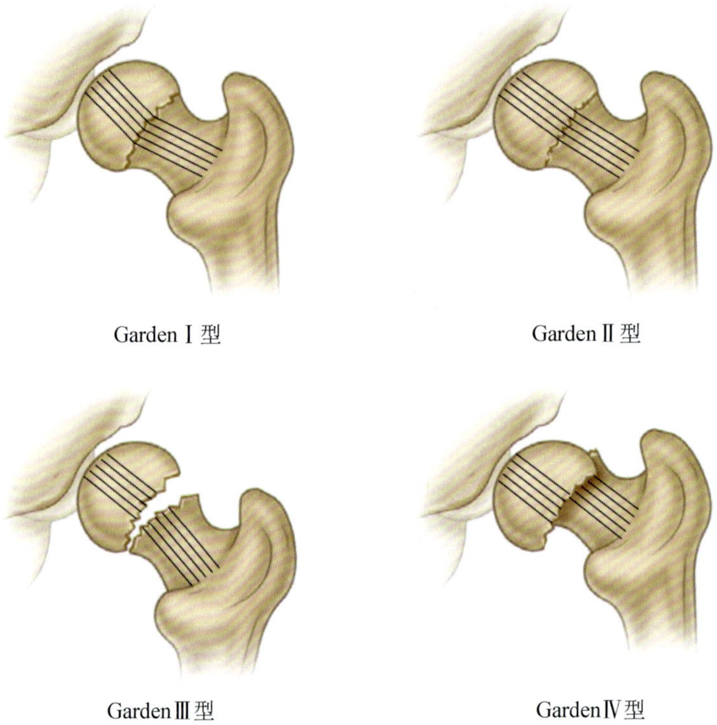

图 6-5-4 股骨颈骨折的 Garden 分型

第 6 节 治 疗

牵引治疗

传统上，牵引的目的是缓解等待手术时的疼痛。理论上，牵引也可以通过复位股骨颈骨折和理顺屈曲的血管来改善股骨头的血供。过去医生常使用克氏针穿过胫骨结节来进行牵引[5,39,134]。但随机研究表明，牵引并没有应用价值[123]。髋关节和膝关节轻度屈曲的体位已经足够，也同样能缓解疼痛[135]。

第 7 节 手术时机

骨折的治疗和患者的整体情况均影响患者从住院到手术的时间。

对于无移位的关节囊内骨折，骨折到手术的时间延迟并不会增加骨折并发症的发生风险，移位的骨折则不是如此。因此，笔者建议在患者准备充分的情况下尽快手术，但是没必要行急诊手术。对于移位的骨折患者，在手术时间的考量上有不同观点。有研究表明，受伤后应尽早手术以降低骨折治疗过程中发生并发症的风险[29,92,93,116]。另外一些研究表明，延迟 2～3 天手术对骨折的治疗没有影响，但是在 2～3 天后，骨不连的发生风险会显著升高[56]。最近一项关于患者健康的研究表明，24 小时内早期手术与病死率的增加无关，但是与缩短住院时间及康复时间有密切关系[1,60]。此外，24 小时内早期手术降低了一般并发症的发生风险[15]。最近一项 Meta 分析[148]强烈支持早期手术可以降低病死率，以及肺炎和压疮的发生率。此外，患者应在有治疗髋关节骨折经验的医疗机构接受治疗[61]。

第 8 节　术前患者优化

无论是长期治疗还是短期治疗，对患者进行详细的问诊都很重要。

患者获得最佳整体治疗并改善生活质量的重要问题涉及以下方面：何时、何地、怎样发生的事故。

这些问题十分重要，因为大多数的髋部骨折发生在室内。患者经常是在地板上步行时摔倒，或坐下时从椅子上滑落。如果是在室外发生的髋部骨折，常预示着较好的预后，因为相对于在室内发生的髋部骨折，室外髋部骨折患者的身体基本情况较好，行走能力也较好，比那些室内髋部骨折的患者更有动力回到骨折前的水平。清除可能导致跌倒的障碍物、指导平衡肌训练、诊断骨质疏松等可预防再次跌倒或骨折。其他的一些并发症也可以影响预后，需要治疗。问题是是否存在导致骨折的内在原因，这是否会影响治疗计划，是否有必要采取行动改善预后。并发症和药物对麻醉十分重要。

骨折前的行走能力和助行器的使用情况对判断患者的预后有重要作用。预后的最终目标是恢复到骨折前的生活状态和功能等级。家中是否有楼梯或其他影响活动的障碍物？骨折前患者是否需要他人的帮助来完成每天的活动（包括食物的准备及日常生活）？患者骨折前是否能够自己穿衣、洗澡、上厕所、打电话、在室外步行、骑自行车、开车、买食物、做饭、洗衣服及打扫屋子？是否需要他人帮助或需要技术支持，如警报器（自己独处时戴在手腕上，摔倒之后按下按钮）、购买新的眼镜或助听器？患者既往的骨折信息对骨质疏松的诊断十分重要。找出患者既往手术史中重要的信息，包括患者以前是否接受过脊髓/硬膜下麻醉并且处理得很好、是否需要完全吸入麻醉、患者倾向于何种麻醉方法。

患者的精神状态对康复至关重要[15]。据统计，平均 1/3 的髋部骨折患者在骨折前处于痴呆状态，超过 1/3 的患者在术后不同时间出现短暂的意识障碍，所以有必要反复评估患者的精神状态。一般情况下，患者可以说出自己的名字及出生年份，但需要进行更有组织性的提问，如 Pfeiffer 测试（也称为 SPMSQ，由 10 个问题组成，见表 6-5-2）[129]。应给予患者充分的镇痛，从一开始就应采取预防措施来避免压疮[96]。必须考虑患者的体液平衡和营养状态[63]。预防压疮应根据诺顿量表和类似经过验证的量表进行评估[36,62,102]。

表 6-5-2　简易精神状态检查量表（SPMSQ）

1	今天的日期是多少？
2	今天是星期几？
3	这是什么地方？
4	你的电话号码或居住地的街道号是多少？
5	你多大了？
6	你是什么时候出生的？
7	现在的国家领导人是谁？
8	上一届的国家领导人是谁？
9	你母亲的姓氏是什么？
10	从20 开始，每次减去 3，说出新的数字
制定以下标准：	
0～2 个错误	智力正常
3～4 个错误	轻度智力障碍
5～7 个错误	中度智力障碍
8～10 个错误	重度智力障碍

有研究表明，患者从住院到手术的时间对患者并发症的发生及康复时间有显著影响。不仅急诊的住院时间延长，而且需要在康复机构进行持续的康复训练。处理的目标包括：①尽快手术。②术后即刻负重（在

允许的情况下，一般是术后第 2 天开始负重。如果骨折愈合失败或关节置换术后脱位，最好尽快再次手术）。③在急诊就开始指导步行训练，并尽快出院回到过去的生活方式，继续行走训练。④只有在真正需要的时候才进行制度化的康复治疗，通常取决于伴随的其他疾病或其他新鲜骨折。

根据国家相关规定，医生应该考虑并进行血栓预防及抗生素预防。在瑞典，患者通常皮下注射低分子量肝素（最近已经开始流行口服Ⅹa 因子抑制药）。随机对照研究的系统性回顾表明，维生素 D 可减少深静脉血栓形成的发生风险，但不一定能减少肺栓塞的发生风险。椎管内麻醉或硬膜下麻醉的注射部位有出血的发生风险[124]。医生建议不要在低分子量肝素注射的 10 小时内进行椎管穿刺以降低出血的发生风险。如果使用硬膜外导管，建议 10～12 小时之后再将其拔出。这意味着如果手术推迟，计划第 2 天早上手术，预防性低分子量肝素可以手术前一天晚上使用。

如果术中使用导尿管，应该在术后尽早拔出。导尿管有助于检测液体平衡并可以避免在手术台上发生漏尿。术后，医生建议对膀胱进行超声检查而不是延长尿管的使用时间。在使用尿管后应检查尿路是否有感染。患者尽快恢复活动对膀胱和肠道功能的恢复有重要作用。

已证明，吸氧可以降低术后意识障碍的发生率[15]。医生建议使用血氧仪（一种应用于指尖外部的设备）监测患者的血氧含量。吸氧对预防压疮和改善伤口愈合有积极作用，但是证据支持较少[62]。

为了优化患者并改善治疗，患者在救护车上即可开始治疗，且要尽快进行手术（快速手术）。外科医生和麻醉师应优先考虑为这些患者手术。如果老年患者卧床等待手术，他们的情况将会迅速恶化。这种情况通常不会对年轻患者造成威胁，所以在手术安排上，优先考虑老年患者，而不是年轻患者。

在丹麦和瑞典，在救护车上就会对骨折患者进行快速处理，包括吸氧、静脉输液和镇痛[60,62,80]。心电图可在患者到达医院之前从救护车传送到医院。在最先进的方案中，患者直接被送到放射科，然后在手术前被送到病房。在救护车转运途中，询问患者有关手术麻醉的信息。麻醉前按照美国麻醉师学会（American Society of Anesthesiologists，ASA）系统对患者进行分级（表 6-5-3）。

表 6-5-3 ASA 分级

ASA1	完全健康
ASA2	有一些疾病，但不会影响正常的日常活动，即无症状状态，如高血压
ASA3	有症状的疾病，但对生活的影响非常小，如轻度糖尿病
ASA4	有症状的疾病，对生活造成很严重的影响，如重度慢性支气管炎、不稳定性糖尿病
ASA5	生命垂危

第 9 节 手术台和影像增强器

将患者从床上转移到手术台上，合适的体位可以使术者有较好的术野并便于操作。确保患者在手术台上的安全，防止坠落。将骨折的下肢放置在牵引靴内并正确固定，以保证下肢不会脱出。在牵引靴中必须使用衬垫加以保护，以防发生压力性溃疡，特别是足跟的位置比较脆弱。此外，为了在正位和侧位实现高质量的成像，需要做到以下几点：①患者的位置应使受伤的髋关节下方无手术台遮挡，这样就可以在前后位上扫描髋关节。②将健肢屈曲、外展，以便于影像增强器的使用（图 6-5-5）。③为了在正位片上得到最清晰的图像，影像增强器的屏幕应该靠近患者。④在侧位上，患者最好的体位也是将影像增强器尽可能地靠近患者。⑤腹股沟的柱或髋部周围使用吊带可防止下肢牵引时患者移动。为了预防压力性溃疡，两者都应使用衬垫保护。⑥应始终避免过度活动患肢，因为这可能会损伤股骨头的血供。

术中影像增强器是不可缺少的仪器。它可以帮助术者精确复位及置入内固定装置，使骨折达到最佳稳定状态。它大大缩短了手术时间，并且可以使术者快速评估复位及骨折位置。医生更倾向于使用双平面影像增强器，因为它更加精确并可以缩短手术时间（图 6-5-5，图 6-5-6）。在一些创伤中心，术中同时使用 2 个 C 形臂以获得正位片及侧位片。最近几十年，在瑞典和挪威，医生已经广泛使用双平面影像增强器。双平面影像增强器的优点在于其定位后不需要再次移动，可避免污染无菌巾，以保证无菌操作。平面之间的转换可以通过脚踏来实现，这样大大缩短了手术时间。此外，平面简单快速地转换可以提高内固定材料的放置精准度。术者可以更好地检查患者的活动。因此，减少了并发症的发生。此外，对外科医生加强培训并强调细节，也改善了复位的结果[44,55,56,99,156]。

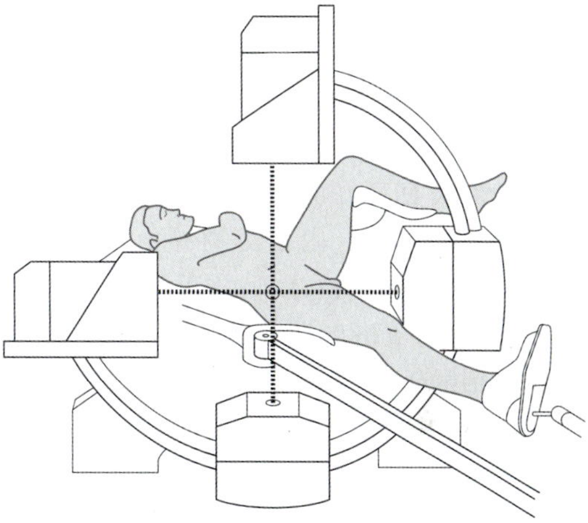

图 6-5-5 将患者置于可进行双平面透视的牵引床上，水平的（侧面观）X 线管在外科医生的左边，通过脚踏来实现图像正侧位之间的转换

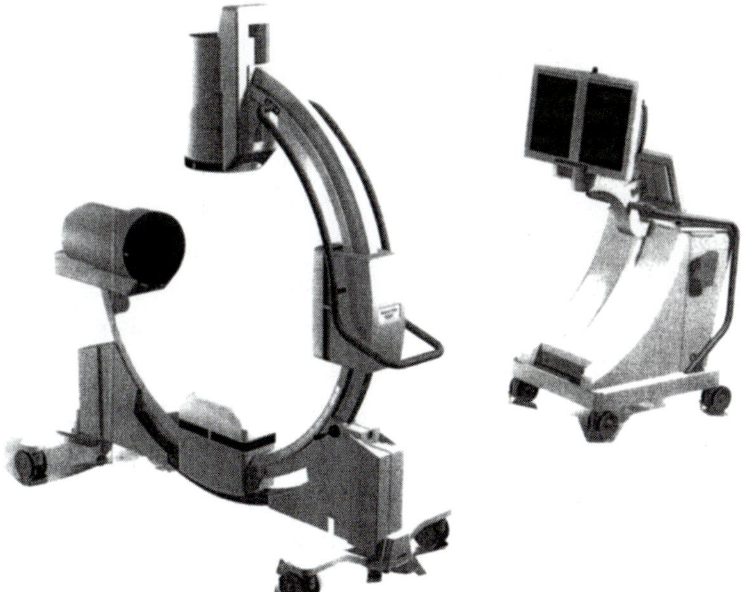

图 6-5-6 双平面影像增强器，注意正、侧位的 2 个显示器

第 10 节　手术选择

不同类型的髋部骨折已经发展出了各种特定的手术方法。这些方法与生物力学的稳定性、微创入路、操作学习的可行性相结合，在发展演变中留存下来。这些方法已经被证实不会破坏骨质愈合的过程，主要取决于骨折块有良好的血供及骨痂形成过程中的宏观稳定性。内固定物的稳定性及手术时间对关节置换术十分重要。置入物(针、螺钉)的价格也是一个问题。各类髋部骨折常用的手术方法及可能的结果见表 6-5-4 和表 6-5-5。

本章将详细描述使用克氏针或螺钉固定股骨颈骨折，钉板系统或髓内钉固定股骨转子间骨折或股骨转子下骨折。对于人工关节置换术，核心知识见本书第 1 章。本章中将介绍老年人新鲜髋部骨折的具体技术要点。

表 6-5-4　不同类型髋部骨折常用的手术方法

骨折类型	手术方法
无移位的股骨颈骨折	用内固定针或螺钉进行固定
移位的股骨颈骨折	关节置换术(老年患者，年轻患者进行内固定)
	半髋单极头
	半髋双极头
	全髋关节置换术
股骨颈基底骨折	钉-板固定
两部分股骨转子间骨折	钉-板固定
粉碎性股骨转子间骨折	钉-板固定
	短髓内钉固定
股骨转子下骨折	髓内钉
	钉板固定，双轴固定

表 6-5-5　不同类型骨折内固定术后可能的结果

骨折类型	愈合	稳定性
无移位的股骨颈骨折	+	+
移位的股骨颈骨折	−/+	+/−
股骨颈基底骨折	+/−	+
两部分股骨转子间骨折	+	+
粉碎性股骨转子间骨折	+	+/−
股骨转子下骨折	+	−/+

注：+表示是；−表示否

第 11 节　股骨颈骨折

闭合复位

在外科医生的指导下将患者转移到手术台，以防止髋部骨折部位的不适当或过度活动。股骨头通过股骨颈周围的囊状血管比较脆弱。髋部在复位过程中突然剧烈移动或过度牵拉将导致骨折断端分离，这样可能会损伤血液循环。通常牵引下肢使其伸直，然后内旋实现复位。复位时应时刻通过影像增强器检查其正位、侧位像。医生更愿意使用双平面影像增强器，这样可以通过脚踏轻松地转变视野而不需要移动整个机器，同时也降低了污染的风险。脉冲式 X 线减少了患者及术者在手术过程中的辐射暴露。复位的方法是在手术台上对患肢进行轻柔的纵向牵引，同时检查其正位片。持续牵引直至股骨颈内侧部分(Calcar 区)与骨折断端基本接触。侧位片也很重要，足部向内旋转直到股骨颈骨折的背侧角消除，这部分动作类似于合上一本书，目的是恢复股骨颈的力线。在侧位上画条直线可以将股骨头、转子间和股骨干等分，应允许轻微的成角(图 6-5-7，图 6-5-8)。有时为了获得解剖复位，需要对下肢进行轻微的内收和抬高。必须充分内旋下肢，未完全复位最常见的原因就是没有充分内旋下肢。由于股骨颈后方的

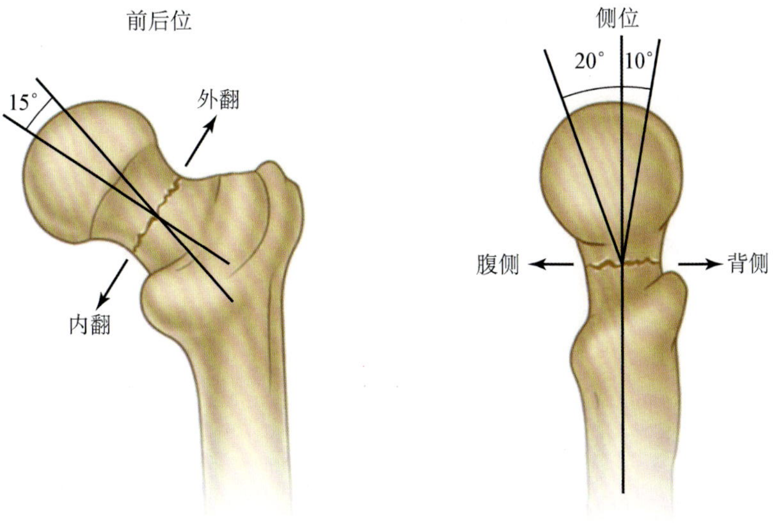

图 6-5-7　**可以接受的复位标准，箭头指示可以接受 2mm 以内的侧方移位，可以接受扇形范围内的成角畸形**

软组织铰链是完整的，骨折不可能过度复位。侧位复位 180°，股骨头、股骨颈、转子间、股骨干应在同一条直线上。在正位上，理想的复位是解剖复位或存在轻微的外翻成角。在正、侧位上，需要恢复股骨颈的曲度。在复位之后，松开牵引会导致嵌插的发生并降低术中发生股骨头旋转的风险。

第 12 节　骨折内固定术

Smith-Petersen[150] 提出股骨颈骨折可采用翼钉切开复位内固定术。Sven Johansson[74] 改进了这一方法，将钉子制造成中间有通道的，通过细导针可将其置入。在不显露骨折区的情况下，复位后将导针盲穿入骨折区域。透视下，选择最佳的 1 个固定点穿入钉子。这一过程需要数小时。此后有超过 100 种的钉子、螺钉和针用于髋部骨折内固定术[95,107]。目前，在透视下通过经皮技术打入螺钉治疗股骨颈骨折，从皮肤切口到缝合用时 10～15 分钟。

一、2 枚针或螺钉

例如，von Bahr、Uppsala、Ullevaal 和 Garden 发明的 Hansson 针或螺钉。它们的直径通常为 7mm，相互之间平行打入。目的是建立钉的三点固定，第 1 个进针点紧贴外侧皮质骨，第 2 个进针点位于股骨距下方或后方，第 3 个进针点位于股骨头软骨下（图 6-5-8，图 6-5-9）。外侧皮肤切口在股骨大转子远端 2cm 处，向远端延长约 5cm。切口的准确位置可通过在皮肤表面放置导针或不透 X 线的物体在正位片上筛选确定。将一根金属丝固定在患者的一侧，使其在侧位上位于股骨头、股骨颈及股骨干的中心。根据经验，可以不显露股骨表面，导丝和针经皮穿过软组织到达骨质。在股骨手术中经常使用克氏针作为导针，钻孔后将空心钉或螺钉经导针置入。最好首先置入下方的钉或螺钉。下方的钉应该在小转子中下方水平钻孔打入。如果在该部位远端钻孔，发生骨折的风险增大。远端钉应该沿着

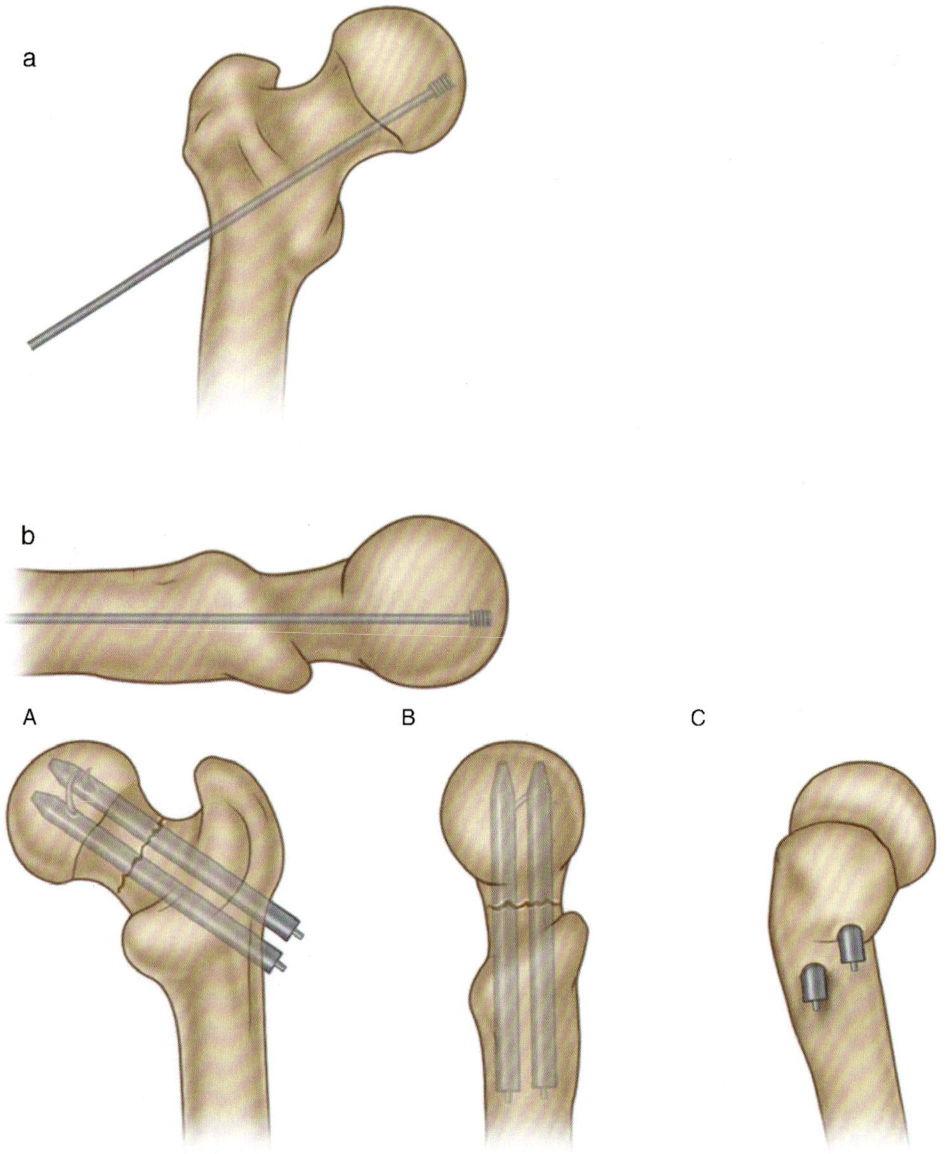

图 6-5-8 手术时下方导针的理想位置，a 为正位，b 为侧位。X 线片上导针连接骨的位置，A 为前后位片，B 为股骨颈侧位片，C 为股骨干和导针进入的侧位片

股骨距方向在距关节线 2～5 mm 处向上进入股骨头(图 6-5-8，图 6-5-9)。打入克氏针时在 X 线正、侧位上反复检查其位置。在侧位上，导针应该位于股骨头和股骨颈的中心。由克氏针经侧方皮质打出的第 1 个钉道有很强的导向作用，如果打入不合适，很难再次调整克氏针的位置。解决该问题的一个方法是在侧方皮质上开一个稍大的孔，然后克氏针可以通过它更精确地定位。然后，与第 1 枚导针平行置入第 2 枚导针。导向器为平行打入导针提供帮助，并且提供插入工具(图 6-5-10a，b)。这通常是一个预钻平行孔的块，并利用第 1 枚导针。一些术者喜欢在不打入导针的情况下钻孔，但这需要一定的经验。为了避免钻头打滑，首先与股骨纵轴成直角钻入，穿过一侧皮质进入髓

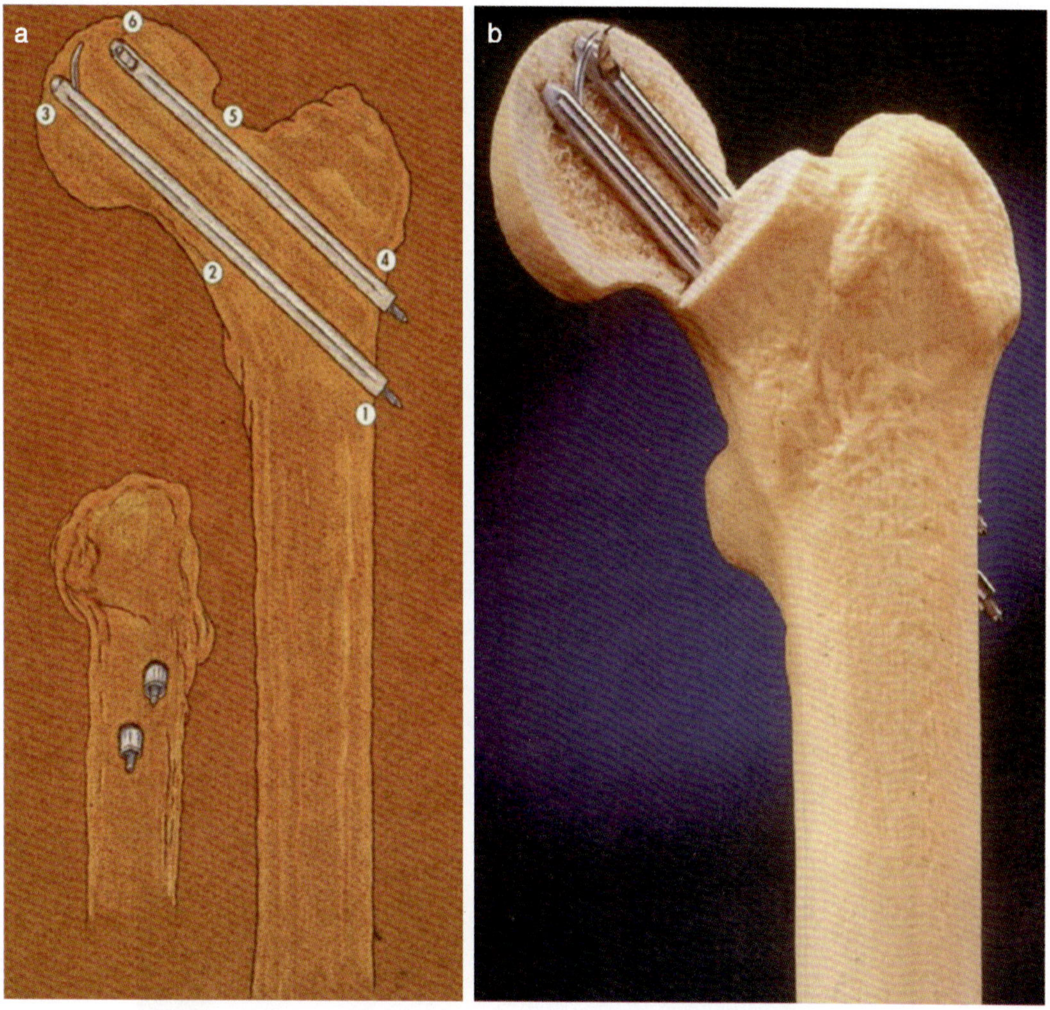

图 6-5-9　a. 针的位置，注意位于股骨距(2)较低位置的内固定针的支撑，并且该针位于侧位片的中央，其他数字表示有利于内固定针稳定的重要位置。b. 股骨颈骨折时的用于接骨的螺钉

腔。然后稍旋转，使钻头朝向股骨头。钻头沿着股骨距缓慢向上进入股骨头，到达软骨下骨。在 X 线正、侧位上反复检查其位置。双平面影像增强器有非常大的优势。为了确保钻孔的方向正确，可以在患者的股骨头无菌敷料外放置一枚克氏针。

在侧位片上，导针应该位于股骨头和股骨颈的中心。重要的是要认识到，在解剖位置负重时，下肢力量往往会进一步压迫骨折部位。如果内固定物不是沿着股骨颈长轴平行的方向打入，负重时骨折部位可能再次发生错位。

第 2 枚导针在侧位片上应该置于股骨颈的背侧皮质，这样可以对抗骨折时背侧成角(图 6-5-10a，b)。在后方，不要在靠近关节面的位置置入钉子或螺钉是安全的，否则有进入关节的风险，这可能在影像增强器上不明显。每根导针的位置确定后，所需要的钉子或螺钉的长度就确定了。常用的措施是在导针尖端进行特殊的标记，这样可以直接观察到导针的位置。在一些螺钉系统中，需要对螺钉的长度做额外调整，避免螺钉从侧方皮质过度突出。之后由于负重所引起的骨折部位持续撞击将会导致外侧过度突出，从而

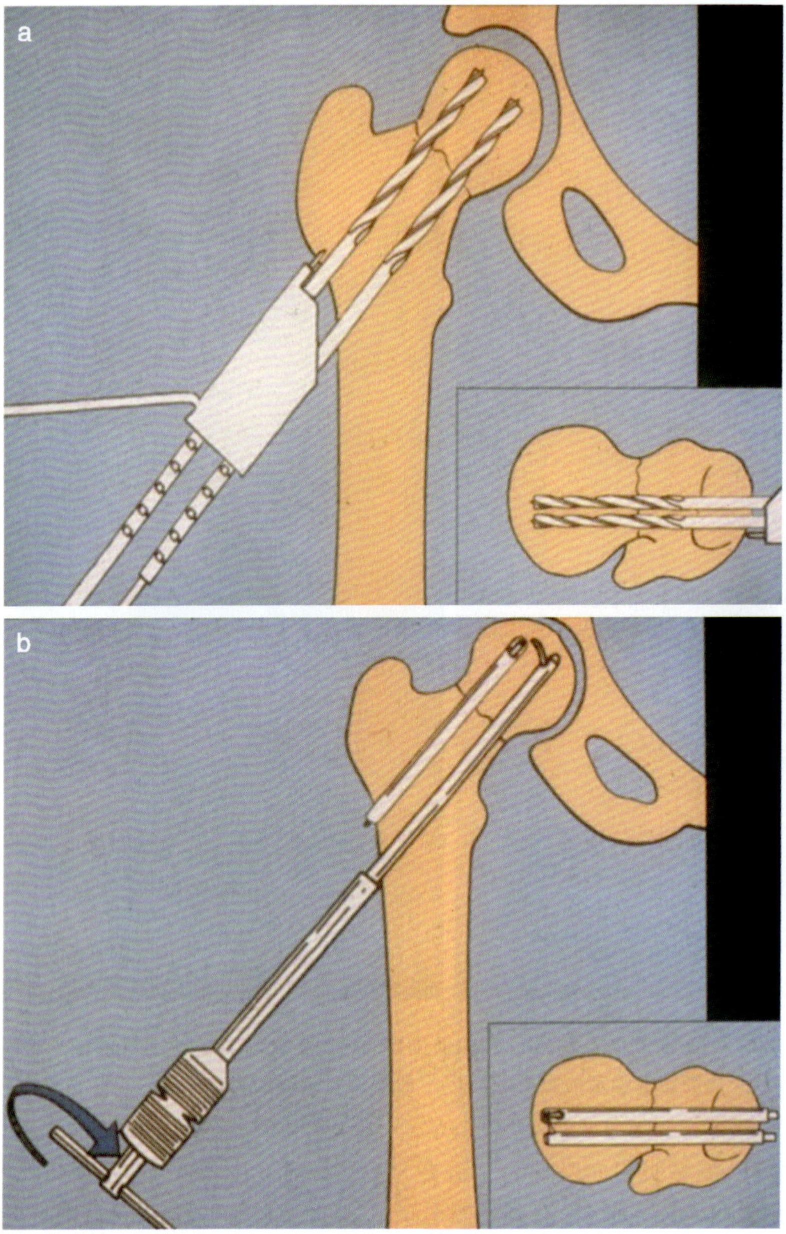

图 6-5-10　a. 钻孔进入骨的导向装置。b. Hansson 钩钉的插入，通过扭转手柄（箭头），将钩从钉孔中挤出

引起疼痛和肿胀。可以将螺钉或钉子沿着导针或直接沿着预先打的孔中置入。在正、侧位上检验内固定物的位置（图 6-5-11）。

通常需要在阔筋膜缝合 1～2 针辅助闭合伤口。患者躺在手术侧时，可减轻皮肤的张力感。皮缘需要精确地对合。

二、3 枚及以上螺钉

很多厂家制造直径为 6～7mm 的细螺钉，如 Gouffon、AO 或 Asnis 螺钉。许多自攻螺钉都是空心的，这使它们可以穿过导

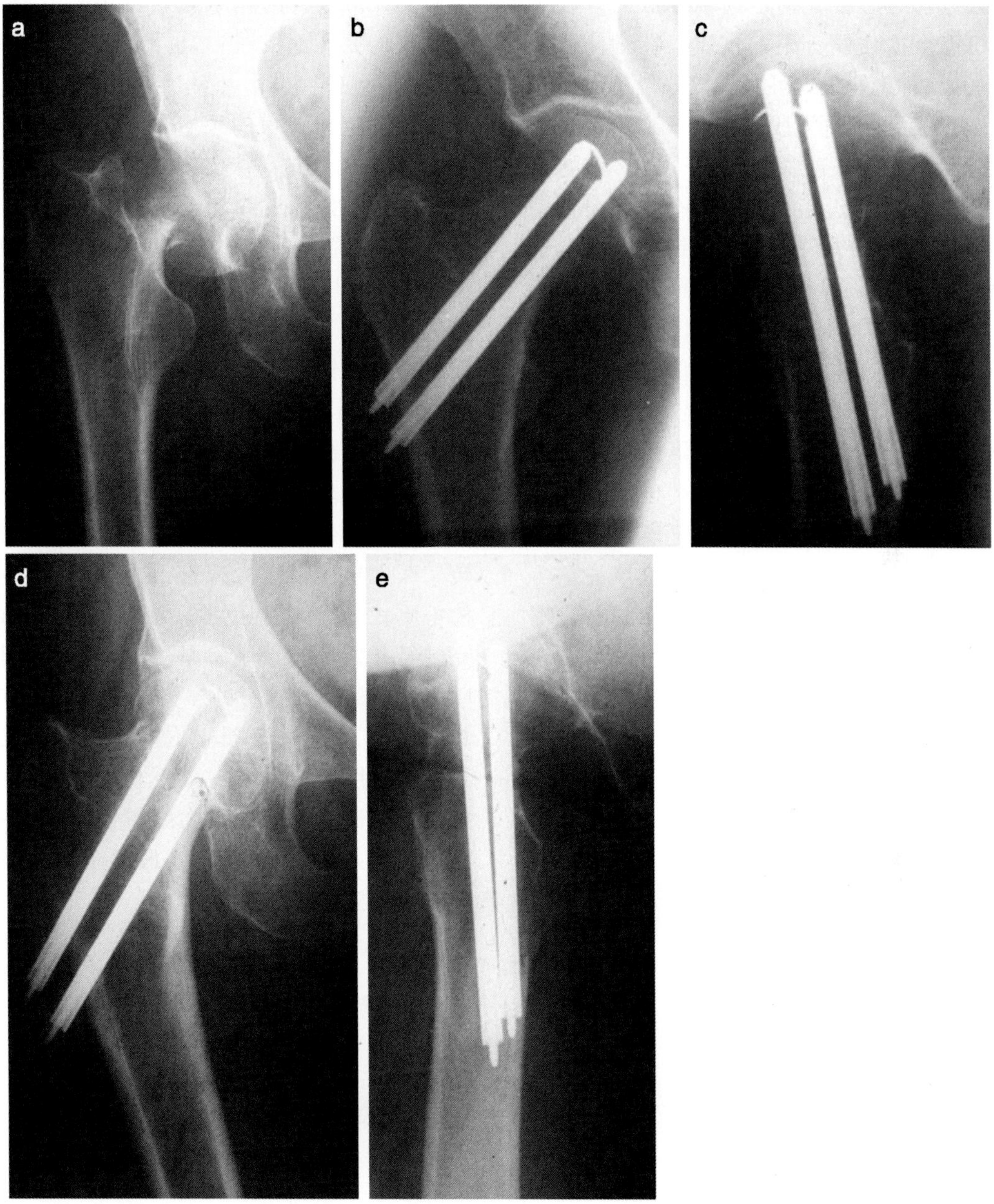

图 6-5-11　a. 有移位的股骨颈骨折(Garden Ⅳ型);b. 正位片,髋部骨折复位后行钩针内固定;c. 侧位;d. 正位,髋部骨折手术 2 年后愈合的图片;e. 侧位,手术 2 年后的螺钉

针。每种螺钉有不同的长度及螺纹型号,但是很难选择哪一种是最佳的。

当置入 3 枚螺钉时,下方的螺钉常置入股骨距。近端的 2 枚螺钉,一枚稍偏前,另一枚置于后方皮质处。远端螺钉的进针点不能低于小转子下缘。这可以避免造成转子下应力骨折。

Asnis 螺钉系统使用直径 6.5mm 的空心自攻螺钉。对于无移位或关节囊内的嵌插骨折,建议使用 3 枚螺钉呈三角形固定。对于移位的骨折,建议使用 4 枚螺钉呈菱形固定。这些模式提供了旋转的稳定性[6,7,91]。

在另一个系统中,建议使用 2 枚远端螺钉和 1 枚近端螺钉(直径 7mm)。这种螺钉置入方法的潜在弊端是远端分散的 2 枚螺钉可能会损伤股骨距的皮质。在背侧该风险最大，在此处螺钉可能会部分位于股骨颈外侧，然后再次进入股骨头。

Knowles 钉更细，可用于更广泛的人群[83]，主要用于儿童骨折或股骨上端骨骺滑脱[32]。在股骨转子的外侧，经钢板置入 Deyerle 钉[25]。Deyerle 技术需要暴露股骨外侧，并且需要更多的时间将数枚螺钉置入。据报道，负重时螺钉进入髋臼的风险较高[33,34]。

3 枚或 4 枚螺钉的手术与 2 枚螺钉类似。在 X 线透视的控制下，导针穿过骨折线并到达软骨下区。图 6-5-12 显示了 3 枚螺钉的正确位置。在正位上应该注意远端螺钉与皮质骨的接触，在侧位上应该注意与后侧皮质骨的接触。术者应该确保每枚螺钉均置于股骨头的分散区域，螺钉的尖端应该置于距离关节面大约 5mm 处，以获得软骨下骨较好的把持力。

三、动力髋螺钉

股骨颈骨折采用与股骨转子间骨折相同类型的螺钉钢板（动力髋螺钉、Richards 螺钉、Ambi 螺钉、加压髋螺钉等），它是一个较短的 2 孔钢板[40,41]，也可用于股骨颈基底骨折。

内固定物置入的手术技术与股骨转子间骨折是相同的，主要有以下几点：①6～10cm 外侧皮肤切口暴露股骨外侧皮质。②在正、侧位上，拉力螺钉应位于股骨头的中 1/3。③与股骨转子间骨折相比，拉力螺钉的尖端应更靠近关节软骨。对于置于中间的拉力螺钉，关节面到螺钉尖的距离应<5mm。④由于使用了单个较大的拉力螺钉，所以近端骨折块在螺钉置入或术后一段时间内有旋转的风险。使用 1 枚或 2 枚额外的导针穿过骨折部位可以避免术中的旋转。医生建议在拉力螺钉上方平行置入一枚松质骨螺钉，以避免术后旋转。但临床研究已经开始怀疑该螺钉是否有用。⑤不同厂家生产的拉力螺钉的螺纹长度有所不同，其长度不应跨过骨折部位，以防止撞击。⑥应该使用标准的 135° 2 孔侧方钢板。如果使用较长的钢板但拉力螺钉没有完全按照 135°置入，当钢板固定在股骨上时，可能会作为杠杆使骨折成角。

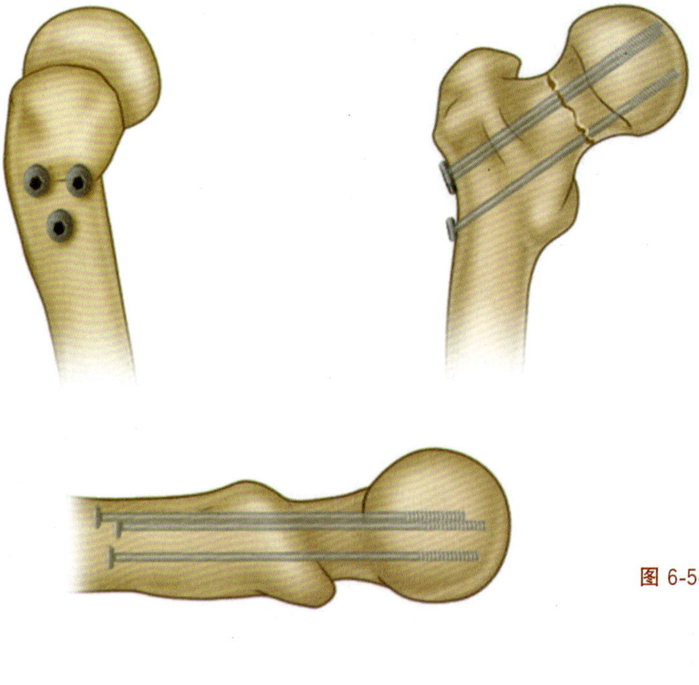

图 6-5-12　3 枚螺钉的理想位置

第 13 节　内固定术的注意事项

微创手术对股骨头血液循环的重要性已被证实[153]。应预先钻孔并避免敲入内固定材料。螺钉内固定术是一项微创手术（图 6-5-8 至图 6-5-12）。锤击造成的骨折撞击减少了股骨头的血供[67]。实现骨折断端加压最好的方法就是在负重过程中使用患者自身的肌肉力量。常使用平行的钉子或螺钉来治疗股骨颈骨折。为防止螺钉在愈合期间滑出，要么与钩针一起使用，要么将螺钉末端螺纹化。为了平行置入螺钉，大多数股骨颈骨折治疗方案中都有导向器。影响骨折预后的重要因素主要包括骨折类型、复位后骨折块的位置及内固定物的位置[4,99]。

第 14 节　稳定的锁定螺钉或针系统

最近，人们发展出了一种新的理念，即 3 枚空心螺钉或钩针共同锁定于一个小的钢板上（图 6-5-13a）。该钢板不锁定于骨头上，在负重时可以加压，在钢板远离皮质时此系统侧向推压。精确平行置入内固定物可使骨折动力化，从而确保在行走过程中骨与骨之间的持续接触，甚至在骨折部位发生骨吸收（图 6-5-13b）。

这个概念结合了钉子的稳定性和动态原理，对骨折愈合很重要。通过将 3 枚螺钉或钩针共同锁定于钢板上，使得螺钉之间不会相互扭在一起。这就意味着只有当所有螺钉同时断裂，股骨头才可以旋转。在股骨头近端进行旋转固定，在远端经股骨外侧皮

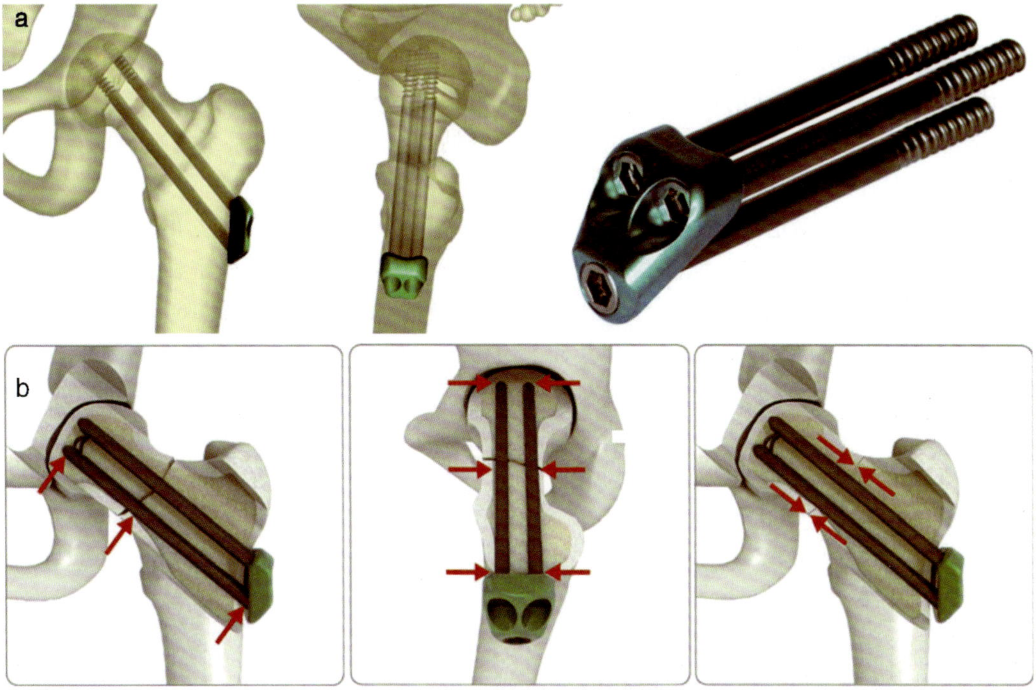

图 6-5-13　a. 锁定螺钉。b. 钩针，钢板没有固定在骨上，故内固定复合体作为固定在股骨头碎片上的滑动单元；单箭头显示，为保持稳定性，骨接触的重要点；相反方向的双箭头显示，骨折侧的撞击方向

质钻孔，插入螺钉固定，两者相结合将进一步防止骨折向后倾斜。

未来内固定术的应用将会揭示这种理论优势，也将会促使该装置的广泛使用，而不仅仅是螺钉或钉子。

第15节 提高内固定术疗效的要点

1. 保护血供，减少手术创伤。预钻孔时，不要锤击，避免扭转。

2. 保持骨折复位后骨性接触，骨内固定材料的定位应允许在负重时轴向加压。

3. 避免倾斜和旋转，三点支撑可以避免股骨头内翻及背侧成角。

4. 确保钉子有牢固的把持力，经钩针置于软骨下骨。

5. 允许尽快负重，术后早期的步行训练可以给骨折断端生理性加压。如果发生再脱位，应该尽早进行再次手术。

与多枚平行螺钉技术相比，动力髋螺钉在骨折治疗方面具有相同的风险。此外，动力髋螺钉会延长手术时间，增加术中出血及伤口愈合并发症的发生风险。到目前为止的研究显示，还不能确定最佳的螺钉数目(2个、3个或更多)或螺钉类型，但囊内骨折的内固定应采用多枚平行螺钉。

很多钩针和螺钉的大小是一样的，其插入方法也是一样的。它们主要的区别在于股骨头的把持机制，钩针依靠插入后被推出的钩子，而螺钉依靠尖端的螺纹。有些螺钉是自攻螺钉。螺钉进入骨盆的情况比较少见[158]。在一项连续的前瞻性系列研究中，超过600例股骨颈骨折患者采用钩针固定术进行手术治疗，在临床和影像学上随访2年，共有23%的患者出现并发症[156]。2年之后，31%的患者死于其他疾病。在存活的患者中，有32%的患者有并发症，13%的患者(存活患者的19%)需要行二次手术——全髋关节置换术[104,156]。

螺钉应平行置入，而不是交叉置入[115]。目前，仍不清楚哪种内固定材料是最好的。在瑞典，Hansson钩钉[59,105,144,155]、von Bahr螺钉[179]、Uppsala螺钉[133]都在广泛使用。它们的直径与钩针相同，需要使用2枚。如果使用AO[26,66,99]、Gouffon[181]、Asnis[183]等较细的螺钉，则需要3枚或更多。

Cochrane协作网的回顾性研究表明，不同的内固定器械没有明显的差异[126]。在匈牙利，医生广泛使用小钢板锁定远端螺钉的Manninger法[94]。它被假定能提供更好的稳定性。这些大的连续性研究并不是随机的，也不包括在Cochrane协作网中。大量的研究表明，钩钉[156]及Uppsala螺钉[56,106,133]治疗股骨颈骨折的效果最好，应作为最佳选择，其应用于合适的患者有80%的成功率。2年之后，这些患者有的骨折完全愈合且股骨头无任何改变(50%)，或在无任何髋部问题的情况下死于其他疾病(30%)。一项对所有移位的股骨颈骨折进行固定的随机研究表明，钩钉组的股骨头坏死率明显低于Ullevål螺钉组[90]。股骨头的钻孔深度与术后再手术有显著的相关性。如果发生钻穿，46%的患者需要再次手术，而未钻穿的患者为19%。再次行关节置换术与内固定物的位置有密切关系。对于内固定物位置较好的患者，16%需再次手术；位置一般的为32%；位置较差的为80%。一项随机研究的278例患者中，189例(68%)股骨颈骨折复位较好，且内固定物位置合适，没有穿出股骨头。Ullevål组有14%的患者需要行关节置换术，而钩钉组为11%。在一项使用Hansson钩钉与AO螺钉[99]治疗股骨颈骨折的随机对照研究中，2种方法2年后的再手术率没有显著差异。无移位的髋部骨折患者中有84%术后2年不需要再次手术，而在移位的髋部骨折患者中，这一比例为70%。无移位的股骨颈骨折患者再次行髋关节置换术的概率为

10%，而有移位的股骨颈骨折患者的这一比例为 26%。其余患者仅移除了内固定物。因此，内固定术对于很多移位的股骨颈骨折和股骨近端骨折患者是一种有效的治疗手段。根据术前和预后的情况选择内固定术和人工关节置换术，是优化股骨颈骨折治疗的未来目标。

第 16 节　植　骨

早期手术通过大范围显露进行切开复位，直视下置入螺钉，有些情况还需要植骨[81,127]。对于难复位的年轻骨折患者，提倡行切开复位植骨术。建议使用带血管蒂的植骨(例如，附着于肌肉的移植物，由股骨近端的股方肌骨瓣组成，这种骨瓣移植物需要嵌入股骨颈的后侧)，其可以提高骨折的愈合率[98]。一些外科医生提倡使用带血管蒂的植骨，但是手术范围及带血管蒂移植物功能的不确定性限制了这项技术的应用。

第 17 节　股骨颈骨折的非手术治疗

大部分骨科医生提倡对无移位的股骨颈骨折行内固定术。这将骨折移位的风险从 15%降至 3%。此外，如果骨折移位，则需要行关节置换术，而非创伤较小的内固定术。初次手术时，血肿也更容易从髋关节抽吸。手术后，患者可以在完全负重下安全活动。因此，住院时间及复查频率将会减少。这可以抵消非手术治疗节省的资源。此外，对于嵌插型股骨颈骨折，患者就诊较晚，如果受伤后几周才来就诊，可以推荐更安全的非手术治疗。但一些医生仍主张对年轻患者采取非手术治疗[132]。

对于长期卧床的移位的股骨颈骨折患者，非手术治疗的方案被讨论过，患者需要接受骨折不愈合的风险。并且，第一阶段患者是非常痛苦的，直到股骨颈骨折断端形成骨痂，股骨头部分由于骨质吸收而游离。为了照顾卧床患者，用 2 根平行的针或螺钉组成的稳定装置来固定骨折是一种较好的解决方案，这样也可减轻患者的疼痛。Girdlestone 手术切除股骨头，修复股骨颈，创伤相对较大，并不推荐。只有在感染难以治疗后，患者才能接受这种治疗。

第 18 节　关节置换术

一些地区传统上主张通过关节置换术来治疗所有类型的股骨颈骨折，通常采用半关节置换术(图 6-5-14a，b)。而在其他地区，所有的骨折均采用内固定术[23]。最近几年这一观点已经被修正，现在达成共识，即所有无移位的骨折均应采用内固定术[84,86,117]。目前，很多医学中心也主张对于年轻的无移位股骨颈骨折患者采用内固定术，同时对于行关节置换术的年龄限制越来越趋于老龄化[146]。全髋关节置换术更适用于“较年轻和相对健康的老年患者[79]”(图 6-5-15)。全髋关节置换术更多参考的是患者的生理年龄而不是广义上的年龄数值。英国的 Parker 和 Pryor[117]建议将年龄限制在 70 岁。美国的 Kyle[86]主张患者的生理年龄超过 75 岁仍可行人工关节置换术。如果骨折不能复位，建议年龄超过 65 岁的患者行人工关节置换术；如果患者年龄不到 65 岁，则建议行切开复位内固定术。但并没有相关的临床研究来支持上述的各种年龄界限[112]。对于采用哪种类型的假体置换，各方观点也不同。一些学者认为，所有的关节置换均采取同一类型的假体。但 Kyle[86]建议极小的股骨头患者采用 Austin Moore 假体，住在疗养院或低级社区的患者采用双极假体，而全髋关节置换术适用于那

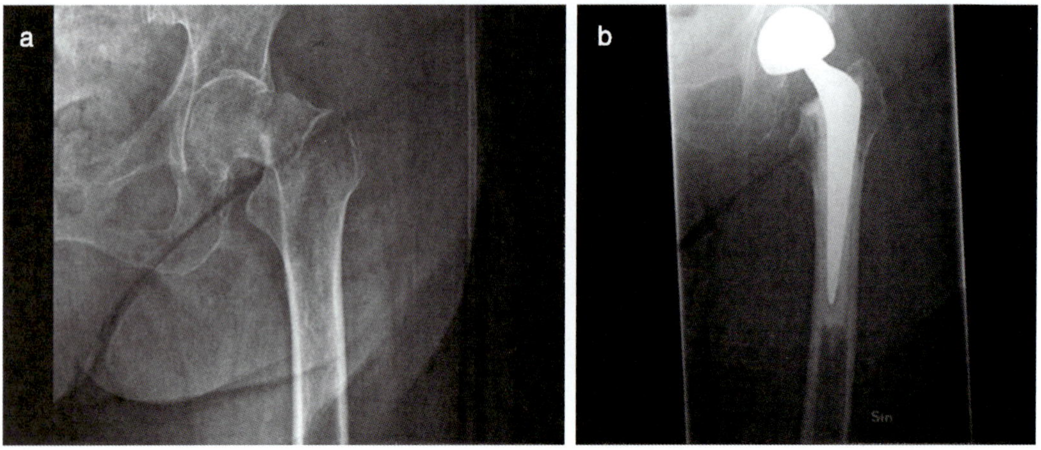

图 6-5-14 a. 移位的股骨颈骨折；b. 骨水泥双极人工髋关节置换术

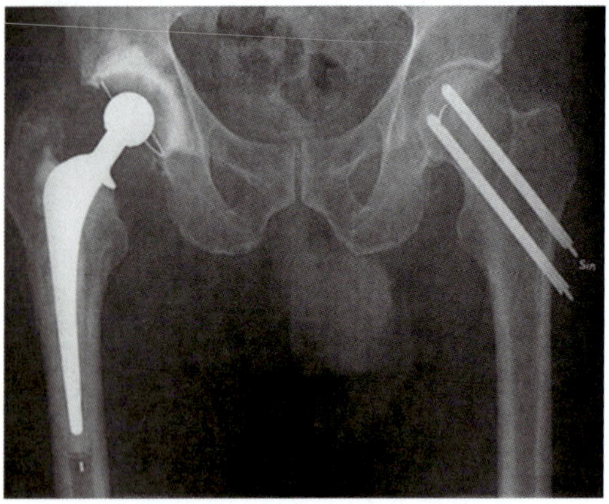

图 6-5-15 左侧为 Hookpins 法固定股骨颈骨折，右侧为骨水泥全髋关节置换术

些髋关节骨折同时伴随骨关节病、类风湿关节炎、肿瘤或内固定术失败的患者。

一些关节置换术的主要目的是：如果在移除骨折的同时股骨头被金属假体置换，则不会出现相关的并发症。但这样忽略了一个事实，即许多骨折采用内固定术是可以愈合的。相比于经皮穿针内固定术，未来的手术需要克服愈合期间的并发症、时间长、出血多、切口大等缺点。此外，还有其他的潜在并发症，如关节置换术后再置换，从长远来看还有假体松动。如果仅仅是人工股骨头置换，由于髋臼与假体长期碰撞，髋臼中的关节软骨将会被磨损。另外，推测所选的高龄组由于其他伴随疾病和预期平均病死率而进入这一阶段的风险较小。关节置换术也面临着新的并发症，如假体周围骨折，这对于老年人和骨质疏松患者将是一个巨大的挑战（图 6-5-16a～c）。

初次关节置换术的创伤较大，在一些较早的文献中，病死率更高[13,64,65,77,117,130,141]。因此，斯堪的纳维亚半岛在很长一段时间内都选择内固定术作为首选的手术方式[52,171]。关节置换术仅建议用于股骨颈骨折合并类风湿关节炎的患者和晚期发现移位的股骨颈骨折患者（超过 2 周后，术前骨闪烁检查可以确定股骨头的血供）。

半髋关节置换术已经进行了改良，从单纯的金属股骨头插入股骨髓腔变成模块化的股骨组件。最常见的类型是 Moore[100,101] 和 Thompson[152,161]。近几十年来，双极半髋关节采用了双铰链金属头，一个较小的金属头与覆盖金属或高分子材料的髋臼组合成关节。这种假体需要磨去髋臼中的软骨，主要类型包括 Hastings、Bateman、Monk、Variokopf 及 Exeter 等[18,87,108,131,175,180]。这种设计的主要目的是减少假体与髋臼软骨间的活动，但实际作用却受到质疑[175,177]。该方法要求适配多种尺寸的金属头，因为

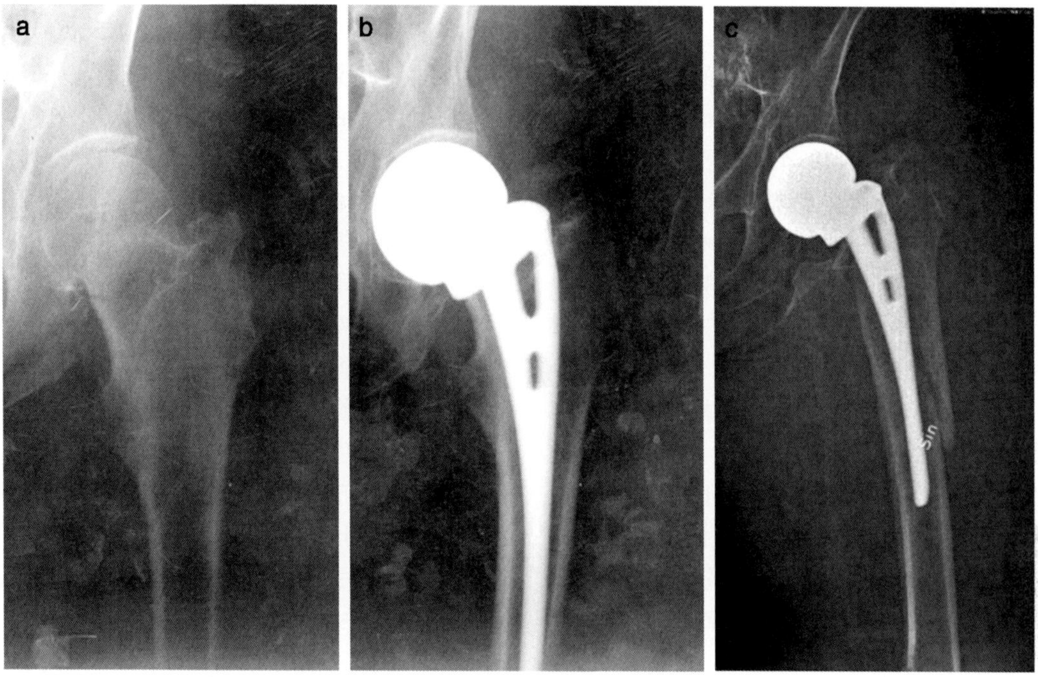

图 6-5-16　a. 股骨颈骨折；b. Austin Moore 非骨水泥单极人工髋关节置换术；c. 再次摔伤发生假体周围骨折

假体与患者髋臼的合适匹配是必须的。太大的股骨头不可能插入关节内，而股骨头太小将会增加接触部位的压力，同时也会加快髋臼软骨的磨损。从长远来看，这种磨损会导致髋关节疼痛加重，需要再次行全髋关节置换术。

最近，一些 Meta 分析和系统综述（如来自 Cochrane 协作网的研究等）进行了内固定术与人工关节置换术的随机对照研究[86,89,110,136,140,147,149,160]。这些研究表明，关节置换术更好地考虑了再次手术的需要。在这些研究中，无论是内固定术还是关节置换术，现在都被认为已过时。在过去的几十年里，内固定术的效果已大大改善[106,133,156]，同时关节置换术也更加精细，应用更广泛[138]。Bandhari 等[14] 搜索了 1969—2002 年间的随机临床研究数据，同时也通过手工检索骨科期刊、骨科教材书籍及个人档案进行了额外研究。最初确定的 140 条引文中有 14 条符合所有纳入标准。3 名调查员独立地对髋关节置换术的质量进行分级并提取相关数据，包括翻修率和病死率。有 9 项研究共 1162 例患者提供了病死率的数据，3 名调查员统计了术后前 4 个月的病死率（0～20%）。他们发现，关节置换术后的前 4 个月与内固定术后的前 4 个月相比，病死的相对风险（relative risk，RR）有增加的趋势（$RR=1.27$）；1 年后，病死的 RR 是相同的（$RR=1.04$）。关节置换术后的病死风险高于加压螺钉与侧方钢板固定，但不高于单纯使用螺钉内固定（RR 1.75 *vs*. 0.86，$P<0.05$）。14 项研究共 1901 例患者提供了翻修率的数据，关节置换术后翻修的 RR 与内固定术后相比，为 0.23（$P=0.0003$）。关节置换术后患者与内固定术后患者的疼痛缓解和整体功能恢复是相似的（疼痛缓解的 $RR=1.12$，功能康复的 $RR=0.99$）。感染率为

0～18%，关节置换术后感染的风险显著增加（*RR*=1.81，*P*=0.009）。此外，关节置换术与内固定术相比，患者的术中出血量更大、手术时间更长。Bandhari[14]等认为，与内固定术相比，关节置换术显著降低了移位的股骨颈骨折患者手术翻修的风险，但是感染风险、出血量及手术时间都将增加，同时有可能增加早期病死率。只有更大规模的研究才能解答手术对早期病死率的影响这一关键问题。

Rogmark 和 Johnell[139]检索了计算机数据库中1966—2004年间发表的人工全髋关节置换术与股骨颈骨折内固定术的随机对照研究数据。他们对14项随机对照研究中的2289例患者进行Meta分析，其中包含与手术方式相关的并发症、翻修率及病死率。该分析是由Cochrane协作网的软件完成的。他们发现，对于与手术方式相关的并发症和翻修率，初次人工关节置换术与内固定术相比，髋关节并发症和翻修率明显降低；对比术后30天及1年的病死率，两组间并没有明显差异。大多数研究发现，初次人工关节置换术后患者的功能得到改善，疼痛减轻。这说明关节置换术适用于大多数移位的股骨颈骨折患者。对于健康且神志清醒的70～80岁的老年患者，应给予全髋关节置换术。年老的、合并其他疾病的或收容在社会福利机构的患者将受益于半髋关节置换术[16,139]。

Parker 和 Gurusamy[113]借助Cochrane协作网系统回顾了治疗髋部骨折的所有随机和半随机对照研究，对不同类型的关节置换术及骨水泥或非骨水泥植入物进行了对比。他们使用10项检查表对研究质量进行了独立评估，并提取数据。其中包括17项涉及1920例患者的研究。他们进行了2个方面的比较，一为骨水泥假体与非骨水泥假体的对比（6项研究，549例参与者），发现骨水泥假体术后1年或更长时间减轻疼痛的效果更佳（16/52 *vs*. 28/52，*RR*=0.51，95%*CI*：0.31～0.81），患者有更好的活动度；二为不同类型的手术，并发症无明显差异，具体为单极与双极人工股骨头置换术的比较（7项研究，857例参与者，863个骨折）表明2类手术之间没有显著差异。由232例患者参与的这2项研究对非骨水泥人工股骨头置换术和全髋关节置换术进行了比较。2项研究均表明非骨水泥假体使疼痛增加，其中一项研究发现，行全髋关节置换术的患者有更好的活动度和较低的翻修率（长远来看）。由214例患者参与的2项研究对骨水泥半髋关节置换术和全髋关节置换术进行了比较，结果发现，假体之间的差别不大，全髋关节置换术需要较长的手术时间；但其中一项研究表明，行全髋关节置换术的患者有更好的功能结果。从目前有限的证据得出结论，骨水泥假体可能会减轻术后疼痛，提高活动度。目前，还没有足够的证据来确定双极假体和全髋关节置换术的作用，需要行进一步的随机研究。

对于股骨颈骨折的治疗，有必要在内固定术和关节置换术之间做进一步的随机研究。综上所述，有必要将世界上不同地区内应用范围较广的一种方法进行研究，作为寻找最佳年龄限制的一种主要方法。同时，治疗原则也应在现有的有效数据上确定。对于移位的股骨颈骨折，治疗方法如图6-5-17所示，目前在瑞典大部分地区使用。

第19节　人工关节置换术的技术要点

新鲜股骨颈骨折行髋关节置换术与髋关节病行关节置换术的主要差别在于患者人群不同。由于髋部骨折在骨质疏松的女性中最常见，所以在手术操作中需要额外注意，避免为行全髋关节置换术而扩孔导致髋臼穿孔或股骨干骨折。此外，这类患者的关

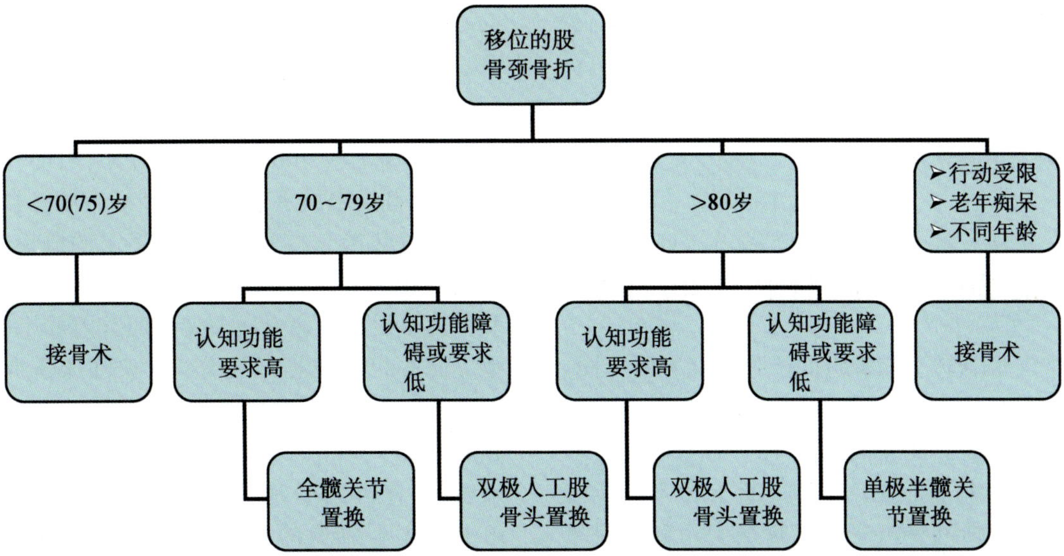

图 6-5-17　**移位的股骨颈骨折的手术方法**

节置换假体应选用较小的型号，因为这些老年女性通常身材矮小，体重较轻；所选择的手术方法还应当允许早期活动，术后限制应保持在最低限度。在理想的情况下，应允许术后直接负重。为了实现这一目的，手术过程中应尽量减少组织剥离。尽量避免破坏关节囊，以防术后关节脱位。外科医生应该使用自己最熟悉的入路。例如，髋关节手术选择任何入路都可以，但前外侧入路最值得推荐，其已被证实术后脱位的发生风险更低[113]；缺点是组织破坏更重，限制长柄或直柄假体植入。许多医生也赞成后外侧入路，其优点是组织剥离有限，从而缩短手术时间，减少出血量，髋外展肌群不被破坏且股骨穿透的风险较低；缺点是术后脱位的发生风险较高。术中一定要注意保护坐骨神经，防止损伤。

术中取出股骨头可能有一定难度，用一枚软木螺钉拧入股骨头中央骨折断端，在取出股骨头前，为了获得抓持力，螺钉应当插至股骨头软骨下。如果是行半髋关节置换术，应当特别注意软木螺钉不要穿透，防止破坏髋臼软骨。股骨头取出的过程中小凹韧带通常被破坏，残留的韧带需要切断。对股骨的操作最好仅用手持骨锉进行，术中应避免锤击，防止股骨干发生穿孔或骨折。骨水泥假体与经典的 Austin Moore 假体相比效果更好[113]。目前多推荐使用骨水泥假体，但应注意老年患者在骨水泥凝固的过程中耐受性较差。在这一过程中，应仔细监测脉搏和血压，避免额外的压力。不能使用骨水泥塞子。在骨水泥硬化发热的过程中，患者有发生心律失常和低血压的风险。一些医学中心发现，在这一期间使用可的松可减少上述并发症的发生风险。当用水泥枪插入骨水泥时，可以使用排气管排出股骨腔中的空气。骨水泥中添加抗生素可预防感染。

通常根据患者骨折前的生理年龄和活动水平决定选择单极人工股骨头置换术或双极人工股骨头置换术或全髋关节置换术（图 6-5-17）。一般来说，半髋关节置换术适用于年老的、有基础疾病的患者，而其他 2 种假体适用于年轻的、相对健康的患者[86]。

以前的股骨假体是一个整体，现在可使用模块化的组件，能够更好地恢复正常的股骨颈长度。如果插入股骨内的假体柄无移位，也可以很容易地将其转换为全髋关节置换术。如果使用人工全髋关节置换术，则增加了关节脱位的发生风险。臀部肌肉不够发达和无法遵从指导的痴呆患者不适用全髋关节置换术。

第 20 节 股骨转子间骨折

股骨转子间骨折的严重程度有所不同，从简单的、无移位的两部分骨折到复杂的粉碎性骨折。此外，还要考虑骨折线的走行和骨折的解剖部位。一种骨折分型不可能全面描述所有的特征。骨折最实用和最简单的分型是分为两部分（稳定）骨折和多部分（不稳定）骨折。另外，要识别一些特殊的骨折类型。一种非常实用的骨折分型是 Jensen-Michaelsen 分型（图 6-5-18）。

Parker 和 Handoll[119] 总结并比较了所有髓内钉（图 6-15-19）与髓外固定（图 6-5-20）治疗髋关节囊外骨折的随机和半随机对照研究。在这 32 项研究中，主要治疗以转子骨折为主的老年患者。其中 20 项临床研究纳入 3646 例患者，比较了 Gamma 钉与滑动髋螺钉（sliding hip screw，SHS）。Gamma 钉会增加手术的风险和术后股骨骨折的发生风险，还会增加再次手术的概率。但是 Gamma 钉与 SHS 在伤口感染、病死率和医源性并发症方面并没有明显差异，其他方面的相关数据不充分。5 项临床研究纳入 623 例患者，对比了髓内髋螺钉（intramedullary hip screw，IMHS）和 SHS。结果显示，骨折内固定术的并发症在 IMHS 组中更常见，所有的术后股骨骨折均出现在该组中；两组之间的术后并发症、病死率和功能预后的结果相似。2 项研究纳入 314 例患者，比较股骨近端髓内钉（proximal femoral nail，PFN）与 SHS，两者在骨折内固定术的并发症、再次手术风险、伤口感染、住院时间等方面的对比中无明显差异。单

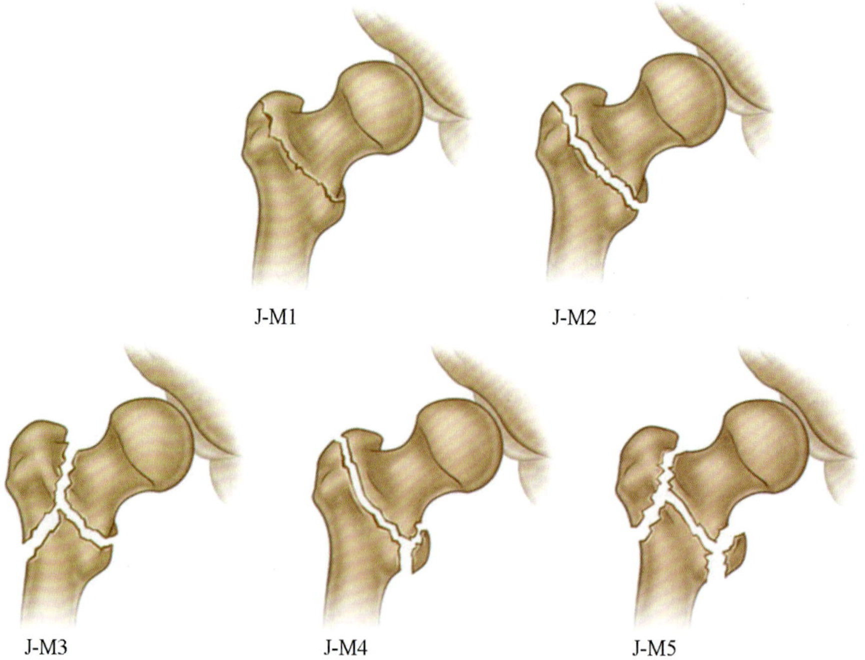

图 6-5-18 股骨转子间骨折的 Jensen-Michaelsen 分型

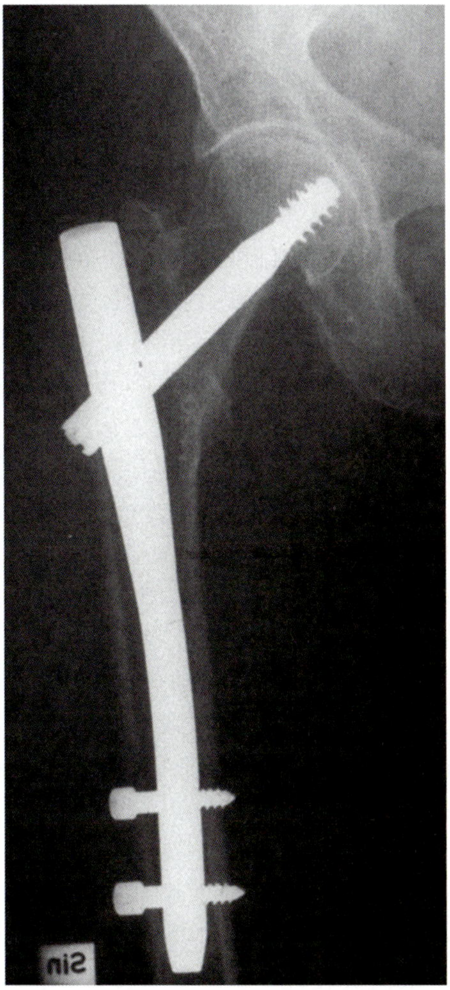

图 6-5-19　髓内钉治疗

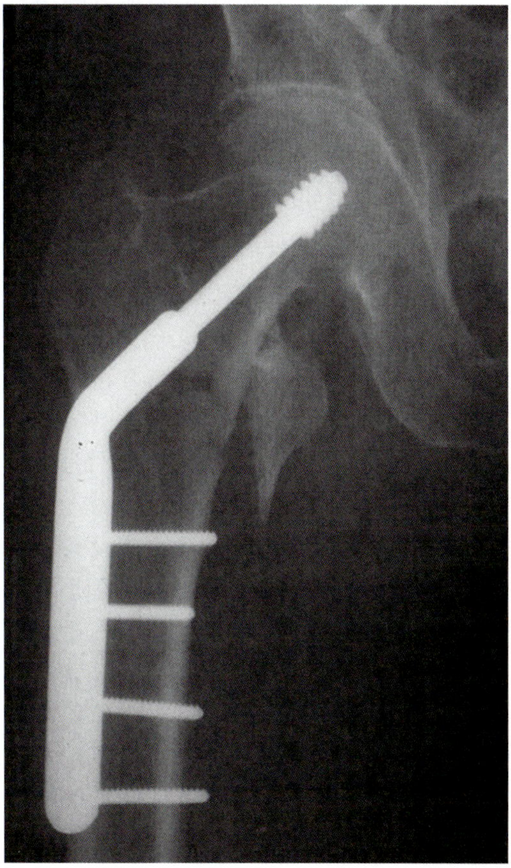

图 6-5-20　滑动髋螺钉和钢板治疗

试验比较(微创静态交锁髓内钉与 SHS 比较,60 例参与者;SHS 与 Kuntscher-Y 钉比较,230 例参与者;Gamma 钉与 Medoff 钢板比较,217 例参与者)发现,没有足够的证据表明内固定物之间的差异。2 项研究纳入 65 例小转子水平反向和横向骨折患者,发现髓内钉(Gamma 钉或 PFN)与髓外固定(90°钢板或动力髁钢板)相比,前者术后疗效更好、并发症更少。这 2 项研究的作者认为,SHS 与髓内钉相比,前者术后并发症发生率更低,所以股骨转子间骨折优选 SHS。需要进一步的研究来确定不同类型的髓内钉固定是否产生相似的结果和髓内钉是否对特定的骨折类型有优势(如股骨转子下骨折)。

Jiang 等[72]对他们自己所进行的随机对照研究进行 Meta 分析,发现 Gamma 钉与 SHS 相比,前者在治疗股骨转子间骨折时并无优势。对 Gamma 钉和 SHS 所做的随机前瞻性研究只包括了成年患者。11 项研究符合纳入标准,目标人群包括股骨转子间骨折患者而不包括股骨转子下骨折患者,共 1344 例股骨转子间骨折患者纳入研究。结果显示,病死率、手术切口、骨折不愈合、再次手术风险、伤口感染、股骨骨折、出血量及手术时间在这两组之间并无明显差异。Jiang 等[72]得出结论,认为 Gamma 钉治疗股骨转子间骨折与 SHS 相比并无明显优势。

Parker 和 Handoll[120]也对所有髓内钉或改良髓内钉治疗成人髋关节囊外骨折的随机或半随机对照研究进行了总结。6 项研究纳入 1071 例不稳定股骨转子间骨折患者，主要为老年女性。4 项研究纳入 910 例患者，对比 PFN 与 Gamma 钉。结果显示，虽然插入 Gamma 钉时有增加骨折粉碎的风险，但是在股骨骨折手术方面，两者并无显著的统计学差异(1/455 *vs.* 5/455，$RR=0.33$，95%CI：0.07～1.63)；两者在骨折内置物愈合并发症、再次手术风险及其他术后并发症方面没有明显差异。汇总数据显示，内固定术后的病死率($RR=1.08$，95%CI：0.82～1.41)和功能评估结果之间没有显著差异。仅有一项研究(80 例患者)表明 SHS 与标准 Gamma 钉间无差别。另一项纳入 81 例患者的研究显示，动态或静态交锁髓内螺钉没有区别。综上所述，过去的随机研究中有限的证据还不足以确定髋部囊外骨折内固定术中不同类型髓内钉的使用结果是否有差异。与髓内钉相比，由于 SHS 在髋部囊外骨折的治疗中更具优越性，Parker 和 Handoll[120]认为不同设计的髓内钉行进一步的比较研究并不是重点。他们建议任何新的内固定设计都应与 SHS 进行随机对照比较。

初次人工髋关节置换术已尝试用于股骨转子间和股骨转子下高位骨折的治疗。Parker 和 Handoll[121]认为，从 2 个随机研究中得出的数据还不足以证明内固定术的任何优势。其中一项研究比较了 SHS 骨水泥人工关节置换术与 PFN 骨水泥关节置换术。Papakonstantinou 等[109]对半髋关节置换术和内固定术进行了前瞻性比较，当关节置换术与内固定术结果相似时，前者的成本更高。

各种类型的钢板及外固定物已用于治疗成人的髋部囊外骨折。Parker 和 Handoll[122]用 Cochrane 法比较了所有髓外固定与外固定物固定成人髋部骨折的随机或半随机对照研究。14 项研究对 2222 例患者(主要由老年女性组成)做了 7 个方面的比较。所有研究都有方法上的缺陷，可能会影响其结果的准确性。3 项研究比较了内固定钢板(Jewett 或 McLaughlin)与 SHS，发现钢板内固定失败的风险增加。2 项研究对比了增强型钢板(resistance augmented baixauli，RAB)与 SHS 的耐受性，发现了明显的差异，尤其是在手术并发症、内固定术失败和解剖复位方面。一项研究比较了 Pugh 钉和 SHS，发现两者之间无明显差异。2 项研究比较了 Medoff 钢板与 SHS，其中一项报道 Medoff 钢板出血量较多、手术时间较长，但 Medoff 钢板用于不稳定股骨转子间骨折内固定的失败风险较低。2 项研究对 Medoff 钢板与 3 种不同钉板系统进行比较，发现四者对股骨转子间骨折预后的影响无显著差异；对于股骨转子下骨折，Medoff 钢板的内固定失败率较低，但没有证据表明长期预后存在差异。2 项研究比较经皮 Gottfried 钢板[47]与 SHS，发现经皮 Gottfried 钢板出血量更少。但经皮 Gottfried 钢板较高的固定失败率可能在一定程度上限制其使用。2 项研究发现，与 SHS 相比，外固定物的手术创伤更小，但最终结果相似。Parker 和 Handoll[122]认为，与 SHS 相比，钉板固定失败率的显著增加是一个重要的考虑因素，SHS 似乎更可取。其他的对照研究没有足够的证据得出明确的结论。

第 21 节 动力髋螺钉和钢板治疗股骨转子间骨折

一、无移位骨折

这类骨折有可能会被漏诊，因为骨折线在 X 线片上可能不明显。建议进行手术治疗以使患者活动不受限，同时降低骨折移位的发生风险。动力髋螺钉治疗这类骨折相对简单，内固定术失败的风险低，无须复位骨折，技术要点为导针应在 135°插入髓腔，使钢板贴近股骨。

二、基底骨折

这是一类两部分骨折，骨折线沿股骨转子间线走行。一些骨折分类系统认为基底骨折与股骨颈(囊内)骨折的愈合相似。但由于机械原因，这类骨折最好视为股骨转子间(囊外)骨折，采用拉力螺钉和 2 孔钢板治疗。基于骨折的稳定性，只需要 2 枚螺钉固定。

移位的基底骨折通过纵向牵引可以达到解剖复位或轻度外翻。这种类型的骨折很少需要切开复位。拉力螺钉在插入的过程中，近端碎片的软组织可能不足以防止股骨头旋转，这可以通过图像增强器显示。使用拉力螺钉上方的辅助导针可以防止近端骨折块的旋转。

三、移位的两部分股骨转子间骨折

这类骨折内固定术失败的发生率低，骨折容易通过纵向牵引实现解剖复位或轻度外翻畸形。

股骨小转子撕脱性骨折较常见，如果骨块较小且仅包括小转子(约 1cm×1cm)，仍被认为是两部分股骨转子间骨折。

四、移位的粉碎性股骨转子间骨折

粉碎性股骨转子间骨折一般使用纵向牵引，容易使骨折出现轻度外翻。术中通过正确复位和内置物定位，可避免内固定术失败。

五、闭合复位

对于所有移位的股骨转子间骨折，在固定前必须达到骨折的解剖复位。建议股骨颈轻度外翻复位，这有助于骨折稳定，从而降低内固定术失败的风险。此外，术后患肢短缩减少。外翻复位通常容易通过在手术台上施加纵向牵引实现。从侧位上看，复位后应该可以画一条直线将股骨头、股骨颈、股骨干平分。纵向牵引患肢通常会达到对位、对线，但如果失败，骨折必须切开复位。

术中足的旋转角度由骨折类型决定。一般原则是一旦患肢固定在手术台上，髌骨应正对天花板。不推荐髋部囊外骨折复位后仍存在＞10°的内旋畸形，因为这样可能会导致永久的旋转畸形。

六、切开复位

如果未能达到满意的闭合复位就有必要进行切开复位。通常在 X 线片正位上达到满意对位并不困难，但 X 线片侧位上必须纠正骨折端的成角畸形。

可以通过 1 种或 2 种方法纠正骨折端的成角畸形。可在股骨近端、骨折部位远端放置骨钳，然后将股骨向上抬起。另外，将骨膜起子放置在骨折下方并向上按压。

在拉力螺钉的置入过程中，成角畸形一旦纠正，由助手维持这个位置。另外，可以通过导针穿过骨折部位复位，但有时导针可能会弯曲而无法保持复位。侧位片上很少出现这种严重的移位以致骨与骨的接触很少。这类畸形应当在置入拉力螺钉前通过上述的类似方法纠正。只有很少的一部分骨折需要广泛显露骨折端以达满意的复位。如果可能，应尽量避免过度剥离和显露骨折部位，因为这样会导致出血量增多，增加感染的发生风险，影响骨折愈合。

七、截骨术

以前推荐在骨折部位周围行截骨术。截骨术与静态钉板联合使用可以防止骨折塌陷。使用动态内固定物如螺钉钢板，不需要截骨。大量的临床研究表明，SHS截骨内固定术会导致手术时间、出血量、感染风险、内固定失败率及病死率增加。因此，在使用螺钉钢板时不需要截骨。

八、股骨的手术入路

从大转子水平向远端延长约15cm纵向切开，但是切口长度限制在不超过所用钢板的长度。

分离皮下脂肪，显露阔筋膜，从切口处将阔筋膜和脂肪组织分离，有助于关闭伤口时识别阔筋膜，阔筋膜沿皮肤切口劈开。

显露股外侧肌，2种方法可供选择用于显露股骨，一种方法是将股外侧肌牵向前方，沿股外侧肌和外侧肌间隙显露股骨；另一种方法是直接沿皮肤切口劈开股外侧肌的肌纤维显露股骨。这种方法的优势是肌肉破坏较少，固定完成后股外侧肌可恢复原位并覆盖钢板。股外侧肌间隔内的穿支血管可能发生出血，术中必须加以控制。

直接劈开肌肉可能会导致出血量增多和肌肉严重破坏，但是能更好地显露骨折端，尤其是术中使用长钢板时。

通过骨膜起子将股外侧肌从骨干附着处剥离，暴露股骨侧面，钢板应被限制放置在股骨解剖复位后的侧面。

九、导针的位置

导针沿股骨颈置入股骨头内，这就决定了拉力螺钉的位置，正确放置拉力螺钉会降低内固定术失败的风险。骨折的正确复位是拉力螺钉准确定位的前提。

另一枚导针可置于下肢前上方的无菌单顶部，以指导导针在X线片正位上达到预定位置。

然后将导针插入股骨颈和股骨头，通常通过电钻或手动装置拧入。沿135°置入导针，以获得导针的正确位置，便于钢板与股骨对齐。

有时也可以首选130°和140°。使用角度较小的钢板会导致拉力螺钉卡住，而角度>140°会导致螺钉位置靠上，也是不能接受的。

导针在股骨干皮质上所钻的孔能最大限度地引导导针的方向。如果方向不好，最好是通过一个加大的孔重新定位而不是试着从另一个方向通过这个孔反复钻孔。

在股骨外侧皮质放置一个钻头，仔细检查其在X线片正、侧位的位置，这是一种有用的技术，目的在于利用固定在股骨前方的导针获得置入股骨头的螺钉的最佳位置。这个钻头穿透股骨外侧皮质，允许导针从这个孔置入。

这项技术保证导针精确、可控地置入，在此阶段，务必花时间确保导针置入正确位置。也就是在正位片上位于下或中心位置，侧位片上位于中心位置。

沿股骨长轴135°置入导针是合适的，尤其对于无移位骨折和股骨转子下骨折。对于不稳定的移位性骨折，有一定的耐受性，因为骨折的不稳定性会校正角度上的微小差异。但如果使用的钢板与135°最佳角度有较大的差距，近端碎片可能会被迫处于过度外翻或内翻的位置，使钢板沿股骨干固定。

在股骨头内准确定位导针的位置很重要，可减少固定失败的风险。所有的临床研究表明，拉力螺钉在X线片正位上应置入中心位置或略低于中心位置，在侧位片上应置入中心位置。靠上、靠后或靠前的位置都不应被接受。

骨折复位和螺钉位置是影响固定成功的 2 个主要因素。

对于大部分关节外骨折，导针穿过完整的股骨外侧皮质。但有些骨折类型其外侧皮质也发生骨折，导针会直接插入骨折部位。这种类型的骨折需要特别关注，因为外侧皮质粉碎性骨折会导致严重的不稳定性，固定失败的发生风险更高，这种特殊类型的骨折将在后面进行更详细的讨论。

十、拉力螺钉的置入

导针进入合适的位置后，拉力螺钉的长度也就确定了。最好通过测量器测量。如果导针已直接插入骨折部位，必须小心，因为测量器也可能被推入骨折部位并给出错误的数据。

拉力螺钉的尖端应距髋关节 5～10mm，这个数据应该从测量器所测量的数据中减去，从而得出需要使用的拉力螺钉的长度。该测量方法也适用于空心三套电钻，最好减去 10mm 以降低意外穿透进入髋关节的风险（图 6-5-21）。电钻的套筒应该阻止其钻入太深，当其钻入到软骨下骨时，用影像增强器显示其位置，避免意外钻入关节中。如果导针置入点的股骨外侧皮质特别粉碎，那么这就非常重要了。此外，还要用影像增强器检查，当导针弯曲或被软组织卡住时，也不会钻入骨盆。

有时拔出电钻时，导针也会从股骨中拔出。这种情况必须更换导针，并检查其在正、侧位上的位置。为了准确地重新置入导针，螺钉可以成为一个向导，反向插入钻孔以便能填满整个通道。将导针引入螺钉中，螺钉移开时使其保持在原位，并转动 180°以便正确插入。

年轻患者的松质骨较硬，需要使用攻丝攻出拉力螺钉的螺纹。但需要小心攻丝穿透股骨头，从而损伤关节面。

然后使用导向器将螺钉置入，通过影像增强器在正、侧位上检查其置入的位置，距离关节面 5～10mm（图 6-5-22）。这是因为这一区域的软骨下骨很坚硬，从而降低了拉力螺钉穿透股骨头的风险。螺钉的轴有 1 或 2 个平面以匹配动力髋螺钉的套筒，这能防止使用钢板后螺钉转动。这些平面必须正确定位以与套筒匹配。主要通过使用置入设备的手柄与股骨长轴平行来实现。

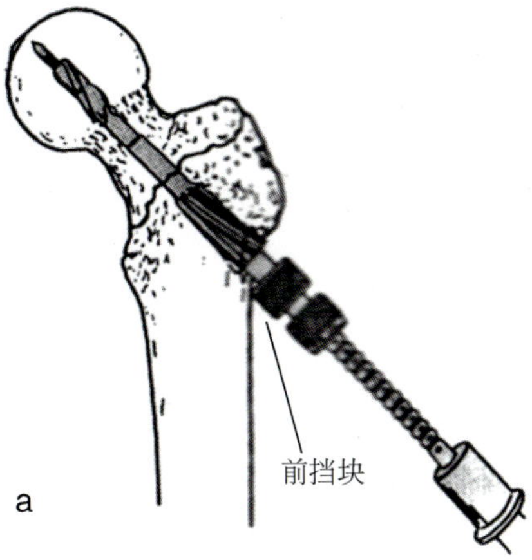

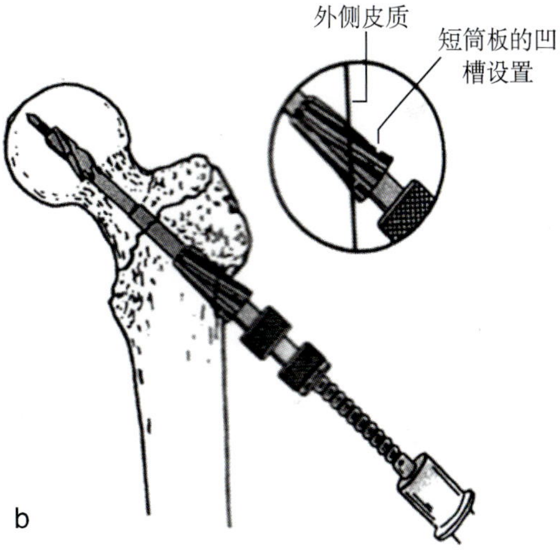

图 6-5-21 动力髋加压螺钉。a. 采用电钻扩髓，建立主钉置入的通道。b. 短筒板（Richards 系统）的动力组合设置

十一、置入侧方钢板

插入拉力螺钉后，侧板被推到拉力螺钉

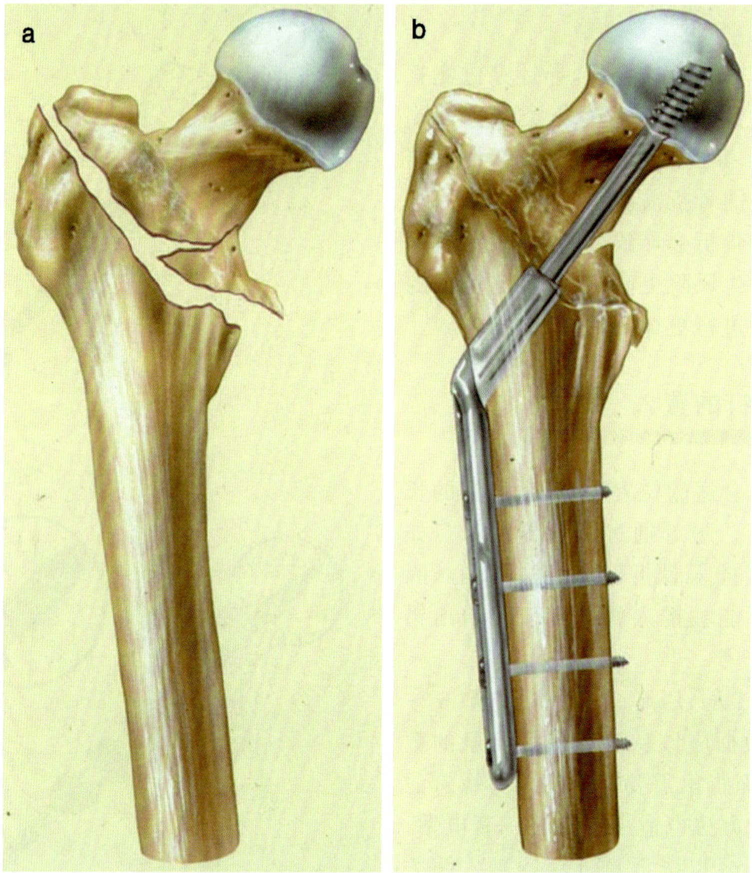

图 6-5-22 a. 股骨转子间骨折;b. 动力髋螺钉固定

上,如果需要可轻轻锤击。钢板必须沿着股骨的侧面放置,必要时用骨夹在股骨周围暂时固定。此时,松开下肢牵引,导针被移除。

钢板的长度由骨折的类型决定。一般情况下,骨折的远端用 4 枚螺钉或 8 层皮质固定,这样有足够的把持力。多数的骨折未延伸到近端螺钉的位置,故 4 孔钢板通常就足够了。但对于那些远端骨折或向转子下延伸的骨折,则需要使用更长的钢板。术前用透明塑料模板进行测量可能有助于选择长度合适的钢板。

用皮质骨螺钉将钢板固定到股骨,在股骨上钻孔或敲击螺钉时要特别注意不要过深,否则有可能损伤股深血管(图 6-5-22)。

大多数骨折一般无须进一步固定,此时可关闭伤口。

钢板固定到股骨后,有时使用一个加压螺钉来使骨折端加压。不推荐使用这种螺钉,因为没有证据证明骨折端加压是有益的。事实上,这可能还有坏处,尤其是当加压螺钉太紧时,拉力螺钉可能被拉向侧面。此外,随着骨折的塌陷,加压螺钉可能向外侧突出,引起疼痛,甚至松动。此外,当患者负重行走时,骨折会发生生理上的影响。

十二、闭合伤口

通过无菌生理盐水冲洗伤口可以去除血凝块及组织碎片,这些都是潜在的感染源。关闭伤口前彻底止血。如果手术暴露广泛,那么大转子水平的股外侧肌应该用可吸收缝线修复。如果股外侧肌被直接入路劈开，则应使用松散的间断缝线闭合。

下一步，阔筋膜使用可吸收缝线缝合。

脂肪层通常无须缝合，除非患者太胖。皮肤可用可吸收的皮下缝线来缝合，现今经常使用皮肤缝合器，皮缘的准确对合对伤口的快速愈合非常重要，还能减少细菌进入伤口的风险。单次静脉注射预防性抗生素，使其在手术开始至关闭伤口时发挥作用[45,46]。

第 22 节　技术变化

一、使用短筒钢板

螺钉的长度越短，有效滑动越小。如果使用一个 80mm 的螺钉和一个 38mm 的标准套筒，那么仅有 15mm 的有效滑动。如果在骨折愈合前拉力螺钉滑脱，那么螺钉从股骨颈切出的风险将增加。如果使用 25mm 的短筒钢板，则可使有效滑动增加13mm。

短筒钢板应该使用 80 mm 或更小的拉力螺钉。因为螺钉越长，就会有越大的滑动空间。此外，如果将长螺钉用在短筒钢板上，将会增加螺钉卡住的风险。

另一个潜在的风险就是螺钉和短筒钢板分离，使用加压螺钉可以避免。需要注意的是，不要将锁定螺钉拧得太紧，因为其可能会从股骨头的侧面拉出拉力螺钉。

二、追加固定

对于多数囊外骨折，不推荐额外的固定，因为其对增加稳定性的作用很小，并且延长了手术时间，增加了感染风险。不要试图修复移位的小转子骨折块。这种尝试是有害的，因为需要广泛切开，这样可能会破坏周围组织结构。此外，老年人的小转子骨折碎片的骨质太过脆弱以致不能获得任何有效的固定。

但在某些情况下，当动力髋螺钉插入时，附加的螺钉可用于股骨转子下骨折，以帮助维持骨折复位。当出现大的中间碎片时，上述做法可能非常有帮助。

在拉力螺钉的基础上增加一枚辅助螺钉以防近端碎片旋转，如果软组织附着物很少，就会发生旋转。但这种辅助螺钉是否有价值一直存在争议，如果不与拉力螺钉平行放置，其可能会妨碍骨折的愈合。

环扎钢丝和环扎带作用很小，它们绕过股骨环绕中间大的骨折块，但没有证实这样能增加稳定性。如果使用钢丝，要特别注意不要破坏骨膜的血供。可使用有节的塑料绑带。

三、骨水泥加强固定

在骨折部位填充骨水泥有很好的作用。但一些患者的长期随访显示，固定失败和股骨头缺血性坏死的长期并发症发生率很高。因此，不推荐常规使用骨水泥。病理性骨折有广泛的骨丢失和有限的预期寿命。可吸收的骨替代品可能有帮助，但没有被证实，并且价格非常昂贵。

四、骨移植

无证据表明骨折处骨移植对急性髋部骨折手术是必要的。骨移植甚至可能是有害的，因为它会延长手术时间，并可能导致骨折部位感染和供区疼痛。

五、使用转子支持钢板

转子支持钢板适合安装在髋部加压螺钉(hip compression screw，CHS)的侧方或顶部。对大转子提供额外的支撑(图 6-5-23 a～c)。对于股骨外侧皮质大面积粉碎性骨折或小转子水平横行骨折，这种钢板可能会有帮助。对于这些骨折，股骨有向内侧移位的趋势，这减少了骨折部位骨与骨接触的面积。转子支撑钢板可以阻止这种情况发生（图 6-5-24）。

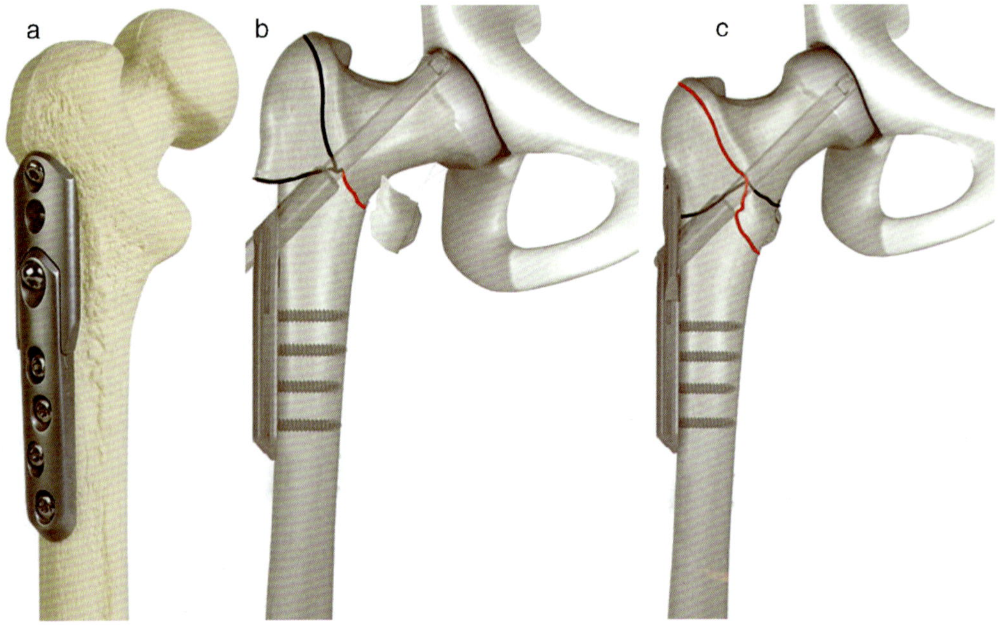

图 6-5-23 a. Swemac CHS 系统的外侧支撑钢板预防股骨干向内侧移位，它通过侧块钢板的上方向股骨近端推出合适的长度，有利于预防骨折移位。b. 股骨外侧皮质断裂，头颈结合部的骨块有向外侧移位的趋势，单纯的拉力螺钉不能纠正这种趋势，有切出的风险。c. 红色线表示外侧支撑钢板重建了稳定的外侧壁，恢复了骨折的稳定性

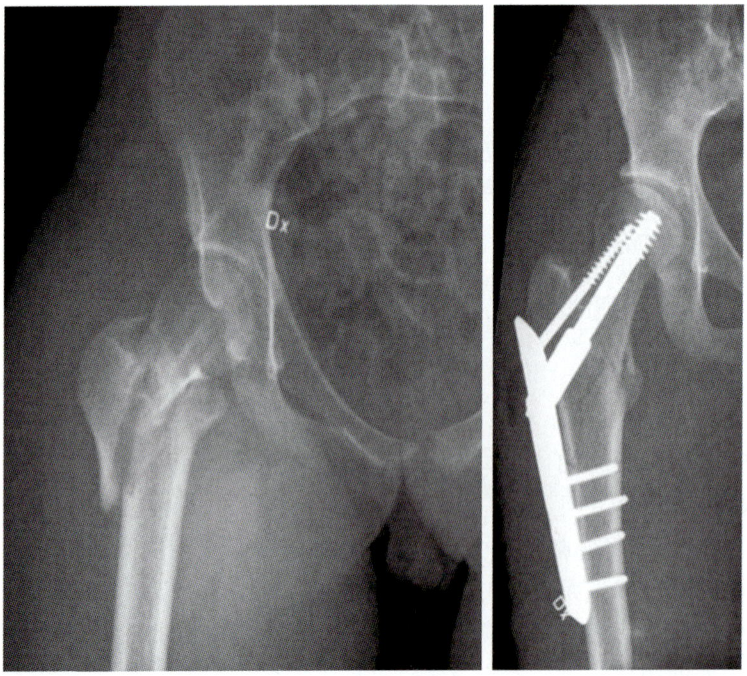

图 6-5-24 采用带有侧块支撑钢板的动力髋螺钉治疗粉碎性股骨转子下骨折

六、Medoff 滑动钢板

现在有一种新开发的螺钉板允许沿股骨轴线加压(图 6-5-25)。它由 2 个互锁的侧板组成,允许沿股骨和螺钉轴线纵向加压。这种钢板可以轴向加压并且沿螺钉锁定。简化的 4 孔钢板代替了原始的 6 孔钢板(图 6-5-26)。固定钢板的螺钉在股骨轴线上是互相成角的,这样抓持力更强,可防止钢板松动。

这种钢板可能对于小转子以下水平的骨折有作用,对于这些骨折,Medoff 钢板允许骨折部位的动力加压。如果单纯使用动力髋螺钉固定这些骨折,会导致静态固定。Medoff 钢板对于反转子骨折尤其有价值,在正位片上其骨折线从上内侧延伸至下外侧皮质。

第 23 节　复杂骨折

一、股骨外侧皮质粉碎的转子间骨折

这种骨折类型不太常见,但术前认识其特点很重要,因为经常会出现固定的技术问题,增加固定失败的风险。在正位片上,表现为一种短横行近端骨折,同时股骨外侧皮质粉碎,股骨干可能向内侧移位。伴或不伴小转子骨折。在侧位片上会有成角移位。

拉力螺钉直接置入骨折端可能会复位骨折。外翻畸形可通过使用手柄或徒手复位骨折来纠正。在侧位片上,复位骨折也可用同样的方法。正确的复位和中央螺钉的定位对这类骨折至关重要,可减少骨折固定失败的风险。

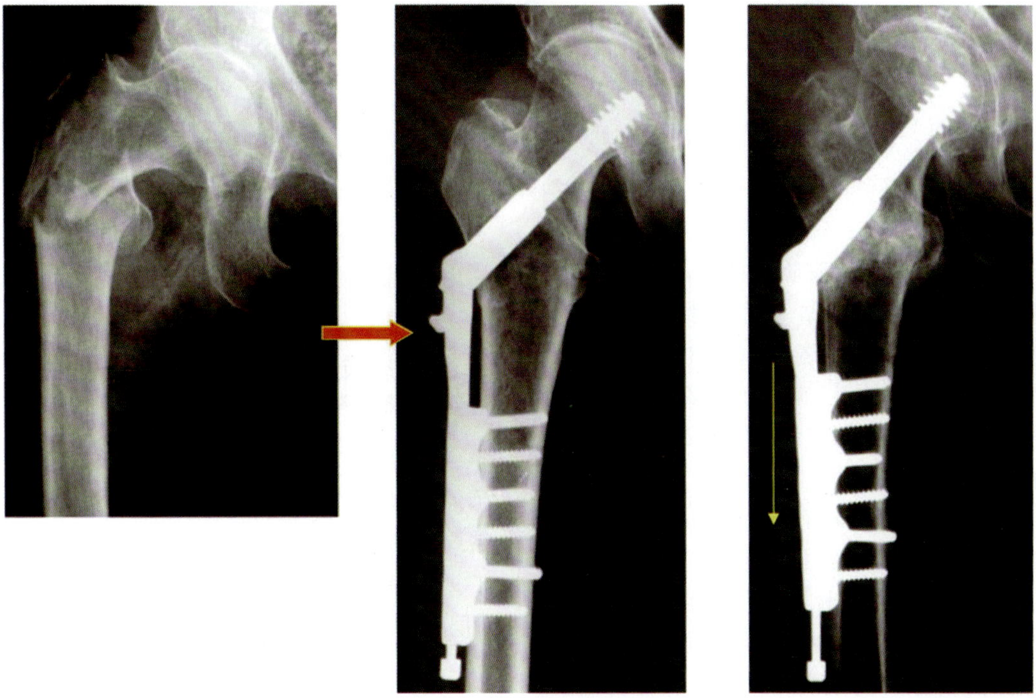

图 6-5-25　采用 Medoff 滑动钢板治疗股骨转子下骨折,红色箭头显示拉力螺钉的锁定,黄色箭头显示钢板的加压作用

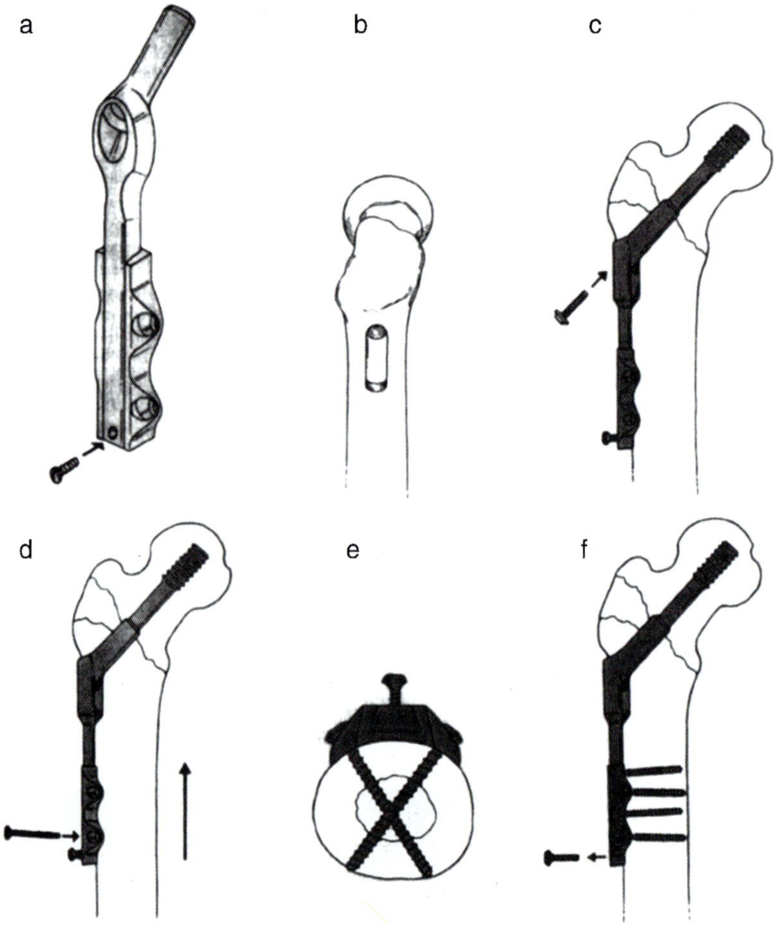

图 6-5-26 a～f. 改良的 Medoff 滑动钢板技术

由于股骨外侧皮质的粉碎，导针和螺钉置入时可能会直接钻入近端骨折块，因此，拉力螺钉的长度始终为 70～80mm。一旦钢板应用到股骨上，就没有足够的骨性支撑来防止股骨向内侧移位，同时减少了螺钉的有效滑动。

这种短拉力螺钉与股骨内移的结合导致拉力螺钉滑轨的早期使用。在这种情况下，如果螺钉在股骨头内位置良好，那么钢板从股骨头上脱落的风险会增加；如果拉力螺钉在股骨头内放置不当，就会有切出的风险。

为了降低固定失败的风险，提倡对常用的固定装置进行改良。短筒钢板可以增加螺钉的有效滑动，大转子稳定钢板防止股骨头内移，髓内钉可能更受欢迎。

二、骨折线延伸到股骨转子下的骨折

约有 7% 的髋部骨折其骨折线向远端延伸，至转子下甚至股骨干，这种骨折可能需要髓内钉，但是大多数动力髋螺钉就足够了。选择足够长的钢板，至少固定骨折远端 8 层皮质（4 个螺钉）。

三、反股骨转子间骨折

典型的股骨转子间骨折的骨折线在内下侧方向从大转子斜行至小转子。骨折线在其相反方向则成为反股骨转子间骨折(图 6-5-24,图 6-5-25)。对于这类骨折,由于股骨内收肌群的牵引,骨折远端有向内侧移位的趋势。理论上,应该选择更长的钢板以降低内固定术的失败率。转子支持钢板可以减少股骨内移的发生。Medoff 钢板和髓内钉也是不错的选择。

四、术后管理

动力髋螺钉被认为是可以承受应力的内固定材料。因此,术后应该鼓励患者尽早进行功能训练和负重,不应该限制髋关节活动。引流管应在术后 48 小时内拔除。股骨转子间骨折出血较多,常需要输血,故在术后第 1 天应及时复查血红蛋白。目前对于是否应用引流管还存在争议[114]。

股骨转子间骨折和股骨转子下骨折患者术后髋关节、大腿甚至膝关节疼痛的时间一般较长。患者在术后 1~3 个月直至骨折愈合常需要使用镇痛药。因此,这类患者比股骨颈骨折患者的术后康复时间更长。门诊复查的时间在不同的国家各不相同。对于那些术后疼痛和活动能力恢复不佳的患者,应该及时进行电话随访,必要时建议患者到医院行 X 线片检查。

第 24 节 钢板螺钉固定的并发症

一、切出

动力髋螺钉是一种广泛使用的内置物,但其主要的并发症是螺钉从股骨头中切出(图 6-5-23)。这种情况主要发生在 2%~10%的病例中,与手术质量密切相关[11](图 6-5-27)。“切出”在临床上可以通过术前疼痛的不断增加和短缩外旋畸形的再次出现进行识别。但这些体征可能具有误导性,如关节囊外骨折经常存在持续疼痛。通过 X 线片很容易诊断,如果在正位片上切出不明显,通常需要摄侧位片[11]。

治疗取决于切出的时机和患者伤前的整体状态。对于那些术后早期就发生切出的患者,最合适的处理方法是再次固定。但这可能是一个技术含量比较高的手术,不应该由缺乏经验的外科医生完成。术后即刻和随后的 X 线片评估非常重要,用于确定股骨头仍保留多少。一般情况下,螺钉重新置入股骨头完整部分是完全可能的,满足前面给出的标准。如果患者的整体状况比较

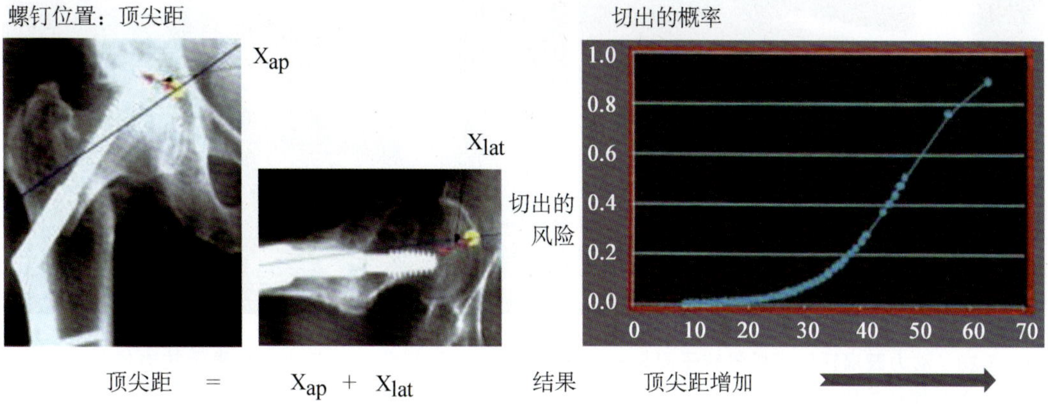

图 6-5-27 顶尖距在预测股骨转子间骨折内固定是否失败中的作用

差，可能需要一段时间不负重。

对于术后晚期（几周之后）发生的切出，可以在骨折愈合前保留螺钉钢板，等待骨折愈合后再移出内置物。如果对关节造成了广泛的损伤，随后可能需要进行全髋关节置换术。

二、钢板从股骨上分离

这是动力髋螺钉第二常见的技术问题，1%～3%的患者会出现这种情况。把持钢板的螺钉松动可以在X线片上得到确认（图6-5-28）。

这种并发症通常需要再次手术。固定近端骨折块的拉力螺钉通常可以保留，可以更换一个更长的钢板来贴附股骨干。如果股骨干有明显的骨质疏松，应增加螺钉的数目，用钢丝或Partridge带（塑料带）环扎固定可能有帮助。必须时刻关注，以避免钢丝切断骨质，造成骨折的进一步粉碎。在螺钉放置的位置使用骨水泥进一步加固也是常用方法，尽管这种方法可能增加将来再次手术的困难。极少数情况下，把持钢板的螺钉从螺钉头部断裂（图6-5-29）。这种情况下，拉力螺钉已被加压到最大值，此时应力集中在钢板置入的位置。

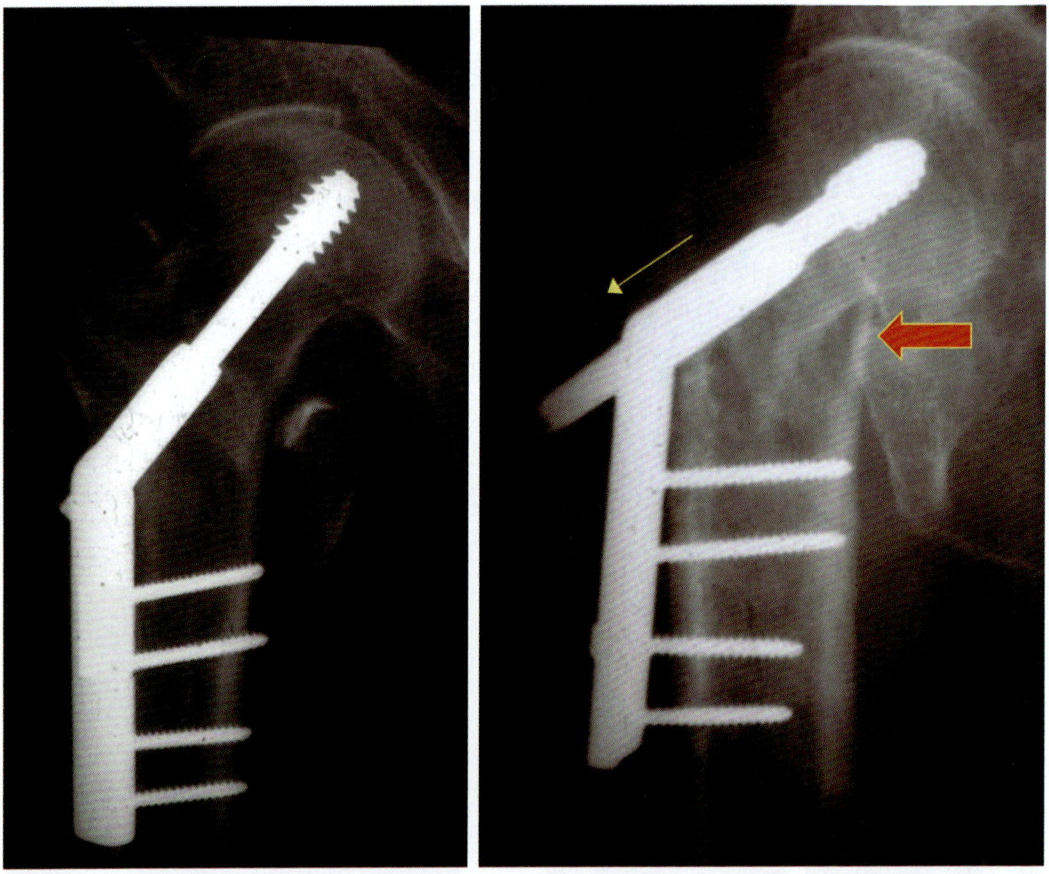

图6-5-28 动力髋螺钉固定股骨转子间骨折后，钢板与骨折远端分离。黄色箭头表示拉力螺钉退出，红色箭头表示钢板与股骨干分离

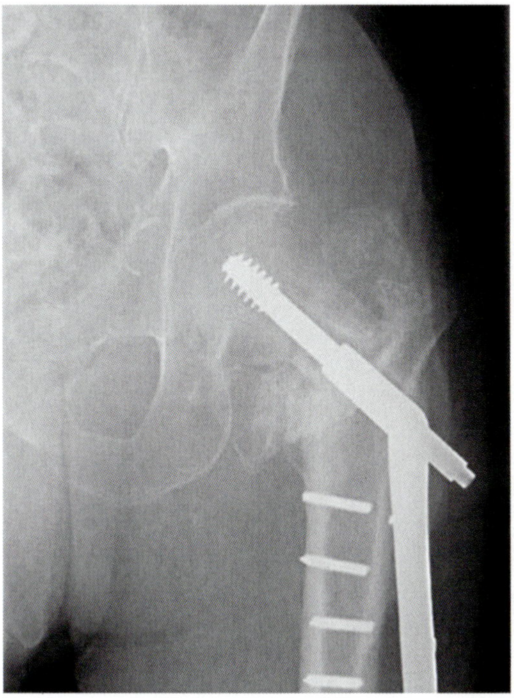

图 6-5-29 动力髋螺钉固定股骨转子间骨折后螺钉断裂

三、骨折不愈合

钢板断裂，特别是发生在骨折后的几个月时，常预示着不愈合的可能性很大。对于股骨转子间骨折，这并不常见；但对于股骨转子下骨折，这比较常见，发生率约为 2%。如果滑动螺钉无法在钢板的套筒内滑动加压，骨折的 2 个断端存在间隙，通常也会引起不愈合。

不管内置物有没有失败，骨折不愈合都会引起疼痛，需要进行翻修手术。手术方法包括髓外植骨再固定，Medoff 钢板通常比较适合。另一种方法是使用髓内钉，如果使用时没有远端锁定，则会因为负重而对愈伤组织的形成产生强烈的刺激。

四、缺血性坏死

关节囊外骨折缺血性坏死比较罕见[10]。通常近端骨折块的血供只有在骨折线通过关节囊的附着部位时才会受到影响。如果发生明显的塌陷且有明显的症状需要手术治疗时，则需要行关节置换术。这是一个非常复杂的任务，常见的股骨假体植入标志可能缺失。为了确保正确的肢体长度及软组织的松紧度，通常需要有模块化的植入物。

五、取出内固定物

髋关节骨折术后并不常规推荐移除植入物。只有发生某些特殊的并发症才会推荐移除，如切出。尽管骨折已经成功愈合，患者却还抱怨髋部持续性疼痛，约 50% 的患者移除植入物会改善症状。

第 25 节 股骨转子下骨折

一、髓外固定

文献中，常根据 Sensheimer 分型法[142]对股骨转子下骨折进行分类(图 6-5-30)。在实际应用中，简单划分为高位股骨转子下骨折和低位股骨转子下骨折。

二、高位股骨转子下骨折

高位股骨转子下骨折和低位股骨转子下骨折的区分取决于动力髋螺钉是作为动态置入物还是静态置入物。通过动态固定，可以实现骨折部位的连续加压。对于静态固定，可以防止骨折部位发生二次塌陷。

动力髋螺钉是高位股骨转子下骨折的首选治疗方法。固定的原则与前文所述相同，即解剖复位或轻微外翻复位，拉力螺钉中心放置。一个 5 孔或 6 孔的滑动钢板可以满足 8 层皮质的安全固定。

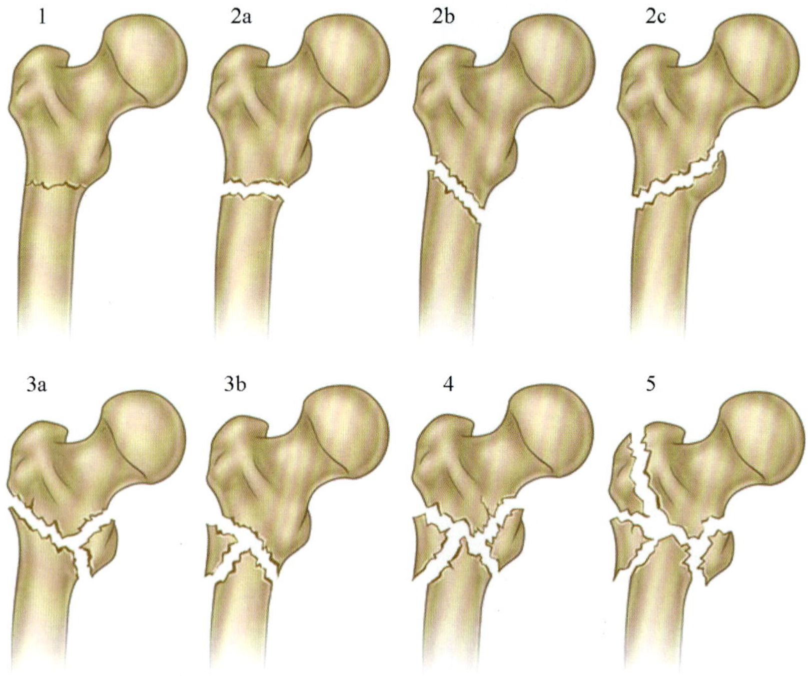

图 6-5-30 股骨转子下骨折的 Sensheimer 分型

三、低位股骨转子下骨折

如果动力髋螺钉用于固定低位股骨转子下骨折，那么其将作为一个静态置入物。这种固定具有较高的延迟愈合和不愈合的风险，从而增加了固定失败的发生率。此外，由于骨折区域更加靠近远端，所以为达到稳定的固定，需要一个较长的 8～10 孔的动力髋螺钉钢板。术者为了插入如此长的钢板，将会不可避免地延长手术时间，增加失血量。基于这些因素，低位股骨转子下骨折最好使用髓内固定装置。

动力髋螺钉用于低位股骨转子下骨折的手术原则与动力固定大相径庭。因为术后不可能发生骨折塌陷，所以骨折部位必须无间隙。为了达到这个目的，骨折应该达到解剖复位。外翻位置的复位将会给内侧皮质留有间隙，而这个间隙不会像动力固定那样通过骨折区域的塌陷将间隙关闭。

动力髋螺钉用于固定低位股骨转子下骨折时，导针和拉力螺钉的置入必须保证精准的 135°。如果不能达到这一点(因为钢板完全固定在股骨上)，将会导致骨折区域内侧或外侧间隙的存在。一般需要大面积显露股骨，可能会出现大量失血。

第 26 节　髓内固定

髓内固定的适应证为低位股骨转子下骨折、伴股骨干骨折的髋部骨折和因肿瘤转移而导致的病理性囊外骨折。

髓内钉从股骨的顶端插入髓腔，然后用螺钉固定。一项综述分析了 Cochrane 协作网中髓内和髓外置入物的随机对照研究，大多数较早的研究显示，无论是手术期间还是手术后，髓内置入物都有增加股骨骨折发生风险的倾向[119]。但近期髓内置入物的临床研究表明，在某些程度上可以避免这个问题。该综述发现髓内钉在每 50 例中增加一次再手术。病死率和其他长期结果在这 2 种内置物之间是相似的。

该综述认为，对于常见的关节囊外骨折，现有的证据依然支持滑动髋螺钉的使用。这可能对最新设计的髓内钉或特定的骨折类型并不适用，但需要进一步的研究来证实这一点。

第 27 节　置入物的选择

最常见的股骨髓内钉包括：一枚钉子通过大转子插入，一枚或多枚十字螺钉通过股骨颈到达股骨头（图 6-5-19）。股骨髓内钉的基本原理已经被提出[85]。现在有许多不同类型的钉子，它们之间的比较研究很少，故无法确定哪种最合适[120]。

第 28 节　Zickel 钉

这种髓内钉最先由 Zickel 设计[184]。它由一个非常坚固的成角髓内钉和一个结实的侧臂组成。传统上，它的置入方法是切开显露骨折区域。这种髓内钉并没有远端锁定装置。它的使用结果显示，一旦正确插入，因为其强度高，固定失败非常罕见。Zickel 钉也可通过闭合技术插入，但是对于一个原先设计就是通过切开技术插入的髓内钉来说，操作的确有些困难。这种髓内钉的使用技术要求比较高，移出同样存在困难，有时会造成新的骨折。因此，这种髓内装置现在很少使用，也很少推荐使用。

第 29 节　Ender 钉

Ender 钉更加细长，富有弹性，通常选择在股骨内侧髁反向穿入髓腔。在 X 线片的监控下，这种髓内钉反向穿过骨折区域，进入近端的股骨颈和股骨头，所以其尖端在软骨下骨。通常，60％的 Ender 钉能够填满髓腔。据报道，这种髓内钉能减少术中髓内出血和感染的发生风险。但在与钢板螺钉的随机对照研究中发现，这种髓内钉出现较差的结果。这种髓内钉存在的主要问题是会导致膝关节疼痛、钉子脱落、骨折位置的丢失及再次手术率较高。大多数创伤中心已经弃用这种髓内钉。在这里提及是因为其代表了一种治疗原则，并在以前广泛使用。

第 30 节　新一代髓内钉

Gamma 钉是在 20 世纪 80 年代末引入的。它由一个轻微成角的主钉和一个滑动螺钉组成（图 6-5-19）。它通过闭合的方法插入，远端锁定以防止旋转和短缩。Gamma 钉已经在大量临床研究、队列研究及力学研究中得到了广泛的评估。大量研究的结果显示，对于股骨转子间骨折，动力髋螺钉的操作更加容易；对于股骨转子下骨折，Gamma 钉具有手术时间短、失血量少的优点。

最初，Gamma 钉的长度为 200mm，近端直径为 11mm、12mm、14mm。拉力螺钉的角度为 125°、130°、135°。主钉的设计最初在近端中点以上有 10°的弯曲，但是后来又改成更加直立的设计，以避免在插入的时引起股骨干骨折。

目前，有多种短髓内钉，如 IMHS、PFN、股骨近端防旋钉（proximal femoral nail anti-rotation，PFNA）、Targon 股骨近端钉及 Holland 钉。并且，各种新的髓内钉不断涌现。这些新的髓内钉应通过随机临床研究与钢板螺钉系统做出比较。

第31节　手术方法

这里详细阐述的手术方法是通过闭合技术经由大转子插入髓内钉，拉力螺钉插入股骨颈，随后远端锁定。术者应该研究并学习所使用的各种髓内钉置入技术的详细说明。髓内钉与钢板螺钉相比，技术要求更高。但髓内钉技术可以通过不断实践掌握，一些创伤中心对所有的股骨转子间骨折和股骨转子下骨折均使用髓内钉技术。此外，它还是固定长骨骨干骨折的重要技术。

第32节　术前计划

对于股骨转子下骨折使用髓内固定，术前计划是非常必要的。此外，还需要骨折部位的X线正位片及侧位片：①需要对骨盆进行X线片检查，包括未受伤的髋部。②对于病理性骨折，患侧股骨正位和侧位全长片可以确定股骨干有无其他转移灶存在。③如果平片不能确定有无转移灶，最好做骨扫描或MRI。④如果股骨存在广泛转移，将需要一个全长的髓内钉。健侧股骨全长片是必要的，用于帮助确定主钉的长度。因此，需要对健侧股骨进行X线片检查，测量以确定主钉的长度。

如果获得了合适的X线片，就应该考虑以下问题：①预测拉力螺钉在股骨头内的位置，这将取决于内置物的角度。通常推荐130°，因为这可以减少拉力螺钉向上移位的风险。②确定拉力螺钉置入的位置是在骨折的上方、中间还是下方。③计算髓内钉的长度。最好避免使用200mm长的髓内钉，因为主钉的尖端会产生一个应力点。作为一个粗略的指导，主钉的远端应该距离骨折区域或股骨转移灶至少100mm，这样远端的锁定螺钉才可以提供有效的固定。如果有问题，最好使用更长的主钉。④计算要使用钉子的直径，一般建议使用12mm的钉子。⑤仔细检查股骨干骨折处有无从近端向远端延伸的骨折裂纹，如果有，还是推荐使用更长的髓内钉。⑥骨折的粉碎程度和骨折块的位置并不重要。与髓外技术相比，完全的解剖复位对于闭合髓内钉技术就显得不那么重要。⑦对于粉碎性骨折，可以考虑避免使用远端锁定螺钉(骨折区域得到了加压，却增加了旋转畸形的发生风险)。

来自器械商的内置物模型通俗易懂，对于术前计划非常有帮助。一些模型往往有15%的放大，因为在X线片上内置物往往会被放大15%。这些模型可能会显示内置物有0°前倾，故假设X线片已使内置物有10°的内旋。由于这种情况很少发生，这些模型对拉力螺钉长度的选择帮助不大。

第33节　骨折复位

关节囊外骨折髓内固定的优势之一是通常不用显露骨折区域就能达到闭合复位。不但有助于减少手术时间，还有助于减少出血量及脓毒症的发生风险。因为不破坏骨折区域，骨折不愈合的风险也就大大降低。

如前所述，将患者置于牵引床上。对于髓内钉手术，尤其要确保具有通向转子区域的通道。患者的躯干弯向健侧，确保下肢在正位片和侧位片上不阻碍股骨全长的透视。对于股骨颈的侧位片，影像增强器的横向摆放将会更加有助于看清转子和臀部区域的上外侧部分。

骨折复位应着重于恢复肢体的长度，纠正骨折部位的旋转和成角畸形。尽量忽视中间的骨折块。在手术台上，牵引时保证下肢伸直，脚尖朝上。当骨折部位在正位片上对齐时，通常将下肢内旋10°～15°，来获得骨折的完全复位。髌骨保持在水平位或轻度内旋。

对于股骨转子下骨折，由于屈肌的牵拉使近端的骨折块处于屈曲、外展、外旋位（图6-5-31）。同时，股骨干短缩内收。可以采取一些措施来克服这个问题：①在牵引床上重新摆放患肢，使骨折断端对齐。②使用外部压力操作使骨折端对齐（图6-5-32）。③有时，骨折区域有向后下沉的趋势，这在侧位片上看得比较清楚（图6-5-33）。对于肥胖患者和股骨转子骨折的患者，这很常见。这种角度可以通过下肢附加支撑来抵消，如在下肢牵引杆上固定一个软垫杆。助手也可用一个类似的装置往前用力来获得骨折的复位。④在比较少见的情况下，远端骨折块向背侧移位。可以通过在股骨髁横行穿入一枚牵引针。⑤手术过程中，短钉或复位棒插入近端骨折块以复位骨折（图6-5-34）。⑥如果所有的方法都宣告失败，就只能采用切开复位的方法。有时可以在骨折部位切一个小口，通过一个骨撬将骨折复位。如果以上办法都不行，就需要更广泛地显露骨折，使用螺钉钢板固定。在骨折的每一侧用骨钳固定，使骨折复位。

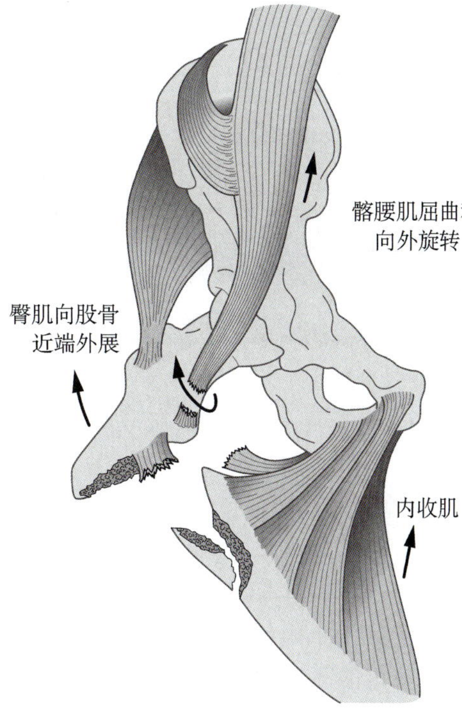

图6-5-31　股骨转子下骨折后，近折端在肌肉牵引下屈曲、外展、外旋

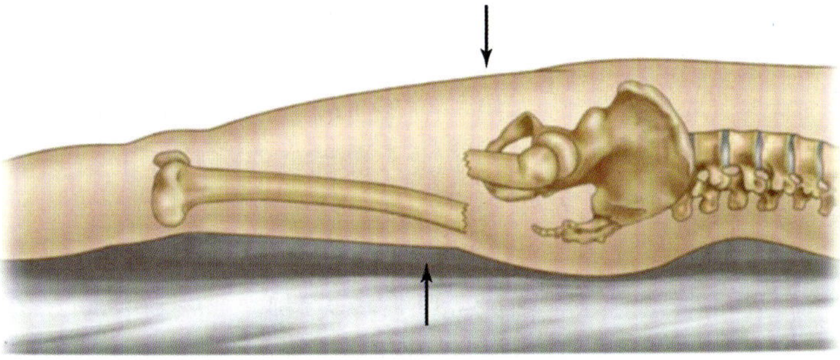

图6-5-32　外部挤压有利于复位骨折

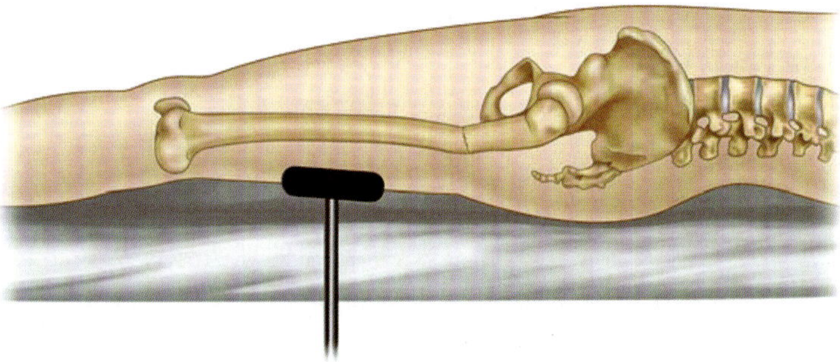

图6-5-33　插入髓内钉前需要用顶棒先矫正骨折端的成角

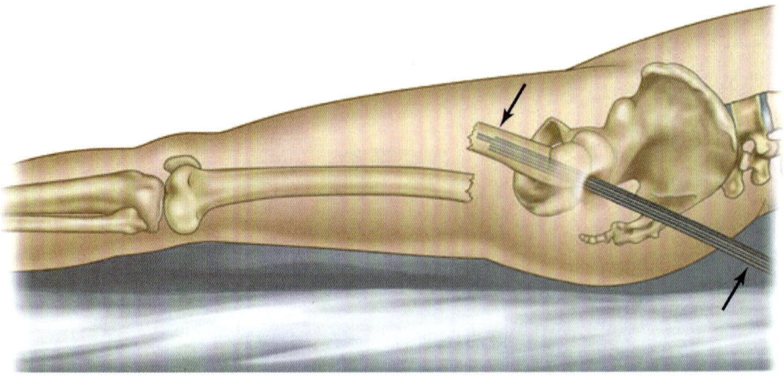

图 6-5-34 术中可将一个短髓内钉插入骨折近端，用于复位骨折

第 34 节 切 口

当进行外科消毒铺单时，要时刻牢记切口的位置比钢板螺钉的位置更近。置入远端锁定螺钉的部位也必须准备好。

手术切口长 5～7cm，由大转子向近端延伸。建议在皮肤上做标记，通过正、侧位透视来确认位置。有时很难碰触到肥胖患者的大转子。一般来说，大转子通常位于髂前上棘远端 5cm、背侧 5cm。沿切口长度切开阔筋膜。臀中肌纤维起自大转子，沿肌纤维劈开 3～5cm，显露大转子尖。

第 35 节 股骨进针点

大转子的进针点取决于髓内钉的类型和股骨近端的解剖结构。髋关节的进针点首先考虑要使用的钉子在 X 线正位片上是直的、成角的还是弯曲的。对于直的髓内钉，如 Küntscher 钉或 Huckstep 钉，进针点在大转子的内侧，靠近股骨颈基底梨状肌的中心。对于像 Gamma 或 Zickel 这样成角的钉子，进针点正好位于大转子尖的外侧。

侧位片也是如此，正确的进针点也取决于所使用的钉子的类型。当使用像长 Gamma 钉、Zickel 钉、Russell-Taylor 钉或 Variwall 重建钉等具有横向曲线的钉子时，必须设计区分左股骨或右股骨的钉子。对于这些钉子，进针点的选择通常轻微靠后。对于约 200mm 的长钉，正位有曲度，侧位无曲度，进针点选在大转子的前后 1/3 交界处。

各种各样的进针点取决于髓内钉的类型(图 6-5-35)。精确找到进针点非常重要。通过阔筋膜和外展肌群的回缩或手指触碰可以确认。推荐通过正位片和侧位片的反复透视来确认进针点的位置。大转子和近端股骨的形状也存在变异，所以进针点也必须根据大转子的形状、大转子与髓腔的位置关系进行调节。

用一个弯曲的锥子从选定的进针点穿过大转子进入髓腔。在侧位片上检查锥子的尖端是否位于髓腔中心。

另一种进入髓腔的方法是将导针通过正确的进针点插入髓腔。正、侧位反复透视检查导针的位置。然后通过类似动力髋螺钉固定的空心钻孔器穿过导针，在股骨近端 4～5cm 处进行扩髓。

第 36 节 插入导针

接下来，扩髓器的球头导针从转子区远端穿过骨折部位进入股骨干。球头导针的作用是防止扩髓时断裂。可以通过拉动导

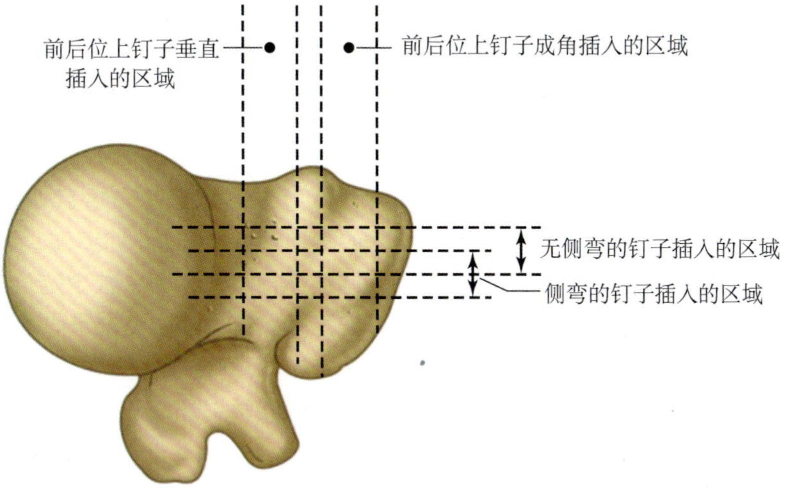

图 6-5-35　不同类型髓内钉的进针点

针将其拆下。最好使用 Jacobs 卡盘手动插入导针。骨科医生应该根据导针在髓腔中走行时遇到的阻力准确感知其是否在股骨髓腔中。

在导针穿过骨折部位时，可能会遇到一些问题。以下几点可能会有所帮助：①当导针通过骨折处时，可以让一位助手对下肢施加外力以复位骨折。②将导针尖端 2cm 处折弯 5°～10°，以便其以正确的方向穿过骨折部位。③在股骨近端插入一枚小直径的钉子或复位棒帮助复位骨折，有利于导针穿过。④如前所述，如果所有的方法都失败了，那么就必须显露骨折部位切开复位。

第 37 节　股骨扩髓

采用电动扩髓器进行扩髓，需注意以下几点：①扩髓钻不能反向转动，否则会卡在髓腔内。②从 9mm 直径的扩髓钻开始，每次递增 0.5mm。对于某些髓腔很宽的患者，可以从 11mm 或 12mm 开始。一般扩髓宽度要大于髓内钉直径 1.0～1.5mm。对于 Gamma 钉，则应大于其直径 2mm。对于骨质疏松的患者，可能不需要对股骨进行扩髓。③对于股骨近端延伸的 Gamma 钉，其转子部位扩髓应达到 17mm，以减少医源性股骨骨折的风险。④扩髓时，应确保导针没有移向外侧，以防止髓内钉位置不对称。⑤对于大多数患者，直径 12mm 的钉子即可，故扩髓到 13.5mm 或 14.0mm 已足够。随着现代置入物的发展，直径 12mm 的钉子足够坚硬，并且能够减少术中骨折的风险。⑥不推荐过度扩髓破坏股骨的皮质。老年骨质疏松症患者通常有骨皮质再吸收，使髓腔增宽，对皮质骨进行扩髓会降低股骨的强度。

插入髓内钉

选用的钉子(至少比扩髓直径小 1.5mm)需要与特殊设计的器械匹配使用。骨科医生应该熟悉器械本身的力线，有利于顺利插入髓内钉。

根据钉子的类型，球头导针可能需要更换为直导针。此时可采用一个塑料交换鞘准确定位插入点，保证股骨内导针的位置不变。如果使用直径足够大的空心钉，可使球头导针能够穿过钉子,则无须更换导针。

将钉子穿过导针进入股骨。在插入钉子时,力量不要过大,这点很重要,且在老式 Gamma 钉中尤为重要。老式 Gamma 钉需要手动插入髓内钉,不能用锤子敲打。插入时,通过前后旋转可以促进钉子进入髓腔。

插入主钉直至拉力螺钉与股骨头中心位置平齐。在 X 线正位片透视下,其主钉轮廓呈新月形(图 6-5-36)。

经皮沿股骨颈方向置入导针后,拉力螺钉置入器应该与这个导针保持平行。这样保证了正确的旋转角度,使拉力螺钉能够以正确的前倾角度进入股骨颈。

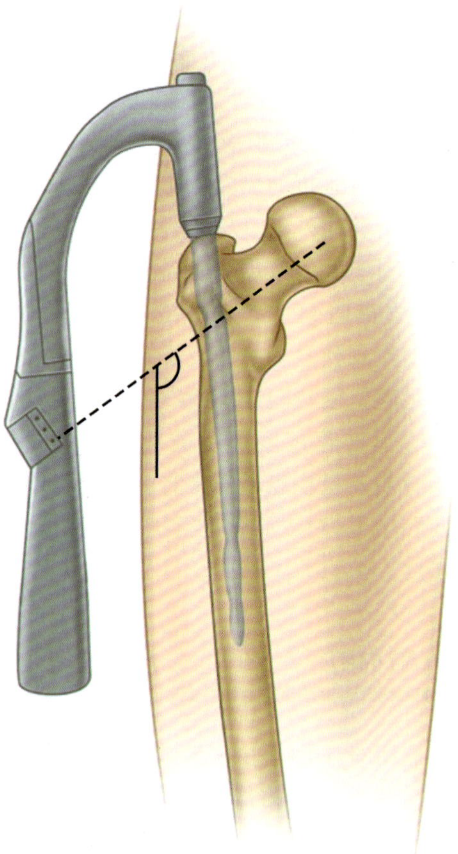

图 6-5-36　插入主钉至合适的位置,使拉力螺钉位于股骨头中心,建议在透视下进行该操作

如果不能顺利将主钉插入髓腔,必须将其撤出。然后进一步扩髓或改用较细的钉子。必须避免强力锤击钉子,否则可能会出现股骨干骨折。

主钉位置放置合适后,在 Jacobs 卡盘的帮助下取出导针。接下来,将定位装置与钉子进行组合。为了减少定位装置的松动,需拧紧螺栓。通常情况下,定位装置需要用手支撑,否则由于重力作用,其会发生下沉,导致主钉发生外旋。

第 38 节　股骨拉力螺钉或十字螺钉的定位

主钉的位置决定了拉力螺钉导针的位置。钉子的插入深度决定了拉力螺钉在髋关节 X 线正位片上的位置。如果拉力螺钉的位置过高,则需要进一步将主钉向远端插入,必要时拔出主钉进一步扩髓。此时选用小一号的主钉往往收效甚微。

在 X 线侧位片上,拉力螺钉必须位于股骨头的中心。一般可以通过旋转主钉在髓腔的位置改变拉力螺钉的位置。此时,双平面影像增强器常有助于手术顺利进行。

在大腿外侧做皮肤切口以利于插入拉力螺钉。在导向器和软组织保护器的帮助下插入导针。将导向器拧紧,使其和股骨外侧皮质紧密接触,然后用电钻扩髓打开股骨外侧皮质。

导针的位置需要在正、侧位透视下检查确认。在髋关节 X 线正位片上,导针尖端应正好在股骨头中心的下方(图 6-5-37),在 X 线侧位片上居中,这样可以减少拉力螺钉切出的发生风险。如果导丝太靠近端,必须将其拔出,将主钉向远端进一步插入,然后再次插入导丝。如果导针在髋关节 X 线侧位片上偏前或偏后,也应将其拔出,调整主钉的位置,使导针再次插入后居中。

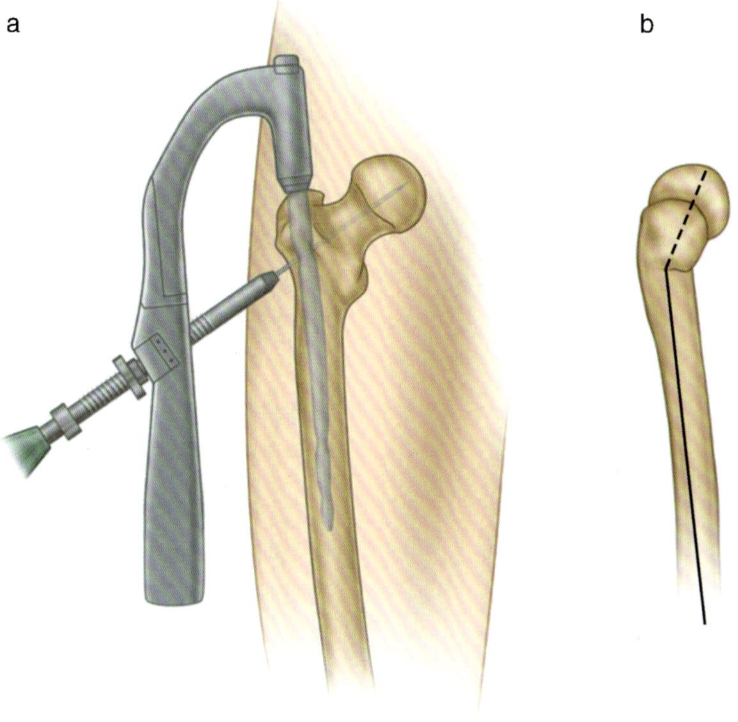

图 6-5-37 在正侧位透视下对导针的位置进行矫正，以减少拉力螺钉切出的风险

一旦导针到达了正确的位置，就可以采用测量器确定拉力螺钉的长度。对于 Gamma 钉，由于导针的螺纹部分不包括在其中，其测量值与拉力螺钉相同。但对于其他类型的置入物，需要将测量长度减去 5～10mm，以避免拉力螺钉穿出关节面。然后采用阶梯钻扩髓，此时需用影像增强器确认其深度。在大多数情况下，尤其是骨质疏松的患者，采用 Jacobs 卡盘即可完成这项操作。如果使用电钻，则需要小心不要钻入关节。

然后置入拉力螺钉，使其尖端位于关节面下 5mm 左右。拉力螺钉的尾端应从骨皮质侧端略微突出（5mm），使其能够保持旋转的稳定性（图 6-5-38）。如果需要用 Russell-Taylor 髓内针系统，那么就需要使用 2 枚十字螺钉代替一枚拉力螺钉。

根据所用钉子的种类，螺钉固定装置需要与主钉连接起来，形成一个滑动槽，拉力螺钉沿其置入以防止旋转。对于 Gamma 钉，拉力螺钉置入手柄需要与股骨轴平行放置，以利于将螺钉锁定装置插入主钉近端。将其拧紧后松开 1/4 转，这样能够保证拉力螺钉的自由滑动。

此时可能遇到的技术问题有：①如果用电钻插入导针而不穿透股外侧皮质，导针可能会弯曲或进入股骨头软骨，沿着导针用阶梯钻扩髓则会破坏髓腔。如果在插入导针之前，用锥子将外侧股骨皮质预穿孔，那么这个问题可以避免。②当用阶梯钻为拉力螺钉置入通道扩孔时，钉子和导针可能会被推向近端。为了防止这种现象发生，在钻孔

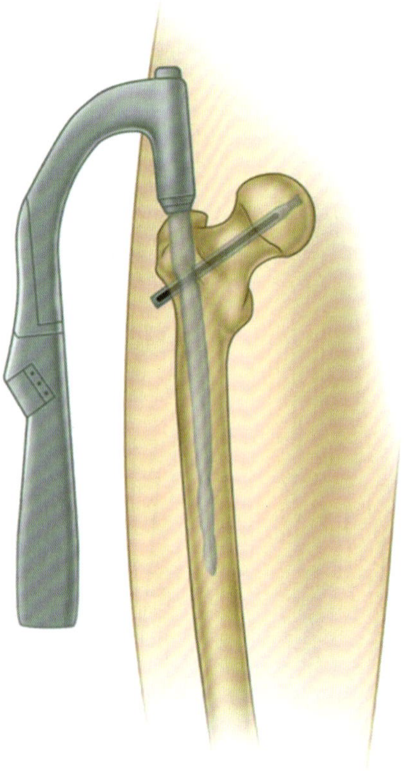

图 6-5-38 拉力螺钉的头端应在关节面下 5mm，尾端应稍突出于股骨外侧皮质

时，可将导向器向远端推。③有时，重新确定导针的位置很困难，因为它有沿着原通道进入的倾向。此时可以移除导针，直接用阶梯钻通过定位装置来定位，但要注意防止器械发生旋转。一旦发生旋转，则不能顺利纠正前倾角。同时，需要在髋关节 X 线正、侧位片上反复透视，以保证阶梯钻进入理想位置。④对于某些粉碎性骨折，由于重力作用，骨折远端向下移位，往往很难顺利插入导针。此时可通过插入夹具提升整个系统来抵消，也可以采用前面提及的由助手或通过股骨支撑托起整个大转子区，这将保持股骨干、股骨颈及股骨头处于一条直线，使导针顺利插入股骨头中心。⑤在髋关节 X 线侧位片上，髓内钉定位装置有时会遮挡股骨头在影像增强器上的成像，不利于获得导针的正确位置。为了克服这个问题，影像增强器可以向上或向下旋转几度，到达一个倾斜的位置，这样可以提供一个完整的导针视图。必要时可以从不同的图像中推断出导针的正确位置。操作者也可以将瞄准装置作为手柄进行轻微的前后旋转，来观察其如何沿股骨颈中轴向上投射到股骨头中心。最近研制的不透 X 线瞄准装置已经成功解决了以上难题。

远端锁定螺钉

远端锁定螺钉的潜在优势包括：①减少行走时的疼痛。临床经验表明，即使是稳定的股骨转子骨折，远端锁定螺钉也可以降低腹股沟和大腿的疼痛。②提供额外的旋转稳定性，尤其适用于股骨转子下骨折。对于股骨转子骨折，在骨折远端突出的拉力螺钉可提供一些旋转稳定性。③控制粉碎性股骨转子下骨折的肢体长度。当钉子和股骨的直径间有一定差距时，这一点尤其有用。④如果不进行远端螺钉锁定且拉力螺钉很短并不能从股骨皮质外侧皮质突出，那么在患者负重时，整个组合钉和骨折近端受到应力作用推向股骨干远端，可能导致股骨外侧皮质阻止拉力螺钉滑动。此外，骨折部位的塌陷会进一步导致拉力螺钉切出。

有关远端锁定螺钉的争议包括：①力学研究表明，远端锁定螺钉对于稳定的两部分和三部分股骨转子间骨折是多余的。②旋转稳定性可在插入拉力螺钉后由旋转主钉来进行测试。如果有良好的抗旋转力量，远端锁定螺钉可能就不需要了。③无远端锁定螺钉时，患者负重行走可对骨折端起到动力化的作用，使骨骼部分更好地接触，并在行走时通过反复撞击刺激骨折愈合。

综上所述，一般推荐用 2 个螺钉进行远端锁定，尤其适用于股骨转子下骨折。

第 39 节　短钉的远端锁定

对于短钉，如 200mm 的 Gamma 钉，可使用与插入拉力螺钉相同的导向器完成远端锁定。

以下 2 点很重要：①夹具各个组件之间及其与钉子的连接处不得有松动，任何松动都会导致远端锁定螺钉的螺孔不能正确瞄准。②钻孔之前，在股骨外侧皮质用尖锥进行几毫米的预钻孔。如果先使用电钻，其应稍微偏向股骨外侧皮质的后缘。在大部分骨质疏松症患者中，整个过程用手推尖锥穿过 2 个皮质，但不要过度用力，否则可能会导致医源性骨折。

钻孔后，用深度测量仪测量远端锁定螺钉的长度。

第 40 节　长钉的远端锁定

目前，虽然有很多可帮助置入远端锁定螺钉的装置，但大多数外科医生都觉得这些装置并不实用，他们更喜欢徒手操作。

首先，在股骨远端 X 线侧位片中应使影像增强器与股骨干长轴垂直。旋转下肢直到远锁定端螺钉的孔呈现出一个标准圆。如果是椭圆的，则必须调整影像增强器或下肢的位置，直到得到标准圆为止。

在股骨远端皮肤处放置一个细小的尖锥，使其在影像增强器上位于标准圆的中心点。然后切开皮肤直至骨质，将尖锥刺入股骨外侧骨质，并保证其再次在影像增强器上位于标准圆的中心点（图 6-5-39）。尖锥以 90°垂直于股骨长轴，然后刺穿股骨外侧皮

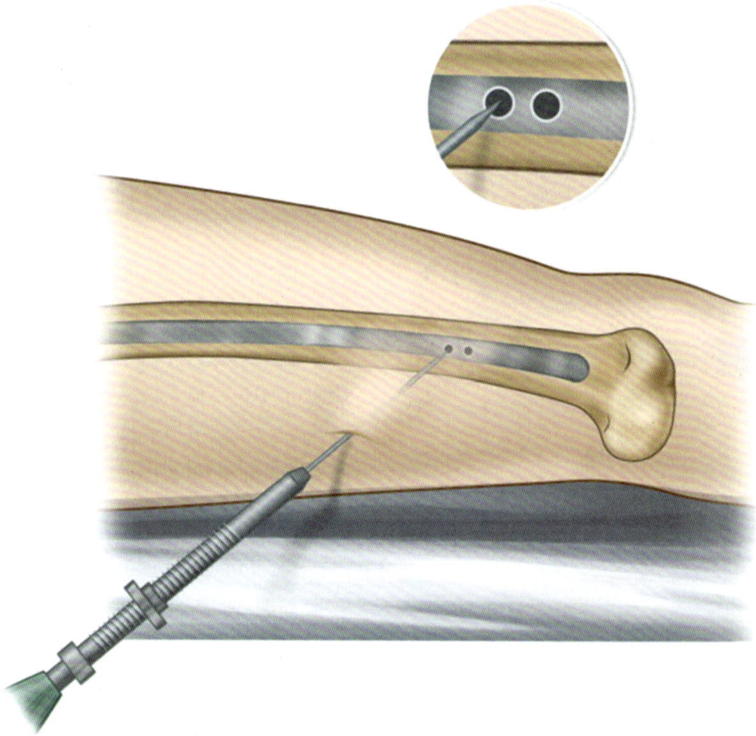

图 6-5-39　徒手远端锁定以确定螺钉插入正确位置，锥尖必须保持在远端锁孔图像标准圆的中心

质，此时可以感觉到尖锥刺入股骨远端的螺孔。去除尖锥，选用电钻钻穿对侧皮质，在影像增强器X线正位片上确认其位置。

徒手操作的缺点是外科医生的手暴露在影像增强器的辐射下。为减少辐射，不透射线的定位装置已被研发，如放射钻。钻头尖端定位在远端锁定螺钉孔的标准圆的中心位置，由手柄固定。当钻头的2个圆孔与标准圆对齐，表明该钻头与远端锁定螺钉的孔在同一直线上(图6-5-40)。另一种定位装置是将激光束安装在影像增强器的臂上，在患者股骨远端的皮肤上投射，产生红色激光束，在影像增强器的屏幕上可以看到一个“十”字。当影像增强器定位正确后，在红色激光束的引导下对股骨外侧皮质进行切开和钻孔。

远端锁定螺钉钻孔完成后，可用测量计确定螺钉的正确长度，然后插入适当长度的螺钉，必要时进行攻丝。

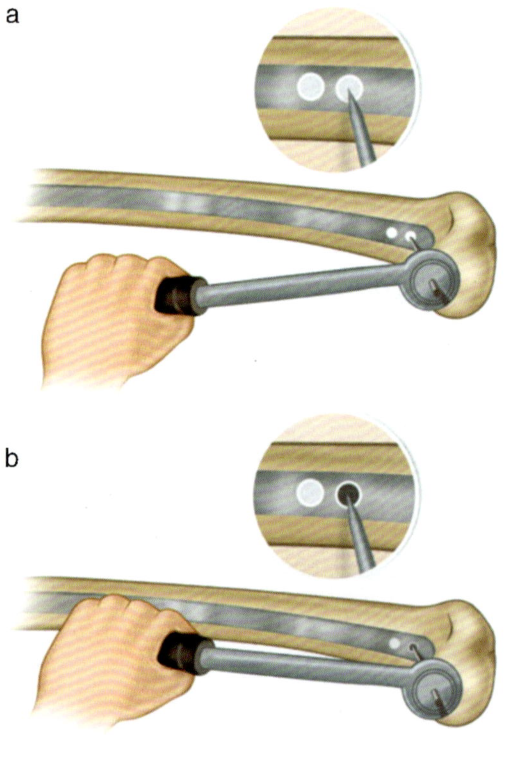

图6-5-40 放射定向钻远端锁定

第41节 伤口闭合

一般来说，间断缝合筋膜后缝合皮肤切口即可。对近端伤口使用真空引流的价值尚存在争议。通常建议使用引流管以减少减少血肿形成，但一些医生认为，真空引流可能会导致股骨近端扩髓区失血过多。

第42节 术后管理

Gamma钉内固定术后的康复及术后管理与动力髋螺钉类似。应鼓励大多数骨折患者早期活动并负重。不要限制患者的髋关节活动。如果使用引流管，其保留的时间不应超过48小时。

第43节 髓内固定的并发症

一、术中髓内钉周围骨折

据文献报道，Gamma钉内固定术中发生股骨骨折的概率约为3%。股骨髓腔扩髓不充分和插入主钉时过度用力是常见原因。另一个原因可能是拉力螺钉周围的外侧皮质骨没有受到载荷保护。只要注意手术细节，轻柔操作，这些问题都可以避免。

可通过远端锁定螺钉来稳定骨折。如果术前计划用短钉，那么现在可能需要使用长钉，以获得足够的稳定性。

二、钉子周围的晚期骨折

这种情况通常发生在钉子尾端处，据报道约2%发生在短钉固定。一个原因是承载力不足导致主钉尾端应力集中。另一个原因可能是股骨干中段不对称的扩髓弱化了骨皮质，或一些置入物本身过于坚硬，使股骨近端处于非生理应力的牵拉所致。

这种并发症的治疗充满了挑战。大多数外科医生倾向于使用更长的髓内钉进行翻修手术。

三、内固定物切出

迄今为止，医生发现髓内固定物切出的发生率与动力髋螺钉内固定术相当，约为 3%。

四、骨折不愈合

股骨转子下骨折髓内固定术后的不愈合率约为 3%。被诊断为不愈合后如果不进行治疗，钉子最终会断裂，使再次手术的难度增大。

治疗最初可以鼓励患者负重，通过去除远端锁定螺钉来刺激骨折的愈合。

如果失败则需要更换髓内钉并进行骨移植。

第 44 节　康　复

术后行重要的行走训练，并调整到以前的生活模式。髋骨骨折后康复的目标是使其功能恢复到骨折前的功能水平[125,165,166,169,174]。应通过加强营养和训练来抵抗肌肉减少症、骨质疏松及跌倒[8,9]。康复的结果在很大程度上取决于患者骨折前的活动能力。所有的治疗都应基于生物年龄，而不是时间顺序（图 6-5-41）。所有患者均应行手术治疗。对于受伤前能够自主行走或站立的患者，应指导其在术后早期行走。恰当的手术操作是实现这一目标的先决条件。骨科医生的

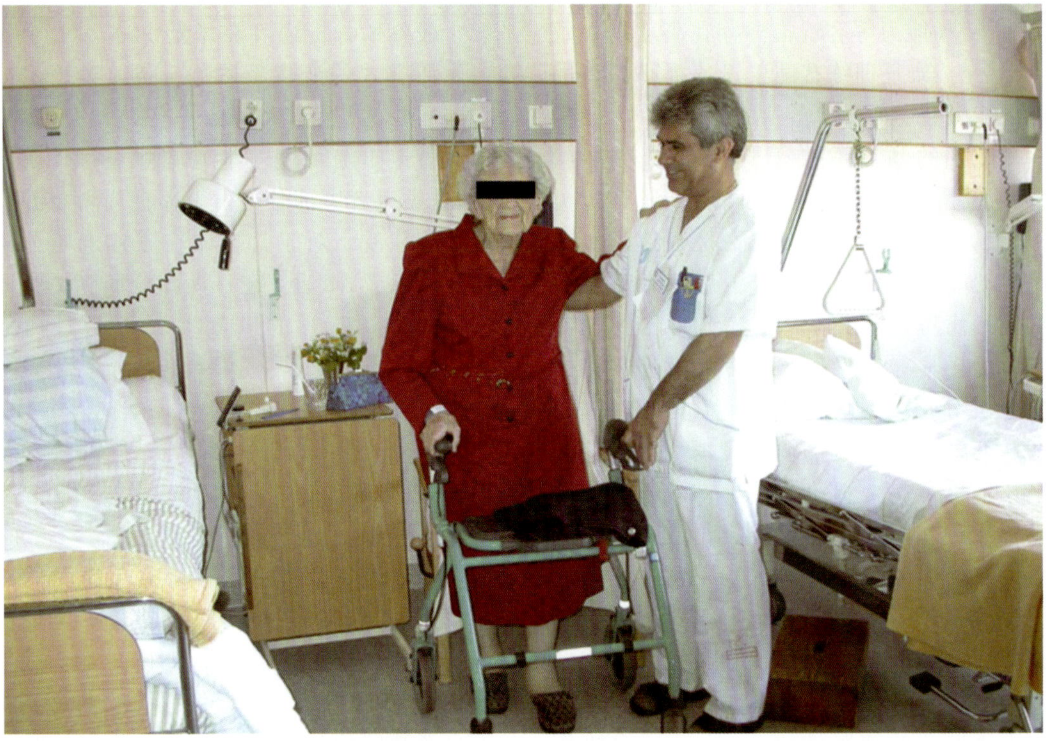

图 6-5-41　1 例 103 岁的患者术后出院回家

首要任务是通过手术重建一个术后即可负重行走的髋关节[165]。对于大多数股骨颈骨折患者，内固定术有希望实现这一目标。20世纪70年代中期到20世纪80年代，一项康复计划在瑞典盛行，包括患者在术后即刻行功能训练和患者在家中继续进行康复训练[19,20,24,48,57,58,68,71,82,151,162]。这个方法已被证明能促进功能恢复，并且只需要短时间的家庭康复服务的帮助。医生鼓励患肢完全负重。随访发现，股骨颈骨折患者内固定术后，在行走训练时所承受的痛苦比股骨转子间骨折要小得多。最初，只有15%的股骨颈骨折患者在行走时抱怨疼痛，而股骨转子间骨折患者则高达55%。术后5天，股骨转子间骨折患者和股骨颈骨折患者行走时疼痛的发生率分别下降到30%和5%，并且有进一步减少的趋势。这是因为内固定手术时，股骨转子间患者的手术切口更大。有研究通过调查问卷对患者术后的主观感受及生活质量等进行分析后发现，主观感受和疼痛、活动能力等客观指标存在高度的一致性[21,173]。康复训练有助于迅速提高患者的行走能力。

患者的预后取决于骨折前的功能状态[24,163]。逐步线性回归分析发现，骨折类型、患者骨折前的总体情况、是否独居和术后活动能力4个因素决定了患者术后能否从骨科病房直接出院回家。例如，1例伤前非独居且具有良好行走能力的股骨颈骨折患者在术后2周内利用助行器能走路，那么这类患者有97%的概率可以直接出院回家。不符合以上标准中任何一项的患者，只有11%的概率可以直接出院回家[163]。直接出院回家是首选的目标，但在许多大城市，以医院为基础的康复病房已用于促进髋部骨折患者的术后康复[3,57,185]。Handoll和Sherrington对髋部骨折患者术后不同康复形式的前瞻性研究(Cochrane协作网)进行回顾性分析，发现患者出院后继续进行康复治疗直至术后20周有利于提高生活质量[49]。

瑞典从1988年起就建立了一个国家髋部骨折登记中心(RIKSHÖFT)[164,170-172]。因此，研究者不仅能够比较不同术式的疗效，还能对不同的康复方法和转诊模式进行比较。一些其他国家的医疗中心也参与了这项调查[13,68,111]，这已成为苏格兰调查的模式[31]。迄今为止，RIKSHÖFT已经纳入了20万例髋部骨折患者，其中股骨颈骨折约占50%。女性患者占68%，平均年龄在80岁以上。50%的患者在骨折前处于独居状态。75%的患者术前具有一定的活动能力。在骨折前，70%的患者住在自己家里，21%的患者住在老年公寓，其他的患者住在老年病医院。98%的患者在骨折前能够独立进行室内行走，而术后4个月，只有89%的患者恢复了这项能力。49%的患者在骨折前能够在助行器的帮助下于户外独立行走，而术后4个月，只有30%的患者恢复了这项能力。

股骨颈骨折患者在术前和术后4个月内生活方式的变化见图6-5-42。对于术前在家居住的患者，大部分在住院治疗2～3周后直接出院回家；其他患者则继续住院治疗，这类患者大部分是由于存在内科合并症而继续住院。对于骨折前在家或老年公寓居住的患者，术后2个月大部分回到了其原居住环境。75%的患者术后4个月回家居住[19,162,169,171]。

第45节 总 结

老年髋部骨折患者应该避免单一的治疗模式。术者应该根据患者的骨折类型和一般状况选择最佳的内固定物。对于股骨颈骨折，对股骨头血供损伤程度的判定有助于术者制定治疗方案。对于无移位的股骨颈骨折，大部分学者推荐进行一期内固定治疗。对于移位的股骨颈骨折年轻患者，也应

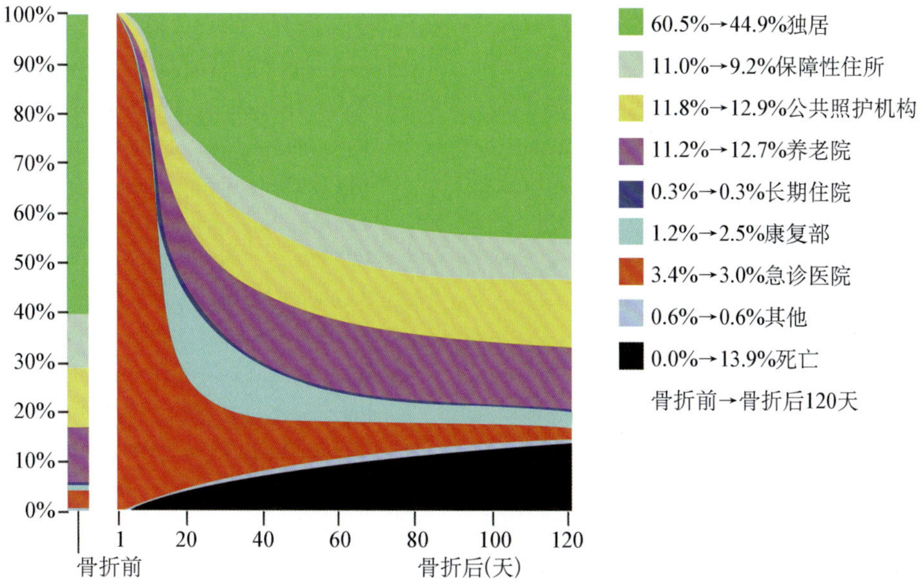

图 6-5-42　股骨颈骨折患者术前和术后 4 个月的生活方式改变

该行内固定术治疗。在骨折愈合良好的情况下，没有任何一种关节置换术可以替代患者本身未损伤的股骨头。理想的治疗方案建立在对股骨头血供损伤程度的合理评估上，即建立在患者的预后上。医生再结合患者的骨折力学特点及患者的生理状况后就能制定一个精准的治疗方案。如果股骨颈骨折患者选择了合适的内固定治疗方案，80%的患者能够获得良好的疗效[90,99,133,156]。

粉碎性股骨转子间骨折的治疗具有挑战性。医生选择内固定方案后应该能够实现患者的早期负重，并要使其尽可能早地负重，至少在术后第 1 天就要下地行走。医生应鼓励患者早期活动，并且对其进行持续的行走训练指导。

对于股骨转子间骨折，一期内固定是首选治疗。尽管这种治疗理念在不同地区存在争议(前文已叙述)。但对于每一例新鲜的股骨转子间骨折，医生都应该首选内固定术。如果内固定术不能进行，关节置换术则是另一个选择。关节置换术更加有利于早期功能训练，但是费用较高。

在未来，医生将会看到更多的新型髋部骨折-假体周围骨折。

参考文献

[1] Al-Ani A, Samuelsson B, Tidermark J, et al. Early operation on patients with a hip fracture improved the ability to return to independent living. J Joint Surg, 2008, 90: 1436-1442.

[2] Alberts KA, Dahlborn M, Ringertz H. Sequential scintimetry after femoral neck fracture. Methodological aspects and prediction of healing complications. Acta Orthop Scand, 1987, 58: 217-222.

[3] Alberts KA, Nilsson MH. Consumption versus need of institutional care after femoral neck fracture. Scand J Rehab Med, 1989, 21: 159-164.

[4] Alberts KA, Jervaeus J. Factors predisposing to healing complications after internal fixation of femoral neck fracture. A stepwise logistic regression analysis. Clin Orthop Rel Res, 1990, 257: 129-133.

[5] Anderson GH, Harper WM, Connolly CD, et

al. Preoperative skin traction for fractures of the proximal femur. J Bone Joint Surg, 1993, 75-B: 794-796.

[6] Asnis S, Wanek-Sgaglione L. Intracapsular fractures of femoral neck: results of cannulated screw fixation. J Bone Joint Surg, 1994, 76A: 1793-1803.

[7] Asnis SE, Kyle RF. Cannulated screw fixation. Principles and operative techniques. New York: Springer, 1996: 1-325.

[8] Avenell A, Handoll HHG. Nutritional supplementation for hip fracture aftercare in older people (Review): Cochrane database of Syst Rev, 2006: 4.

[9] Avenell A, Handoll HHG. Nutritional supplementation for hip fracture aftercare in older people (Review). Cochrane database of Syst Rev, 2010: 1.

[10] Baixauli EJ, Baixauli FJ, Baixauli F, et al. Avascular necrosis of the femoral head after intertrochanteric fractures. J Orthop Trauma, 1999, 13(2): 134-137.

[11] Baumgaertner MR, Curtin SL, Lindskog DM, et al. The value of the tip-apex distance in predicting failure of fixation of pertrochanteric fractures of the hip. J. Bone Joint Surg, 1995, 77A: 1058-1064.

[12] Bauer G, Weber DA, Ceder L, et al. Dynamics of Technetium-99 m methylenediphosphonate imaging of the femoral head after hip fracture. Clin Orthop, 1980, 152: 85-92.

[13] Berglund-Rödén M, Swierstra BA, Wingstrand H, et al. Prospective comparison of hip fracture treatment, 856 cases followed for 4 months in the Netherlands and Sweden. Acta Orthop Scand, 1994, 65: 287-294.

[14] Bhandari M, Devereaux PJ, Swiontkowski MF, et al. Internal fixation compared with arthroplasty for displaced fractures of the femoral neck. A meta-analysis. J Bone Joint Surg Am, 2003, 85-A(9): 1673-1681.

[15] Björkelund KB, Hommel A, Thorngren KG, et al. Reducing delirium in elderly patients with hip fracture: a multifactorial intervention study. Acta Anaesthesiol Scand, 2010, 54(6): 678-688.

[16] Blomfeldt R, Tornkvist H, Ponzer S, et al. Internal fixation versus hemiarthroplasty for displaced fractures of the femoral neck in elderly patients with severe cognitive impairment. J Bone Joint Surg, 2005, 87-B(4): 523-529.

[17] Blundell CM, Parker MJ, Pryor GA, et al. Assessment of the AO classification of intracapsular fractures of the proximal femur. J Bone Joint Surg, 1998, 80-B(4): 679-683.

[18] Bochner RM, Pellicci PM, Lydén JP. Biopolar hemiarthroplasty for fracture of the femoral neck. J Bone Joint Surg, 1988, 70-A: 1001-1010.

[19] Borgqvist L, Nordell E, Lindelöw G, et al. Outcome after hip fracture in different health care districts. Rehabilitation of 837 consecutive patients in primary care 1986-88. Scand J Prim Health Care, 1991, 9: 244-251.

[20] Borgqvist L, Lindelöw G, Thorngren KG. Costs of hip fracture. Rehabilitation of 180 patients in primary health care. Acta Orthop Scand, 1991, 62(1): 39-48.

[21] Borgquist L, Nilsson LT, Lindelöw G, et al. Perceived health in hip-fracture patients: a prospective follow-up of 100 patients. Age Ageing, 1992, 21: 109-116.

[22] Boyce WJ, Vessey MP. Rising incidence of fracture of the proximal femur. Lancet, 1985, i: 150-151.

[23] Bracey DJ. A comparison of internal fixation and prosthetic replacement in the treatment of displaced subcapital fractures. Injury, 1977, 9: 1-4.

[24] Ceder L, Thorngren K-G. Rehabilitation after hip repair. Lancet, 1982, 2: 1097-1098.

[25] Chapman MW, Stehr JH, Eberle CF, et al. Treatment of intracapsular hip fractures by the Deyerle method: a comparative review of one hundred and nineteen cases. J Bone Joint Surg, 1975, 57-A: 735-744.

[26] Cobb AG, Gibson PH. Screw fixation of sub-

capital fractures of the femur—a better method of treatment. Injury,1986,17:132-135.

[27] Cooper A. A treatise on dislocations and on fractures of the joints. 4th ed. London: Longman, Hurst, Rees, Orme, Brown and Green,1824.

[28] Cooper C,Campion G,Melton III J. Hip fractures in the elderly:a world-wide projection. Osteoporosis Int,1992,2:285-289.

[29] Cserhati P, Fekete K, Berglund-Rödén M,et al. Hip fractures in Hungary and Sweden-differences in treatment and rehabilitation. Int Orthop (SICOT),2002,26(4):222-228.

[30] Cummings SR,Nevitt MC,Browner WS,et al. Risk factors for hip fracture in white women. N Engl J Med,1995,332:767-773.

[31] Currie C,Hutchison J. Audit,guidelines and standards:clinical governance for hip fracture care in Scotland. Disabil Rehabil,2005,27,1099-1105.

[32] Damany DS,Parker MJ,Chojnowski A. Complications after intracapsular hip fractures in young adults. A meta-analysis of 18 published studies involving 564 fractures. Injury. Int J Care Injured,2005,36:131-141.

[33] Deyerle WM. Multiple-pin peripheral fixation in fractures of the neck of the femur:immediate weight-bearing. Clin Orthop,1965,39:135-156.

[34] Deyerle WM. Impacted fixation over resilient multiple pins. Clin Orthop,1980,152:102-122.

[35] Dretakis EK,Giaourakis G. Steriopoulas. Increasing incidence of hip fracture in Crete. Acta Orthop Scand,1992,63:150-151.

[36] Ek AC,Bjurulf P. Interrater variability in a modified Norton Scale. Scand J Caring Sci,1987,1:99-102.

[37] Falch JA,Ilebekk A,Slungaard U. Epidemiology of hip fractures in Norway. Acta Orthop Scand,1985,56:12-16.

[38] Finsen V,Benum P. Changing incidence of hip fractures in rural and urban areas of central Norway. Clin Orthop,1987,218:104-110.

[39] Finsen V,Børset M,Buvik GE,et al. Preoperative traction in patients with hip fractures. British J Accident Surg,1992:23.

[40] Frandsen PA,Andersen PE. Treatment of displaced fractures of the femoral neck: Smith-Petersen osteosynthesis versus sliding-nail-plate osteosynthesis. Acta Orthop Scand,1981,52:547-552.

[41] Frandsen PA,Andersen PE,Christoffersen H,et al. Osteosynthesis of femoral neck fracture:the sliding-screw-plate with or without compression. Acta Orthop Scand,1984,55:620-623.

[42] Frandsen PA,Andersen E,Madsen F,et al. Garden's classification of femoral neck fractures:an assessment of inter-observer variation. J Bone Joint Surg,1988,70-B:588-590.

[43] Frihagen F,Nordsletten L,Tariq R,et al. MRI diagnosis of occult hip fractures. Acta Orthop,2005,76(4):524-530.

[44] Garden RS. Low-angle fixation in fractures of the femoral neck. J Bone Joint Surg,1961,43-B:647-663.

[45] Gillespie WJ. Hip fracture. Clin Evid,2002,8:1126-1148.

[46] Gillespie WJ,Walenkamp GHIM. Antibiotic prophylaxis for surgery for femoral and other closed long bone fractures. Cochrane Database Syst Rev,2010:3.

[47] Gotfried Y. Percutaneous compression plating of intertrochanteric hip fractures. J Orthop Trauma,2000,14:490.

[48] Graham J. Early or delayed weight-bearing after inernal fixation of transcervical fracture of the femur. A clinical trial. J Bone Joint Surg,1968,50(3):562-569.

[49] Handoll HH,Sherrington C. Mobilisation strategies after hip surgery in adults. Cochrane Database Syst Rev,2007:1.

[50] Hansson LI,Ceder L,Svensson K,et al. Incidence of fractures on the distal radius and proximal femur:comparison of patients in a mental hospital and the general population.

Acta Orthop Scand,1982,53:721-726.

[51] Hedlund R, Ahlbom A, Lindgren U. Hip fracture incidence in Stockholm 1972-1981. Acta Orthop Scand,1986,57:30-34.

[52] Heikkinen T, Wingstrand H, Partanen J, et al. Hemiarthroplasty or osteosynthesis in cervical hip fractures: matched-pair analysis in 892 patients. Arch Orthop Trauma Surg, 2002,122(3):143-147.

[53] Herngren B, Mörk-Petersen F, Bauer M. Uppsala screws or Hansson pins for internal fixation of femoral neck fractures? Acta Orthop Scand,1992,63:41-46.

[54] Holmberg S, Thorngren K-G. Preoperative ^{99m}Tc MDPscintimetry of femoral neck fractures. Acta Orthop Scand, 1984, 55 (4): 430-435.

[55] Holmberg S,Thorngren K-G. Statistical analysis of femoral neck fractures based on 3 053 cases. Clinical Orthop Rel Res, 1987, 218: 32-41.

[56] Holmberg S, Kalén R, Thorngren K-G. Treatment and outcome of femoral neck fractures. An analysis of 2418 patients admitted from their own homes. Clin Orthop Rel Res, 1987,218:42-52.

[57] Holmberg S, Thorngren K-G. Rehabilitation after femoral neck fracture,3053 patients followed for 6 years. Acta Orthop Scand,1985, 56(4):305-308.

[58] Holmberg S,Thorngren KG. Consumption of hospital resources for femoral neck fracture. Acta Orthop Scand,1988,59(4):377-381.

[59] Holmberg S,Mattsson P,Dahlborn M,et al. Fixation of 220 femoral neck fractures:a prospective comparison of the Rydell nail and the LIH hook pins. Acta Orthop Scand,1990,61: 154-157.

[60] Hommel A,Ulander K,Björkelund K,et al. Influence of optimised treatment of people with hip fracture on time to operation,length of hospital stay, reoperations and mortality within 1 year. Injury,2008,39:1164-1174.

[61] Hommel A,Bjorkelund KB,Thorngren KG, et al. Differences in complications and length of stay between patients with a hip fracture treated at an orthopaedic department and patients treated at other hospital departments. J Orthopaedic Nurs (online),2008,12:13-25.

[62] Hommel A, Bjö rkelund KB, Thorngren K-G,et al. A study of a pathway to reduce pressure ulcers for patients with a hip fracture. J Orthop Nurs-ing,2007,11:151-159.

[63] Houwing RH,Rozendaal M,Wouter-Wesseling W,et al. A randomised,double-blind assessment of the effect of nutritional supplementation on the prevention of pressure ulcerin hip-fracture patients. Clin Nutr, 2003, 22(4):401-405.

[64] Hunter GA. A comparison of the use of internal fixation and prosthetic replacement for fresh fractures of the neck of the femur. British J Surg,1969,56:229-232.

[65] Hunter GA. A further comparison of the use of internal fixation and prosthetic replacement for fresh fractures of the neck of the femur. British J Surg,1974,61:382-384.

[66] Høgh J,Jensen J,Lauritzen J. Dislocated femoral neck fractures: a follow-up study of 98 cases treated by multiple AO (ASIF) cancellous screws. Acta Orthop Scand, 1982, 53: 245-249.

[67] Jacobsson B, Dalén N. Femoral head vitality after peroperative impaction of hip fractures. Acta Orthop Scand,1985,56:312-313.

[68] Jalovaara P, Berglund-RödénM, Wingstrand H,et al. Treatment of hip fracture in Finland and Sweden. Prospective comparison of 788 cases in three hospitals. Acta Orthop Scand, 1992,63(5):531-535.

[69] Jarnlo GB,Jakobsson B,Ceder L,et al. Hip fracture incidence in Lund, Sweden 1966-1986. Acta Orthop Scand,1989,60:278-282.

[70] Jarnlo GB,Thorngren K-G. Background factors to hip fractures. Clin Orthop Rel Res, 1993,287:41-49.

[71] Jarnlo GB, Ceder L, Thorngren K-G. Early rehabilitation at home of elderly patients with

hip fractures and consumption of resources in primary care. Scand J Prim Health Care, 1984,2(3):105-112.

[72] Jiang SD,Jiang LS,Zhao CQ,et al. No advantages of Gamma nail over sliding hip screw in the management of peritrochanteric hip fractures: a meta-analysis of randomized controlled trials. Disabil Rehabil, 2008, 30(7): 493-497.

[73] Johansson C, Mellström D, Milsom I, et al. Prevalence of fractures among 10 000 women from the 1900 to 1940 birth cohorts resident in Gothenburg. Maturitas,1991,14:65-74.

[74] Johansson S. On the operative treatment of medial fractures of the femoral neck. Acta Orthop Scand,1932,3:362-385.

[75] Johnell O,Gullberg B,Allander E,et al. The MEDOS Study Group. The apparent incidence of hip fracture in Europe:a study of national register sources. Osteoporosis Int, 1992,2:298-302.

[76] Johnell O, Nilsson B, Obrant K, et al. Age and sex patterns of hip fracture:change in 30 years. Acta Orthop Scand,1984,55:290-292.

[77] Johnson JTH, Crothers O. Nailing versus prosthesis for femoral neck-fractures. J Bone Joint Surg,1975,57-A:686-692.

[78] Jónsson B,Gärdsell P,Johnell O,et al. Differences in fracture pattern between an urban and a rural population:a comparative population-based study in southern Sweden. Osteoporosis Int,1992,2:269-273.

[79] Keating JF,Grant A,Masson M,et al. Randomised comparison of reduction and fixation, bipolar hemiarthroplasty and total hip arthroplasty:treatment of displaced intracapsular hip fractures in healthy older people. J Bone Joint Surg,2006,88-A(2):249-260.

[80] Kehlet H,Wilmore DW. Multimodal strategies to improve surgical outcome. Am J Surg,2002,183:630-641.

[81] King T. The closed operation for intracapsular fracture of the neck of the femur:final results in recent and old cases. British J Surg, 1939,26:721-748.

[82] Kitamura S, Hasegawa Y, Suzuki S, et al. Functional outcome after hip fracture in Japan. Clin Orthop Rel Res,1998,348:29-36.

[83] Knowles FL. Fractures of the neck of the femur. Wis Med J,1936,35:106-109.

[84] Koval KJ, Zuckerman JD. Hip fractures. A practical guide to management. New York: Springer,2000:1-330.

[85] Kuntscher G. A new method of treatment of peritrochanteric fractures. Proc R Soc Med, 1970,63:1120-1121.

[86] Kyle RF. Fractures of the proximal part of the femur. J Bone Joint Surg,1994,76A(6): 924-950.

[87] Lestrange NR. Bipolar arthroplasty for 496 hip fractures. Clin Orthop,1990,251:7-19.

[88] Lewis F. Fracture of neck of the femur:changing incidence. Br Med J, 1981, 283: 1217-1220.

[89] Lu-Yao GL,Keller RB,Littenberg B,et al. Outcomes after displaced fractures of the femoral neck. A meta-analysis of one hundred and six published reports. J Bone Joint Surg, 1994,76A(1):15-25.

[90] Lykke N, Lerud K, Strömsöe K,et al. Fixation of fractures of the femoral neck. A prospective randomized trial of three Ullevaal hip screws versus two Hansson hook-pins. J Bone Joint Surg ,2003,85-B:426-430.

[91] Madsen F,Linde F,Andersen E,et al. Fixation of displaced femoral neck fractures; a comparison between sliding screw plate and four cancellous bone screws. Acta Orthop Scand,1987,58:212-216.

[92] Manninger J, Kazár GY, Fekete GY, et al. Avoidance of avascular necrosis of the femoral head, following fractures of the femoral neck,by early reduction and internal fixation. Injury,1985,16:437-444.

[93] Manninger J, Kazár GY, Fekete GY,et al. Significance of urgent (within 6 h) internal fixation in themanagement of fractures of the neck of the femur. Injury,1989,20:101-105.

[94] Manninger J, Bosch U, Cserháti P, et al. Internal fixation of femoral neck fractures. An atlas. Vienna: Springer, 2007: 1-307.

[95] March LM, Chamberlain AC, Cameron ID, et al. How to best fix a broken hip. MJA, 1999, 170: 489-494.

[96] McInnes E, Bell-Sayer SEM, Dumville JC, et al. Support surfaces for pressure ulcer prevention. Cochrane Database Syst Rev, 2008: 4.

[97] Melton III LJ. Differing patterns of osteoporosis across the world//Chesnut III CH. New dimensions in osteoporosis in the 1990s. Hong Kong: Excerpta medica Asia, 1991: 13-18.

[98] Meyers MH, Moore TM, Harvey JP. Displaced fracture of the femoral neck treated with a musclepedicle graft: with emphasis on the treatment of these fractures in young adults. J Bone Joint Surg, 1975, 57-A: 718-720.

[99] Mjörud J, Skaro O, Solhaug JH, et al. A randomized study in all cervical hip fractures. Osteosynthesis with Hansson hook-pins versus AO-screws in 199 consecutive patients followed for two years. Injury, 2006, 37(8): 768-777.

[100] Moore AT. A new self-locking vitallium prosthesis. South Med J, 1952, 45: 1015-1019.

[101] Moore AT. The self-locking metal hip prosthesis. J Bone Joint Surg, 1957, 39A: 811-827.

[102] Moore ZEH, Cowman S. Risk assessment tools for the prevention of pressure ulcers. Cochrane Database Syst Rev, 2008, 16: 3.

[103] Müller MB, Nazarian S, Koch P, et al. The comprehensive classification of fractures of long bones. Berlin: Springer, 1990.

[104] Nilsson LT, Strömqvist B, Thorngren K-G. Secondary arthroplasty for complications of femoral neck fracture. J Bone Joint Surg Br, 1989, 71: 777-781.

[105] Nilsson LT, Strömqvist B, Thorngren K-G. Function after hook-pin fixation of femoral neck fractures: prospective 2-year follow-up of 191 cases. Acta Orthop Scand, 1989, 60: 573-578.

[106] Olerud C, Rehnberg L, Hellquist E. Internal fixation of femoral neck fractures: two methods compared. J Bone Joint Surg, 1991, 73-B: 16-19.

[107] Oliver D, Griffiths R, Roche J, et al. Hip fracture. BMJ Clin Evid, 2007, 10: 1110.

[108] Overgaard S, Jensen TT, Bonde G, et al. The uncemented bipolar hemiarthroplasty for displaced femoral neck fractures: 6-year follow-up of 171 cases. Acta Orthop Scand, 1991, 62: 115-120.

[109] Papakonstantinou VV, Kaitelidou D, Gkolfinopoulou KD, et al. Extracapsular hip fracture management: cost-consequences analysis of two alternative operative methods. Int J Technol Assess Health Care, 2008, 24(2): 221-227.

[110] Parker MJ. Internal fixation or arthroplasty for displaced subcapital fractures in the elderly. Injury, 1992, 23: 521-524.

[111] Parker MJ, Currie CT, Mountain JA, et al. Standardized audit of hip fracture in Europe (SAHFE). Hip Int, 1998, 8: 10-15.

[112] Parker MJ, Gurusamy KS. Internal fixation versus arthroplasty for intracapsular proximal femoral fractures in adults. Cochran Database Syst Rev, 2009: 1.

[113] Parker MJ, Gurusamy KS, Azegami S. Arthroplasties (with and without bone cement) for proximal femoral fractures in adults. Cochrane Database Syst Rev, 2010: 6.

[114] Parker MJ, Livingstone V, Clifton R, et al. Closed suction surgical wound drainage after orthopaedic surgery. Cochrane Database Intervent Rev, 2008: 4.

[115] Parker MJ, Porter KM, Eastwood DM, et al. Intracapsular fractures of the neck of the femur: parallel or crossed Garden screws? J Bone Joint Surg, 1991, 73-B: 826-827.

[116] Parker MJ, Pryor GA. Timing of surgery for

proximal femoral fractures. J Bone Joint Surg,1992,74-B:203-205.

[117] Parker MJ,Pryor GA. Hip fracture management. Oxford:Blackwell,1993:1-292.

[118] Parker MJ, Pryor GA, Thorngren K-G. Handbook of hip fracture surgery. Oxford: Butterworth-Heinemann,1997:1-145.

[119] Parker MJ,Handoll HH. Gamma and other cephalocondylic intramedullary nails versus extramedullary implants for extracapsular hip fractures in adults. Cochrane Database Syst Rev,2010:9.

[120] Parker MJ, Handoll HH. Intramedullary nails for extracapsular hip fractures in adults. Cochrane Database Syst Rev, 2006, 3:CD004961.

[121] Parker MJ, Handoll HH. Replacement arthroplasty verus internal fixation for extracapsular hip fractures in adults. Cochrane Database Syst Rev,2006,2:CD000086.

[122] Parker MJ, Handoll HH. Extramedullary fixation implants and external fixators for extracapsular hip fractures in adults. Cochrane Database Syst Rev, 2006, 25 (1):CD000339.

[123] Parker MJ, Handoll HHG. Pre-operative traction for fractures of the proximal femur in adults. Cochrane Database Syst Rev, 2006:3.

[124] Parker MJ,Handoll HHG,Griffiths R. Anaesthesia for hip fracture surgery in adults. Cochrane Database Syst Rev,2004:4.

[125] Parker MJ,Handoll HHG,Dynan Y. Mobilisation strategies after hip fracture surgery in adults. (Cochrane Review). Cochrane Library,2000:3. Oxford:Update Software.

[126] Parker MJ,Stockton G,Gurusamy KS. Internal fixation implants for intracapsular proximal femoral fractures in adults. Cochrane Database Syst Rev, 2001: 4. Edited with no change of conclusions Review.

[127] Patrick J. Intracapsular fractures of the femur treated with a combined Smith-Petersen nail and fibular graft. J Bone Joint Surg, 1949,31-A:67-80.

[128] Pauwels F. Das Schenkelhalsbruch ein mechanisches problem: grundlagen des heilungsvorganges,prognose und kausale therapie. Stuttgart:Ferdinand Enke Verlag,1935.

[129] Pfeiffer E. A short portable mental status question-naire for the assessment of organic brain deficit in elderly patients. J Am Geriatr Soc,1975,23:433-441.

[130] Raine GET. A comparison of internal fixation and prosthetic replacement for recent displaced subcapital fractures of the neck of femur. Injury,1973,5:25-30.

[131] Rao JP, Vernoy TA, Allegra MP, et al. A comparative analysis of Giliberty,Bateman, and Universal femoral head prostheses: a long-term follow-up evaluation. Clin Orthop,1991,268:188-196.

[132] Raaymakers ELFB, Marti RK. Non-operative treatment of impacted femoral neck fractures:a prospective study of 170 cases. J Bone Joint Surg,1991,73B:950-954.

[133] Rehnberg L,Olerud C. Fixation of femoral neck fractures: comparison of Uppsala and Von Bahr screws. Acta Orthop Scand,1989, 60:579-584.

[134] Resch S, Thorngren KG. Preoperative skin vs. skeletal traction in patients with hip fractures-the effect on pain and on patient flow characteristics. Acta Orthop Scand,1996,67 (Suppl 270):34-35.

[135] Resch S,Bj arnetoft B,Thorngren K-G. Preoperative skin traction or pillow nursing in hip fractures: a prospective and randomized study in 123 patients. Disabil Rehabil,2005, 27(18-19):1191-1195.

[136] Riley TBH. Knobs or screws? A prospective trial of prosthetic replacement against internal fixations of subcapital fractures. J Bone Joint Surg,1978,60-B:136.

[137] Rizzo PF,Gould ES,Lyden JP,et al. Diagnosis of occult fractures about the hip. Magnetic resonance imaging compared with bone-scanning. J Bone Joint Surg Am,1993,

75(3):395-401.

[138] Rogmark C, Carlsson A, Johnell O, et al. A prospective randomised trial of internal fixation versus arthroplasty for displaced fractures of the neck of the femur; functional outcome for 450 patients at two years. J Bone Joint Surg, 2002, 84-B(2): 183-188.

[139] Rogmark C, Johnell O. Primary arthroplasty is better than internal fixation of displaced femoral neck fractures: a meta-analysis of 14 randomized studies with 2.289 patients. Acta Orthop, 2006, 77(3): 359-367.

[140] Royal College of Physicians. Fractured neck of femur. Prevention and management. Summary and recommendations of a report of the Royal College of Physicians. J R Coll Physicians Lond, 1989, 23(1): 8-12.

[141] Röden M, Schön M, Fredin H. Treatment of displaced femoral neck fractures: a randomised min-imum 5-year follow-up study of screws and bipolar hemiarthroplasty in 100 patients. Acta Orthop Scand, 2003, 74(1): 42-44.

[142] Sensheimer F. Subtrochanteric fractures of the femur. J Bone Joint Surg, 1978, 60-A: 300-306.

[143] Sernbo I, Johnell O, Andersson T. Differences in the incidence of hip fracture. Comparison of an urban and rural population in Southern Sweden. Acta Orthop Scand, 1988, 59: 382-385.

[144] Sernbo I, Johnell O, Bååth L, et al. Internal fixation of 410 cervical hip fractures: a randomized comparison of a single nail versus two hook-pins. Acta Orthop Scand, 1990, 61: 411-414.

[145] Sewitt S. Bone repair and fracture healing in man. Edinburgh/London/Melbourne/New York: Churchill Livingstone, 1981: 1-316.

[146] SIGN. Scottish Intercollegiate Guidelines Network. Management of hip fracture in older people. A national clinical guideline June 2009. [2020-06-30]. http://www.sign.ac.uk.

[147] Sikorski JM, Barrington R. Internal fixation versus hemiarthroplasty for the displaced subcapital fracture of the femur: a prospective randomized study. J Bone Joint Surg, 1981, 63-B: 357-361.

[148] Simunovic N, Devereaux PJ, Sprague S, Guyatt GH, Schemitsch E, DeBeer J, Bhandari M. Effect of early surgery after hip fracture on mortality and complications: systemic review and meta-analysis. CMAJ, 2010, 182(15): 1609-1615.

[149] Skinner P, Riley D, Ellery J, et al. Displaced subcapital fractures of the femur: a prospective randomized comparison of internal fixation, hemiarthroplasty and total hip replacement. Injury, 1989, 20: 291-293.

[150] Smith-Petersen MN, Cave EF, van Gorder GW. Intracapsular fractures of the neck of the femur. Treatment of internal fixation. Archives of Surgery, 1931, 23: 715-759.

[151] Snædal J, Thorngren M, Ceder L, et al. Outcome of patients with a nailed hip fracture requiring rehabilitation in a hospital for chronic care. Scand J Rehab Med, 1984, 16(4): 171-176.

[152] Stewart HD. Pugh's nail fixation versus Thompson's prosthesis for displaced subcapital fractures of the femur. Injury, 1984, 15: 227-231.

[153] Strömqvist B. Femoral head vitality after intracapsular hip fracture: 490 cases studied by intravital tetracycline labeling and Tc-MDP radionuclide imaging. Acta Orthop Scand, 1983, Suppl 200: 1-71.

[154] Strömqvist B, Hansson LI, Nilsson LT, et al. Prognostic precision in postoperative 99 m Tc-MDP scintimetry after femoral neck fracture. Acta Orthop Scand, 1987, 58: 494-498.

[155] Strömqvist B, Hansson LI, Nilsson LT, et al. Hook-pin fixation in femoral neck fractures. A two-year follow-up study of 300 cases. Clin Orthop Rel Res, 1987, 218: 58-62.

[156] Strömqvist B, Nilsson LT, Thorngren K-G.

Femoral neck fracture fixation with hook-pins. 2-year results and learning curve in 626 prospective cases. Acta Orthop Scand,1992,63(3):282-287.

[157] Strömqvist B,Nilsson LT,Egund N,et al. Intracapsular pressures in undisplaced fractures of the femoral neck. J Bone Joint Surg,1988,70-B:192-194.

[158] Sundgren K,Persson L. Penetrating cervical hip fracture screws. Report of 4 cases. Acta Orthop Scand,1994,65(5):511-512.

[159] Swiontkowski MF, Tepic S, Perren SM, et al. Laser doppler flowmetry for bone blood flow measurement: correlation with microsphere estimates and evaluation of the effect of intracapsular pressure on femoral head blood flow. J Orthop Res,1986,4:362-371.

[160] Søreide O,Mølster A,Raugstad TS. Internal fixation versus primary prosthetic replacement in acute femoral neck fractures:a prospective,randomized clinical study. British J Surg,1979,66:56-60.

[161] Thompson FR. Vitallium intramedullary hip prosthesis: preliminary report. N Y State J Med,1952,52:3011.

[162] Thorngren M,Nilsson LT,Thorngren K-G. Prognostic-based rehabilitation of hip fractures. Comprehen Gerontol A, 1988, 2: 12-17.

[163] Thorngren K-G,Ceder L,Svensson K. Predicting results of rehabilitation after hip fracture. A ten-year follow-up study. Clin Orthop Rel Res,1993,287:76-81.

[164] Thorngren K-G. Experience from Sweden// Medical audit. Rationale and practicalities. Cambridge: Cambridge University Press, 1993:365-375.

[165] Thorngren K-G. Fractures in older persons. Disabil Rehabil,1994,16:119-126.

[166] Thorngren K-G. Full treatment spectrum for hip fractures: operation and rehabilitation. Acta Orthop Scand,1997,68(1):1-5.

[167] Thorngren K-G. Epidemiology of fractures of the proximal femur//Kenwright J,Duparc J,Fulford P. European Instructional Course Lectures. London:The British Editorical Society of Bone and Joint Surgery, 1997, 3: 144-153.

[168] Thorngren KG,Hommel A,Norrman PO,et al. Epidemiology of femoral neck fractures. Injury,2002,33 Suppl 3:C1-C7.

[169] Thorngren K-G,Norrman P-O,Hommel A, et al. Influence of age,sex,fracture type and pre-fracture living on rehabilitation pattern after hip fracture in the elderly. Distal Rehabil,2005,27(18-19):1091-1097.

[170] Thorngren K-G. National registration of hip fractures. Acta Orthop, 2008, 79 (5): 580-582.

[171] Thorngren K-G. National Registration of hip fractures in Sweden//Bentley G. European Instructional Course Lectures. London: Springer,2009,9:11-18.

[172] Thorngren K-G. RIKSHÖ FT report from 2012,web-published 2013.[2020-06-30]. http://www. RIKSHOFT. se.

[173] Tidermark J,Bergström G,Svensson O,et al. Responsiveness of the EuroQuol (EQ 5-D) and the SF-36 in elderly patients with displaced fem-oral neck fractures. Quality of Life Res,2003,12(8):1069-1079.

[174] Tolo ET,Bostrom MPG,Simic PM,et al. The short term outcome of elderly patients with hip fractures. Int Orthop (SICOT), 1999,23:279-282.

[175] van Thiel PH,Snellen JP,Jansen WBJ,et al. Moore prosthesis verses bipolar Bateman-pros-thesis:a prospective randomized clinical study. J Bone Joint Surg,1988,70-B:677.

[176] Wallace WA. The increasing incidence of fracture of the proximal femur:an orthopaedic epidemic. Lancet,1983,i:1413-1414.

[177] Verberne GHM. A femoral head prosthesis with a builtin joint: a radiological study of the movements of the two components. J Bone Joint Surg,1983,65-B:544-547.

[178] WHO Study Group. Assessment of fracture risk and its application to screening for post-

menopausal osteoporosis. WHO Technical Reports Series,1994,843.

[179] von Bahr V, Syk B, Walheim G. Osteosynthesis of femoral neck fracture using screws. Acta Chir Scand, 1974, 140: 277-282.

[180] Wetherell RG, Hinves BL. The Hastings bipolar hemiarthroplasty for subcapital fractures of the femoral head: a 10-year prospective study. J Bone Joint Surg, 1990, 72-B: 788-793.

[181] Wihlborg O. Fixation of femoral neck fractures: a four-flanged nail versus threaded pins in 200 cases. Acta Orthop Scand, 1990, 61: 415-418.

[182] Wingstrand H, Strömqvist B, Egund N, et al. Hemarthrosis in undisplaced cervical fractures. Acta Orthop Scand, 1986, 57: 305-308.

[183] Wood DJ, Gale DW, Stevens J. The ASNIS guided system for fixation of subcapital femoral fractures. Injury, 1991, 22: 190-192.

[184] Zickel RE. Subtrochanteric femoral fractures. Orthop Clin North Am, 1980, 11: 555.

[185] Zuckerman JD, Sakales SR, Fabian DR, et al. Hip fractures in geriatric patients: results of an interdisciplinary hospital care group. Clin Orthop Rehab Res, 1992, 274: 213-225.

第 6 章　髋臼骨折

第 6 章
髋臼骨折

Gianfranco Zinghi, Lorenzo Ponziani

摘要 影像学分析技术为髋臼骨折的诊断、预后及治疗等方面开辟了新的领域。髋臼骨折的治疗方案也将因此彻底更新。总结为以下 2 个要点：①在选择手术入路和复位技术时，三维 CT 重建具有重要价值。②二维 CT 重建在涉及髋臼顶的骨折中有重要作用。

一系列研究改变了既往瘫痪并发症的发生机制。坐骨神经瘫痪分为术前瘫痪和术后瘫痪。术前瘫痪预后不良，通常是完全或部分腰骶部神经丛损伤所致，大多涉及高位神经根（如 $L_4 \sim L_5$）。而术后瘫痪则可能是因为在复位过程中压迫了坐骨神经，预后较好。

关键词 髋臼骨折·病因及分类·并发症·诊断·CT 说明·病理解剖学·康复·手术技巧

第 1 节 概 述

1951 年，Chauxoit 和 Truchet 向法国骨科医生学会阐明，所有的髋臼骨折都是由撞击所致（髋臼像一个研钵，而股骨头是对应的杵），这是由于外力通过股骨头作用于髋臼内，故绝大多数的创伤学家都赞成手术治疗这种伴股骨头后脱位的后壁骨折。复杂的骨折由于手术治疗不理想，则采用非手术治疗。

髋臼的外科手术始于 1955 年，Robert Judet 和 Emile Letournel[1,2] 通过大量的观察对其进行分类，为恢复正常的髋臼形态奠定了基础。除外一些简单的无移位骨折或不累及负重面的骨折，所有的髋臼骨折都应采用手术治疗，目的是恢复良好的关节对位。因此，应注意以下原则：①难度较大的骨折固定的学习时间较长；②根据骨折的类型选择手术入路和器械；③手术治疗应尽可能解剖复位。

1974 年，Judet 和 Letournel[1] 发现，85％的解剖复位患者预后良好，随访多年未出现并发症；还有 15％的患者复位良好，但由于其他的并发症或软骨表面坏死而发生关节炎。

如果复位不良，不仅关节炎的发生率高，而且预后不良。因此，尽可能同时在影像学和手术视野下实现髋臼的良好复位，但有时无法达到。

第 2 节 病因及分类

对由同一位外科医生（G. Z.）手术治疗的

G. Zinghi (✉)
Rizzoli Orthopedic Institute, University of Bologna, Bologna, Italy

L. Ponziani
Orthopedic Unit at the Ceccarini Hospital, Riccione, Italy
e-mail: lorenzo.ponziani@gmail.com

G. Bentley (ed.), *European Surgical Orthopaedics and Traumatology*,
DOI 10.1007/978-3-642-34746-7_103, © EFORT 2014

510 例患者的回顾性研究发现，最常见的损伤原因是汽车车祸（52%），其次是摩托车车祸（22%）和高空坠落伤（高空作业事故或自杀未遂，16%）。意外坠落（3%）、自行车跌坠（5%）和滑雪受伤（2%）是较少见的损伤原因。患者年龄为 9～70 岁，男性占多数（n=328）。

本章在髋臼骨折的内容中[3]，引用了 Judet 和 Letournal 的分类[1,2]。髋臼骨折可分为垂直面骨折、水平面骨折和多平面骨折或双柱骨折 3 组（图 6-6-1）。垂直面骨折多穿过骨盆两侧（前侧和后侧）的 U 形分界线。U 形分界线后部为后壁、后柱、后柱合并后壁骨折。高位前柱、前壁和低位前柱骨折伴有 U 形小骨折块移位。水平面骨折分为单纯横断骨折、横断 T 形骨折、横断骨折合并后壁分离和横断骨折合并前壁分离 4 型。然而，D'aubigne 和 Mazas[4] 将双柱骨折划分为粉碎性骨折，很难再进一步分类。

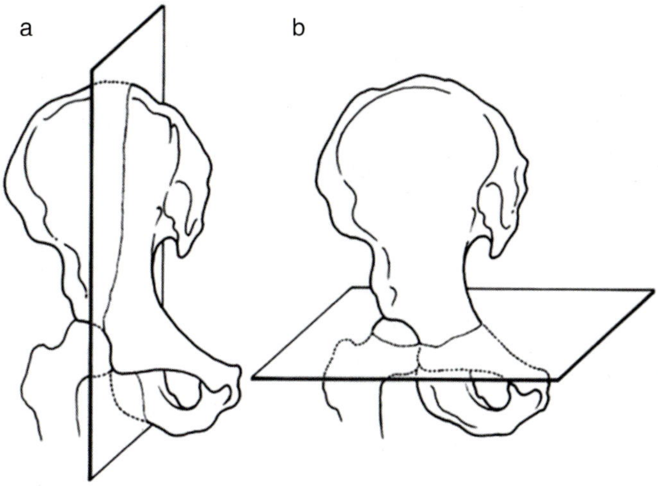

图 6-6-1　a. 垂直面骨折；b. 水平面骨折；c. 多平面骨折（双柱骨折）

第 3 节　病理解剖学

一、垂直面骨折

垂直面骨折可分为 6 型，如图 6-6-2 所示。

二、后壁骨折

髋关节后部和髋臼后部的骨折较为单一（简单骨折），或分为几个部分（粉碎性骨折）。在撞击的过程中，髋臼唇不能容纳股骨头，股骨头向后脱位并嵌插进入软组织中。

伴关节囊撕裂或单纯脱位的 1 型骨折与 2 型骨折不同，后者无关节囊撕裂[1,2]（图 6-6-3）。1 型骨折的骨骺端与关节囊分离，可发生旋转、破裂，骨折碎片嵌顿于肌肉内。2 型骨折的股骨头与关节分离但不发生旋转，后壁断裂，间接撞击产生的骨折碎片进入骨髓腔，但主要的骨折断端位于关节囊内。2 型骨折的其他特征是在复位过程中将髋臼周围的骨块带入关节内。

根据解剖标准（图 6-6-4），后壁骨折分为后上壁骨折、后壁骨折、后下壁骨折和顶部骨折[1]。

三、后柱骨折

后柱骨折可分为影像学 U 形线后骨折和 U 形线前骨折 2 组。

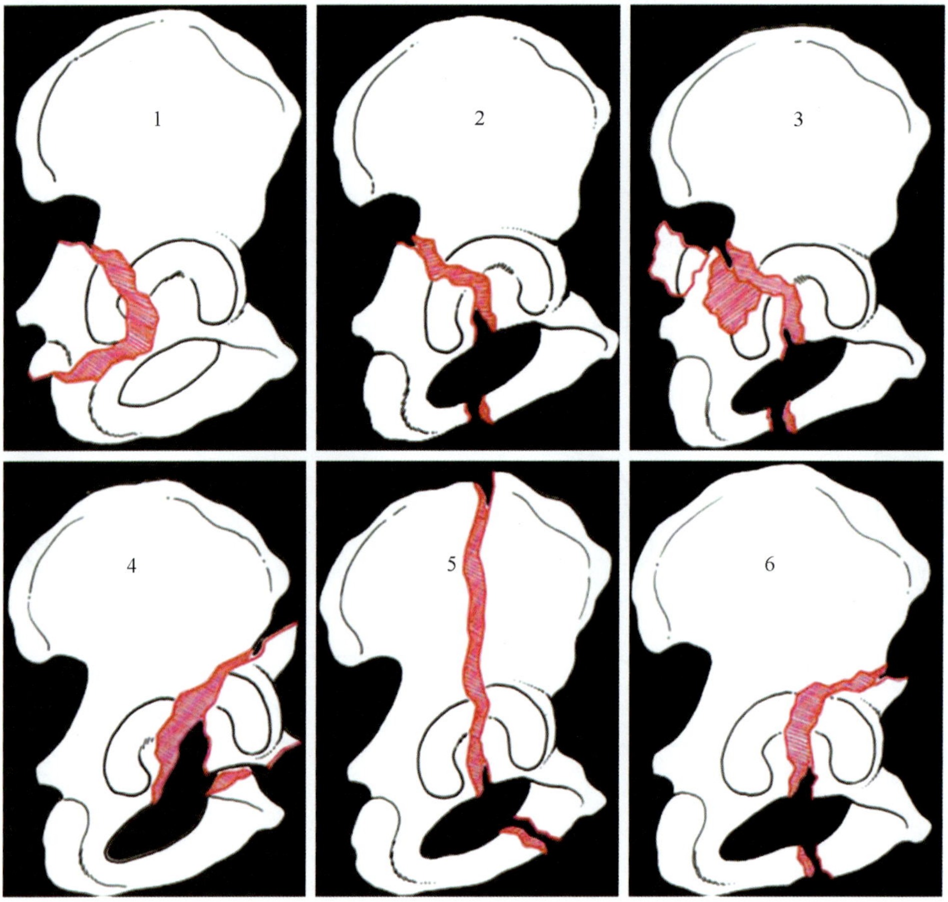

图 6-6-2 垂直面骨折的分型

(1)后壁垂直骨折;(2)后柱垂直骨折;(3)后柱合并后壁垂直骨折;(4)前壁垂直骨折;(5)高位前柱垂直骨折;(6)低位前柱垂直骨折

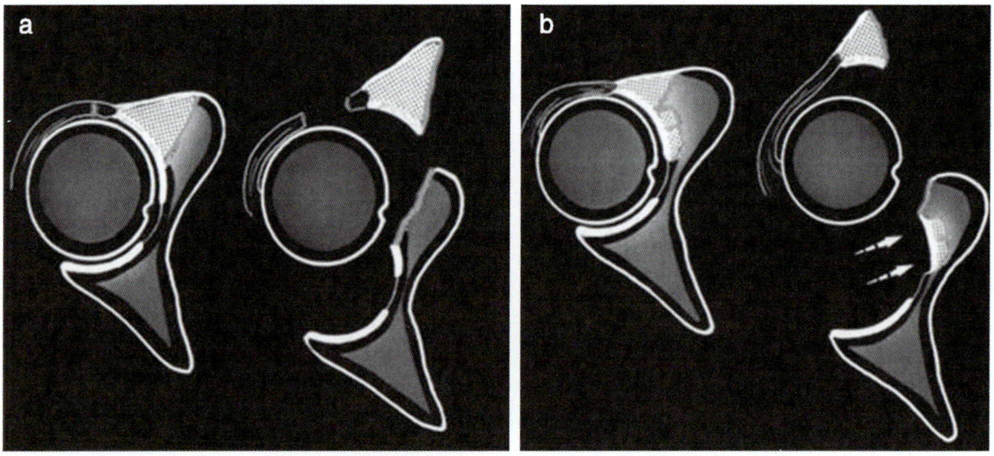

图 6-6-3 a. 1 型骨折,关节囊撕裂,骨折碎片嵌顿于软组织内。b. 2 型骨折,髋臼壁分离但仍固定于关节囊,一些细小的骨折碎片进入骨髓腔内

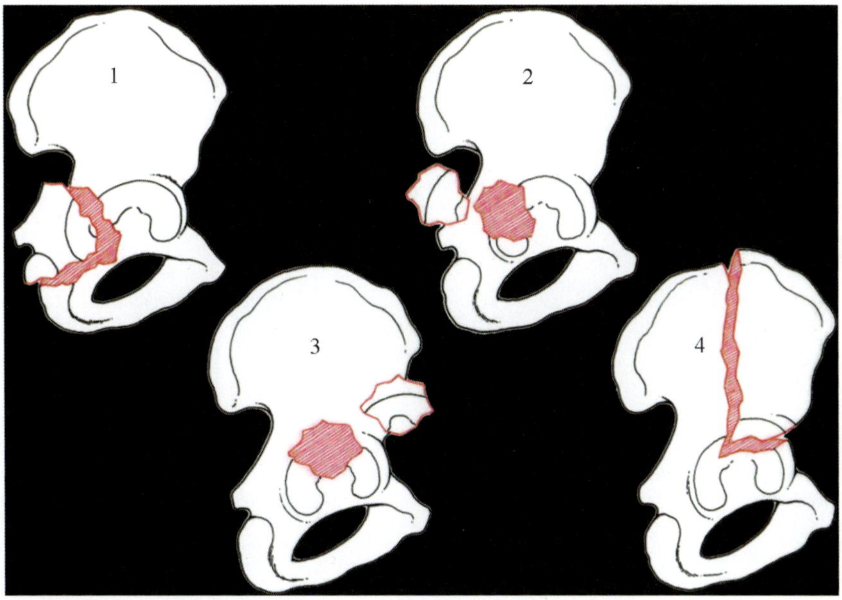

图 6-6-4　**后壁骨折的解剖分类**

(1)后下壁骨折;(2)后壁骨折;(3)后上壁骨折;(4)顶部骨折

(一)U 形线后骨折

骨折线在髋臼外侧起自坐骨大切迹的尖端,向后穿过髋臼后半部分、闭孔和坐骨下支。骨折断端可在较低位置形成一水平骨折线(坐骨棘上方 1 横指)(图 6-6-5)。当骨盆内的骨折线逐渐偏离骨盆上缘时,形成一个向前开放的 5°角,在累及闭膜管入口前,向下经闭孔到达坐骨(图 6-6-6)。股骨头脱位但顶部完好无损。

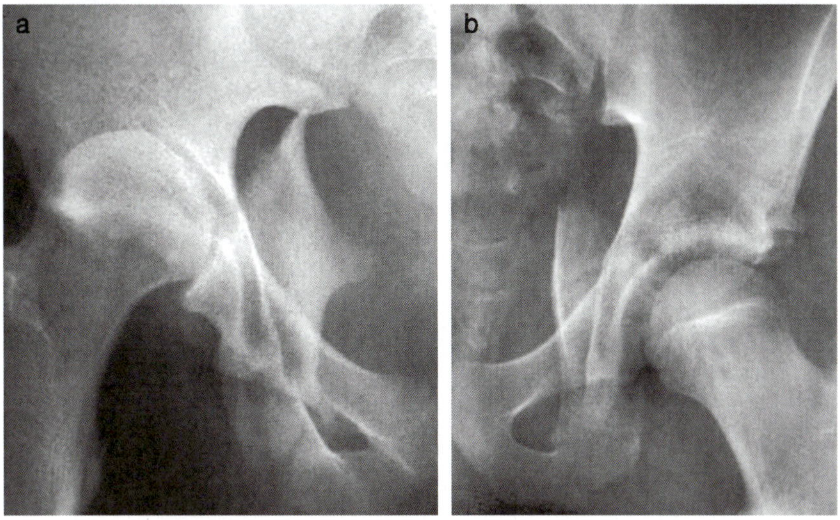

图 6-6-5　**后柱骨折**

a. 骨折部分含部分坐骨大切迹、脊柱和坐骨小切迹,多数病例表现为一个重叠的尖喙状。复位时应谨慎,避免破坏股动脉。b. 骨折线可缩短,将坐骨棘一分为二

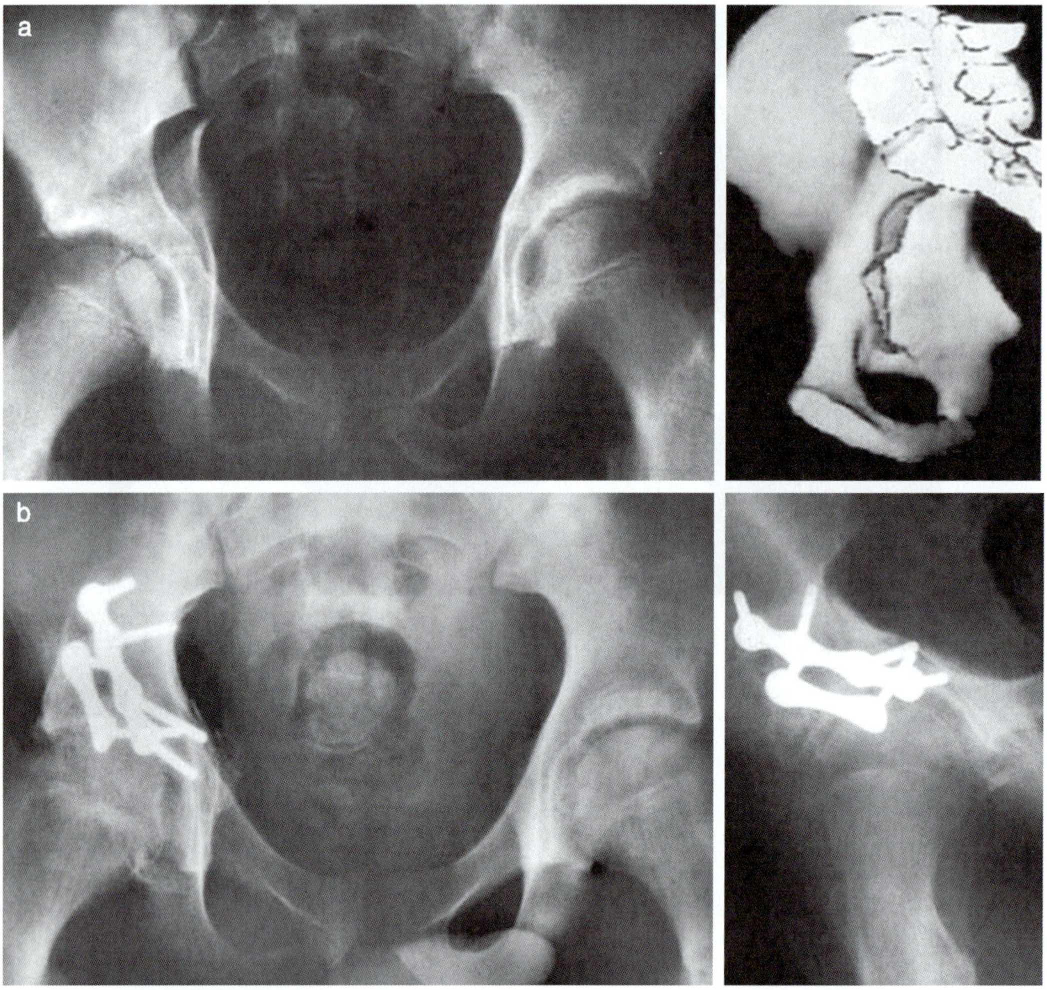

图 6-6-6 15 岁后柱骨折患者。三维成像显示骨折线与无名线平行走行，未累及闭膜管内孔处

(二)U 形线前骨折

骨盆外侧的骨折线穿过髋臼凹陷的前半部分，含上面的顶部。当骨折线在骨盆内的方向(图 6-6-7)与无名线重叠时，且在闭膜管起始处向下偏离，最终形成 U 形线[1]。

四、后柱骨折合并后壁分离

后柱骨折(图 6-6-8，图 6-6-9)的特征。后柱移位可能很轻微，主要的骨折位于后壁，或后壁骨折较为严重。

与单纯分离型骨折相比，脱位的股骨头失去了与柱、壁间的关联。根据 Judet 和 Letournel[1] 的观点，这一发现对于单纯分离型骨折的预后具有重要价值，但是这项发现不影响笔者研究的结果，笔者研究的结果显示 1 型骨折和 2 型骨折出现股骨头坏死的概率大致相同[5](表 6-6-1)。

五、前壁骨折

从外部观察，骨折碎片包括月状面前角和髂耻支的前部，后者从髂前下棘(antero-inferior ischial spine，AIIS)向上至耻骨的四边体(图 6-6-10a)。从内部观察(图 6-6-11a)，碎片为一长菱形，沿对角线穿过无名

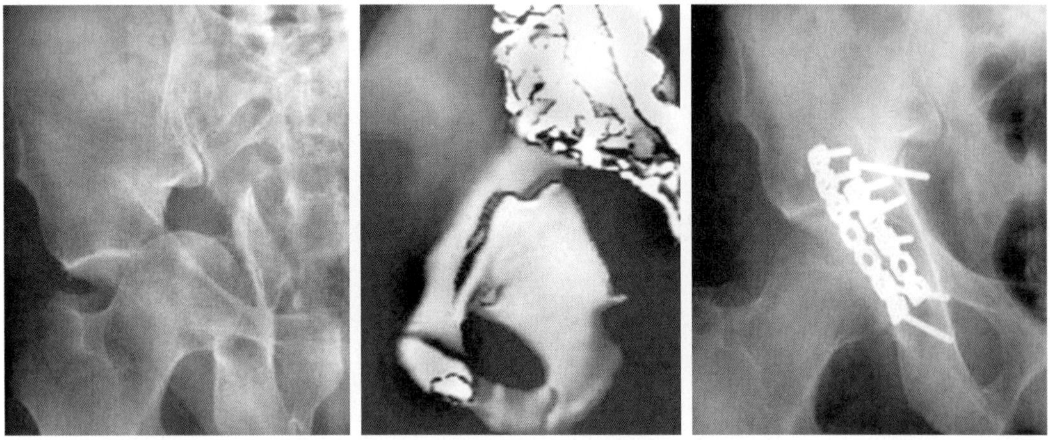

图 6-6-7　患者，41 岁，U 形前部后柱骨折，术前影像未显示 U 形线，三维重建 CT 提示与之前的患者(图 6-6-12)不同，骨折线与无名线重叠，累及闭膜管起始位置。术后 1 个月的影像学表现

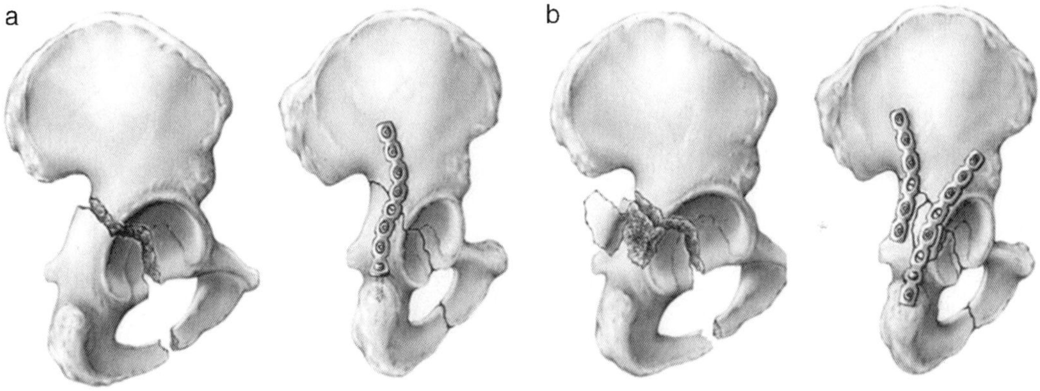

图 6-6-8　a. 后柱骨折的固定方法；b. 后柱骨折合并后壁分离的固定方法

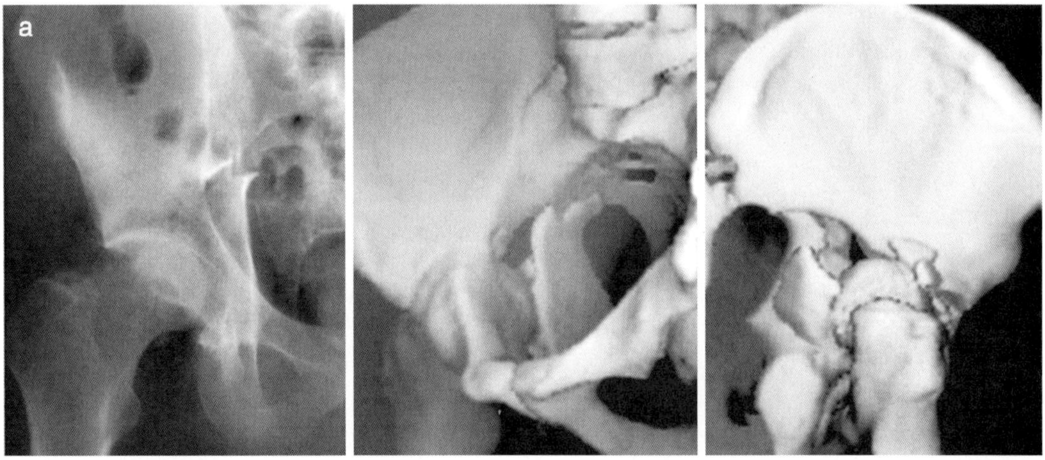

图 6-6-9　患者，46 岁，后柱骨折合并后壁分离。通过 Iselin 后侧入路行固定术，术后 10 年的影像学资料

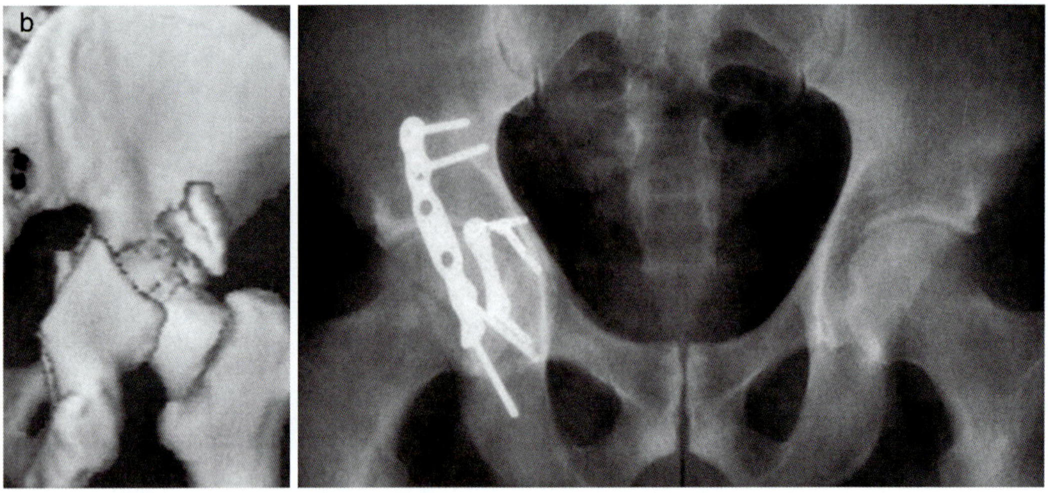

图 6-6-9(续)

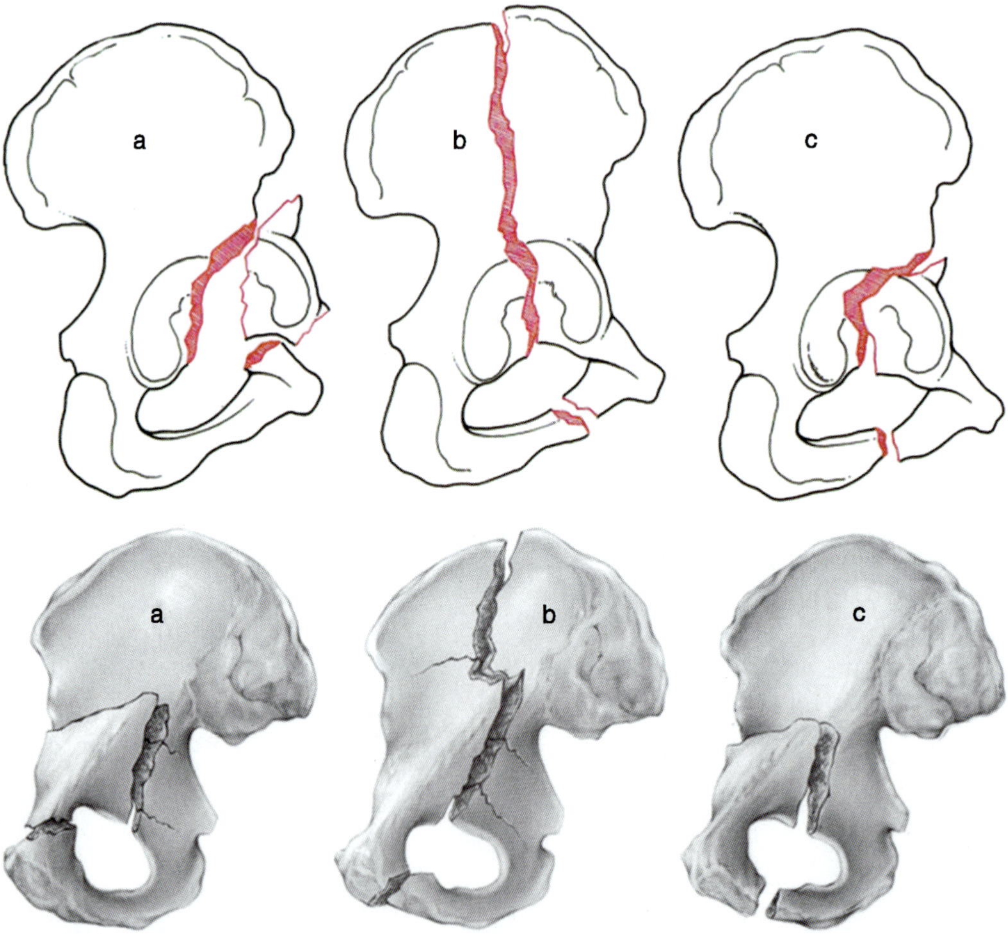

图 6-6-10 a. 前壁骨折;b. 高前柱骨折;c. 低前柱骨折

表 6-6-1　不同类型水平骨折股骨头中心脱位的百分比

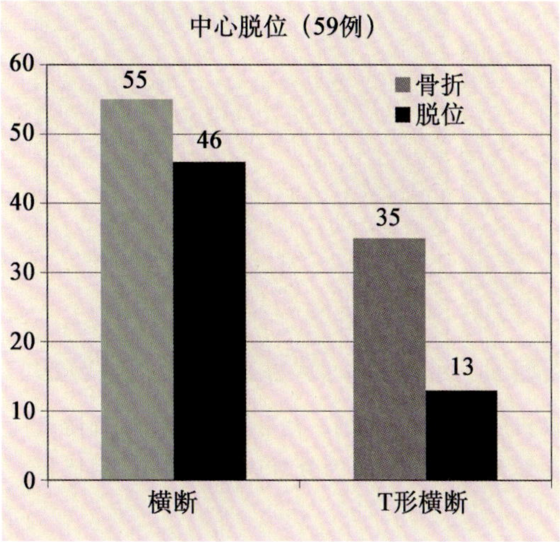

线，它可以完整，也可能沿无名线方向或横断分为 2 个部分（图 6-6-12）。

六、高位前柱骨折

这类骨折累及骨盆弓部前表面，且难以处理。骨折线起始于髂骨最高点，经过侧翼，垂直向上穿过髂窝，向下止于耻骨支（图 6-6-11）或坐骨支（图 6-6-13）。应与双柱骨折鉴别，这类骨折同前柱合并顶部骨折的影像学特征基本相同。

七、低位前柱骨折

骨折线（图 6-6-11）始于坐骨棘下方，累及四边体和月状面前角向下止于耻骨支。这类骨折易于复位，故骨折线（图 6-6-14）多为横断或斜形、简单或锯齿状。

八、水平面骨折

水平面骨折水平地穿过髂骨，将髂骨分成 2 个部分（图 6-6-15），即为仍与骶骨相连的上端（髂骨端）和相对短缩、游离的下端（坐骨端）。游离端（图 6-6-16）可保持完整或被分为 2 个部分（横断 T 形合并前壁或后壁骨折），并将骨折固定为稳定结构。

九、单纯横断骨折

沿一水平面分离髋臼，该平面连接坐骨棘-骶骨凹前缘和骨盆后缘。Judet 和 Letournel[1]，Judet 等[2]和 Letournel[6]根据骨折线的角度和位置（图 6-6-17），将单纯横断骨折分为 3 型：①经髋臼顶骨折，跨越顶部；②髋臼顶旁骨折，横跨髋臼窝；③髋臼顶下骨折，向下累及月状面的两角。

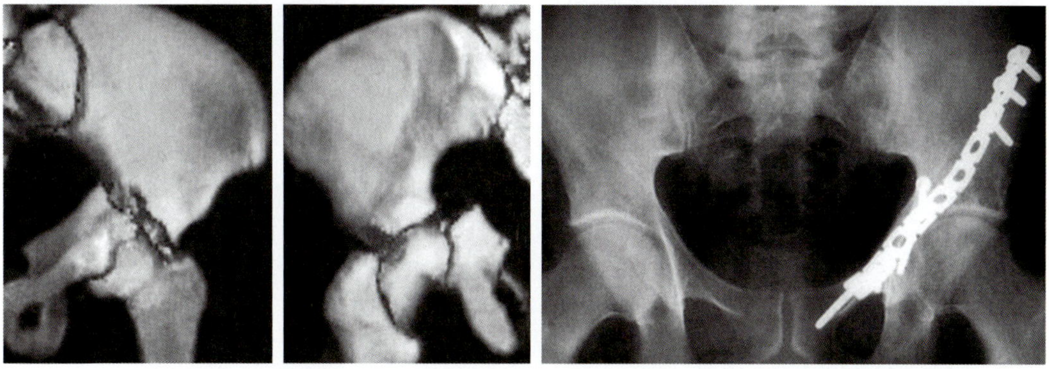

图 6-6-11　1 例 48 岁的单纯横断骨折患者，运用髂耻腹股沟入路固定，术后 5 年的影像学资料

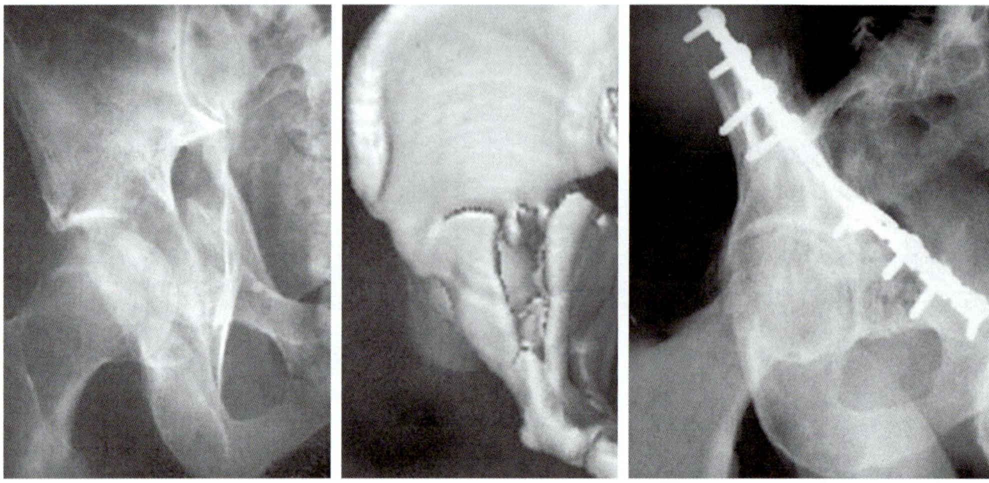

图 6-6-12 患者 36 岁，前壁骨折。术前 X 线片显示，髋臼顶中部有一大的三角形基底透明区，而游离的壁呈典型"蝴蝶结"状。三维 CT 显示，髋臼壁沿无名线分为 2 个较小的骨折块。采用 AO 钢板和 4.5mm 螺钉固定后随访 3 年

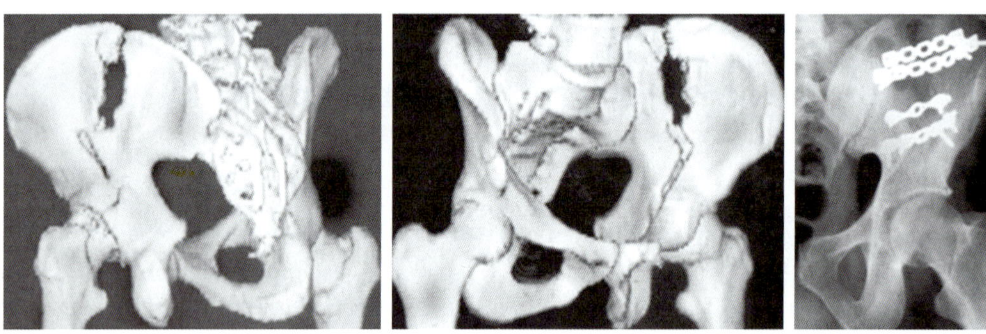

图 6-6-13 患者 35 岁，高位前柱骨折。三维 CT 显示，骨折线沿髂翼呈典型"锯齿"状。回肠-腹股沟入路固定 5 年后影像学随访

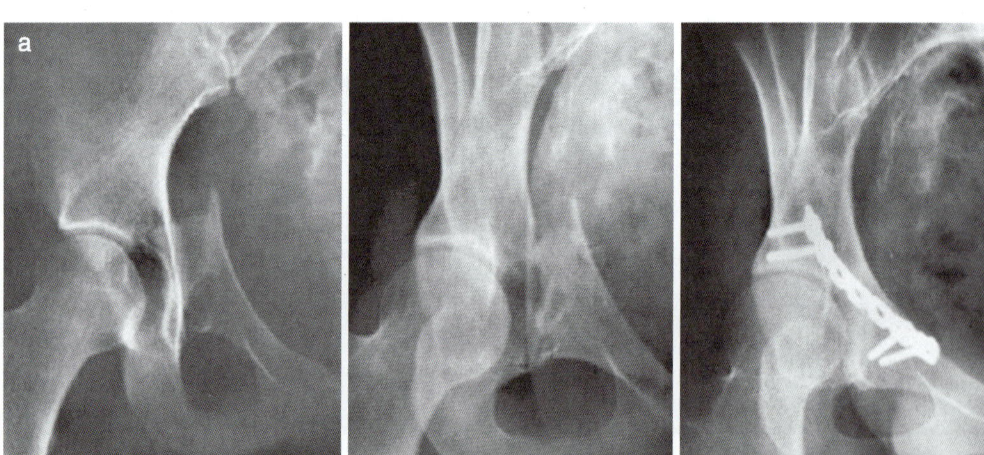

图 6-6-14 患者 28 岁，低位前柱骨折，采用髂腹股沟入路。3 个体位的 X 线片和三维重建 CT 未见骨折远端，最后一次影像学检查为术后 4 年

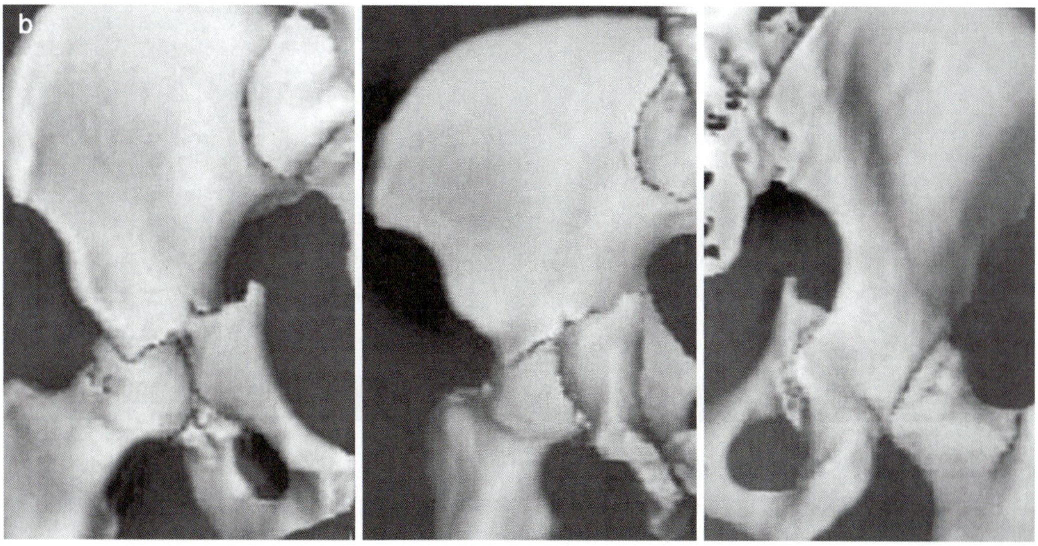

图 6-6-14(续)

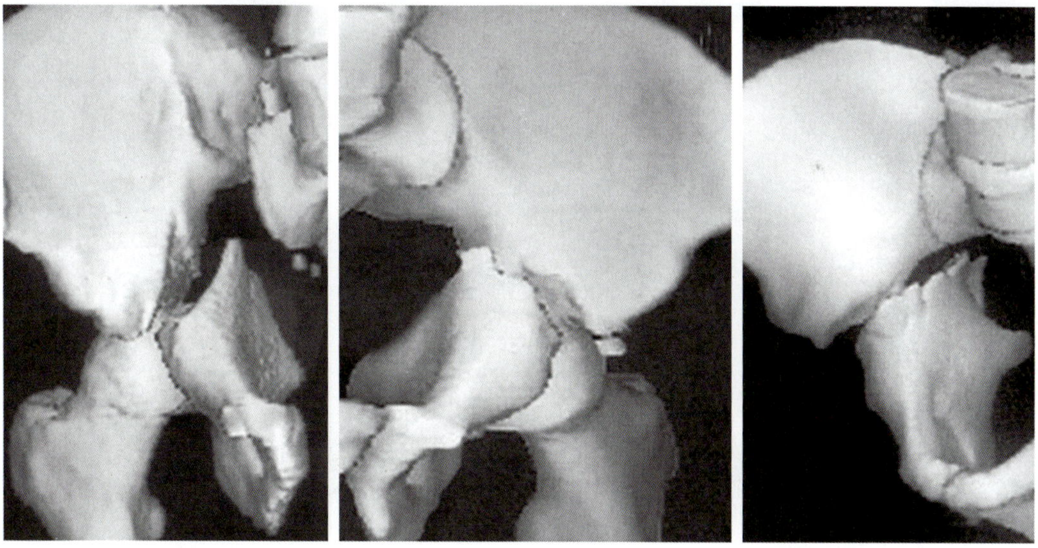

图 6-6-15 3例单纯髋臼横断骨折。三维重建量化了坐骨中后部的移位并展示了骨折线不规则的趋势和锯齿状减少。近年来，通过评估三维重建，笔者采用髂腹股沟入路治疗一些髋臼单纯横断骨折，效果较好

第3类骨折不必手术治疗，因其不涉及大部分关节，这类骨折很少波及坐骨神经或脊柱。第1类和第2类骨折可分别累及坐骨神经和脊柱（通常可导致脊柱断裂）。

根据髋臼和股骨头之间的解剖关系（图6-6-18a，b），单纯横断骨折可再分为无脱位骨折和脱位骨折。

（一）无脱位的单纯横断骨折

各种形状的骨折线使髋臼（图6-6-18a）断裂，变成椭圆形，致使形态和容量发生改变。

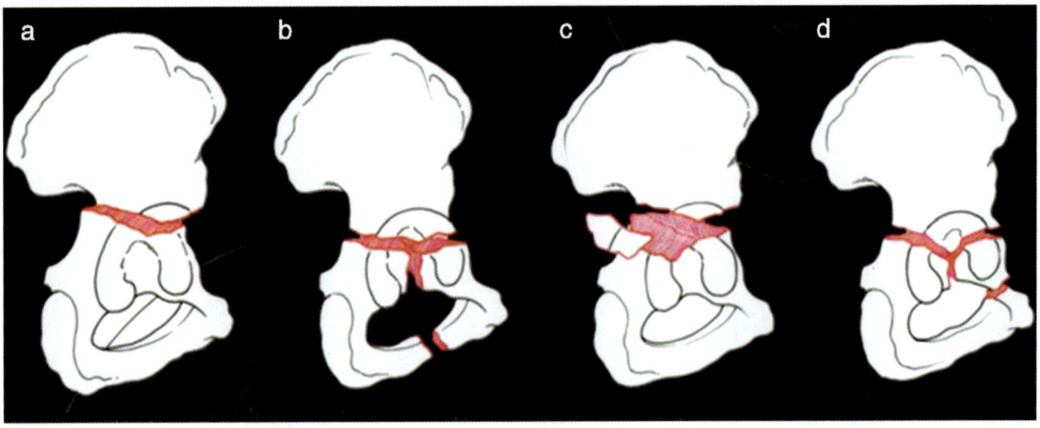

图 6-6-16　**根据骨折的水平面分级**

a. 髋臼单纯横断骨折；b. 髋臼 T 形横断骨折；c. 髋臼单纯横断骨折合并后壁骨折；d. 髋臼单纯横断骨合并前壁骨折

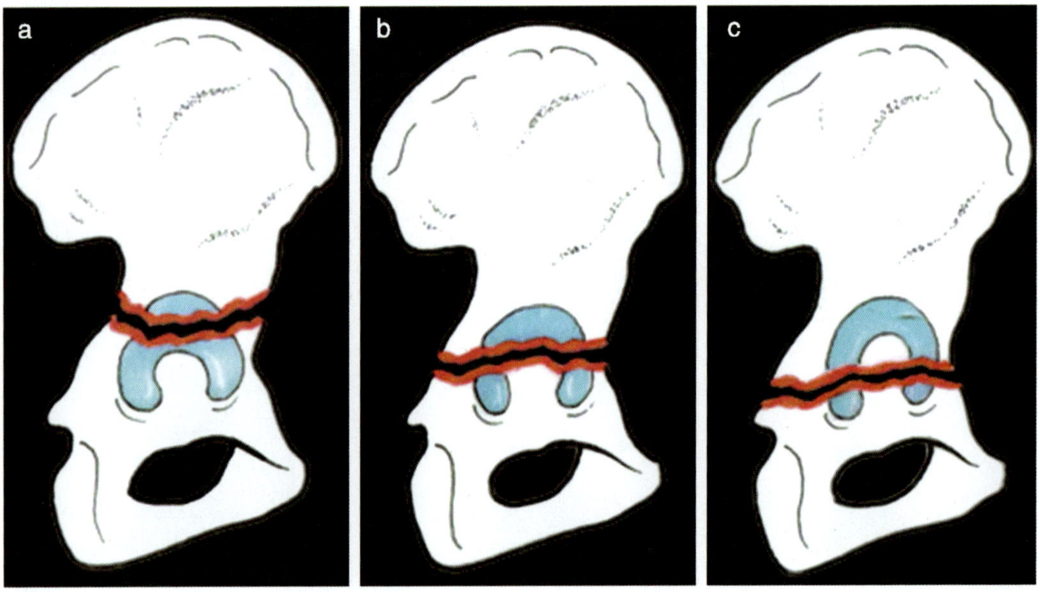

图 6-6-17　**根据骨折线的水平，髋臼单纯横断骨折可以细分为经髋臼顶骨折(a)、髋臼顶旁骨折(b)或髋臼顶下骨折(c)，后 2 种多不能手术治疗，因为缺乏髋臼顶部的承重面**

(二)合并脱位的单纯横断骨折

股骨头中心“移位”或“位移”(图 6-6-18b)，与骨折断端的毗邻关系未发生变化。Judet 和 Letournel[1]强调了这一发现，对中心脱位这一术语提出质疑。事实上，骨骼和坐骨骨折端关节内部并没有失去血供。因此，单纯横断骨折出现股骨头坏死的概率较小[1,5]。

十、横断 T 形骨折

横断 T 形骨折具有单纯横断骨折水平骨折线的特征，同时还有一个垂直向下的分力将下端骨折块分为 2 个部分(前部和后部）。包含髋臼顶部的水平部分可分为经髋臼顶骨折、髋臼顶旁骨折或髋臼顶下骨折。可根据 T 形（图 6-6-19，图 6-6-20）（垂直或倾斜）骨折线下行的方向可分为 3 种损伤机制[1,5,7]。

1 型：骨折线垂直经过髂窝和闭孔，将坐耻骨分为 2 个部分。

2 型：骨折线下行，向后倾斜穿过闭孔后表面或坐骨体。

3 型：骨折线继续走行并穿过闭孔前方直至耻骨。

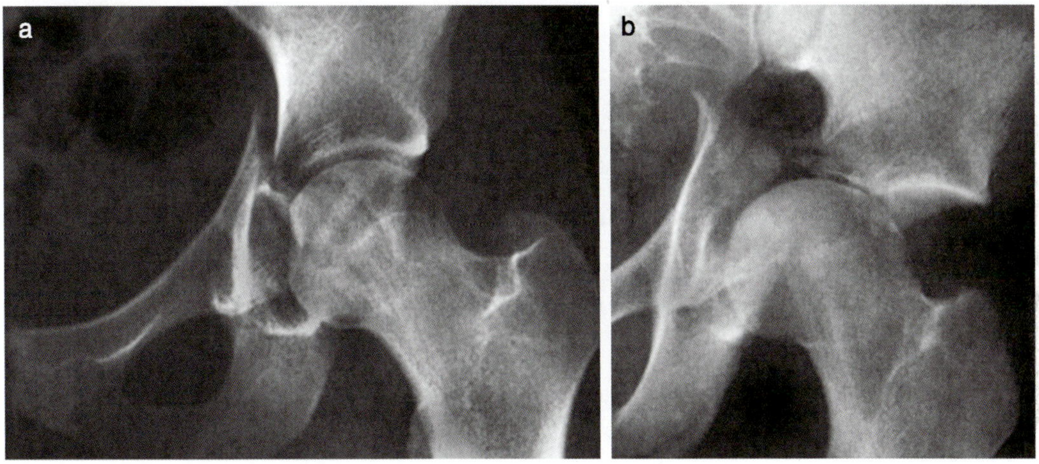

图 6-6-18 a. 髋臼骨折不伴脱位；b. 髋臼骨折合并脱位

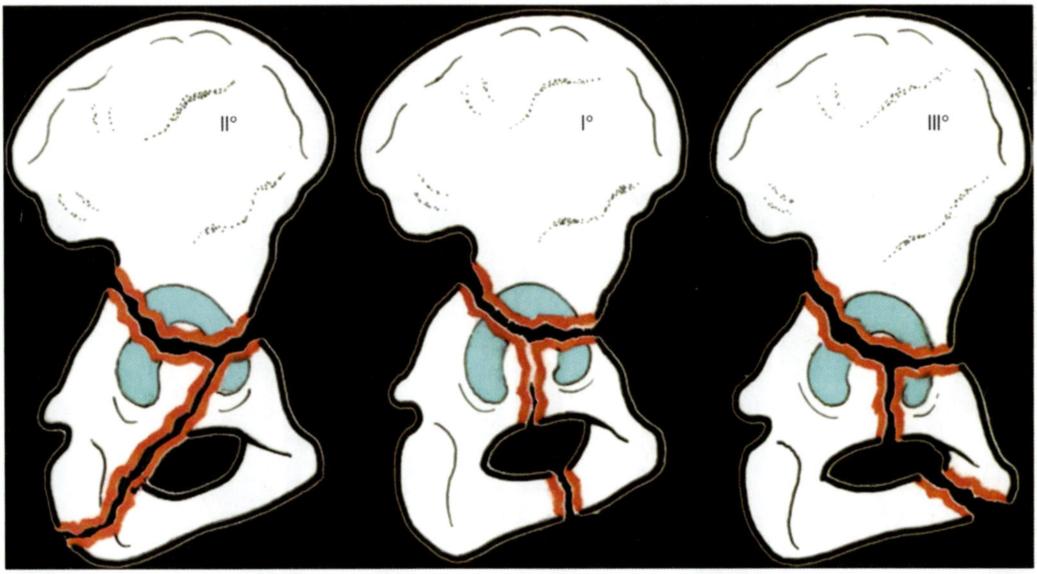

图 6-6-19 根据 T 形骨折下面部分的倾斜方向分成不同等级，中央（1 型）、向后（2 型）或向前（3 型）

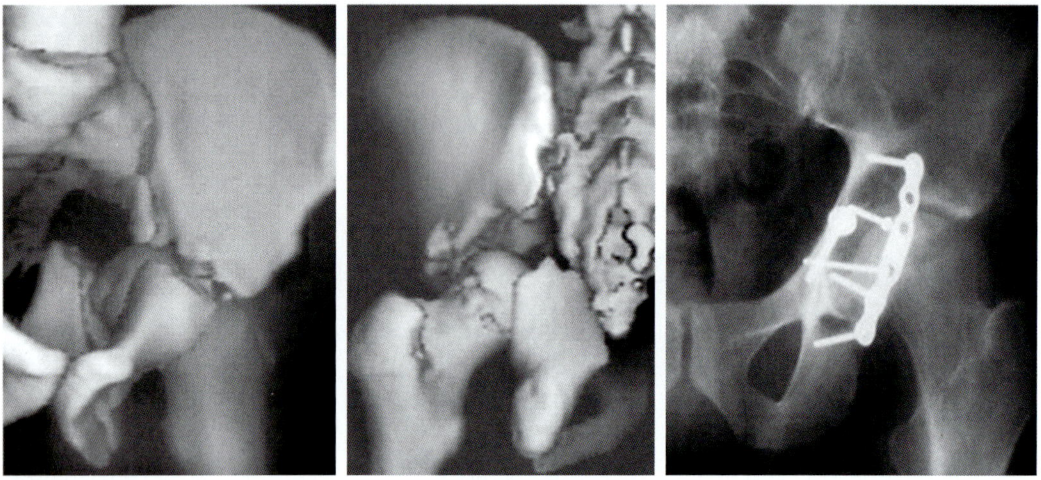

图 6-6-20 患者，28 岁，典型的 T 形骨折，经验性固定采用前侧入路。完全复位后，通过髂腹股沟入路在髂骨和耻骨支水平面置入长 4.5mm 的螺钉和 1 个钢板。术后随访 10 年

根据 T 形下段骨折线的倾斜角度，股骨头可发生中心、向后或向下脱位。区分股骨头的脱位方向很重要，因为向后脱位会由于骨骺坏死而变得复杂。当 T 形骨折合并后壁分离时，股骨头会脱出或向后移位。

十一、横断骨折合并后壁分离

主要骨折块（图 6-6-21 至图 6-6-25）具有与单纯横断骨折相同的解剖特征，后壁骨折也可分为 1 型或 2 型[1]。

十二、横断骨折合并前壁或前柱分离

复合骨折可以包含前壁或高前柱的分离。Judet 和 Letournel[1] 就后者给出了相反的定义，即“后柱骨折具有与完全单纯横断骨折相同的影像学、解剖学特征”。

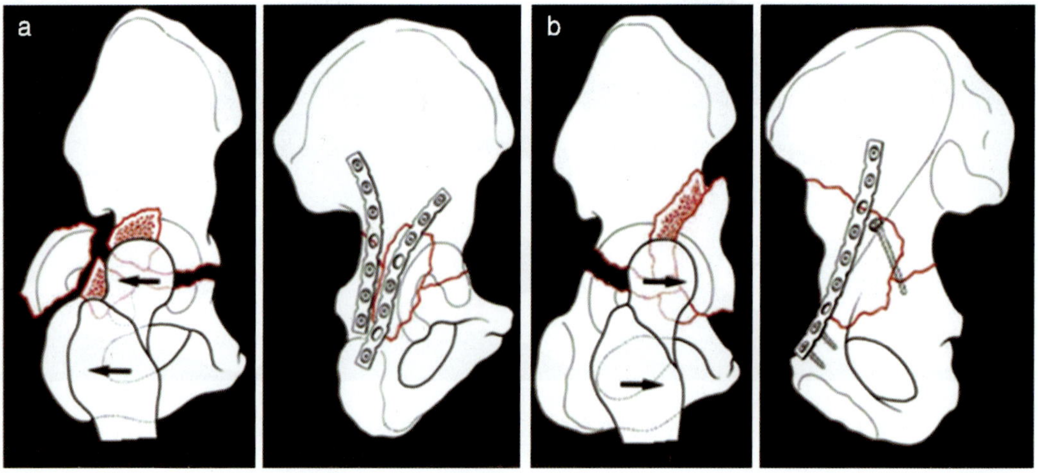

图 6-6-21 a. 髋臼单纯横断骨折合并后壁分离，后侧入路固定。b. 髋臼单纯横断骨折合并前壁分离，前侧入路固定

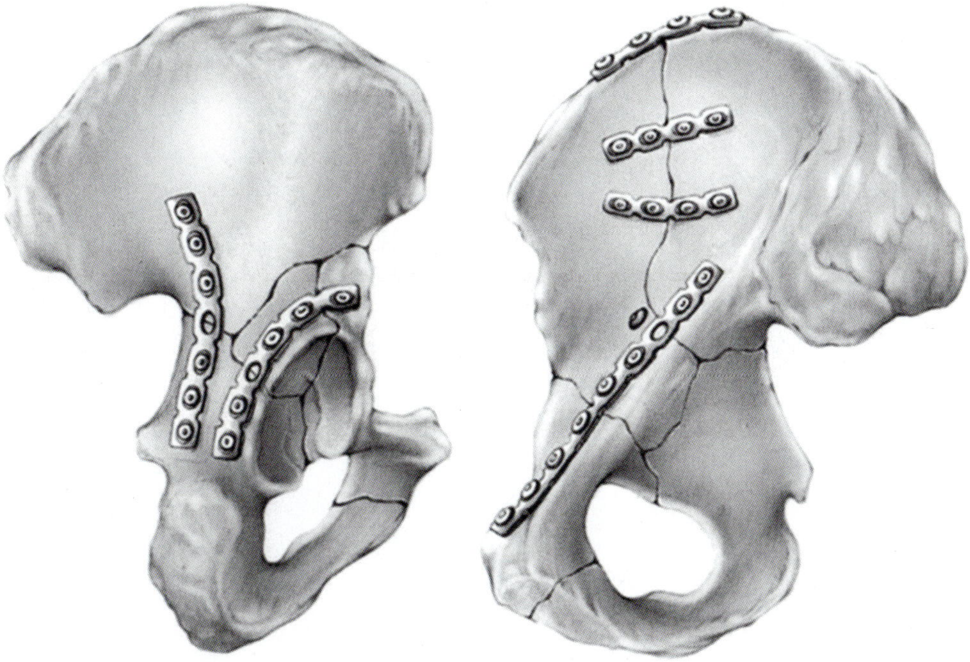

图 6-6-22　2 例前后柱双骨折：后侧入路（左），前侧入路（右）

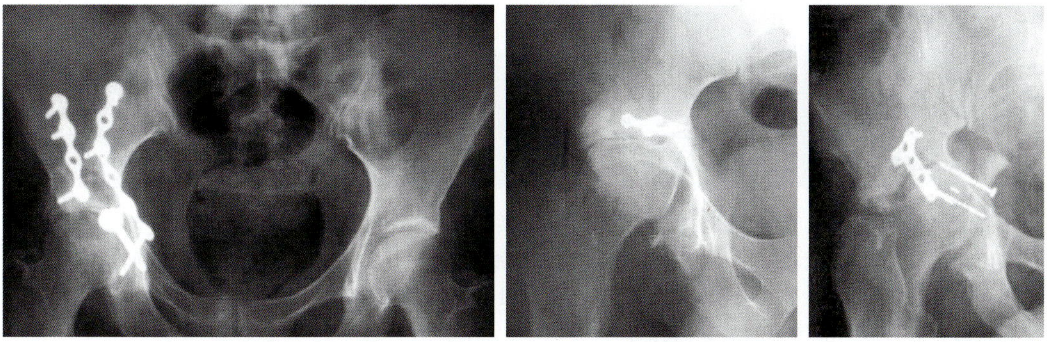

图 6-6-23　3 例继发于内固定失败，第 1 张 X 线片显示右侧髋臼坏死、骨质破坏

在不与上述 2 位专家矛盾的前提下，笔者将单纯横断骨折合并后壁分离定义为单纯横断骨折合并后壁分离和单纯横断骨折合并前壁分离[5,7]。这一定义同时纳入了 2 种相似的损伤类型（图 6-6-21a，b）。

十三、双柱骨折

双柱骨折（图 6-6-26）将半骨盆分为 3 个部分。一部分稳定地固定于骶骨。此外，髂翼还包括部分坐骨大切迹和同两柱解剖学分布相似的 2 个活动骨折碎块。位于前方的活动骨折碎块包括顶部、坐骨的前半部和月状面的前角等髋臼关节的大部分；位于后方的活动性骨折碎块包括髋臼窝后半部分和后角。除闭孔外，后柱在坐骨耻骨支（耻骨升支）或坐骨四边体处分离，也可能在多个平面分离。固定这些骨折非常困难，因为固定这些骨块时，应避免穿入关节内。

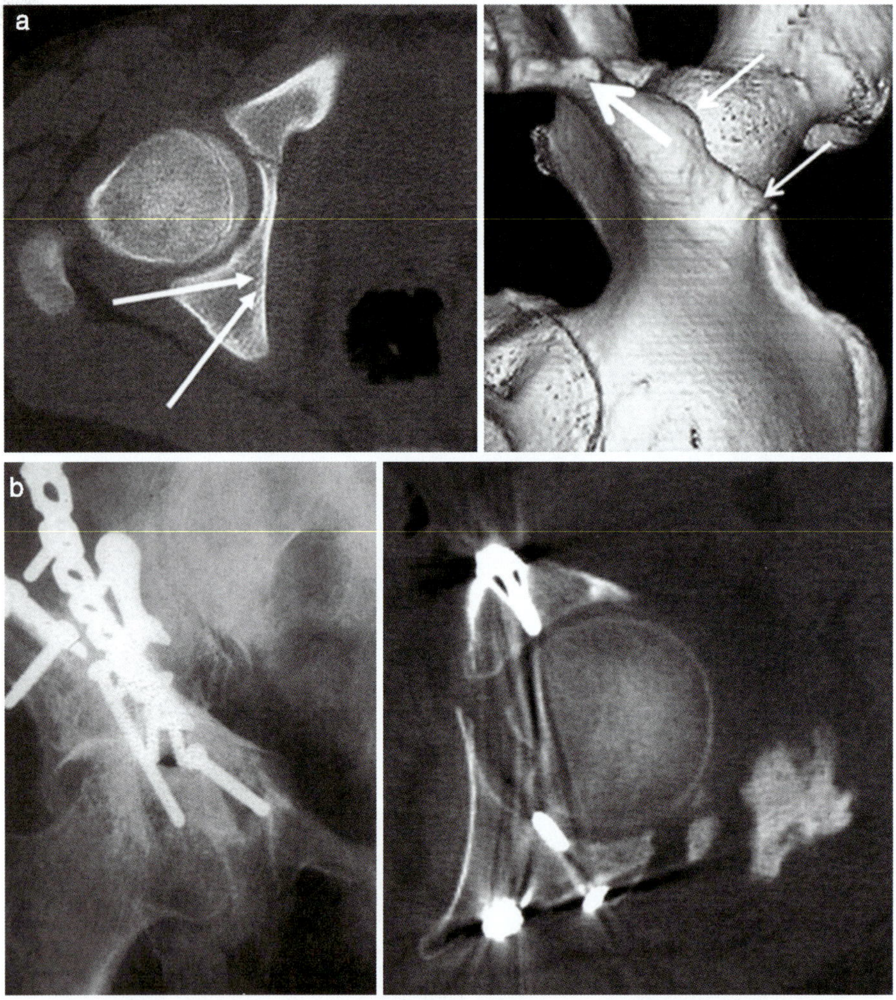

图 6-6-24　后侧入路，为避免螺钉横穿关节（2 个箭头），需要适当地对准穿孔器的尖端（沿髋臼唇边缘切向，在接近坐骨大切迹时垂直切开）。前侧入路操作的，SIAI 和回盲部隆起之间的棘间部应避免置入螺钉，该区域与关节剖面相对应。沿箭头指向耻骨结节的方向转动穿孔器，可以在耻骨结节处置入螺钉。关节内放置固定装置（底部）

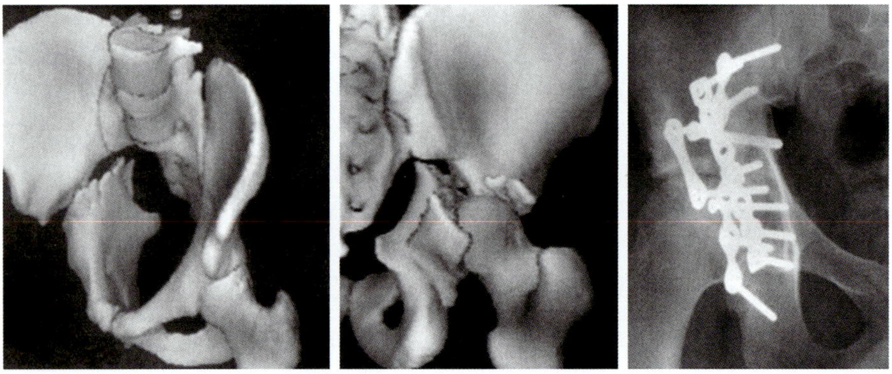

图 6-6-25　髋臼单纯横断骨折伴后壁骨折，手术采用 Iselin 入路，应用一套细窄可塑性的钢板和 3. 5mm 的螺钉。术后随访 6 年

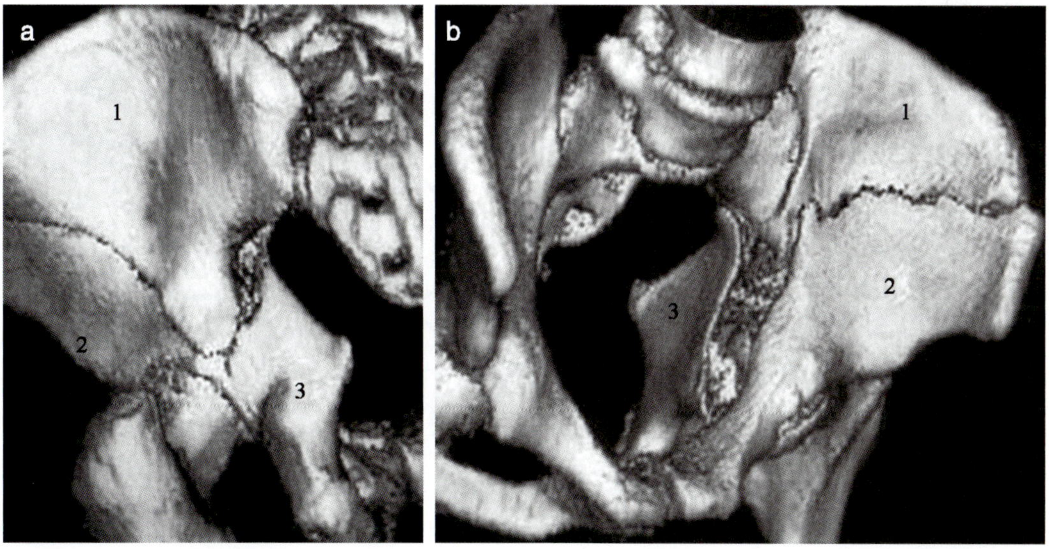

图 6-6-26 a. 骨盆外位,3 个骨折块,坐骨大切迹严重中断,曲线表现。b. 骨盆内位,第 1 块骨折块,大致相当于髂翼的延长部分,同骶骨紧密贴合。第 2 块骨折块,包括髋臼顶,向外旋转,出现骨刺征。第 3 块骨折块,只有部分可见,并不属于后柱

第 4 节 诊 断

多发伤患者查体时,无症状的髋骨骨折可能被漏诊,因此,急诊应对所有的多发伤患者常规拍摄骨盆标准位影像。先拍摄传统的 X 线片,后行三维 CT 重建。

一、传统 X 线片

传统 X 线片包括标准位、闭孔斜位、髂斜位(图 6-6-27),由 Judet 和 Letournal 提出。如果操作得当,这 3 种 X 线片能精确诊断 90%～95% 的病例,但如果 X 线片质量较差或医生经验较少则会出现误诊。

二、标准位片

标准位应包括髋臼的顶部、前缘、后缘,U 形线,以及后柱、骨盆上缘线(无名线),可为诊断提供细节信息。拍摄时,患者取仰卧位,射线投照在旋转的股骨头中心。X 线片的评估包括以下几点:髂坐线、髂耻线、U 形区域、髋臼前缘、髋臼后缘及其顶部。

三、闭孔斜位片

闭孔斜位是将骨盆旋转 45°,抬高患侧髋部,并将阴极管放置在髂前下棘下一横指。该体位突出了 4 个解剖学的影像学线,即髋臼顶、髋臼后缘、无名线和棘上区域。无名线前 2/3 与骨盆上缘对应,后 1/3 与骶骨旁的髂骨对应。

该体位显示闭孔位于髋臼顶、耻骨支的水平面和耻骨下通道。髂骨上的髋臼部分相当于髂翼和髋臼顶之间的通道。

四、髂斜位片

髂斜位水平面是将骨盆旋转 45°,并抬高健侧骨盆。阴极管通常与患者居同一平面,置于髂前下棘和身体的中线之间。

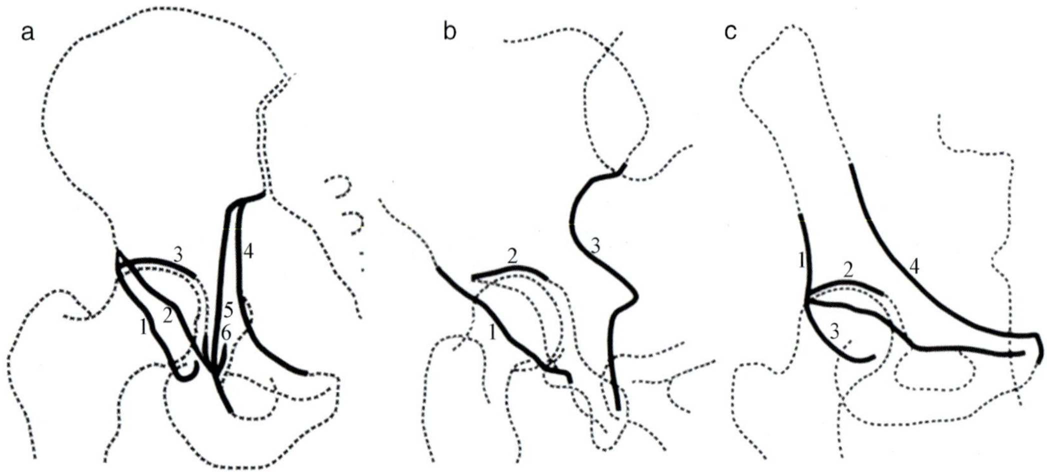

图 6-6-27 a. 标准位，(1)后唇线，(2)前唇线，(3)髋臼顶线，(4)无名线，(5)髂坐线，(6)U 形线。b. 髂位，(1)骨盆前缘，(2)髋臼顶线，(3)骨盆后缘(坐骨大切迹、坐骨棘、坐骨小切迹)。c. 闭孔斜位，(1)髋臼前线，(2)髋臼顶线，(3)后唇线，(4)无名线

髂斜位显示髋骨的前缘和后缘，同时包含后柱的全部、坐骨大切迹、脊柱及坐骨小切迹。充分暴露髂翼。

X 线片的重要标志

高位前柱的重要标志是髋臼后缘、无名线和髂翼；后柱的重要标志是髋臼后缘、髂坐线和髋骨后缘。

髋臼的顶部、U 形线和闭孔不属于柱或窝，是解剖学上的“闭孔”。

与影像学的髋臼顶不同，解剖学的髋臼顶有一个实际延伸，紧贴在股骨头的上 1/4。X 线片的髋臼顶代表髋臼的曲线。

U 形线是区分前柱、后柱的重要标志，它由窝的前部(外侧)和耻骨下管的起始部(内侧)构成，X 线片的髋臼顶及形成 U 形线的区域位于前方的 2 个不同平面——髋臼顶靠前，U 形线靠后。

五、轴位 CT

CT 常用于评估骶髂关节、顶盖面及柱平面(图 6-6-28)。二维 CT 可观察髋臼顶，并根据骨折线的水平和倾斜程度区分骨折水平面(图 6-6-29)。对于骨盆内前侧和骨盆外后侧的骨折，三维重建可提供入路和操作技术等信息(图 6-6-30)。

六、后壁骨折

标准 X 线片只涉及髋臼后缘(图 6-6-31)，该视图中的间隙可能由一定范围的超透明几何区域组成，但不是每次都可见。

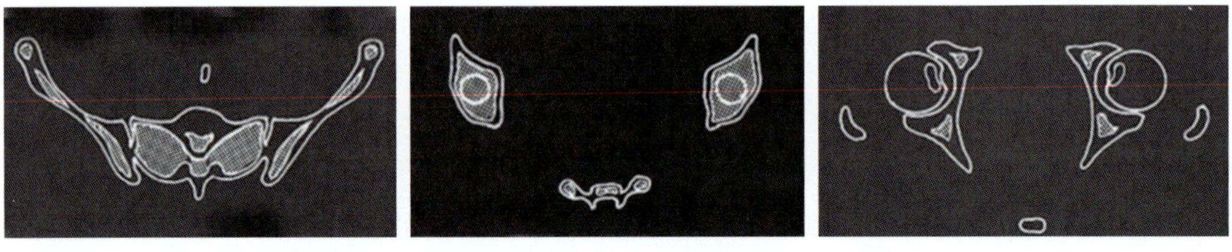

图 6-6-28 CT 显示，从左往右依次为骶髂关节面、顶盖面、柱平面

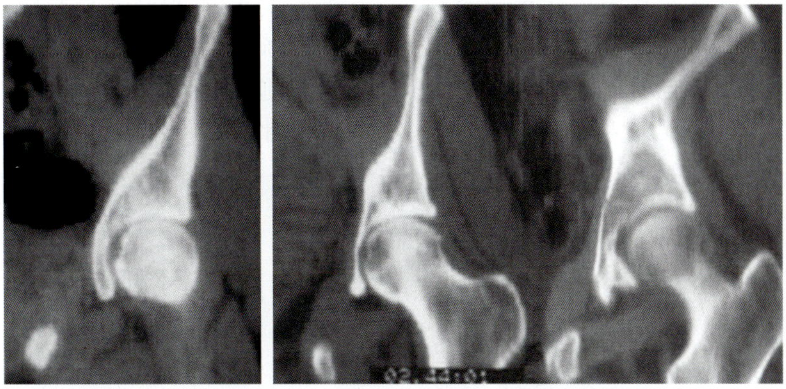

图 6-6-29　二维 CT 示髋臼的结构和性能和胫骨平台相似

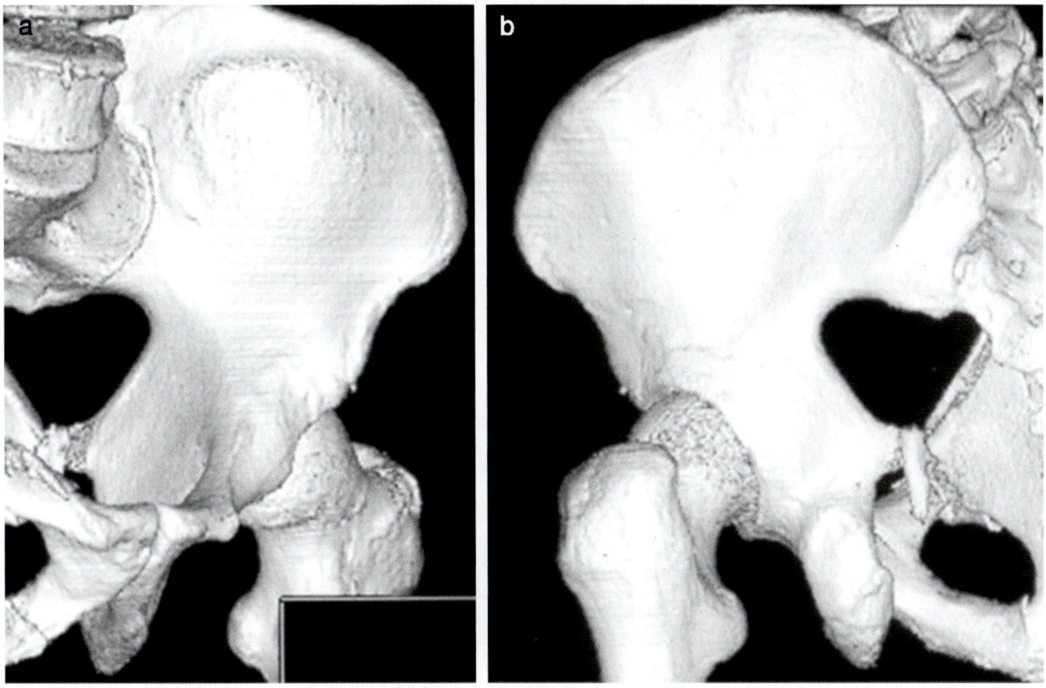

图 6-6-30　为准确诊断，三维重建应行骨盆内位成像(a)和骨盆外位成像(b)。骨盆内位可以探查到髂内窝和从骶髂关节到耻骨结节的无名线。骨盆外位成像(b)可以清晰地显示从坐骨大切迹到坐骨结节紧邻髂骨翼的髂骨后柱

闭孔斜位是最重要的视图，因其通过典型的“蒜瓣”样表现显示骨折碎片，并且可显示不完全脱位。

二维 CT 可以展示关节内不稳定的骨折片和松质骨压缩(2 型骨折，图 6-6-32)。三维重建对髋臼顶和高位前柱骨折的鉴别诊断有重要价值。

七、后柱骨折

U 形线后侧骨折，前后位 X 线片可显示髂坐线、髋臼后缘和闭孔的中断；U 形线看起来反而完整，且位置正确。股骨头与骨折块一同位于中间，在无名线上露出，形如半月(图 6-6-7)。有时，骨骺向上、向外移动，明显贴近骨折块，其中脊柱、坐骨

小切迹、坐骨大切迹及其棘依然可以辨认（图 6-6-5）。

闭孔斜位显示高位前柱在解剖学-影像学上完整，而耻坐支断裂。髂位 X 线片显示髂坐线断裂，相对于 U 形线内侧，骨折块移位清晰易见。U 形线前侧骨折的 X 线片描述与前文类似，只有一个不同之处，即 U 形线与骨折块一起消失内移。

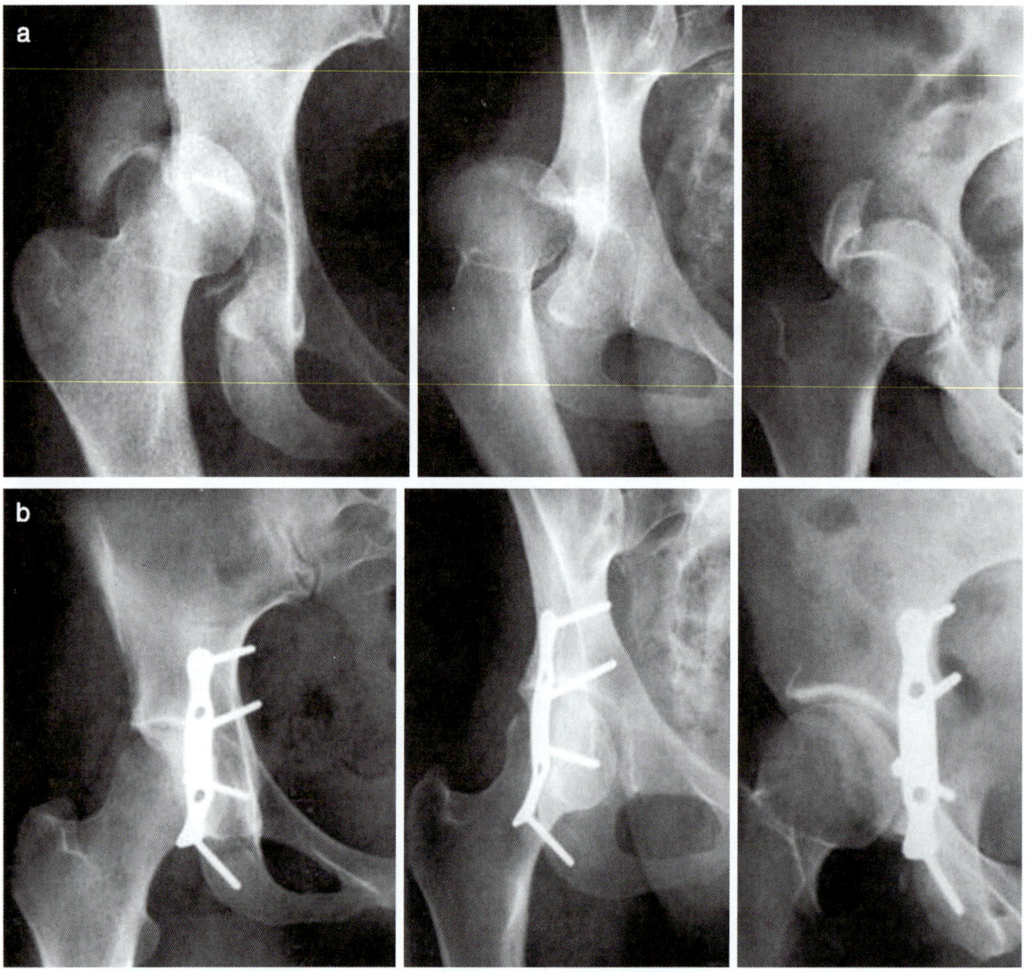

图 6-6-31 1 型后壁骨折患者术后随访 20 年，临床和影像学结果令人满意

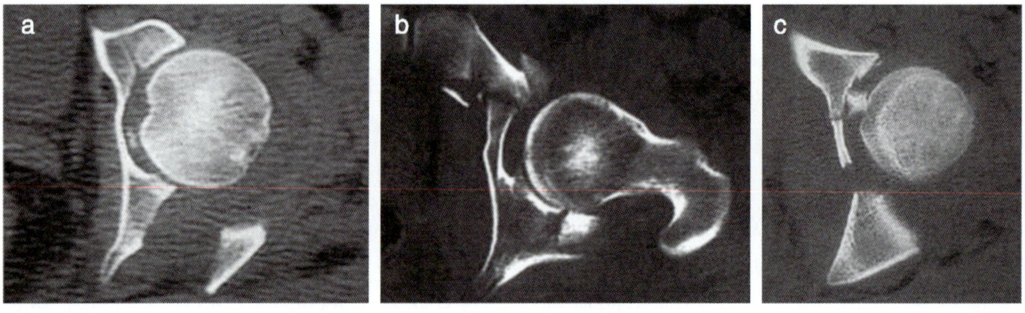

图 6-6-32 CT 显示的 3 种类型骨折

a. 1 型后壁骨折；b. 2 型后壁骨折（部分骨折碎片被压缩进骨髓）；c. 骨折片进入关节内

三维重建在骨折片的局部解剖和评估其尺寸大小方面存在局限。骨盆内位显示骨折的前部延伸到 U 形线(图 6-6-7);骨盆外位显示 Y 软骨后支,重点显示儿童和成人出现的罕见的骨骺分离(图 6-6-33)。

八、后柱骨折合并后壁分离

传统 X 线片适用于单纯型骨折,但前、后壁骨折应使用闭孔位。据观察,主要的骨折线不会超过髋臼下缘,多见于不完全骨折和移动不规律。CT 有助于发现关节内的骨折,并区分 2 种壁部骨折。

九、前壁骨折

在所有的骨折视图中,骨折累及髋臼的前表面,而不影响髂翼、耻骨角及髂骨四边体。在前后位,U 形线不可见,髋臼顶的内表面呈中央凹或盆形[1]。

标准位和闭孔斜位均显示(图 6-6-12)沿无名线有一大的"蝴蝶"形骨折片,头部较尖。如果骨骺脱位,髋臼顶不再覆盖股骨头。

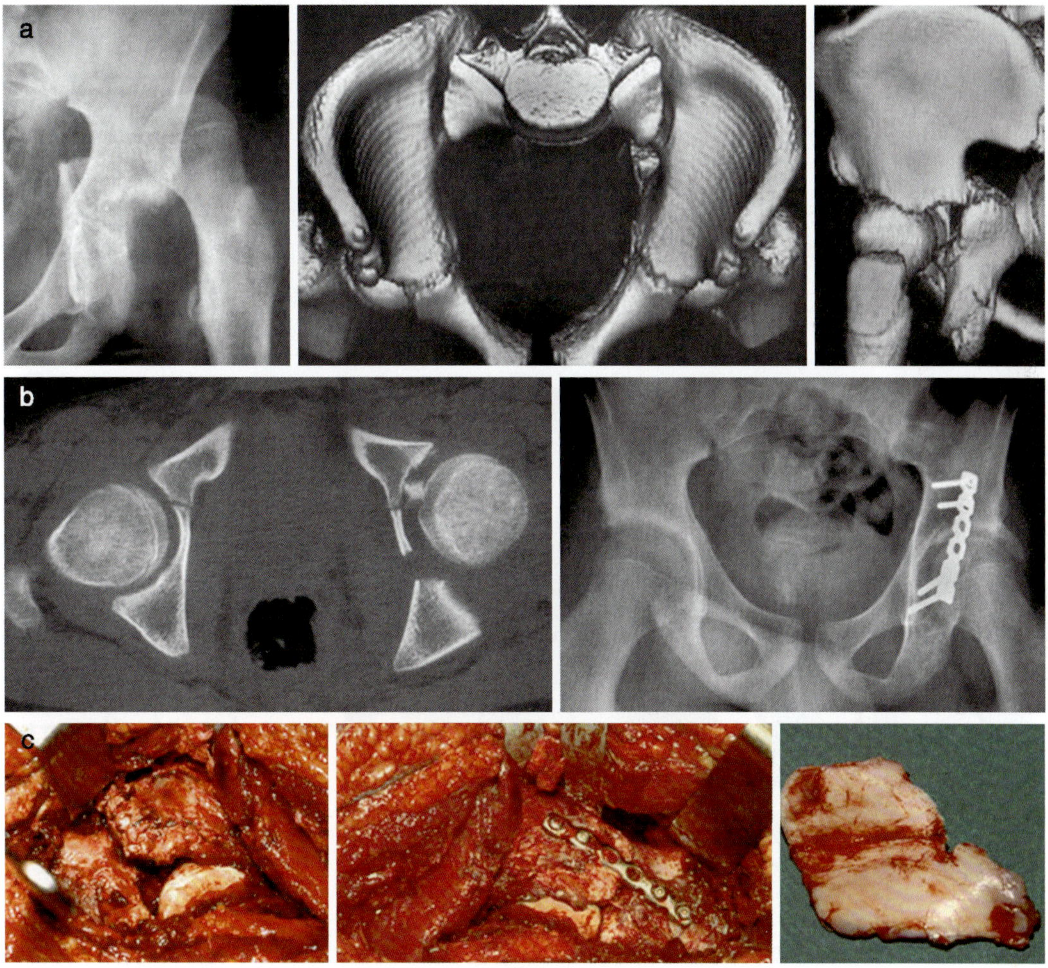

图 6-6-33 患者,13 岁,后柱骨骺分离,CT 显示关节内大的骨折块。术后 8 年 X 线片显示存在大骨赘,接合线完美。临床随访显示,患者可以完成一系列动作,包括走路,未出现跛行。最下列图片显示:手术复位前后视野,软骨表层从股骨头前 2/3 处分离,没有重新植入软骨块

骨盆内三维重建示典型的菱形骨折片(图 6-3-12),有时被无名线分为 2 个部分。若合并有骨骺脱位,四边体前方可能裂开。

十、高前柱骨折

正位 X 线片显示骨折在骨盆内外走行,双轮廓骨折线穿过髂骨翼。闭孔斜位还可显示髂骨翼受累,无名线在其近端中断,骨骺前脱位或向前移位。髂骨斜位显示典型的"锯齿"状髂窝内骨折线(图 6-6-11,图 6-6-13)。

此类骨折的诊断可采用坐骨位的冠状二维 CT。三维重建可为骨折固定甚至整个治疗过程提供足够的信息。

十一、低前柱骨折

正位 X 线片显示髂耻线与髋臼前缘中断。U 形线消失或与髂坐线重叠,从这个方向可以清晰看到骨折线。闭孔位可显示无名线中断和股骨头脱臼或前移。骨盆内三维重建可以清晰地显示此类骨折。

十二、单纯横断骨折

正位 X 线片显示,所有垂直和倾斜的解剖标记(髂坐线、髂耻囊线、无名线和骨盆后缘)均中断。相反,髂骨翼和闭孔完整,但髋臼顶依然紧贴髂骨。

无移位的横断面骨折头-臼关系改变不明显(图 6-6-34)。伴脱位的骨折中,坐骨骨折块向后移动,与股骨头一同内移,形成一个典型的"折叠喙",与部分后柱骨折表现相同(图 6-6-18b)。闭孔位显示无名线中断,中心脱位和髋臼顶无法覆盖部分股骨头。

在二维 CT 上可以显示头-顶关系,损伤平面(经髋臼顶、髋臼顶旁、髋臼顶下)及髋臼的"椭圆"程度。三维重建(图 6-6-15)显示,在大多数病例中,此类骨折复位的关键是前部骨折块。

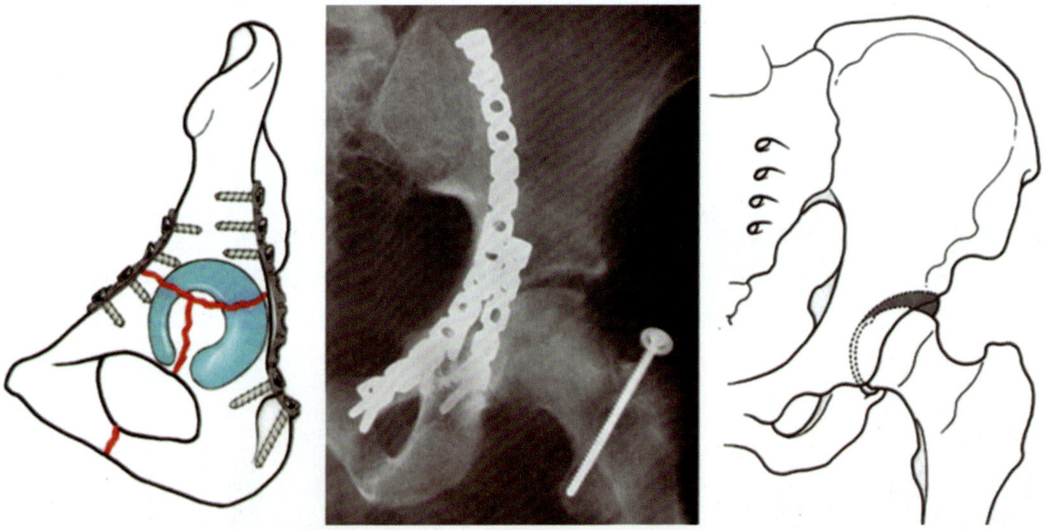

图 6-6-34 为避免椭圆形髋臼,可能需要行辅助性的后柱手术。椭圆形是复位不良的表现,正常为沿着关节纵断面的"蒜瓣"样表现

十三、T 形骨折

准确诊断（前柱、后柱、单独或合并骨折）是明确 T 形骨折治疗方法的基础[8]。实际上，如果仅用传统 X 线片做出诊断，有时并不准确。

因为有些骨折线非常隐匿，即使有经验的医生也可能漏诊。闭孔位有助于诊断，可显示出坐耻骨分支是否存有 1 处或 2 处骨折。

与单纯横断骨折相同，二维 CT 能够显示骨骺和髋臼顶之间的位置关系，并且能显示水平面骨折的水平（经髋臼顶、髋臼顶旁、髋臼顶下）。除能定量分析骨折片在水平和垂直方向的移位，内骨盆三维重建还可显示脱位的类型（中心、向后、向前）。

十四、横断骨折合并后壁分离

髋臼后脱位经常伴有后壁骨折。X 线片上出现的“中心脱位”是先前复位后的后脱位。这些病史可由最早急诊拍摄的 X 线片证实，并对股骨头坏死的预后有提示作用（图 6-6-35）。

十五、横断骨折合并前壁分离

传统 X 线片对横断骨折伴前壁分离的诊断有一定难度，部分骨折块难以辨别。因此，必须进行三维 CT 重建，它可以提供有关骨折块位置和脱位方位的信息。标准位和闭孔位可显示骨折的前壁呈现典型的“蝴蝶结”状（图 6-6-36）。三维重建中，后方的骨折线清晰可见（图 6-6-36），累及不同水平的坐骨大切迹；在水平和倾斜位上呈典型的“折叠喙”状，可以常规用于区别单纯横断骨折和后柱骨折。

十六、双柱骨折

鉴别双柱骨折的 X 线片特征包括（按出现频率排序，由高到低）：弧形外观、继发匹配、马刺征、髂骨翼骨折及髋臼与主骨失去连接。

弧形外观是最常用的描述双柱骨折的征象，最初认为它是无名线的一部分，直到三维重建发现它位于坐骨棘的坐骨大切迹（图 6-6-37）。正如 Judet 和 Letournel 描述的，假一致性在标准 X 线片（图 6-6-38，图 6-6-39）的表现

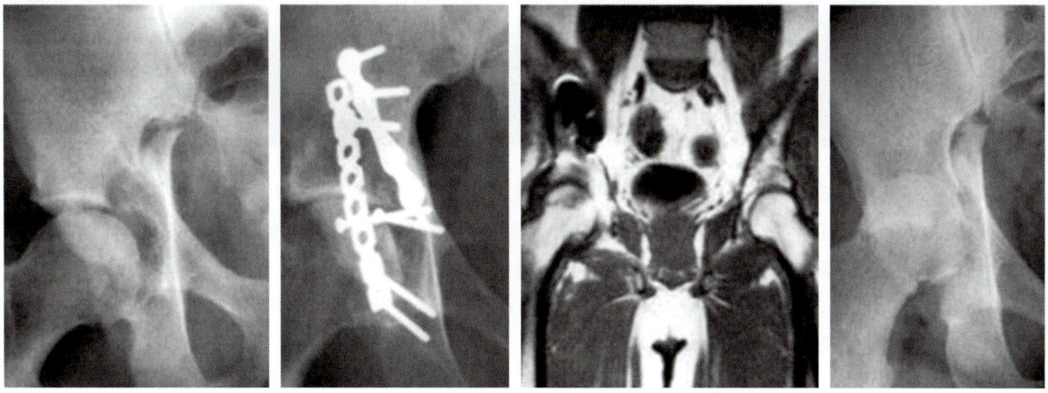

图 6-6-35　单纯横断骨折，坚强固定，2 年后出现上关节面坏死，最初的 X 线片显示初始损伤为一个极度压缩的后壁骨折伴脱位，这证明后脱位和缺血性坏死有密切关系

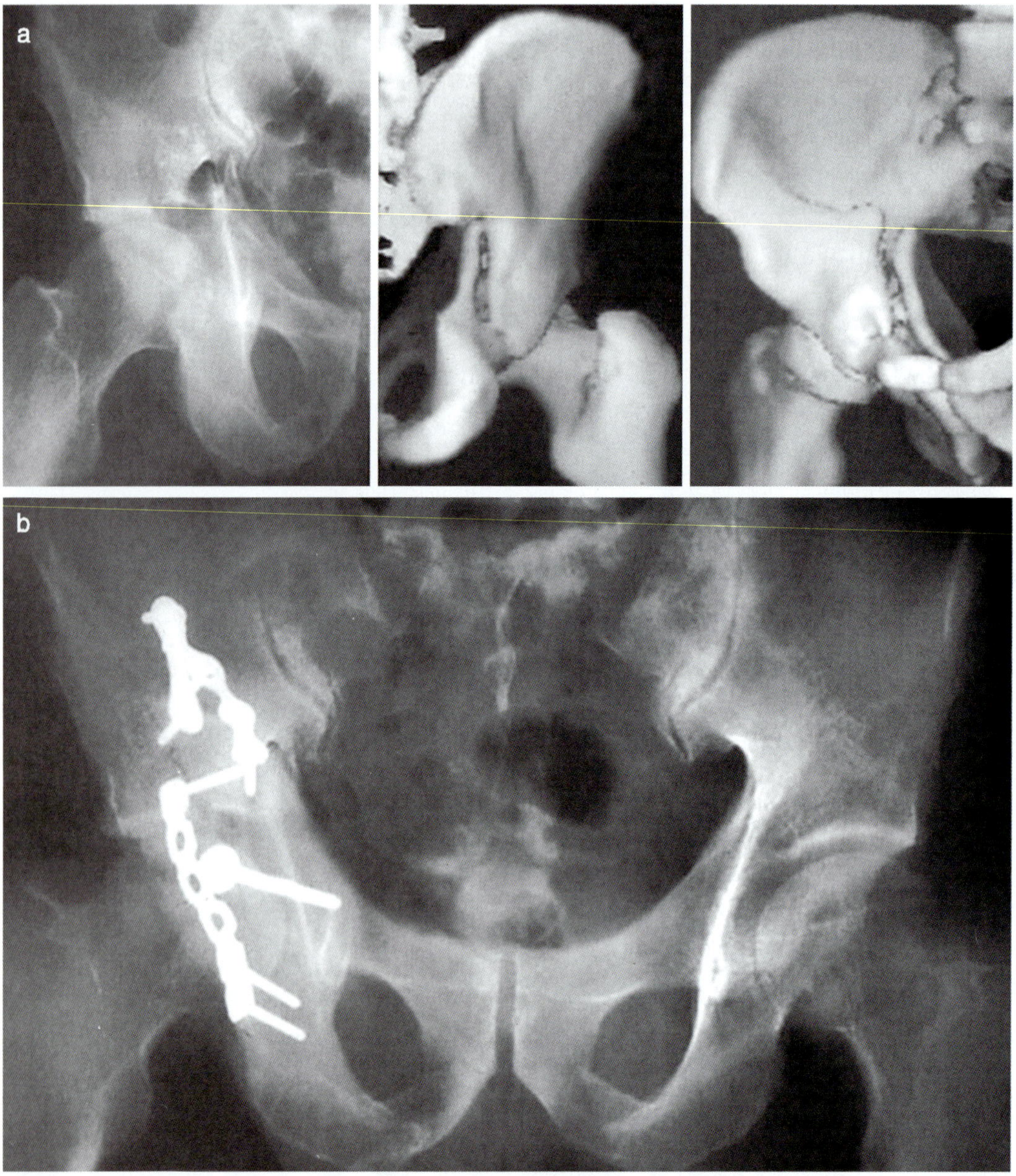

图 6-6-36 中年女性，50 岁，单纯横断骨折合并习惯性前壁分离。标准正位 X 线片显示典型的“蝴蝶结”征，表现为沿着无名线的特征性前壁分离。这 2 幅骨盆外和骨盆内的三维重建图像是非常明显的：后幅显示髋臼菱形前壁沿着骨盆上缘被分为 2 块碎片。同一手术期间优先用双重方法固定前壁，术后 8 年随访，患者可以正常行走，髋关节活动度良好，随访时的 X 线片发现，髋臼顶的部分抬高只在术后短暂存在，并且和未能解剖复位密切相关

是由围绕在股骨头周围未被覆盖的主要骨折块旋转形成的[1]。有了更好的影像资料后，可在水平面（CT）和垂直面（二维 CT）上对假一致性进行研究。

闭孔位是显示骨刺征的最佳视图（图 6-6-37）。髂骨翼的固定部分投射到前方骨块，前方骨块向外翻转并向中间移位，最终形成关节上方指向下的骨刺状骨块。

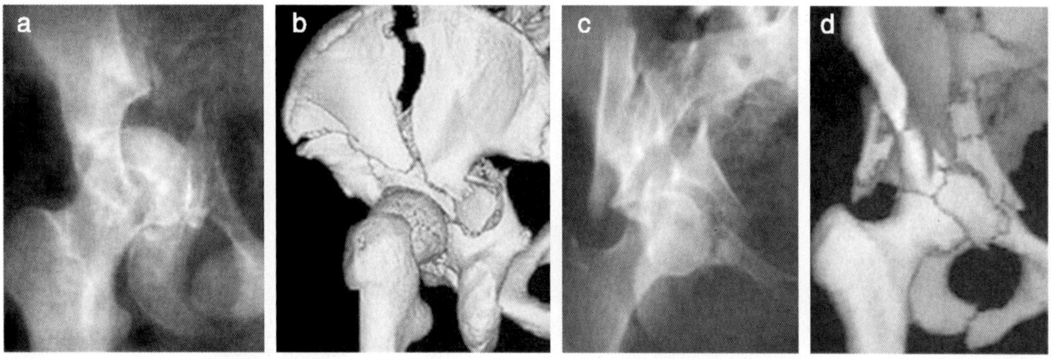

图 6-6-37　a. 标准 X 线片；b. 三维重建；c. 闭孔位 X 线片；d. 三维重建；a、b 显示不间断的、弯曲的无名线。c、d 显示骨刺征的表现

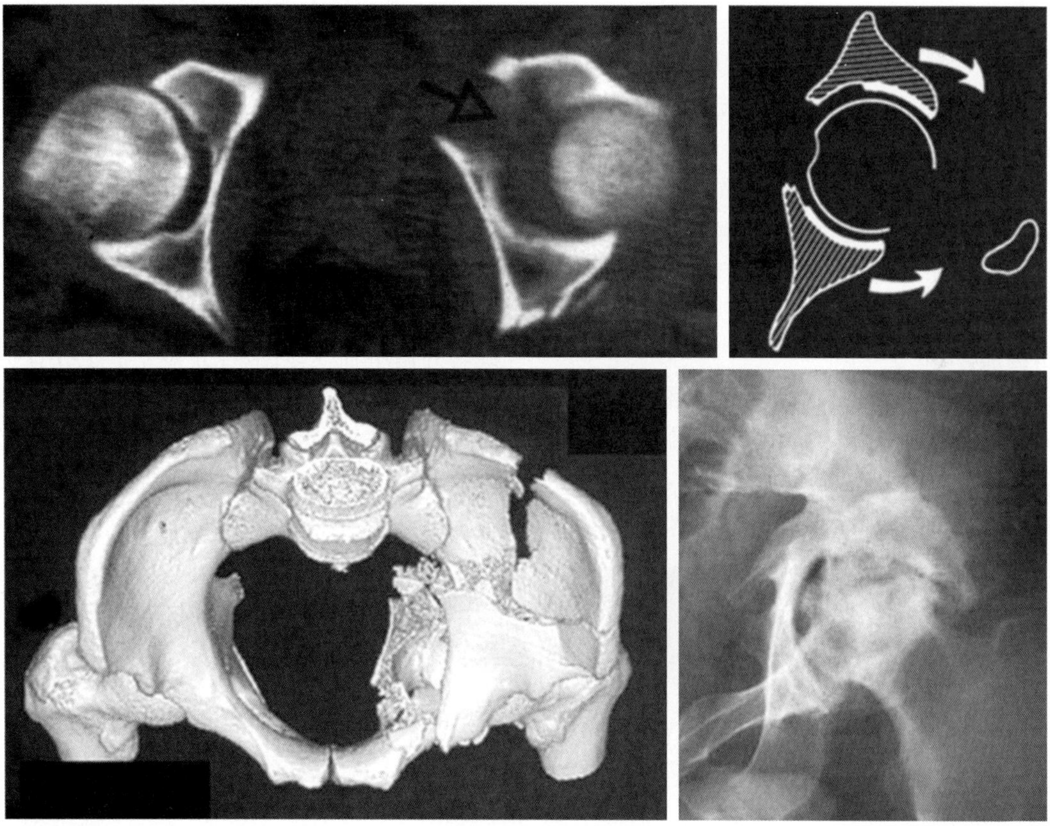

图 6-6-38　由 Judet 和 Letournel 所描述的"假一致性"标记，标准 X 线片中由最初的骨折块围绕股骨头旋转，形成了中央移位。随着新的成像技术产生，这种"假一致性"缺失存在且位于水平面(CT)和垂直面(二维 CT)

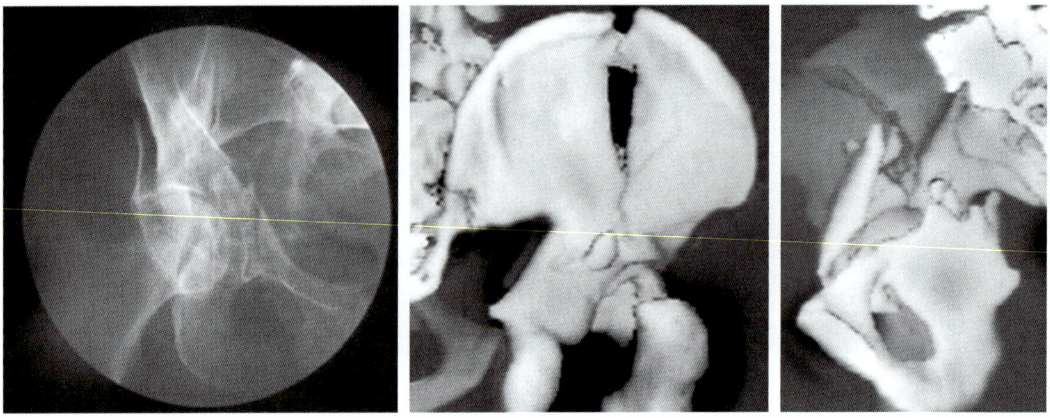

图 6-6-39　患者，54 岁，闭孔斜位的 X 线片和 2 个三维 CT 的图像差异。骨盆内视图显示第 4 骨折块向前、外移位，复位困难

髂骨翼斜位可以显示前后柱向中轴线的移位，髂骨翼上骨折线的走向和髋臼顶外旋。

三维 CT 重建的 2 个视图（骨盆外和骨盆内）可以明确骨折的病理解剖特征（图 6-6-26），并且可以提供更多详细的信息。假骨盆视图显示双柱骨折通常主要由 3 处骨折构成。

第一骨折块，是稳固的骨折部分，止于坐骨大切迹，它的明显中断导致弧形外观。髂骨前柱骨块（第二骨折块）大小不恒定，包括髂嵴的前表面，从髂前上棘到髂前下棘的骨盆前缘或髋臼顶的一部分。髂骨下段骨折块（第三骨折块）具有后柱的解剖特点，包括坐骨大切迹的最低部分、坐骨棘、坐骨小切迹和坐骨结节。

稳定部分（第一骨折块）的骨盆内三维重建可以看到无名线，下段（第三骨折块）只是部分可见。第二骨折块包含髋臼顶，向外旋转并向中轴线移位，可分为 2 个次级骨折块。此时，第二骨折块包括前壁和髋臼顶的一部分，连同骨骺斜向前方（图 6-6-40）。真骨盆视图显示，股骨头未覆盖并向上突出，与标准 X 线片一致性良好。

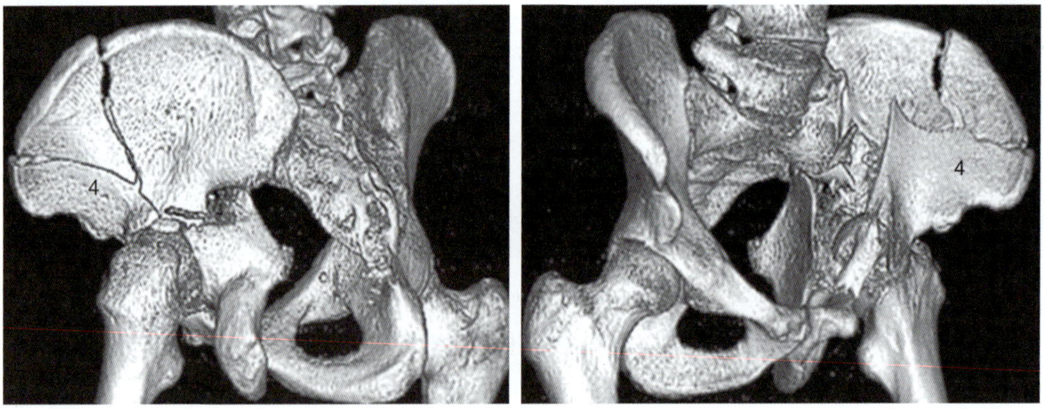

图 6-6-40　有时第三骨折块被细分成 2 个次级骨折块，形成第四骨折块，它可以通过一系列复杂的向前和向外摆动复位（同图 6-6-36）

二维 CT 可从不同角度定性及定量分析坐骨结节到 U 形线再到髋臼顶。该检验方法有助于预测髋臼坏死。

第 5 节 手术适应证

如果髋臼脱位无法复位、不稳定或合并股骨头骨折，应选择急诊手术。在这种情况下，急诊治疗旨在防止股骨头坏死。除此之外，手术应该在一般情况和血流动力学稳定后进行。

手术时间的确定应秉承“越早越好”的原则，且勿超过 3 周，一般认为超过 3 周的骨折是不可修复的。当然，这一原则也有例外的情况。例如，颅脑震荡损伤引发的骨痂形成，若在 2 周内手术则不利于治疗。后柱或后壁缺失骨折的治疗通常推迟至伤后 30 天。

除老年或一般状况不稳定的患者不宜手术外，手术禁忌证还包括嵌插骨折、单纯内壁横断骨折、股骨凹无移位的髂耻柱骨折和后壁骨折伴骨折块分离。一般认为，其他骨折应行手术治疗。

第 6 节 术前计划和准备

患者住院期间需要做好诊断、规划手术计划和入路，如后侧入路、前侧入路或前后侧结合入路。在此特别强调，应注意术前备血，这样既可以应对突发的出血，也可以应对骨折处骨盆骨组织（主要是髓质）持续血液丢失。

对于已明确诊断的骨折，如果合并股骨头脱位（向后或向前），通常需要复位。根据 Judet 和 Letournel[1] 的基础统计分析，坏死率与受伤时间呈正比。

第 7 节 手术操作

髋臼骨折的入路应保证足够的视野且符合人体解剖学。微创技术并不适合，因为其可能会破坏穿过操作手术区域的重要结构。小切口风险较高，可能会破坏组织导致异位骨形成，发生感染，并可导致如瘫痪和复位不良等并发症。应该避免长时间操作，以免手术切口感染。

可酌情使用牵引床。通过手动沿其功能轴线移动肢体，也可实现精准复位。

在后侧入路手术中，为避免牵拉坐骨神经，整个操作过程中需将膝屈曲 90°。前侧入路手术需小心复位，以免损伤大的血管和死亡冠。

髋臼骨折需要沿后方的坐骨大切迹与前方的骨盆上缘和髂内窝复位（图 6-6-30）。可通过触摸骨盆内评估复位质量：后方通过坐骨大切迹可触到四边体，再向前手指可触到骨盆上缘。

对于后柱骨折，笔者使用大号或中号 AO 髋臼钳，对于高前柱骨折可以使用弧形 Matta 钳。水平面的骨折应用 Farabeuf 钳稳定，4.5mm 螺钉固定以控制旋转移动，其力量较大。然而这个工具具有极强的侵入性，仅限用于后柱骨折。

20 世纪 90 年代以前，笔者一直使用 Sherman 式板，其中间无孔部位可以少量塑形。后来改用窄直或拱形 AO 重建钢板配 3.5mm 螺钉或宽板配 4.5mm 螺钉。可用锤子或 Letournel picador 复位小的骨折块，然后用合适的钳子对可塑钢板进行适当塑形后牢固固定。

一、入路

笔者目前使用后侧入路或前侧入路，可单独或联合使用。几年前，笔者不再使用 Letournel 髂骨入路[8]，其并发症发生率很高。

二、Iselin 后路

Iselin 入路和 Kocher-Langenbeck 入路

的不同之处在于皮肤切口，前者为弯曲切口，而后者的第一部分由一垂直和斜形切口组成，第二部分为垂直切口。Iselin 入路在前柱骨折、后柱骨折、后壁骨折及水平面部分骨折均有应用。

患者采用俯卧位，于髂后上棘外侧 3～4cm 处切开（图 6-6-41），切口为一外凸曲线，沿臀大肌和臀中肌间隙切开，沿着臀皱襞做一短切口，随后沿大腿中线延长 2～3cm。

从股骨粗隆嵴处分离腱膜后，沿臀大肌和外旋肌之间断面，从底部开始分离扇形臀肌，抬起臀大肌（图 6-6-42），显露梨状肌下方的深部肌肉和神经。坐骨神经从梨状肌下方穿出，沿股方肌浅层走向远方，神经垂直于股方肌肌纤维走行。

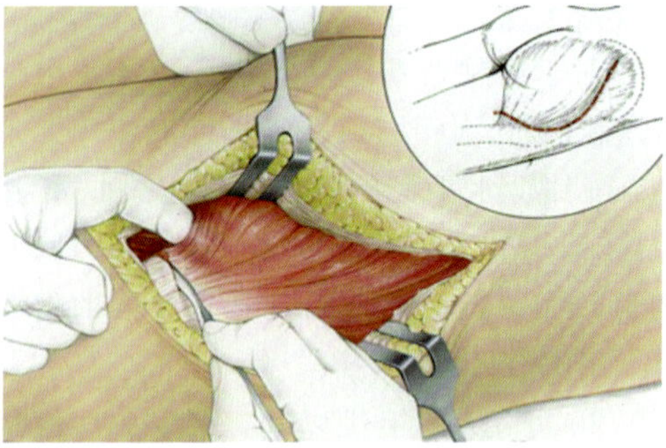

图 6-6-41 分离股骨粗隆腱膜后，用手指沿着臀大肌和外旋肌分隔断面从底部开始分离肌皮瓣。Iselin 入路切口大体图（插图）

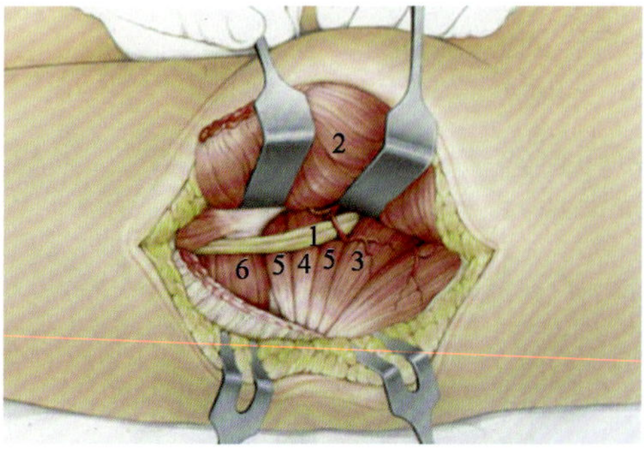

图 6-6-42 提拉扇形臀肌（1）可以暴露深部肌肉群（2）：梨状肌（3）、闭孔内肌（4）、孖肌（5）和臀方肌（6），指向坐骨神经的是臀方肌，其纤维垂直于神经结构

为了暴露坐骨大切迹到坐骨结节的骨平面（图 6-6-43），应从这一点切断旋外肌并将其同坐骨神经一起牵回。2 个牵开器分别于坐骨大切迹、坐骨小切迹牵开。但应避免意外撕裂臀肌动脉，牵拉或压迫导致神经麻痹。

三、髂腹股沟入路

髂腹股沟入路适用于高前柱骨折、双柱骨折或同一水平面骨折的高前柱骨折。患者采用仰卧位，髋关节和膝关节处于伸展状态。切口（图 6-6-44）包括髂嵴前半部分，从髂前上棘延伸到耻骨结节，与 Poupart 弓平行。

从髂嵴沿腹股沟韧带全长广泛分离，打开腹外斜肌腱膜。游离髂肌后均匀牵开，屈曲髋膝关节，在髂内窝至其上缘显露外窗。

分离连接腹股沟韧带附着的肌腱后，髂耻瓣仍附着在骨质上，将其切断可在不剥离主要血管的情况下穿过并进入高前柱的内部表面（图 6-6-45）。屈曲髋关节，拉起髂腰肌和相邻的股神经（图 6-6-45），髂内窝到耻骨弓都可视及。

此时，柱的中间和内部表面骨折可以交替显露（图 6-6-46，图 6-6-47）。从外向内注意保护股外侧皮神经、股神经、血管束和精索；女性可以在 2 根结扎线间切断圆韧带。应避免并发症，包括在髂骨和闭孔（死亡冠）之间意外损伤腓肠外侧皮神经。

以下将对各类骨折的手术操作进行详细说明。

（一）髋臼后壁骨折

手术（经后侧入路）操作并不困难，要特别注意有无松动或嵌插在髓内的骨折块（2 型骨折）（图 6-6-32）。前者应予以清除，后者应该回植，骨缺损应采用自体骨移植填充[9]。

大的骨折块必须回植原处，尽量保留连接的软组织。用 1 根或 2 根细的钢丝临时固定后，后壁用 1 枚或 2 枚 3.5mm 皮质螺钉固

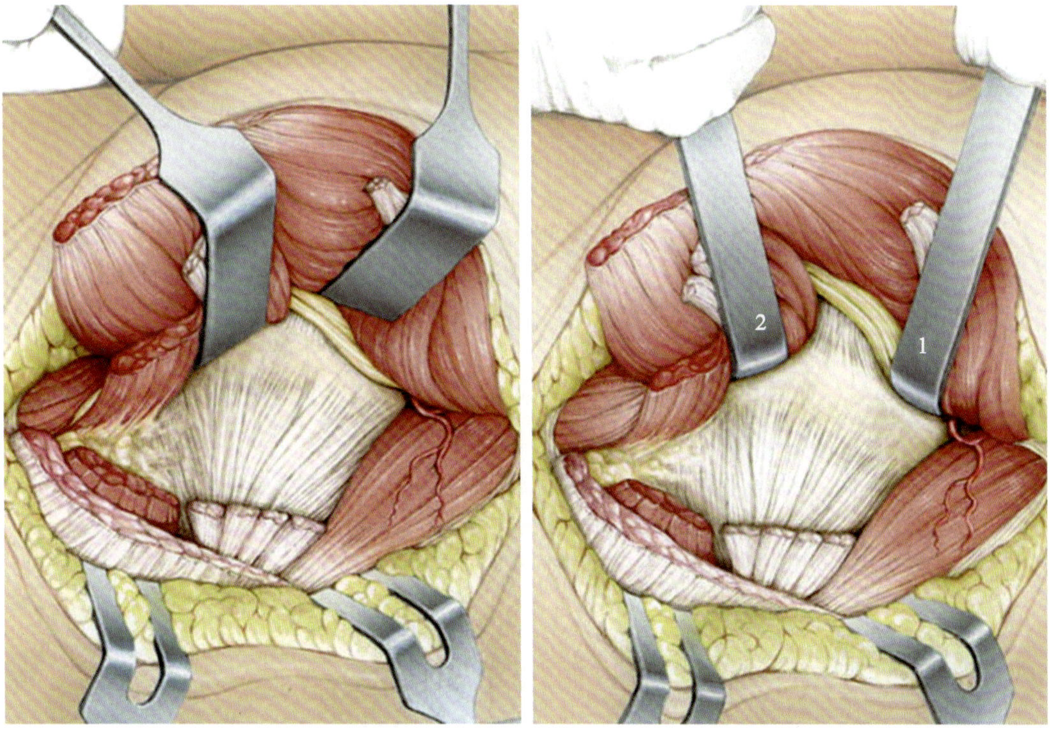

图 6-6-43 切断深部肌肉并将坐骨神经包在深部肌肉中。下骨面由坐骨大切迹、坐骨棘、坐骨小切迹形成。2 个牵开器分别放入坐骨大切迹(1)、小切迹(2)牵开切口

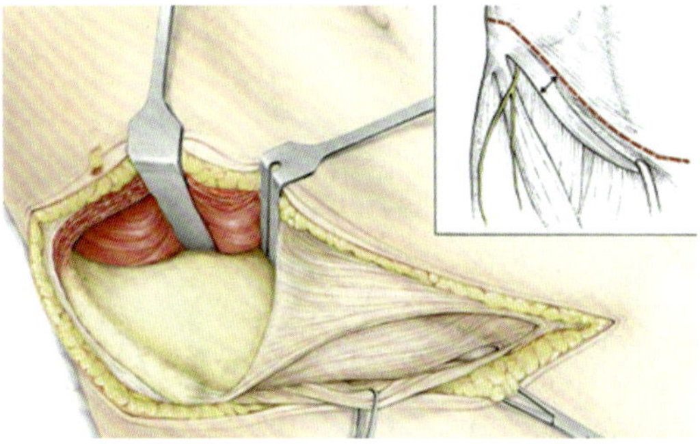

图 6-6-44 分离上述范围的肌肉和髂肌后，外部窗口就在髂窝内部较高峡部处显露。图中虚线对应腹股沟韧带处分离的联合腱，由 3 块肌肉形成。切口线(插图)

定。为避免螺钉穿过关节，穿孔器的顶端应靠近髋臼的边缘，逐渐直立起来，直至坐骨大切迹。断端固定后(图 6-6-48)，使用 1～2 个桥接骨板固定坐骨和髂骨上髋臼部分。

(二)髋臼后柱骨折

在充分显露手术视野、清除凝固物和妨碍复位的小骨折块后，采用 Iselin 入路复位髋臼后柱骨折较容易。用牵开器牵引，和(或)用插入坐骨的 T 形螺钉改变骨折远端方向，像操纵杆一样移动。

1 枚或多枚 3.5mm 的螺钉和 1 个窄的重建钢板，穿过髋臼顶的后上部，固定于坐骨结节(图 6-6-18a)。用手指探查四边体的后表面，可评估复位质量。在股骨头脱位的情况下，交替使用薄的凿和(或)宽头锤可以减少骨折块形成。

(三)后柱骨折合并后壁分离

该情况与所有的骨盆后壁骨折相同，同样使用 Iselin 入路。先沿坐骨大切迹复位后柱，与骨盆对齐。1 枚或多枚螺钉固定后柱，将手指伸入骨盆内探查以评估复位质量。

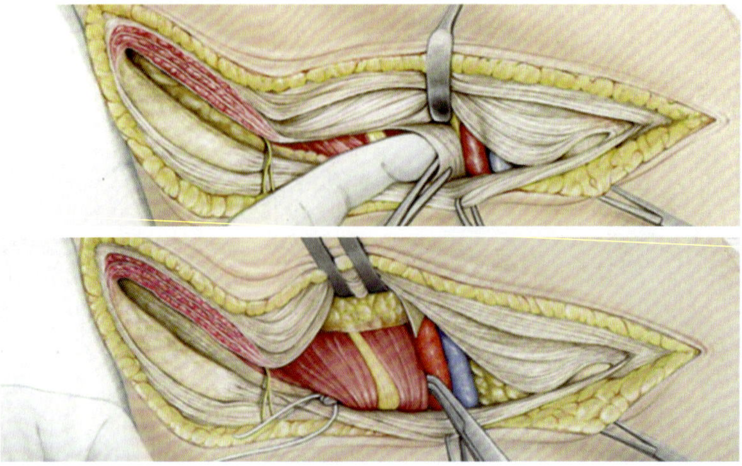

图 6-6-45 分离腹股沟韧带处的联合腱后，Cooper 韧带在骨面上的附着点也被分离开。髂腰肌受股神经支配，屈曲髋关节同时暴露两者。从外向内，图像中呈现的是股外侧皮神经、股神经、股血管和精索（女性为圆韧带）

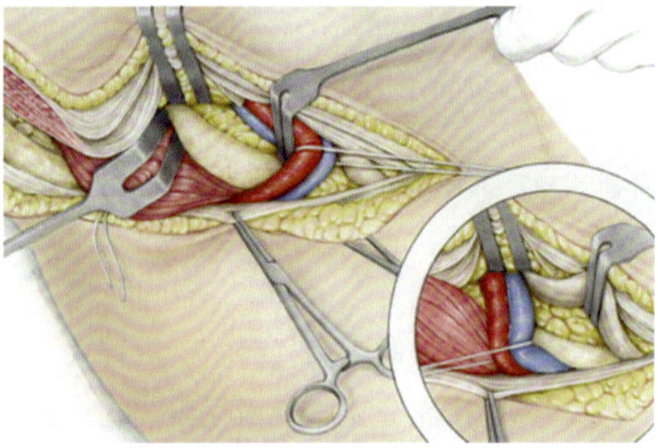

图 6-6-46 中间窗口，从外部固定腰肌和股神经，彻底切除 Cooper 韧带的附着点。牵开器牵开，显露柱体骨折的中间和内侧面

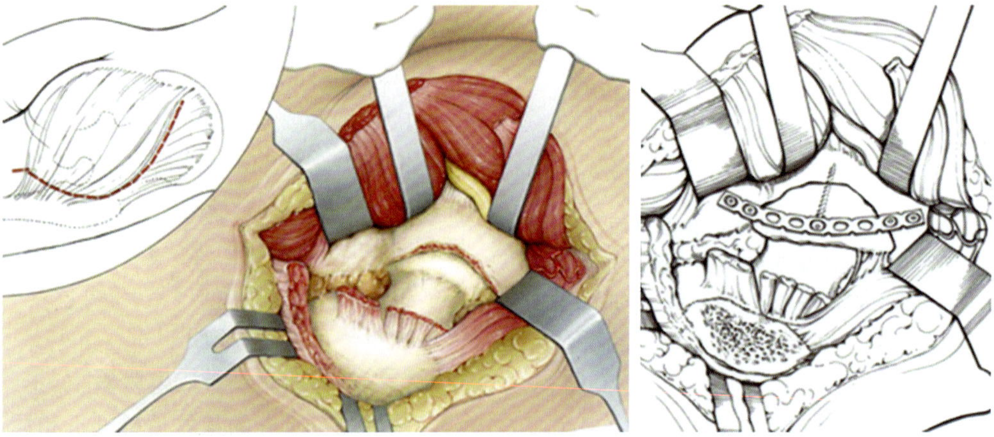

图 6-6-47 在深部骨折和致残性后遗症中，采用于后侧入路自体移植固定。如果骨折块较小或机械性较差，取股骨转子间嵴的大块移植体填充股骨头缺损。摆锯切除厚度为 3～4cm 的长骨质，注意不要伤到肌肉附着点。随后填充骨缺损，1 个直钢板或弯钢板将其固定在坐骨的背部和髋臼上部

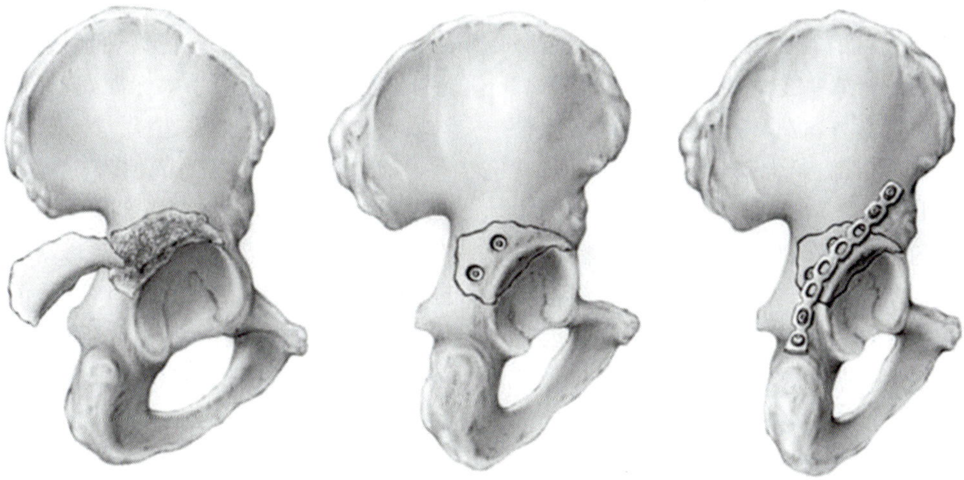

图 6-6-48　后壁骨折固定术。骨折断端固定后，桥接骨板于坐骨区域和髋臼上部固定

各类骨折的操作均适用于后壁固定。螺钉的方向应正确，并应清除骨髓中松动的骨折块或骨渣（2 型骨折）。在后壁和后柱上放置 2 个或更多的窄钢板（图 6-6-8b 和图 6-6-9）固定髋臼上缘至坐骨结节间的区域。

（四）前壁骨折

采用髂腹股沟入路，从髂内窝到耻骨水平支开 3 个窗进行复位。首先，复位脱位，可用头部螺钉牵引。通过屈曲、内旋髋关节，牵引下肢移动骨折块。骨折块必须同剖面的上缘对齐，复位效果可以通过骨盆内手指探查来评估。复位有难度，可用 Letournel picador 或锤子敲击或反向敲击。如果四边体移位，可以用一拉钩牵引以达到复位的目的。骨折的临时固定，可以使用双尖手术钳或 Matta 钳和（或）不同型号的 AO 线钳。

应在中间或外部窗口引入椎板间螺钉（3.5mm），在四边体的外围并靠近骨盆上缘。桥接骨板放置在骨折块上，最好为拱形且有一定宽度，于髂窝和耻骨水平支牢固固定（图 6-6-12 和图 6-6-49）。应时刻谨记，与髂前下棘和髂耻隆起间的区域相对应的顶部不应使用螺钉，这也适用于所有的前柱骨折。

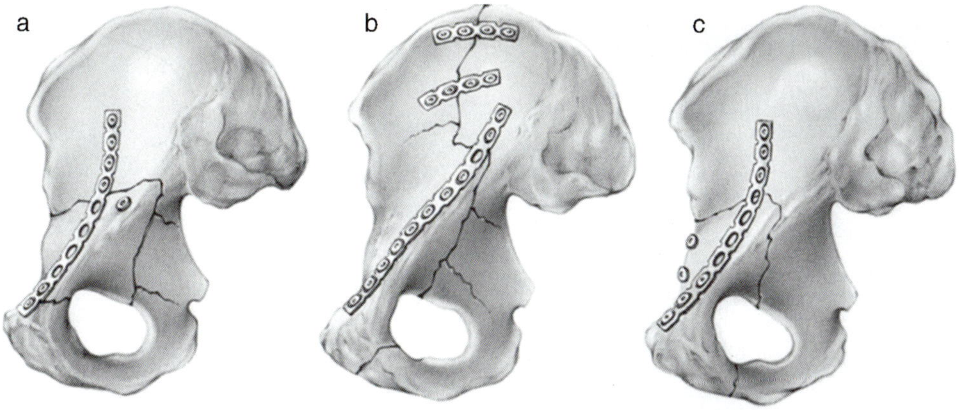

图 6-6-49　不同类型的固定方式

a. 前壁；b. 前柱；c. 低前柱

(五)高前柱骨折

前侧入路的视野开阔，可见髂内窝、耻骨上缘和耻骨水平支这些重要的解剖标记。复位的关键是外窗口，考虑骨折块包括髂骨翼的前部和顶部，绝大部分向外旋转。若有脱位，则复位较容易，可以用 1 根或 2 根穿过关节的钢丝固定，但是顶部的复位固定只能通过在髂窝放置 2 个或 2 个以上钢板实现(图 6-6-13)。应显露耻骨水平分支，因其可发现继发骨折线，这种情况多需要长骨板固定。

(六)低前柱骨折

大多数情况下，前侧入路复位较容易。充分屈曲髋关节，闭孔放置操纵杆后在外窗口也可以完成复位。可以在它们之间插入 1 个细凿作为杠杆，分离重叠的骨折片。复位绝大部分都是稳定的，可以用 1 个拱形重建板来完成。

(七)单纯横断骨折

在骨折不伴脱位时，后侧入路可以轻易地消除 2 个主要骨折块之间的间隔，可通过双尖钳或 Matta 钳完成。骨折伴脱位的治疗更加困难[5]。在笔者的统计中，后侧入路往往复位不完全。因为这种方法很难控制坐骨骨折块的旋转、对齐和矢状移位。

骨盆的三维 CT 成像(图 6-6-15)可用于稳定复位，CT 成像可见 1 个在后内侧方向不断移动的坐骨骨所块，以及 1 条不规则的锯齿状骨折线。根据这些观察，笔者已经逐步修改这些骨折的手术标准，选择髂腹股沟入路作为唯一或优先选择。

通过充分屈曲髋关节，移动髂肌，在骨盆上缘放置 1 个杠杆，在外部和中间窗口依次完成固定。为了复位骨折，在移动头部螺钉时可以牵引肢体；为了稳固骨折，可在上边缘使用双尖钳或 Matta 钳(图 6-6-50)。在 1 例骶髂关节脱位的病例中，应移动坐骨和髂骨骨折块(均可移动)以避免随访 X 线片上出现偏心顶部。骶髂关节脱位的解剖复位必须先于髋臼骨折的治疗。髂内窝和耻骨弓之间的骨折必须使用拱形的重建骨板固定(图 6-6-50)。在笔者的手术方案中，采用后侧入路固定，术中会出现 1 个椭圆形的髋臼。

(八)T 形骨折

这些骨折形态多样，手术入路和后续的手术操作取决于一个基本的依据，即使用三维 CT 判断骨折位于骨盆内还是骨盆外。通常选择后侧入路，因为在部分病例中，前部骨折通常移位较小。

后柱孤立骨折的后方骨折块复位较容易。当股骨头位于髋臼顶中心时，后方骨折易沿坐骨大切迹对齐。而固定通常使用 3.5mm 断端皮质骨螺钉和 1 个或 2 个窄钢板。

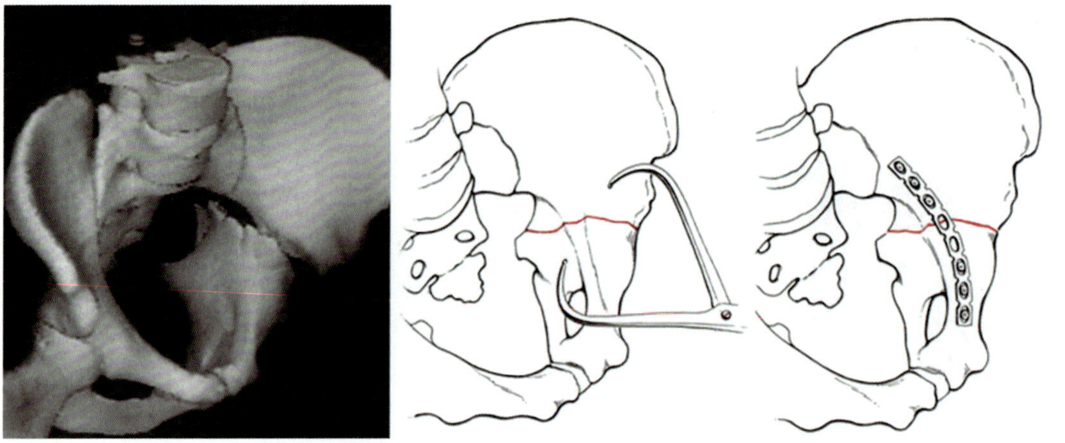

图 6-6-50 单纯横断骨折的复位，采用前侧入路，将双尖钳固定骨折断端，并用一个拱形钢板固定

影像学观察到前部骨折块有残余运动，需要通过髂腹股沟入路进行补充手术(图 6-6-51)。如果前部骨折块和脱位的股骨头一起向前移动，则首选这种方法。

(九)横断骨折合并后壁分离

后侧入路为横形骨折线和壁的骨折块提供了良好的手术视野，有利于保持血管的完整性。应优先固定坐骨骨折块，在靠近骨盆后缘的位置用 1 个窄板固定(图 6-6-21)。

Letournel[6] 指出，“主要骨折合并单纯横断骨折在 X 线下的解剖复位可能掩盖前柱移位。因此，应使用手指在骨盆内检查，并应行术中闭孔位的 X 线透视(虽然肉眼观察复位良好)，以评估前侧入路补充手术的可能性”。

(十)横断骨折合并前壁分离或高前柱分离

髂腹股沟入路是首选入路，需要在 3 个窗口内完成骨折的解剖复位。前壁的复位要求高、难度大，如在髂内窝和耻骨结节间的上缘放置长弧形钢板。高前柱的固定需要使用 2 个或 2 个以上的钢板在内部髂窝不同层面固定。

对于后骨折的治疗，因为 2 例患者的骨折部位不位于髋臼功能区，笔者最终放弃了解剖复位。其余病例中，笔者使用后侧入路，该入路可确保直视下良好复位。

(十一)双柱骨折

只有当骨折伴最大移位并累及骨盆后表面骨折(此类骨折相当罕见)，才优先选择后侧入路。此时，沿坐骨大切迹轮廓复位骨折块即可完成解剖复位。

然而，在大多数情况下，复位的关键是前侧入路，以及经髂腹股沟入路在外窗口完成的 2 个手术步骤。首先，纵向牵拉肢体和头部螺钉，用细凿子撬动骨折断端面，游离第 2 骨折块(图 6-6-26)。然后，重建髂内窝部的凹部，恢复其曲度。以后孔和髂前上棘为参照[1]，沿髂嵴将第 2 片段同第 1 片段对齐。

复位过程中可能存在较大困难，医生需在外窗口和中间窗口交替使用 picador、头部螺钉或临时复位导丝。第 2 骨折块(假如存在的话)和第 5 骨折块(图 6-6-37，图 6-6-40)应最大限度地解剖复位，恢复髋臼顶的位置及髋臼腔的形态。

髂窝内可采用 2 个或 2 个以上的钢板固定，通过放置在不同水平固定第 1 至第 2 个甚至第 5 个骨折片。在中间窗口和内窗口，将继发骨折线沿髂耻支对齐，在骨盆内

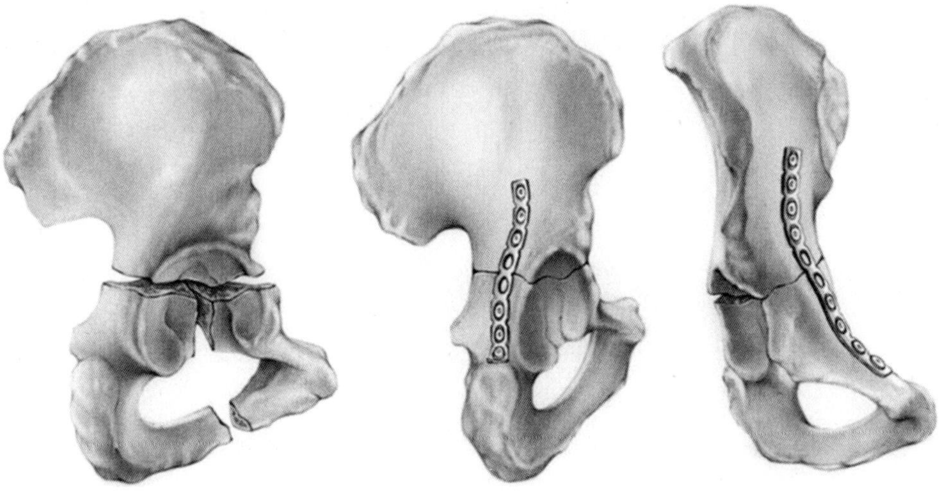

图 6-6-51　T 形骨折若为孤立的后柱骨折，复位很容易。X 线片显示，前部骨折块的移位需额外行髂腹股沟入路手术。如果前部骨折块和游离骨骺向前移位，则必须采用前侧入路(T 形线与斜向前方的骨折线)

用手指探查四边体，内部髂窝至耻骨结节间放置 1 个长弧形钢板（图 6-6-52）。此时可以用 1 枚或 2 枚 3.5mm 皮质骨螺钉复位后柱。

如果术中 X 线片显示骨折全部解剖复位，则手术结束。相反，坐骨大切迹始终为弧形则后柱复位失败。如果存在上述情况，应该取出 2 枚皮质螺钉，行二次后侧入路手术。

第 8 节　术后护理与康复

术前 1 天预防性使用抗生素，一直持续到拔除引流管（第 3～5 天）。在下地活动前，按规定剂量使用抗凝处方药物。第 2 天，患者可被动坐起；从第 2 天或第 3 天开始部分承重（拄双拐）。术后 3 个月完全负重行走。

第 9 节　并发症

静脉血栓栓塞症的发生率高达 12.6%，肺梗死的发生率为 9%，大面积肺栓塞的发生率为 2.8%。术中并发症包括在 1 例单纯横断骨折合并骶髂关节完全脱位患者的髂内动脉假性动脉瘤破裂。动脉结扎后好转。

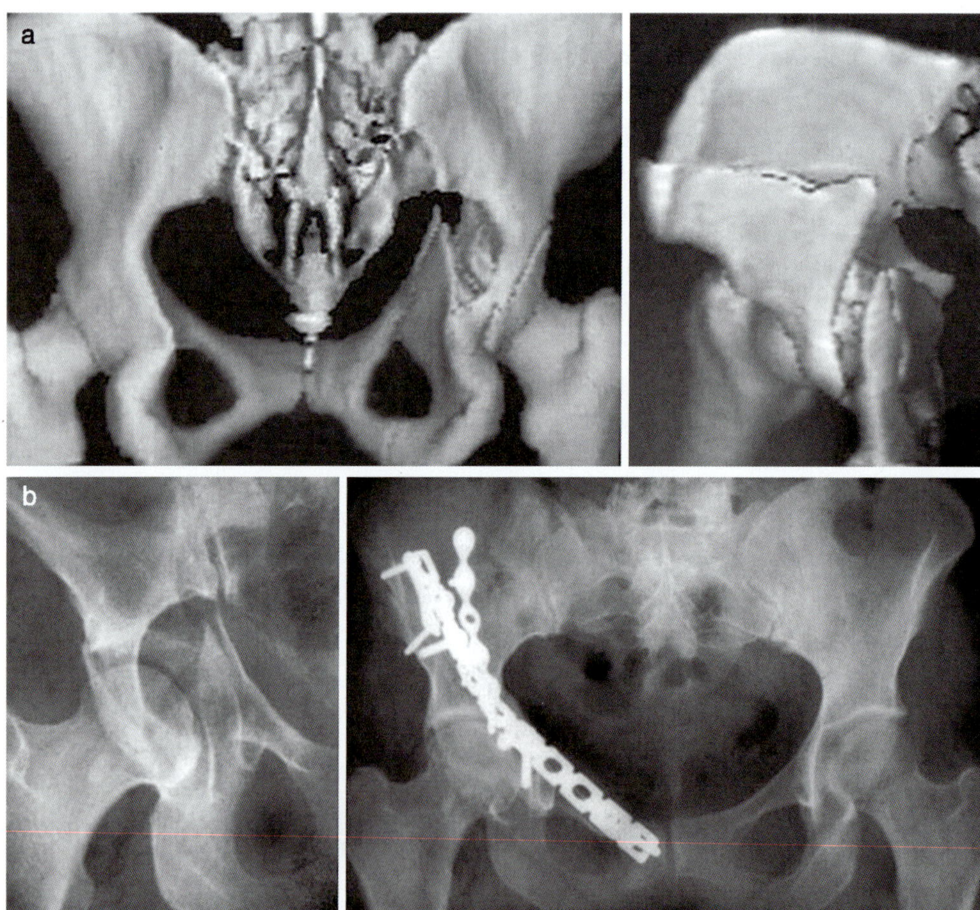

图 6-6-52　患者，39 岁，双柱骨折。标准 X 线片和骨盆外的三维 CT 显示，突出沿坐骨大切迹方向的典型曲线外观。骨盆内的三维 CT 显示，第 3 片段外旋和股骨头覆盖损失。髂腹股沟入路固定后 6 年的影像学随访

术后并发症

(一)感染

体温较高,脓毒症的参数改变(红细胞沉降率、C 反应蛋白、纤维蛋白原、白细胞增多),即使手术的伤口看起来正常,也仅仅可能是表层肌肉掩盖了感染症状,应考虑感染的可能。在急性期应紧急消除血肿,清除坏死组织,并用消毒液连续冲洗。

Iselin 入路的感染率为 2.1%,而采用髂腹股沟入路[8]的感染率高达 14.8%,笔者已不再使用后者。使用经回肠腹股沟入路时无感染病例。

(二)关节内螺钉固定

螺钉穿过关节可能会影响临床的愈后效果,需要尽快取出。髋关节屈曲时会出现疼痛、活动受限,有时也没有症状。Letournel[6]认为,如果由专家固定则很少发生这种情况。在笔者完成的前侧入路病例中,CT 显示螺钉方向的异常率为 5.6%。50%的患者移除固定装置后有明显改善,这些患者 30～60 天即可伸展髋关节,并可达到无痛步态。

(三)异位骨形成

如果关节周围软组织挫伤严重,或患者存在严重的脑或脊髓损伤,则可能有异位骨形成。除了 3 个体位 X 线片下的典型图像,临床表现往往较轻,但运动范围有一定局限性,程度与创伤和手术范围成正比。异位骨形成使得 5.6% 的 Brooker 分级为Ⅰ～Ⅲ级的患者不能采用后侧入路[10]。

关于预防,很多年前笔者就放弃了 X 线治疗和药物治疗,因为既往这些方法的效果不明确。

(四)反射性交感神经营养不良

反射性交感神经营养不良表现为僵硬、疼痛和跛行。X 线片显示骨折线,且骨骺钙化不足。联合 2 种入路的患者中,反射性交感神经营养不良的发生率为 15%,在肢体负重和代谢治疗后一般都会缓解。

(五)瘫痪

1916 年,Putti[11]发现了髋臼后方区域神经纤维的临界点,其中在坐骨切迹,神经分成 2 束,即位于内部的坐骨神经外侧支(LIP)和位于外部的坐骨神经内侧支(MIP)。笔者认为,LIP 纤维是首先被骨折块或脱位的股骨头损坏的神经。然而,这一假说不能解释为什么对照人群无瘫痪且神经结构完整但仍可能出现水肿[5]。

Decoulx 等[12]提出了另一种假说,即后脱位可拉伸坐骨切迹和腰骶神经根之间的神经纤维,在此位置 LIP 最先受到损伤。这就解释了不同的损伤程度和范围会有不同的临床表现,即从神经失用型 LIP 损伤[如果拉伸最高位的神经根(L_4、L_5)为结束]到 MIP 受累(如果损伤能量较大)。在这种情况下,LIP 神经根的损伤(轴突断裂)可能比 MIP 的损伤(瘫痪)更严重,且只有后者能恢复。

此外,根据 42 例尸检的结果,Huittinen[13]发现 20 例神经干或神经根主出现病变。以上数据结合过去很长时间(最高可达 2.5 年)自发性功能恢复的经验,显示坐骨神经松解术无效果。

如果在膝关节屈曲时手术,术后瘫痪的发生率则可以忽略不计,术后瘫痪的发病机制和临床表现可能完全不同。依据笔者的经验(3.5%的观察资料),相对于术前神经损伤,当只有 LIP 受累时,神经损伤可在短时间内自主修复。这表明瘫痪可能与手术期间发生的神经压迫有关。

(六)缺血性坏死

部分坏死累及股骨头的前上外侧。绝大部分的坏死都需要手术治疗。在疾病发展过程中很容易诊断,可行高质量 MRI 排除疑似病例(图 6-6-35)。

混合和单纯的髋臼坏死都较为罕见,可产生疼痛、跛行和肢体行为改变。X 线片显示治疗后髋臼的损伤区域。

为明确病因和坏死率，并进一步预防，笔者对各种类型骨折合并脱位的病例进行统计研究。对于骨折半脱位，必须确定股骨头的移位是向中心、向后或向前。这一评估很重要，因为必须明确是否有股骨头坏死及其程度。

受 Judet 和 Letournel[1,2,6] 的研究的启发，笔者分别观察了向中心、向后和向前的骨折和脱位，发现中心脱位占 11.5%（表 6-6-2），后脱位占 44.7%（表 6-6-3），前脱位占 2.9%（表 6-6-4）。

表 6-6-2 不同类型骨折的后脱位情况

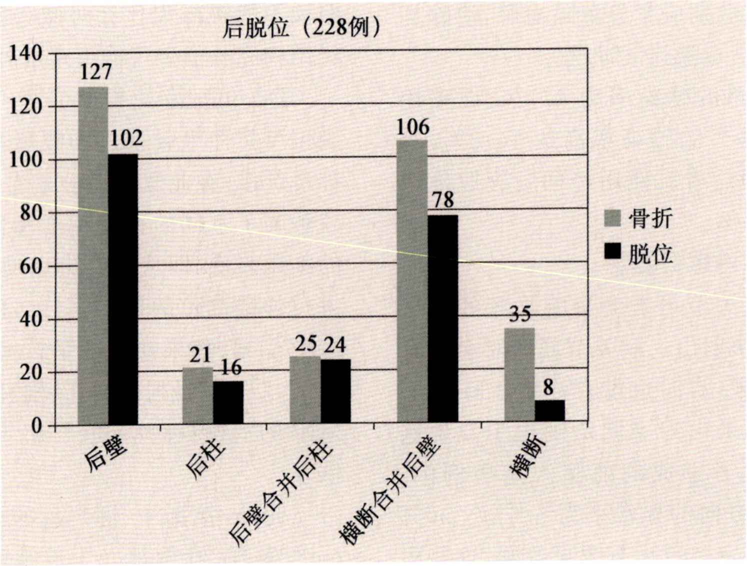

表 6-6-3 不同类型骨折的前脱位情况

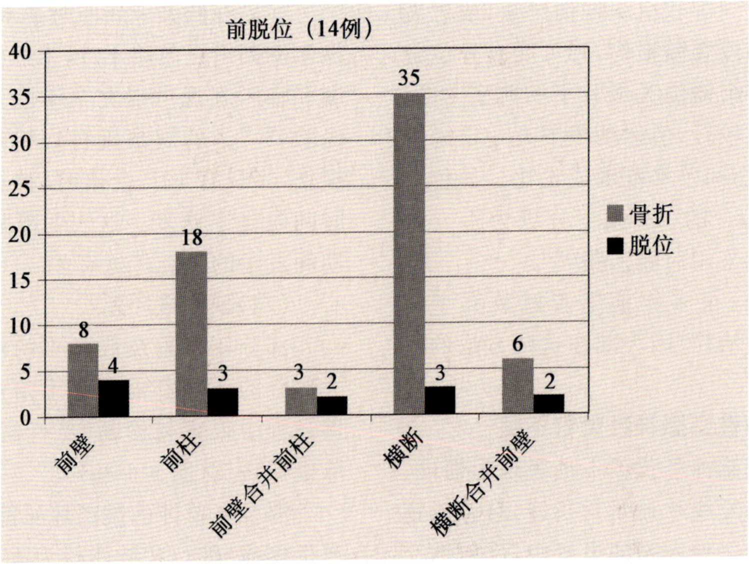

表 6-6-4　不同类型骨折的股骨头缺血性坏死占比

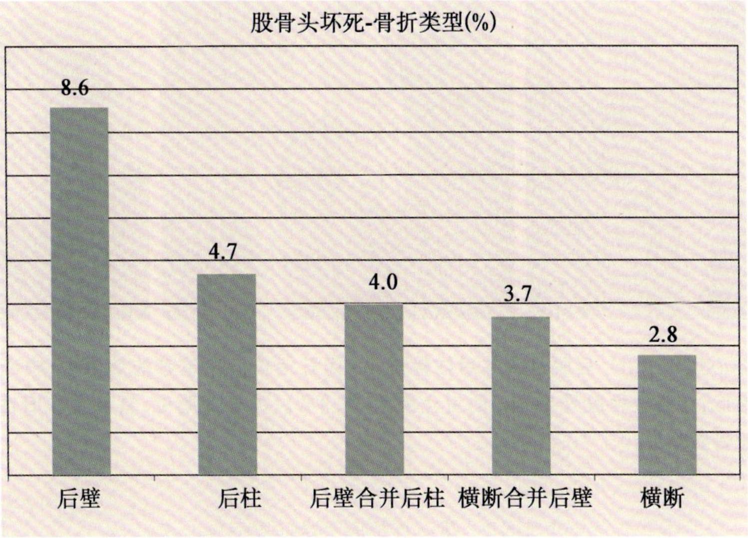

(七)中心脱位

中心脱位有时合并部分水平面骨折，但这一术语并不准确，因为股骨头和坐骨的活动性骨折块存在解剖连接[1,5]。这表明，在移位的过程中股骨头不会发生缺血性病变。

如果股骨头移位后始终与坐骨骨折块相连，那么“脱位”是主要问题(图 6-6-53a)；如果是后脱位，并已向中间复位，则脱位是次要的(图 6-6-35)。

(八)后脱位

对于后脱位(图 6-6-53b)，无论是进展中的还是已经形成的后脱位，股骨头均可能发生部分或全部坏死。有研究[1,14]显示，坏死的发生率为 2%～40%。

下面各种类型的骨折中已发现后脱位：后壁骨折、后柱骨折、后柱骨折合并后壁分离，横断骨折合并后壁分离，以及骨折线斜形 T 形骨折或合并后壁骨折的 T 形骨折。后脱位的诊断较简单，可以根据临床症状及 X 线片诊断。漏诊患者发生坏死的概率很高[1]，必须及时治疗。

(九)前脱位

前脱位(图 6-6-53c)见于以下类型的骨折：前壁骨折、高前柱骨折、低前柱骨折、横断骨折合并前壁分离及 T 形骨折。

(十)坏死

股骨头坏死影响 5%的髋关节治疗和 11.4%的后脱位。原发性中心脱位这一并发症未见。髋臼坏死或混合性坏死的发生率为 3.9%，多见于双柱骨折。文献显示，前脱位坏死的实际发生率尚有争议。笔者发现，新发骨折的前脱位坏死的发生率为 0。表 6-6-5 显示了笔者的病例中最常见的并发症的发生率。

第 10 节　陈旧性骨折

损伤超过 3 周后接受手术治疗的骨折属于陈旧性骨折。超过这个期限的髋臼骨折手术比较困难，因为形成的骨痂遮盖了骨折线且阻碍复位。陈旧性骨折的治疗时间窗最少为 3 周，最多为 3 个月。超过 3 个月则无法治疗。固定需要如骨痂切除、坐骨截骨、耻骨水平支截骨和骶棘韧带部分切除等特殊外科技术。

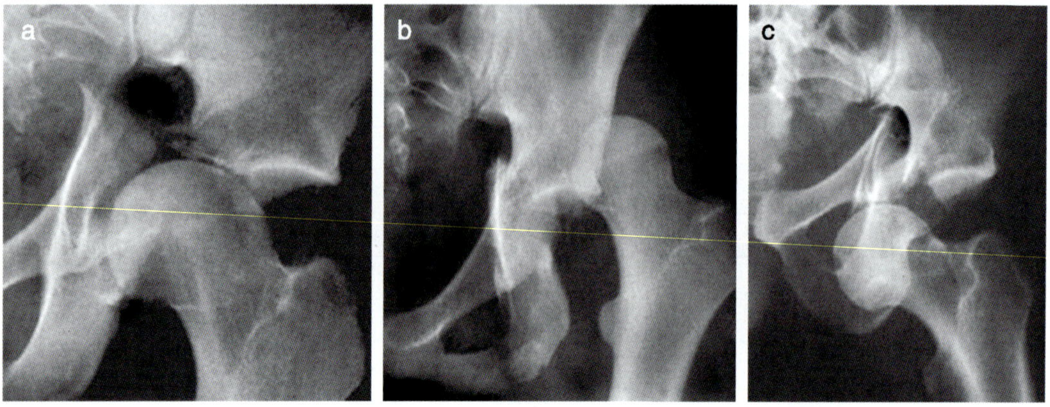

图 6-6-53 a. 中心型错位；b. 后脱位合并后柱骨折；c. 闭孔错位。在笔者的病例中，中心型脱位从未引起骨骺坏死。相反，后脱位中股骨头坏死的发生率为 11.4%。关于前脱位，笔者在陈旧性前壁骨折中发现了 1 例发生股骨头坏死

表 6-6-5 髋臼骨折的手术并发症(*n*)

总例数	感染	异位骨形成	股骨头坏死	髋臼坏死	瘫痪[a]
后壁(127)	5	6	11	0	7
后柱(21)	0	4	1	0	1
后壁+后柱(25)	0	7	1	0	2
前壁(15)	0	0	0	0	0
高前柱(10)	0	0	0	0	0
低前柱(4)	0	0	0	0	0
横断(55)	3	0	0	0	2
T 形横断(35)	0	2	2	0	0
横断+后壁(106)	1	2	11	0	3
横断+前壁(6)	0	0	0	0	0
双柱(106)	6[b]	8	0	20[c]	3

注：[a]. 所有病例均为术后；[b]. 2 例采用 Iselin 入路，4 例采用 Letournel 入路；[c]. 髋臼坏死 8 例，髋臼和股骨头坏死 12 例

一、后壁骨折

病变可由“椭圆形”髋臼或骨折脱位构成(图 6-6-54)，这一类型特别严重。应常规行三维 CT，有助于了解缺损的范围、骨折块的大小及合并脱位的位置。

后侧入路需要清除大量的关节瘢痕组织，若股骨头脱位也必须复位。如果残留的壁过小，不允许填充骨缺损(图 6-6-54)，可以从转子间嵴移植部分骨质。

二、后柱骨折

在活动不良的后柱骨折中，髋臼呈“椭圆形”，手术的目的为预防关节炎，而非改善功能。如果移位严重或后壁分离，则会发生股骨头脱位。因此，暴露骨折面、切除骨痂，

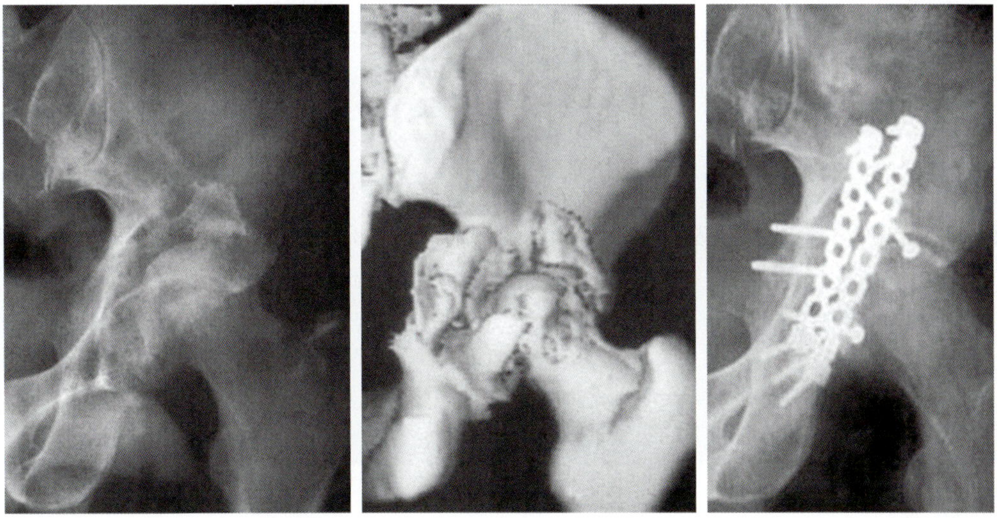

图 6-6-54 患者，39 岁，骨折后脱位（伤后 3 个月）。瘢痕组织妨碍骨骺复位，切除后，骨缺损处自体移植物被转子间获取的自体移植物所填充，因为后壁碎片不足以填充该缺损（见图 6-6-46）。2 块重建板固定。2 枚螺钉，近端 1 枚，远端 1 枚，牢固地固定在髂骨和坐骨上。术后 6 年最后 1 次拍摄 X 线片

直至发现骨折线，应谨慎截骨。为了移动骨折块，有时需要切断坐骨棘和坐骨结节。骨骺和骨折块复位后进行固定。

三、水平面骨折

所有中心脱位均应选择后侧入路（图 6-6-55）。二维和三维 CT 有助于评估股骨头和髋臼顶之间的连接，确定骨折块的位置。从坐骨切迹到髋臼缘的后部显露骨折面，并将股骨头置于髋臼中心后切除骨痂。为了移动骨折块，必要时切断坐骨和坐骨棘；为减少骨折，可用 Farabeuf 镊子人工脱臼、旋转和协助用力。如果闭孔位显示间隙超过 5mm，为避免“椭圆化”，应该通过髂腹股沟入路完善固定（图 6-6-55）。

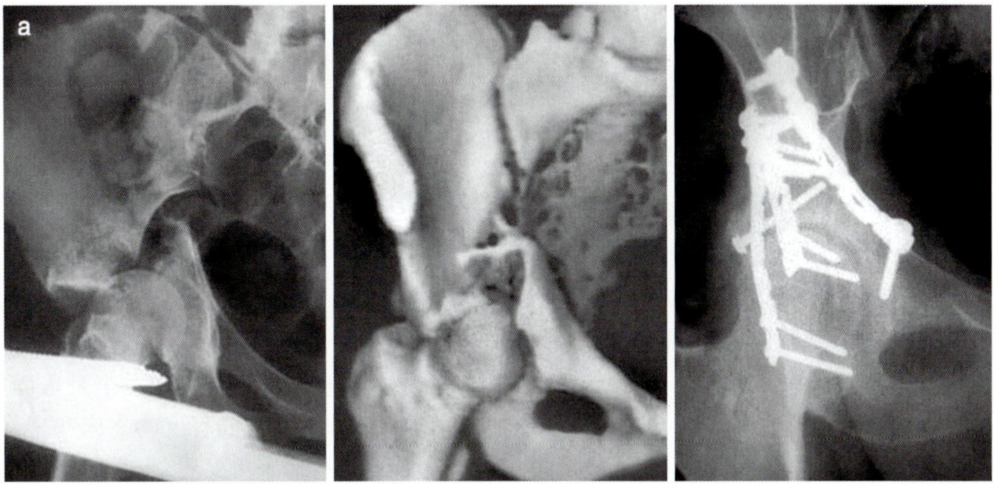

图 6-6-55 女性，21 岁，伤后 2 个月陈旧性横断骨折。三维 CT 显示，在骨折前方可见丰富的骨痂。采用了双后向固定和前侧入路。松解坐骨骨折块，切除骨痂，进行坐骨截骨，同时切除坐骨棘。固定 12 年后，出现创伤后关节炎，这时候关节置换术就很有必要

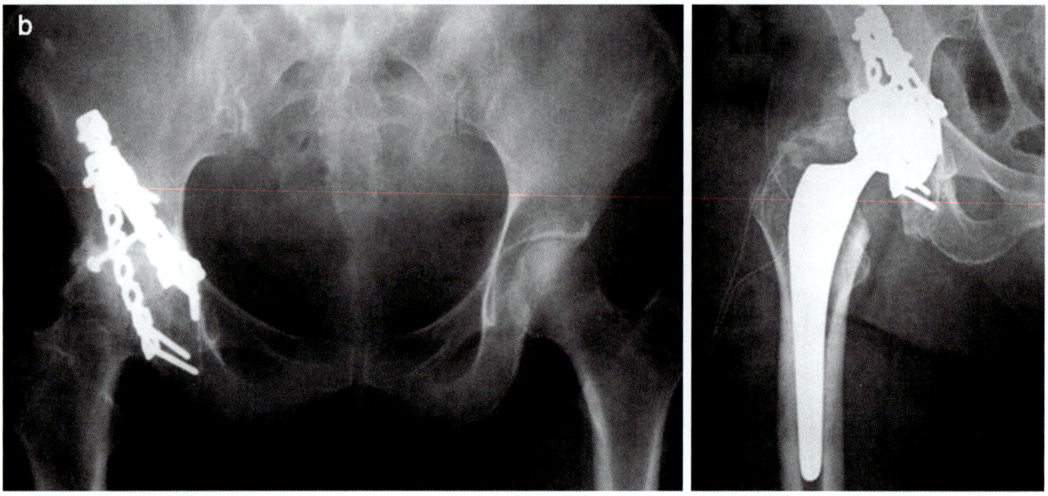

图 6-6-55(续)

四、前壁骨折

在笔者的病例中,仅有 1 例前壁骨折伴脱位,患者伤后 45 天行手术治疗;3 例高前柱骨折,第 1 例患者术后 1 年左右出现股骨头坏死。

五、双柱骨折

双柱骨折较少行手术治疗,因为出血过多,且效果差。

上述所有病例的固定必须使用多种长度的直或弧形板和 3.5mm 皮质螺钉进行固定。考虑后期置换手术,螺丝应远离关节部位。

笔者随访了 44 例陈旧性骨折(表 6-6-6),患者年龄为 15～60 岁。损伤的时间为 25～90 天。其中 17 例患者骨折合并脱位,后脱位 8 例,中心型脱位 6 例,前脱位 3 例。5 例患者有坐骨神经麻痹。

4 例行坐骨截骨,1 例行耻骨截骨,8 例行坐骨棘断层分离。6 例通过股骨粗隆间嵴重建后壁。早期并发症为股深静脉血栓和 LIP 麻痹。晚期并发症中 5 例出现骨骺坏死。

8 例患者出现后脱位,均因较高的股骨头坏死率;只有 3 例患者(分别在治疗 2 年后、6 年后、10 年后)临床和影像学结果良好。

表 6-6-6 最新的骨折类型

陈旧性骨折	例数($n=44$)
后壁骨折	8
后柱骨折	12
横断骨折	5
横断骨折+后壁骨折	8
横断骨折+前壁骨折	1
T 形骨折	4
前壁骨折	1
前柱骨折	3
双柱骨折	2

第 11 节　致残后遗症

如果不稳定性骨折伤后 3 个月未固定,可出现畸形,造成不同程度的临床和影像学不良后果。从临床角度看,患者因疼痛或跛行而选择手术治疗,但从解剖-影像学角度可分为 2 种不同的疾病,即骨折不愈合及畸形愈合(图 6-6-56a～c)。

一、骨折不愈合

水平面骨折及中心型脱位治疗失败的患者常出现骨折不愈合，这是一个严重并发症，可导致骨盆不稳定，并且不可能植入假体。只有稳定固定才可提供理想的力学条件保证假体植入（图 6-6-57）。无论何种情况，同常需要双入路固定，并应利用三维 CT 进行全面评估。

二、畸形愈合

如果髋臼形状改变（髋臼不匹配），仍然可将假肢置于合适的位置。如果髋臼不能包容股骨头，那么就面临 2 个问题，即股骨脱位和严重的髋臼腔损伤（坏死和骨缺损）。

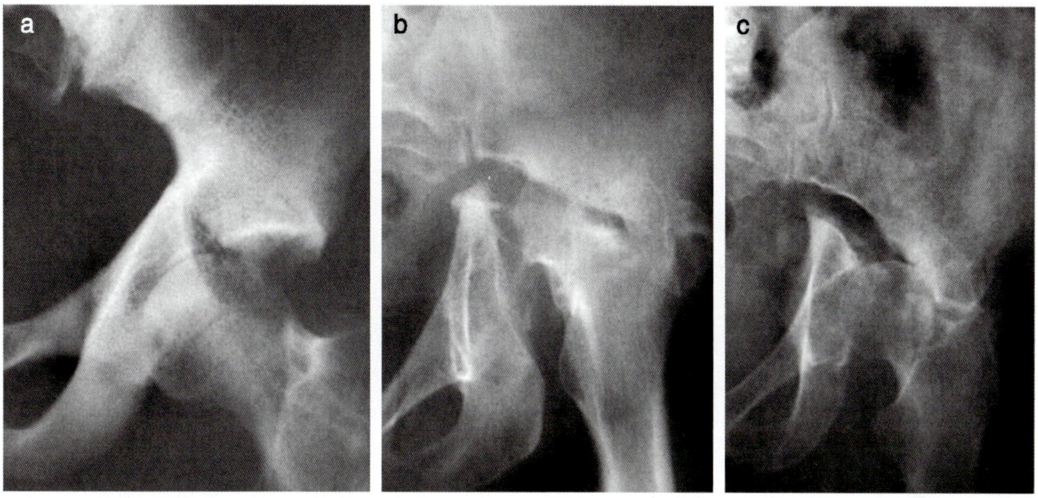

图 6-6-56　水平面骨折伴中心脱位而未行手术会导致骨折不愈合或畸形愈合。a. 畸形愈合伴中心脱位，由于容器和内容物之间的连接受损，髋臼大部分呈“椭圆形”。b. 横断骨折后 5 年不愈合。c. 横断骨折后 6 个月不愈合

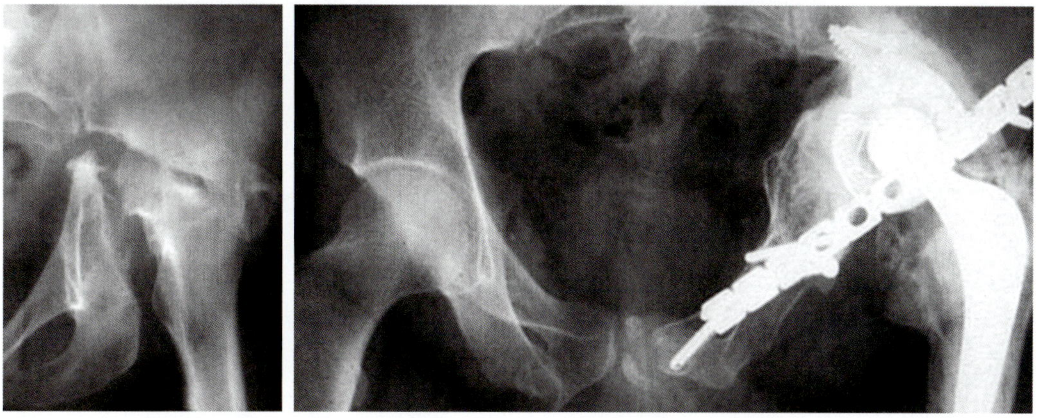

图 6-6-57　女性，32 岁，横形骨折 6 个月后重型不愈合。首先采用后侧入路（优先）和前侧入路固定（后板被骨和假体掩盖）。2 个月后，植入一个混合型假体，臼杯黏合，干无黏合。最后一次手术 5 年后随访，患者走路微跛，但无疼痛

三、髋臼不一致

在“椭圆形”髋臼（图 6-6-58a）中，基本都可选择到压力适宜的非骨水泥假体。难点更多地在双柱骨折的后遗症中，包括骨坏死、骨硬化或严重的骨缺损逐渐代替部分健康的骨质（图 6-6-58b）。在这些情况下，应使用凿槽和小铰刀除去坏死骨和所有残余的瘢痕组织。去除掉的缺损部位使用自体骨或陶瓷骨植骨。

四、髋臼失禁

髋臼不能包容股骨头可能是中枢性的或周围性的。中枢性不包容的特征在于髋臼缺损分散于整个骨关节。周围性不包容是由于髋臼周缘存在间隙。后一种情况下，髋臼不再覆盖股骨头（图 6-6-58c），即股骨头脱臼或移位。通过三维 CT 研究髋臼剩余骨量有助于根据骨缺损的程度评估关节成形术的可能性。

对于广泛后壁骨缺损伴脱位的患者（图 6-6-58c），股骨头复位需要精确的关节清创，并通过稳固固定修复髋臼壁。为重建髋臼壁，笔者使用转子间嵴或同质皮质骨夹板固定坐骨结节和髂骨上的髋臼部分（图 6-6-59）。

转子间嵴的结果不尽相同：2 例在置换时（3～4 个月后），植入物部分吸收且髋臼壁假体的力学强度较差。皮质骨植入物则不同，尽管不完全符合髋臼的形状，但可搭配压力合适的髋臼杯假体（图 6-6-59）。

笔者收治了 32 例有髋臼不包容股骨头的髋臼骨折患者（表 6-6-7），20 例男性，12 例女性，年龄为 18～50 岁，损伤时间为 4～24 个月。行全骨水泥人工关节置换术 13 例，非骨水泥关节置换术 16 例，混合关节置换术 3 例。

笔者在 2 例患者中使用了加强环，进行陶瓷骨植骨 3 次、自体骨植骨 1 次。后壁骨缺损采用自体股骨粗隆间嵴（3 例），且均应用了同种皮质夹板。

发生率最高的并发症为骨折不愈合。上述病例中，有 1 例出现再次前壁不愈合，均由螺杆杯松动引起。1 例无症状患者，术后 4 年出现杯体松动。另外 2 例在固定后 4 个月行前侧入路和后侧入路关节置换术，术后 5 年结果良好。

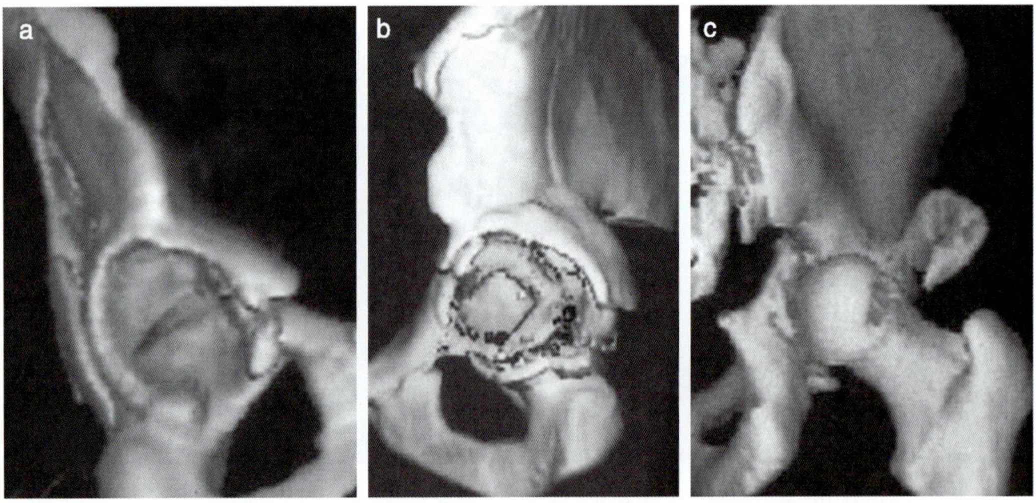

图 6-6-58　a.“椭圆形”髋臼（双柱骨折）；b. 髋臼不一致（双柱骨折）；c. 髋臼失禁（横形骨折）

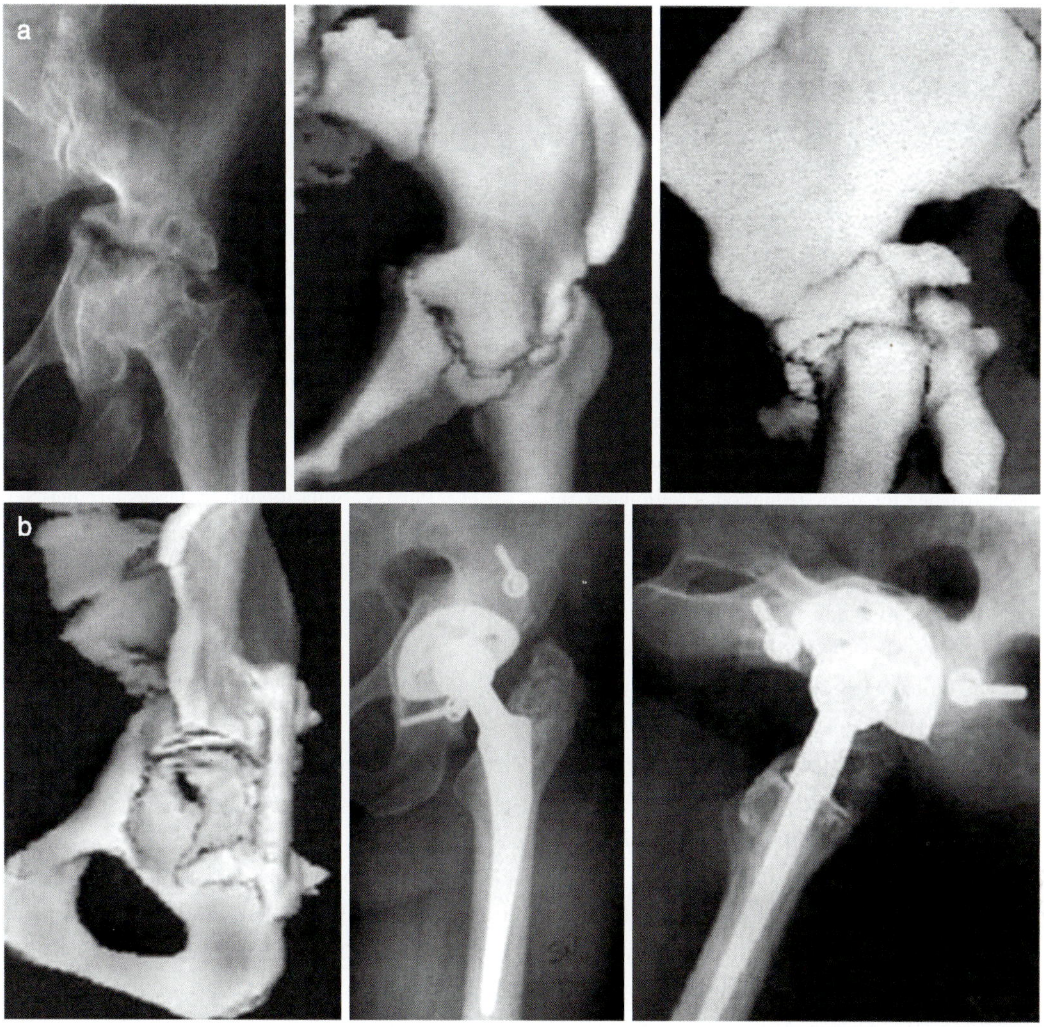

图 6-6-59　男性，50 岁，横形骨折合并后壁粉碎性骨折后出现锯齿状骨不连。行 Iselin 入路。使用同种可塑皮质骨夹板来填充骨缺损。1 年后行完全骨水泥关节置换术，用骨折块填充。最后一次术后 5 年随访。患者能正常行走，无疼痛

表 6-6-7　早期全髋关节置换术（2 年内）治疗髋臼骨折

全髋关节置换术	例数（$n=32$）
骨不连	4
创伤后关节炎	10
股骨头坏死	17
髋臼和股骨头均坏死	1

第 12 节　总　结

在髋臼骨折（与所有的关节内骨折相同）中，良好的功能等同于良好的复位，反之亦然。除部分不宜手术的情况，如高龄或一般情况不稳，只要一般条件允许，均应行手术治疗。非手术治疗仅适用于无移位的骨折，低位横断骨折，股骨-髋臼对合良好且髂耻束保护良好的骨折，以及后壁缺损小的骨

折。所有其他病变一般情况允许时，手术都是必不可少的。

本章探讨了髋臼骨折的诊断和治疗。最后一部分主要介绍骨折的长期并发症和治疗。

参考文献

[1] Judet R, Letournel E. Les fractures du cotyle. Paris: Masson et Cie éd, 1974.

[2] Judet R, Judet J, Letournel E. Fractures of the acetabulum: classification and surgical approaches for open reduction. Preliminary report. J Bone Joint Surg Am, 1964, 46: 1915-1946.

[3] Ruggieri F, Zinghi GF, Boriani S, et al. Anatomical exposures and surgical approaches to the limbs. Wien/New York: Springer, 1989.

[4] Merle D'aubigne R, Mazas F. Luxation posterieures traumatiques de la hanche. Ann Chir, 1963, 17: 1063-1090.

[5] Zinghi GF. Fractures of the pelvis and acetabulum. New York: Thieme, 2004.

[6] Letournel E. Traitement chirurgical des fractures du cotyle. Encycl Méd Chir Téch Chir Orthop, 1991, 44520: 30.

[7] Zinghi GF, Moroni A. Surgical techniques in orthopaedics and traumatology. Oxford: Elsevier, 2003.

[8] Letourmel E. Voie latérale dans le traitement des fractures du cotyle. Acta Orthop Belg, 1954, 50(3): 381-390.

[9] Baumgaertner MR. Fractures of the posterior wall of the acetabulum. J Am Acad Orthop Surg, 1999, 7: 54-65.

[10] Brooker AF, Boweman JW, Robinson RA, et al. Ectopic ossification following total hip replacement: incidence and a method of classification. J Bone Joint Surg Am, 1973, 55: 1629-1632.

[11] Putti V. Sulla topografia fascicolare dei Nervi periferici. Clin Chir, 1916, 24: 540.

[12] Decoulx P, Decoulx J, Nduquennoy A, et al. L'origine radiculaire des paralysies sciatiques par luxation-fracture de la hanche. Revue Chir Orthop Rep Appareil Moteur, 1971, 57: 355-373.

[13] Huittinen VM. Lumbosacral injury in fracture of the pelvis. Acta Chir Scand Suppl, 1972, 429: 1-34.

[14] Matta JM, Mehne DK, Roffi R. Fractures of the acetabulum. Early results of a prospective study. Clin Orthop Relat Res, 1986, 205: 241-250.

第7章　骨盆环骨折和脱位

第 7 章
骨盆环骨折和脱位

Joerg H. Holstein, D. Koehler, U. Culemann, Tim Pohlemann

摘要 骨盆损伤通常伴有其他部位的多发性损伤、神经血管和内脏破裂及血流动力学不稳。因此，骨盆损伤的诊断和治疗具有一定难度，需要有经验的多学科创伤医护团队共同参与。复杂的骨盆创伤常危及生命，需要立即采取急救措施；单纯的骨盆骨折患者则应行全面的临床和影像学检查，包括 CT 等。标准化的分类可用于描述骨盆骨折的严重程度和稳定性，帮助医生明确下一步的治疗措施。除了急诊处理、控制大出血及治疗神经血管和内脏损伤外，外科治疗手段还包括各种不同的骨折固定技术。骨盆骨折患者的术后护理和康复既包括严重创伤患者的重症监护，又包括改善骨盆损伤患者长期生活质量的门诊康复。

关键词 病因和分类 · 解剖和病理生理学 · 复杂骨盆骨折 · 并发症 · 诊断 · 骨折和脱位 · 出血的控制 · 影像学检查 · 骨盆环 · 骨盆 · 康复 · 手术适应证 · 手术技术 · C形钳 · 外固定 · 耻骨联合钢板 · 骶髂螺钉 · 骶髂钢板 · 骨盆束缚带

J. H. Holstein (✉)
Department of Trauma, Hand and Reconstructive Surgery, University of Saarland, Homburg/Saar, Germany
e-mail: joerg.holstein@uks.eu

D. Koehler · T. Pohlemann
University of Saarland, Homburg/Saar, Germany

U. Culemann
Celle General Hospital, Celle, Germany

G. Bentley (ed.), *European Surgical Orthopaedics and Traumatology*, DOI 10.1007/978-3-642-34746-7_110, © EFORT 2014

第 1 节 概 述

大多数年轻患者的骨盆环损伤为高能量损伤，如交通事故、高处坠落。高冲击力意味着身体其他部位受伤的风险随之增加，病死率显著升高[1,2]。老年人的骨盆损伤经常由低能量创伤导致。目前，老年人骨盆骨折的数量持续增加[3]。

临床医生管理骨盆骨折患者的主要挑战之一是明确有危及生命的损伤，并对其进行处置。严重创伤患者的处置是一个复杂的多学科诊疗过程，急诊医生和护理人员的院前急救只是开始。治疗方法取决于危及生命的损伤来自骨盆骨折引起的出血还是相关的损伤，或两者皆有。远期疗效主要取决于骨折复位的质量、骨盆神经的再生和内脏损伤的恢复[1]。

对于骨盆损伤患者，选择最佳的诊断方法和治疗方法存在一定困难。本章主要介绍一些现有的诊断观点和治疗观点。

第 2 节 病因和分类

骨盆环骨折是一种相对少见的骨折类型，占所有骨折的 3%～5%。但在多发伤患者中，骨盆骨折所占的比例显著增高，达 42%[2]。

年轻的骨盆骨折患者多是由高能量致伤(如交通事故或高处坠落)。超过 80%的患者合并其他部位的损伤。由于骨盆骨折多由巨大外力所致，故病死率较高，特别是合并头部、胸部或腹部的损伤。此外，其他很多情况都可能导致患者终身残疾[1,2]。

在老年低能量创伤中，如室内跌倒，可能会导致骨盆损伤(主要包括骨盆前环骨折)。80 岁左右的女性是骨盆骨折发生率最高的人群(图 6-7-1)。需要注意的是，由于儿童骨骼弹性较高，故儿童骨盆损伤造成的影响常被低估。

根据损伤的严重程度将骨盆骨折分类：①简单骨盆骨折，骨盆骨折伴骨关节不稳，但没有软组织合并伤。简单骨盆骨折约占所有骨盆骨折的 90%[2]。②复杂骨盆骨折，骨盆骨折合并骨盆区域的严重软组织损伤。这些受累及的软组织的损伤包括内脏和神经血管损伤，以及广泛的皮肤损伤。复杂骨盆骨折仅占所有骨盆骨折的 10%，但病死率高达 33%[4]。③伴有血流动力学不稳定的骨盆骨折，多与骨盆损伤相关。“血流动力学不稳定”这一术语是基于 Bone 分型[5]提出的，主要特征为总失血量超过 2000ml(失血性休克的Ⅲ级和Ⅳ级)[6]。因为在紧急情况下难以估算失血量，一般以患者入院时收缩压＜70 mmHg，血红蛋白浓度＜80 g/L 为标准[7]。④创伤性半骨盆离断，半骨盆部分脱位合并骨盆主要血管和神经的彻底损伤，即髂血管、腰骶丛损伤[8]。

推荐使用基于骨盆环稳定性的分型，如 AO 分型[2]，主要包括 3 种类型的损伤(图 6-7-2)：①A 型，稳定的骨盆环损伤，骨盆环无移位且结构完整，包括耻骨和坐骨骨折、髂嵴骨折、撕脱性骨折(髂前上棘撕脱性骨折)，以及 S_1 椎体以下的骶骨横形骨折。50%～70%的骨盆环损伤为 A 型损伤[2]。②B 型，旋转不稳定，但骨盆的前、后环垂直方向稳定。B型骨盆损伤有2个亚型：一为

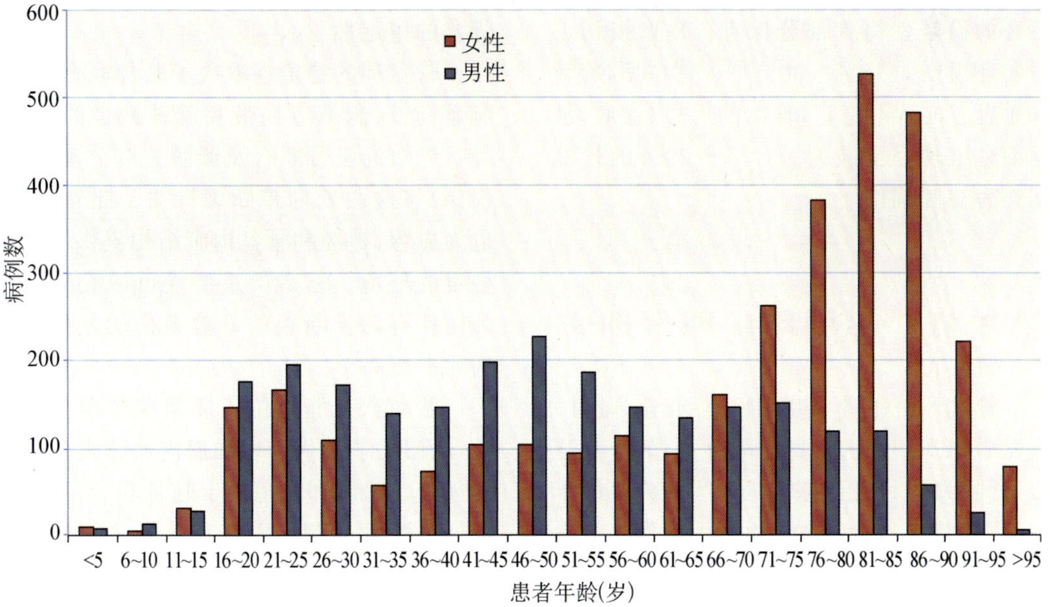

图 6-7-1　2004—2011 年德国骨盆研究组[德国创伤协会(German Trauma Association，DGU)/骨科合成协会(Association for Osteosynthesis，AO)]报道的骨盆骨折发生率(n＝5632)

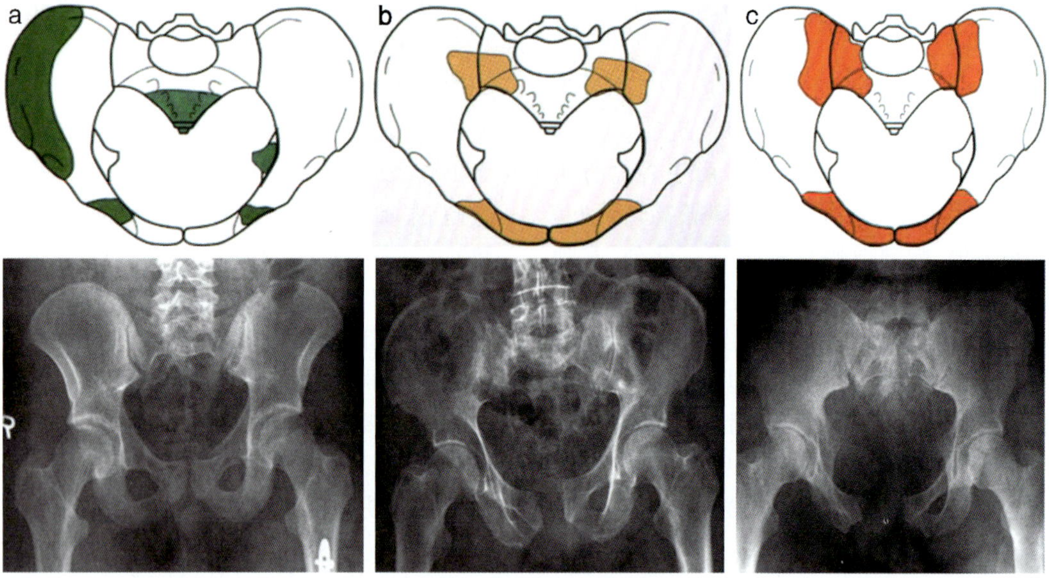

图 6-7-2 骨盆环损伤的 AO 分类[12]。a. A 型损伤，稳定的骨盆损伤，其中骨盆环保持完整，未移位。b. B 型损伤，旋转不稳定，但骨盆的前、后环垂直方向稳定。c. C 型损伤，旋转和垂直不稳定，后弓、盆底，甚至前弓出现完全破裂

由外旋引起的"翻书样"损伤或前后挤压损伤；二为侧方挤压损伤，单侧骨盆发生内旋。在 B 型损伤中，由于坚强的后方韧带完整，后环的稳定性得到部分保存。B 型损伤占骨盆环损伤的 15%～30%[2]。③C 型，旋转和垂直方向皆不稳定，骨盆的后弓、盆底，甚至前弓出现完全破裂。10%～20%的骨盆损伤为 C 型损伤[2]。

第 3 节　解剖和病理生理学

骨盆环由髋骨（包括髂骨、坐骨、耻骨）和骶骨共同组成。骨盆间由关节韧带连接（骶髂关节和耻骨联合）。背侧结构最牢固，并且将下肢大部分（约 70%）的冲击力传导至躯干。单纯的骨盆前环骨折不会对骨盆环的稳定性产生影响，但是骨盆背侧韧带完全破裂会对骨盆的稳定性产生影响。冲击力的方向和传递能量的大小决定了骨盆环损伤的解剖定位、特征，并进一步决定骨盆的稳定性[9]。

骨盆环的稳定性取决于耻骨联合韧带、骶髂韧带、骶结节韧带和骶棘韧带的强度。骨折导致的耻骨联合及骶髂关节分离（C 型损伤）与这两处韧带断裂有关。此外，韧带也为血管、神经和骨盆内脏结构提供了一个稳定的环境。韧带的重要性可以充分解释为何伴有韧带断裂的骨盆损伤的发生率和病死率更高[9]。

髂动脉和静脉位于骶髂关节前侧。因此，骶髂关节损伤会增加髂内血管发生出血的风险。膀胱和尿道位于耻骨联合后侧，直肠位于骶骨前侧。内脏和骨盆之间紧密的解剖关系使骨盆骨折（复杂骨盆骨折）合并内脏损伤更易发生[1,9]。

第4节 诊 断

一、临床评估

通常情况下，重伤患者的病史无法采集。因此，训练有素的急救人员所提供的信息可以帮助评估患者的损伤程度。初期评估的目的在于确定是否存在危及生命的潜在风险，并迅速进行适当的处理[1]。

因此，标准化的临床评估和处理方案有重要的指导意义，即高级创伤生命支持（advanced trauma life support，ATLS），包含骨盆环损伤的评估标准。从临床检查中获得的关键信息包括骨盆环不稳定伴有休克，或初始血红蛋白低于80g/L，一旦出现上述情况常意味着患者生命垂危，除非有其他检查指标不支持这一诊断[1,4,7]。

首先，充分暴露患者并进行系统检查，查看患者伤口及血肿情况。确认尿道口或会阴是否出血。前后和侧向挤压试验确定骨盆环的稳定性。必须行直肠检查以排除肛门直肠损伤。如果患者清醒还应测试括约肌张力。此外，还应评估每例清醒患者的神经功能状况[12]。

二、影像学检查

每例骨盆骨折患者的初步检查都应包括腹部超声，以确认腹腔是否有游离液体，尤其是下腹部。外伤的腹部聚焦超声（focused abdominal ultrasound for trauma，FAST）有助于了解有明确创伤史的不稳定患者的腹部伤情[10]。在急诊处理时，还应拍摄骨盆的前后位X线片。如果已明确骨折线且患者病情稳定，条件允许者应行CT，以避免漏诊后环损伤（50%的骶骨骨折首诊无法确诊）。CT是诊断骨盆出血、内脏损伤的重要工具之一[1]。骨盆骨折合并阴茎、阴囊血肿及镜下或肉眼血尿时，应考虑膀胱或尿道的损伤。如果怀疑有泌尿生殖系统损伤，应行膀胱造影术并放置导尿管。稳定的患者可行CT膀胱造影术，如果操作正确，其准确性与常规膀胱造影术相当[11]。

第5节 手术指征

一、不稳定性骨盆骨折

不稳定性骨盆骨折是手术的主要适应证。因此，C型骨折必须考虑手术治疗，而A型骨折多数采取非手术治疗。只有极少数的A型骨折，如撕脱骨折，需要行手术治疗。B型骨折也可采取非手术治疗。如果骨盆环脱位，则必须固定骨盆环的前弓，可采用外固定或钢板固定耻骨联合。B型骨折只需要保证骨盆环前弓稳定，但C型骨折必须保证后弓和前弓的稳定。因此，在这种情况下，应先固定后弓，便于后续复位前弓。骨盆环的主要脱位部位需要使用钢板或骶髂螺钉行骨盆后弓切开复位内固定。C型骨折如果没有明显脱位或在可复位良好的情况下，也可以仅使用骶髂螺钉固定，通常无须切开进行手术[12]。

二、出血的处理

如果危及患者生命，需要制订个体化和精确的计划以挽救患者的生命，避免持续损伤和并发症。急诊抢救的绝对适应证是创伤性半骨盆离断和伴有出血的复杂骨盆骨折[7,8]。图6-7-3是针对复杂骨盆骨折诊断和治疗的标准化抢救流程。

在多数情况下，骨盆环的初步固定可实现生理性止血并减少失血[13]。因此，尽早固定并在适当的解剖位置压缩骨盆，可以减

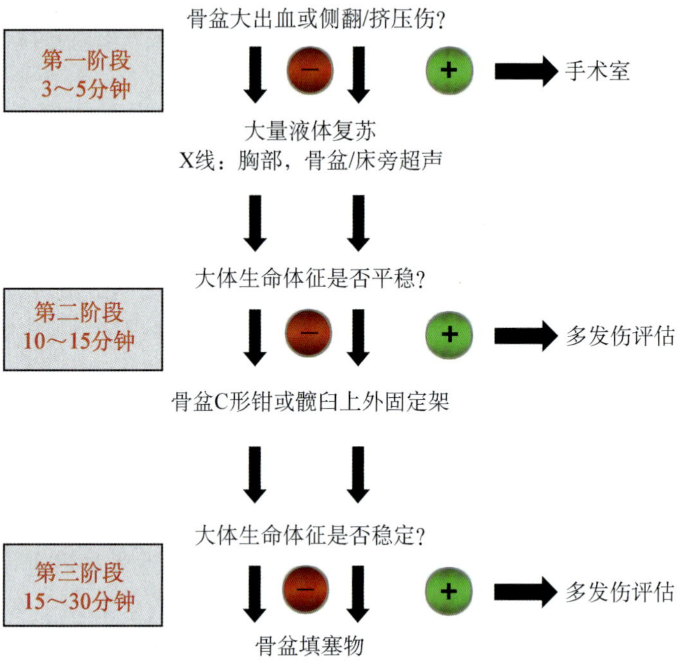

图 6-7-3 血流动力学不稳定的复杂骨盆创伤的紧急诊疗流程[12]

少出血和凝血因子的损耗。在院前急救的过程中，可以使用真空气垫或骨盆束缚带。无上述工具时，也可利用床单悬吊结合下肢内旋压缩骨盆容积。在急诊室或手术室可使用骨盆钳和外固定支架，多种方法结合可使骨盆环获得足够的力学稳定。如果能稳定血流动力学，可为进一步诊断和治疗提供宝贵的时间[7]。

经处理，血流动力学仍未稳定，需要采取进一步的措施。80%～90%的病例显示大出血主要发生在膀胱周围静脉丛、骶前静脉丛或骨折面的松质骨。骨盆填塞止血法是控制出血的有效方法之一[14]。若动脉出血，可以考虑行动脉栓塞术[15]。由于凝血因子损耗和体温下降会使患者的止血条件进一步恶化，故应尽快实施上述治疗手段[1]。

三、泌尿生殖系统损伤

高达 20% 的骨盆骨折合并有膀胱和尿道损伤[16]。造影剂无法进入膀胱或造影剂外渗到周围软组织提示尿道破裂。腹膜外膀胱破裂通常可采用 Foley 导尿管进行引流，腹膜内膀胱破裂需要剖腹探查并缝合。在大多数情况下，无须行耻骨上导尿管插入术。在某些情况下，可选择其他膀胱导尿方式，如经尿道内镜放置膀胱导尿管[1]。

四、开放性骨盆骨折

开放性骨盆骨折也是复杂骨盆创伤的一类，其病死率较高，可达 50%。软组织损伤和感染导致的大出血是死亡的主要原因。但合理的治疗手段可使病死率降至 15%[17]。初步控制失血后，首要任务是避免盆腔感染和感染性并发症。总之，治疗包括对严重受伤的软组织进行早期和广泛的清创，其中包括对直肠和阴道等泌尿生殖系统器官的损伤进行最佳治疗。

五、创伤性半骨盆离断

创伤性半骨盆离断常伴有内脏器官的损伤，如结肠、直肠及泌尿生殖系统器官的损伤。临床通常需要立即行半骨盆切除术。尝试骨盆重建会显著增加病死率[8]。

六、Morel Lavallée 损伤

在某些情况下，骨盆损伤可导致大腿近端前外侧皮下组织闭合性脱套伤，进而形成一个充满血性浆液的空腔(Morel Lavallée 损伤)。这种损伤很难自主愈合，且常继发于软组织感染，导致周围皮肤坏死[4]。建议处理开放性的伤口后再扩大清创术的范围[4,9]。此外，尽快恢复骨盆稳定以避免后续感染[9]。

第 6 节　术前准备和计划

一、急诊手术治疗

血流动力学不稳定的骨盆骨折患者通常没有足够的时间进行烦琐的术前准备和计划。在急诊超声和影像学初步诊断后，复杂骨盆损伤伴有血流动力学不稳定的患者必须根据图 6-7-3 提出的流程处理骨盆创伤[12]。

二、非急诊手术治疗

所有无须急诊控制出血的患者均应做术前准备和计划。术前 CT 扫描是必需的，三维重建有助于骨折的复位和固定[12]。

强烈建议在术中对骨盆骨折患者进行膀胱导尿，一方面有利于观察尿量，另一方面有助于发现潜在的泌尿生殖系统损伤。此外，术前行肠道准备以提高术中 X 线片的图像质量。骨盆骨折患者通常血栓形成的风险较高，需行抗血栓治疗。此外，每例接受骨盆骨折手术治疗的患者应术前短时间内使用抗生素或术中单次使用抗生素[12]。

所有的骨盆骨折手术均应在全身麻醉下进行，术中需使用影像增强器。三维扫描仪可以辅助螺钉固定，以防进入关节内。术前必须对输血和术后的重症监护进行规划[1,12]。

第 7 节　手术技术

本节主要介绍骨盆环骨折最常见的固定技术。然而，在特定情况下可选择其他方式，如耻骨上支髓内钉固定[26]、耻骨钢板固定[27]、髂骨间钢板固定[28]或脊柱骨盆固定[29]。

一、骨盆 C 形钳技术

骨盆 C 形钳可以在抢救室使用，能有效稳定骨盆后环。Ganz 开发的骨盆 C 形钳由 2 根固定针组成，固定针之间由可伸缩的 C 形臂相连(图 6-7-4)[18]。无菌条件下，患者全身麻醉取仰卧位，在股骨轴线和髂前上棘垂线的交叉处做一 2cm 的切口。钝性分离软组织至髋骨皮质骨。C 形钳的第 1 个固定针垂直插入骨盆后环健侧的髂骨凹中。连接第 1 枚固定针至钳臂，将第 2 枚固定针置于对侧并连接至钳臂。最后，夹紧双侧钳臂从而对骨盆后环进行压缩[19]。

对于伴有血流动力学不稳定的 C 型不稳定性骨盆骨折患者，应立即使用该装置。经髂骨损伤和骶髂关节经髂脱位的骨折是骨盆 C 形钳的禁忌证[19]。

二、外固定技术

外固定架可置于髂嵴或髂前下棘(在髋臼上区以上)。由于髋臼上方的骨质较厚且

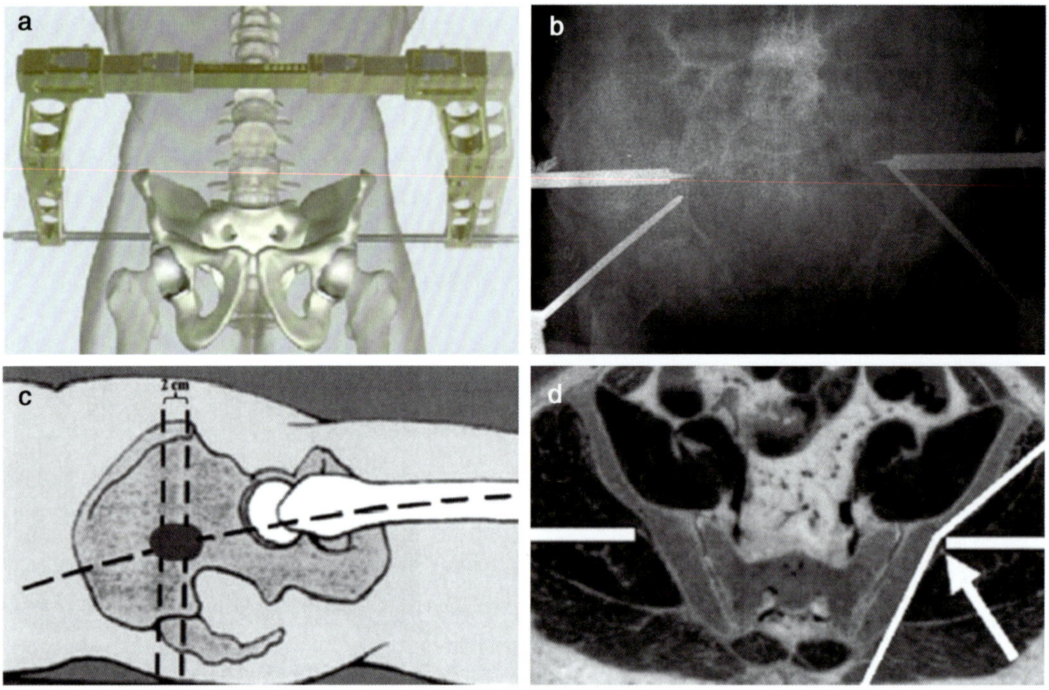

图 6-7-4 a,b. 由 Ganz 开发的 C 形钳由 2 根固定针组成，固定针之间由可伸缩的 C 形臂相连。c. 钢针位于股骨轴的交叉线和垂直于髂前上棘的垂线上。d. 钳子的钢针应正交插入髂骨槽[25]

坚硬，笔者所在的医疗机构首选髋臼上固定器。为插入 Schanz 螺钉，需在髂前上棘远端 3cm、内侧 2cm 处，沿皮肤的褶皱方向做一 2cm 的切口。分离软组织直到髂前下棘。患者取仰卧位，钻孔朝尾部和外侧，均倾斜约 20°。当 Schanz 螺钉置入正确的位置后，透视（闭孔位）以确保螺钉位于关节外（图 6-7-5）。连接弯曲碳棒维持复位，应尽可能靠近身体，但患者站立时外固定架不能触及患者的腹部。应注意，不要损伤股外侧皮神经，并避免 Schanz 针进入关节内。外固定架的使用指征为不稳定的 B 型和 C 型骨折，用于临时固定骨盆前环。C 型骨折的骨盆后环不稳定，故需要对骨盆后环另行固定[20]。

三、耻骨联合钢板固定技术

B 型、C 型骨折出现耻骨联合分离是使用耻骨联合钢板的适应证（图 6-7-6）。然而，骨盆后环不稳定的病例仅放置耻骨联合钢板不足以维持稳定，需要联合其他稳定后环的处理措施。若需行术前导尿，则必须先判断膀胱是否受损。患者全身麻醉，取仰卧位，行横形 Pfannenstiel 切口。纵向切开腹白线，从侧面掀起腹直肌切口。如果耻骨联合破坏明显，可能需要离断腹直肌的一端。横向切断腹直肌将影响之后的修复和腹壁愈合，应尽量避免。耻骨联合复位后（可使用复位钳），将钢板置于耻骨联合的顶端并在头尾方向楔入螺丝固定。可采用几种不同的锁定和非锁定钢板系统固定耻骨联合，应根据损伤的类型、骨的质量做出选择。冲洗后，在尺骨后间隙（Retzius space）放置引流管。离断的腹直肌必须重新缝合。随后逐层缝合腹白线、皮下脂肪层及皮肤，显露耻骨联合的过程中勿损伤膀胱[21]。

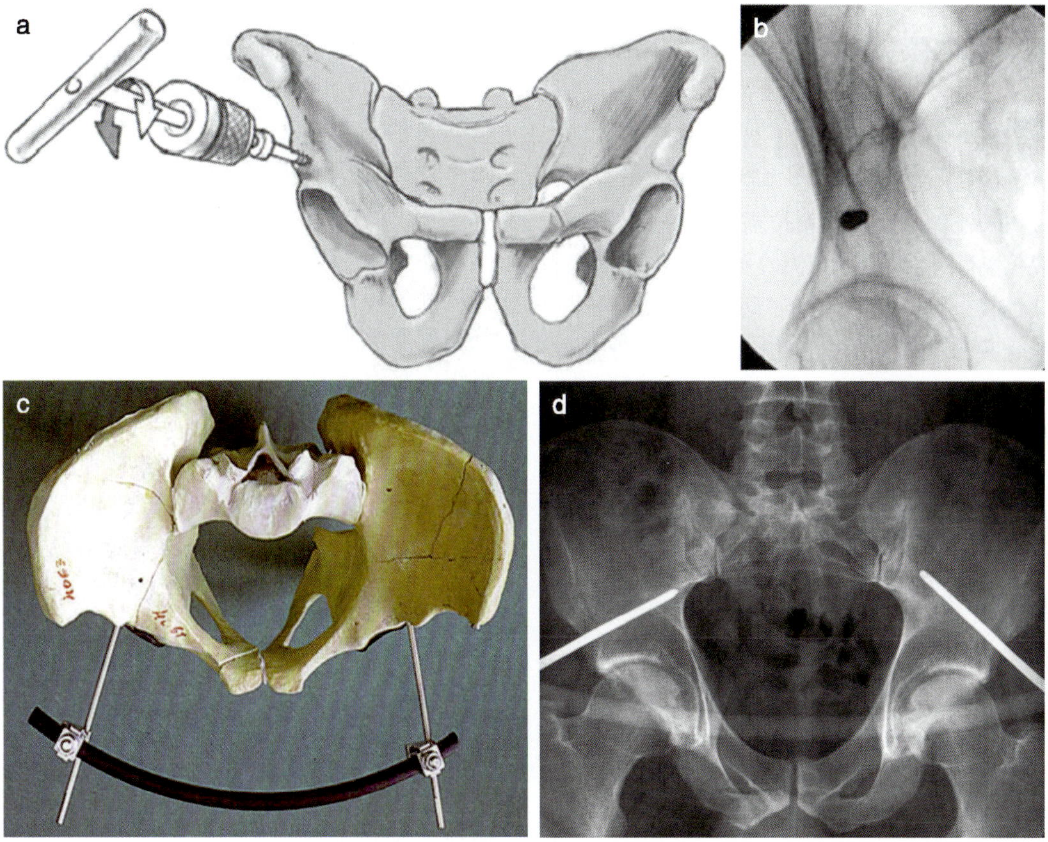

图 6-7-5　a. 髋臼固定器的应用，于髂前上棘远端 3cm 和内侧 2cm 处插入 Schanz 螺钉，钻孔朝尾部和外侧，均倾斜约 20°。b. 术中透视（闭孔位）确认位置，以确保螺钉位于关节外。c，d. 连接弯曲的碳棒维持复位[20]

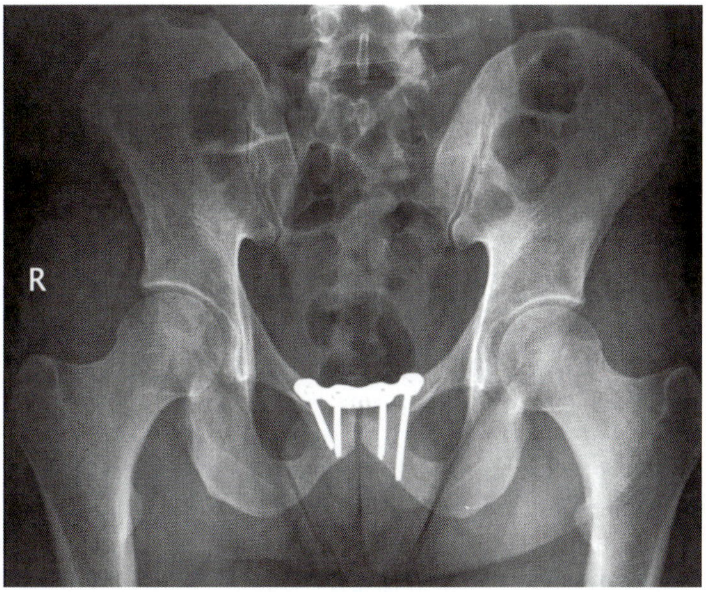

图 6-7-6　耻骨联合的固定，将钢板置于耻骨联合的顶端并在头尾方向楔入螺钉固定

四、骶髂螺钉固定技术

骶髂螺钉固定适用于骨盆后环不稳定骨折的固定，包括骶髂关节脱位和骶骨骨折。使用长骶髂螺钉闭合复位需要良好的骨折或脱位复位（<5mm），以及良好的术中透视（斜位透视）[22]。患者仰卧于可透视手术台上，全身麻醉。行骨盆入口位、出口位和骨盆位透视以确定螺钉的进钉点。做一皮肤切口并钝性分离至髂骨，在透视引导下将导丝穿过骶髂关节。在出口位，导丝应置于椎间孔上。在入口位，导丝应置于骶骨翼中间，注意不要刺穿椎间孔。测量导线深度后，用振动钻钻孔，随后沿导丝插入 7.3mm 的空心螺钉（图 6-7-7）。如果骨盆的稳定性仍不能达到预期，则应重复上述步骤增加螺钉。影像学确认后，逐层缝合皮下脂肪层及皮肤[21,22]。

五、骶髂钢板固定技术

骶髂钢板固定用于骶髂关节破裂和跨髂骨折，这些骨折都不能使用经骶髂螺钉固定复位。不同于螺钉闭合复位固定骨盆后环，切开复位内固定骨盆后环可提供良好的直视下解剖复位和充分的手术显露。

患者全身麻醉后取仰卧位，伤腿自由悬垂。采用前外侧入路暴露髂嵴，分离髂骨上的骨骼肌和骨膜。尽可能在远端插入 Hohmann 牵开器，避免损伤腰骶干，并增加骶髂关节的术野。直视下复位，使用 2 枚 3 孔动力加压钢板呈 70°～90°固定，可恢复骶髂关节的稳定性（图 6-7-8）。可通过牵引并内旋大腿，结合侧方挤压骨盆复位。在髂窝放置引流管后，逐层缝合腹壁肌肉、皮下脂肪层及皮肤[23]。

六、腹膜外骨盆填塞

早期稳定骨盆的方法有固定架、骨盆 C 形钳及腹膜外骨盆填塞。其中，腹膜外骨盆填塞可有效控制血流动力学不稳定的骨盆骨折引起的大出血。患者取仰卧位，从耻骨区到锁骨上缘均应消毒铺巾，以便在紧急情况下行胸廓切开术和开腹手术。全身麻醉下，沿肚脐至耻骨做一切口，纵向分开腹白线。保持腹膜完整，用手将其与耻骨联合和骨盆环分离（图 6-7-9），此时可直接通过膀胱周围间隙到达骶前区，无须过多地剥离软组织。将有透视标记的大纱布依次填塞入骨盆环和腹膜间隙，从骶骨腹侧至耻骨后区域，双侧半骨盆均应填塞。完成骨盆填塞后，依次闭合腹壁各层且不需要留置引流管。2 天后行二次探查手术，需谨慎取出纱布。如果仍有出血，需再次填塞[24]。

第 8 节 术后护理与康复

骨盆骨折患者的康复与骨折类型、合并伤和手术方式有关。A 型骨折通常采取非手术治疗，伤后前几天可服用镇痛药活动。如果患者没有剧烈疼痛则可负重[12]。

手术治疗 6～8 周后，患者可在拐杖的辅助下部分负重，骨盆伤侧可负重 15kg。之后可以逐渐增加负重。若置入物未引起局部红肿或疼痛，则不用取出。外固定支架应在 3～4 周后移除。随着时间的延长，螺钉松动的风险也随之增加，故耻骨联合钢板应在置入后 6～8 个月取出。由于骶髂关节有生理性活动，故建议年轻患者术后 6～12 个月取出经骶髂螺钉。相反，骶髂关节强直的患者可保留骶髂关节的置入物[12,23]。

当然，与复杂骨盆骨折或多发伤患者相比，单纯骨盆骨折患者的术后护理有所不同。单纯骨盆骨折患者下地活动后即可出院，可在门诊进行随后的康复。然而，重症患者则需要多学科重症监护数周至数月[12]。

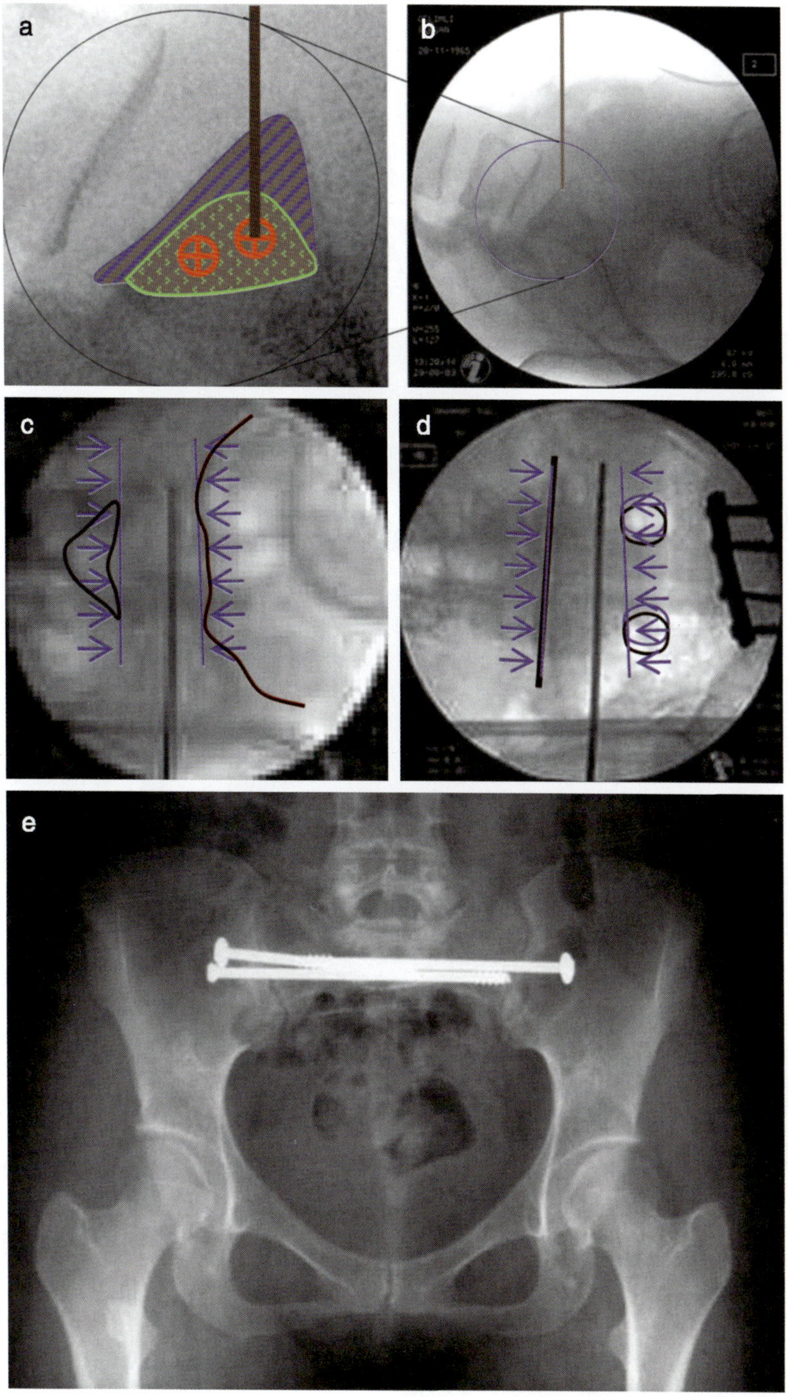

图 6-7-7　a～d. 入口位、出口位和侧位透视确认 SI 螺钉的入口点；需明确重要标志（S_1 椎间孔、S_1 椎骨的前后缘、椎管）。e. 7. 3mm 松质骨空心螺钉固定后骨盆环[22]

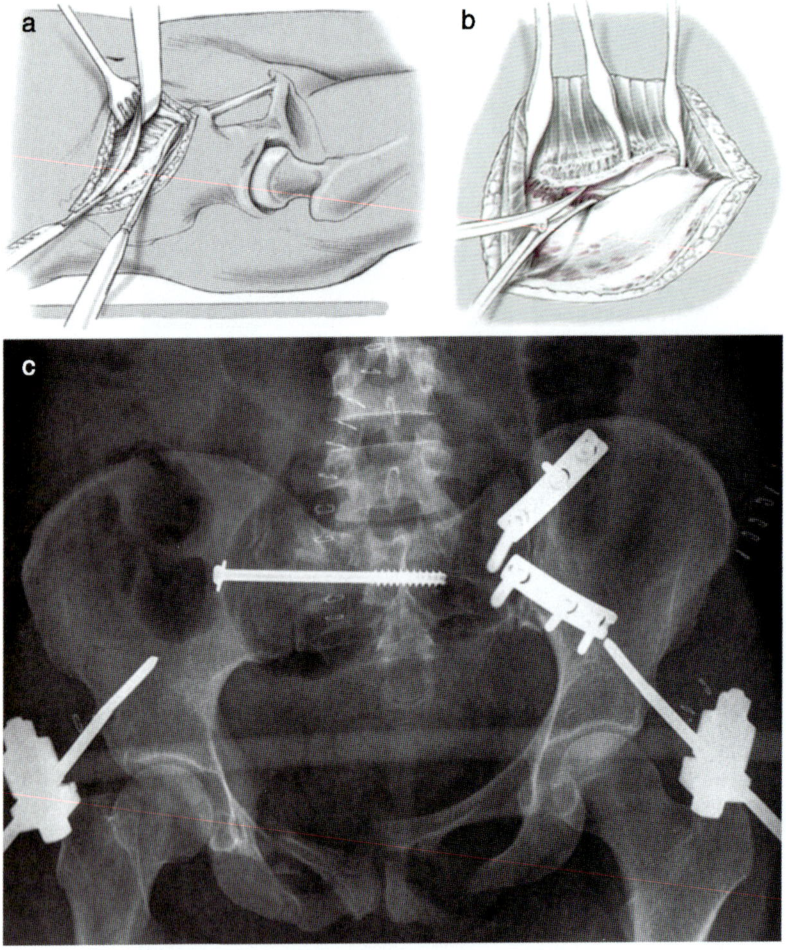

图 6-7-8 a. SI 关节的开放性复位和内固定，使用髂嵴前外侧入路。b. 髂肌从骨膜起开始与髂骨剥离。c. 尽可能在远端插入 Hohmann 牵开器，可避免损伤腰骶干并增加骶髂关节的视野；复位完成后，可通过 70°～90°角插入 2 个 3 孔动态加压钢板以稳定骶髂关节[23]

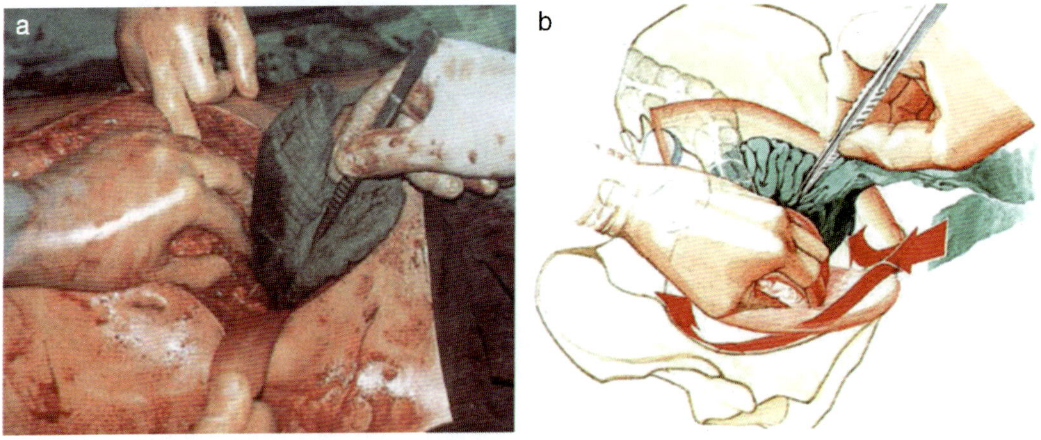

图 6-7-9 a. 盆腔填塞期间，保持腹膜完整并手动将其与耻骨联合和骨盆环分离。不必进一步分离软组织，可通过膀胱旁向下直接进入骶前区域。a，b. 为方便填塞，将较大的隔绝透射线的拭子从腹侧至骶骨连续置入骨盆环和腹膜之间的空隙中，直至耻骨后区域[30]

第9节 并发症

一、骨盆筋膜室综合征

骨盆筋膜室综合征是严重的骨盆损伤导致的罕见并发症，是由不稳定性骨盆骨折患者的腹膜后和臀肌筋膜经常破裂所致。软组织大面积撕裂和大量血肿会导致骨盆区域严重肿胀。骨盆筋膜室综合征会导致压迫性神经损伤（如坐骨神经、股动脉和闭孔神经），继而压迫骨盆肌肉导致挤压综合征，进而产生继发性器官衰竭[4]。骨盆筋膜室综合征的治疗包括早期筋膜切开术，清除血肿，控制出血源头，并广泛清除坏死肌肉。

二、手术并发症

骨盆手术会显著增加深静脉血栓、肺栓塞、肺炎和泌尿生殖系统感染的发生风险。其他常见的手术并发症有固定失败、伤口感染及伤口愈合不良等。以下为不同手术特有的相关并发症：①泌尿生殖系统损伤（主要见于耻骨联合钢板固定）；②血管损伤，髂血管损伤（主要见于耻骨联合钢板固定）、骶前静脉丛损伤（主要见于骶髂钢板固定）、臀血管损伤（主要见于骨盆 C 形钳）及闭孔血管损伤（主要见于耻骨联合钢板固定）；③神经损伤，骶神经根、腰骶干和坐骨神经损伤（主要见于骨盆 C 形钳、骶髂钢板固定和骶髂螺钉固定），闭孔神经损伤（主要见于耻骨联合钢板固定），以及股外侧皮神经（主要见于外固定架、耻骨联合钢板固定）；④髋臼穿孔（主要见于外固定架）；⑤针道感染（主要见于外固定架）；⑥骨盆内感染（主要见于腹膜外填塞）；⑦腹疝（主要见于腹膜外填塞、耻骨联合钢板固定和骶髂钢板固定）。

第10节 总 结

骨盆损伤，尤其是合并多发伤，多危及患者生命。基于标准分型确定的处置流程可挽救患者的生命。一般推荐 AO 分型评估骨盆骨折的稳定性，可为进一步选择手术方式提供重要的参考依据。AO 分型包括稳定的骨盆骨折（A 型）、旋转不稳定的骨盆骨折（B 型）、完全不稳定（旋转和垂直均不稳定）的骨盆骨折（C 型）3 种类型。根据这种分类，A 型骨折患者无须手术治疗（除罕见的病例），B 型骨折只需稳定骨盆前环，C 型骨折则需恢复前、后环的稳定性。遵循如上治疗原则，应用标准化的治疗流程和固定技术，即使复杂的 C 型骨盆损伤依然能够有较高的解剖复位愈合率。然而，尽管实现了解剖复位或接近解剖复位，但仍有相当比例的患者预后较差，这可能与多种因素有关，如广泛软组织损伤，合并其他身体部位的损伤，神经、内脏损伤，以及可能导致性交痛、性功能障碍和尿失禁的泌尿生殖道损伤。

参考文献

[1] Durkin A, Sagi HC, Durham R, et al. Contemporary management of pelvic fractures. Am J Surg, 2006, 192: 211-223.

[2] Pohlemann T, Tscherne H, Baumgärtel F, et al. Pelvic fractures: epidemiology, therapy and long-term outcome. Overview of the multicenter study of the Pelvis Study Group. Unfallchirurg, 1996, 99: 160-167.

[3] Tosounidis G, Wirbel R, Culemann U, et al. Misinterpretation of anterior pelvic ring fractures in the elderly. Unfallchirurg, 2006, 109: 678-680.

[4] Bosch U, Pohlemann T, Haas N, et al. Classification and management of complex pelvic trauma. Unfallchirurg, 1992, 95: 189-196.

[5] Bone L. Emergency treatment of the injured patient//Browner B, Jupiter J, Levine A, et al. Skeletal trauma. Philadelphia: Saunders, 1992:127-156.

[6] Committee on Trauma Advanced Trauma Life Support Course for Physicians. Student manual. Chicago: American College of Surgeons, 1993.

[7] Pohlemann T, Culemann U, Gänsslen A, et al. Severe pelvic injury with pelvic mass hemorrhage: determining severity of hemorrhage and clinical experience with emergency stabilization. Unfallchirurg, 1996, 99:734-743.

[8] Pohlemann T, Paul C, Gänsslen A, et al. Traumatic hemipelvectomy. Experiences with 11 cases. Unfallchirurg, 1996, 99:304-312.

[9] Tscherne H, Regel G. Tscherne Unfallchirurgie: trauma-management. Berlin/Heidelberg/New York/Tokyo: Springer, 1997.

[10] Biffl WL, Smith WR, Moore EE, et al. Evolution of a multidisciplinary clinical pathway for the management of unstable patients with pelvic fractures. Ann Surg, 2001, 233: 843-850.

[11] Peng MY, Parisky YR, Cornwell 3rd EE, et al. CT cystography versus conventional cystography in evaluation of bladder injury. AJR Am J Roentgenol, 1999, 173:1269-1272.

[12] Culemann U, Tosounidis G, Reilmann H, et al. Injury to the pelvic ring. Diagnosis and current possibilities for treatment. Unfallchirurg, 2004, 107:1169-1181.

[13] Ertel W, Keel M, Eid K, et al. Control of severe hemorrhage using C-clamp and pelvic packing in multiply injured patients with pelvic ring disrup-tion. J Orthop Trauma, 2001, 15:468-474.

[14] PohlemannT, Gänsslen A, Bosch U, et al. The technique of packing for control of hemorrhage in complex pelvic fractures. Techn Orthop, 1995, 9:267-270.

[15] Ben-Menachem Y. Explorytory angiography and transcatheter embolization for control of arterial hemorrhage in patients with pelvic ring disruptions. Techn Orthop, 1995, 9: 271-274.

[16] Fallon B, Wendt JC, Hawtrey CE. Urological injury and assessment in patients with fractured pelvis. J Urol, 1984, 131:712-714.

[17] Davidson B, Simmons G, Williamson P, et al. Pelvic fractures associated with open perineal wounds: a survivable injury. J Trauma, 1993, 35:36-39.

[18] Ganz R, Krushell R, Jakob R, et al. The antishock pelvic clamp. Clin Orthop, 1991, 267:71-78.

[19] Pohlemann T, Culemann U, Tosounidis G, et al. Application of the pelvic C-clamp. Unfallchirurg, 2004, 107:1185-1191.

[20] Gänsslen A, Pohlemann T, Krettek C. A simple supraacetabular external fixation for pelvic ring fractures. Oper Orthop Traumatol, 2005, 17:296-312.

[21] Giannoudis PV, Pape HC. Practical procedured in orthopaedic trauma surgery. Cambridge: Cambridge University Press, 2006.

[22] Tosounidis G, Culemann U, Wirbel R, et al. Percutaneous sacroiliac lag screw fixation of the posterior pelvic ring. Increasing safety by standardization of visualization and insertion technique. Unfallchirurg, 2007, 110:669-674.

[23] Gänsslen A, Pohlemann T, Krettek C. Internal fixation of sacroiliac joint disruption. Oper Orthop Traumatol, 2005, 17:281-295.

[24] Tötterman A, Madsen JE, Skaga NO, et al. Extraperitoneal pelvic packing: a salvage procedure to control massive traumatic pelvic hemorrhage. J Trauma, 2007, 62:843-852.

[25] Pohlemann T, Braune C, Gänsslen A, et al. Pelvic emergency clamps: anatomic landmarks for a safe primary application. J Orthop Trauma, 2004, 18:102-105.

[26] Routt ML Jr, Simonian PT, Grujic L. The retrograde medullary superior pubic ramus screw for the treatment of anterior pelvic ring disruptions: a new technique. J Orthop Trauma, 1995, 9:35-44.

[27] Matta JM. Indications for anterior fixation of

pelvic fractures. Clin Orthop Relat Res,1996, 329:88-96.

[28] Kobbe P, Hockertz I, Sellei RM, et al. Minimally invasive stabilisation of posterior pelvicring instabilities with a transiliac locked compression plate. Int Orthop, 2012, 36: 159-164.

[29] Schildhauer TA, Bellabarba C, Nork SE, et al. Decompression and lumbopelvic fixation for sacral fracture-dislocations with spinopelvic dissociation. J Orthop Trauma, 2006, 20:447-457.

[30] Tscherne H, Pohlemann T. Tscherne Unfallchirurgie: Becken und Azetabulum. Berlin/Hei-delberg/New York/Tokyo :Springer, 1997.

第 8 章　Chiari 骨盆内移截骨术

第 8 章

Chiari骨盆内移截骨术

Peter Zenz, Wolfgang Schwägerl

关键词 生物力学・手术适应证・局限性・Chiari 截骨术・先天性髋关节脱位・髋关节・骨盆截骨・Perthes 病・康复・手术技术

第 1 节 概 述

Chiari 截骨术是一种髋臼上内移骨盆截骨术，由 Chiari 于 20 世纪 50 年代发明，这项技术扩大了原来较小的髋臼顶，用于覆盖股骨头。如果患者为先天性髋臼发育不良，且髋臼与股骨头的大小不匹配，则应行 Chiari 截骨术。Chiari 截骨术同样也适用于 Perthes 病。在随后的几年内，这种截骨术被广泛应用于各种类型的先天性髋关节脱位，尤其是轻到中度的骨关节炎。

第 2 节 生物力学

截骨从关节囊近端的髂骨开始，以 7°～10°向上斜行至内侧。以耻骨联合为中心对称截取一侧后再截另一侧（图 6-8-1，图 6-8-2）。因此，重建的新髋臼容量更大，压力分布更好。由于关节囊位于髂骨和股骨头之间，关节囊内纤维软骨组织再生以更好地支持髋关节。原有的髋臼倾斜度增加，所承受的应力也较原来变小，不再处于过载状态。

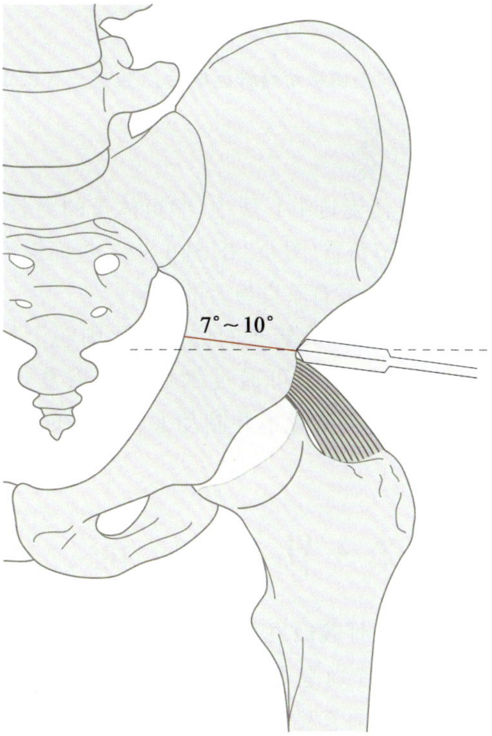

图 6-8-1 截骨术起自髋关节囊正上方，止于股直肌反折头下方。朝向对侧斜行向上 7°～10°

P. Zenz (✉)
Orthopädisches Zentrum Otto Wagner Spital, Wien, Austria
e-mail: peter.zenz@wienkav.at; dr.zenz@aon.at

W. Schwägerl
Wien, Austria

G. Bentley (ed.), *European Surgical Orthopaedics and Traumatology*,
DOI 10.1007/978-3-642-34746-7_115, © EFORT 2014

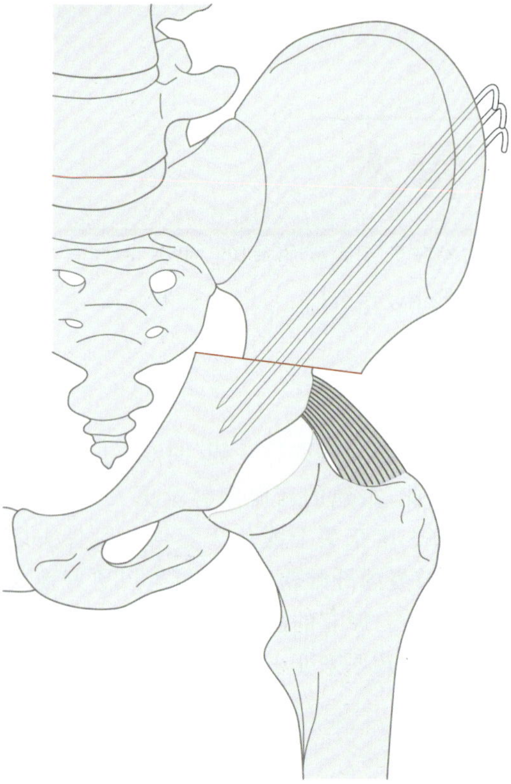

图 6-8-2 向内侧移动髂骨远端后,3 枚克氏针固定截骨

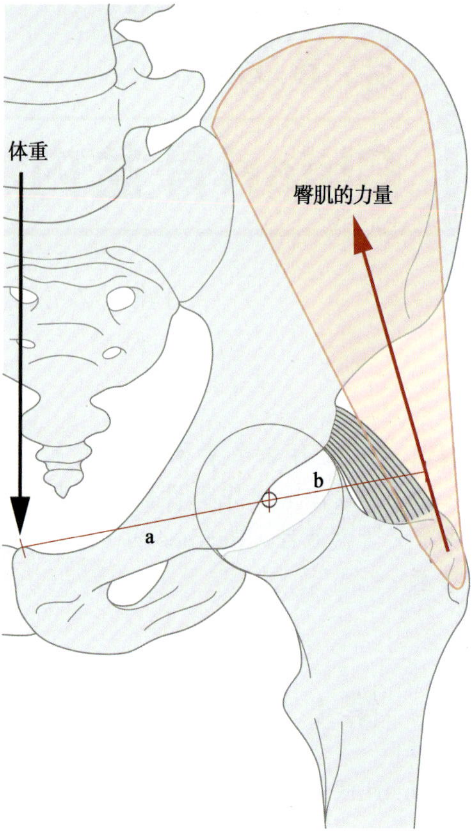

图 6-8-3 单腿站立,体重必须通过臀肌力抵消。a. 体重的力臂;b. 肌肉的力臂;体重×a=肌肉力量×b

通过使旋转中心居中,缩短体重的力臂,减少髋关节负重(图 6-8-3,图 6-8-4),进而缓解轻、中度髋臼发育不良患者的疼痛[2-4]。

另外,虽然大转子的位置变化削弱了外展肌的力量,但是可通过术后康复恢复[5]。严重病例需行截骨术并制动大转子的远端。

第 3 节 适 应 证

①先天性髋臼发育不良的青少年和年轻成年患者,特别是严重病例(CE 角<0°)[6];②先天性髋关节发育不良、髋臼与股骨头不匹配(股骨头过大);③先天性髋关节发育不良伴股骨头外上移位;④Perthes 病引起的髋关节增大[7-8];⑤先天性髋关节发育不良伴严重的髋关节骨关节炎[9,10];⑥神经肌肉疾病,如脑瘫、脑脊膜膨出等,导致的髋关节不稳。

对于不能通过单纯股骨截骨术明显改善的各类髋关节发育不良的青少年和年轻成年患者,可通过骨盆截骨术达到最佳的疗效。此外,骨盆截骨术还可以改善骨盆的外形和容量,为以后的髋关节置换提供条件。40 岁以下的患者临床效果更好[6]。Tschauner 等[11]指出,最佳的手术适应证是髋关节发育不良合并骨关节炎的年轻患者。

第 4 节 局 限 性

骨盆截骨术的局限性或禁忌证:①发育异常的髋关节伴严重的骨关节炎;②关节活

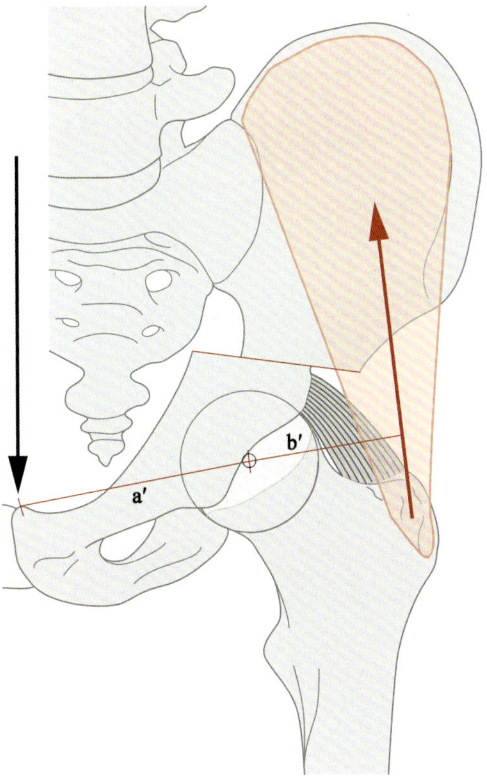

图 6-8-4　Chiari 截骨术后，a′减少最明显，故关节总应力减少

动度差，术前自主关节屈曲<90°且外展20°～30°；③经 MRI 证实的髋臼上唇损伤（尤其是分离型损伤）；④X 线片检测出经 MRI 或骨扫描证实的髋臼内有坏死区。

患者的年龄通常不是手术的禁忌证。

如果患者的髋关节脱位向上移位超过 2cm 时，需要精确测量截骨的方向是否涉及骶髂关节。

Chiari 截骨术后导致骨盆腔和骨盆出口缩小，可能会影响正常分娩，这种情况下患者必须选择剖宫产，特别是行双侧截骨术的患者[12]。

第 5 节　术前计划

X 线片检查包括骨盆正位，可通过侧位判断髋关节前方覆盖的范围；通过股骨外展正位和内收正位，评估是否需要额外行股骨近端截骨。

截骨术的起点位于髋关节囊附着点的上方。如果截骨部位过高，手术通常没有效果。如果截骨部位太低，则需打开髋关节囊，且有损伤髋臼负重顶区的危险。截骨的方向必须是内侧向上 7°～10°。向上移动股骨头，需要特别注意截骨平面不应通过骶髂关节。可水平截骨，但截骨术后关节腔内压力不足，可能对关节恢复产生不利影响。不推荐向下截骨，这样会影响关节腔的容量。因此，术前应准确规划截骨的方向，以避免上述问题。

第 6 节　手术技术

一、手术入路

沿髂嵴下方 2cm 做一皮肤切口，与髂嵴平行。切口在髂前上棘后 4cm 处开始，向远端弧形切开，最后呈直线延伸，切口长度为 10～13cm。沿肌纤维方向纵向切开阔筋膜，以避免损伤股外侧皮神经。于缝匠肌与阔筋膜张肌间隙进入，暴露髋关节囊的前部，结扎旋前血管。切开髂嵴骨膜，向内侧钝性分离。在影像增强器的控制下，用弯形锉刀自骨膜起继续剥离至坐骨大切迹。将第 1 把可透视的霍夫曼牵开器插入已显露的真假骨盆之间，直至坐骨大切迹。第 2 把可透视的霍夫曼牵开器插入髂骨壁的侧面和阔筋膜张肌臀大肌之间。这 2 把牵开器应同时在内侧和外侧牵拉骨盆上口。最后应通过增强影像器确认。

使用弧形剪刀分离股直肌反折头，向腹侧、头侧和背侧反折 3cm，然后尽可能靠近背侧沿髋臼缘横断骨直肌起始部。股直肌肌腱松弛后可以在关节囊和肌腱间显露出一个足够大的间隙，以完成 Chiari 截骨术。这一入路可最大限度地保留臀肌。若有必要,可将臀肌腹侧从髂骨外侧壁骨膜下分离。

二、截骨

从股骨头头端开始,在关节囊和股直肌腱反折头之间做第1步截骨。使用影像增强器确认截骨起始点位于髋关节囊上3～5mm且方向为对侧髂前上棘7°～10°。截骨平面远离髋关节,可形成台阶,改善股骨头的支撑。截骨平面过低会损伤髋臼顶,需严格避免。当髋臼顶部有骨赘时,需要打开关节囊,清理骨赘。为了更好地指引截骨,可在影像增强器的透视下放置1枚或多枚克氏针。

第1步凿透髂骨的骨皮质;第2步的截骨位置定位于第1步截骨之前,需要特别注意的是截骨的位置在髂前上棘下方;第3步截骨是第1步截骨的延伸,沿髂骨的背外侧壁延伸,精准地朝向位于坐骨大切迹的牵开器。最后1步采取相同的方式,依然在第1步截骨的间隙操作,不同的是这次是截断髂骨的内侧壁。使用霍夫曼牵开器的助手可以感觉到骨凿的深度,并可通过控制牵开器起到保护作用(图6-8-5)。

完成截骨后,影像增强器辅助可见向内侧10mm的移位(图6-8-6)。

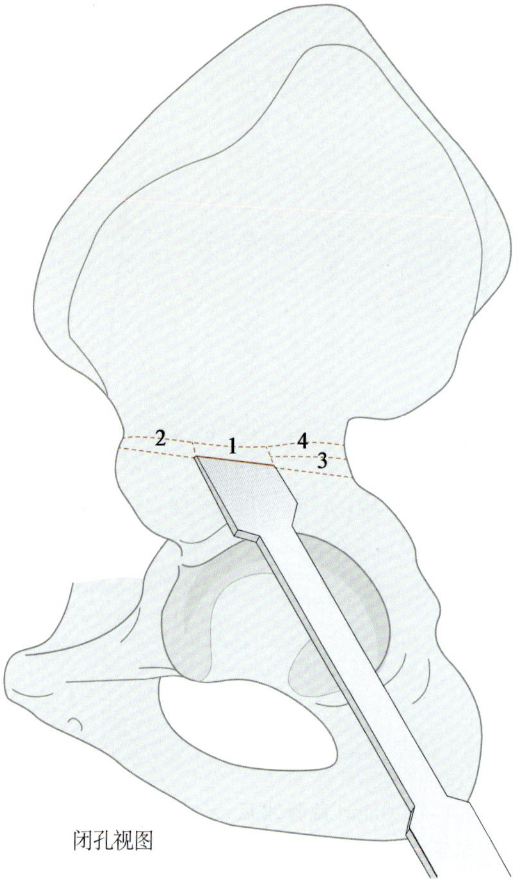

图 6-8-5 4个平面截骨部位

三、内固定

需要1名助手在对侧稳定骨盆,下肢外展45°,同时推抵髋臼。这样通常可达到所需的内侧移位量。随后使用3枚克氏针或1～2枚皮质骨螺钉固定。克氏针从髂骨外进针,进针点位于髂嵴远端2cm处,2枚置于髋臼前柱,1枚置于后柱。

四、关闭切口

沿截骨的骨盆内侧壁放置引流管,将缝匠肌肌腱缝合至阔筋膜张肌。通过这种手术技术,臀肌得以完整保留,故术后可立即进行康复训练。

五、其他手术

(一)股骨外翻截骨术

当截骨术后扁平的股骨头可能导致重建的髋臼压力过大时,则可采取这一术式。如果最大内收位功能X线片显示股骨头扁平,可以通过骨盆截骨术联合股骨外翻截骨术重新建立股骨头和髋臼之间的匹配度。同时,外翻截骨术还能更好地加强臀肌的力量。

(二)股骨内翻截骨术

很少需要行此种手术。术前下肢外展

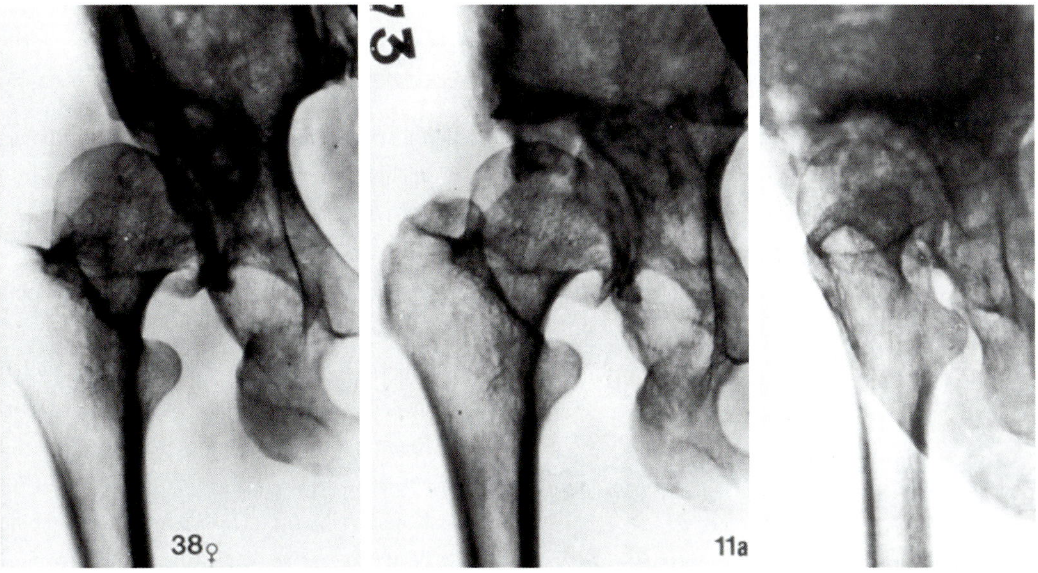

图 6-8-6　Chiari 截骨术后的 X 线片显示髋臼中股骨头向内侧移位，固定截骨时应保持该状态（11a）

功能位的 X 线片与正常体位的 X 线片相比，可以更好地显示股骨头畸形和髋臼顶的匹配度，但要考虑臀肌力量的降低和肢体短缩的可能。

第 7 节　替代技术

Schwägerl 和 Zenz[13] 发明了经粗隆间的手术入路。此入路通过临时大转子截骨并向上翻转可以提供更好的手术视野。可在不横断肌肉的情况下接近骨盆外缘。此外，此种入路可提供更好的手术视野，便于操作。随后将转子向侧方和远端移动，可加强臀部肌肉的力量，从而预防永久性残疾。2 枚拉力螺钉固定移位的大转子，螺钉可于术后 1 年取出。此种入路尤其适用于原发的大转子位置较高、肌肉力量不足或截骨角度较大的情况。手术操作过程中应该注意内侧的霍夫曼牵开器需要插在股直肌的上方、髂前上棘和髂前下棘之间。

Duquennoy 及其团队[14] 对原来的手术技术进行了大幅改进，2/3 的病例需要翻转臀中肌，从腹侧到背侧截骨，这种方法需插入 4 枚克氏针，用圆凿在背侧截骨，同时使用 1 枚拉力螺钉固定并加压断端。

Morscher 和 Hefti[15] 则通过凿除髂嵴和翻转腹侧的肌肉改善术式，翻转阔筋膜张肌和股直肌间接头的起点，L 形切开关节囊。于真假骨盆缘用一把直骨凿行向上 15° 截骨。

第 8 节　术后治疗与康复

术后第 1 天开始进行主动和被动的物理治疗，包括加强臀肌的训练。术后 3～5 天开始下地活动，5 周后部分负重活动。根据影像学检查结果决定完全负重的时间，高强度的臀肌训练必须保持至少 8 个月以上。术后 3 个月可取出克氏针。

第 9 节　术中并发症

当行内侧截骨时，较大的出血会停止。

这是由臀上动脉出血所致。其他的主要血管造成的出血尚未见报道。

明显移位的中心脱位并不常见。通过在大转子拧入 1 个股骨头提取器进行复位，如用于全髋关节置换术的股骨头提取器。然后在内收和用力伸展下肢时向下拔出。复位成功后，用上述方法对截骨进行固定。

第 10 节　术后并发症

一、假关节

假关节非常少见。Chiari 从未在他的系列研究中报道过这种并发症。在维也纳骨科诊疗医院[3-5,10,17]的患者资料中，有且只有 1 例。

二、异位骨化

髂前下棘上的腹直肌头部可发生异位骨化。当屈曲髋关节时疼痛，并影响到患者的生活时，应予以切除。可采用和外生骨疣相同的方法分离并切除异位骨化。吲哚美辛可有效预防异位骨化[16]。

三、坐骨神经损伤

坐骨神经损伤是由直接压迫神经或血肿造成的，表现为腓总神经麻痹，通常 2～6 个月后恢复。

四、股外侧皮神经损伤

股外侧皮神经损伤是大腿前外侧麻痹的原因，有时表现为剧烈的肌肉疼痛。可以通过一个适当的皮肤切口，在缝匠肌和阔筋膜张肌之间分离阔筋膜张肌的肌腹，避免损伤神经，因为神经走行靠近内侧。

参考文献

[1] Chiari K. Beckenosteotomie als Pfannendachplastik. Wiener Med Wochenschr, 1953, 103:707-770.

[2] Chiari K. Die Beckenosteotomie in der Behandlung der Coxarthrose. Beitr Ortho Traumatol, 1968, 15:163-168.

[3] Chiari K, Schwägerl W. Pelvic osteotomy: indications and results. Rev Chir Orthop Reparatrice Appar Mot, 1976, 63(5): 560-568.

[4] Kotz R, Chiari C, Hofstaetter J, et al. Long-term experience with Chiari's osteotomy. Clin Orthop Relat Res, 2009, 467:2215-2220.

[5] Windhager R, Pongracz N, Schönecker R, et al. The chiari pelvic osteotomy for congenital dislocation and subluxation of the hip in children and adults. A review of the results of twenty to thirty-four years. J Bone Joint Surg Br, 1991, 73:890-895.

[6] Migaud H, Duquennoy A, Gougeon F, et al. Outcome of chiari pelvic osteotomy in adults. 90 Hips with 2-12 years' follow-up. Acta Orthop Scand, 1995, 66(2):127-131.

[7] Bennett JT, Mazurek RT, Cash JD. Chiari's osteotomy in the treatment of perthes' disease. J Bone Joint Surg Br, 1991, 73:225-228.

[8] Chiari K. Medial displacement osteotomy of the pel-vis. Clin Orthop Relat Res, 1974, 98: 55-71.

[9] Ito H, Matsuno T, Minami A. Chiari pelvic osteotomy for advanced osteoarthritis in patients with hip dysplasia. J Bone Joint Surg Am, 2005, 1(Suppl 1 Pt 2):213-225.

[10] Lack W, Windhager R, Kutschera HP, et al. Chiari pelvic osteotomy for osteoarthritis secondary to hip dysplasia. Indications and long-term results. J Bone Joint Surg BR, 1991, 73-B:229-234.

[11] Tschauner C, Klapsch W, Kohlmaier W, et al. Die dreifache Beckenosteotomie nach

Tönnis im Rahmen der Spätdysplasie und frühen Secundärarthrose des Hüftgelenkes. Orthop Praxis,1992,28:255-263.

[12] Kotz R,Slancar P. Beckenosteotomie und Geburt. Z Orthop,1973,111:797-800.

[13] Schwägerl W,Zenz P. Der trastrochantäre Zugang zur Beckenosteotomie nach Chiari. [abstract. 383]. Z Orthop,1998,135(5).

[14] Duquennoy A, Migaud H, Gougeon F, et al. Chiari's osteotomy in the adult. Apropos of 70 cases. Rev Chir Orthop, 1987, 73 (5): 365-376.

[15] Morscher E, Hefti F, Judet Th, et al. Traitment chirurgical des lesions non traumatiques de la hanche. Atlas de Chirurgie Orthopédique (Tome 3), member inférieur. In:ed. Masson,Paris,1992.

[16] Randelli G, Romanco CL. Prophylaxis with indomethacin for heterotopic ossification after chiari osteotomy of the pelvis. J Bone Joint Surg Br,1992,9:1944-1946.

第 9 章　髋臼周围 Bernese 截骨术

第 9 章
髋臼周围Bernese截骨术

Rafael J. Sierra, Michael Leunig, Reinhold Ganz

摘要 伴股骨髋臼撞击综合征的髋关节发育不良成为髋关节骨关节炎的常见致病原因。关节炎可能是由髋关节发育不良导致的病理性关节负重发展而来，或伴有股骨髋臼撞击的患者由于股骨头-颈与髋臼异常接触和持续运动磨损所致。髋臼周围截骨术可以调整髋臼的结构异常，改善髋关节的生物力学，理论上可以防止软骨退变。26 年前，来自不同国家的多名著名外科医生从多个方面报道了髋臼周围发育不良，并得到了广泛认可。本章将继续讨论重新定位在调整髋臼后倾或前突等其他病理情况中的应用。

关键词 临床表现・并发症・髋臼发育不良・影像学・病理学・髋臼周围截骨术・康复・结果・手术指征・手术技术

第 1 节 概 述

髋关节发育不良是一种髋关节结构性紊乱，如果不及时治疗，可引起成人早期的退行性骨关节炎。典型的髋关节发育不良在文献中已有较多描述，其病理特征存在较大差异[1-4]。然而，从轻度髋关节发育不良到重度髋关节脱位，患者的数量都在增加。骨盆和股骨均存在解剖异常，但股骨的变异通常较小。髋臼和股骨头之间的异常结构导致生物力学不对称，进而引发髋臼顶的软骨发生退变。

股骨髋臼撞击综合征可导致骨关节炎[5]。股骨髋臼撞击综合征的定义为股骨头-颈与髋臼之间的关节间隙减小，导致髋臼深度和位置的改变或股骨头-颈结构异常。髋臼后倾或髋臼前突导致钳夹型股骨髋臼撞击综合征，以及由于股骨头-颈连接处与髋臼的异常接触、反复撞击导致的骨关节炎。

髋关节发育不良与股骨髋臼撞击综合征的病理机制不同。在髋关节发育不良的患者中，由于髋关节发育不良造成应力分布改变，导致骨关节炎发生；而股骨髋臼撞击综合征是由股骨头-颈与髋臼之间反复的异常接触所致。

典型的髋关节发育不良的外科治疗方法在很多文献中已有描述。髋臼周围截骨术作为先进的髋关节发育不全的典型首选手术治疗方法，广泛应用于全世界各医疗中心[6-15]。髋关节股骨髋臼结构异常导致的撞击综合征并不常见，可行单纯髋臼周围截

R. J. Sierra (✉)
Mayo Clinic, Rochester, MN, USA
e-mail: sierra.rafael@mayo.edu

M. Leunig
Department of Orthopedics, Schulthess Clinic, Zurich, Switzerland

R. Ganz
Faculty of Medicine, University of Bern, Bern, Switzerland
e-mail: Rd.ganz@bluewin.ch

G. Bentley (ed.), *European Surgical Orthopaedics and Traumatology*, DOI 10.1007/978-3-642-34746-7_102, © EFORT 2014

骨术或结合其他关节矫正术(即髋关节脱位手术、股骨近端截骨术)进行治疗。

本章主要探讨髋臼周围截骨术在典型髋关节发育不良、单纯髋臼后倾或髋臼前突中的应用。

第2节 临床表现

大多数髋关节发育不良的患者为活动度强的年轻人,主诉患侧髋关节活动时腹股沟疼痛。少数患者还会出现臀部或转子疼痛,最常见的原因是髋关节结构改变导致的步态异常。大多数髋关节发育不良患者并未特别主诉髋关节活动范围缩小,但在髋臼后倾或髋臼前突的患者中,活动范围可能显著变小。"髋臼缘综合征"[16]患者可能会主诉腹股沟锐痛,以及盂唇撕裂导致的抓挠感或关节交锁。

典型的髋关节发育不良患者的体格检查结果为髋关节屈曲度增大。股骨和(或)髋臼前倾角度变大,导致髋关节内旋增大(图 6-9-1a)。当股骨和髋臼挤压肥大上唇时,患者前撞击征通常呈阳性[16]。髋关节恐惧试验[17]要求患者取仰卧位,双腿垂于检查床边缘(图 6-9-1b)。患者握住健侧并最大限度屈曲。屈曲骨盆,减少股骨头前方髋臼覆盖,患者若感觉股骨头向前脱出,则结果为阳性。此外,该试验也可以出现腹股沟疼痛。然后检查并评估髋臼后壁的软骨损伤。突然外旋下肢,使股骨头接触髋臼后方的软骨,如果臀部出现疼痛提示可能为髋臼后方软骨退变。

单纯髋臼后倾的症状和股骨髋臼撞击综合征的症状相似。这些患者在屈曲 90°时旋转活动减少。这完全不同于典型的髋臼发育不良患者,后者的关节活动度更大。髋臼后倾患者的髋臼前撞击征通常为阳性,在屈曲 90°和内旋 5°~10°时出现疼痛。

伴有髋臼前突的股骨髋臼撞击综合征患者较少见。这些患者的髋臼窝比较深,股骨头覆盖率更高(图 6-9-2),其关节活动度明显受限,髋关节的屈曲通常不超过 80°~90°,部分患者在极度屈曲的情况下可能丧失髋关节的内、外旋活动。临床上,应对这些患者进行基因测试以排除髋臼前突的潜在病因,如马方综合征等。

第3节 影像学资料

一、髋关节发育不良

髋关节结构异常的诊断工具最常用的是骨盆和髋关节 X 线片。骨盆正位 X 线片可提供相关信息,若需进一步检查,可采取 Lequesne 和 de Sèze 侧位[18]、骨盆侧位[19]、髋关节外展位和关节 MRI 等作为辅助检查[20-21]。为减少因骨盆倾斜和旋转造成的测量误差,需行标准的骨盆正位 X 线片[22]。目前普遍认为,标准的骨盆正位 X 线片应包括对称的髂骨翼和闭孔,尾骨尖应位于中心线 0~2cm 内,耻骨联合上方。此外,X 线片还应能清楚地显示髋臼的轮廓,尤其是前后唇、坐骨棘、髋臼顶及髋臼外侧缘。

骨盆正位 X 线片的审阅应包括股骨头和髋臼的匹配性及股骨头和股骨头-颈的轮廓。髋关节发育不良患者因为股骨头扁平、髋臼畸形、骨关节炎、股骨头半脱位或脱位,髋关节的匹配性可能会丧失。根据 Tönnis 分级标准描述骨关节炎的分级[23]。0 级为没有关节炎性改变。1 级为髋关节硬化,关节间隙轻度变窄,有小骨赘形成。2 级为髋关节有小囊性变,关节间隙中度变窄。3 级为髋关节有大囊性变,关节间隙中度变窄,甚至消失。

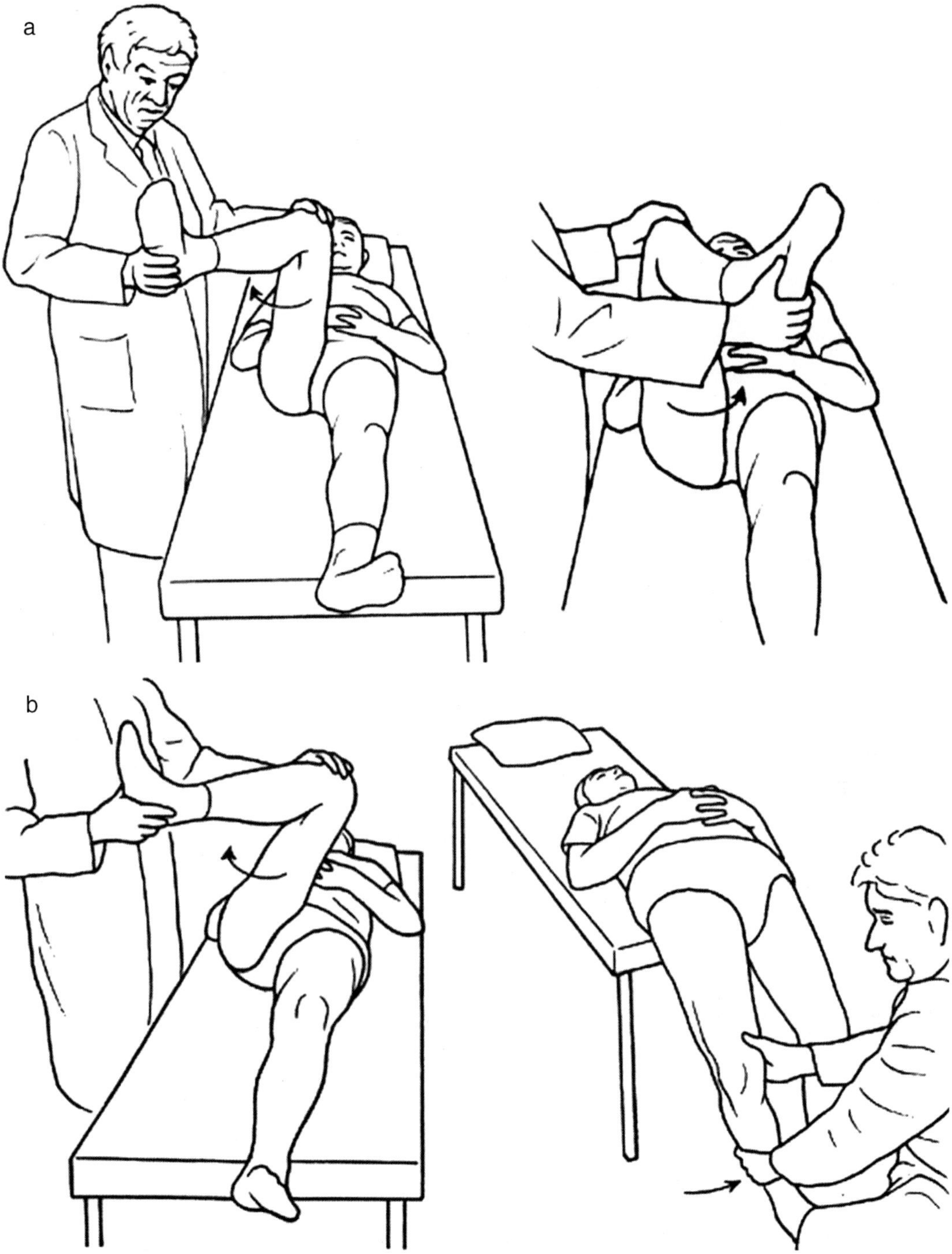

图 6-9-1　a. 屈曲 90°内外旋转试验。b. 髋关节发育不良的前部撞击试验和恐惧试验。这些试验还用于评估髋臼后软骨磨损引起的后部撞击和疼痛

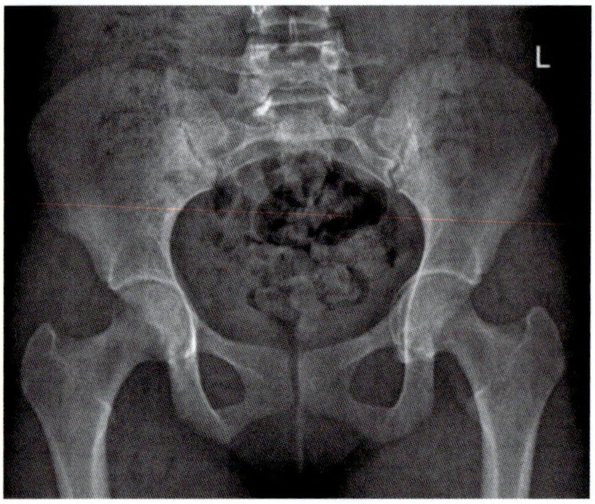

图 6-9-2 女性，15 岁，正、侧位 X 线片示伴有双侧髋臼前突（左侧严重），无马方综合征病史

骨盆正位 X 线片诊断典型髋关节发育不良的指标很多。最常用的是 Wiberg 角[24]，Tönnis 髋臼指数[1]、股骨头覆盖指数[25]及 Stulberg 和 Harris 髋臼深-宽指数[26]。此外，横向半脱位应该测量从泪滴至股骨头的边缘（正常值为 5mm）（图 6-9-3a～d）。

Wiberg[24]报道边缘中心角 25°以上为正常，20°～25°为临界值，20°以下为髋关节发育不良。Tönnis 角[1]的正常值为 0°～10°，>10°提示存在髋关节发育不良。股骨覆盖指数>25%为髋关节发育不良。Murphy 等[27]的研究表明，这些参数可以准确地预测髋关节发育不良的预后。在他们的研究中，无一例发展为严重髋关节炎的患者的 Wiberg 角<16°，Tönnis 角>15°，髋臼深-宽指数<38%，股骨头未覆盖范围>31%。

Lequesne 和 de Sèze[18]提出的假斜位 X 线片常用于检查髋关节发育不良的股骨头前部的覆盖情况。髋关节前中心-边缘角是测量股骨头中心线与髋臼前缘的角度。25°左右为正常，<20°为髋关节发育不良。制订手术计划时通常需要拍摄髋关节最大外展前后位的 X 线片。理想的骨盆截骨术是在髋关节与股骨头活动时能充分接触覆盖并与髋臼匹配。即使达不到上述理想状态，也可行骨盆截骨术作为挽救手段[28]，但是股骨截骨术的预后多不可预测。

二、髋关节后倾

有 18%～33%的典型髋关节发育不良患者存在髋臼后倾[29]，但也有患者存在与髋关节发育不良无关的单纯髋臼后倾，导致局部钳夹撞击。正常髋关节的标准骨盆正位 X 线片显示，髋臼前缘与髋臼后缘在上外侧交叉，提示髋臼前倾。Reynolds[30]报道，如果前后缘在更远端出现“交叉”征，表明髋臼后倾。

Kalberer 等[31]还提出了以坐骨棘突出征（prominence of the ischial spine sign，PRIS）作为衡量髋臼后倾的标志。他们在研究中使用“交叉”征阳性作为诊断髋臼后倾的金标准，PRIS 对诊断髋臼是否后倾显示出较高的敏感性和特异性。髋臼后倾与“后壁”征（股骨头中心至内侧缘）[30]和髋臼前上缘软骨组织良好是行反向髋臼周围截骨术（periacetabular osteotomy，PAO）的指征。

三、髋臼内陷

髋臼过度覆盖股骨头，可导致钳夹型股骨髋臼撞击综合征。钳夹型股骨髋臼撞击综合征发生在髋臼内陷的位置。髋臼内陷是指影像学上股骨头的内侧面位于 Kohler 线内侧[32]。股骨头过度覆盖较轻的情况包括扁平髋。当髋臼的内侧壁位于 Kohler 线内侧时，股骨头仍然在该线外侧，则为扁平髋。髋臼内陷偶尔见到的其他重要特征包括髋臼上缘下垂。需要通过截骨术进行髋臼矫正。然而，只能在髋关节脱位手术修正髋臼后壁后才可进行矫正。

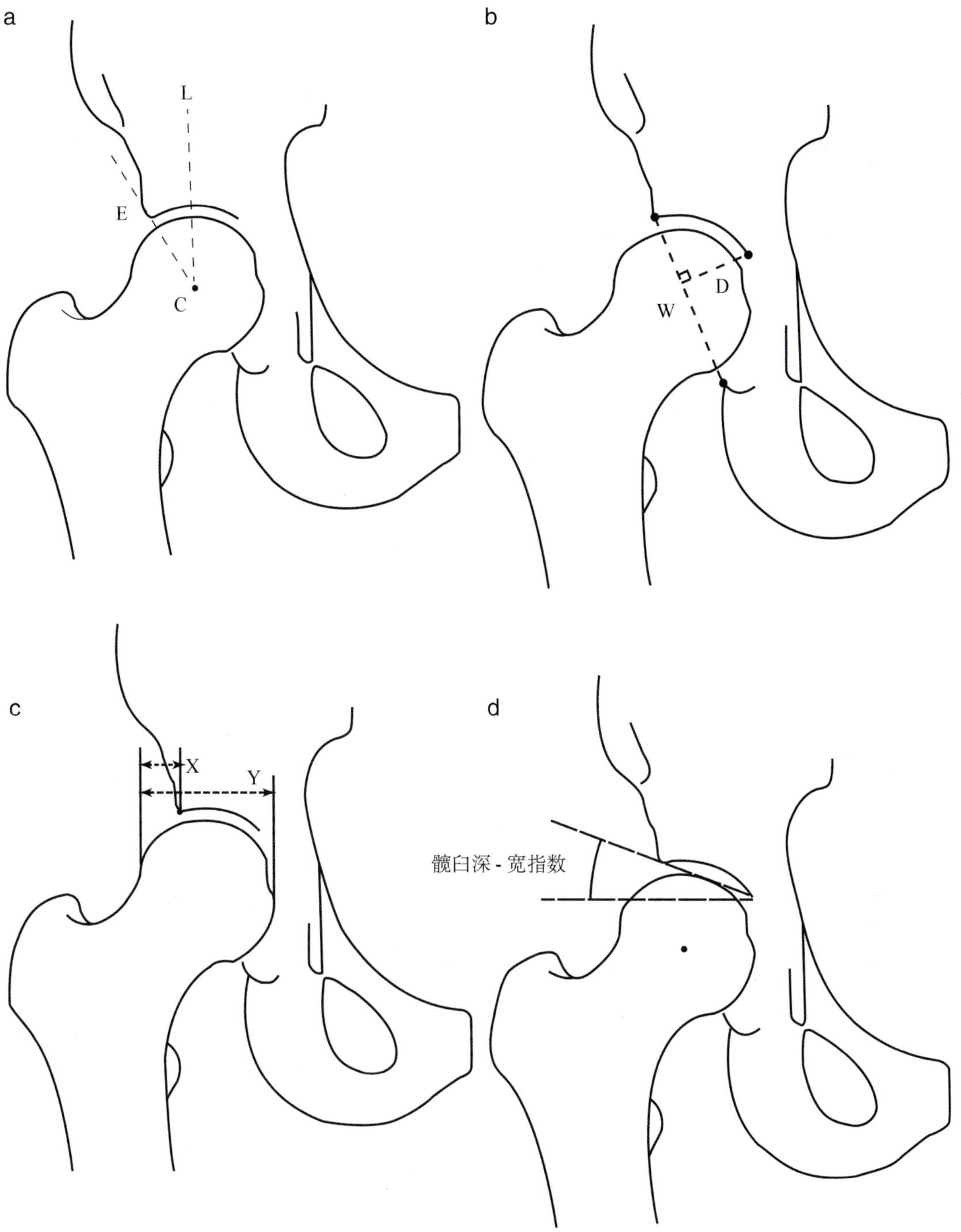

图 6-9-3　a. 边缘中心角。边缘中心角为 CE(股骨头中心到髋臼侧缘的连线)和 LC(穿过头部中心的垂直线)形成的夹角。b. Stulberg 和 Harris 髋臼深-宽指数。c. 髋臼挤压指数。d. Tönnis 髋臼指数

第 4 节　髋关节发育不良的病理机制及矫正的基本原理

在发育不良的髋关节中，异常的解剖结构主要累及髋臼，较少累及股骨。髋臼通常较浅且外移，前方和上方缺乏覆盖。尽管发育不良的髋关节大多表现为前倾，但仍有 1/6 的患者髋臼可出现后倾。结构异常会导致整个髋关节受力分布不均匀，使髋关节外上方的负荷增加。髋臼盂唇在保持髋关节的稳定方面发挥重要作用。初期髋臼盂唇肥大以维持股骨头在关节内的位置。最终直接作用于髋臼上外侧的长期剪切力导致髋臼盂唇破坏，进而使髋关节负荷降低。最终，随着关节内接触压力的变化，出现髋关节半脱位、软骨负荷增加和损伤。

在发育不良的髋关节中，髋臼组件的重新定位可以改善前方和侧方的覆盖，进而改善髋关节的病理机制。大部分情况下，可通过髋臼旋转截骨术来纠正前外侧缺损，这为负重界面提供了更大的表面积，以保持关节稳定。使用软骨下骨支撑的透明软骨髋臼周围截骨术与增大髋臼容量的 Chiari 截骨术或 Shelf 髋臼造盖方法不同。它的最终目标是降低髋臼缘受到的剪切力和负荷，从而改善髋关节发育不良。

第 5 节　髋臼后倾、髋臼内陷的病理机制及矫正原理

在髋臼后倾的关节窝内，髋臼前壁撞击可引起髋关节疼痛，撞击对髋臼盂唇和髋臼缘都有损害。此外，股骨头-颈与髋臼前缘反复撞击可能会增加股骨头后方与髋臼后方的接触压力，也可能损伤髋臼后方的软骨。此外，在日常生活中，缺乏覆盖的股骨头后方会承受异常的压力，导致髋臼后方承受较高的压力。

髋臼内陷异常继发于股骨髋臼撞击综合征，持续撞击可引起股骨头-颈和髋臼边缘早期退行性改变或软骨软化。髋臼后倾患者的髋关节后方也存在一个恒定的压力。在侧位 X 线片上发现，髋关节后下方的早期关节软骨退变较常见[18]。

第 6 节　保留外展肌

最初的髋臼周围截骨术需通过前侧入路切除外展肌完成。随着该手术技术和经验的不断累积，目前可在保留外展肌的情况下暴露骨盆，可大大提高患者的术后恢复情况和满意度。

第 7 节　髋臼骨折块的血供

保留髋臼骨折块的血供存在一定难度。在髋臼附近行髋臼截骨术时有损伤髋臼骨折块血供的风险。Bernese 髋臼周围截骨术考虑了髋臼骨折块的血供。因为臀小肌始终附着于髋臼的骨折块上，可确保臀上动脉的穿肌分支为髋臼骨折块提供营养(图 6-9-4)[33,34]。在 PAO 期间，通过术中多普勒血流仪证实，髋臼骨折块有足够的血供[35]。

第 8 节　避免神经血管损伤

截骨术易损伤股外侧皮神经、股动脉、股神经和坐骨神经。掌握相关的外科解剖学知识和精湛的手术技术，以避免手术过程中损伤这些结构。

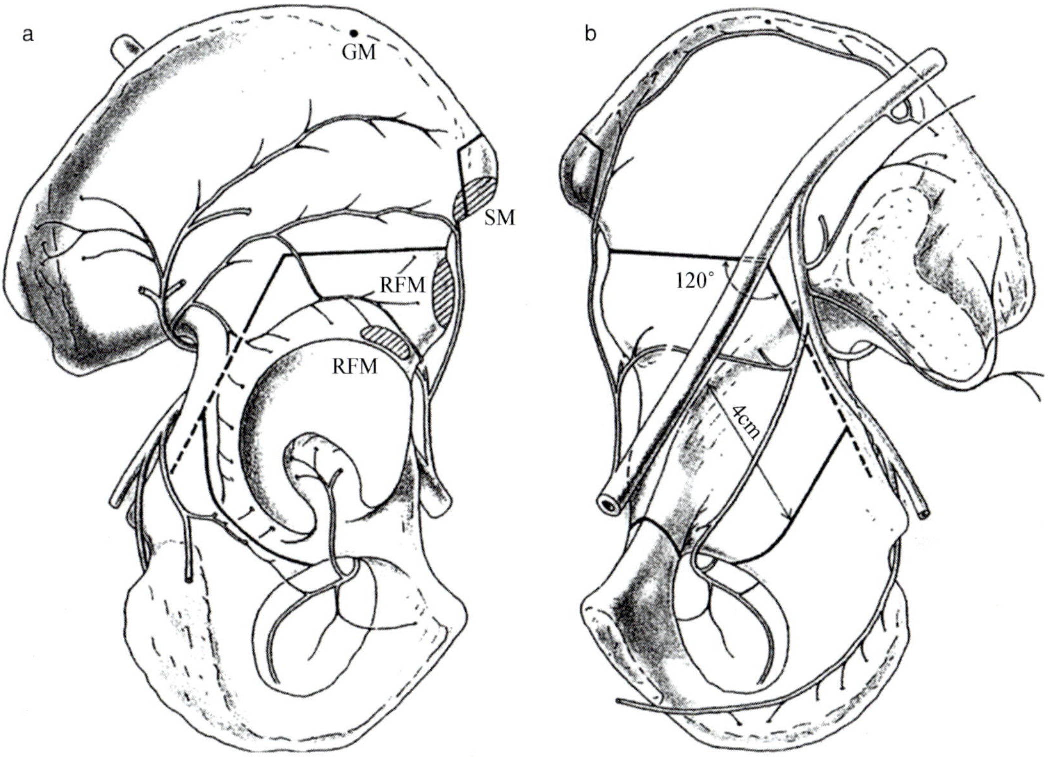

图 6-9-4　髋臼血管和骨盆表面外侧(a)和内侧(b)的截骨顺序。髂外翼外展肌群附着点

注：GM. 臀中肌附着点；RFM. 股直肌的直头和反折头；SM. 缝匠肌

一、股外侧皮神经

在手术暴露过程中很容易损伤股外侧皮神经。由于股外侧皮神经通常走行于髂前上棘外侧 1cm，因此，在筋膜切开时可能会损伤神经，但其走行也有变异。如果在手术暴露过程中神经没有受到直接损伤，也可能是因为牵拉受损而导致收缩。在阔筋膜张肌外侧切口上行 Smith-Petersen 入路，然后从阔筋膜张肌和缝匠肌之间的肌间隙进入，理论上可以减少对神经的直接损伤。然而，近 100%的患者会因术中损伤或牵拉神经而出现大腿外侧麻木，必须在术前告知患者。麻木感可随着时间的推移而减弱，不具有临床意义。

二、股动脉和股神经

股动脉和股神经位于切口内侧，远离骨盆的入路切口很难直接损伤股动脉和股神经，除非外科医生偏离至腹直肌头部内侧操作。在一位资深医生报道的连续进行截骨术的 508 例患者中，无一例发生股动脉损伤。然而，也有报道称髂腹股沟入路可能引发血管并发症。据报道，股神经损伤可能由以下 2 种情况造成[36]。第一，在耻骨截骨术中，因为大力牵拉腰大肌产生强力回缩，导致股神经损伤，可以通过屈膝来降低股神经损伤的发生风险。第二，在重建髋臼时，髋臼的骨折块压迫股神经，最常发生在髋臼严重后倾和侧凸患者的髋臼骨折较正常偏内或髋臼内陷患者股骨头侧面覆盖减少时。医生应意识到在这种情况下容易损伤股神经，如果遇到这种情况应松解闭孔结构。

三、坐骨神经或腓总神经

所有步骤均可损伤坐骨神经[37]。因为手术没有必要必须通过后柱，也容易损伤神经，所以可以通过保留后柱的截骨术降低损伤风险。保留后柱还降低了重建髋臼时损伤坐骨神经的风险。然而，在坐骨截骨盲操作时，若操作部位恰好在骨凿外侧，仍然有损伤坐骨神经的风险。下肢外展可放松坐骨神经，使神经走行于坐骨旁，使用骨凿更安全。如果钝性牵开器没有位于坐骨棘上而在切迹内，则从骨盆内撤出牵开器时也容易损伤坐骨神经。此外，如果在重新调整髋臼方向时向内下方旋转骨盆或在后柱与坐骨之间粗暴地截骨，也可能造成神经损伤。

第 9 节　手术适应证

疼痛是最常见的手术指征。髋关节发育不良产生的疼痛最初可能是由于髋关节前外侧面上方的应力异常或早期髋关节盂唇撕裂所致。后续的疼痛可能是由于增生的盂唇撕裂或早期的软骨损伤而诱发。髋臼后倾或内陷可能是由于撞击、盂唇病变或软骨退变导致的。

适合行 PAO 的髋关节发育不良患者具有以下特点：①有症状的髋关节病变且年龄＜40 岁；②Tönnis 分级为 0 级或 1 级的关节病变；③轻度至中度髋关节发育不良；④髋臼和股骨头的匹配度良好；⑤关节后方软骨未出现退变；⑥非肥胖患者。

可手术矫正的理想的髋臼后倾患者具有以下特点：①有症状的髋关节病变且年龄＜40 岁；②Tönnis 分级为 0 级或 1 级的关节病变；③后壁征；④MRI 显示髋臼过度覆盖区没有软骨退变；⑤非肥胖患者。

可手术矫正的理想的髋臼内陷患者具有以下特点：①有症状的髋关节病变且年龄＜40 岁；②Tönnis 分级为 0 级或 1 级的关节病变；③关节后方软骨未出现退变；④Tönnis 角（髋臼顶下垂）为负。

虽然手术仍然适用于部分符合上述特征的患者，但毋庸置疑，当患者完全符合上述特征时才可获得最佳疗效。

第 10 节　术前计划

术前，医生应对 X 线片进行严格评估，以确定合适的手术方法。请参见 X 线的测量技术。在评估髋关节发育不良患者的中立位 X 线片时，外科医生应更多地关注髋臼顶的水平，而不是边缘中心角是否正常，以维持并重建髋关节合适的倾斜度。在髋关节后倾的情况下，外科医生应注意纠正“交叉征”，将矫正髋臼的负倾角作为目标，同时降低髋臼窝的深度。

更复杂的髋关节病变需要行 MRI，并观察后方的软骨变化、髋臼窝位置及股骨头-颈的形态、大小，多需术中重建。

第 11 节　术前准备

患者仰卧于可透视的手术床上，在硬膜外或全身麻醉下手术。笔者所在的医疗中心采用硬膜外放置导管以缓解术后 48 小时内的疼痛。2 位高年资的医生不采用术中透视。如果术中需要透视，则术前应拍摄骨盆正位和髂骨斜位 X 线片。部分患者术中可能会失血，故需要配备血液回输设备。因为大多数为年轻患者且无其他疾病，通常不需要输血，故不推荐术前自体献血。

一些医疗中心使用术中肌电图，高年资

的医生通常不需要。数据表明，肌电图有助于预防术中的神经损伤，但其不能替代精确和微创的外科技术[37]。

第 12 节 手术技术

以髂前上棘为中心做一 C 形切口（图 6-9-5a），于阔筋膜张肌远端暴露切口。钝性分离内侧筋膜，分离并牵开阔筋膜张肌，轻微外展下肢有利于分离。随后在缝匠肌和阔筋膜张肌外侧之间向近端扩展。剥离缝匠肌肌腱附着点或直接切断缝匠肌或于髂前上棘截骨。笔者更倾向于在髂前上棘行 Chevron 截骨术（图 6-9-5b）。牵开器均匀拉开，暴露截骨区。除行透视和股骨近段截骨外，在大腿近端垫厚垫以使髋关节始终保持屈曲位。

于髂嵴上切开筋膜和骨膜，暴露近端，同时将腹斜肌和髂骨提至骨盆边缘，霍夫曼牵开器牵开切口。髂窝 2cm 处可见来自骶髂关节的髂腰动脉穿支，此处极易出血。一旦出血可以开一个稍大的孔并填充骨蜡进行止血。深远端可以通过牵开内侧腹直肌肌腱得以暴露。打开深筋膜露出阔筋膜张肌起点的上部，通常可见旋股动脉升支。髋臼周围截骨不必暴露阔筋膜张肌至远端蒂，应予以松弛并保留。

在髋臼上外侧区域可见股直肌肌腱附着于近端后方。牵开器横向牵开，在髂前下棘周围至内侧缘松解股直肌直头，这样可以清楚地暴露髂小肌，然后在髂前下棘下关节面从外向内切断这一肌肉。分开髂小肌后，特别是在下外侧缘，可触摸到关节囊内的股骨头（图 6-9-5c）。关节囊向前方暴露，但不要向远端暴露至可移动的蒂部，手术全程均应注意保护该部位。切开髂耻囊，以暴露内侧区域。切除位于该区域的部分关节囊纤维，以避免其干扰截骨区域。将霍夫曼牵开器的尖端放置在耻骨内侧髂耻隆起中，适当牵开内侧组织。

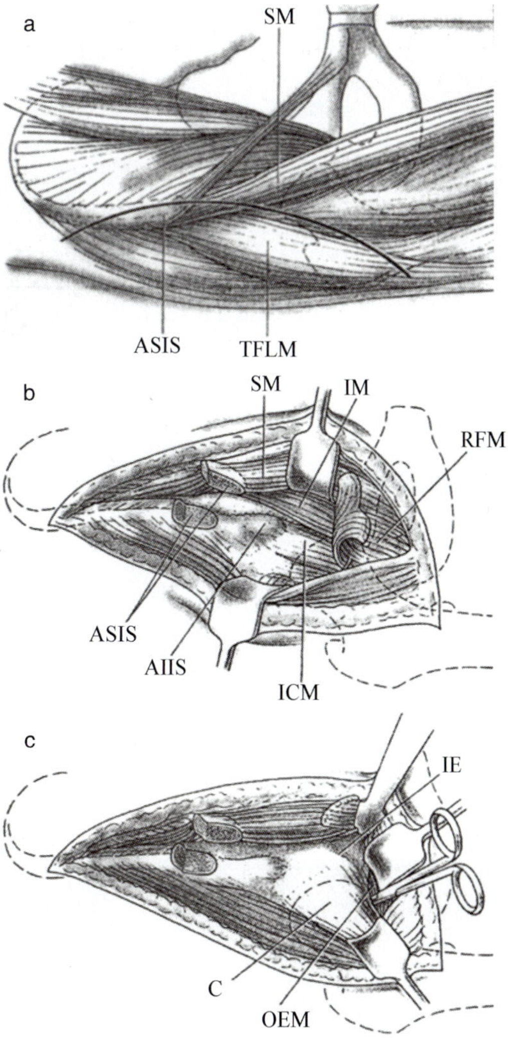

图 6-9-5 a～c. 改良的 Smith-Petersen 入路，进入骨盆和髋关节

注：AIIS. 髂前下棘；ASIS. 髂前上棘；C. 囊；ICM. 髂关节囊肌；IE. 髂耻隆起；IM. 髂腰肌；OEM. 闭孔内收肌；RFM. 股直肌；SM. 缝匠肌；TFLM. 阔筋膜张肌

接下来进行一系列截骨术。第一阶段，坐骨截骨术（图 6-9-6）。触诊下内侧关节囊，腰大肌肌腱通常位于远端。用剪刀剪开，在该范围深部使用闭合的剪刀，并保持在闭孔外肌近端，其尖部位于骨盆正位 X 线片的坐骨方向。坐骨呈三角形，基底位于后方。因为腘绳肌的支点保证剪刀不会从侧面边缘滑落，所以剪刀尖端应该感觉到闭

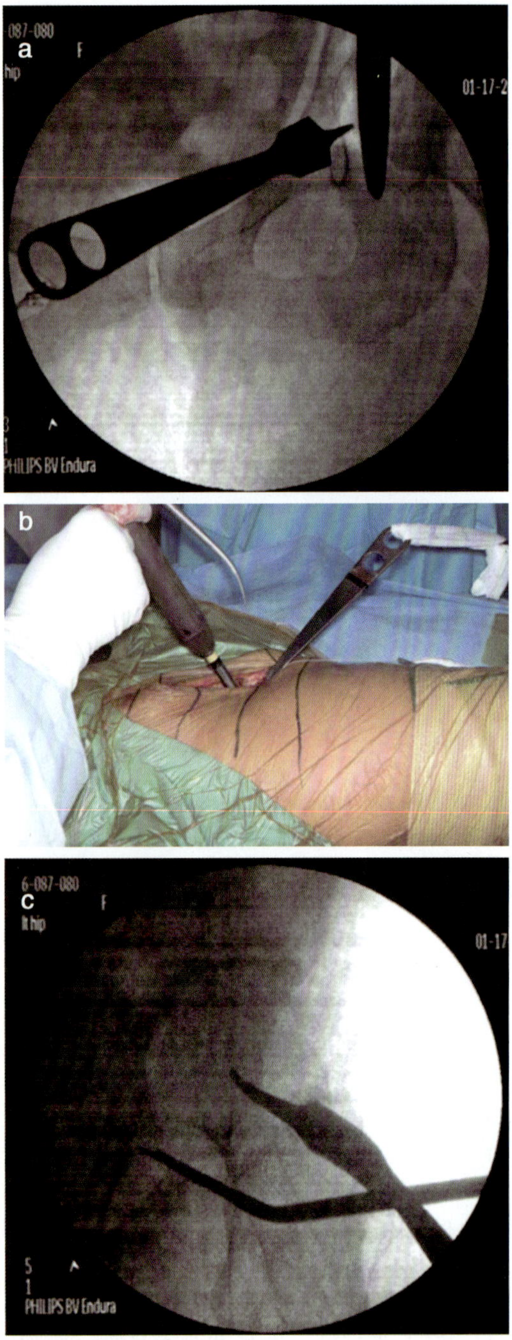

图 6-9-6　坐骨截除术

a. 剪刀的尖端用于定位坐骨，详见文内；b. 成角骨凿的位置；c. 斜位 X 线片，成角骨凿位于坐骨至髋臼下沟内

孔，向外不应滑至坐骨外缘。随后充分敞开切口，在坐骨上放置较小的成角骨凿或相同直径的弯骨凿。近端骨凿或相同直径的弯骨凿可用于标记髋臼下凹槽（髋臼下缘）。在该三角的尖端开始截骨，骨凿朝向患者同侧肩关节，接下来朝向对侧用骨凿完成本次截骨术。持骨凿的手可与腹部成 20°～30°的夹角。当骨凿放置在坐骨一侧边缘时，外展患者下肢，使坐骨神经偏向外侧。不断敲击骨凿开始截骨，术者的手应与患者的身体垂直。此时应注意感受骨质的声音变化和术者自身感觉。如果为实性声音，说明骨凿位于骨质里。晃动骨凿，感觉骨凿是完全位于骨内，还是从外侧或内侧滑出。完成后慢慢撤出骨凿，感受坐骨的侧方是否完全截除。一般坐骨的侧方也应截除。随后将骨凿翻转至一侧，在坐骨中间部分重复此操作。坐骨截骨术是一种不完全截骨术，截骨深度通常为 2.5cm。注意将中间坚硬的骨皮质截除，外侧较薄的骨皮质可自行断裂。

第二阶段，耻骨截骨术（图 6-9-7）。在与耻骨平齐的位置，朝着霍夫曼牵开器的尖端

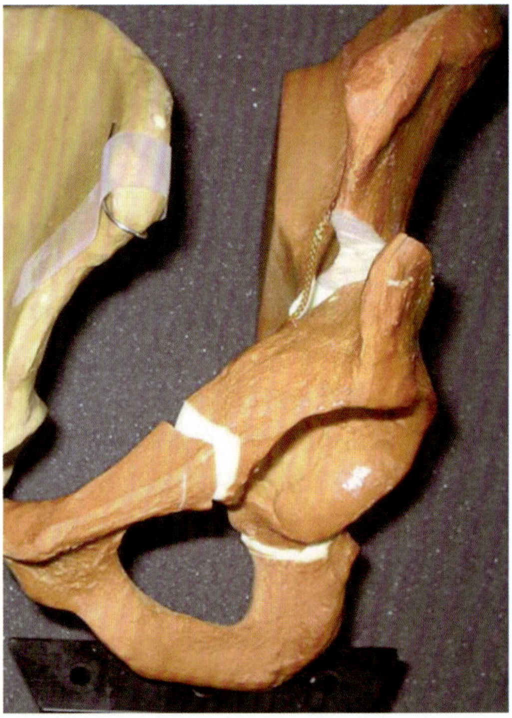

图 6-9-7　骨盆模型显示，从耻骨中点到最高处斜向切开，避开关节

方向分离骨膜，上下提拉骨膜暴露骨干，将牵开器放置在髂耻隆凸中间的前下方，以保护周围软组织。剔除一薄骨块，截除前方骨皮质，在关节内下方约 45°截开耻骨部分。

一旦截骨完成，将一钝性牵开器放入骨盆，放置于坐骨嵴上。开始准备第三阶段的截骨术。该截骨术为横向的髂骨截骨术，此时应评估截骨水平(图 6-9-8)。截骨水平通常越高越好，原因如下：①损伤臀小肌的可能性较小，臀上动脉的髋臼上支走行于此，可为该区域骨折块提供血供。②截骨和关节之间的骨桥越大，越利于放置 Schanz 螺钉，该螺钉用于骨折块的重新定位。

在行第 2 条截骨线截骨时(髋臼后侧截骨术)，进入关节的可能性更小。此截骨术通常始于髂前上棘的边缘，稍朝向髂关节远侧。

应保护周围软组织。稍微松弛骨盆中的张力筋膜，以进入外板。接着骨膜起子触及并稍向远端提拉外侧肌肉，直至坐骨切迹，将第 2 把牵开器放置于一边。截骨术步骤如下：①制定截骨步骤。②常用的截骨角为真假骨盆缘旁开 1cm，也可由通过内骨盆表面的截骨确定，这样有助于截骨时确定骨盆侧面。③此横向髋骨截除术可用骨锯在内骨盆面直视下进行操作。

第四阶段，髋臼后侧截骨术(图 6-9-9)。此操作应在髂耻线下方 4cm 骨膜下准备完成后进行。从中间向侧面做一弯曲狭窄的截骨面作为拐角。截骨部位应位于朝向关节后上方侧面的骨皮质。如果切除侧方骨皮质时出现骨质向前内侧移位，应停止操作。直骨凿放置在相同的起点位置但指向坐骨棘，其由坐骨棘上的牵开器标记。感觉并检查确认骨凿没有进入关节，在坐骨切迹上留一 1cm 的骨桥。切口约 2.5cm 深，接着由助手在近端约 2cm 处完成外骨盆截骨。再次辨别音调的变化，如音调由金属音变成低音，证实骨质最终被移除。

从髂前下棘朝向截骨角钻入一枚 5.0 Shanz 针，在髂骨截骨处放置一撑开器。较大的一端放置在后柱和骨片之间。如果骨片没有完全打开，后柱截骨通常不完整，随后将较大的成角骨凿滑动到后柱未完全截断的部分(图 6-9-10)。骨凿成角处与真假骨盆缘接触。后下方截骨完成后，可将截掉的骨折块移动至所需的位置。

复位骨折块最常用于恢复坐骨截骨后下柱的连接。由于截骨部位存在直角，故在临床中常需要在连接处移除骨折块以使其翻转。

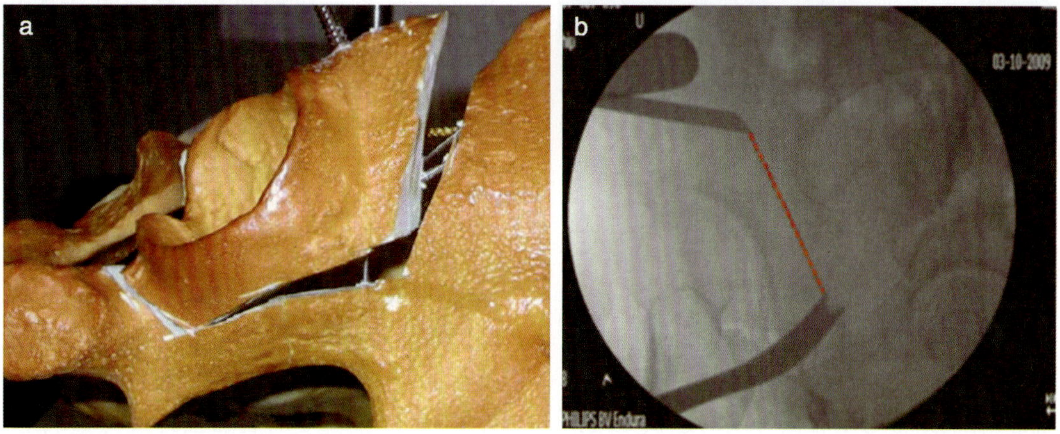

图 6-9-8 a. 髂骨和髋臼后截骨术的骨盆模型，后柱保持完整。b. 髂骨截骨术斜位 X 线片。行髂骨截骨术时，锯片应始终可见。成角骨凿位于坐骨内。锯尖到成角骨凿尖端的连线为髋臼截骨的范围

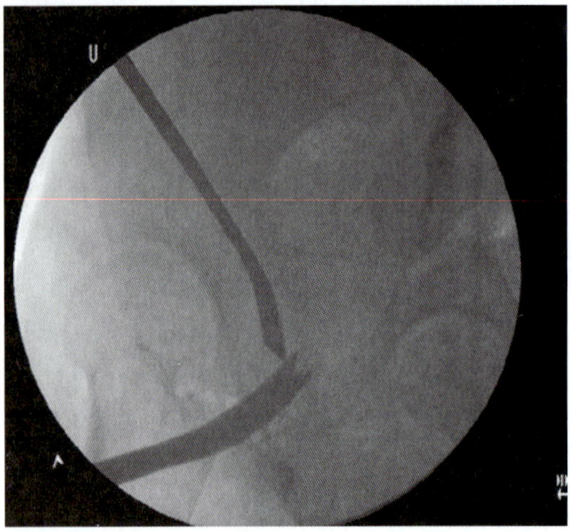

图 6-9-9 术中透视显示，弯曲骨凿行后髋臼截骨术

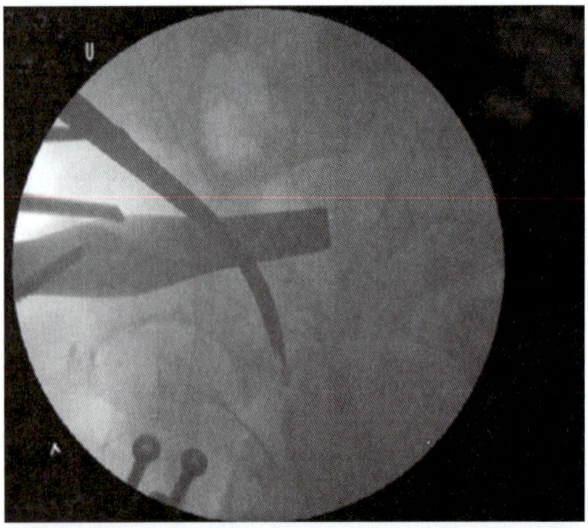

图 6-9-10 截骨术已经完成。髋臼后和坐骨截骨交界处存在骨碎块，将成角骨凿置于此位置，以便在处理碎片前完成截骨术(详见文内描述)

矫正髋臼

髋臼的矫正取决于需要解决的问题，改变髋臼骨折块方位前必须完全游离骨折块。通常，后柱下方与坐骨截骨线的连接处可阻止骨折块的翻转。耻骨支截骨同样重要，可允许骨折块向前外侧倾斜，确保完全移位。典型的髋关节发育不良应以最小的髋臼改变获得髋臼外侧覆盖(图 6-9-11)。早期的手术通常行骨折块后倾。调整骨折块时，应使髋关节中心内移。可通过采用拖动、旋转、倾斜和拉伸完成骨折块内移。如果有必要，用顶棒器将骨折块推向内侧，然后用 2 枚斯氏针固定骨折块。术中 X 线片透视评估髋臼的矫正情况。必须拍摄标准骨盆 X 线片以判断旋转和倾斜的情况。X 线片中应涵盖前壁和后壁以评估髋臼。如果骨盆的倾斜或旋转掩盖了髋臼顶的前壁和后壁，则应重新调整位置并透视。

如果为单纯髋臼后倾，可通过对髋臼骨折块屈曲和内旋以调整位置，通常为 10°～20°[22](图 6-9-12)。手术的目的在于消除“交叉征”，获得足够无撞击的活动范围和旋转。术中拍摄 X 线片评估前壁和后壁的标记，后壁的标记可用于明确髋臼是否过度覆盖。

治疗髋臼内陷的截骨术通常作为髋关节脱位的一个辅助手术(图 6-9-13)。行髋臼周围反向截骨术时应重新定位，可屈曲和内旋[38]。因为这些髋关节顶大多下垂，Tönnis 角易变得中立或稍上倾(0°～10°)。在这些情况下，髋关节截骨术不能一概而论。为了防止耻骨联合过度内移，需将其在原本位置上向前侧方移动。耻骨联合有发生股神经卡压的风险，通常可于术中发现。

第 13 节 术后康复

术后康复取决于髋臼周围截骨术是单独进行的还是作为辅助手术。通常情况下，根据骨的质量和后柱的完整性，患者需点地式负重 4～6 周。如果没有同时行大转子截骨术，允许患者 4 周后加强外展力量训练。患者前 4 周开始被动活动髋关节，之后主动活动髋关节。4～6 周后骨骼开始愈合，患者可以在健身车上开始进行外展肌训练，靠健侧髋关节支撑实现首次站立。

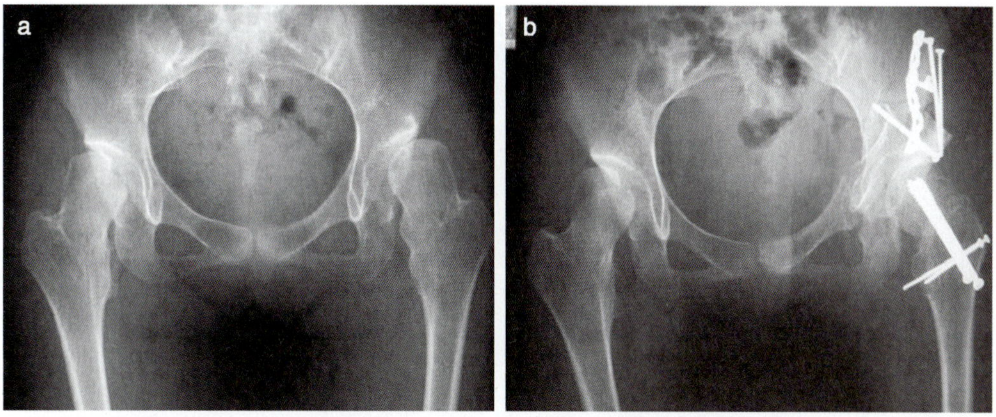

图 6-9-11　a,b. 年轻女性,术前和术后髋臼 X 线片显示,患者有髋臼发育不良和家族软骨骨化病史。术后 X 线片显示,髋臼骨折块得到适当矫正,Tönnis 角正常化,边缘中心角得到改善。该患者需要通过脱位髋关节行股骨颈截骨术,以改善股骨头的覆盖范围

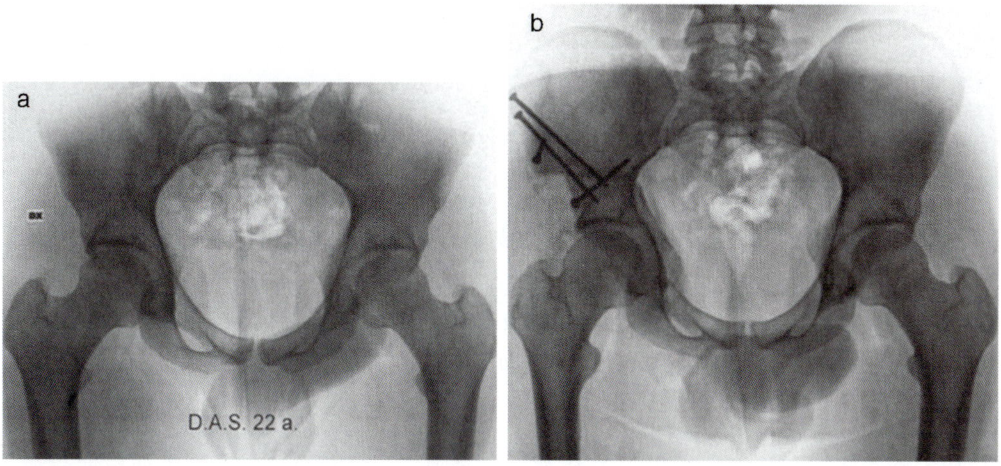

图 6-9-12　a,b. 女性,22 岁,术前和术后 X 线片显示,患者有严重的单纯髋臼后倾。术后 X 线片显示,交叉征得到改善,保留髋臼的倾斜度

完全性骨愈合通常需要几个月。多数患者术后 8 周至 3 个月内可进行无痛训练,这取决于矫正的程度。此时可以不辅助拐杖。严重髋外展肌无力患者完全康复需要 1 年。

第 14 节　并发症

读者可以参考 Hussell 和 Ganz 的文章,对髋臼周围截骨术的并发症进行深入研究[36]。

Bernese 髋臼周围截骨术在技术上具有挑战性。现在普遍认为,学习曲线因手术操作的不同而各异。一般而言,可以根据并发症发生的不同阶段进行分类。并发症与截骨术的操作程序、骨折块位置的调整、骨折块固定及手术入路息息相关。手术操作导致的并发症包括截骨术后关节扩大、矫正不足或矫正过度、股骨头二次半脱位、神经和血管损伤、髋臼坏死、髋臼不愈合、异位骨

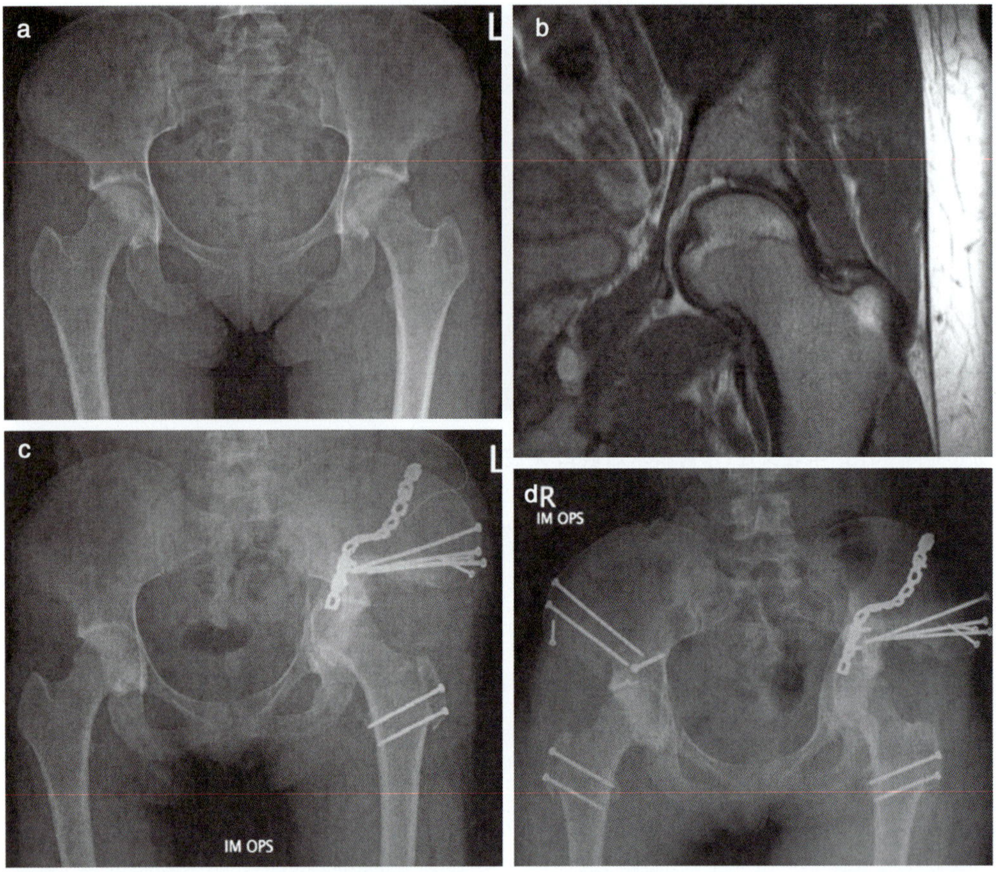

图 6-9-13 a～d. 年轻女性，术前和术后 X 线片显示，患者双侧髋臼、髋过深。b. T_2 加权 MRI 显示，髋臼窝的深度延伸至 12:00 位置，髋臼软骨负重区域变小。c. 术后 X 线片显示，左侧行反向髋臼周围截骨术后，先行外科髋关节脱位后再处理前壁和后壁。d. 术后 X 线片显示，双侧反向髋臼周围截骨术和外科髋关节脱位愈合后的情况

化、后柱不愈合和固定失败。所有并发症都可以通过精细的手术技术和强制性软组织处理。高年资医生进行截骨术时可不进行透视。但透视在其他国家使用得很普遍，其可以辅助截骨术，避免医源性髋臼损伤和后柱不连续。即便使用术中透视也不能避免髋臼矫正不足或矫正过度、股骨头二次半脱位及神经、血管损伤。

第 15 节　结　果

Ganz 等[39]对包括神经源性髋关节发育不良在内的患者进行队列研究，首次报道了 Bernese 髋臼周围截骨术的短期疗效[39]。该队列研究对患者随访 20 年[40]，X 线片资料保存完好。20 年后 60％的髋关节得以保留，除 1 例行关节融合外均行全髋关节置换术。由于患者疼痛指数增加，全部患者的平均 Merle D'Aubigne 评分和 Postel 评分在 20 年后均下降。存活髋关节评分的优秀率为 20％，良好率为 61％。若干因素与预后不良相关，包括手术时患者年龄的增加，特别是对于 30 岁以上、前部撞击试验阳性且术前 Tönnis 分级为 2 级或中重度骨关节炎的患者，情况更糟。其他系列文献报道了髋臼周围截骨术的结果（表 6-9-1）[41-50]。

表 6-9-1 PAO 相关临床研究的结果

研究	患者数量	PAO 患者平均年龄	平均随访时间	结局	失败	失败相关危险因素
Trousdale 等[41] (Berne,1995)	32 例(76%)单纯行 PAO,10 例(24%)加行 ITO	37 岁	4.0 年	G/E 32/33,Tönnis 评分为 1 分或 2 分	6 例(14%)行 THA,3 例(7%)行其他大手术	3 级 OA
Cockarell 等[42] (Mayo,1999)	21 例(79%)单纯行 PAO,4 例(21%)加行 ITO	21 年	3.2 年	Mayo 评分 46 分→68 分 HHS 62 分→86 分	1 例(5%)行 THA,1 例(5%)继发加行 ITO	2 级 OA
Matta 等[43] (Los Angeles,1999)	56 例(85%)单纯行 PAO,10 例(15%)加行 ITO	34 岁	4.0 年	G/E 50 髋(77%)	8 例(12%)行 THA 或等待更改手术方案	3 级 OA
Trumble 等[44] (Wayne State,Detroit,1999)	90 例(73%)单纯行 PAO,33 例(27%)加行 ITO	33 岁	4.3 年	G/E 102 髋(83%)	21 例(17%)临床失败,7 例(6%)行 THA	3 级 OA
Siebenrock 等[45] (Berne,1999)	59 例(79%)单纯行 PAO,16 例(21%)加行 ITO	29 岁	11.3 年	G/E 52 髋(73%)	12 例(17%)行 THA,1 例(1%)融合	3 级 OA,外侧撕裂,矫正错误
Clohisy 等[46] (Wash U,St Louis,2005)	10 例(62%)单纯行 PAO,6 例(38%)加行 ITO	17.6 岁	4.3 年	G/E 14 髋(88%)	2 例(13%)对手术不满意	假髋臼,技术欠缺
Kralj 等[47] (Slovenia,2005)	26 髋	34 岁	12.0 年	G/E 16 髋(62%)	4 例(15%)行 THA	术前 WOMAC 评分,1 级 OA,矫正错误
Cunningham 等[48] (Boston,2006)	52 髋	30 岁	2.9 年	G/E 42 髋(81%)	5 例(10%)行 THA,5 例(10%)其他类型失败	Tönnis 评分,半脱位,dGEMRIC 指数
Peters 等[49] (Utah,2006)	69 例(83%)单纯行 PAO,13 例(16%)加行 ITO,1 例(1%)FNL	28 岁	3.8 年	HHS 54 分→86 分	3 例(4%)行 THA,1 例(1%)行截骨术翻修	技术欠缺,矫正错误(类型),下肢不等长

(待 续)

（续　表）

研究	患者数量	PAO 患者平均年龄	平均随访时间	结局	失败	失败相关危险因素
Steppacher 等[40]（Berne，2008）	59 例（79%）单纯行 PAO，16 例（21%）加行 ITO，5 例（7%）失访，2 例（3%）死亡	29 岁	20.4 年	G/E 33 髋（原 75 髋中的 44%）	失败率为 40%（改行 THA 或融合）	年龄增长（＞30 岁），下肢术前 MAP 评分，术前 AIT，术前肢体 2 级 OA，术后挤压
Millis 等[50]（Multicenter，2009）	87 髋	44 岁	4.9 年	HHS 60 分→85 分 WOMAC 评分 8.9 分→3.9 分	21 例（24%）行 THA	高龄，2 级 OA

注：PAO. 髋臼周围截骨术；THA. 全髋关节置换术；ITO. 股骨转子间截骨术；Mayo 评分 . Mayo 诊所髋关节评分；HHS. Harris 评分；G/E. 良/优；dGEMRIC. 延迟钆增强的软骨 MRI；FNL. 相对股骨颈延长；MAP 评分 . Merle d'Aubigne 和 Postel 评分；AIT. 前部撞击试验；WOMAC 评分 . 西方安大略省和麦克马斯特骨关节炎指数评分；OA. 骨关节炎

斯洛文尼亚的 Kralj 等[47]报道了一组患者（26 例髋关节发育不良）行髋臼周围截骨术后平均随访 12 年的长期结果。虽然在研究期间该组仅 50%的患者进行了手术干预，结果可能会存在选择偏倚，但该研究提供了一些有价值的信息。与其他研究得出的结果一致，年轻患者和术前 Tönnis 分级为 0 级或 1 级的骨关节炎患者的预测结果良好。需要注意的是，除 4 例髋关节初始评级为 0 级的患者，其余患者的骨关节炎评分在最后 1 次随访中至少进展了 1 个等级。此外，术前 Tönnis 分级为 0 级或 1 级患者的 Western Ontario 和 McMaster 大学的骨关节炎指数（WOMAC）评分没有改变，但术前较晚期的关节炎患者的 WOMAC 评分降低了 50%。在最后 1 次随访时，将需行全髋关节置换术和进展到 3 级的骨关节炎患者与没有或轻微骨关节炎的患者相比，由髋关节正、侧位 X 线片测量出的髋关节标准化压力峰值可预测预后。

Trousdale 等[41]进一步阐明了骨关节炎的等级与手术效果之间的关系。他们报道了用髋臼周围截骨术治疗髋关节发育异常和骨关节炎患者的结果，平均随访时间为 4 年。在最后 1 次随访中，术前 Tönnis 分级为 1 级或 2 级的骨关节炎患者结果优良，而 3 级骨关节炎患者大多效果不佳（Harris 评分＜70 分）。此外，9 例 3 级骨关节炎患者中有 5 例需行进一步手术。

Cockarell[42]报道了在 Mayo 诊所施行该手术的初步经验。对 19 例患者 21 髋随访至少 2 年，平均年龄为 21 岁。19 髋经适当矫正后，关节炎退行性进展近乎停止或得到改善。另外，2 例髋关节炎发生进展，其中 1 例需行全髋关节置换术。其他北美医学机构也有类似的结果。Clohisy 等[46]近期报道了严重髋关节发育不良患者的 PAO 结果。对 Severin 影像评分为 4 分或 5 分的 13 例髋关节发育不良患者的 16 髋进行了平均为 53 个月（23～97 个月）的随访，平均年龄为 17 岁。在最后 1 次随访中，除 2 例患者外，其余患者均对结果满意，并获得优良的临床结果。这些患者的平均 Harris 评分从 73 分提高到 91 分。2 例评分差的患者均出现假髋臼，其中 1 例患者的术前影像学资料显示骨关节炎的表现并已经接受过多次手术治疗；另外 1 例患者 2 年后疼痛复发，尽管截骨愈合良好，且影像学未显示骨关节炎的表现。16 髋中有 5 髋出现骨关节炎的影像学进展。3 髋从 0 级进展到 1 级，2 髋从 1 级进展到 3 级。这些发现提示，严重发育不良患者重建后的长期耐久性值得考量。

Bergayk Garbuz[51] 评估 PAO 后患者的生活质量和特定运动的预后。对 21 例接受 PAO 治疗的患者术后随访至少 2 年，并采用 WOMAC 评分、短期 36 项健康调查(short-term 36 health survey，SF-36)和对体育相关活动的满意度等问卷进行前瞻性评估。在最后 1 次随访中，WOMAC 评分和 SF-36 评分有显著改善，平均体育活动评分从 1.9 分提高到 4.4 分，相当一部分患者从只能做轻体力活动而无法进行体育运动，或恢复至可以进行竞技体育运动。手术的总体满意度高，超过 50% 的患者获得了较高的评分。

Siebenrock 等[22]报道髋臼后倾的 PAO 结果。1997—1999 年，22 例患者(29 髋)通过 PAO 修复髋臼后倾。平均年龄为 23 岁。通过前关节囊切开术对 24 髋同时行股骨头和股骨颈偏移重塑。手术的目的在于肢体获得内旋 30°和屈曲 90°的功能。平均 30 个月(24～49 个月)时，患者的平均 Merle d'Aubigne 评分从 14.0 分提高到 16.9 分。28 髋的结果为优或良。术后患者的 X 线片没有骨关节炎的表征。3 例患者需再次手术。1 例患者因为在第 8 周螺钉弯曲矫形失败，需二次行 PAO。另 1 例患者存在髋关节后撞击，为了达到更好的结果，需要手术治疗髋关节脱位并修剪后缘。第 3 例患者矫正不完全，术后 X 线片显示有持续的“交叉征”，且前中心边缘角矫正不足。患者接受了手术翻修，以改善 PAO 尚未解决的股骨头前部和颈部偏移。笔者强调应充分评估矫正手术的重要性，并回顾了术中骨盆 X 线片和髋关节活动范围的评估。后伸和外旋时，如果后壁覆盖过多会导致后髋臼撞击，髋臼指数＜0°会影响临床结果，常继发于髋关节撞击。术中切开关节囊前方评估盂唇和股骨头颈部位，标记髋关节撞击部位，股骨持续畸形也会影响手术效果。

Leunig 等[38] 近期报道 PAO 联合其他外科手术或单独用于治疗髋臼内陷的结果。在早期随访中，研究结果令人鼓舞。

最近发表的系统性文献回顾了支持 PAO 临床证据的强度。结果显示，尚无一级证据，大部分数据来自上述一系列回顾性研究。据报道，术后髋关节评分和影像学股骨头的覆盖率有显著改善，临床结果良好。

第 16 节　总　结

Bernese 髋臼周围截骨术是重建髋臼异常结构最前沿的首选术式。其技术要求高，但只要掌握了术区解剖和手术技术，就可减少并发症的发生率。许多外科医生行该截骨术的最终结果都是令人满意的。

参考文献

[1] Tönnis D, Legal H, Graf R. Congenital dysplasia and dislocation of the hip in children and adults. Berlin: Springer, 1987.

[2] Murphy SB, Kijewski PK, Millis MB, et al. Acetabular dysplasia in the adolescent and young adult. Clin Orthop, 1990, 261: 214-223.

[3] Aronson J. Osteoarthritis of the young adult hip: etiology and treatment. Instr Course Lect, 1986, 35: 119-128.

[4] Harris WH. Etiology of osteoarthritis of the hip. Clin Orthop, 1986, 213: 20-33.

[5] Ganz R, Leunig M, Leunig-Ganz K, et al. The etiology of osteoarthritis of the hip: an integrated mechanical concept. Clin Orthop,

2008,466(2a):264-272.

[6] Ganz R,Klaue K,Vinh TS,et al. A new periacetabular osteotomy for hte treatment of hipdysplasias: technique and preliminary results. Clin Orthop,1988,232:26-36.

[7] Clohisy JC, Barreett SE, Gordon JE, et al. Periacetabular osteotomy for the treatment of severe acetabular dysplasia. J Bone Joint Surg,2005,87:254-259.

[8] Clohisy JC, Nunley RM, Curry MC, et al. Periacetabular osteotomy for the treatment of acetabular dysplasia associated with major aspherical femoral head deformities. J Bone Joint Surg,2007,89A:1417-1423.

[9] Crockarell Jr J,Trousdale RT,Cabanela ME, et al. Early experience and results with the periacetabular osteotomy: The Mayo Clinic experience. Clin Orthop,1999,363:45-53.

[10] Kralj M, Mavcic B, Antolic V, et al. The Bernese periacetabular osteotomy:clinical,radiographic and mechanical 7-15 year follow-up of 26 hips. Acta Orthop, 2005, 76: 833-840.

[11] Matta JM,Stover MD,Siebenrock K. Periacetabular osteotomy through the Smith-Petersen approach. Clin Orthop,1999,363:21-32.

[12] Mayo KA,Trumble SJ,Mast JW. Results of periacetabular osteotomy in patients with previous surgery for hip dysplasia. Clin Orthop,1999,363:73-80.

[13] Siebenrock KA, Scholl E, Lottenbach M, et al. Bernese periacetabular osteotomy. Clin Orthop,1999,363:9-20.

[14] Trousdale RT,Ekkernkamp A,Ganz R,et al. Periacetabular and intertrochanteric osteotomy for the treatment of osteoarthrosis in dysplastic hips. J Bone Joint Surg,1995,77A:73-85.

[15] Trumble SJ,Mayo KA,Mast JW. The periacetabular osteotomy: Minimum 2 year follow-up in more than 100 hips. Clin Orthop,1999, 363:54-63.

[16] Klaue K,Durnin CW,Ganz R. The acetabular rim syndrome. A clinical presentation of dysplasia of the hip. J Bone Joint Surg,1991,73B (3):423-429.

[17] Leunig M,Beck M,Dora C,et al. Femoroacetabular impingement: Etiology and surgical concepts. Oper Tech Orthop, 2005, 15: 247-255.

[18] Lequesne M,de Seze S. Le faux profil du bassin:Nouvelle incidence radiogrpahique pour l'etude de la hanche: Son utilite dans les dysplasies et les differentes coxopathies. Rev Rhum,1961,28:643-652.

[19] Meyer DC,Beck M,Ellis T,et al. Comparison of six radiographic projections to assess femoral ehad/neck asphericity. Clin Orthop, 2006,445:181-185.

[20] Locher S,Werlen S,Leunig M,et al. MR-arthrography with radial sequences for visualization of early hip pathology not visible on plain radiographs. Z Orthop Ihre Grenzgeb, 2002,140:52-57.

[21] Leunig M,Podesywa D,Beck M,et al. Magnetic resonance arthrography of labral disorders in hips with dysplasia and impingement. Clin Orthop,2004,418:74-80.

[22] Siebenrock KA,Karlbertmatten DF,Ganz R. Effect of pelvic tilt on acetabular retroversion: A study of pelves from cadavers. Clin Orthop,2003,407:241-248.

[23] Tönnis D. Eine neue form der huftfannenschwenkkung durch dreifachosteostomie zur ermoglichung spoterer hufprothesenversorgung. Orthop Praxis,1979,15:1003-1005.

[24] Wiberg G. Studies on dysplastic acetabulae and congenital subluxation of the hip joint. Acta Orthop Scand (Suppl),1939,58:1-132.

[25] Heyman CH, Herndon CH. Legg-Perthes disease. A method for the measurement of the roentgenographic result. J Bone Joint Surg, 1950,32A:767-778.

[26] Stulberg SD,Harris WH. Acetabular dysplasia and development of osteoarthritis of the hip//Harris WH. The hip. Proceedings of the Second Open Scientific Meeting of the Hip Society. St. Louis MO:Mosby,1974:82-93.

[27] Murphy SB, Ganz R, Muller ME. The prognosis in untreated dysplasia of the hip: A study of radiographic factors that predict the outcome. J Bone Joint Surg, 1995, 77A: 985-989.

[28] Hersche O, Casillas M, Ganz R. Indications for intertrochanteric osteotomy after periacetabular osteotomy for adult hip dysplasia. Clin Orthop, 1998, 347: 19-26.

[29] Li PL, Ganz R. Morphologic features of congenital acetabular dysplasia: one in six is retroverted. Clin Orthop, 2003, 416: 245-253.

[30] Reynolds D, Lucas J, Klaue K. Retroversion of the acetabulum: A cause of hip pain. J Bone Joint Surg, 1999, 81B: 281-288.

[31] Kalberer F, Sierra RJ, Madan SS, et al. Ischial spine projection into the pelvis: A new sign for acetabular retroversion. Clin Orthop, 2008, 466(3): 677-683.

[32] Lavigne M, Parvizi J, Beck M, et al. Anterior femoroacetabular impingement: Part I: Techniques of joint preserving surgery. Clin Orthop, 2004, 418: 61-66.

[33] Damsin JP, Lazennec JY, Gonzales M, et al. Arterial supply of the acetabulum in the fetus: Application to periacetabular surgery in childhood. Surg Radiol Anat, 1992, 14: 215-221.

[34] Howe Jr WW, Lacey II T, Schwartz RP. A study of the gross anatomy of the arteries supplying the proximal portion of the femur and the acetabulum. J Bone Joint Surg, 1950, 32A: 856-866.

[35] Hempfing A, Leunig M, Nötzli HP, et al. Acetabular blood flow during Bernese periacetabular osteotomy: An intraoperative study using laser Doppler flowmetry. J Orthop Res, 2003, 21(6): 1145-1150.

[36] Hussell JG, Rodriguez JA, Ganz R. Technical complications of the Bernese periacetabular osteotomy. Clin Orthop, 1999, 363: 81-92.

[37] Pring ME, Trousdale RT, Cabanela ME, et al. Intraoperative spontaneous EMG monitoring during periacetabular osteotomy. Clin Orthop, 2002, 400: 158-164.

[38] Leunig M, Nho SJ, Turchetto L, et al. Protrusio acetabuli: New insights and experience with joint preservation. Clin Orthop, 2009, 467(9): 2241-2250.

[39] Ganz R, Klaue K, VInh TS, et al. A new periacetabular osteotomy for the treatment of hip dys-plasias: technique and preliminary results. Clin Orthop, 1988, 232: 26-36.

[40] Steppacher SD, Tannast M, Ganz R, et al. Mean 20-year follow-up of Bernese periacetabular osteotomy. Clin Orthop, 2008, 466(7): 1633-1644.

[41] Trousdale RT, Ekkernkamp A, Ganz R, et al. Periacetabular and intertrochanteric osteotomy for the treatment of osteoarthritisin dysplastic hips. J Bone Joint Surg, 1995, 77A(1): 73-85.

[42] Crockarell Jr J, Trousdale RT, Cabanela ME, et al. Early experience and results with the periacetabular osteotomy. The Mayo Clinic experience. Clin Orthop, 1999, 363: 45-53.

[43] Matta JM, Stover MD, Siebenrock K. Periacetabular osteotomy through the Smith-Peterson approach. Clin Orthop, 1999, 363: 21-32.

[44] Trumble SJ, Mayo KA, Mast JW. The periacetabular osteotomy. Minimum 2 year follow-up in more than 100 hips. Clin Orthop, 1999, 363: 54-63.

[45] Siebenrock KA, Schöll E, Lottenbach M, et al. Bernese periacetabular osteotomy. Clin Orthop, 1999, 363: 9-20.

[46] Clohisy JC, Barrett SE, Gordon JE, et al. Periacetabular osteotomy for the treatment of severe acetabular dysplasia. J Bone Joint Surg, 2005, 87A(2): 254-259.

[47] Kralj M, Mavcic B, Antolic V, et al. The Benese periacetabular osteotomy: Clinical, radiographic and mechanical 7-15 year follow-up of 26 hips. Acta Orthop, 2005, 76(6): 833-840.

[48] Cunningham T, Jessel R, Zurakowski D, et al. Delayed gadolinium-enhanced magnetic resonance imaging of cartilage to predict early failure of Bernese periacetabular osteotomy for hip dysplasia. J Bone Joint Surg, 2006,

88A(7):1540-1548.

[49] Peters CL, Erickson JA, Hines JL. Early results of the Bernese periacetabular osteotomy: The learning curve at an academic medical center. J Bone Joint Surg, 2006, 88A(9): 1920-1926.

[50] Millis MB, Kain M, Sierra R, et al. Periacetabular osteotomy for acetabular dysplasia in patients older than 40 years: A preliminary study. Clin Orthop, 2009, 467:2228-2234.

[51] Bergayk AB, Garbuz DS. Quality of life and sports-specific outcomes after Bernese periacetabular osteotomy. J Bone Joint Surg, 2002, 84B(3):339-343.

第 10 章　髋关节置换术的摩擦学

第10章
髋关节置换术的摩擦学

Zhongmin Jin,John Fisher

摘要 回顾性研究摩擦学的基本原理,特别是人工髋关节中的摩擦力、磨损与润滑研究的应用。探讨了不同承压界面的组合方式,包括软-硬(聚合物-金属或陶瓷)、硬-硬(金属-金属、陶瓷-陶瓷及陶瓷-金属)。假体设计时应用摩擦学原理和优化人工髋关节可降低磨损。

关键词 超高分子量聚乙烯-金属承压界面材料·金属-金属·陶瓷-陶瓷·接触机制·摩擦力·润滑·表面·全髋关节置换术·全髋关节置换术的摩擦学·摩擦学·磨损

第1节 概 述

人工关节越来越多地应用在年轻和活跃的患者中,这使得这些人造承压界面需承受巨大的摩擦。以前认为,正常患者每年步行约100万个周期,故假设在植入假体后有15年的使用寿命,则摩擦需求为1500万个周期[44]。然而,最新的研究表明,越年轻的患者或越活跃的患者每年能走500万步,且要求使用寿命达到50年,这就要求达到2.5亿步的摩擦[18,39]。这种使用率的增加往往伴随更剧烈的活动,如体育运动,对髋部产生额外的压力。

人工关节使用寿命的主要限制因素是关节的磨损与随之产生的磨损颗粒,主要发生在关节的承压界面,进而产生负面的生物学反应,导致假体松动[21]。摩擦学涉及2个运动表面之间的摩擦、磨损及润滑,从而成为人工关节设计和优化的重要因素。欧洲医疗设备指南(European Medical Devices Directives,EMDD)将人工关节归为Ⅲ类器械,这就意味着需要进行大量的临床前测试以达到欧洲的合格标准。摩擦学模拟是人工关节临床前测试的重要部分。

人工髋关节的摩擦学研究需通过综合方法展开,因为它涉及了工程学和磨损颗粒生物反应相关的许多学科。将实验测试和计算模型综合,以研究涉及的整体摩擦机制。实验测试通常侧重于磨损量和内衬渗透的测量,以及磨损颗粒的大小和分布特征,而摩擦和润滑的研究将进一步揭示潜在的摩擦学机制。虽然实验测试是必要的,但通常较耗时且昂贵,故计算方式成为一种替

Z. Jin (✉)
State Key Laboratory for Manufacturing System Engineering, Xian Jiaotong University, Xian, China

Institute of Medical and Biological Engineering, School of Mechanical Engineering, University of Leeds, Leeds, UK
e-mail: zmjin@mail.xjtu.edu.cn; z.jin@leeds.ac.uk

J. Fisher
Institute of Medical and Biological Engineering, School of Mechanical Engineering, University of Leeds, Leeds, UK
e-mail: j.fisher@leeds.ac.uk

G. Bentley (ed.), *European Surgical Orthopaedics and Traumatology*,
DOI 10.1007/978-3-642-34746-7_111, © EFORT 2014

代方法，尤其当一系列变量需要筛选时。当结合实验测试预估长期疗效时，计算方法的优势则较明显，如金属-金属髋关节表面置换假体的承压界面的几何形状变化可达 5000 万个周期[32]。

本章回顾性研究摩擦学的基本原则，特别是人工髋关节。在理解所涉及的基本摩擦学机制时，强调了解决摩擦、磨损及润滑问题所使用的综合方法的重要性。

第 2 节　摩擦学

一、定义

摩擦学被定义为研究摩擦、磨损与润滑的关系，承压界面的设计及相对运动的表面产生相互作用的科学（简版的牛津词典）。“Tribo-”一词来源于希腊语，意为摩擦。摩擦学于 1966 年在《润滑（摩擦学）教育与研究》（Jost 报告）中引入英国文化，被定义为“相对运动的表面产生相互作用的科学和技术”。摩擦学的 3 个重要因素是摩擦、磨损和润滑，其中包括了大量基础工程学科目，如固态力学、液态力学、润滑剂科学、材料科学及热传导等。

摩擦学的重要性涉及所有的工程行业，如汽车制造、航空航天等。摩擦学在生命科学及医学设备中发挥非常重要的作用，通常被称为生物摩擦学[6]。生物摩擦学重要的例子包括假牙的磨损、皮肤的摩擦，衣服、袜子和鞋子的舒适度与防滑性，以及隐形眼镜的摩擦学与眼部摩擦学。本章[24]主要阐述的是细胞内、血管中及毛细血管这类微环境中的摩擦学，如狭窄毛细血管中红细胞的血浆润滑，置换的心脏瓣膜的磨损，人工心脏泵的润滑作用，在骨折治疗中螺钉和钢板的磨损，心包和胸膜的润滑作用，以及人体滑膜关节和人工关节的摩擦学。

二、表面

承压界面系统的摩擦学性能主要取决于相互作用的固体表面。接触面的相关研究从未间断，且仍受关注。诺贝尔物理学奖得主 Nobel Prize 在提及表面时，曾指出“上帝创造了大部分，但表面是由魔鬼发明的”。

首先，要确定的是所有表面都是粗糙的，并且粗糙度取决于被检测物质的大小。物质的基本单位是原子，它的直径为 $10^{-10}\sim10^{-9}$ m，但粗糙度的定量测量和表现形式并非直接表现的。例如，工程中最常用的测量粗糙度的方法是使用轮廓测定法，通过接触笔或非接触式干扰光进行。实测断面可被数字化，并用于计算许多粗糙度参数，最常见的参数是平均表面粗糙度，它表示与平均线的偏差，用 R_a 表示。该参数的局限性早已被公认。例如，具有截然不同凹面和凸面的 2 个表面，可能具有相同的平均粗糙度值。目前，越来越多的参数用于描述人工髋关节承压界面的粗糙度[19,40]。其他可替代的方法也可使用，但基于空间描述[23]，该方法在摩擦学中的使用仍受限。医生还应认识到，由于磨损，原来的表面粗糙度可能会发生改变，故移植后最初的粗糙度参数可能会发生改变。例如，膝关节和髋关节置换术后使用抛光的聚乙烯界面[20]。金属承压界面通常会去除表面微凸体，由此产生的表面粗糙度主要由微凹体产生，有助于改善润滑功能[43]。然而，通常将平均粗糙度作为第一近似值，以描述表面处理的性质。表 6-10-1 比较了传统工程承压界面和骨科承压界面之间的平均表面粗糙度值[9]。

考虑 2 个承压界面粗糙度相互效应的影响，工程摩擦学中常见的方法是计算股骨和髋臼组件的复合表面粗糙度，其定义如下。

$$R_a=\sqrt{(R_{a\_Head})^2+(R_{a\_Cup})^2} \quad (1)$$

Head 表示股骨头，Cup 表示髋臼杯。

表 6-10-1　工程和生物工程学应用表面的 R_a 值比较(引自 Dowson 和 Wrigh)[9]

组件	R_a(μm)
涡轮机的普通轴承	0.12～1.20
齿轮箱的滚动轴承	0.05～0.30
发动机齿轮	0.25～1.00
关节软骨	1～6
人工假体(金属如钴铬)	0.005～0.025
人工假体(陶瓷如氧化铝)	0.005～0.010
人工假体(如塑料制品)	0.1～2.5

表 6-10-2 描述了人工髋关节中 3 种常见复合材料的典型表面粗糙度值。

三、接触力学

接触力学是指 2 个物体在负载情况下的研究。当 2 个物体在压力下接触时，接触面积的变化是未知的。因此，解决接触问题必须同时包含接触面积和接触应力(或承压界面的接触应力)。人们早就认识到接触力学在人工髋关节设计中的重要性。通常在工程学中，要求接触应力不超过承压界面材料所承受的力，以避免材料弯曲和过早疲劳而失效。Bartel 等[1]分析了使用聚乙烯承压界面的人工髋关节和膝关节植入物，认为通过增加匹配性和减少聚乙烯的厚度，可以降低接触应力。这成为聚乙烯型人工髋关节和膝关节的主要设计标准之一。然而，这种引导可能会产生误导，因为与超高分子量聚乙烯(ultrahigh molecular weight polyethylene，UHMWPE)失败相关的早期问题在很大程度上是由于制造和加工不佳导致的材料氧化和疲劳强度降低，而不仅仅是植入物设计方案及由此产生的接触应力。近来的大量研究表明，减少磨损可降低匹配性，只要适当增加应力，聚乙烯组件仍具有足够的强度[17]。接触力学在硬-硬髋关节假体中的重要性也较为明显，如可避免边缘负荷[42]。

表 6-10-2　当代人工髋关节中 3 种常见复合材料的典型复合粗糙度(R_a)值

承压界面	股骨	髋臼	复合 R_a(μm)
超高分子量聚乙烯-金属	钴铬	超高分子量聚乙烯	0.1～2.5
金属-金属	钴铬	钴铬	0.0071～0.0350
陶瓷-陶瓷	氧化铝	氧化铝	0.0071～0.0140

人工髋关节中复杂的几何图形和材料可导致一系列接触力学问题，一般使用有限元分析方法解决该问题[29,41]。作为第一近似值，基于赫兹接触理论[27]的球体半径(R)、接触压力(W)与接触平面(图 6-10-1a)可以用于估计最大接触面积应力(p_0)和接触半径(a)。

$$p_0=\left\{\frac{6WE^{*2}}{\pi^3R^2}\right\}^{1/3} \quad (2a)$$

$$a=\left\{\frac{3WR}{4E^*}\right\}^{1/3} \quad (2b)$$

$$1/E^*=\frac{1-\upsilon_{head}^2}{E_{head}}+\frac{1-\upsilon_{cup}^2}{E_{cup}}$$

E 和 υ 分别是弹性模量和 Poisson 比。

在图 6-10-1b 所示的人工髋关节球窝模型中，半径的计算公式如下。

$$R=\frac{R_{cup}R_{head}}{R_{cup}-R_{head}}=\frac{R_{head}(R_{head}+c)}{c} \quad (3)$$

其中 c 为径向间隙，$c=R_{cup}-R_{head}$。

注意区分标称(表面上的)接触面积和实际接触面积，这一点非常重要。标称接触面积假定承压界面光滑，但实际上要考虑粗

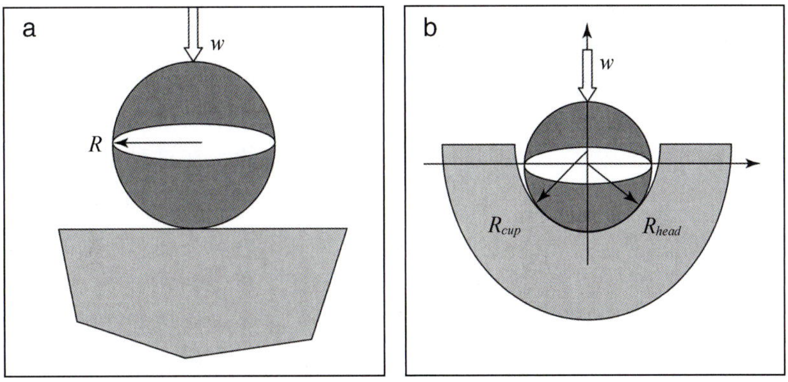

图 6-10-1　a. 球-面模型；b. 球-窝模型。用于人工髋关节的接触力学分析

注：R_{cup}. 髋臼杯半径；R_{head}. 股骨头半径；w. 所加负荷；R. 半径

糙度，有时也称为粗糙接触面积。

除了理论方法外，还可使用压敏膜[38]和传感器来测量实际接触面积和承压界面的接触应力[36]，从而对接触面积和接触应力进行实验测量。接触面只需使用工程师蓝图即可简单测量[10]。

四、摩擦力

摩擦力被宽泛地定义为任何运动的阻力。干性摩擦有 3 条定律：Ⅰ为摩擦力(F)与所加载荷(W)成正比；Ⅱ为摩擦力(F)与接触面积无关；Ⅲ为运动摩擦力(F)与滑动速度无关。

计算摩擦系数的公式如下。

$$\mu=\frac{F}{W} \tag{4a}$$

表 6-10-3 反映了在干燥条件下几种不同材料组合的典型摩擦系数。对于球窝式人工髋关节，通常根据摩擦扭矩(T)和股骨头半径(R_{head})来修订摩擦系数。最终的比值称为摩擦率(f)。

$$f=\frac{T}{WR_{head}} \tag{4b}$$

应该提出的是，摩擦系数取决于许多其他因素，尤其是润滑状态。润滑剂(牛血清)的存在，以及蛋白质和脂类成分的边界润滑作用，可显著改变数值。

表 6-10-4 列出了几种代表性的人工髋关节材料的平均摩擦系数，这些摩擦系数由持续的摆动摩擦模拟器得出[4]。

表 6-10-3 和表 6-10-4 显示的摩擦系数通过运用公式(4b)估算髋臼杯和股骨头的摩擦扭矩。然而，这可能并不容易，因为摩擦系数可能存在很大差异。对于直径为 50mm 的金属-金属髋关节置换假体，摩擦系数为0.12，最大负载为2500N，摩擦扭矩

表 6-10-3　在空气干燥接触条件下洁净材料的摩擦系数(引自 Dowson 和 Wright[9])

材料组合	摩擦系数
金属-金属	0.6～0.8
聚乙烯-金属	0.3
聚乙烯-聚乙烯	0.2～0.4
PTFE-PTFE	0.04～0.20
PTFE-金属	0.04～0.20

表 6-10-4　在牛血清存在的情况下不同人工髋关节承压界面的代表性平均摩擦系数

承压界面	平均摩擦系数
UHMWPE-金属	0.06
UHMWPE-陶瓷	0.06
金属-金属	0.12
陶瓷-陶瓷	0.04
陶瓷-金属	0.05

可高达 7.5Nm。如此大的摩擦扭矩可能会在固定界面处施加较大的应力，并在假体固定中发挥重要作用[2]。

五、磨损

磨损通常定义为重复运动导致的材料损失。5 种常见的磨损类型：①研磨，硬质颗粒对材料的磨损。②黏合，在相对运动过程中，通过固相焊接将材料从一个表面转移到另一个表面。③疲劳，由于循环应力的变化而引起材料的移除。④腐蚀性，由于与包含固体颗粒的流体接触，发生的相对运动，导致固体表面材料的损失。通常分为撞击腐蚀和研磨腐蚀。若无固体颗粒存在，仍会发生腐蚀，如雨水侵蚀和空化。⑤侵蚀，与环境发生化学或电化学反应的过程，如氧化磨损。

人工髋关节的磨损方式取决于材料的组合。例如，使用聚乙烯-金属复合材料行全膝关节置换术时，已定义了 4 种常见的磨损现象[20]，包括点侵、刮痕、抛光及分层。其中，点侵和分层是特殊形式的疲劳磨损，刮痕和抛光可视为不同程度的磨损。金属-金属界面的磨损与刮痕、抛光有关。最近的研究表明，金属-金属界面的摩擦腐蚀是造成磨损的主要原因[12]。

在经验定律中，磨损量(V)通常是载荷(W)和滑动距离(X)的函数。

Ⅰ. 磨损量(V)随着载荷(W)的增加而增加。

Ⅱ. 磨损量(V)随着滑动距离(X)的增加而增加。

Ⅲ. 磨损量(V)随着较软滑动组件硬度(H)的增加而降低。

上述关系的数学公式如下。

$$V = KWX \quad (5)$$

其中，K 是尺寸磨损系数，单位为 mm^3/Nm。比较不同材料组合的磨损系数是常用的方法。然而，这种比较往往具有误导性，特别是在进行不同研究时，因为摩擦系数取决于润滑液、接触压力和多向运动等因素[28]。

需要指出的是，摩擦公式(5)是根据所谓的 Archard 磨损定律中的金属承压界面推导出来的。在这种条件下，粗糙的接触占主导位置，并与载荷成正比。此公式不适用于聚合物承压界面，如高分子聚乙烯的人工髋关节。聚合物承压界面仍可以假定摩擦量与实际接触面积存在函数关系。此外，因为聚乙烯承压界面的弹性模量较低，实际接触面积应接近载荷下的标称接触区域(A)。因此，提出了一个选择定义的磨损公式[33]。

$$V = CAX \quad (6)$$

这产生了一个低维度系数(C)。公式(6)中考虑了载荷对磨损量的影响，因为接触面积取决于载荷，如在公式(1)中提到的 Hertz 接触理论。替代表达方式磨损公式(6)的优点包括磨损系数对接触压力的周期性，在计算摩损模型中易于实现[33]。更重要的是，新的磨损公式提供了更好的可替代设计方案，因为其最大限度地减小了接触面积，同时将接触应力保持在屈服和疲劳的极限内。这不同于 Bartel 等[1]提出的最小化接触应力的设计标准，显著改进了人工关节的设计。人工膝关节的例子已被证实[14]。

大量的实验设备、实验方法和监测系统应用于量化磨损及研究全髋关节置换术中的摩损机制。2 种主要的设备包括简单的筛选装置和全关节模拟器。简单筛选装置通常采用恒定载荷与旋转叠加的往复运动产生的一个多向的运动模式。表 6-10-5 显示了由简单筛选装置测量出的 3 种代表性材料组合的磨损系数。

然而，磨损系数取决于多种参数。对于 UHMWPE-金属或陶瓷材料，通过简单筛选装置测量出的磨损系数，变化了 2 个数量级。金属-金属组的磨损因素也可能存在很大差异，取决于材料的类型，主要是下面讨论的润滑状态。

表 6-10-5　多方向针板式机器测量的各种材料组合的代表性磨损系数 K

材料组合	磨损系数(mm^3/Nm)
UHMWPE-金属	$\sim 10^{-7}$
金属-金属	$\sim 10^{-7}$
陶瓷-陶瓷	$\sim 10^{-8}$

通过关节模拟器来进行仿真磨损模拟。美国试验材料学会(American Society of Testing Materials，ASTM)(WK451)提出，髋关节磨损模型是指任何装置在适当的测试情况下，使得假体磨损的方式基本与患者在临床使用中所经历的方式一致。为了达到这一点，髋关节磨损模拟器通常会加载一组运动、载荷及润滑，结合起来创造与体内情况相媲美(但不一定完全相同)的摩擦学条件。该定义需要特别注意的点包括临床相关需要，以及由于临床复杂性导致的模拟器载荷/运动的简化。ISO 标准(14242)定义了一种垂直载荷和 3 种动作。实际上，经常运用具有不同输入载荷和运动的模拟器。因此，模拟器的作用是在标准设置下进行比较并行基准测试，并将不利条件作为临床前测试的一部分，以了解潜在故障。还应指出的是，不同模拟器测试之间磨损率的比较多有不同，一般不提倡这样做。模拟器与临床检索研究之间磨损率的比较具有挑战性。表 6-10-6 总结并报道了髋关节不同材料组合的代表性磨损量。

表 6-10-6　在模拟器中测试的各种人工髋关节的代表性体积磨损率

材料组合	体积磨损(mm^3/百万个周期)
UHMWPE-金属	40
UHMWPE-陶瓷	25
交联 UHMWPE-金属	5～10
金属-陶瓷	1.0
陶瓷-陶瓷	0.1

由于每年的磨损循环次数和活动度的范围并不明确，故将上述体积磨损率/百万次转换为临床磨损率需谨慎。

虽然髋关节磨损在很大程度上是通过髋关节磨损模拟器进行试验的，但现在逐渐引入了计算机技术。计算机磨损预测通常基于磨损公式(5)或(6)，计算预测的关键在于选择合适的磨损因子或磨损系数，通常来源于简化的针板式机器。例如，对于聚乙烯承压界面，接触压力和交叉剪切运动同样重要[28]；但对于金属-金属界面，润滑作用更重要[32]。选择磨损系数后，可采用有限元分析确定接触压力和接触面积，从而确定内衬磨损，不断更新承压界面的几何形状。这个过程循环持续至所需周期次数后，即可确定磨损量和内衬磨损。

目前，模拟患者现实活动与临床实际环境显得愈发重要，尤其是在低磨损的硬-硬界面，如在金属-金属、陶瓷-陶瓷中显得更为重要。

六、润滑

润滑泛指 2 个承压界面之间的润滑。润滑本身与假体的性能无直接关系，但与摩擦力和磨损关系紧密。润滑机制取决于 2 个承压界面的润滑层厚度和表面粗糙度。润滑机制有 3 个工程学定义，如图 6-10-2 所示，分别是边界润滑、混合润滑和液膜润滑。

还可从摩擦测量的角度定义不同的润滑机制。通常需要测量摩擦系数，包括负载、速度及润滑黏度，随后需确定摩擦变量 Sommerfeld 函数(速度黏度/负载)，如 Stribeck 图(图 6-10-3)。

如表 6-10-7 所示，可从摩擦因子的变化推导润滑机制。

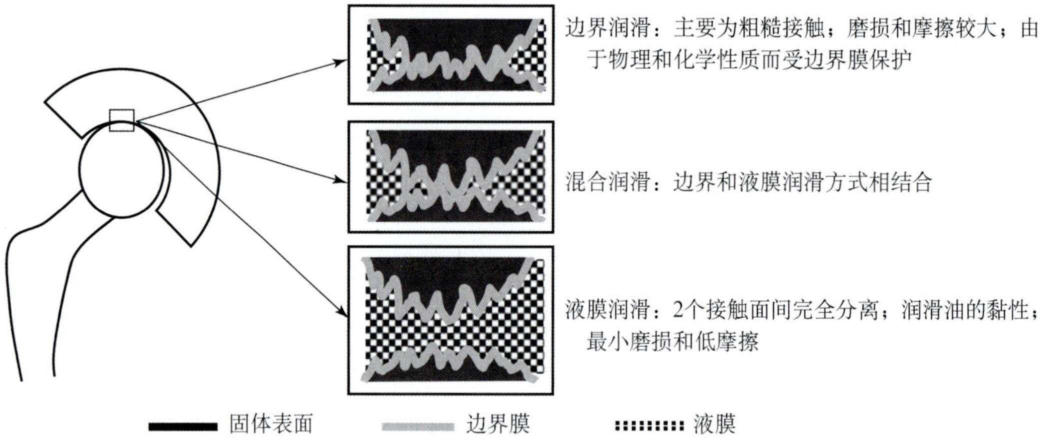

图 6-10-2 在滑液的作用下，股骨头和髋臼杯承压界面接触，以及不同润滑方式和相关特征的示意图

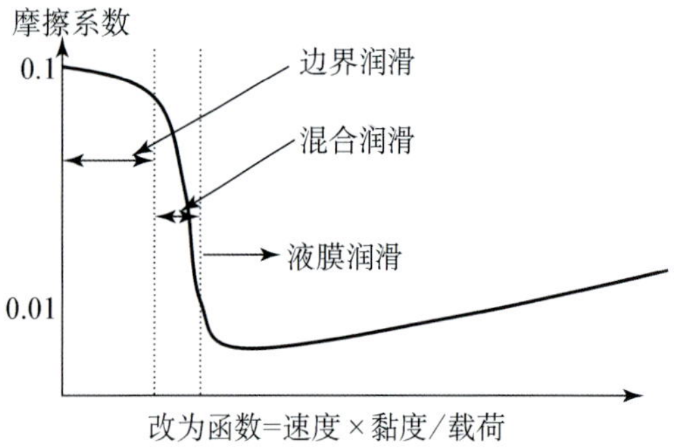

图 6-10-3 摩擦系数和相关润滑方式的典型变化

表 6-10-7 牛血清存在下人工髋关节不同承压界面的代表摩擦系数

润滑方式	磨损系数
边界润滑	0.1～0.7
混合润滑	0.01～0.10
液膜润滑	0.001～0.010

在理论上评估润滑机制。公式为润滑膜厚度($h_{\min}$)除以表面粗糙度(R_a)，计算润滑膜厚度时需假定承压界面光滑。这种比较采用非维度比例公式，其定义如下[7]。

$$\lambda=\frac{h_{\min}}{R_a}=\frac{h_{\min}}{[(R_{a\ Head})^2+(R_{a\ Cup})^2]^{1/2}} \qquad (7)$$

评估潜在的润滑作用机制时，关键在于对本章“基本摩擦力学”讨论的表面粗糙度的精确测量(R_a)，以及对代表性的承压界面膜厚度($h_{\min}$)的精确预测。以下公式为工程学中评估薄膜厚度的计算公式之一，常作为估算人工髋关节置换中润滑剂薄膜厚度的首选公式[公式(8)][25]。

$$\frac{h_{\min}}{R}=2.8\left(\frac{\eta u}{E'R}\right)^{0.65}\left(\frac{W}{E'R^2}\right)^{-0.21} \qquad (8)$$

公式(8)中所提到的等价半径可从公式(3)中推算，或使用股骨头直径(d)和髋臼与股骨头之间的直径差值(c_d)计算润滑剂薄膜的厚度[公式(9)]。

$$R=\frac{d(d+c_d)}{2c_d}=\frac{d}{2}\left(1+\frac{d}{c_d}\right) \qquad (9)$$

通过股骨头的角速度(ω)计算获得吸入速度(u)[公式(10)]。

$$\mu=\frac{\omega d}{4} \qquad (10)$$

最后，其等价弹性模量(E')可从[公式(11)]中得出。

$$E'=2\Big/\left[\frac{1-\upsilon_{Head}^2}{E_{Head}}+\frac{1-\upsilon_{Cup}^2}{E_{Cup}}\right] \qquad (11)$$

E 和 υ 表示弹性模量和 Poisson 比（横向变形系数），η 表示黏度。

为了获取更真实的载荷、运动条件及复杂的三维结构，通常需使用数值方法来评估润滑剂薄膜的厚度，如在完整的流体弹性动力润滑分析中，常使用有限差分法求解润滑方程，并联合有限元分析承压界面的弹性变性。

尽管上文已经分别讨论了摩擦、磨损和润滑，但必须强调所有这些集成和联合运用的重要性。例如，通常摩擦比磨损更易研究和指导，还可提供整体摩擦学机制有价值的信息。润滑计算模型有助于优化设计参数，促进液体薄润滑，减少摩擦和磨损。

第 3 节　摩擦学原理在髋关节置换术中的应用

一、UHMWPE-金属/陶瓷

目前，大部分人工髋关节使用 UHMWPE 髋臼假体与金属或陶瓷股骨头的材料组合。在边界润滑的状态下，这种组合材料可导致粗糙摩擦及磨损，这主要是由于 UHMWPE 粗糙度较大（表 6-10-1），且预测的润滑剂薄膜厚度不足以分离 2 个关节面。尽管会改善初始表面的光滑度，但由于磨损，UHMWPE 承压界面的粗糙度在体内可能增加。同样，打磨和抛光可减少较粗糙的 UHMWPE 表面。尽管如此，合成的表面粗糙度仍远高于通过弹性流体动力润滑产生的潜在润滑剂薄膜[22]。因此，边界润滑剂变得十分重要，并且关系着 UHMWPE 承压界面的磨损。例如，在模拟器试验中，血清浓度对磨损测量有很大影响。一些血清浓度较高（>90%）的模拟试验表明磨损较低或基本无磨损[37]，这与临床研究结果相矛盾[5]。

在边界润滑的研究中，使用 Archard 或公式(5)、(6)改良后的磨损定律。因此，影响 UHMWPE 承压界面磨损的参数包括滑动距离、载荷或接触面积。例如，在设计参数方面，股骨头增大会导致滑动距离和磨损增加，同时限制了最大型号，以降低脱臼率、扩大活动范围。但也应该认识到，接触区域对于磨损的重要性。股骨头型号的增大也会导致接触区域和潜在磨损增大。此外，还需要注意减少聚乙烯衬垫的厚度，其会增加固定界面的压力。

金属或陶瓷股骨头也可影响 UHMWPE 的磨损，主要通过表面粗糙度和腐蚀。因此，更倾向于使用陶瓷（氧化铝），由于其粗糙度低和硬度高，可对抗潜在的表面破坏。

高度交联聚乙烯可显著降低磨损，并可允许使用更大直径的股骨头假体[3]。在各种化学和物理实验中，使用 50～100kGy 或电子辐射范围内的剂量，以此引入交联 UHMWPE。与传统聚乙烯相比，实验室模拟和临床研究报道高度交联聚乙烯可降低 50%～80% 的磨损。然而，高度交联聚乙烯的力量、延展性和断裂韧性通常会降低，故使用时应综合考虑[16]。关键是稳定辐照过程中产生的残留自由基，以避免氧化产生损害。为达到该目的，方法之一是增加维生素 E 的摄取[3]。大直径假体的使用仍受限，原因在于大直径延长了滑动距离，增大了接触面积，从而增加磨损，最终导致低磨损材料失去效力[15,33]。当设计大直径假体时，还应考虑高度交联聚乙烯的厚度和边缘的几何形状。而且，交联聚乙烯的磨损颗粒通常较小[34]，可能引起较多的不良生物反应[13]。

二、金属-金属

髋关节植入物中金属-金属界面在混合润滑的状态下才能运行，故磨损高度依赖润滑。优化承压界面的主要设计为增加流体的弹性动力润滑作用，并将粗糙接触降至最低，从而使现有的润滑状态转变为全液膜润滑状态。但需要指出的是，由于启动和停止，全液膜润滑不可能一直存在，故承压界面的材料同样重要。目前，最佳的材料为高碳钴铬合金(铸造或锻造)[8]。

影响金属-金属界面润滑作用的主要设计参数是股骨头假体的直径和间隙，如公式(8)所示。增大股骨头假体直径会导致等效半径和滑动速度均增加；同样，润滑薄膜厚度也会增厚。这是改善大直径金属-金属髋关节表面假体摩擦性能和降低磨损的主要原因。然而，间隙和假体尺寸同样重要。大的间隙能降低有效半径和润滑剂薄膜厚度，可使润滑状态转化为边界润滑状态，这是由于大直径界面可能延长滑动距离，导致磨损大幅度增加。此外，设计参数时，应结合制造和其他因素。例如，理论上，润滑点的间隙应尽可能小，但也应考虑制造误差和表面粗糙度。与非球面相比，间隙应足够大，这样才能制造出精确一致的组件。此外，还应考虑压配假体植入期间潜在的髋臼杯变形(Jin 等，2006)。所有这些因素均利于金属-金属髋关节移植物间隙范围的扩展。目前，应用的直径间隙为 100～300μm。另一种使用非球面承压界面的方法可进一步提高润滑、减少磨损[11]。

尽管在理想的行走状态下，金属-金属界面可从液膜润滑中获益，但必须认识到磨损对润滑的敏感性。不同的活动或一组活动及组件的位置，都可以影响润滑机制和金属界面的钝化膜。在不利的条件下，当液膜润滑分解时，将会显著增加磨损。例如，在微分离或偏心距不足的情况下，髋臼杯边缘和股骨头边缘的接触可能导致接触应力增加和润滑入口阻塞，导致磨损增加[30,45]。若髋臼的放置位置过于垂直，如约 55°时，上述情况将会更糟糕，这与 Morlock 等[35]报道的临床回顾性研究结果一致。这些对选择患者施加了严格的标准，并对手术提出了更高的要求。

临床上对金属-金属界面的主要关注点在于颗粒的释放及其潜在的生物效应。除设计、制造、材料对于手术的重要性外，人们发现磨损、腐蚀也可导致颗粒水平大幅增加。这为引入改良的金属-金属界面提供了机会，如陶瓷-金属及表面涂层关节[31]，并进一步减少磨损。

三、陶瓷-陶瓷

在理想的摩擦学条件下，陶瓷-陶瓷界面具有良好的耐磨性能。此外，由于陶瓷本身具有较高硬度和耐磨性，使得陶瓷-陶瓷界面对润滑的依赖性低于金属-金属界面。甚至在微分离的状态下，陶瓷-陶瓷界面的磨损远小于正常的金属-金属界面的磨损。与金属磨损颗粒相比，陶瓷磨损颗粒的生物学活性更低。因此，自 20 世纪 80 年代以来，陶瓷-陶瓷界面的使用显著增加。然而，陶瓷-陶瓷界面的主要缺点在于潜在的组件断裂和破损。这就限制了小尺寸陶瓷-陶瓷界面的使用。将氧化钴熔入氧化铝基中可改善陶瓷的韧性。最近的文献报道，部分使用陶瓷-陶瓷髋关节假体的患者出现了关节异响[35]。尽管提出了许多产生此现象的潜在因素，包括润滑剂的分解、碰撞、微小的破损(微小的偏侧优势)，以及条状磨损和陶瓷磨损颗粒的包裹等，但其原因和对磨损产生的结果仍不明确。

第 4 节　总　结

人工髋关节置换在临床上取得的成功疗效不仅取决于关节的承压界面，还取决于植入物的固定。摩擦学在承压界面的功能中发挥重要作用，有助于降低磨损和磨损颗粒相关的生物学问题。人工髋关节的摩擦学研究相当复杂，需要对摩擦、磨损和润滑等方面进行综合研究。了解摩擦学的潜在机制对于人工关节的设计和优化承压界面至关重要，可将磨损和磨损颗粒的产生降至最低。这样特别具有挑战，因为不同的承压界面可能具有不同的摩擦学机制且需要不同的研究方法。

参考文献

[1] Bartel DL, Burstein AH, Toda MD, et al. The effect of conformity and plastic thickness on contact stresses in metal-backed plastic implants. J Biomech Eng, 1985, 107(3): 193-199.

[2] Bishop NE, Waldow F, Morlock MM. Friction moments of large metal-on-metal hip joint bearings and other modern designs. Med Eng Phys, 2008, 30(8): 1057-1064.

[3] Brach Del Prever EM, Bistolfi A, Bracco P, et al. UHMWPE for arthroplasty: past or future? J Orthop Traumatol, 2009, 10(1): 1-8.

[4] Brockett C, Williams S, Jin ZM, et al. Friction of total hip replacements with different bearings and loading conditions. J Biomed Mater Res B Appl Biomater, 2006, 81B(2): 508-515.

[5] Currier BH, Currier JH, Mayor MB, et al. Evaluation of oxidation and fatigue damage of retrieved crossfire polyethylene acetabular cups. J Bone Joint Surg Am, 2007, 89(9): 2023-2029.

[6] Dowson D. Whither tribology. Wear, 1970, 16: 303-304.

[7] Dowson D. New joints for the millennium: wear control in total replacement hip joints. Proc Inst Mech Eng H, 2001, 215(4): 335-358.

[8] Dowson D, Hardaker C, Flett M, et al. A hip joint simulator study of the performance of metal-on-metal joints: part I: the role of materials. J Arthroplasty, 2004, 19(8 Suppl 3): 118-123.

[9] Dowson D, Wright V. Introduction to the Biomechanics of Joints and Joint Replacements. London: Mechanical Engineering Publishing Ltd, 1981.

[10] El-Deen M, García-Finñana M, Jin ZM. Effect of ultrahigh molecular weight polyethylene thickness on contact mechanics in total knee replacement. Proc Inst Mech Eng H, 2006, 220(7): 733-742.

[11] Ernsberger CN, Frazee EW. Low ion release aspheric metal on metal hip design. 54th Annual Meeting of the Orthopaedic Research Society, 2008: 1788.

[12] Figueiredo-Pina CG, Yan Y, Neville A, et al. Understanding the differences between the wear of metal-on-metal and ceramic-on-metal total hip replacements. Proc Inst Mech Eng H, 2008, 222(3): 285-296.

[13] Fisher J, McEwen HM, Tipper JL, et al. Wear, debris, and biologic activity of cross-linked polyethylene in the knee: benefits and potential concerns. Clin Orthop Relat Res, 2004, 428: 114-119.

[14] Fisher J, Jennings LM, Galvin AL, et al. 2009 Knee Society Presidential Guest Lecture: polyethylene wear in total knees. Clin Orthop Relat Res, 2010, 468(1): 12-18.

[15] Fisher J, Jin Z, Tipper J, et al. Tribology of alternative bearings. Clin Orthop Relat Res, 2006, 453: 25-34.

[16] Furmanski J, Anderson M, Bal S, et al. Clinical fracture of cross-linked UHMWPE acetabular liners. Biomaterials, 2009, 30(29): 5572-5582.

[17] Galvin AL, Kang L, Udofia I, et al. Effect of conformity and contact stress on wear in fixed-bearing total knee prostheses. J Biomech, 2009, 42(12): 1898-1902.

[18] Goldsmith AA, Dowson D, Wroblewski BM, et al. Comparative study of the activity of total hip arthroplasty patients and normal subjects. J Arthroplasty, 2001, 16(5): 613-619.

[19] Hall RM, Siney P, Unsworth A, et al. The effect of surface topography of retrieved femoral heads on the wear of UHMWPE sockets. Med Eng Phys, 1997, 19(8): 711-719.

[20] Hood RW, Wright TM, Burstein AH. Retrieval analysis of total knee prostheses: a method and its application to 48 total condy-

lar prostheses. J Biomed Mater Res,1978,17:829-842.

[21] Ingham E,Fisher J. The role of macrophages in osteolysis of total joint replacement. Biomaterials,2005,26(11):1271-1286.

[22] Jalali-Vahid D,Jagatia M,Jin ZM,et al. Prediction of lubricating film thickness in UHMWPE hip joint replacements. J Biomech,2001,34(2):261-266.

[23] Jiang XQ, Blunt L, Stout KJ. Three-dimensional surface characterization for orthopaedic joint prostheses. Proc Inst Mech Eng H,1999,213(1):49-68.

[24] Jin ZM, Stone MS, Ingham E, et al. Biotribology. Curr Orthop,2006,20:32-40.

[25] Jin ZM,Dowson D,Fisher J. Analysis of fluid film lubrication in artificial hip joint replacements with surfaces of high elastic modulus. Proc Inst Mech Eng H, 1997, 211 (3):247-256.

[26] Jin ZM,Meakins S,Morlock MM,et al. Deformation of pressfitted metallic resurfacing cups: part 1 experimental simulation. J Eng Med Proc Inst Mech Eng H,2006,220(2):299-309.

[27] Johnson KL. Contact mechanics. Cambridge, MA:Cambridge University Press,1987.

[28] Kang L,Galvin AL,Fisher J,et al. Enhanced computational prediction of polyethylene wear in hip joints by incorporating cross-shear and contact pressure in additional to load and sliding distance:effect of head diameter (2009). J Biomech, 2009, 42 (7):912-918.

[29] Korhonen RK,Koistinen A,Konttinen YT,et al. The effect of geometry and abduction angle on the stresses in cemented UHMWPE acetabular cups-finite element simulations and experimental tests. Biomed Eng Online,2005,4(1):32.

[30] Leslie IJ,Williams S,Isaac G,et al. High cup angle and microseparation increase the wear of hip surface replacements. Clin Orthop Relat Res,2009,467(9):2259-2265.

[31] Leslie IJ,Williams S,Brown C,et al. Surface engineering:a low wearing solution for metal-on-metal hip surface replacements. J Biomed Mater Res B Appl Biomater, 2009, 90 (2):558-565.

[32] Liu F,Leslie I,Williams S,et al. Development of computational wear simulation of metal-on-metal hip resurfacing replacements. J Biomech,2008,41(3):686-694.

[33] Liu F,Galvin A,Jin ZM,et al. A new formulation for the prediction of polyethylene wear in artificial hip joints. J Biomech,2009,225:16-24.

[34] Minoda Y, Kobayashi A, Sakawa A, et al. Wear particle analysis of highly crosslinked polyethylene isolated from a failed total hip arthroplasty. J Biomed Mater Res B Appl Biomater,2008,86B(2):501-505.

[35] Morlock MM, Bishop N, Zustin J, et al. Modes of implant failure after hip resurfacing:morphological and wear analysis of 267 retrieval specimens. J Bone Joint Surg Am,2008,90(3):89-95.

[36] Müller O, Parak WJ, Wiedemann MG,et al. Three-dimensional measurements of the pressure distribution in artificial joints with a capacitive sensor array. J Biomech, 2004, 37 (10):1623.

[37] Muratoglu OK,Bragdon CR,O'Connor D,et al. Unified wear model for highly crosslinked ultra-high molecular weight polyethylene (UHMWPE). Biomaterials, 1999, 20:1463-1470.

[38] Plank GR,Estok 2nd DM,Muratoglu OK,et al. Contact stress assessment of conventional and highly crosslinked ultra high molecular weight polyethylene acetabular liners with finite element analysis and pressure sensitive film. J Biomed Mater Res B Appl Biomater,2007,80(1):1-10.

[39] Schmalzried TP,Szuszczewicz ES,Northfield MR,et al. Quantitative assessment of walking activity after total hip or knee replacement. J Bone Joint Surg Am,1998,80(1):54-59.

[40] Sychterz CJ, Engh Jr CA, Swope SW, et al. Analysis of prosthetic femoral heads retrieved at autopsy. Clin Orthop Relat Res, 1999, 358: 223-234.

[41] Udofia I, Liu F, Jin Z, et al. The initial stability and contact mechanics of a pressfit resurfacing arthroplasty of the hip. J Bone Joint Surg Br, 2007, 89(4): 549-556.

[42] Udofia IT, Williams S, Brockett C, et al. Effect of acetabular cup orientation on the contact mechanics of metal-on-metal hip resurfacing prostheses. Trans Orthop Res Soc, 2009, 34: 2278.

[43] Vassiliou K, Elfick AP, Scholes SC, et al. The effect of 'running-in' on the tribology and surface morphology of metal-on-metal Birmingham hip resurfacing device in simulator studies. Proc Inst Mech Eng H, 2006, 220(2): 269-277.

[44] Wallbridge N, Dowson D. The walking activity of patients with artificial hip joints. Eng Med, 1982, 11: 95.

[45] Williams S, Leslie I, Isaac G, et al. Tribology and wear of metal-on-metal hip prostheses: influence of cup angle and head position. J Bone Joint Surg Am, 2008, 3: 111-117.

第 11 章　非骨水泥全髋关节置换术

第 11 章 非骨水泥全髋关节置换术

Klaus-Peter Günther，Firas Al-Dabouby，Peter Bernstein

关键词 承压界面材料 · 非骨水泥 · 并发症 · 计算机导航 · 假体选择 · 手术适应证 · 手术技术和入路 · 生存率 · 全髋关节置换术

第 1 节 概 述

20 世纪 60 年代初，John Charnley 开展了骨水泥全髋关节置换术且疗效显著，使得手术技术和假体设计显著提高。当时全髋关节置换术主要用于治疗致残性老年关节炎。现今，越来越多的年轻髋关节疾病患者希望恢复日常活动、提高生活质量，也开始应用此技术。随着时间的推移，骨水泥固定可能损坏，为了提高固定技术，学者们进行诸多努力和研究。目的是在假体与骨之间创造一种生物联结，使其比骨-骨水泥界面更为牢固和持久。生物工程技术的发展推动了具有纹理表面的非骨水泥髋关节假体的研发，使其促进骨长入。近期的研究表明，非骨水泥髋关节假体的生存率与骨水泥假体相当。此外，优化假体材料和设计可允许使用较大直径的承压界面，从而进一步增加髋关节的运动范围，提高稳定性，降低磨损率。微创手术可减少软组织损伤、缩短住院时间及促进康复。目前，已有相关研究评估计算机辅助手术是否有助于假体的可重复性和准确植入，这也是影响假体生存率的关键因素，尤其是对于非骨水泥全髋关节置换术。

笔者将简要介绍常用的非骨水泥假体及承压界面材料的锚固原理。然后，在对广泛应用的手术入路进行概述之后，对植入技术、潜在的并发症和康复原则进行描述。为了比较不同植入物和手术入路，对现有的长期随访研究进行简短总结。

本章主要介绍常规的髋关节置换术，而最近的替代方法（表面置换和短柄假体即“保留骨量”假体）则不做深入探讨。

第 2 节 假体的选择

一、非骨水泥髋臼杯

非骨水泥髋臼杯固定的基本原理在于假体组件表面结构允许骨长上，为确保固定的持久性，需保证以下 2 点：初始的稳定和

K. -P. Günther (✉)
Department of Orthopaedic Surgery, University Hospital Carl Gustav Carus Dresden, Medical Faculty of the Technical University Dresden, Dresden, Germany
e-mail: klaus-peter. guenther@uniklinikum-dresden. de

F. Al-Dabouby
Orthopedic Division, Hashemite University, Prince Hamza Teaching Hospital, Amman, Jordan

P. Bernstein
Department of Orthopaedic Surgery, University Hospital Carl Gustav Carus Dresden, Dresden, Germany

G. Bentley (ed.), *European Surgical Orthopaedics and Traumatology*,
DOI 10. 1007/978-3-642-34746-7_112, © EFORT 2014

长期骨整合。通过植入压配髋臼杯（附加或不附加螺钉）或螺纹髋臼杯（图 6-11-1）来获得基本的稳定性。为确保骨整合，目前大多数植入物为纯钛或钛铝合金材料。由各项技术（精刚砂、钛喷涂、钛珠、网格等）产生的粗糙表面对骨长入至关重要。为保证骨长上，孔隙直径最小为 20μm，但要真正实现骨整合和血管化，孔隙直径需达 100～1500μm。近年来，为了更好地改善和确保骨整合，建议使用羟基磷灰石（hydroxyapatite，HA）涂层的假体。HA 涂层能够实现假体-骨界面的微缺陷封闭，这样可防止磨损颗粒进入缝隙。

（一）压配髋臼杯

大多数压配髋臼杯为半球形，其原理是基于球体杯表面（主要是髂-坐骨方向）的力学传导：①假体的直径应比磨锉的骨床大 1～2mm，如果髋臼磨锉多了（精准配合技术），则需要附加螺钉进行固定。如果髋臼磨锉少了，且直径差超过 3～4mm，则增加了髋臼骨折的发生风险。②平底杆可避免骨质周围上方的边缘隆起。这种设计使得倾斜更安全，并能预防局限性骨萎缩，体现了一种新的应力传递平衡。环向封闭的骨边缘避免聚乙烯（PE）分布到骨床。③通过摩擦可保障表面孔隙的稳定性。

一些外科医生倾向于使用螺钉、栓、针、环等进一步稳定髋臼杯，但这些方法可显著改变髋臼宿主骨的机械应力。

（二）螺纹髋臼杯

螺纹髋臼杯的主要优势是可以任意选择植入位置，适用于髋臼前突或髋关节发育不良伴骨质较差的患者。此外，半球形螺纹髋臼杯与压配设计相比，切除的骨质较少。

在拧入和放置的过程中，杯型设计和螺纹的几何形状对植入物的性能发挥起决定性的作用。锥形螺纹髋臼杯可维持高倾斜稳定性，且无须对骨床精确准备[1]。然而，螺纹髋臼杯在植入时需要良好地感知扭矩逐渐增强的变化和最终安放点，以实现最佳的稳定性，避免拧入过度。此外，首圈螺纹一旦拧入，髋臼杯的位置则不能再做调整，这一点与压配髋臼杯不同。

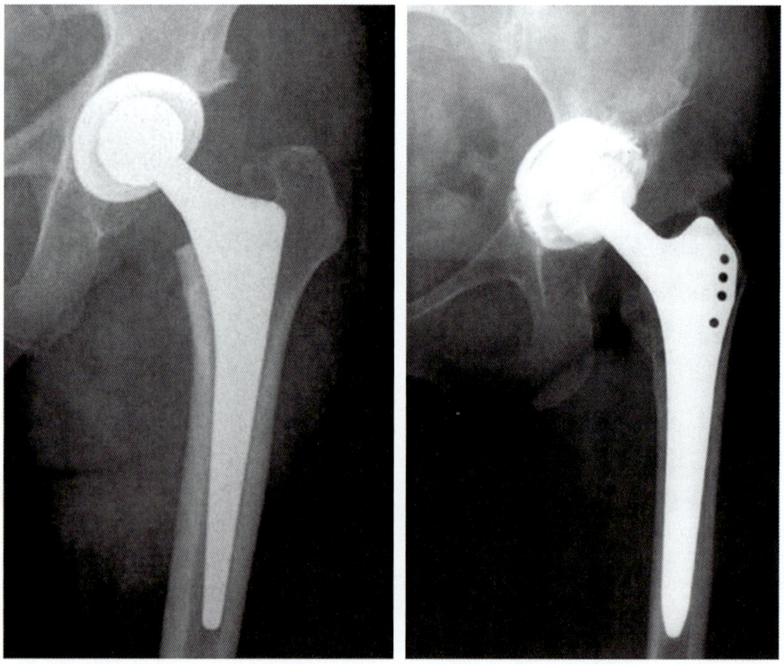

图 6-11-1　非骨水泥压合杯和近端固定柄（左图），螺旋杯和骨干固定柄（右图）

二、非骨水泥假体柄

目前，市面上假体柄的种类较多，主要用于固定假体和传递应力。因此多年后，绝大多数植入假体柄患者的股骨近端均会发生适应性骨改变，主要根据几何设计、生物材料和表面质地的不同而发生变化。固定的类型包括骨骺（股骨头由假体髋臼杯覆盖）、干骺端和近端骨干（不同长度的直柄型或解剖型假体，组配及定制的假体）固定，以及骨干固定（主要使用组配型假体）。

在行初次非骨水泥全髋关节置换术时，大多数假体柄是直柄型或解剖型，主要依靠干骺端或近端骨干固定（图 6-11-1）：①近端（干骺端）固定，这一理念主要是保留近端骨质，固定时不填满远端髓腔。虽然多种假体被已开发出来，但在欧洲最常用的是“Spotorno 假体”[2]，其较高的初始稳定性取决于一系列的凹槽和肋状物，这些主要位于锥形、直柄及喷砂钛合金假体柄的近端前后方，该假体杆具有矩形截面，并与股骨界面匹配。假体柄的杆侧细长，远端无填充，使得干骺端负荷转移且不伴有由于应力遮挡导致的远端皮质增厚。②与直柄 Spotorno 假体相比，其他假体都是解剖型的。虽然这些轻度弯曲的假体柄的总生存率不高，但其更容易通过前外侧入路和前侧入路植入。③近年来，短柄假体柄的出现，保留了更多的股骨颈骨质。由于这一概念和表面置换术一样，仍在观察中，本章将不做特别阐述。④近端骨干固定，常用的是 Zweymüller 假体，为锥形非骨水泥矩形钛假体柄，开始应用于 20 世纪 80 年代早期，目前该概念在欧洲仍非常流行[3]。这种矩形的几何形状可避免对股骨髓腔扩孔，该理念的倡导者认为保留骨质可减少对骨内膜循环的损害。然而，一系列研究发现骨皮质增厚，可能是假体柄周围刚性区域和远端弹性区域之间的过渡区发生局部应力集中所致[4]。尽管这种影像学表现发生率较高，但与假体松动和临床疗效较差无关。

骨干固定型假体柄大多是组配型，主要用于翻修手术。在行初次全髋关节置换术时，组配型假体可独立调整前倾角，适用于股骨发育不良或截骨术后股骨畸形。锥形假体柄植入时不受下方股骨前倾的限制，故可在特殊情况下使用。

所有的植入物均应提供重建时合适的股骨偏心距，可通过不同的颈干角、偏心距（标准及较高偏心距）及组配颈设计得以实现。

虽然植入物的材料种类较多，但大多数非骨水泥假体柄是由钛或钛合金制成的，这是由于钛的弹性模量接近人体骨骼，钛假体柄的柔韧性可避免严重的应力遮挡。其他材料（如钴铬合金）制成的刚性假体会产生较高的近端应力遮挡和远端骨皮质增厚，尤其是在骨干固定的情况下。

对大多数非骨水泥假体柄的表面进行处理，可提高骨整合的效果。由各项技术（精刚砂、钛浆喷涂、钛珠、网格设计等）产生的非骨水泥髋臼杯的粗糙表面，可刺激成骨细胞的活性。此外，一些假体也涂有羟基磷灰石。由于与广泛涂层假体柄相比，近端涂层不影响近端骨应力传导，故广泛涂层假体柄已逐渐被市场淘汰。

三、承压界面材料

全髋关节置换术后假体的生存率取决于固定的持久性和关节连接的持久性。因此，选择适当的假体柄、髋臼杯和承压界面材料至关重要。在骨水泥全髋关节置换术中，应用最广泛的是金属-聚乙烯关节界面。但研究发现，聚乙烯磨损是影响关节置换耐用性的主要因素。因此，研究者开发出磨损较低的可替代承压界面材料，适用于非骨水泥全髋关节置换术，可进一步提高年轻患者的假体预期寿命和生活质量。所有“硬-硬的承压界面”均能降低磨损[5]：①金属-金属界面的磨损率是金属-聚乙烯界面磨损率的1/(20～100)倍。然而，金属-金属的关节界面可引起局部不良反应（金属沉着病）及体内钴和铬的含量增加。因此，金属-金属界面不能用于肾功能不全、育龄期或金属过敏的患者。②陶瓷-陶瓷界面在临床上已使用了近40年。优点在于磨损率较低，但缺点是有发生组件断裂的风险（特别是对定位不良的髋臼杯撞击造成的边缘断裂）和少数患者可听到“吱吱”异响。近期，临床使用陶瓷-金属承压界面材料来解决此问题。③高度交联聚乙烯界面是全髋关节置换中最常用的材料。内衬可与金属和陶瓷头相结合，与传统的聚乙烯相比，磨损率显著降低。但是，由于临床观察时间较短，其潜在的长期风险（如材料的老化）还需进一步探索。

理论上，虽然不同厂家的髋臼杯、股骨头和股骨柄可相互匹配，但实际上应避免。如果结合使用的假体来自同一个厂家，那么材料一旦出现问题（如早期的组件断裂），则是由制造商负责的。但如果医生结合使用了不同厂家的产品，那负责任的就会是创造“新产品”的医生。

第3节　手术技术

一、非骨水泥假体的适应证

非骨水泥全髋关节置换术的第1步是核实手术适应证。必须具备足够数量的宿主骨和良好的骨质，以保证假体的初始稳定性和持续性骨整合。对于某些骨骼疾病或骨骼代谢受损（如骨质疏松、骨软化）或有辐射暴露史的患者，初始的骨强度和连续的生物反应可能不足。

对于髋臼杯，必须考虑是否可以实现初始稳定性及假体与髋臼的充分接触：①骨床是否足够坚固以抵挡比其大1～2mm的植入物的冲击？②是否有足够的结构支撑以传导通过髋臼坐-髂-耻柱的应力？③是否存在因接触面积不足而影响初始稳定性的缺陷（如髋臼发育不良）？

为了保证合适的假体柄位置及长期固定，必须解决以下问题：①骨皮质是否足够强韧，可以抵抗磨锉及非骨水泥假体柄植入的冲击？②选择的假体是否能与骨髓腔的形状匹配？③既往的截骨术是否影响磨锉和皮质假体柄的接触？④设计的假体柄是否可允许重建合适的偏心距和肢体长度？

一般而言，虽然并无相关证据表明非骨水泥全髋关节置换术植入物存在年龄限制，但更适用于年轻患者。此外，此假体也适用于对骨水泥过敏的患者。

二、术前计划

适当的术前计划和模板测量是全髋关节置换术中重要的问题之一。根据X线片，选择适当设计和大小合适的植入物。由于多种原因，需拍骨盆正位X线片及患侧髋关节轴位X线片。根据骨盆负重正位X线片，对骨关节炎进行分级，评估髋臼和股骨近端的解剖结构，并适当测量下肢的长度差异（结合临床调查，确定有否存在挛缩）。

应用现代计算机程序制作电子模板（图6-11-2），手术的基本步骤也可在模板上绘制（图6-11-3）。

术前计划的基本步骤：①确定正确的髋关节中心。如果有可能，按健侧规划。对于髋关节发育不良伴高度脱位的患者，根据Ranawat(1980)来判定“真正的髋臼区域”，即沿着连接泪滴下缘的Köhler线做一条垂直线，其长度为骨盆高度的20%。然后沿着垂直线的邻近点向外侧绘制一条同样长的水平线。将 2 条线的末端用直线连接。由这些线围成的三角区域就是解剖学上真正的髋臼区域(图 6-11-4)。②选择大小及位置合适的髋臼杯。③确定股骨轴线和颈干角(偏心距)。④确定股骨颈切除水平和调整下肢长度。

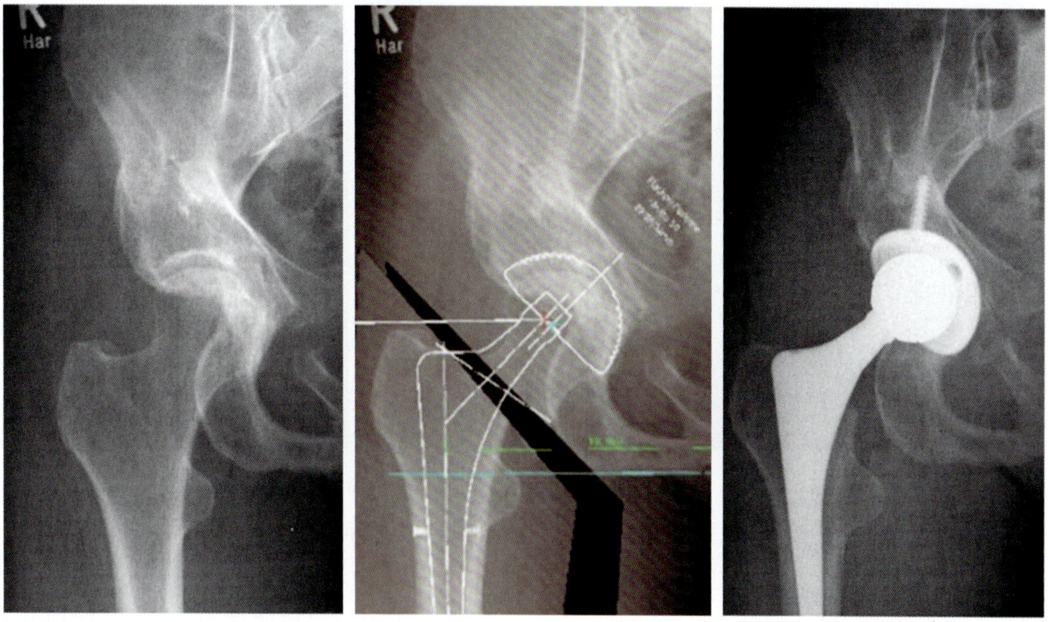

图 6-11-2　术前计划:骨盆截骨术失败的髋关节炎患者的电子模板

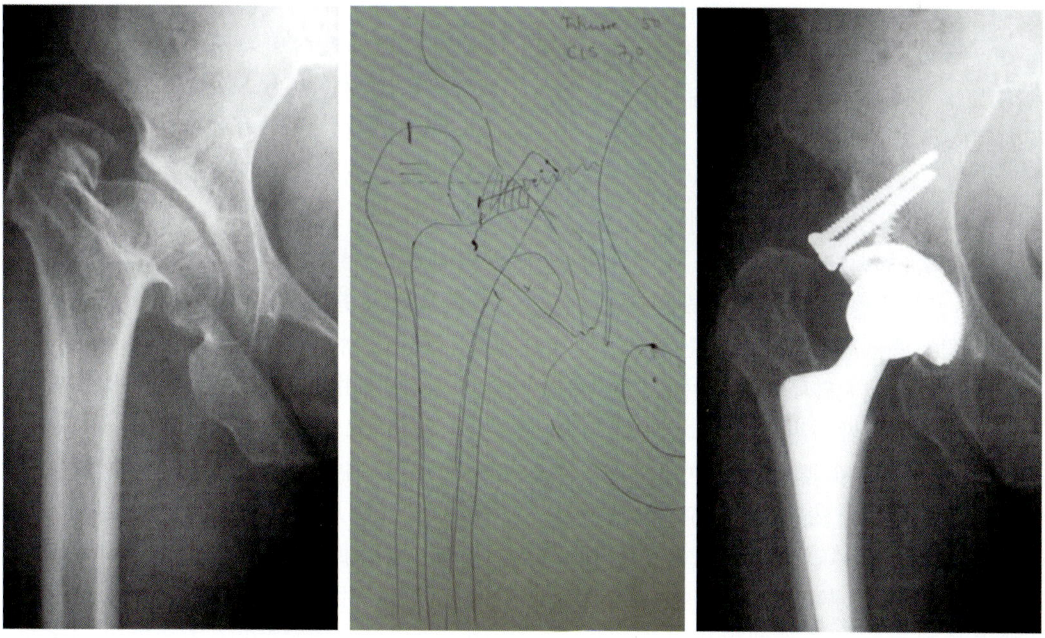

图 6-11-3　髋臼发育不良所致髋关节炎的常规术前计划

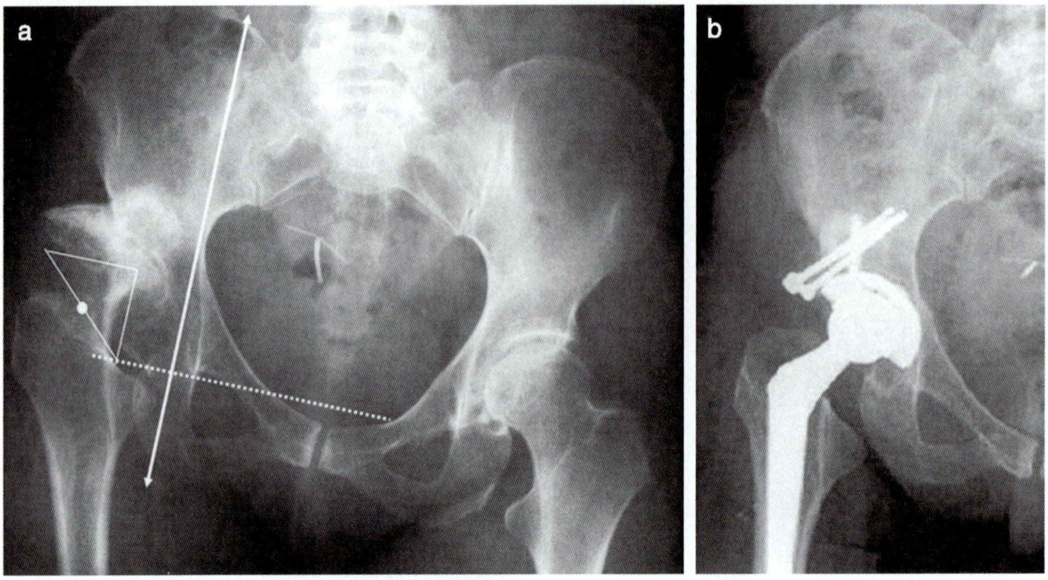

图 6-11-4 a. 因髋臼发育不良导致髋关节脱位患者的髋关节中心和“真正的髋臼区”(见术前计划)。b. 应用髋臼植骨结合增强型螺钉压合髋臼杯和锥形股骨柄重建髋关节中心的术后 X 线片

三、选择手术入路

髋关节的手术入路有很多种。目前，全髋关节置换术最常用的是后侧入路、前外侧入路或直接外侧（经臀肌）入路。前侧入路及内侧入路不常用。

后侧入路对步态的影响较小，因为外展肌未被切除，对臀上神经的损伤较小。缺点是髋臼杯定位不准确，且脱位率增加。后侧入路通过适当的软组织修复，即重建关节囊后壁和外旋肌，可显著降低脱位的发生风险。

外侧入路沿大转子上的臀中肌、臀小肌和股外侧肌纤维做一纵向切口，切口不宜向近端过度延长，以免损伤臀上神经。该入路的优点在于可充分显露髋臼，易于髋臼杯的定位，从而进一步降低脱位率，避免损伤坐骨神经（术野中并不显露）。直接外侧入路的缺点是髋关节外展肌的损伤可能影响外展肌的肌力，并造成 Trendelenburg 步态。

前外侧入路位于臀中肌和阔筋膜张肌的肌间隙，而股外侧肌不受干扰。该入路的优点在于解剖定位明确，且无须过度切开及牵拉下即可暴露术野，无臀上神经或其分支损伤的风险。然而，由于臀中肌完整的附着，使得直柄假体（和髓腔锉）植入较为困难，并可能导致肌肉受压。此时，选择“解剖型”假体（弯曲）更为合适。

前侧入路位于缝匠肌和阔筋膜张肌的肌间隙，避免了外展肌的牵拉。该入路可充分显露髋臼，通过后伸或牵引髋关节进一步显露股骨。但操作时必须谨慎，以免损伤股外侧皮神经的分支。

微创手术入路（minimally-invasive surgical，MIS）用于全髋关节置换术可减少软组织创伤，减轻术后疼痛，降低术后失血量，加速康复，缩短住院时间。手术时可通过后侧入路、外侧入路、前外侧入路或前侧入路做一 6～10cm 长的小切口。“双切口入路”（后侧短切口可用于放置股骨组件，前侧切口可用于放置髋臼组件）在美国比欧洲国家更普及。目前存在的争议是，小切口全髋关节置换术是否是真正的微创。为了显露关节，小切口对软组织的牵拉较大，肌肉切开较少；而大切口对软组织的牵拉较小，肌肉切开较广泛。争议的焦点在于小切口是否比大切口产生的创伤小。另一个问题是减小的术野能否确保植入物的位置恰当和防止神经血管的并发症。回顾性研究表明，小切口全髋关节置换术与常规切口全髋关节置换术相比，除了手术瘢痕较短外，无其他优势[5]。

目前，没有证据表明，微创入路优于其他入路。近期，一项前瞻性随机研究比较了 2 种不同的微创入路（前侧入路和前外侧入路）与常规外侧入路术后患者髋关节的功能，但仅观察到轻微的功能差异[6]。因此，笔者只为有需求和行双侧髋关节置换术的患者提供微创入路（图 6-11-5）。

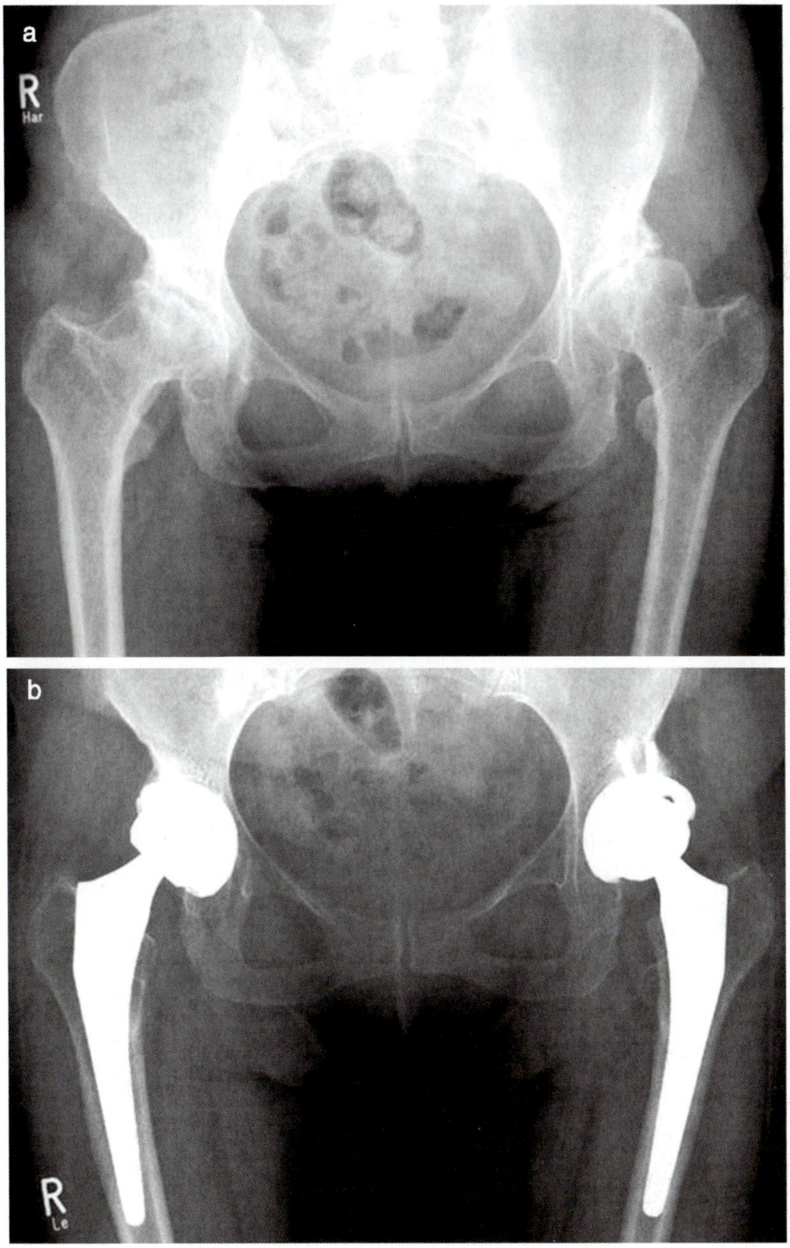

图 6-11-5　微创手术行（前侧入路）双侧髋关节置换术

a. 术前影像；b. 术后影像

四、非骨水泥全髋关节置换术的基本手术步骤

手术的基本步骤取决于选择的手术入路。笔者较多地描述了髋臼杯和假体柄植入的一般特性，并对不同手术入路进行了补充说明。

(一)先放髋臼杯还是先放假体柄

大多数医生倾向于先准备和植入髋臼杯，随后扩髓并植入股骨柄。髋臼组件的外展角与股骨的几何形状无关，一般为30°～50°(根据Lewinnek[7]的“安全区”)，但髋臼杯的前倾角与股骨的前倾角相关。与骨水泥全髋关节置换术相比，非骨水泥假体柄前倾或后倾植入时更受限，因为骨水泥全髋关节置换术在一定程度上要遵循股骨髓腔的几何形状，所以一些医生主张于股骨颈截骨后，磨锉股骨近端以评估假体柄的前倾角，最后植入髋臼杯。可适当调整髋臼杯的前倾角以防股骨前倾角异常，避免撞击和(或)脱位。

(二)股骨颈截骨

显露髋关节囊后，使用电刀切开关节囊。在行前侧入路、前外侧入路和外侧入路时，切除关节囊前壁。在行后侧入路时，切口应保留完整的关节囊及短外旋肌腱，这些肌腱可在关节置换完成后进行修复。

将股骨头脱出(根据前侧入路或后侧入路)，于预定的水平切断股骨颈。若股骨头存在畸形或过大，可将股骨头切割成骨块，以利于取出。另一种方法是沿着股骨颈做2条平行切割，先取出中间的骨块。这样可以降低张力，以便取出股骨头。

然后通过触摸来预测小转子与截骨面之间的距离，目的在于检查是否达到术前计划的股骨颈截骨水平。

如果有需要，在行前侧入路、前外侧入路或外侧入路时，可松解挛缩的关节囊或短外旋肌。在接下来的手术中，应先保留股骨头以便植骨。

(三)髋臼的准备和髋臼杯的植入

于髋臼前壁和髋臼切迹下缘使用霍夫曼牵开器，向前(前侧入路、前外侧入路)或向后(外侧入路)牵开股骨。目前，大多数术者从前上缘切除整个关节囊及盂唇，充分显露髋臼缘和横韧带，以便髋臼杯达到最佳位置。为了估算磨锉的适当深度，将髋臼窝作为参考，清除髋臼内的软组织。必要时用骨凿去除骨赘。

使用直径逐渐递增的球形髋臼锉准备髋臼。在常规情况下，笔者使用的髋臼锉的外径为44～68mm，以2mm递增，先使用44mm的髋臼锉，指向髋臼底部中央，显露中央松质骨，继续逐步增加髋臼锉的直径，清除软骨下板，直至血供丰富的松质骨。这样更加确保与植入物表面接触的炎性介质和骨形成细胞的活性，这也是骨长上的先决条件。一般情况下，应避免穿透髋臼边缘/圆形壁及髋臼底。保留的骨量越多，髋臼杯越稳定，骨整合越好。但对于髋臼发育不良的患者，一些医生提出截骨甚至伴内侧壁穿孔可使髋臼杯轻度内移。

为了避免假体的角度异常，最后1个髋臼锉的下缘应与横韧带齐平。第1、2髋臼锉呈水平方向(确保远端定位)，剩余的髋臼锉则倾斜约45°(外展)。在磨锉髋臼前，应核对最后1个髋臼锉的直径是否与计划的髋臼杯的大小一致(取决于假体和骨量，一些厂家建议锉大或锉小1～2mm，以利于髋臼杯的稳定)。

当达到所需的磨锉深度且骨量充足时，可先放置试验性髋臼杯，以检查位置是否恰当。根据“安全范围”，放置试验性髋臼杯及最终的假体[7]：①参照泪滴横线，将倾斜角控制在30°～50°[角度过大，上缘应力越大，导致衬垫磨损和(或)不稳]。②前倾10°～30°取决于股骨假体预期的前倾角[前倾不足导致屈曲时腹侧撞击和(或)背侧不稳；前倾过度导致腹侧脱位]。

放置试验性假体(应紧密压配),并使用图像增强器评估其覆盖情况及位置。这对于肥胖患者尤为适用,因为其在手术台上很难定位。

髋臼发育不良患者的外侧覆盖可能不足。如果试验性假体与骨接触不足 70%,则可通过植骨来提高假体的稳定性。为此,从股骨头上方切下适当的松质骨骨块,并用 2 枚螺钉固定于髋臼顶(图 6-11-6)。

关节炎性囊肿中发炎的滑膜组织必须清除。如果囊肿过大,可从股骨头中取松质骨植骨。碎屑清除后,植入最终的假体。

通过重锤植入压配髋臼杯。在植入过程中,应注意正确的位置和成角。如果有疑问,应再次检查患者在手术台上的体位及做 X 线片透视。通过声学(锤击期间声音的变化)和触觉指示器(增加撞击器对手动运动的抵抗)来证实髋臼杯的放置是否稳定。髋臼杯可通过连接撞击器的螺钉孔来检查其是否与骨床压配。为最大限度地提高稳定性,术者不可过度锤击,以免假体松动或髋臼骨折。多次锤击之间的间隔可提高骨盆对机械应力的适应。

若假体不稳,应分析以下原因:①前、后和髋臼顶是否有足够稳定的骨支撑?②是否存在髋臼骨折?③选择的假体尺寸是否合适?④假体植入的位置(成角)是否与预期一致?⑤软组织是否阻止骨接触?

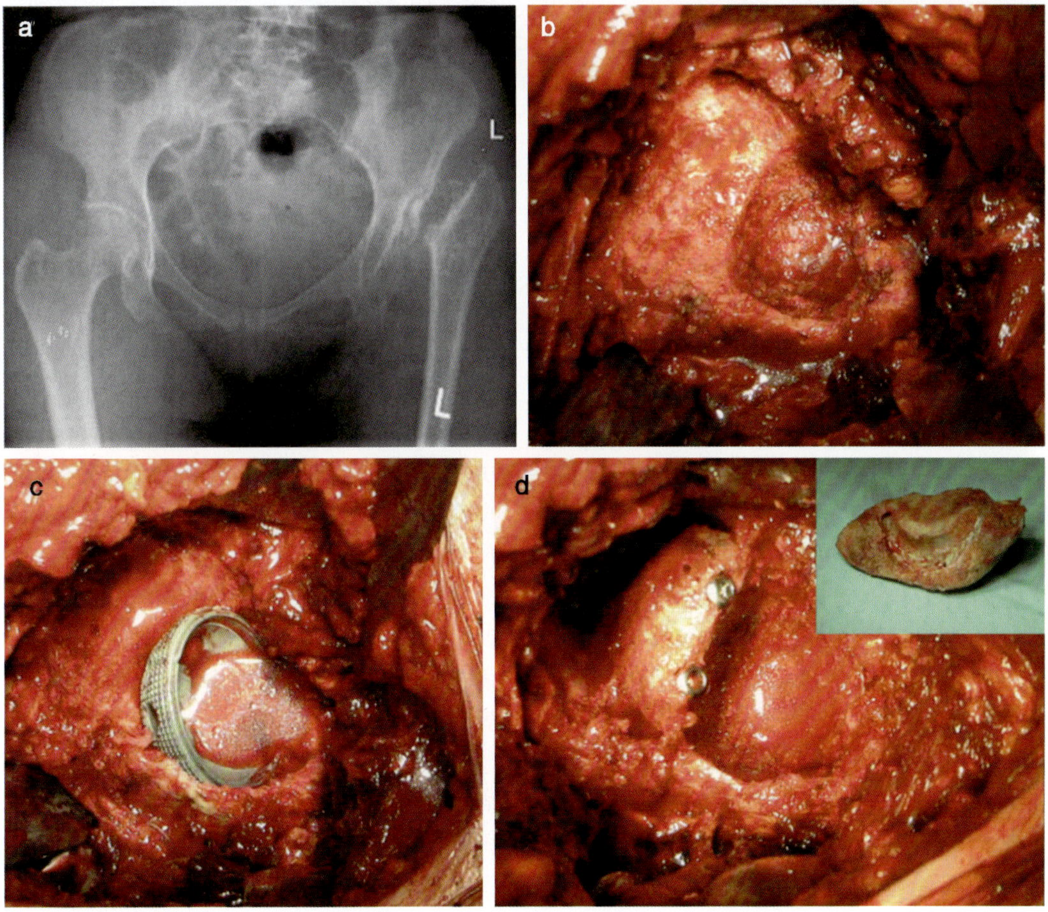

图 6-11-6 髋关节发育不良所致单侧骨关节炎患者的髋臼植骨(a),在原髋臼区域进行初级扩孔(b),导致髋臼顶骨量不足(c)。从原来已变形的股骨头上取松质骨块,用螺钉固定于髋臼顶(d)

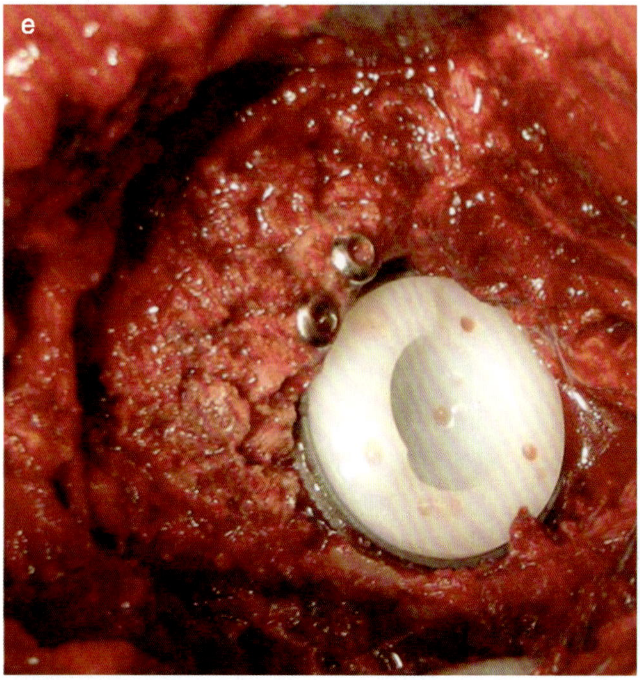

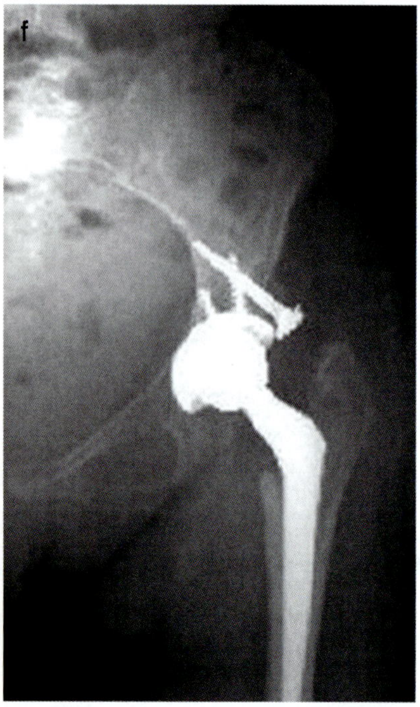

图 6-11-6(续) 以增加骨量，提高髋臼的质量(e,f)

如果稳定性不足无明显原因，且骨量充足，可尝试使用髋臼锉反复磨削加深。若无骨折发生，可使用大一号的髋臼杯或轻微前倾(更利于背侧稳定)。有些医生建议额外使用螺钉提高稳定性，为此许多假体设计了螺钉孔。这些螺钉应放置在正确方向，不得穿透内侧壁或坐骨孔，以免损伤主要的血管和神经。但应当认识到，附加的螺钉会改变骨盆的应力分布(可能影响继发性骨整合)，还会导致背面磨损(磨损颗粒可穿过螺丝孔)。若髋臼杯极不稳定，即使使用螺钉也起不到加固作用。

螺纹髋臼杯的髋臼准备基本与压配髋臼杯一致。但是，植入过程中又有些不同。由于螺纹的几何特性，在拧入髋臼杯的过程中，不太可能调整植入物的角度。由于在植入早期螺纹结构具有良好的稳定性，故准确的定位点是植入螺纹髋臼杯的关键。半球形的设计比锥形杯更需保持准确的拧入角度。然而，无论是螺纹髋臼杯还是压配髋臼杯，要想获得正确的定位点和角度，均需要一定的时间学习曲线。

(四)内衬的选择

可供选择的髋臼杯内衬有多种(传统的聚乙烯及较硬的承压界面)，选择时主要取决于患者的年龄、日常活动和术者的偏好。现代内衬的优势在于不易脱位和兼容不同尺寸的股骨头(直径主要为 28～36mm)，以改善运动范围和减少磨损。但必须再次强调髋臼杯位置不当可导致边缘负荷过重及内衬对股骨假体颈的撞击，这对于较硬承压界面尤其重要。

在植入内衬之前，彻底清洗外壳，清除周围软组织的残余物。植入后，应仔细检查内衬的位置和稳定固定。

(五)股骨的准备和假体柄的植入

股骨的显露取决于患者的体位和手术入路。在行前侧入路和外侧入路时，肢体外旋。在行后外侧入路(侧位)时，肢体内旋(90°)，同时屈曲及内收髋关节。一般建议将膝关节屈曲 90°，以小腿为基准线进行适当前倾。股骨后侧使用短窄型霍夫曼牵开器，扩髓时可保护软组织和皮肤。

准备股骨时使用开髓铰刀和一系列尺寸递增的齿状锉。

为了避免假体内翻，必须从侧面和背侧置入开髓铰刀（有时用尖钻）。进入点最好在梨状窝，因为它通常与髓腔一致。准备进入点时，厂家会提供盒式骨凿，用于移除股骨颈部的骨质。将开髓铰刀置入髓腔时，必须朝着大转子的方向按压。在植入直柄型假体时，有时需要切除股骨大转子内侧、股骨颈基底的部分骨质，因为与解剖型假体（弯曲）相比，前者需要从后侧打开髓腔。对于股骨转子变形的髋关节（如股骨近端截骨术后），解剖型假体比直柄型假体更易植入（图 6-11-7）。

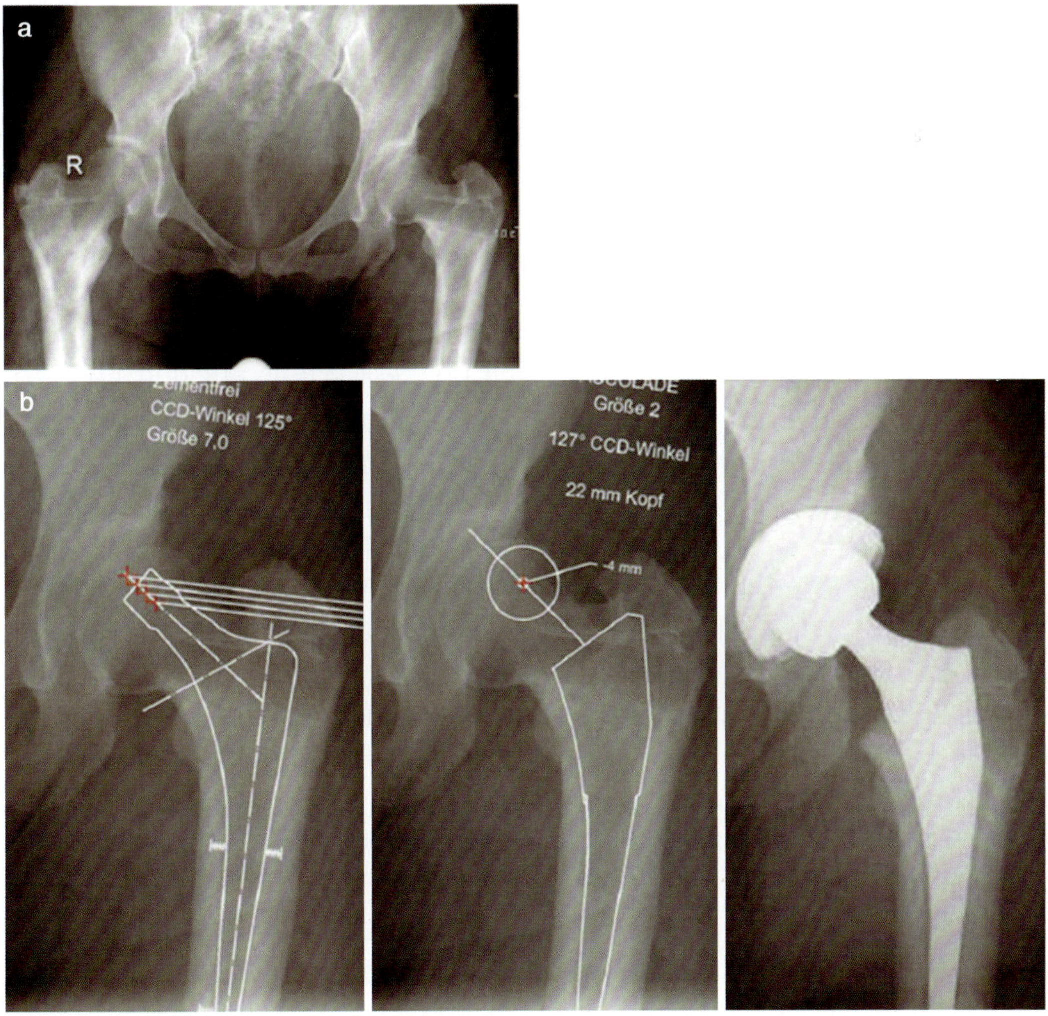

图 6-11-7　选择股骨柄的形状

a. 股骨粗隆截骨后的髋畸形；b. 解剖型假体柄较直柄型假体柄更容易插入

使用尺寸递增的髓腔锉准备假体柄的骨床，直至获得最高的稳定性。大多数情况下，该过程应从尺寸最小的锉刀开始。弯曲手柄或偏置手柄有助于避免与软组织接触。从第1个锉刀开始，小心操作，以确保正确的前倾角（多为10°～15°）。因为股骨和髋臼的前倾角总和应维持在20°～30°（后外侧入路要更大一点）。持续屈曲小腿（膝关节屈曲90°）有助于精确得到所需的前倾角。对于病理性前倾或后倾的患者，需要对小转子远端进行第2次截骨或切除部分皮质骨。另一种可选择的方法是，更换假体系统，植入锥形假体柄，可允许调整前倾角（图6-11-4b，图6-11-6f）。

随着髓腔锉尺寸的增加，渐进式和阶梯式锉削可压缩松质骨。用骨锤小心锤击，以免皮质断裂。如果有必要，甚至可锉削骨皮质。非骨水泥股骨柄的稳定主要基于皮质骨和松质骨的压配理论。因此，尽可能获得最佳的压配效果非常重要。尽量避免假体柄尺寸过小，因为随着时间的推移，假体柄可能下沉和松动。另外，假体柄尺寸过大，可能会破坏骨皮质的稳定性，导致术中或术后早期骨折。

如果已达到稳定位置，则必须确保假体近端的肩部和股骨大转子之间的距离与术前试模一致。如果距离较短，可以尝试使用小号髓腔锉刀进行更低位置的颈部截骨；如果距离较长，尝试使用长颈型假体。

通过试验复位检查对线。因此，大多数系统提供的不同长度和（或）偏心距的试验性股骨颈可在移除手柄后插入髓腔的锉孔中。若选择的试验性股骨颈与术前计划的偏心距一致，则可放置试验性股骨头。试验假体复位后，应检查3个方面，即关节活动范围、下肢长度、稳定性。

虽然重建可在临床上直接进行，但笔者通常选择在透视下进行。影像学评估可进一步测量是否已实现术前计划的偏心距和肢体长度。如果对线发生改变，可重复试验不同长度的股骨头（或不同的股骨颈）。

检查关节的运动范围，避免骨撞击和不稳。根据手术入路的不同，尤其应在前侧入路和外侧入路时伸展、外旋，或在后外侧入路时屈曲、内旋，以模拟髋关节前脱位或后脱位的机制。

移除锉刀后，选择大小合适的假体植入髓腔，直至完全稳定。操作需轻柔，因为大多数假体的大小稍大于相应的髓腔锉刀。此外，由于楔形机制，可能会施加过量的负荷。该负荷作用于颈部皮质或大转子，直柄型假体柄的植入可导致骨折。因此，根据骨质量来调整锤击的力量至关重要。如果察觉声音从低沉（松质骨）变得尖利（皮质骨），应立即停止锤击。这是非骨水泥全髋关节置换术中关键的步骤之一，只能从经验中获得。

术中拔出假体柄的情况较为罕见（例如，当植入后的位置与之前髓腔锉刀的位置不同）。如果要拔出，则需使用特殊的专用拔出器，以免损伤股骨假体颈和柄。调整后（如反复锉削）可再次植入假体。

假体柄植入后，还需进行股骨头复位试验（特别是假体肩部最终水平与髓腔锉水平不同时，表明植入深度有误差）。在股骨头安装前，需要彻底清洗头颈连接处且保持干燥。在切口闭合前，需进行髋关节运动范围及稳定性测试。最后，在透视下检查术后正确的对线和骨的完整性。

五、计算机导航

计算机导航可用于提高髋关节置换术中假体复位的准确性和一致性。最近的研究表明，使用导航系统的手术精确度等同或优于人工技能。但还需进一步评估患者的临床疗效及成本效益。因此，目前计算机导航下行髋关节置换术并不是常规手术[5]。

六、围手术期及术后管理

(一)异位骨化的预防

为了避免异位骨化，术中需保护软组织，并防止关节周围附着骨折块。因此，在植入假体、试验复位和最终复位前，应仔细清除由髋臼磨锉和股骨锉削产生的骨碎屑。此外，若无禁忌证，患者术后 2 周使用非甾体抗炎药。

(二)围手术期使用抗生素

假体周围感染是全髋关节置换术主要的危险因素之一，笔者使用头孢菌素进行预防。

(三)术后康复

患者术后 3～4 周行非负重(拐杖辅助下)训练。此后，鼓励患者在无拐杖辅助下行负重训练，并加强大腿和臀部肌肉的物理治疗。根据手术入路的不同，应适当保护肌肉(如行后外侧入路时修复外旋肌，或行外侧入路时修复外展肌)。行前侧微创入路或前外侧微创入路时，关节活动范围不受限。

七、并发症

一般而言，非骨水泥全髋关节置换术的并发症与骨水泥全髋关节置换术相似。因此，应告知患者人工关节的具体风险(如静脉血栓栓塞性疾病、神经血管结构损伤、脱位、假体周围感染、下肢不等长、假体松动及异位骨化等)。

此外，需要关注的是假体周围骨折的发生率，这比骨水泥全髋关节置换术高。最近一项关于股骨骨折的危险因素和假体柄生存率的大样本队列研究显示，股骨近端骨折的发生率为 2.3%，与骨折相关的危险因素包括前外侧入路、非骨水泥股骨固定和女性。

若术中发生骨折，常采用环扎固定。如果术后发生骨折，治疗取决于骨折的类型和假体的稳定性。

髋臼杯位置不良会导致边缘负荷过重(增加磨损)、撞击和脱位。股骨假体柄的位置不良所致的后果目前尚不明确。但一些医生报道，股骨假体柄位置不良，尤其是内翻，可导致较高的手术失败率。但 Min 等[8]回顾性分析一系列使用锥形、楔形假体柄的非骨水泥全髋关节置换术的患者，平均随访 7.7 年，其中假体柄中立位仅为 63%，外翻占 21%，内翻占 16%。3 组患者中无一例需要翻修，临床疗效(HHS 或大腿疼痛)无显著差异。无论假体柄的位置如何，所有患者均可出现相似的骨重建改变。

第 4 节　假体的生存率

非骨水泥全髋关节置换术的短期、中期疗效较好，疼痛缓解和功能恢复的结果与骨水泥全髋关节置换术相似。Mallory 等[9]回顾性分析 1984—2001 年 2000 例行锥形股骨假体柄髋关节置换术的患者，结果表明，术后 5 年假体柄的生存率为 98.6%，10 年为 98.6%，15 年为 96.6%。这一结果主要归因于股骨假体柄的几何形状和表面纹理。

对植入非骨水泥假体的患者随访 10 年以上的研究较为有限。Aldinger 等[2]回顾性研究了 326 例使用非骨水泥双锥直柄型(cementless，double-tapered straight femoral stem，CLS)假体的患者，平均随访时间为 12 年(10～15 年)。患者的平均年龄为 57 岁(13～81 岁)，假体的总生存率为 92%，而以无菌性松动需翻修为终点事件的生存率为 95%。

研究表明，非骨水泥髋臼杯的生存率略低于股骨假体柄。为保障初始稳定性，选择使用压配髋臼杯还是螺纹髋臼杯，仍存在争议[1,10]。然而，有研究表明，对于使用上述 2 种假体的年轻患者，以任何原因导致的翻修为终点事件，随访10～12年的假体生存率为93%～99%，而15～18年的假体生存率为83%～88%[11-14]。

对于使用非骨水泥假体的患者，影响假体生存率的因素较多，如假体的几何形状、材料、表面处理和承压界面。其他影响因素如患者的年龄、日常活动、手术入路、手术医生的专业技术及研究设计等也可能增加研究的基线差异。由于这些限制，国家髋关节置换登记中心可比较不同类型假体的性能。髋关节置换登记中心实施最好的是瑞典，资料显示，非骨水泥全髋关节置换术的数量显著低于骨水泥全髋关节置换术。此外，非骨水泥假体10年的生存率略低于骨水泥，但是某些非骨水泥假体的性能（如CLS假体柄和Trilogy髋臼杯）与骨水泥假体相当。近期对芬兰注册登记的患者进行了研究[15]，平均随访时间为12年，笔者发现，55～74岁的骨关节炎患者行非骨水泥全髋关节置换术（无论是股骨柄还是髋臼杯），因无菌性松动需要翻修的风险低于骨水泥全髋关节置换术。然而，对于75岁以上的老年患者，使用羟基磷灰石涂层的非骨水泥髋臼杯与聚乙烯骨水泥髋臼杯相比，其翻修率的差异无统计学意义。但对于55～74岁的患者，聚乙烯内衬的过度磨损可导致组配式非骨水泥髋臼杯的翻修次数增加。因此，任何年龄组别的患者以任何原因导致的翻修为终点事件，非骨水泥全髋关节置换术与骨水泥假体生存率的差异无统计学意义。

总之，现代设计的螺纹髋臼杯、压配髋臼杯，以及非骨水泥股骨假体柄均显示较好的生存率。随着越来越多较硬承压界面的使用，尤其是对于年轻患者，笔者坚信不久的将来，假体的预后会进一步改善。

参考文献

[1] Effenberger H, Imhof M, Richolt J, et al. Cementfree hip cups. Current status. Orthopade, 2004, 33-6: 733-750.

[2] Aldinger PR, Breusch SJ, Lukoschek M, et al. A ten-to 15-year follow-up of the Cementlesse Spotorno stem. J Bone Joint Surg Br, 2003, 85-B: 209-214.

[3] Grübl A, Chiari C, Giurea A, et al. Cementlesse total hip arthroplasty with the rectangular titanium zweymüller stem. J Bone Joint Surg Am, 2006, 88: 2210-2215.

[4] Garcia-Cimbrelo E, Cruz-Pardos A, Madero R, et al. Total hip arthroplasty with use of the cementlesse zweymüller alloclassic system: a ten to thirteen-year follow-up study. J Bone Joint Surg Am, 2003, 85: 296-303.

[5] Huo MH, Parvizi J, Bal BS, et al. What's new in total hip arthroplasty. J Bone Joint Surg Am. 2008; 90: 2043-2055.

[6] Günther K-P, Al-Dabouby F, Bernstein P. How to Do a Cementless Hip Arthroplasty. pp 189-202 in European Instructional Lectures. Bentley G: Springer, 2009.

[7] Lewinnek GE, Lewis JL, Tarr R, et al. Dislocations after total hip-replacement arthroplasties. J Bone Joint Surg Am, 1978, 60: 217-220.

[8] Min BW, Song KS, Bae KC, et al. The effect of stem alignment on results of total hip arthroplasty with a cementless tapered-wedge femoral component. J Arthroplasty, 2008, 23-3: 418-423.

[9] Mallory TH, Lombardi AV, Leith JR, et al. Minimal 10-year results of a tapered cementless femoral component in total hip arthroplasty. J Arthroplasty, 2001, 16-8 (Suppl 1): 49-54.

[10] Reikerås O, Gunderson RB. Long-term results of HA coated threaded versus HA coated hemisphericpress fit cups: 287 hips followed for 11 to 16 years. Arch Orthop Trauma Surg, 2006, 126-8: 503-508.

[11] Engh CA, Hopper RHJ, Engh CAJ. Long-term porouscoated cup survivorship using spikes, screws, and press-fitting for initial fixation. J Arthroplasty, 2004, 19-7 (Suppl 2):

54-60.

[12] Gabbar OA, Rajan RA, Londhe S, et al. Ten-to twelve-year follow-up of the furiong hydroxyapatite-coated femoral stem and threaded acetabular cup in patients younger than 65 years. J Arthroplasty, 2008, 23-3: 413-417.

[13] Reigstad O, Siewers P, Røkkum M, et al. Excellent long-term survival of an uncemented press-fit stem and screw cup in young patients: follow-up of 75 hips for 15-18 years. Acta Orthop, 2008, 79-2: 194-202.

[14] Zweymüller KA, Steindl M, Schwarzinger U. Good stability and minimal osteolysis with a biconical threaded cup at 10 years. Clin Orthop Relat Res, 2007, 463: 128-137.

[15] Mäkela KT, Eskelinen A, Pulkkinen P, et al. Total hip arthroplasty for primary osteoarthritis in patients fifty-five year of age or older. An analysis of the finnish arthroplasy registry. J Bone Joint Surg Am, 2008, 90: 2160-2170.

第 12 章　骨水泥人工全髋关节置换术

第 12 章
骨水泥人工全髋关节置换术

J. R. Morley, R. Barker, Jonathan R. Howell

摘要 骨水泥全髋关节置换术是一种通用术式，疗效显著。研究发现，现代骨水泥全髋关节置换术的临床疗效优于非骨水泥、混合型和混合反式关节置换术。开发人员及国家关节置换登记中心的调查结果显示，以骨水泥全髋关节置换术为“金标准”，15 年后假体的生存率超过 90%。骨水泥全髋关节置换术作为一种通用术式，临床适用情况较广泛，可用于年轻和老年患者。在本章中，笔者将介绍骨水泥髋关节置换术后基本的生物力学及临床疗效，并对髋关节重建中存有争议的观点展开讨论。此外，笔者还将为外科医生展示英国 Exeter 髋关节中心实施的骨水泥全髋关节置换术的基本步骤。

关键词 生物力学·骨水泥接合·骨水泥·髋关节置换术·手术适应证·手术技巧

第 1 节 概 述

1961 年，John Charnley 使用丙烯酸骨水泥固定股骨假体，彻底改变了全髋关节置换术[1]。在骨水泥全髋关节置换术应用初期，术者用手注入骨水泥，随后使用手指进行按压。但是，适当骨水泥加压的重要性未得到充分认识；此外，假体的植入主要依靠骨水泥与骨内表面的挤压实现。因此，这些技术的临床疗效各不相同，10 年的失败率为 1.5%～40.0%[2,3]。

自 John Charnley 首次报道使用丙烯酸骨水泥固定股骨假体以来，研究者们共同努力，以提高骨水泥全髋关节置换术后的临床疗效。在工程学、实验室研究和临床疗效的基础上，手术取得了进一步进展，增进了术者对骨水泥全髋关节置换术的进一步了解。国家髋关节置换登记中心已公布，现代骨水泥全髋关节置换术的长期疗效结果是假体生存率和翻修率的“金标准”[4,5]。

第 2 节 骨水泥股骨假体柄的生物力学

一、骨水泥全髋关节置换术的材料和界面

骨水泥全髋关节置换术的股骨假体柄可视为插入双层套管的一根杆，内层套管是聚甲基丙烯酸甲酯骨水泥，外层是股骨[6]。在该模型中，骨水泥全髋关节置换术存在 3 种材料，即金属假体柄、骨水泥套

J. R. Morley · R. Barker · J. R. Howell (✉)
Princess Elizabeth Orthopaedic Unit, Royal Devon and Exeter Hospital, Devon, UK
e-mail: jrhowell@doctors.org.uk

G. Bentley (ed.), *European Surgical Orthopaedics and Traumatology*,
DOI 10.1007/978-3-642-34746-7_226, © EFORT 2014

和骨组织。Gruen 描述了全髋关节置换术的失败模型，提示失败的原因可能在于假体的材料或界面。假体柄断裂是早期假体柄设计中常见的失败模型，但在现代假体设计中，强化合金的使用可避免该失败模型的发生[8,9]。现代假体的失败常发生于骨水泥界面，可能与骨量丢失有关[10]。现代骨水泥技术（如本章后面介绍的技术）的应用和假体杆的设计（以压缩力而非剪切方式加载于骨水泥与界面之间）可显著降低该失败模型的发生率。

二、股骨组件模型的特性

骨水泥股骨假体的设计具有维持稳定和持久固定的能力，主要原因是影响骨水泥和界面应力的传导方式。骨水泥全髋关节置换术中的股骨组件可通过 2 种不同的生物力学模型来描述，一种是组合梁型假体，另一种是锥形滑动型假体[11]。组合梁型假体的表面较为粗糙或哑光涂层，与骨水泥紧密结合，使得假体与骨水泥界面更加契合。因此，只要假体柄和骨水泥不脱粘，骨水泥-移植物组合可作为单一结构发挥作用。这种固定方式对骨水泥和界面施加剪应力，且在该情况下，骨水泥负荷较弱，容易发生破坏和脱粘，从而失去固定。组合梁型假体的代表是哑光涂层的 Charnley 假体柄和 Lubinus SP Ⅱ 假体柄（图 6-12-1）。锥形滑动型假体柄的特点是冠状面、矢状面和横断面呈锥形，表面光滑，近端无领设计，假体与骨水泥之间无粘连。当负荷施加于假体时，由于骨水泥-假体界面之间缺乏粘连，使得假体柄在骨水泥套内轻微下沉，与之形成锥形物，将假体楔入适当位置。这种固定形式使得骨水泥和界面产生强度较大的压应力，进一步避免其发生破坏。常见的锥形滑动型假体为 Exeter 假体柄、CPT 假体柄和 C 型假体柄（图 6-12-1）。

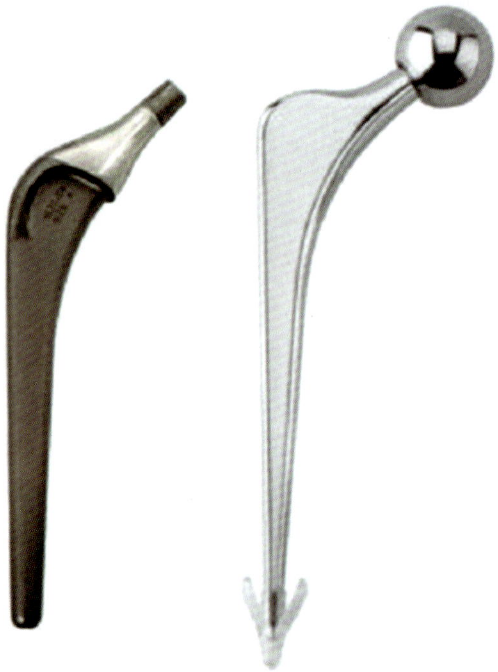

图 6-12-1　组合梁型和锥形滑动型股骨假体柄。左图为 Charnley Elite 的哑光组合梁型假体柄，右图为 Exeter 的抛光锥形滑动型假体柄

三、为全髋关节置换术选择假体柄系统

在选择假体柄时，医生必须寻找一种通用系统，使其可处理各种临床情况，并具有良好的临床成功记录。术者最好在初次全髋关节置换术和翻修术时使用同一种假体柄，因为这种临床实践的连续性使术者在行比较简单的初次全髋关节置换术中积累经验，建立信心，为较复杂的手术做好准备。在翻修术中可供选择的假体柄种类较多（包括长柄型），但需要应用实用的假体，以避免骨缺损和假体周围断裂。此外，嵌塞植骨工具的使用便于医生处理股骨和髋臼的骨量丢失，从而增加置换系统的应用范围。

术者选择的假体应确保能重建患者的正常解剖结构，并将恢复股骨偏心距和肢体长度作为独立参数，这也是骨水泥假体柄尤其是无领型假体柄的优势之一。将假体柄植入可塑的骨水泥鞘时，术者能够控制假体柄插入的深度，从而调节肢体的长度。但非骨水泥压配假体柄与骨接触后不再下沉，故很难调节肢体的长度[12]。为此，与非骨水泥压配假体柄相比，术者使用骨水泥髋臼杯更容易实现精确定位[12]。此外，外科医生能更好地控制骨水泥髋臼杯在骨水泥套内的位置，而骨水泥髋臼杯在非骨水泥套内的最终定位经常不准确，意味着非骨水泥假体的精准前倾和外展更难实现。假体定位不准确在一定程度上解释了为什么使用非骨水泥髋臼假体进行全髋关节置换术比使用骨水泥髋臼假体[13]有更高的因脱位导致的翻修率[13]。

骨水泥假体柄的另一优势在于，如果需行翻修术，可对股骨组件进行翻修。多数翻修病例需要进一步手术的原因是髋臼假体出现问题，但是有些患者需取出股骨假体柄以显露髋臼窝。对于骨水泥假体柄，尤其是抛光锥形假体柄，使用骨水泥法较易行股骨柄置换术，术中医生可使用长度较短、直径较小的假体，并可轻易地将其植入骨水泥套内。许多研究者开展了一系列关于骨水泥内翻修术的研究，结果证实，疗效较好[14-17]。本章中使用的无领抛光锥形股骨柄系统基本上可以满足初次全髋关节置换术和翻修术的需求(图 6-12-2)。

四、当代骨水泥全髋关节置换术的疗效

据文献报道，骨水泥全髋关节置换术的临床疗效优于非骨水泥、混合型和反式混合型全髋关节置换术。开发人员和国家关节置换登记中心的调查结果显示，以骨水泥全髋关节置换术为“金标准”，15 年后假体的生存率达 90%以上[4,5,18,19]。在一些发达国家，使用股骨假体柄如 Charnley 型和 Exeter 型，30 年以上的生存率较好[20,21]。长期疗效较好意味着大部分患者无须翻修。

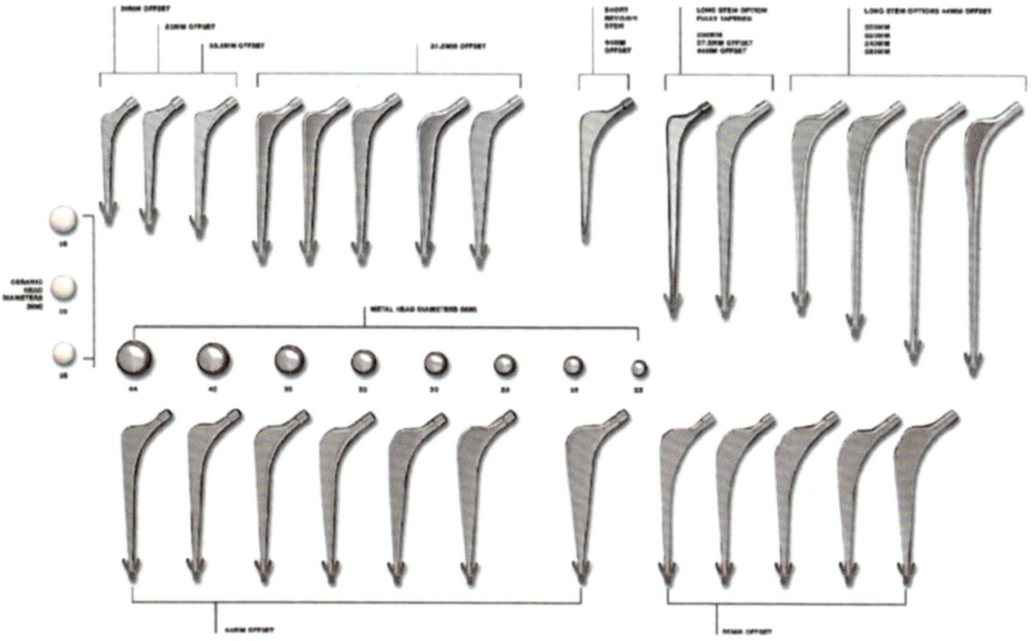

图 6-12-2　英国 Exeter 髋关节中心™ 的髋关节系统有各种各样的假体柄，包括不同倾角、大小和长度的产品，用于初次全髋关节置换术和翻修术中(本图经 Stryker，Mawah，USA 许可)

随着股骨假体固定技术的发展，假体无菌性松动的发生率降低，但全髋关节置换术的薄弱部位是髋臼假体。髋臼假体无菌性松动的发生率受诸多因素影响，取决于选择的假体、骨水泥技术和术者技术[4,5,22]。大多数学者认为，骨水泥技术是决定髋臼杯固定合适的主要因素[23]。为了改善临床疗效，医生逐渐使用一些新技术和改进的假体，包括改良的加压技术、髋臼内壁的植骨技术、使用髂内吸引管（图 6-12-3）及应用边缘切割器 Rim-Cutter™（图 6-12-4）准备骨床[13,24]。这些新技术的目的在于改善骨水泥界面的质量、骨水泥套的深度和平整度，以及调整最终骨水泥/骨界面的结构和髋臼杯的位置。

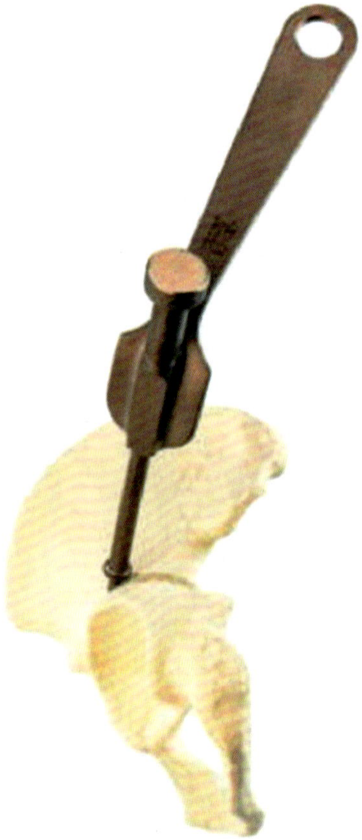

图 6-12-3　骨盆髂骨切割面的空心吸引器。该装置有双重作用，一是除去髋臼网状骨表面的血液，二是将骨水泥吸向孔口，促进骨水泥均匀分布。由于髂骨吸引牵开器的孔正好位于髋臼投照 1 区，有利于骨水泥均匀分布，改善骨水泥套的功能和预后（经 Exeter 髋关节基金会许可转载）

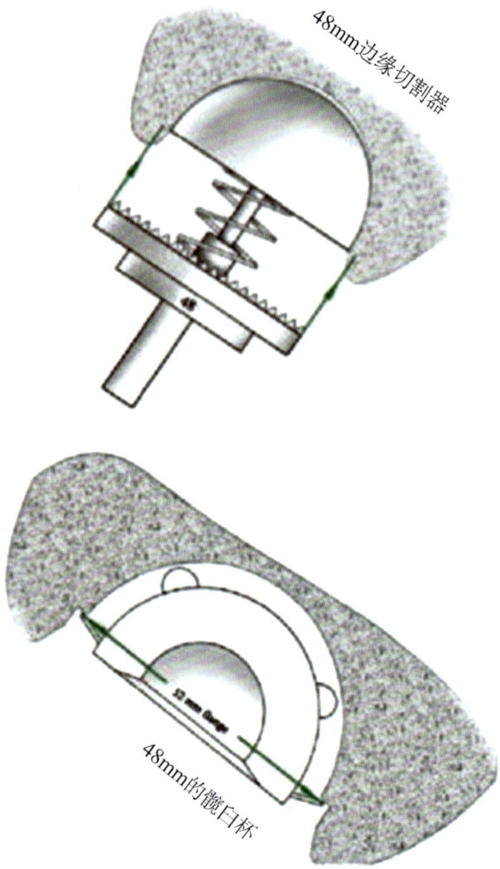

图 6-12-4　边缘切割器™（上图），沿髋臼杯边缘进行切割，直至可准确放置髋臼杯，并对骨水泥充分加压（经 Exeter 髋关节基金会许可转载）

对于骨水泥全髋关节置换术，骨水泥界面中足够厚度的骨水泥套和良好的力学交锁可使骨水泥与骨直接接触，这是保障关节假体长期生存的关键。术后初始的 X 线片可准确地预测骨水泥髋臼杯的预后，若 DeLee 及 Charnley 1 区存在透亮线，则提示无菌性松动的发生率将增加 3 倍[25-28]。透亮线提示存在纤维连接，由骨水泥和松质骨间隙交锁不足所致。该界面不仅能承受拉伸和剪切应力，还具有流体泵的性能[29]。根据当代骨水泥髋臼假体的失败理论，起初在周期压力下，使碎屑和液体进入骨水泥界面的边缘，界面由边缘逐渐向中心破坏，导致晚期髋臼杯松动和假体失败[30]。

五、骨水泥全髋关节置换术的诊断和适应证

需手术治疗的髋关节疾病的病理学诊断主要依据患者的病史、临床检查及与临床一致的影像学改变。评估疼痛的髋关节的重要 X 线检查包括以耻骨联合为中心的正位 X 线片和侧位 X 线片。带标尺的骨盆正位片可帮助术者制订术前计划。全髋关节置换术的一般适应证较多，包括骨关节炎、炎性关节炎、股骨头缺血性坏死、髋关节发育不良、创伤性髋关节炎和股骨颈骨折等一系列疾病，以及导致关节间隙严重破坏的情况。

第 3 节　手术技术

骨水泥全髋关节置换术主要由 3 部分组成。手术成功的关键步骤是术前计划和模拟。另外 2 个重要步骤是术中准备、植入髋臼杯和股骨柄。本节介绍的是英国 Exeter 髋关节中心实施的骨水泥全髋关节置换术。

一、术前计划和模拟

术前计划是非常有必要的，有助于术者确定股骨假体的尺寸、偏心距和植入深度。这些可通过适当的软件在普通 X 线片或数字化影像存档及通信系统（picture archiving and communication system，PACS）成像上进行。模拟时要确保正确的放大倍数，当摄 X 线片时，将髋关节内旋约 15°可显示偏心距。

术前使用 X 线片模拟初次髋关节置换术，其过程分为以下 6 个步骤。

（一）评估骨缺损和骨冗余的程度

在评估时，术者发现骨量不足，如髋臼上外侧壁的缺失，并开始思考如何在手术室解决这一问题，同时需要考虑术中是否需要使用特殊器材和植骨。当髋关节缺损到无法准确模拟的程度时，若此时对侧的解剖结构相对较好，可参照其进行模拟。此外，还需评估髋关节中心和外周骨赘的情况，为术中清除做好计划。

（二）评估下肢长度

术者跨越骨盆画一直线，连接 2 个固定点，如沿影像学两侧“泪滴征”下缘做一直线。然后于肢体两侧分别测量该线到相应股骨标记点（如到小转子上缘）的垂直距离。测量的数值差异就是术中需要矫正的肢体长度差异。

（三）建立髋臼旋转中心

将模板放置于 X 线片或电子数字模拟系统，建立髋臼旋转中心。在大多数情况下，通过将髋臼假体模板水平下缘放置于影像学“泪滴征”的下缘及模板的内侧壁毗邻髂-坐骨线，从而建立正确的髋臼旋转中心。

（四）建立股骨头中心

在拍摄 X 线片时，可将股骨假体模板的同心环置于股骨头上方中心，然后标记这些环的中心点来定位。对于数字化 X 线成像，大多数软件均可定位股骨头的中心，通常是通过追踪股骨头的外表面来实现的。健侧髋关节的髋臼旋转中心和股骨头中心为同一点，但在患侧髋关节，情况可能并非如此。

（五）评估股骨偏心距

术者可通过使用醋酸纤维或数字模拟确定所需的股骨偏心距，以复位患者的解剖结构。

（六）评估髋臼杯和假体柄的大小

术者尽可能选择大小匹配的髋臼和股骨假体，且无须磨锉过多。假体的位置最终

是通过其放置于相对应的旋转中心来确定的，并记录这些位置以指导医生操作(图 6-12-5，图 6-12-6)。测量大转子上缘到假体柄肩部的垂直距离有助于确定股骨假体柄植入的深度。

英国 Exeter 髋关节中心通常采用后侧入路显露髋关节，以下描述和图片均在该入路下进行。为了充分显露髋臼和股骨，术中使用一系列特定设计的起子和牵开器，如 Exeter 微创入路小切口牵开器(图 6-12-7)，可用于任何长度的皮肤切口。使用的器械包括髋臼前侧牵开器，用于准备髋臼窝时将股骨移出术野；另一个为髋臼后侧牵开器，通常置于髋臼横韧带下方。为了充分显露股骨，术中使用股骨起子和臀肌牵开器，以免在股骨髓腔的准备过程中损伤臀中肌。

后面将分 12 个步骤介绍当代骨水泥全髋关节置换术。

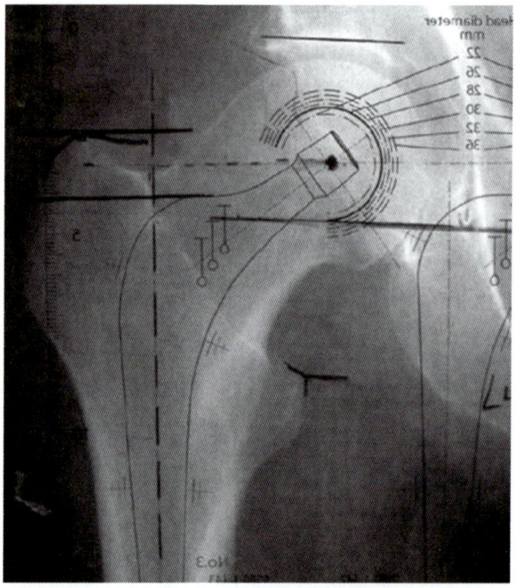

图 6-12-5 在传统的股骨 X 线片上进行假体实际大小的模拟。通过假体矫正股骨头的偏心距。在大转子尖端和股骨假体肩部绘制一水平线，这 2 条线之间的垂直距离将决定术者插入柄的准确深度(经 Exeter 髋关节基金会许可转载)

二、髋臼杯的准备和植入

(一)髋臼磨锉

充分显露髋臼后，使用髋臼锉或长柄圆凿去除骨赘，识别内侧壁，显露髋臼的真实骨床(图 6-12-8)。于髋臼轴线使用电动髋臼锉，以 2mm 的大小递增，清除软骨和软骨下骨(图 6-12-9)。注意避免将髋臼壁磨锉过薄。由于此风险常发生于前壁，故髋臼锉通常被置于髋臼窝稍偏后的位置。值得注意的是，切除髋臼边缘需使用最大型号的髋臼锉，而当磨锉软骨下骨以显露松质骨时，需使用较小型号的髋臼锉。特别要注意髋臼的边缘，此处通常较难实现骨水泥和骨之间的交锁。

(二)增加骨和骨水泥界面的面积

使用阶梯钻头在髋臼上钻多个孔。小钻头(直径 4mm)用于髋臼窝边缘，大钻头(直径 8mm)用于在髂骨的圆顶、耻骨及坐骨(图 6-12-10)。位于髂骨翼的最深钻孔，深度可达 1.5cm。磨锉时要小心以免造成髋臼壁穿孔。如果发生，则需进行植骨，以防止骨水泥外漏。

(三)准备髋臼缘

当使用凸缘髋臼杯(Exeter Contemporary)时，选择的外径应比最大髋臼锉小 2mm。此外，在确定假体的大小时，应考虑其背部存在的骨水泥层，使用该方法将骨水泥套的厚度控制在 3～4mm。如果髋臼窝的设计不同，术者需熟悉该植入物的大小，以确保合适的骨水泥套。

边缘切割器是一种新研发的器械，主要用于准备骨水泥髋臼窝，目的在于改善骨水泥加压、假体位置及长期固定。将与髋臼杯大小一致的边缘切割器连接到电动髋臼锉上(图 6-12-11)。使用边缘切割器围绕髋臼周围切开，其直径与髋臼杯的凸缘契合。将边缘切割器上的绿色半球连接到锉刀底座，

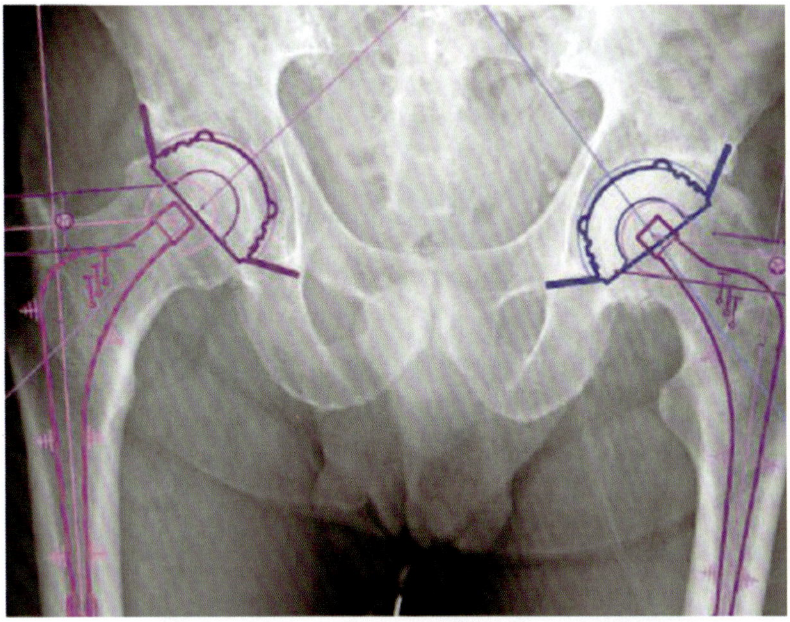

图 6-12-6　左侧全髋关节置换术后双侧对照模拟。对健侧进行模拟，可使术者获得重建中需要的解剖指标。图中显示左侧髋臼杯较大（经 Exeter 髋关节基金会许可转载）

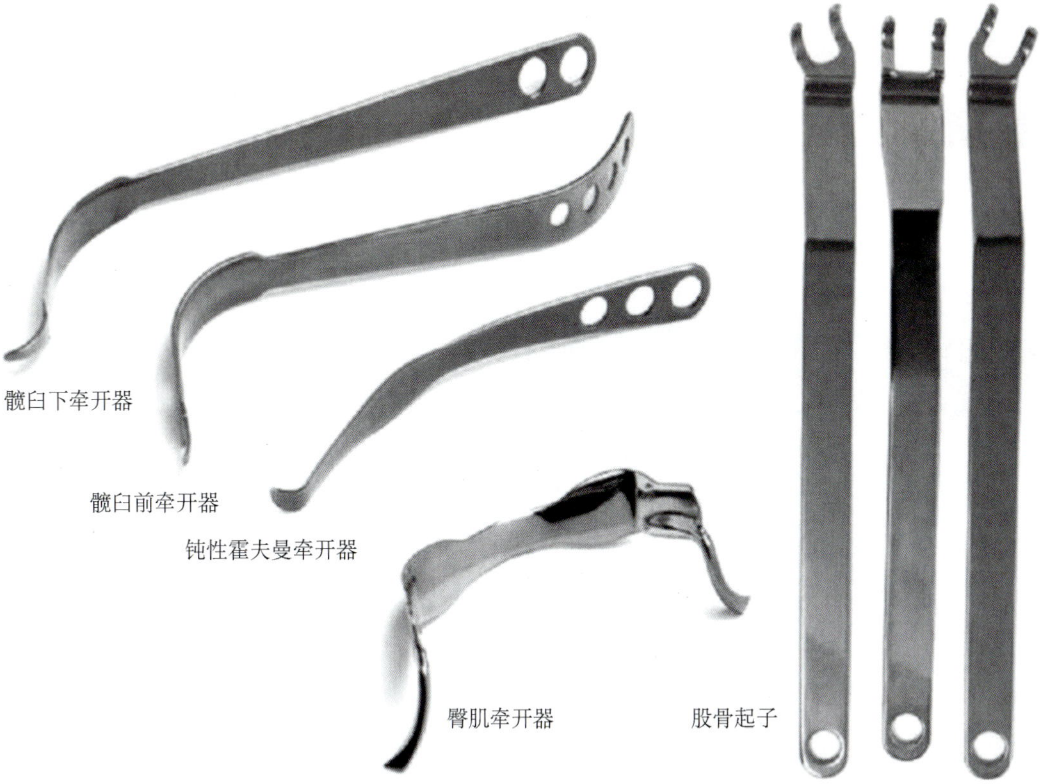

图 6-12-7　Exeter 微创入路所使用的器械，有利于同时显露髋臼和股骨（经 Exeter 髋关节基金会许可转载）

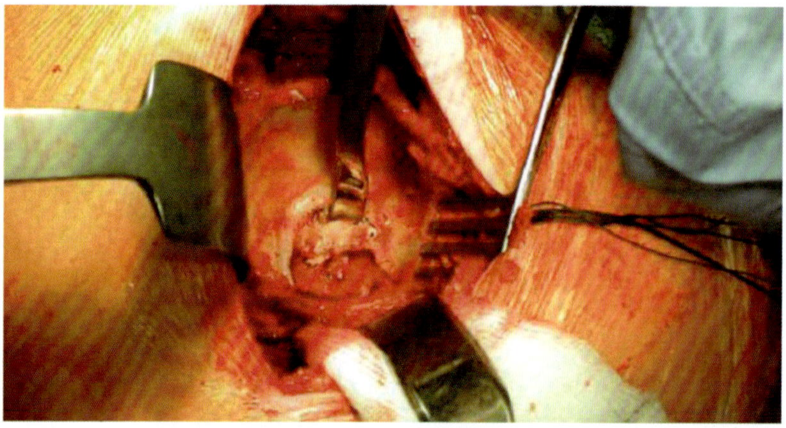

图 6-12-8 利用长柄圆凿显露髋臼内壁或底面(经 Exeter 髋关节基金会许可转载)

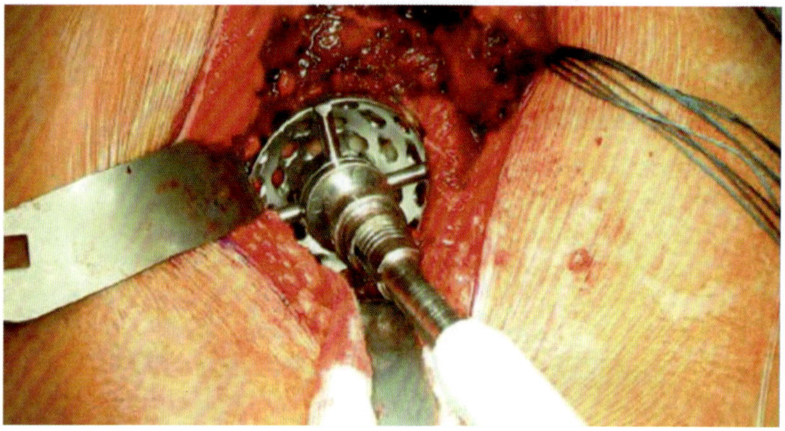

图 6-12-9 髋臼扩孔,显露髋臼壁后,磨锉软骨和软骨下骨,直至显露下面的骨小梁(经 Exeter 髋关节基金会许可转载)

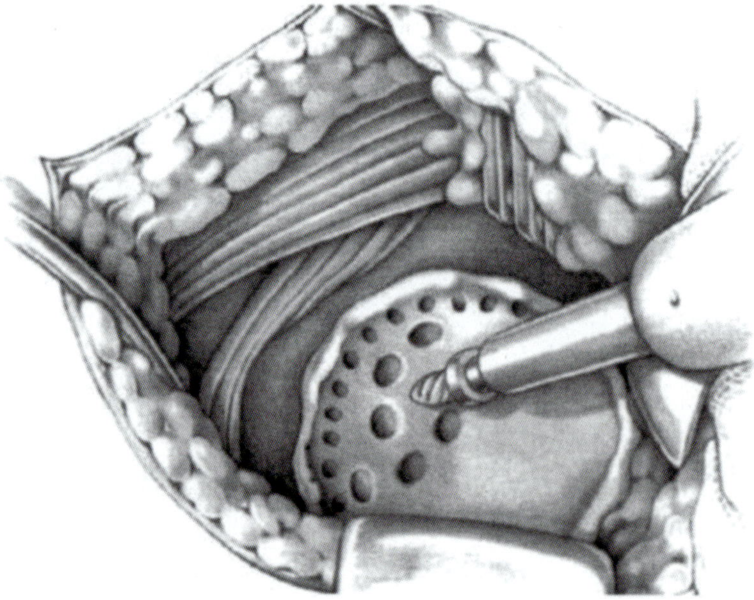

图 6-12-10 使用阶梯钻增加骨水泥接触面的面积(经 Exeter 髋关节基金会许可转载)

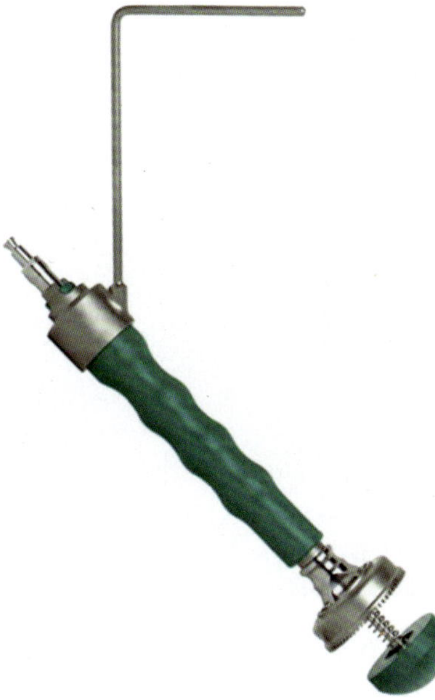

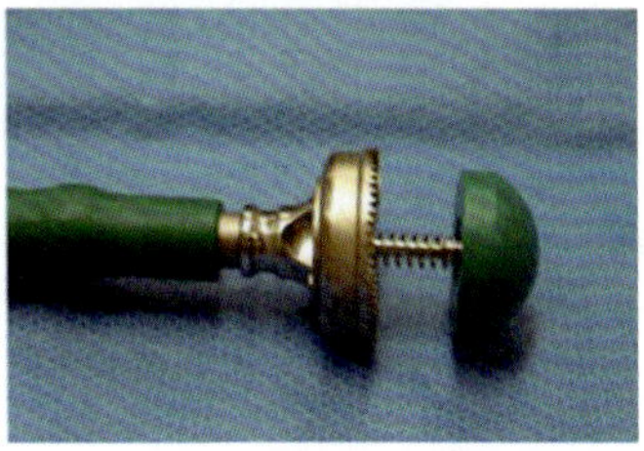

图 6-12-11　**安装边缘切割器并嵌入边缘切割器部件。该装置末端的绿色半球将切缘切割器定位于髋臼中心(经 Exeter 髋关节基金会许可转载)**

并设置边缘的深度,从而确定髋臼杯的位置(图 6-12-4)。边缘切割器的方向由定位杆的对线决定,且应与髋臼的预期方向一致,当使用后侧入路时,髋臼应外展 45°(定位器上的杆垂直向上)并前倾 25°～30°(图 6-12-12)。纠正边缘切割器和髋臼假体方向的重要体表标记是髋臼横韧带,其走行方向为髋臼倾斜方向[31]。研究显示,髋臼横韧带作为假体的定向标记,有助于降低术后脱位的发生率[32]。通过对圆顶和切割环之间的弹簧施加压力,使得边缘切割器达到允许的最大范围,从而形成一环形边缘(图 6-12-13)。清除产生的碎屑,包括横韧带深处的纤维。对于所有尺寸的髋臼杯,均将其凸缘切割为第 2 个同心轴标记。然后进行预置试验,以确保髋臼杯可以顺利地通过软组织放置于正确位置(图 6-12-14,图 6-12-15)。

(四)髋臼的最后准备

将引流装置(图 6-12-2)插入髂骨翼,靠近髋臼,并与吸引器相连。在此阶段,骨移植物被挤压至横韧带(防止骨水泥从髋臼沟外漏),与光滑的皮质内侧壁相贴,其原因在于骨水泥不能充分固定在此表面。骨移植物被折叠的纱布覆盖,并在冲洗时加压,防止从髋臼中冲洗出去。使用脉冲式灌洗法彻底冲洗髋臼窝,目的在于清除松质骨间隙内的骨碎屑、骨髓和脂肪。在冲洗过程中使用注射器和手控压力是完全不够的。使用吸引管从髂骨翼吸出液体,以保持松质骨干燥。清洗骨质后,将用过氧化氢浸泡过的纱布拭子填塞至髋臼,以充分显露松质骨并促进止血。

(五)骨水泥髋臼

搅拌骨水泥约 3.5 分钟(骨水泥的温度为 20℃)。在注入骨水泥后,移除多余的骨水泥,以确保髋臼口表面轻度凹陷(图 6-12-16)。对髋臼进行加压时,上述步骤可防止剩余的骨水泥进入软组织。使用带手柄的一次性盘状衬垫对骨水泥进行加压(图 6-12-17)。可供选择的盘状衬垫有3种,直径

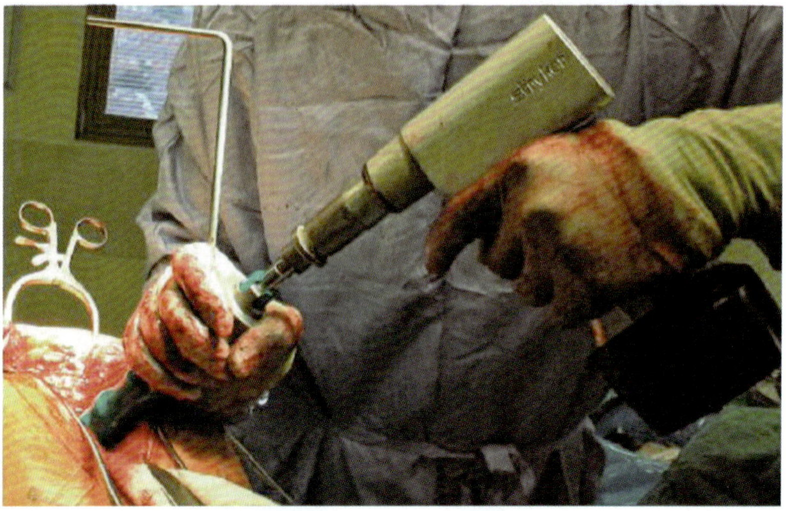

图 6-12-12　边缘切割器定位装置。正确的位置是外展 45°(横杆水平、竖杆垂直)和前倾 25°～30°(一般与髋臼横韧带走行一致)(经 Exeter 髋关节基金会许可转载)

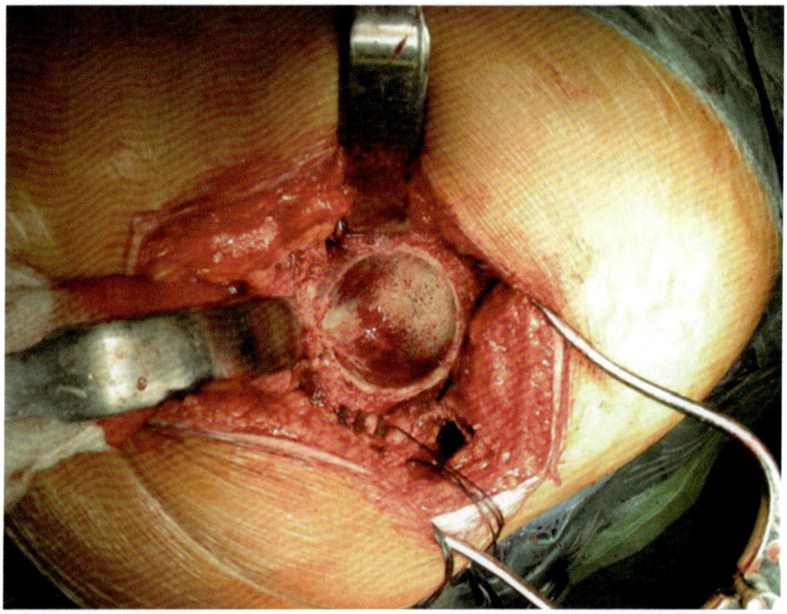

图 6-12-13　使用髋臼边缘切割器显露髋臼。要求整个髋臼露出松质骨,创造良好的骨接触界面和由边缘切割器形成的周围骨架(经 Exeter 髋关节基金会许可转载)

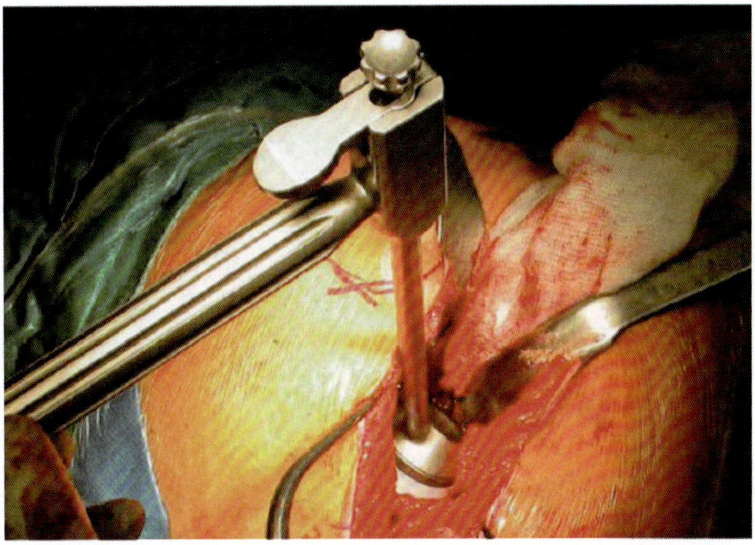

图 6-12-14　使用定位管进行假体植入试验。将底座外展 45°（定位管手柄处于垂直位）并准确的前倾（经 Exeter 髋关节基金会许转载）

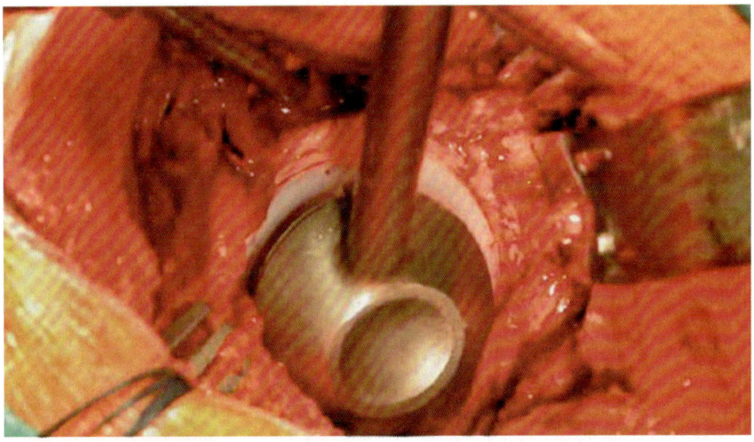

图 6-12-15　进行髋臼杯假体植入试验，检查其是否易放置及是否正确地植入髋臼边缘（经 Exeter 髋关节基金会许可转载）

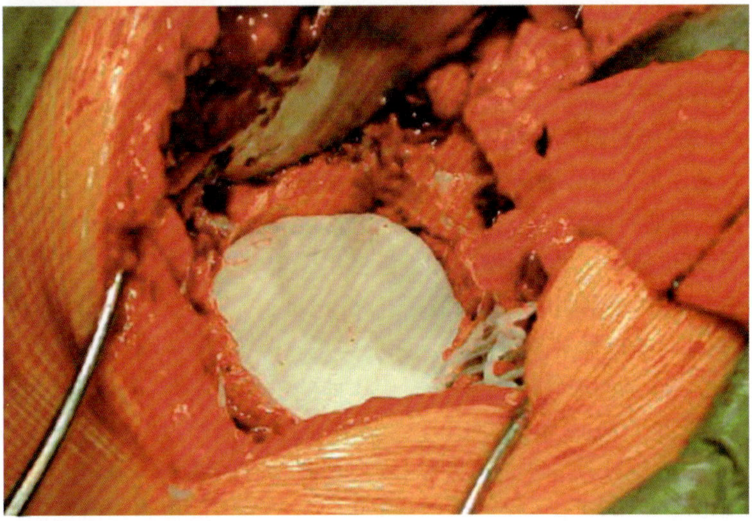

图 6-12-16　髋臼内植入骨水泥。确保骨水泥均匀一致地分布于髋臼壁表面，加压前清除多余的骨水泥（经 Exeter 髋关节基金会许可转载）

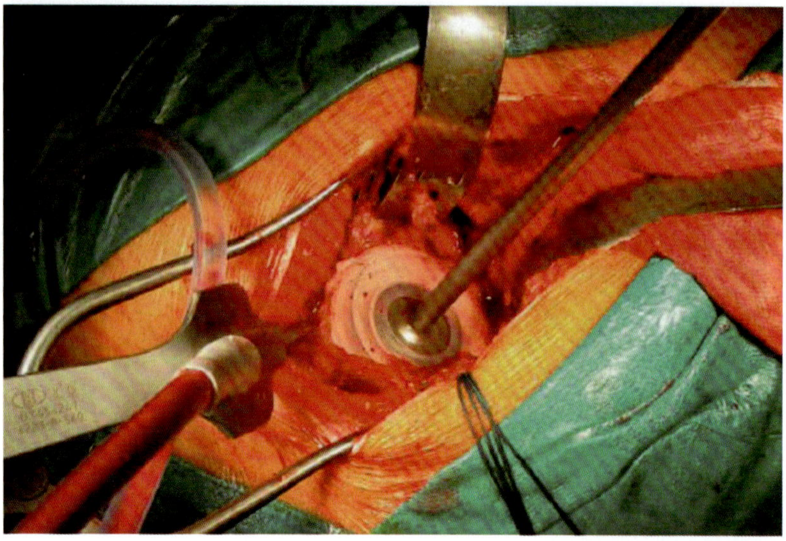

图 6-12-17 使用盘状衬垫加压骨水泥。确保图中吸引器位于图片的左侧(经 Exeter 髋关节基金会许可转载)

分别为 54mm、60mm、66mm,无论髋臼杯的大小如何,均可使得髋臼窝边缘良好密封,并对手柄施加重力。通过持续加压,使得骨水泥与骨充分接触,防止骨与骨水泥界面出血。持续加压直至骨水泥黏度上升到适合植入髋臼杯的水平,所需时间约 5 分钟。使用吸引器将界面内的血液吸出。如果吸引出来的血液过多,应降低吸盘的真空度或移除装置。对于老年人或大面积显露松质骨的区域,需将大量的骨水泥加压至骨内或在植入髋臼杯之前再注入大量骨水泥。当压力消除时,这将变得非常明显。如果使用的骨水泥较多,那么在使用前应彻底清洁现有的骨水泥且保持干燥。

(六)髋臼假体的植入

使用定位器和轴向推进器将凸缘髋臼假体植入合适的位置(图 6-12-8),植入时力度需适当,逐步减少骨水泥自髋臼杯边缘溢出。若溢出,则使用小刮匙刮除。当髋臼杯位于髋臼缘时,轴向推进器必须要保持足够的力度,以便探查剩余的凸缘假体,并保持对假体柄的压力,直至聚合反应完成(图 6-12-19,图 6-12-20)。术后 X 线片示骨水泥填充较好,且髋臼窝内无透亮区(图 6-12-21)。

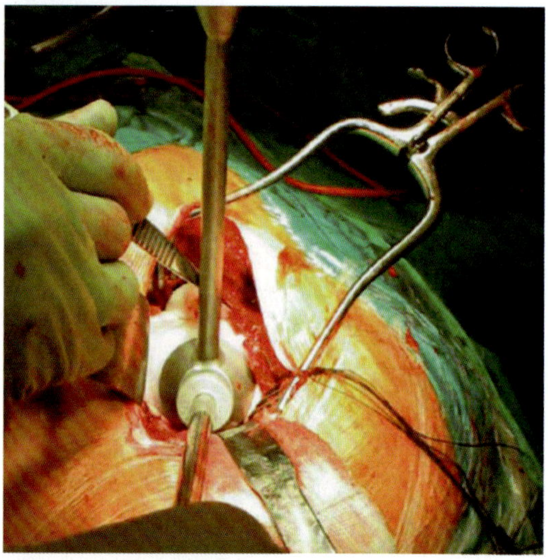

图 6-12-18 最后使用定位器和推进器植入髋臼杯。定位器持续工作,直至髋臼杯植入合适的位置(经 Exeter 髋关节基金会许可转载)

三、骨假体的准备和植入

(一)股骨的显露和股骨髓腔的准备

成功植入髋臼假体后,需将患侧髋关节屈曲、内旋,以显露股骨近端。通常情况下,无须松解前关节囊及髂腰肌。将骨撬置于股骨颈前内侧,以保护软组织不受损伤。将重物和无菌链条附着于牵开器,无须助手辅

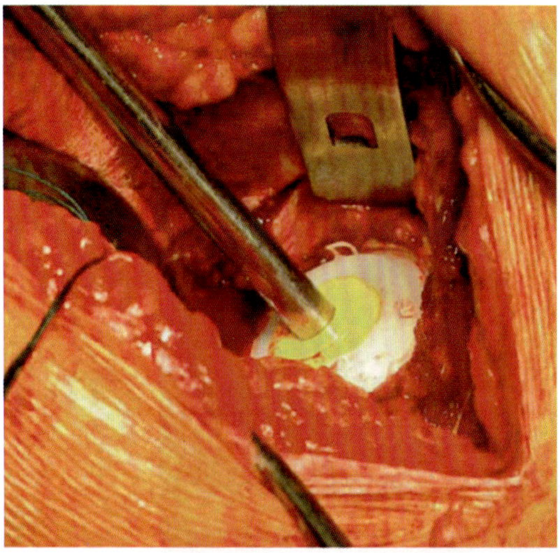

图 6-12-19 取下定位器后，立即使用推进器持续加压，直至骨水泥凝固（经 Exeter 髋关节基金会许可转载）

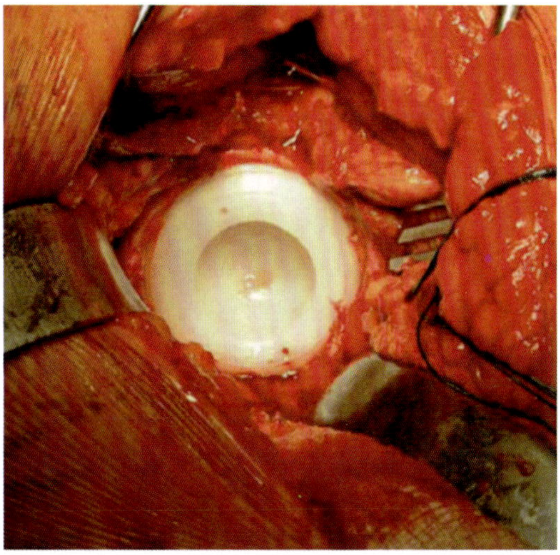

图 6-12-20 髋臼杯套的正面图（经 Exeter 髋关节基金会许可转载）

助。臀肌牵开器绕过大转子，牵开臀中肌和臀小肌，牵开器的尾端应用巾钳夹住并固定（图 6-12-22）。充分显露术区以允许直线进入股骨髓腔。准备股骨髓腔的关键步骤在于近末端建立正确的进入点。对于直线型股骨假体柄，需行后外侧入路进入梨状窝，以便在髓腔的中线轴插入锥形铰刀和锉

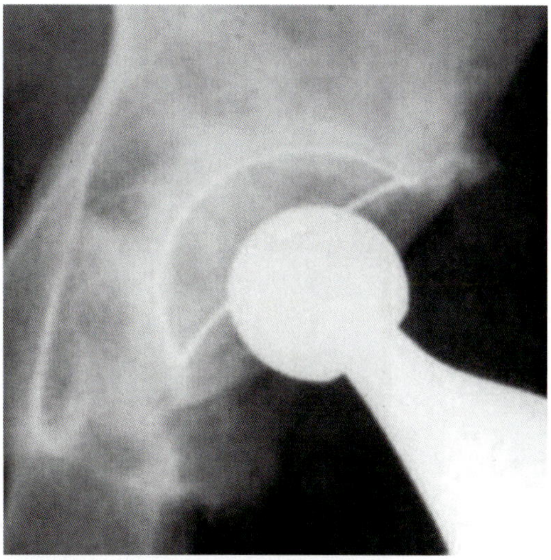

图 6-12-21 术后 X 线片显示骨水泥结合良好（经 Exeter 髋关节基金会许可转载）

刀。股骨近端松质骨槽是由盒式骨凿制成的（图 6-12-23）。外侧皮质嵴通常被保留下来，这样可能使正确的进入点模糊不清，联合使用圆凿和咬骨钳将其去除，然后应用锥形铰刀扩髓（图 6-12-24）。冲洗并抽吸髓腔，将限位器放置在假体远端水平，并检查髓腔的大小（图 6-12-25）。在髓腔远端放置大小合适的聚甲基丙烯酸甲酯骨水泥（polymethyl methacrylate，PMMA）塞子，以便植入假体。

（二）磨锉股骨髓腔和复位试验

根据试模确定偏心距，然后依次使用。第一锉用于扩大股骨转子后外侧皮质，然后使用逐渐增大的锉刀去除多余的骨质（图 6-12-26），但最重要的是保存股骨干骺端坚硬的松质骨。最硬的骨松质在股骨内膜下 3～4mm。避免使用尺寸过大的髓腔锉，以免磨锉过多骨质。

与试模 X 线片相比，转子尖高度高于髓腔锉肩部，将最后的髓腔锉放置在预定的深度（图 6-12-5，图 6-12-27）。然后放置试验性股骨头并复位髋关节（图 6-12-28）。通过预定的标记，如对侧股骨髁，评估矫正后肢体的长度。若肢体短缩，可通过假体柄来

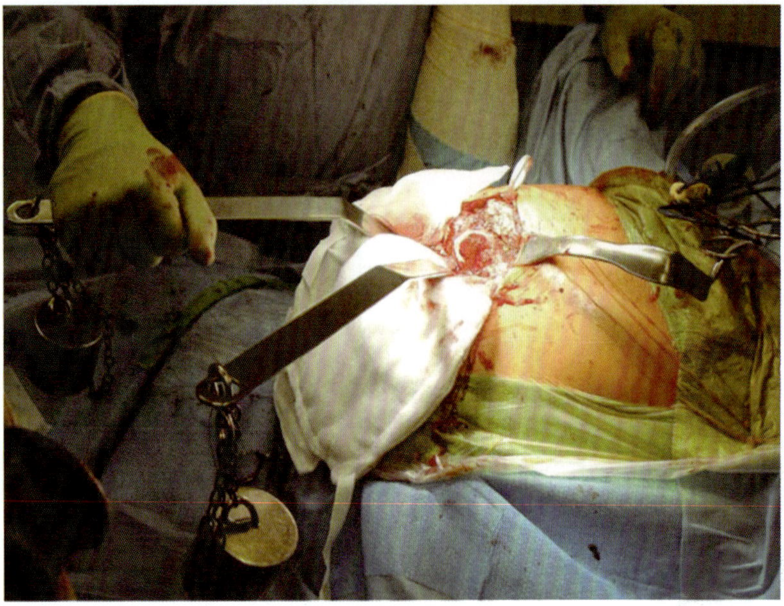

图 6-12-22 使用股骨起子显露股骨。左侧的 2 个骨膜起子的作用是将切口内的股骨翘起,右侧的臀肌牵开器用于拉开并保护臀中肌(经 Exeter 髋关节基金会许可转载)

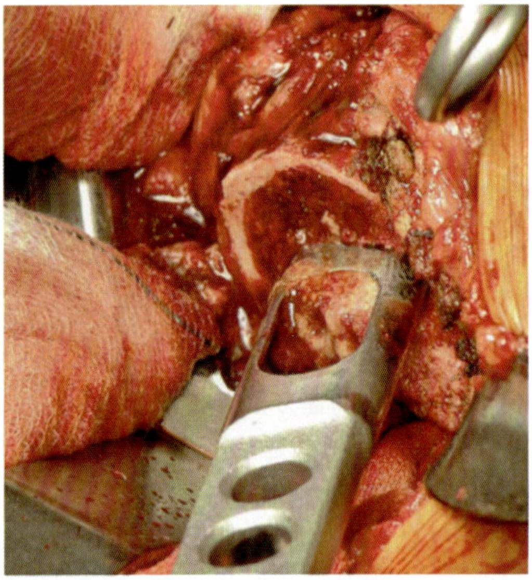

图 6-12-23 使用盒式骨凿打开股骨近端髓腔(经 Exeter 髋关节基金会许可转载)

代偿。若下肢过长,可进一步磨削股骨并进行重复性复位试验。这可能需要一个型号较小的与偏心距相对应的锉刀。检查所有部位的运动范围和髋关节的稳定性,并进一步评估软组织的张力。如果发现宿主对组织的撞击破坏了其稳定性,则必须解决此问题。有时,可通过增加假体柄的偏心距来增强稳定性。当下肢长度得以矫正后,将髋关节脱位,然后取出试验性股骨头。标记股骨颈,以便调整磨锉深度的对线(图 6-12-29)。

(三)股骨的最后准备

笔者所在的医疗机构常规使用包含抗生素的骨水泥(单纯使用妥布霉素)。在真空中混合,以避免单体烟雾挥发到手术室中。通常每例患者使用 2 袋 40g 骨水泥混合;髓腔较大,可使用 3 袋,以便更好地促进骨水泥加压。然后引入合适的髓内塞(图 6-12-30),与髓腔结合紧密,最终将其置于股骨柄假体尖端下方约 1cm 处。骨水泥塞插入器可确保髓内塞的准确定位,因为其标记与髓腔锉和股骨柄相对应。使用脉冲灌洗系统冲洗髓腔,彻底清除较硬松质骨间隙的骨髓和脂肪,从而有利于注入骨水泥(图6-12-31)。将吸

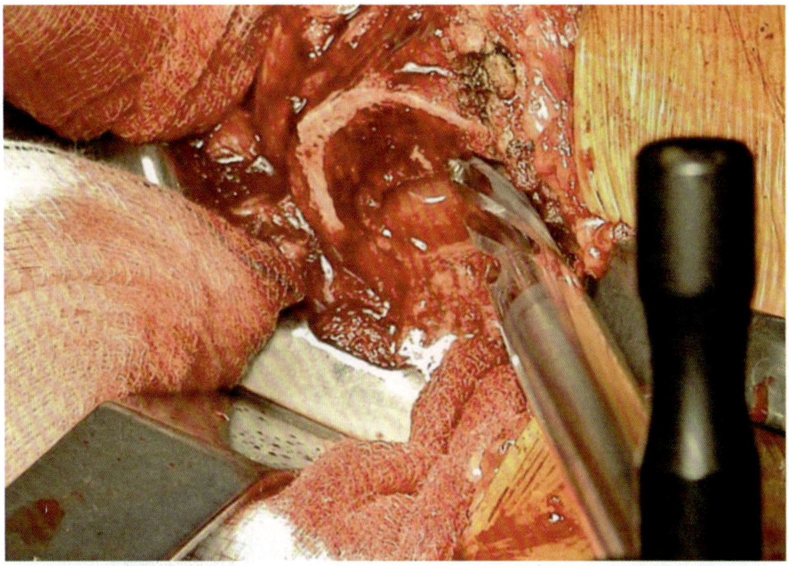

图 6-12-24　锥形铰刀自股骨梨状窝扩口(经 Exeter 髋关节基金会许可转载)

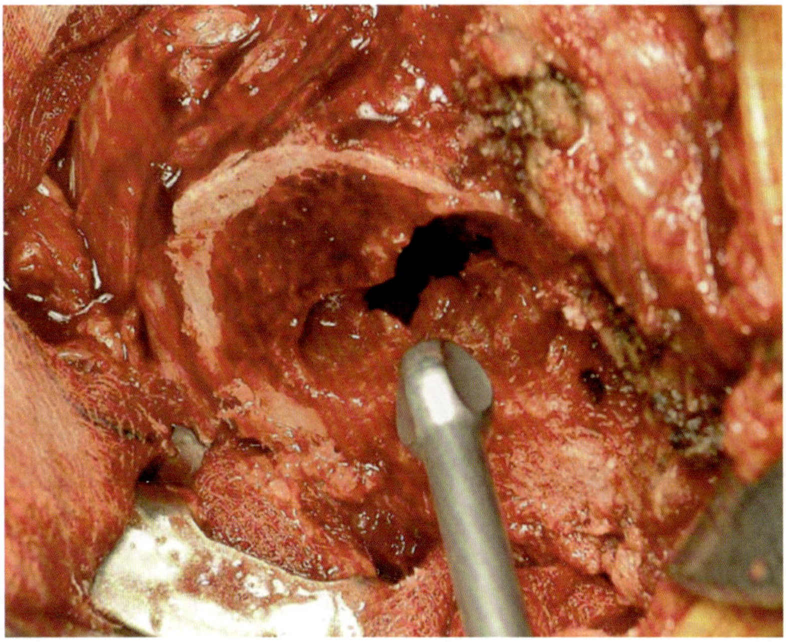

图 6-12-25　选择合适的限位器置入髓腔(经 Exeter 髋关节基金会许可转载)

引管放置于股骨髓腔内,然后使用过氧化氢浸泡过(或选用冰盐水、稀释的肾上腺素溶液)的纱布填塞髓腔,其目的为止血和清理骨小梁(图 6-12-32)。也可使用冰生理盐水或弱肾上腺素溶液浸泡的纱布。随后在骨水泥植入的过程中,将吸引管滞留于股骨内,直至其阻塞。

(四)注入骨水泥和加压

骨水泥混合搅拌 1.5～2.0 分钟后,倒入骨水泥枪内(手术室温度为 20℃)。撤出

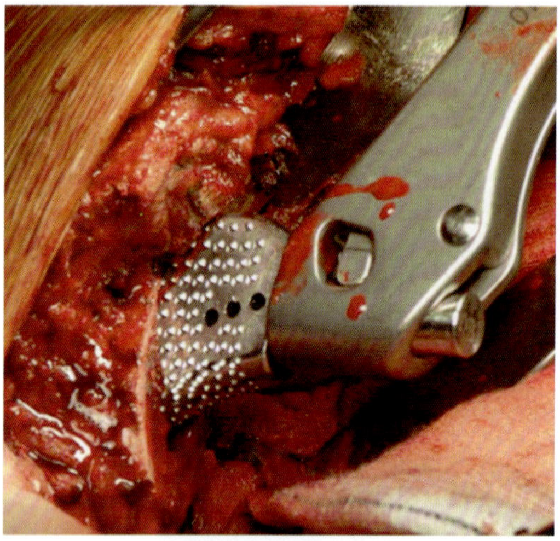

图 6-12-26 用髓腔锉扩髓至合适的大小(术前模拟)和深度(经 Exeter 髋关节基金会许可转载)

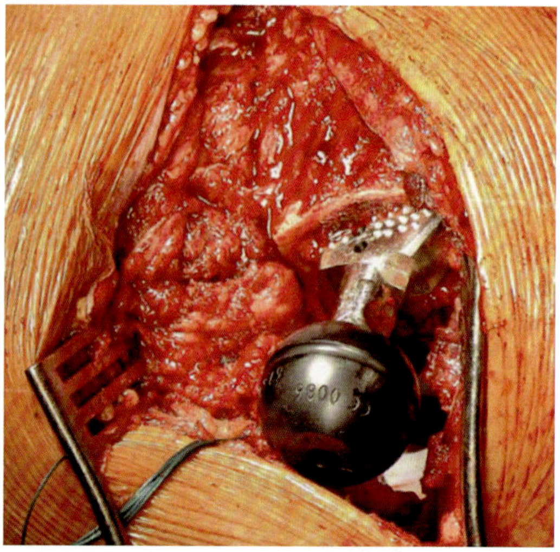

图 6-12-28 进行复位试验,然后测试髋关节的活动度、力线和下肢长度(经 Exeter 髋关节基金会许可转载)

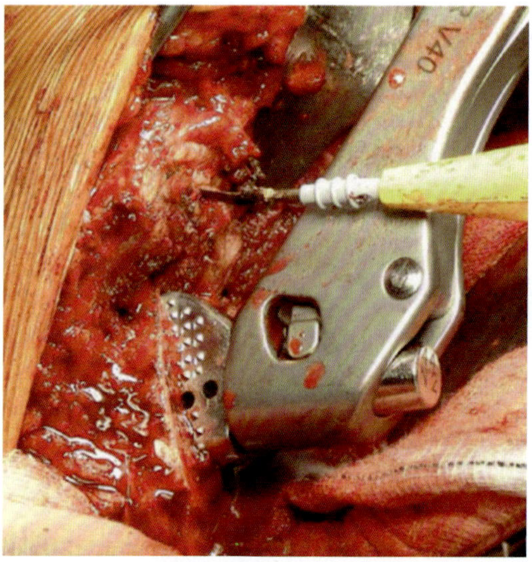

图 6-12-27 最后选择大小合适的髓腔锉刀插入术前模拟确定的深度,以恢复股骨的解剖结构(经 Exeter 髋关节基金会许可转载)

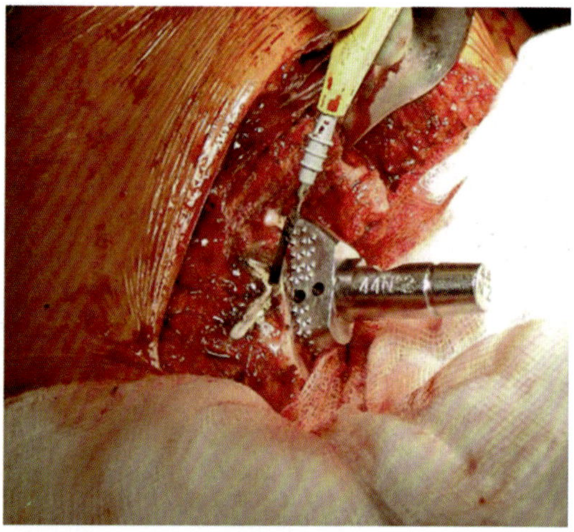

图 6-12-29 复位试验成功后,标记髓腔锉的位置。根据髓腔锉上最近孔的位置,用电刀在股骨干上做标记。髓腔锉上孔的位置与股骨假体柄上的圆形标记相对应(经 Exeter 髋关节基金会许可转载)

纱布条,将骨水泥逆行注入髓腔,若骨水泥阻塞,则撤回导管。填满髓腔后(图 6-12-33),骨水泥枪的喷嘴与股骨远端密封处齐平(图 6-12-34),并将其牢固地推入髓腔末端。通过反复挤压扳柄以便脉冲式注入骨水泥。该过程中同时伴随着脂肪和骨髓从股骨近端皮质挤出。通过缓慢持续注入骨水泥来保持压力,直至判断其黏度适合植入股骨假体柄为止。一般而言,混合时间不短于 5 分钟,主要取决于储存骨水泥时的手术室温度。术者可根据骨水泥的手感来判断假体柄植入的正确时间。

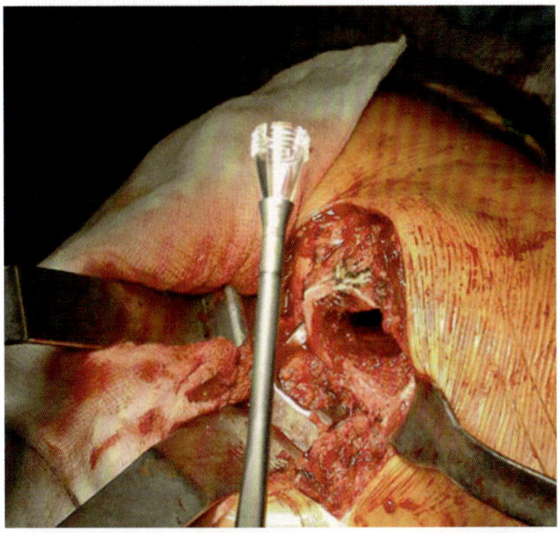

图 6-12-30 将股骨聚甲基丙烯酸甲酯限位器放置于合适的深度，在骨柄假体远端 1cm 处放置骨水泥（经 Exeter 髋关节基金会许可转载）

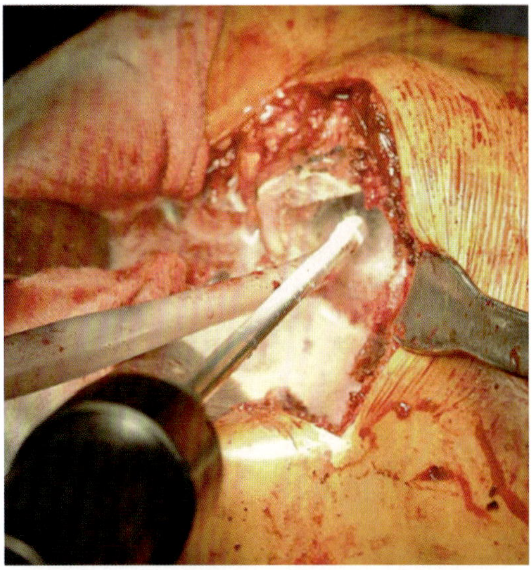

图 6-12-31 髓腔脉冲冲洗器可用于清洁髓腔内面，有利于骨水泥的渗透（经 Exeter 髋关节基金会许可转载）

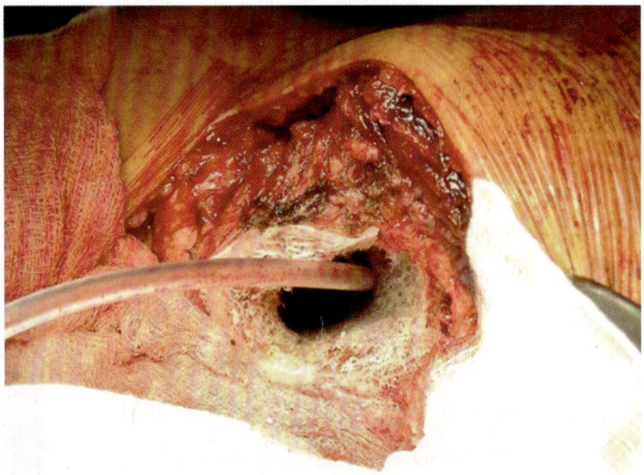

图 6-12-32 冲洗后可清楚地显露干燥的髓腔松质骨（骨水泥界面），髓腔内留置一吸引管，保持干燥（经 Exeter 髋关节基金会许可转载）

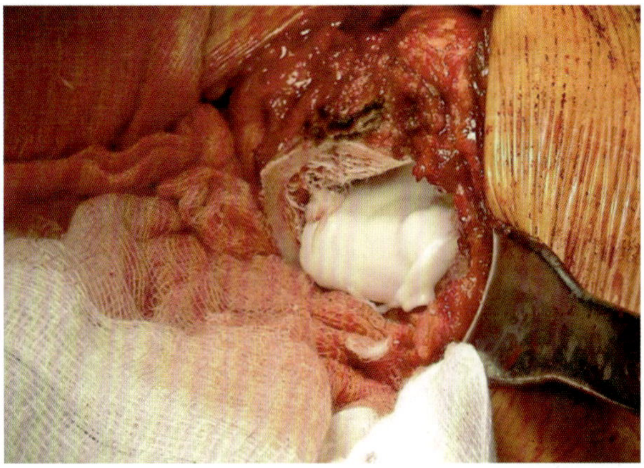

图 6-12-33 逆行注入骨水泥（经 Exeter 髋关节基金会许可转载）

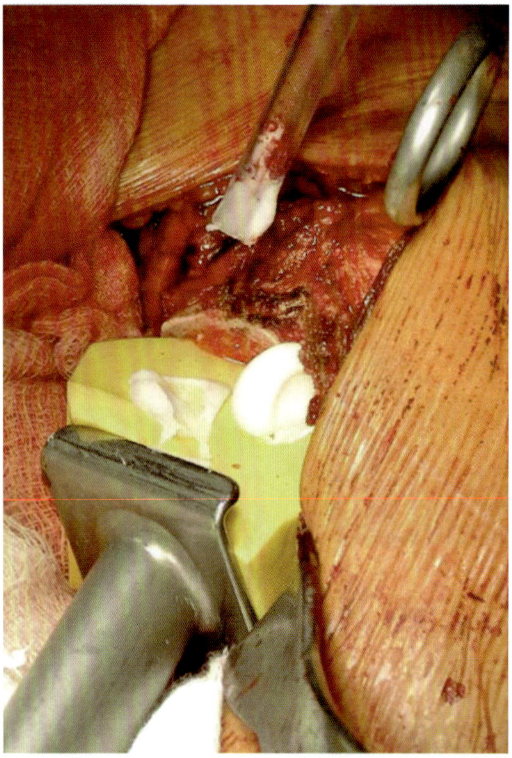

图 6-12-34 加压骨水泥(经 Exeter 髋关节基金会许可转载)

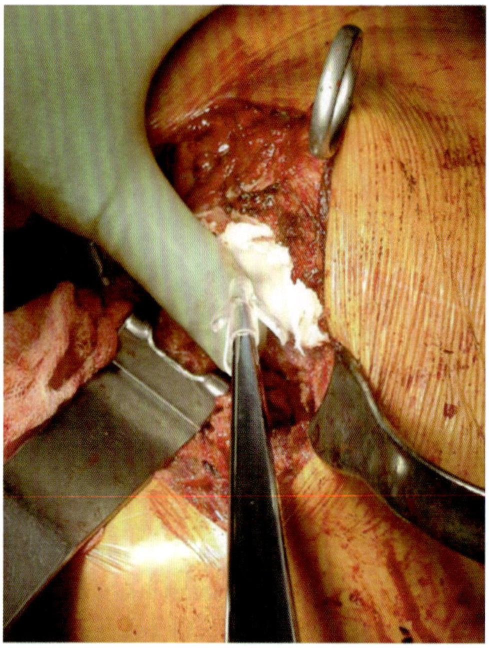

图 6-12-35 插入股骨假体柄时,术者拇指应置于股骨近端内侧,防止假体内翻(经 Exeter 髋关节基金会许可转载)

(五)股骨假体柄的植入

股骨假体柄植入前,要在 55℃ 的盐水中浸泡几分钟,取出后彻底干燥。目的在于加快骨水泥的聚合,同时降低假体骨水泥界面的孔隙率[33,34]。当骨水泥的黏度达到合适状态时,则假体柄沿髓腔中心纵轴插入。股骨假体柄进入点应靠近股骨颈切断面的后缘(图 6-12-35,图 6-12-36)。由于股骨颈正常的前倾角和矢状面中的股骨呈弓形,该后部进入点有利于降低骨水泥套不足的风险。在股骨柄植入期间,用拇指遮挡髓腔内侧到假体柄的开口,以最大限度地加压骨和骨水泥间的界面,尤其是股骨近端。在植入的过程中,时刻检查柄的旋转和对线。如果需要,可在股骨柄植入完成前矫正对线。

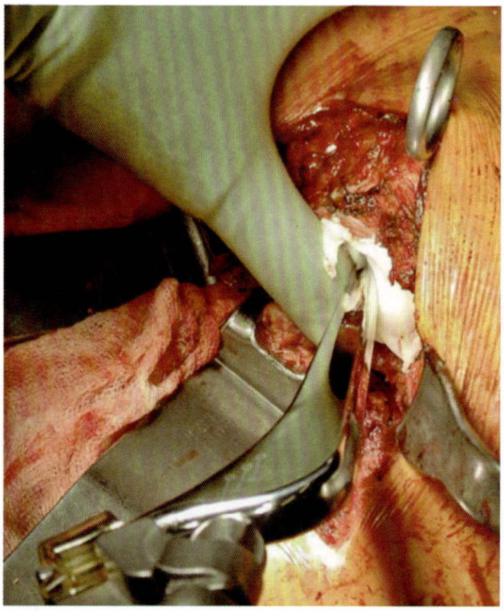

图 6-12-36 插入过程中,术者要确保假体位置准确,特别是前倾角(经 Exeter 髋关节基金会许可转载)

（六）股骨柄植入后

当假体柄到达最终的位置时（图 6-12-37），即便是在骨水泥聚合时，也不能被移动。取出定位器，使假体领紧贴假体柄周围的股骨颈表面，并保持骨水泥近端的压力，直到完全固化（图 6-12-38，图 6-12-39）。这种密封可减缓髓腔内压力的下降，防止血液在骨水泥界面聚集，直至聚合反应完成。一旦骨水泥聚合完成，还要再进行一次复位试验，再植入最终的股骨头。髋关节复位后，通过大转子上的钻孔修复关节囊和内旋肌，并进一步灌洗伤口。图 6-12-40 显示的是骨水泥全髋关节置换术的 X 线片实例。

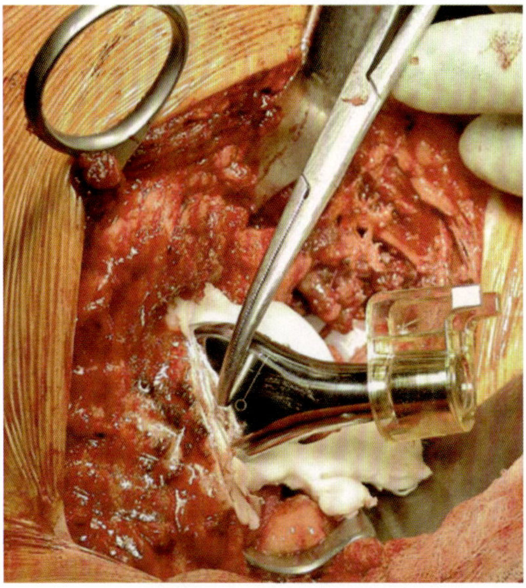

图 6-12-37　确保假体插入到预复位时标记的位置（经 Exeter 髋关节基金会许可转载）

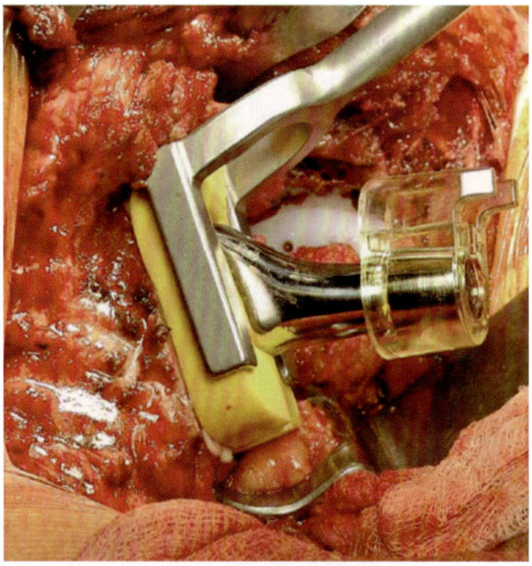

图 6-12-38　假体插入后仍需使用假体领对骨水泥持续加压（经 Exeter 髋关节基金会许可转载）

第 4 节　术后管理

全髋关节置换术后的具体管理内容如下。第 1 天，检查术后全血细胞计数，患者在理疗师的指导下活动。第 2 天，常规行 X 线片检查。患者出院前专业治疗师对其进行评估。此外，还须接受预防脱位的健康教育。当患者可自行活动时，即可出院。一般而言，笔者所在医疗机构的全髋关节置换术后的平均住院时间为 4 天。从住院起到术后 6 周内给予深静脉血栓（deep vein thrombosis，DVT）的预防。预防 DVT 的具体方案在不同地区、不同国家是不同的，这一国际议题已经超出了本章的讨论范围。术后 6 周复查，并由理疗师对患者进行评估，进一步指导康复训练和术后早期预防髋关节脱位的措施。笔者所在的医疗机构于术后 5 年进行常规随访，以及 X 线片检查和临床评估。此后，每 5 年随访 1 次或根据临床指征进行随访。

第 5 节　并发症

常规的全髋关节置换术在股骨髓腔内操作，故存在脂肪栓塞的风险。通过采取适当的措施，尤其是在放置器械（包括限位器）之前，通过脉冲式灌洗冲洗髓腔及使用吸引管进行吸引，可将风险降到最低[35]。

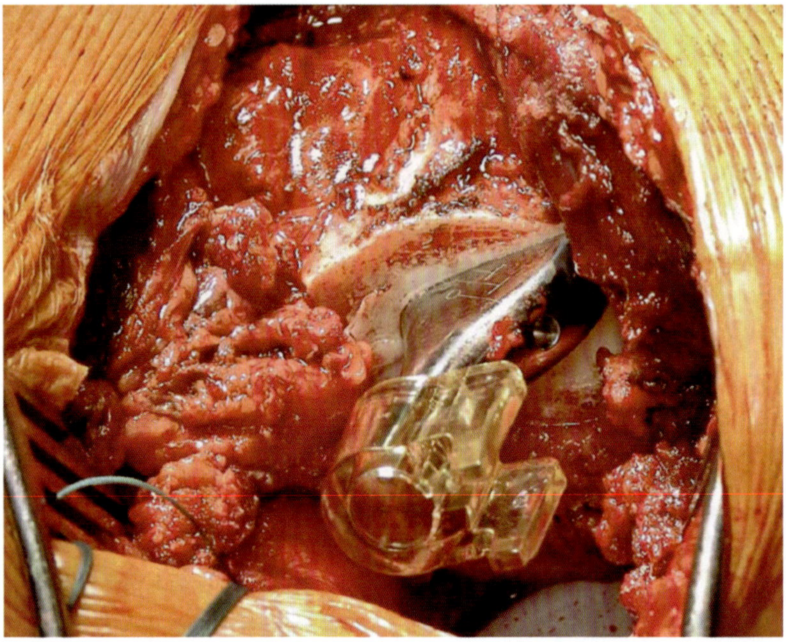

图 6-12-39　在骨水泥凝固之后和最终复位之前，植入骨水泥假体柄，并进一步行复位试验。若有必要，对股骨颈的长度进行微调，然后植入股骨头，复位髋关节，闭合切口（经 Exeter 髋关节基金会许可转载）

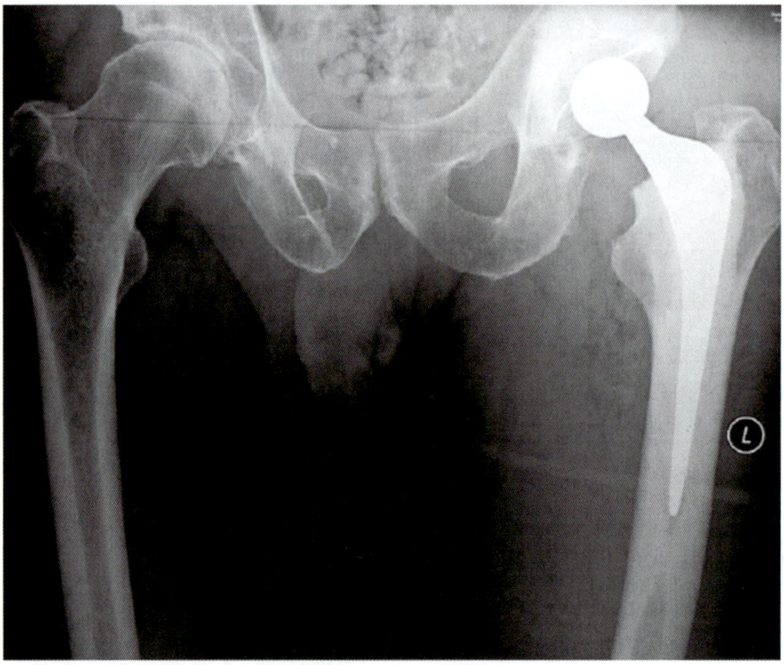

图 6-12-40　左侧骨水泥全髋关节置换术后的 X 线片，显示骨水泥穿透髋臼，同时股骨管内填充均匀（经 Exeter 髋关节基金会许可转载）

第 6 节　骨水泥股骨假体柄的术中并发症

一、一过性低血压

早期行骨水泥全髋关节置换术，当注入骨水泥及植入假体时，患者可出现血压急剧下降。随着麻醉技术，尤其是体液平衡和脊髓麻醉的改进，并发症的发生率显著降低。术者在注入骨水泥前，应彻底清洗骨面，然后注入骨水泥。需要特别注意的是，应逆行注入骨水泥，而不是用手指填塞。在骨水泥注入前，应告知麻醉师，血压出现任何波动时，应及时纠正。

二、骨水泥包裹假体柄造成的早期下沉

如果骨水泥在恒温手术室且在适当的时间植入股骨柄，则不会发生假体柄的早期下沉。但如果该并发症发生，则将假体柄尽可能深地植入，并保持正确的旋转角和对线，直至骨水泥凝固。如果骨水泥超过了假体柄的肩部，则使用高速磨钻，从骨水泥鞘内拔出假体柄，然后将 1 个较短的假体柄植入到合适的深度，进行骨水泥内翻修。若较短的假体柄不能使用，则应使用锉刀进一步扩髓和深化空腔，以便植入假体柄。这种翻修方法无须破坏骨水泥-骨界面。

三、骨水泥渗入软组织

在增压期间，如果股骨近端假体贴合不紧密，骨水泥可渗出到外展肌下方。放置完假体后，用手指检查有无骨水泥渗出。如果骨水泥股骨假体柄在去除骨折固定装置后插入，那么在脱位前尽量不要取出固定装置，以免股骨骨折和骨水泥沿外侧钉道渗出。在假体植入前，外侧钉道用骨水泥填塞，以预防骨水泥渗出。内侧钉道覆盖纤维膜，可预防骨水泥渗出。因此，对于任何患者，使用此方法都比较安全。

四、术中骨折

骨水泥假体柄与非骨水泥假体柄相比，术中骨折的发生率无显著差异，无须扩髓，可将骨水泥假体柄直接植入骨水泥床，以减少股骨骨质的破坏。此外，骨水泥假体柄需用锤子将假体直接嵌入股骨，稳定性优于压入型假体柄。因此，应用骨水泥假体柄的患者术中发生骨折的概率略小于非骨水泥假体柄[36]。

五、骨水泥加压的安全性

通过对骨水泥全髋关节置换术的描述可发现，维持股骨的加压可促进骨水泥进入骨松质。但国际的骨科学术组织不建议延长骨水泥的加压，主要原因在于加压可引起脂肪栓子进入肺部，增加心肺系统疾病的发生率和病死率[37]。评估术中不同时间段股骨内压力的体外研究表明，在整个假体的植入过程中，维持压力对于防止股骨管内的血液反流及假体的稳定性至关重要[38]。在临床实践中，长时间的骨水泥加压是通过使用骨水泥枪而不是拇指填充来实现的，方法是将医生的拇指插入股骨颈内部并使用假体领（图 6-12-33 至图 6-12-38）。在 Exeter，这种技术已应用 20 余年，但并没有增加术中的病死率。笔者研究了约 10 000 例行骨水泥全髋关节置换术的患者，结果显示，因骨水泥加压导致死亡的患者仅有 1 例（发生率 0.01%）[39]。

第 7 节　总　结

骨水泥全髋关节置换术是一种较常用

的手术方法。临床疗效和长期随访的数据显示，与其他类型的全髋关节置换术相比，骨水泥全髋关节置换术仍是金标准。此外，应进一步提出行骨水泥髋关节置换术的临床实践指南。

参考文献

[1] Charnley J. Arthroplasty of the hip. A new operation. Lancet，1961，1：1129-1132.

[2] Johnston RC，Crowninshield RD. Roentgenologic results of total hip arthroplasty. A ten-year follow-up study. Clin Orthop Relat Res，1983，181：92-98.

[3] Sutherland CJ，Wilde AH，Borden LS，et al. A ten-year follow-up of one hundred consecutive Muller curved-stem total hip-replacement arthroplasties. J Bone Joint Surg Am，1982，64(7)：970-982.

[4] Swedish National Hip Arthroplasty Register Annual Report 2007. Sahlgrenska University Hospital，Goteburg，2008.

[5] Norwegian Arthroplasty Register. Haukeland University Hospital，2008.

[6] Shen G. Femoral stem fixation. An engineering interpretation of the long-term outcome of Charnley and Exeter stems. J Bone Joint Surg Br，1998，80：754-756.

[7] Gruen TA，McNeice GM，Amstutz HC. "Modes of failure" of cemented stem-type femoral components：a radiographic analysis of loosening. Clin Orthop Relat Res，1979，141：17-27.

[8] Fowler JL，Gie GA，Lee AJ，et al. Experience with the Exeter total hip replacement since 1970. Orthop Clin North Am，1988，19：477-489.

[9] Ling RS. The use of a collar and precoating on cemented femoral stems is unnecessary and detrimental. Clin Orthop Relat Res，1992，285：73-83.

[10] Verdonschot N，Huiskes R. Surface roughness of debonded straight-tapered stems in cemented THA reduces subsidence but not cement damage. Biomaterials，1998，19：1773-1779.

[11] Scheerlinck T，Casteleyn P-P. The design features of cemented femoral hip implants. J Bone Joint Surg Br，2006，88（B-11）：1409-1418.

[12] Chawda M，Hucker P，Whitehouse SL，et al. Comparison of cemented vs uncemented acetabular component positioning using an imageless navigation system. J Arthroplasty，2009，24：1170-1173.

[13] Conroy JL，Chawda M，Kaushal R，et al. Does use of a"rim cutter" improve quality of cementation of the acetabular component of cemented exeter total hip arthroplasty? J Arthroplasty，2009，24：71-76.

[14] Lieberman JR，Moeckel BH，Evans BG，et al. Cement-within-cement revision hip arthroplasty. J Bone Joint Surg Br，1993，75-B：869-871.

[15] Quinlan JF，O'Shea K，Doyle F，et al. Incement technique for revision hip arthroplasty. J Bone Joint Surg Br，2006，88-B：730-733.

[16] Mandziak DG，Howie DW，Neale SD，et al. Cement-within-cement stem exchange using the collarless polished double-taper stem. J Arthroplasty，2007，22：1000-1006.

[17] Duncan WW，Hubble MJW，Howell JR，et al. Revision of the cemented femoral stem using a cement-in-cement technique：a 5-to 15-year review. J Bone Joint Surg Br，2009，91-B：577-582.

[18] Carrington NC，Sierra RJ，Gie GA，et al. The Exeter Universal cemented femoral component at 15 to 17 years：an update on the first 325 hips. J Bone Joint Surg Br，2009，91：730-737.

[19] Espehaug B，Furnes O，Engesaeter LB，et al. 18 years of results with cemented primary hip prostheses in the Norwegian Arthroplasty Register. Acta Orthop，2009，80：402-412.

[20] Wroblewski BM，Siney PD，Fleming PA. Charnley low-frictional torque arthroplasty：

follow-up for 30 to 40 years. J Bone Joint Surg Br,2009,91-4:447-450.

[21] Ling RS,Charity J,Lee AJ,et al. The long-term results of the original Exeter polished cemented femoral component:a follow-up report. J Arthroplasty,2009,24:511-517.

[22] de Jong PT,de Man FH,Haverkamp D,et al. The long-term outcome of the cemented Weber acetabular component in total hip replacement using a second-generation cementing technique. J Bone Joint Surg Br, 2009, 91: 31-36.

[23] Flivik G, Wulff K, Sanfridsson J, et al. Improved acetabular pressurization gives better cement penetration: in vivo measurements during total hip arthroplasty. J Arthroplasty, 2004,19:911-918.

[24] Timperley AJ,Whitehouse SL,Hourigan PG. The influence of a suction device on fixation of a cemented cup using RSA. Clin Orthop Relat Res,2009,467:792-798.

[25] DeLee JG,Charnley J. Radiological demarcation of cemented sockets in total hip replacement. Clin Orthop Relat Res, 1976, 121: 20-32.

[26] Ranawat CS,Deshmukh RG,Peters LE,et al. Prediction of the long-term durability of all-polyethylene cemented sockets. Clin Orthop Relat Res,1995,317:89-105.

[27] Ranawat CS,Peters LE,Umlas ME. Fixation of the acetabular component:the case for cement. J Arthroplasty,1996,11:1-3.

[28] Ritter MA,Zhou H,Keating CM,et al. Radiological factors influencing femoral and acetabular failure in cemented Charnley total hip arthroplasties. J Bone Joint Surg Br, 1999, 81:982-986.

[29] Hori RY,Lewis JL. Mechanical properties of the fibrous tissue found at the bone-cement interface following total joint replacement. J Biomed Mater Res,1982,16:911-927.

[30] Schmalzried TP,Kwong LM,Jasty M,et al. The mechanism of loosening of cemented acetabular components in total hip arthroplasty. Analysis of specimens retrieved at autopsy. Clin Orthop Relat Res,1992,274:60-78.

[31] Archbold HA,Slomczykowski M,Crone M, et al. The relationship of the orientation of the transverse acetabular ligament and acetabular labrum to the suggested safe zones of cup positioning in total hip arthroplasty. Hip Int,2008,18:1-6.

[32] Archbold HA, Mockford B, Molloy D, et al. The transverse acetabular ligament:an aid to orientation of the acetabular component during primary total hip replacement:a preliminary study of 1000 cases investigating postoperative stability. J Bone Joint Surg Br, 2006,88:883-886.

[33] Bishop NE,Ferguson S,Tepic S. Porosity reduction in bone cement at the cement-stem interface. J Bone Joint Surg Br, 1996, 78: 349-356.

[34] Jafri AA, Green SM, Partington PF, et al. Preheating of components in cemented total hip arthroplasty. J Bone Joint Surg Br,2004, 86:1214-1219.

[35] Christie J,Robinson C,Singer B,et al. Medullary lavage reduces embolic phenomena and cardiopulmonary changes during cemented hemiarthroplasty. J Bone Joint Surg Br,1995, 77-B:456-459.

[36] Berry DJ. Epidemiology:hip and knee. Orthop Clin North Am,1999,30:183-190.

[37] Ereth MH, Weber JG, Abel MD, et al. Cemented versus noncemented total hip arthroplasty-embolism, hemodynamics, and intrapulmonary shunting. Mayo Clin Proc, 1992,67:1066-1074.

[38] Benjamin J, Gie G, Lee A, et al. Cementing technique and the effects of bleeding. J Bone Joint Surg Br,1987,69-B:620-624.

[39] Sierra RJ,Timperley JA,Gie GA. Contemporary cementing technique and mortality during and after Exeter total hip arthroplasty. J Arthroplasty,2009,24:325-332.

第 13 章　显露髋关节-转子截骨、再附着与临床疗效

第 13 章

显露髋关节-转子截骨、再附着与临床疗效

B. M. Wroblewski，P. D. Siney，P. A. Fleming

关键词　髋关节・全髋关节置换术・大转子截骨术・手术技术・髋臼显露・股骨显露・转子的再附着・钢丝置入・康复

本章所介绍的髋关节手术入路既可以保证大转子再附着后 3 周内愈合，又可加速患者的康复，值得许多外科医生推广应用[1]。

第 1 节　概　述

随着髋关节手术适应证模式及临床实践有效性的变化，髋关节的显露不断演变。全身麻醉技术出现后，有计划的手术才得以实施。髋关节的手术适应证已从单纯的"关节内减压"转变为关节切除、截骨术、先局部后全关节置换，目前已发展到术后并发症的管理。

资金压力及关节假体商业化的大趋势使得关节置换术的教学变得无利可图。在这种情况下，手术技术并不是可获利的商品。

B. M. Wroblewski(✉) ・P. D. Siney・P. A. Fleming
The John Charnley Research Institute，Wrightington Hospital，Wigan，Lancashire，UK
e-mail：bmwhipdr@hotmail.com

G. Bentley (ed.)，*European Surgical Orthopaedics and Traumatology*，
DOI 10.1007/978-3-642-34746-7_227，© EFORT 2014

第 2 节　双平面转子截骨术

Debeyre 和 Duliveux 提出双平面转子截骨术[2]。Weber 和 Stuhmer[3] 描述了一种可以在 2 个平面达到自我稳定的转子截骨术，以解决可抵抗转子再附着后的旋转问题。优点是切割面易于重合，同时增加了松质骨的接触面积。

本节描述的双平面转子截骨术主要基于 Weber 和 Stuhmer 的方法。这种术式是在初次髋关节置换术和翻修术中开发的。该方法可充分显露被膜，并有助于转子的加压固定。此外，研究者对 226 例行髋关节手术的患者(其中 66%的患者在初次髋关节手术失败后进行了翻修或更换)进行了前瞻性研究，结果表明，骨愈合率达 98.2%[4]。

第 3 节　显　露

患者体位、解剖学标记、皮肤切口线见图 6-13-1 至图 6-13-3。

患者取仰卧位，将髋关节屈曲、内旋 30°。脂肪层在重力作用下移向后方。沿股骨前外侧做一长约25cm的切口，延伸至大

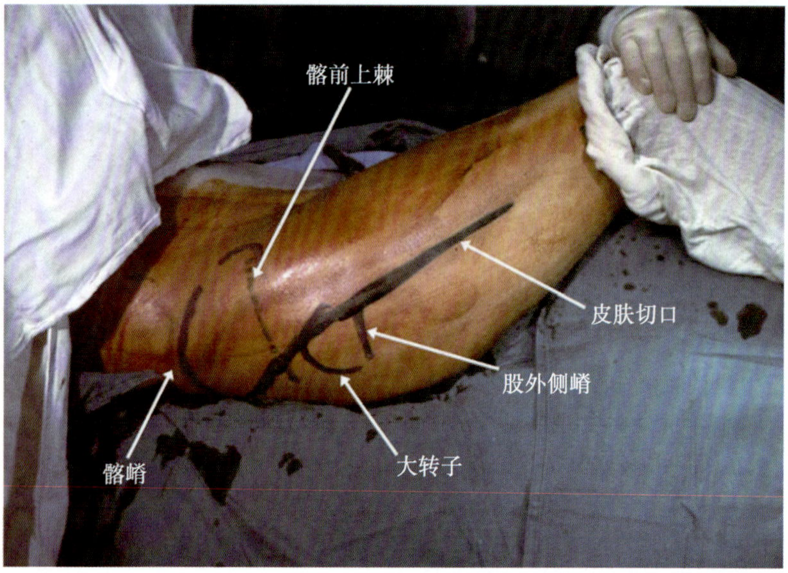

图 6-13-1 显露

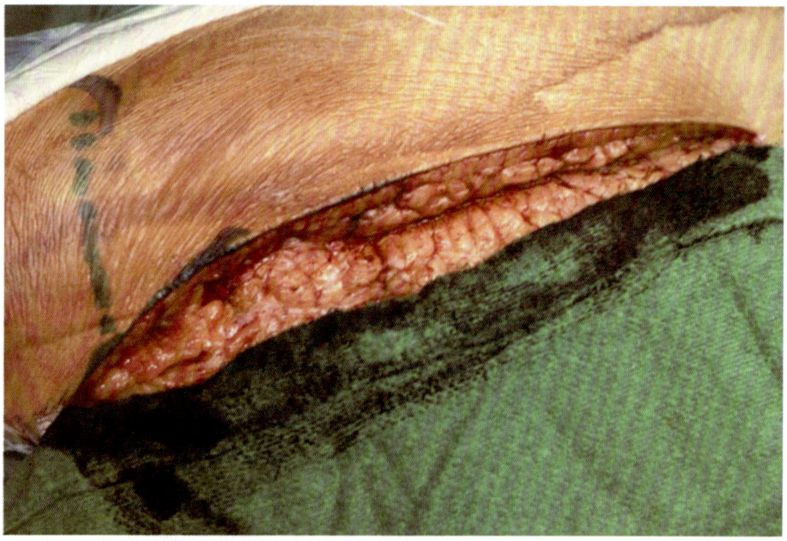

图 6-13-2 皮肤和皮下脂肪

转子前缘，然后逐渐向后方做一 3cm 的弧形切口。

分离皮肤边缘；切开深筋膜；确认解剖学标记；显露皮肤和皮下脂肪，分离后方皮瓣；分离皮缘；切开深筋膜；确认解剖学标记。

注意臀中肌和股外侧肌的肌纤维走向(图 6-13-4，图 6-13-7)。

第 4 节 转子截骨术的准备

掀开转子囊(图 6-13-5)。

使用示指确认转子窝(图 6-13-6)。

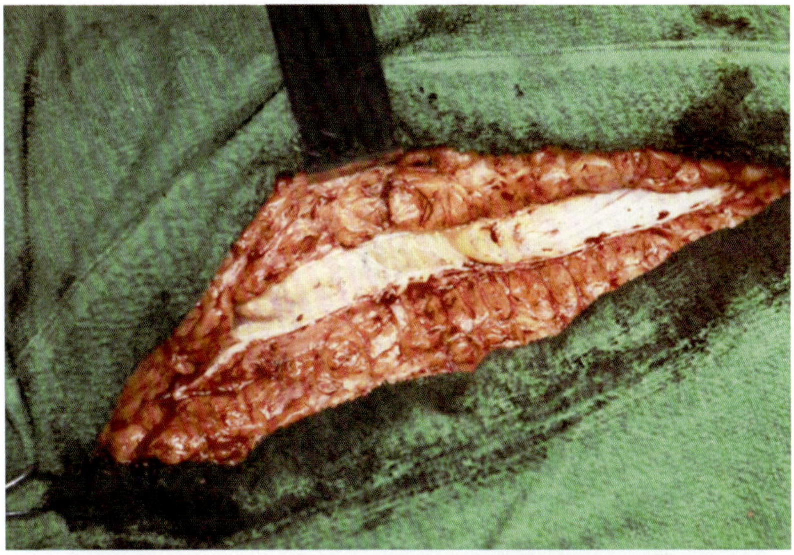

图 6-13-3　皮缘分离

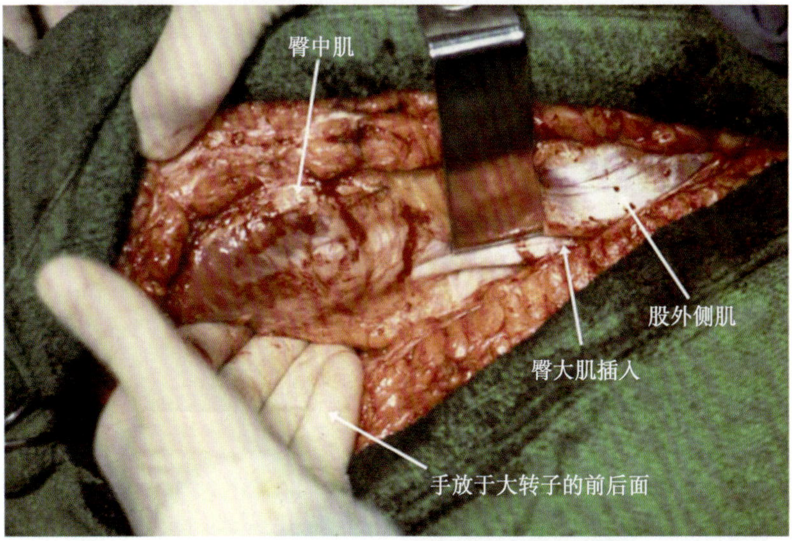

图 6-13-4　皮缘的解剖结构

显露臀中肌的前缘，注意臀中肌前方与股外侧肌的关系（图 6-13-7）。

将初始切口牵开器置于合适的位置。

显露解剖标记（图 6-13-8）。

第 5 节　转子截骨术

牵拉臀中肌、股外侧肌，显露前关节囊。

使用电刀横向切开关节囊，切口延伸至邻近股外侧肌嵴（图 6-13-9）。

插入胆囊切除钳。

T 形手柄辅助下置入 4mm 长钉。

引入线锯。

插入胆囊切除钳（图 6-13-10）。

将胆囊切除钳插入股骨颈上方的关节囊内，沿着股骨颈跨过回旋短肌（图 6-13-11）。

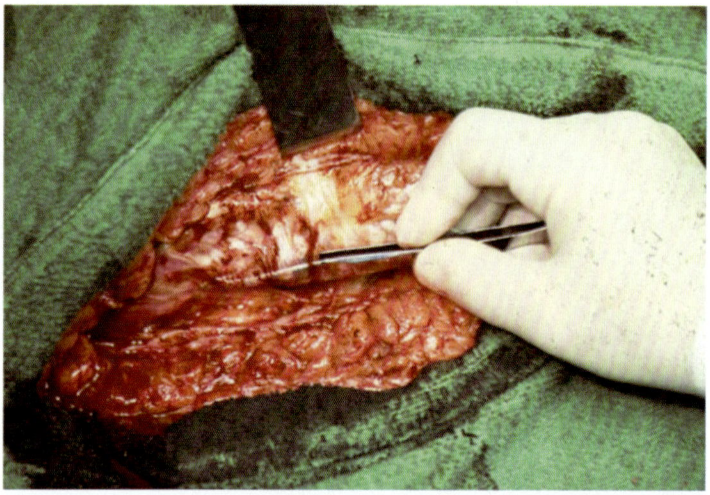

图 6-13-5　提起转子囊

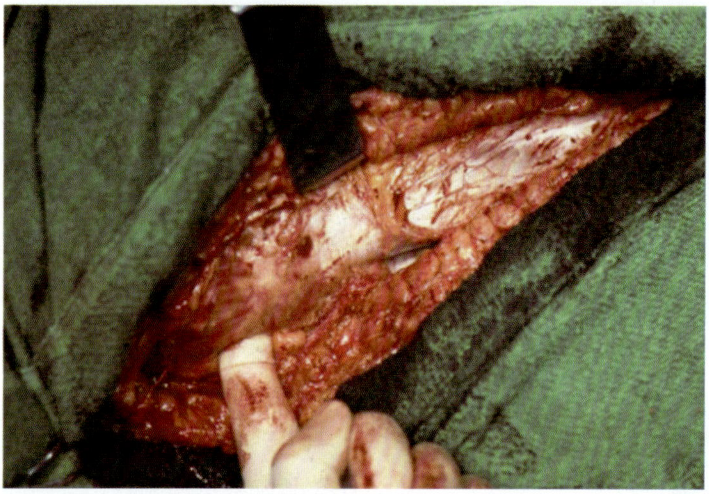

图 6-13-6　示指确认转子窝

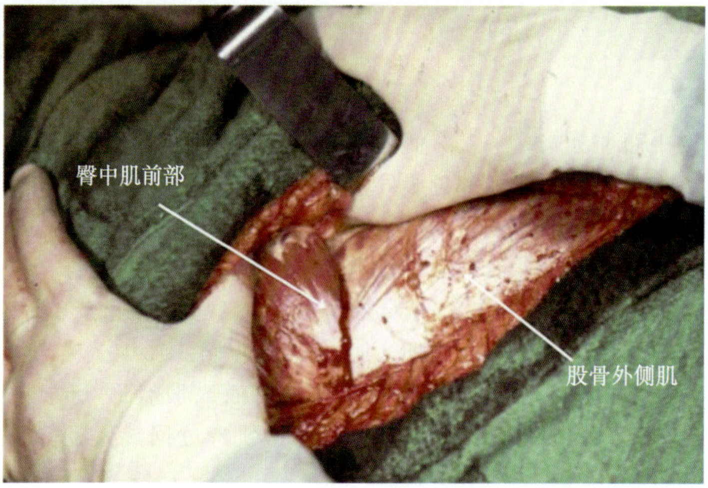

图 6-13-7　显露臀中肌前缘

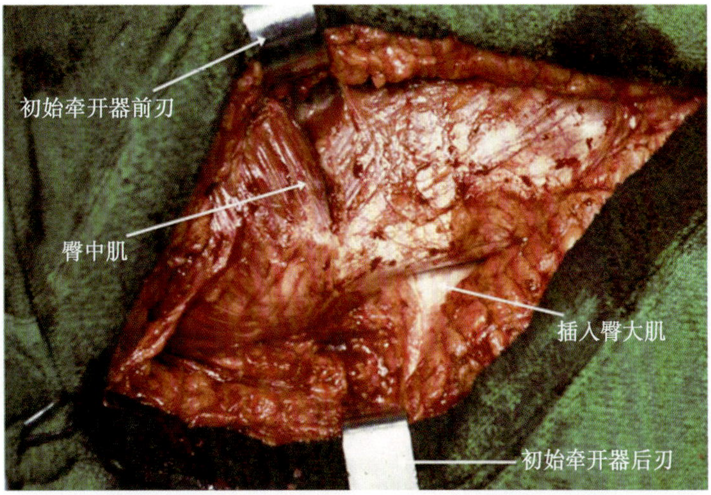

图 6-13-8 放置初始切口牵开器

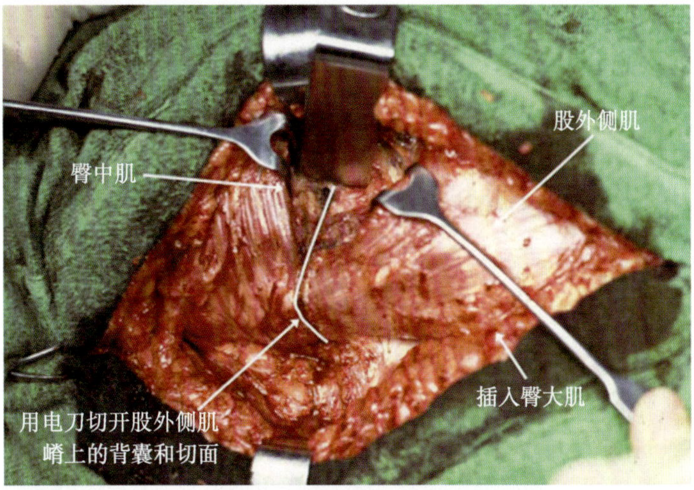

图 6-13-9 臀中肌、股外侧肌牵开

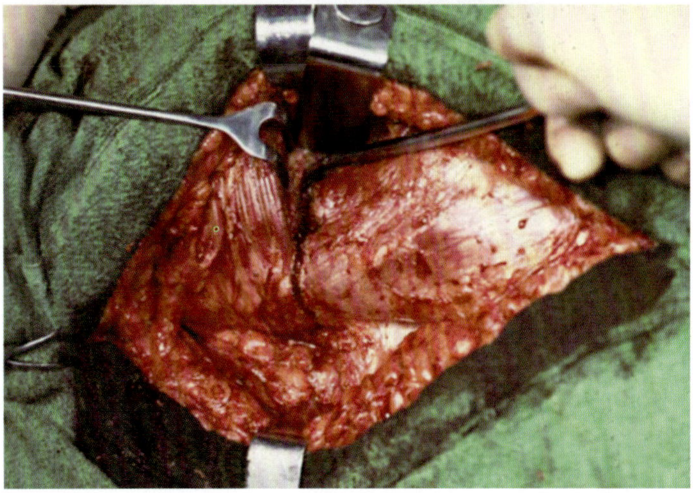

图 6-13-10 放置胆囊切除钳

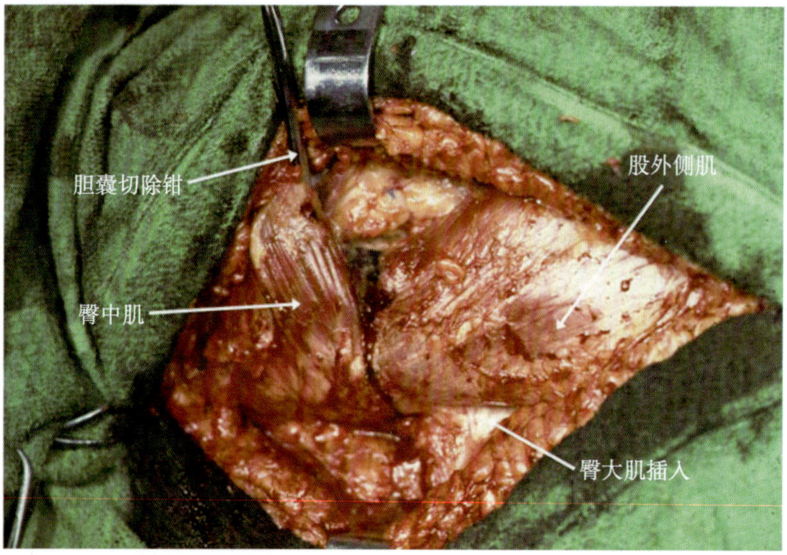

图 6-13-11 胆囊切除钳

第 6 节 T 形手柄辅助下置入 4mm 长钉

通过大转子中心，在 T 形手柄辅助下置入一枚 4mm 的长钉，其在股外侧肌嵴的下方与股骨干成 45°，并进入股骨颈和股骨头，即胆囊切除钳的远端。

长钉置于中心位置(矢状面上)，以确保转子前后两部分体积相等(图 6-13-12，图 6-13-13)。

第 7 节 插入线锯

将胆囊切除钳旋向外侧，穿透关节囊后侧。靠近长钉放置 Gigli 线锯。

仔细检查确保坐骨神经不在线锯的切割区域(图 6-13-14 至图 6-13-16)。

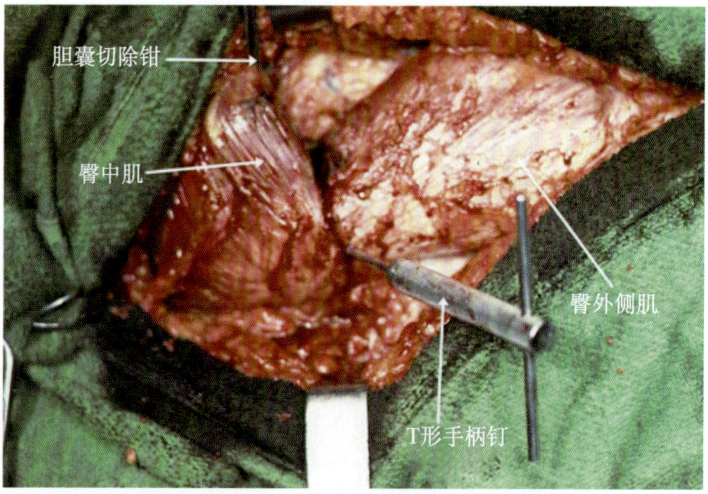

图 6-13-12 置入长钉

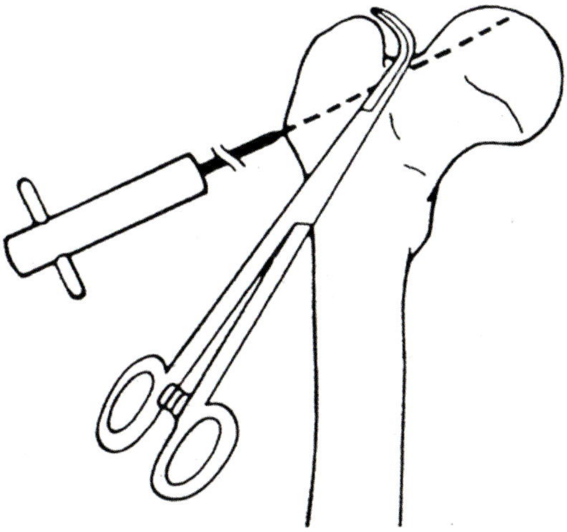

图 6-13-13　绘制长钉的置入过程(经英国骨与关节外科编辑学会许可使用[4])

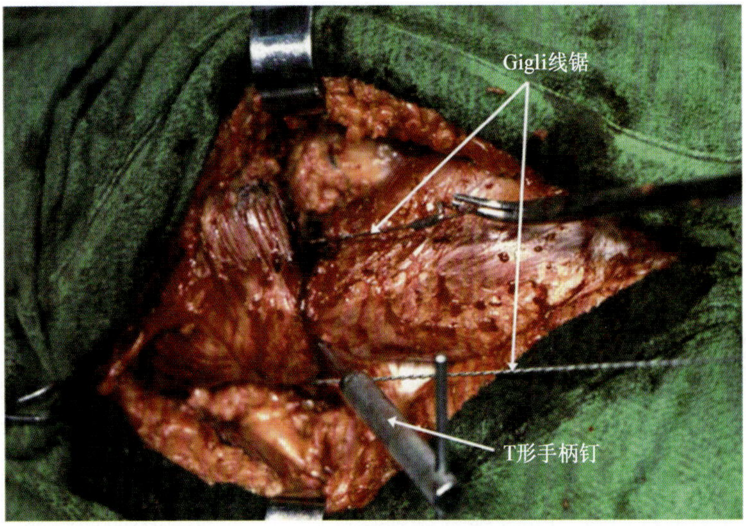

图 6-13-14　Gigli 线锯

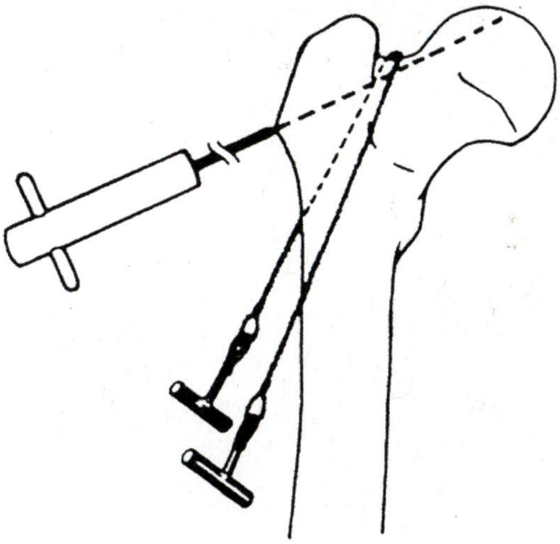

图 6-13-15　绘制 Gigli 线锯(经英国骨与关节外科编辑学会许可使用[4])

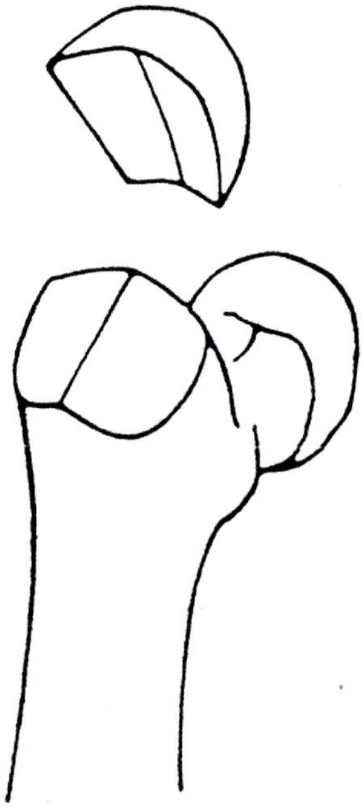

图 6-13-16 **绘制截骨(经英国骨与关节外科编辑学会许可使用[4])**

第 8 节 转子截骨术:髋关节脱位,股骨颈截面

将髋关节屈曲、外展和内旋。朝向膝部于远侧进行切割。Gigli 线锯碰到长钉后,与其成角越过,用力向前、向后切割。

此术式具有 2 个优点:截骨术位于囊内;囊依然附着于大转子上。如果使用摆锯或骨凿将截面敲碎,可保证转子不被过度切割(图 6-13-17)。

完成截骨术(图 6-13-18)。

沿后下关节囊、盂唇、髋臼缘切开,允许髋关节仅在内收的情况下脱位[决不能旋转(图 6-13-19)]。

于垂直面上切开股骨颈。

通过内收将髋关节脱位。助手限制股骨头的活动。

使用 Gigli 线锯于垂直面上将股骨颈截开(图 6-13-20)。

第 9 节 髋臼的显露

将针牵开器锤入髋臼上缘的髂骨,从近端牵开大转子(图 6-13-21)。

将东西牵开器放置于针牵开器的尖部和股骨颈内侧(图 6-13-22)。

将北南牵开器放置于髋臼缘前上和后下,紧贴关节囊(图 6-13-23)。

将髋臼牵开器置于横韧带近侧,在保护软组织的同时显露髋臼下缘(图 6-13-24)。

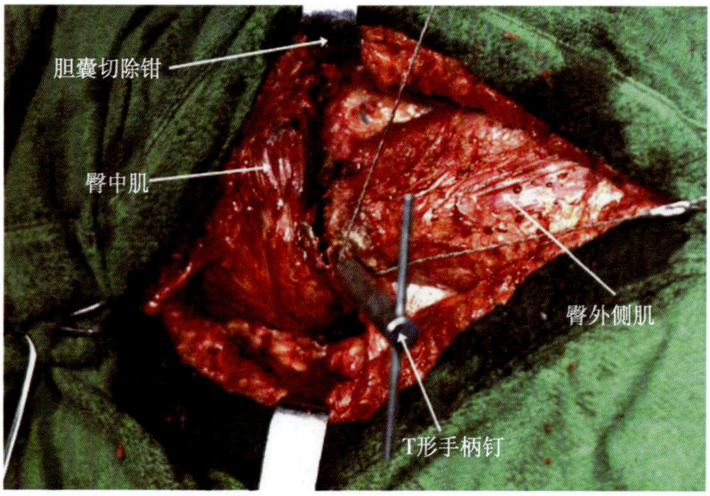

图 6-13-17 **转子截骨术脱位**

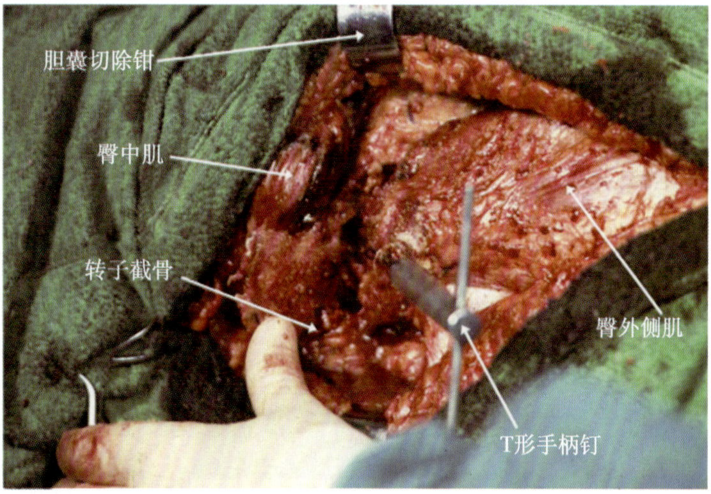

图 6-13-18 完成转子截骨

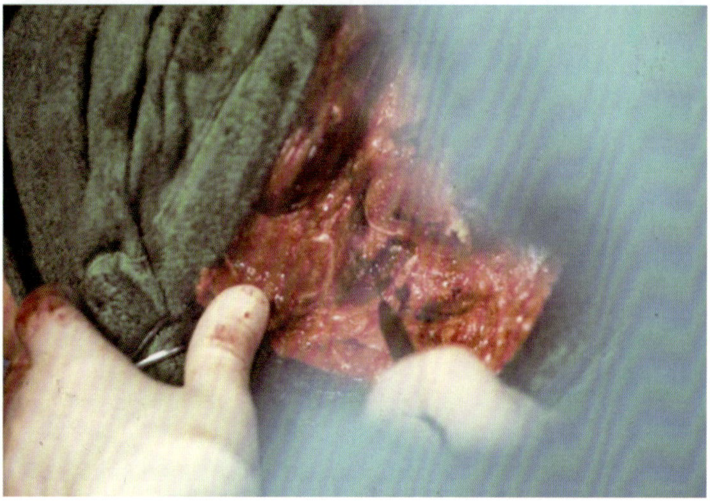

图 6-13-19 关节内切口

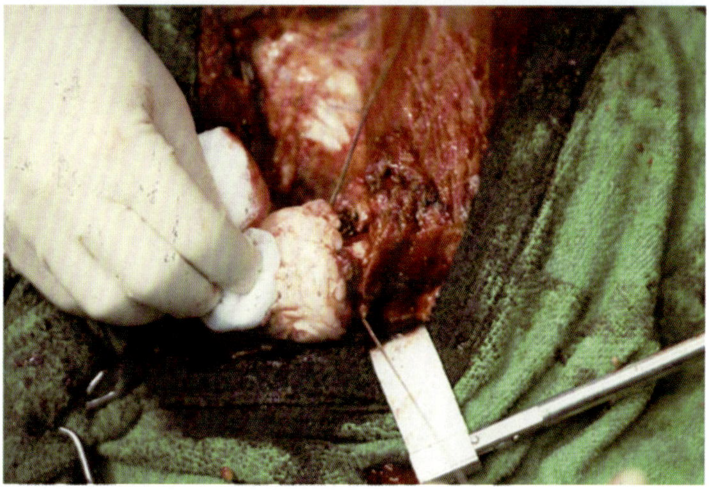

图 6-13-20 切割股骨颈

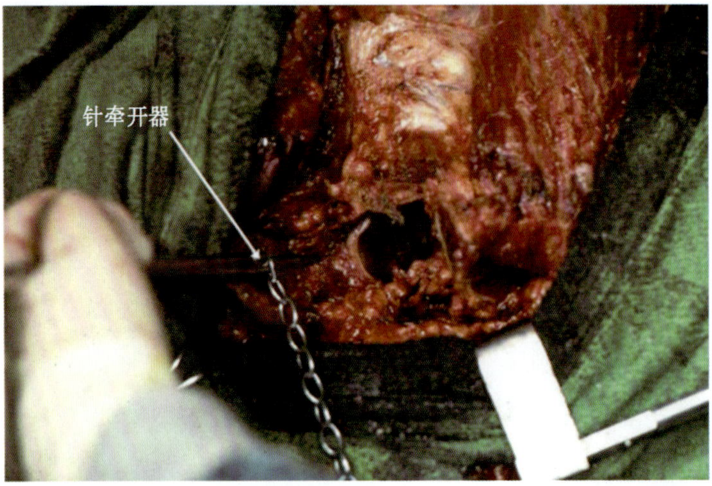

图 6-13-21 针牵开器

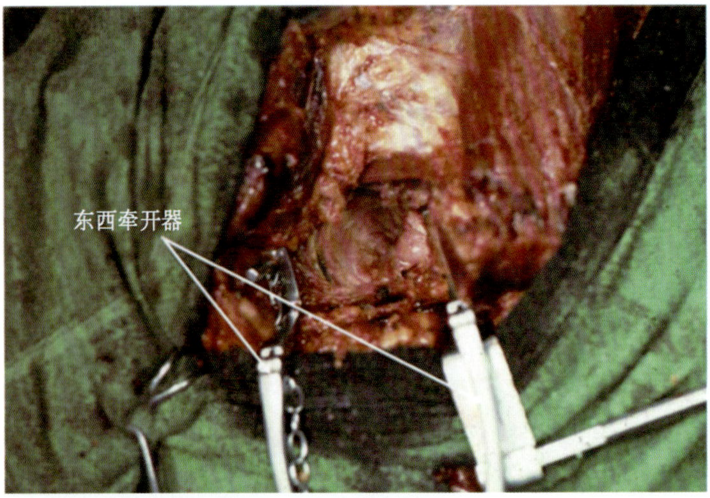

图 6-13-22 东西牵开器

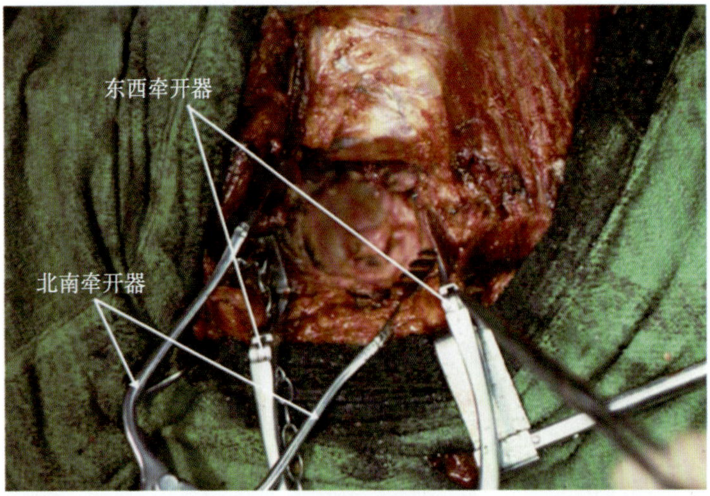

图 6-13-23 北南牵开器

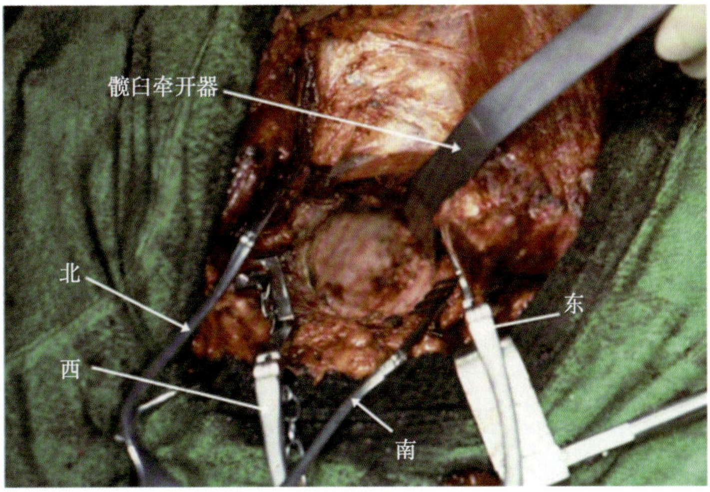

图 6-13-24　髋臼牵开器

第 10 节　大转子的再附着

转子钢丝：插入、分布、操作。

一、插入

在转子骨床中点（股骨颈后方）及远端 1cm 处插入双钢丝，通过股骨颈穿出（图 6-13-25）。

弹簧钢丝通过钻孔插入股骨颈的前方、后方及股骨颈截面和股外侧肌嵴的中点。确保位于股骨颈的前表面，并确保线圈在压缩弹簧的上面（图 6-13-26）。

二、放置钢丝

将双钢丝束在矢状面分开，固定于股骨颈截面的凹处，即前上侧（图 6-13-27）。

骨髓腔内的钢丝必须移到外侧，使假体柄与股骨颈内侧面之间无任何钢丝（图 6-13-28）。

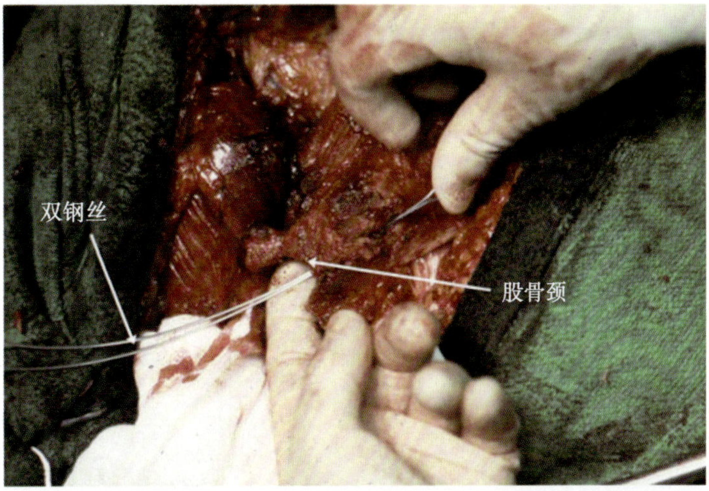

图 6-13-25　插入双钢丝

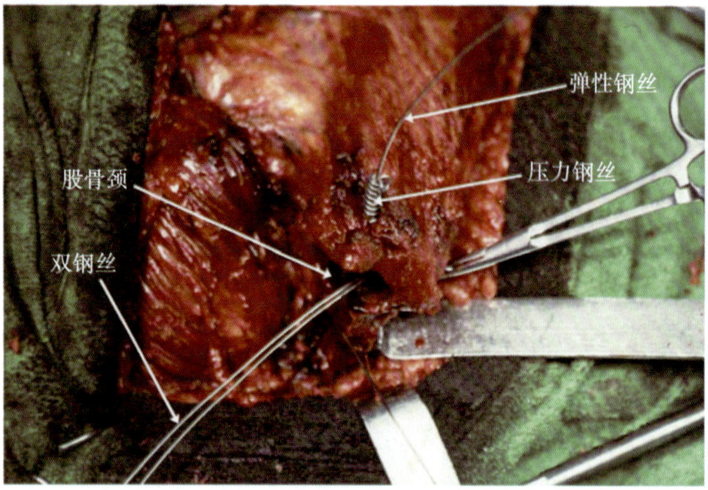

图 6-13-26　插入弹性钢丝

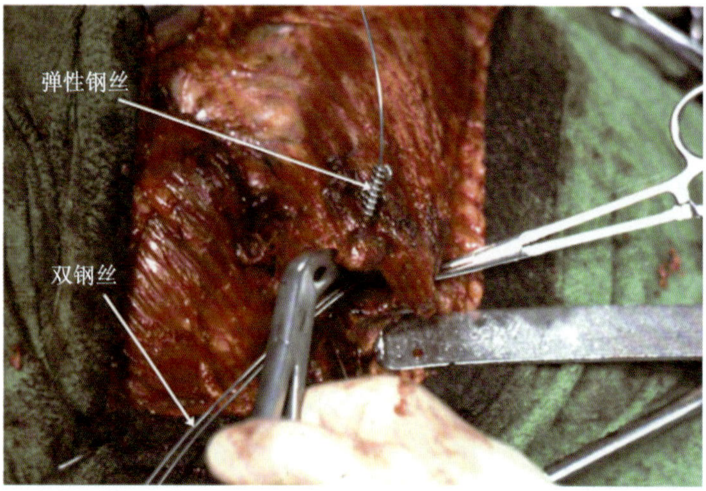

图 6-13-27　钢丝位置

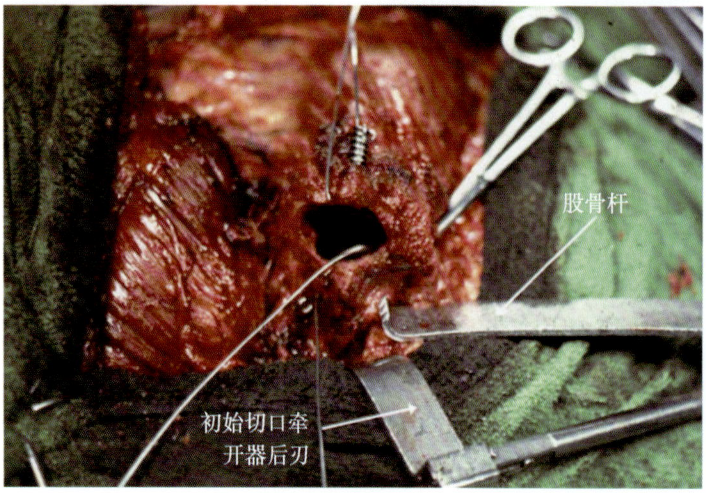

图 6-13-28　钢丝和股骨杆的位置

三、双钢丝

双钢丝的前束穿过大转子的后面，后束穿过大转子的前面，避免钢丝刺入深层肌肉。

钢丝交叉可确保其在锚定点之间绕的距离最短，并将转子压缩至骨床。避免用减少的钢丝线圈切割转子（图 6-13-29 至图 6-13-32）。

四、弹簧钢丝

弹簧钢丝的后束穿过位于梨状窝上方的大转子后侧皮质上的钻孔（图 6-13-33）。

五、再附着

（一）双钢丝

将髋关节屈曲内收 20°，用三叉戟将转子往后旋转到最初的位置。

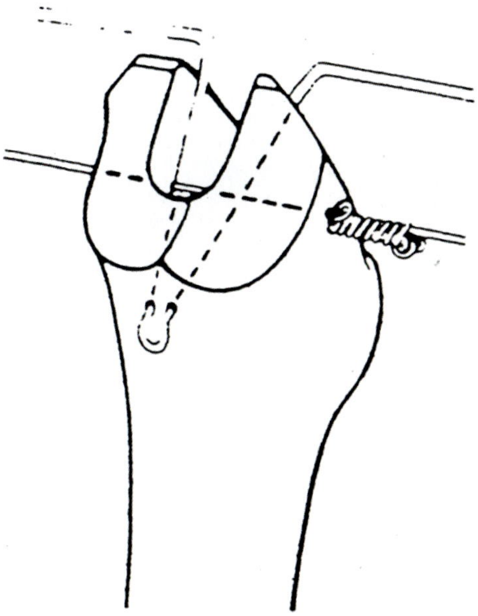

图 6-13-29　放置钢丝 1（经英国骨与关节外科编辑学会许可使用[4]）

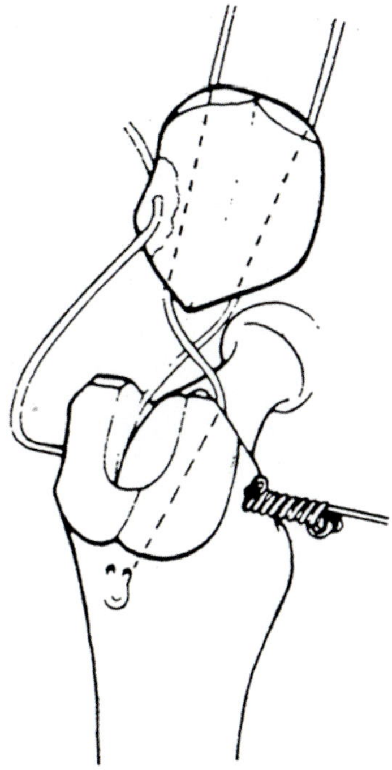

图 6-13-30　放置钢丝 2（经英国骨与关节外科编辑学会许可使用[4]）

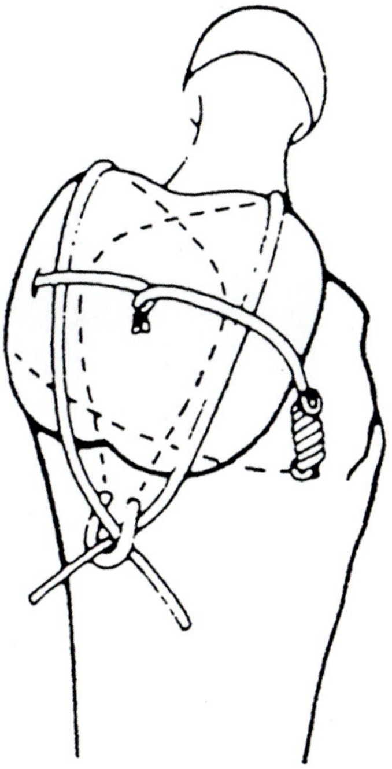

图 6-13-31　放置钢丝 3（经英国骨与关节外科编辑学会许可使用[4]）

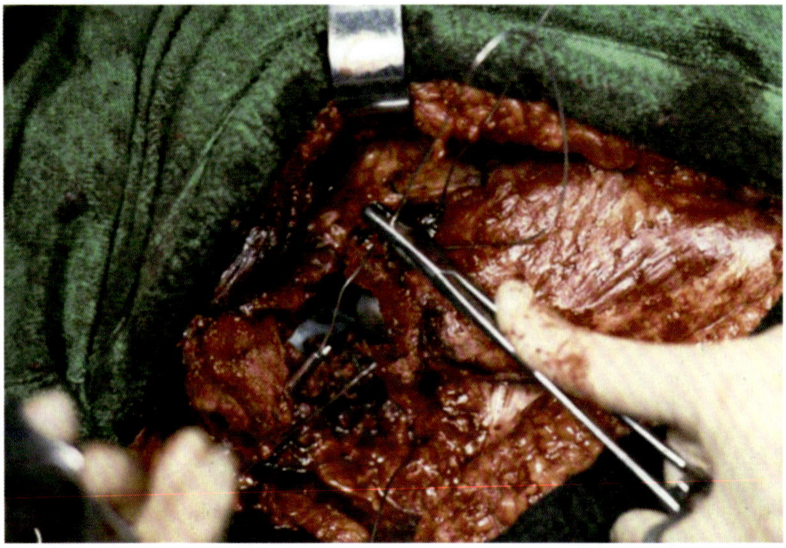

图 6-13-32 双钢丝的前侧钢丝

将双线圈穿过双钢丝的游离末端后拧紧双钢丝，然后持续使用钢丝拧紧器保持这种状态（图 6-13-34）。

（二）弹簧钢丝

弹簧钢丝的前束走行于股骨颈截面的前外侧，在大转子的顶点处拧紧（终点是当弹簧完全关闭且线圈在弹簧上）。

钢丝末端处要彻底拧断、剪短并向远处旋动，使其与金属丝成直角（图 6-13-35）。

拉紧的弹簧钢丝会导致双钢丝变得松弛，应再次轻柔地拉紧双钢丝（图 6-13-36）。

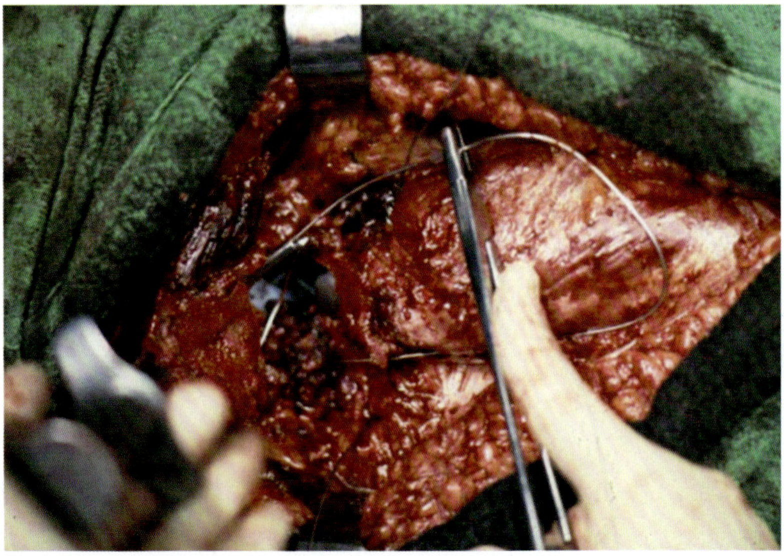

图 6-13-33 双钢丝的后侧钢丝

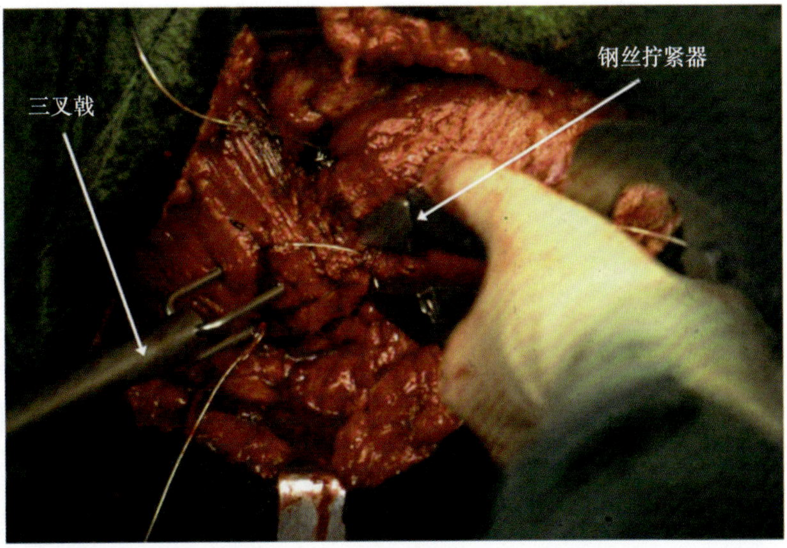

图 6-13-34　**转子再附着**

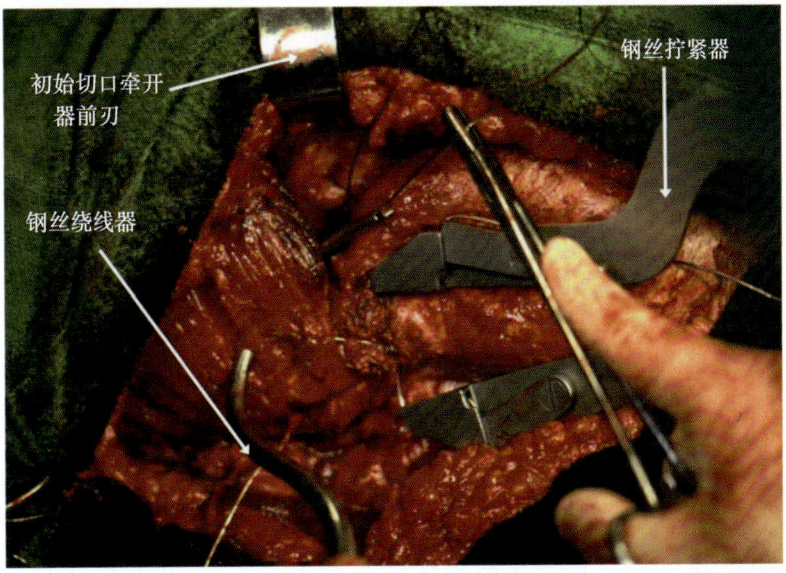

图 6-13-35　**弹簧钢丝转子再附着**

手术即刻成功的原因是疼痛缓解。尽管这一事实已被证实，但很快被遗忘，就像所有痛苦的记忆一样。

第 11 节　初次全髋关节置换术后患者活动

患者在术后第 2 天即可下地活动，并可在辅助下进行负重，持续约 6 周（取决于患者的年龄和身体的健康状况）。

有证据显示，患者术日当天即可活动，且对患者的长期预后非常有益。

第 12 节　钢丝的处理

钢丝虽然具有弹性，但是扭转、反复弯曲或拉伸会改变其金属性能，导致弹性不易保持，会在脆性模式下失效，出现多个短节

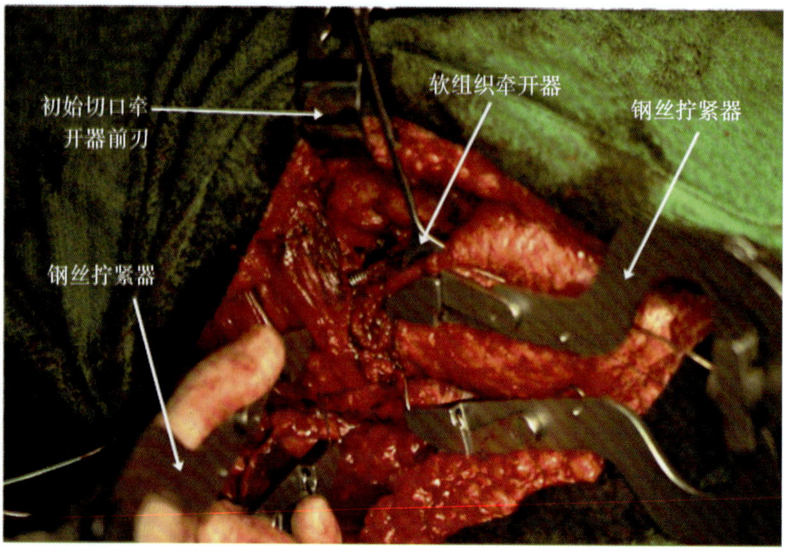

图 6-13-36 转子再附着中拧紧钢丝

断裂。这些失败的情况反映了材料的性能及医生在临床实践中对材料特性的理解。

第 13 节 总 结

全髋关节置换术是一种可供选择的显露髋关节的方式。

股骨转子截骨术显露髋关节的复杂性，以及转子粗隆线的骨折不愈合这一明显的影像学特征，促使外科医生进一步开发可替代的显露方法。而大多数手术都是基于 McFarland-Osborne[5] 对 Kocher 方法[6] 的改良。

McFarland-Osborne 技术基于解剖学的观察，即臀中肌和股外侧肌通过覆盖在大转子上的厚腱膜来保持功能的连续性[5]。

改良的 McFarland-Osborne 技术[7-11] 对“臀中肌和股外侧肌具有功能的连续性”这一观点持支持态度，但事实上并不存在功能的连续性；臀中肌走行于髋关节，股外侧肌走行于膝关节，两者并无任何实质上的牵连，如眼外斜肌。通过进一步观察臀中肌肌纤维的排列方式，证明其不仅是外展肌同时还是髋关节的屈肌和内旋肌。由此可见，以前对臀中肌肌纤维对称的扇形分布图[10,12,13]描述得并不正确。

然而，任何支持臀中肌与股外侧肌具有连续性（骨或骨膜）的显露方法均可能将纤维分布的不对称“转化”为对称的扇形结构[10,12,13]。

在这种情况下，无法避免异位骨化的发生，其在侧位 X 线片显示更加明显[14]，提示翻修术中存在技术问题。

在手术、术后管理及随访方面，笔者团队承担长期随访的责任。Charnley 方法已有超过 50 年的临床实践经验。

常规的方法通常缺乏定期随访，且未对导致复杂的翻修术的不利因素进行及时、有效的干预。这种情况仅限于软组织的切开，并不适宜显露。因此，越来越多的骨科医生倾向于使用延长的转子截骨术。是否每一种延长的转子截骨术均可被称为一种新方法，请同仁拭目以待。

髋关节软组织的显露基于其自身的特性，仅以图形的方式呈现，无法用有意义的参数量化结果。

参考文献

[1] Charnley J. Low friction arthroplasty of the hip. Theory and practice. Berlin: Springer, 1979:140.

[2] Debeyre J, Doliveux P. Les Arthroplasties de la Hanche (Études critiques a' propos de 200 cas opérés). Paris: Éditions Médicales Flammarion, 1954.

[3] Weber BG, Stühmer G. Improvements in total hip prosthesis implantation technique. Acement-proof seal for the lower medullary cavity and a dihedral self-stabilizing trochanteric osteotomy. Arch Orthop Trauma Surg, 1979, 93(3):185-189.

[4] Wroblewski BM, Shelley P. Reattachment of the greater trochanter after hip replacement. J Bone Joint Surg Br, 1985, 67-B:736-740.

[5] McFarland B, Osborne G. Approach of the hip: a suggested improvement on Kocher's method. J Bone Joint Surg Br, 1954, 36-B: 364-367.

[6] Kocher T. Textbook of operative surgery. London: Adam and Charles Black, 1903:360.

[7] Hardinge K. The direct lateral approach to the hip. J Bone Joint Surg Br, 1982, 64-B: 17-19.

[8] McLauchlan J. The Stracathro approach to the hip. J Bone Joint Surg Br, 1984, 66-B: 30-31.

[9] Dall D. Exposure of the hip by anterior osteotomy of the greater trochanter. A modified anterolateral approach. J Bone Joint Surg Br, 1986, 68-B:382-386.

[10] McMinn DJ, Roberts P, Forward GR. A new approach to the hip for revision surgery. J Bone Joint Surg Br, 1991, 73-B:899-901.

[11] Learmonth ID, Allen PE. The omega lateral approach to the hip. J Bone Joint Surg Br, 1996, 78-B:559-561.

[12] Jergesen F, Abbott LC. A comprehensive exposure of the hip joint. J Bone Joint Surg Am, 1955, 37-A:798-808.

[13] Langlais F, Lambotte JC, Collin P, et al. Trochanteric slide osteotomy in revision total hip arthroplasty for loosening. J Bone Joint Surg Br, 2003, 85-B:510-516.

[14] Wroblewski BM. Revision surgery in total hip arthroplasty. Berlin: Springer, 1990:140.

第 14 章　髋关节置换术治疗陈旧性髋关节发育不良

第 14 章 髋关节置换术治疗陈旧性髋关节发育不良

Xavier Flecher, J. M. Aubaniac, S. Parratte, Jean-Noel Argenson

关键词 髋臼固定·股骨和髋臼的形态学·股骨固定·髋关节置换·影像学·陈旧性髋关节发育不良

第 1 节 概 述

股骨和髋臼的解剖

继发于髋关节发育不良(developmental dysplasia of the hip, DDH)的骨关节炎行全髋关节置换术时存在一些技术上的困难。这是由于股骨近端[1]和髋臼解剖异常，以及相关患病人群较为年轻。

一些学者指出，股骨近端髓腔狭窄和前倾角增大的股骨形态学特点[2-4]使其植入股骨假体柄具有挑战性。为了恢复适当的外展肌力臂和关节动力学，假体的髓外部分不仅要考虑增大的前倾角，还要考虑股骨偏心距[5,6]。

重建髋臼也是一大挑战，目前仍不确定髋关节发育不良患者放置髋臼假体的适当位置。此外，并发症的发生率和疗效差与髋关节畸形的严重程度[6,7]、缺乏外侧骨质支持[3,5,8]及髋臼杯的倾斜角和位置[9-13]有关。

髋关节发育不良所致的骨关节炎成功实施全髋关节置换术的关键在于正确评估畸形。尽管髋关节前、后位和侧位视图足以评估传统的全髋关节置换术，但在评估解剖异常的患者时，最好结合 X 线片及 CT[14-16]。

第 2 节 术前计划

X 线片以数个投射视角为基础。双下肢全视图扫描采用扫描照相术，整体评估骨盆和肢体的解剖状态，通过确定双侧髋关节旋转中心的位置(垂直轴)评估骨盆平衡的程度。骨盆正位片用于确定旋转中心与相应股骨轴之间力臂的大小。根据 Amstutz 和 Sakai[17]的研究，以及外展垂直角评估力臂，其中外展垂直角为通过髂前上棘的垂直线与髂前上棘到大转子最外侧连线所形成的角(正常范围为 6°～9°)[18]。

记录差异并用于之后的术前计划，纠正患侧关节的解剖，从而完全恢复骨盆的平

X. Flecher(✉) · J. M. Aubaniac · S. Parratte · J.-N. Argenson
Institute for Motion and Locomotion, Center for Osteoarthritis Surgery, Université de la Méditerranée, Assistance Publique des Hôpitaux de Marseille, CHU Sainte Marguerite, Marseille, France
e-mail: Xavier.flecher@gmail.com;
Jean-noel.argenson@ap-hm.fr

G. Bentley (ed.), *European Surgical Orthopaedics and Traumatology*,
DOI 10.1007/978-3-642-34746-7_208, © EFORT 2014

衡。患侧关节的正、侧位 X 线片可进一步完善 X 线数据集(图 6-14-1)。

CT 有助于股骨假体柄的髓内设计、关节重建髓外部分的计划及测量髋臼的前后径。股骨髓内解剖的评估可采用 CT,从髋臼顶向下至小转子底部,先每隔 5mm 进行 1 次 CT 扫描,然后再每隔 10mm 扫描 1 次,直至股骨峡部。髓外计划需在 3 个不同的层面进行 CT 扫描:①股骨颈基底部(评估扭曲轴线);②膝关节水平,跨过股骨髁(评估后侧双踝轴线);③足部水平,沿着第二跖骨轴(评估足部轴线)。

股骨的位置(如由大转子的位置决定)取决于髋臼窝正位片的位置,以及扫描图确定所需的延长距离和股骨颈力臂。这个位置将决定股骨切除水平和评估正位片中正确的股骨颈力臂。不管外科医生选择何种入路,由于过度前倾导致大转子前后位置错位,进而导致外展肌伸肌功能障碍,需行转子截骨术(图 6-14-2)。

假体颈部前倾角的调整有助于恢复正常的步态解剖。正常的步态解剖有 3 种情况:①足中心轴显示 10°～20°外旋;②后双髁轴与步态方向垂直;③相对于双髁轴,股骨颈前倾角为 15°～20°(图 6-14-3)。通过截骨术水平(通常在小转子之上)、膝关节水平和足部水平 3 个 CT 视图的叠加,计算出正确的角度,然后再加上(或减去)扭曲角,最终达到 15°～20°假体前倾角。

第 3 节　髋臼的手术过程

一、定位

较少有研究探讨髋关节发育不良患者行全髋关节置换术时如何精准定位髋关节中心。一些研究者指出,在原位置上重建髋臼具有技术上的优势。解决方案是将髋臼假体植入更近端[19,20]或植入直径较大的髋臼假体,这些方法已在髋臼翻修术中做了描述,且疗效显著[21,22]。但这些技术会导致骨盆的骨质损失,并需要一个超长的假体颈来纠正下肢长度。此外,髋关节中心不完全

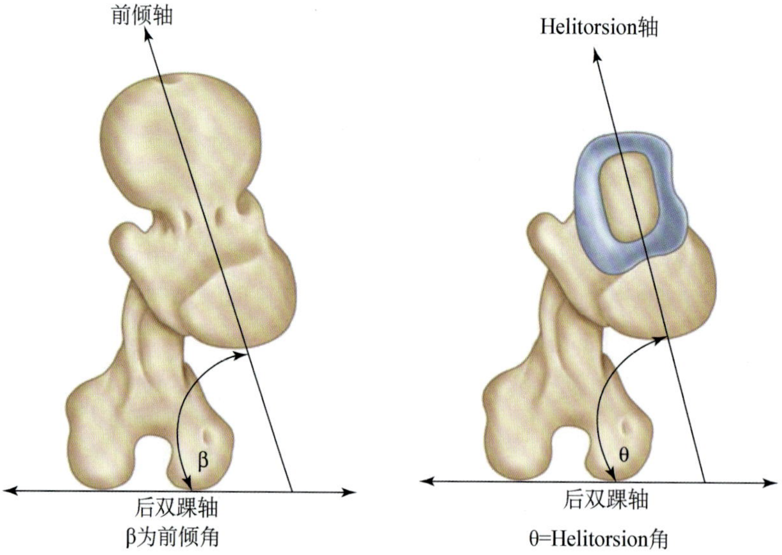

图 6-14-1　术前需要评估的角度

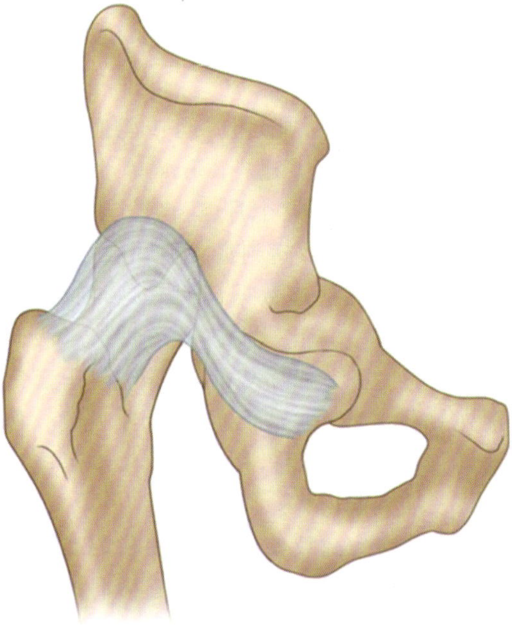

图 6-14-2　**转子截骨术**

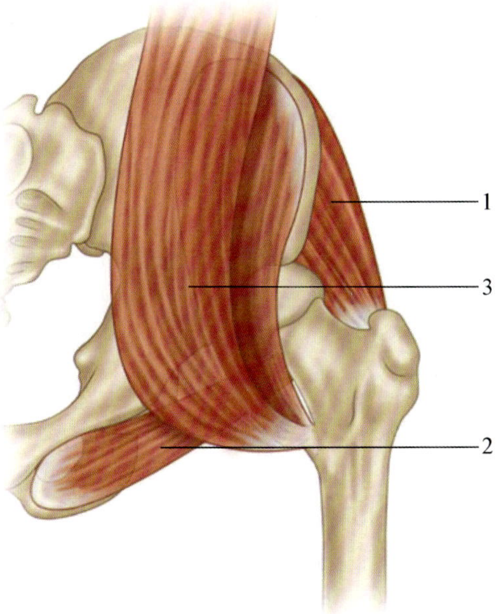

图 6-14-3　**当臀中肌(1)和骨盆转子肌肉(2)舒张时,髂腰肌(3)收缩**

中心化,可能会影响远期疗效[10,23]。有报道称,位于髋臼杯上面和(或)外侧的髋关节中心可能会引起股骨和髋臼假体的松动,因为外上侧的关节载荷大于内下侧[8,24-27]。

相反,恢复正常的髋关节旋转中心能获得良好的长期疗效[26,28-31]。它不仅有助于恢复下肢长度和股骨偏心距的力臂,更有助于进一步恢复功能[32,33]。Hirakawa 等[9]纳入 75 例髋关节发育不良行骨水泥全髋关节置换术的患者,结果显示,髋臼杯的松动率与其所在的位置有关,股骨头中心的最佳位置是距泪滴间连线的垂直方向＜35mm,距泪滴外侧方向＜25mm。Pagnano 等[29]纳入 145 例 Crowe 2 型患者,结果表明,比股骨头中心高 15mm 以上的髋臼杯与髋臼松动和翻修的增长率有关。笔者对 116 例先天性髋关节脱位患者展开研究,患者术后股骨头中心的平均高度为 23.4mm[34],结果显示,1 型和 2 型患者不会出现上下重新定位的问题,但是 3 型和 4 型患者术后髋关节中心上下位置的变异性(均数或标准差)最大。此外,有研究表明,股骨头中心的平均水平位置是 30.4mm,这可能是由于难以评估扁平髋臼(如 2 型或 3 型)的磨锉深度所致。对于 2 型和 3 型患者,植骨是最有效的方法。4 型患者的髋臼为半球形,髋关节中心的平均水平位置接近正常,为(25.9±2.1)mm,此时需植入最小号的假体。因此,在这项研究中,髋臼杯的外侧定位及垂直定位似乎与高风险的松动无关。这些结果得到了 Stans 等[35]的证实,他们指出,依据 Crowe 分型定位髋臼较为困难。

二、髋臼固定

髋臼发育不良患者的髋臼骨缺损的处理技术有多种,包括骨水泥髋臼窝伴结构性植骨[36-44]、骨水泥小髋臼窝[45,46]、内侧壁骨折技术[47,48]、非骨水泥髋臼窝伴[49-51]或不伴[52,53]植骨。较少有研究对骨水泥关节置换术伴植骨的患者随访 10 年以上[54-57]。

Harris 等[37]对 27 例髋关节发育不良的患者进行研究，采用全髋关节置换术结合股骨头移植进行治疗，经过平均 11.8 年的随访，结果显示，假体的松动率和翻修率分别为 46%和 20%，其他研究[58-62]也进一步证实了该结果。此外，行 Charnley 低摩擦关节置换术和髋臼植骨术的患者，术后 10 年和 16 年的预后较佳[61,62]。

近 10 年，关于非骨水泥髋臼假体伴股骨头自体植骨的关节置换术报道较多，且结果表明短期疗效较好[63-65]，但关于中期和远期疗效的研究较少。确切地说，关于非骨水泥假体结合髋臼自体植骨对髋臼窝固定的持久性或在此情况下对于自体植骨的效果了解较少。为了降低移位的风险，初始稳定性是非骨水泥固定的主要考虑因素，固定螺钉常最大限度地与宿主骨接触。自从 Müller 加强环被发明后，一些学者描述使用带钩的骨水泥加强环进行治疗的效果令人满意[66]。Gill 等[67]对使用骨水泥聚乙烯髋臼杯联合加强环的患者进行了平均为 6.7 年的随访，结果表明，对 33 例无菌性松动患者进行了 2 次翻修(翻修率为 6.1%)。将钩置于闭孔，以利于向下和向内定位髋臼杯。Kerboull 等[68,69]报道，为了防止翻修，在金属环内使用骨水泥聚乙烯髋臼杯加闭孔钩(Kerboull 髋臼加强装置)。髋关节发育不良患者使用非骨水泥固定[70-73]或加强环骨水泥髋臼杯[74-76]的治疗效果，与非骨水泥髋臼杯联合使用闭孔钩及髋臼顶螺钉并结合加强环和非骨水泥压配髋臼杯的疗效相当。

三、骨移植

在髋关节发育不良患者的外科手术中，不伴有髋臼植骨的全髋关节置换术的疗效较好，但有些研究表明，伴股骨头植骨的髋臼重建的疗效更佳[24,58]。覆盖髋臼窝的植骨数量是一个影响治疗的重要因素。多项研究报道，覆盖髋臼窝的植骨数量较少，其取得的疗效较好；而植骨覆盖的程度越大，晚期失败的概率越大[77,78]。

至少需 4 年的随访时间才能证明移植物已愈合并部分重建。Bobak 等[79]的研究表明，在术后 3 年 7 个月(1 年 2 个月至 4 年 7 个月)，骨再吸收达到最大值，且之后不会再变化。但无活检数据证明其是否存在血管化或合并一体化。大多数植骨的再吸收是轻度的，但是根据 Wolff 定律，由于髋臼窝外侧骨未受压，继而促进植骨吸收。然而，随着时间的推移，植骨再吸收也可能由边缘发展到髋臼杯。

有些专家建议使用多孔涂层髋臼假体，而不建议使用骨水泥，以免重建髋骨时需植骨[19]。为了获得最大的覆盖，Dorr 等[80]建议将髋臼窝加深到内侧壁或突出的位置。近期研究用多孔金属增强器来增大髋臼表面，并将其应用于髋臼翻修术。在今后的研究中，其可能会应用于髋关节发育不良患者的初次全髋关节置换术。

第 4 节　股骨固定

目前，采用 CT 和三维重建来分析髋关节发育不良骨关节炎患者的解剖畸形的研究较少。Robertson 等[82]通过调查分析 24 例日本成年髋关节发育不良患者，从而建立股骨发育不良模型。由于未设同等数量的对照组，导致样本量受限，无法分析半脱位的程度。Noble 等[83]研究了 154 例患有髋关节发育不良的日本女性患者(年龄为 18～82 岁)，并与对照组的 53 例健康女性(排除关节退行性变的患者)进行比较。Sugano 等展开一项对照研究，试验组纳入 35 例患有髋关节发育不良的日本女性患者，对照组为 15 例年龄相当的日本女性。Sugano 之前的研究表明，股骨发育不良患者的股骨干和髓腔较狭窄[1]。原发性骨关节炎患者与髋关节发育不良患者相比，两组差异显著。此外，髋关节发育不良患者的髓外股骨参数也显示异常。Robertson 等[82]和 Sugano 等[84]的研究表明，Ⅲ型和Ⅳ型严重脱位患者的股骨颈干角缩小，但是Ⅰ型脱位患者的颈干角明显增大，Ⅱ型脱位患者的颈干角大于 Robertson 等或 Sugano 等研究中的颈干角。多项研究表明，与原发性骨关节炎患者相比，髋关节发育不良患者的股骨前倾角明显增大[2-4,6]。Sugano 等[84]展开一项对照研究，纳入 15 例正常日本女性为对照组，结果发现，股骨前倾角为 22°，与原发性骨关节炎患者（310 个股骨）的股骨前倾角大小相当[85]。此外，笔者的研究发现，髋关节发育不良患者的前倾角为 2°～80°，且与半脱位的严重程度无关，该结论在其他研究中得到证实[82,84]。

先天性髋关节脱位的骨关节炎患者在行全髋关节置换术时，重建股骨的方法有多种。其中一个解决方案是转子下截骨术结合直柄型假体[86,87]，植入骨水泥股骨假体柄时，其前倾角小于正常解剖，使用组配式股骨颈或假体与定制的假体柄[18,90,91]来纠正前倾角[88,89]。多项研究表明，骨水泥假体柄的短、中期疗效较好，但在 20 世纪 70 年代末、80 年代初，骨水泥被认为是导致假体松动的原因[92,93]。此外，由于这类患者的髓腔极为狭窄且直，导致骨水泥的壳比较薄，难以保证股骨假体的安全性。

由于不伴有骨水泥的关节置换术的疗效逐渐被报道，优化假体匹配和填充显得尤为重要[94,95]。匹配良好的近端股骨柄需要与股骨干骺端的骨质紧密接触，但这在髋关节发育不良的患者中很难实现，这是由股骨狭窄前倾所致。Gosens 等[96]对 63 例髋关节发育不良的患者应用非骨水泥股骨近端假体并行全髋关节置换术，疗效较好，但有 2 例患者需行股骨近端劈开截骨术（3.2％）。

在之前对先天性髋关节脱位行全髋关节置换术的患者的描述中，有使用股骨截骨联合非骨水泥股骨假体柄进行治疗的报道[53,97]，该方法允许缩短股骨和去旋转 42°。但该方法的实施可能存在一定困难。Ermedli 等[98]分析了该方法在 25 个髋关节（共 22 例患者）中的应用效果，结果发现，有 1 例患者发生骨不连，总并发症发病率为 36％（其中包括 3 个股骨裂纹），术后有 8 个髋关节（32％）的下肢差异超过 8cm。

有研究显示，组配式非骨水泥股骨假体的使用可纠正股骨近端髓内畸变和股骨前倾角存在的较大差异[99]。在笔者的研究中[100]，股骨前倾角的平均值为 38.6°（范围在 2°～86°），而股骨假体颈的平均矫正角度为－23.6 °（范围在－71°～13°），但此时使用组配式假体并不能纠正此范围。有研究显示，使用组配式非骨水泥股骨假体治疗股骨近端畸形的全髋关节置换术，临床疗效较好。然而，这种组配式的设计可能导致假体的侵蚀、磨损、脱位或断裂等问题[101,102]。

假体定制的生物力学和成本效益引起了越来越多的关注和争议。有些研究者报道了使用骨水泥定制假体。Huo 等[103]分析了 14 例（19 个髋关节）继发于多种疾病的髋关节发育不良患者，结果表明，术中无并发症发生，9 年后股骨假体的生存率为 93％。三维设计的定制假体颈能够纠正肢体长度、力臂和前倾角。术前需拍摄 X 线片和 CT。此外，需重新定位新的旋转中心及大转子在上、下、内、外面相对应的位置。20 世纪 90 年代初报道了定制的非骨水泥股骨假体柄在人群中应用的疗效[18]。笔者对先天性髋关节脱位患者（97 个髋关节）进行研究，结果令人满意，Harris 评分平均为 74 分。根据 Crowe 分型[3]，髋关节评分与患者脱位的严重程度无关，两者的差异无统计学意义。Marti 等[55]回顾性分析了由于髋臼缺损需行外侧植骨术（84 个髋关节）的临床疗效。通过结合 Sharp 角与 Crowe

分型，将 53 个发育不良的髋关节分为轻度、中度和重度。研究发现，随着髋关节发育不良的严重程度的增加，Harris 评分逐渐降低，但两者并无统计学意义。笔者对整个组的髋关节发育不良（包括轻度发育不良和脱位）进行了另一项研究。有研究纳入了 174 例髋关节发育不良患者和 83 例髋关节脱位患者，结果发现，扭曲角为 28°±16°，平均延长 39mm。纠正假体颈的 α 角平均为 −13.4°（−71°～+37°）。此外，10 个髋关节（3.9%）需更换假体进行翻修（其中 7 个是由于无菌性问题，3 个是由于败血症），13 年后患者的生存率为 94.7%（图 6-14-4 至图 6-14-10）。

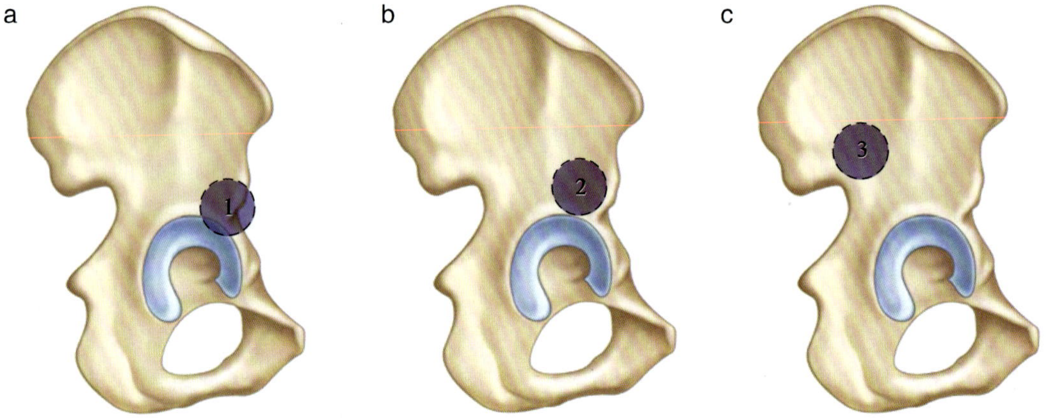

图 6-14-4 选择髋臼位置

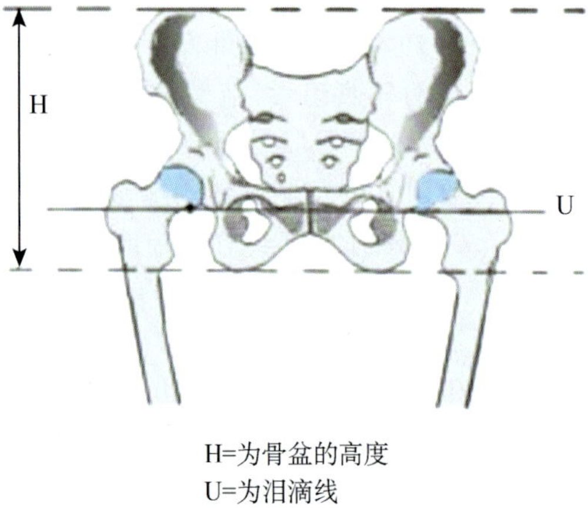

图 6-14-5 正常的骨盆环，泪滴线水平的头-颈关节

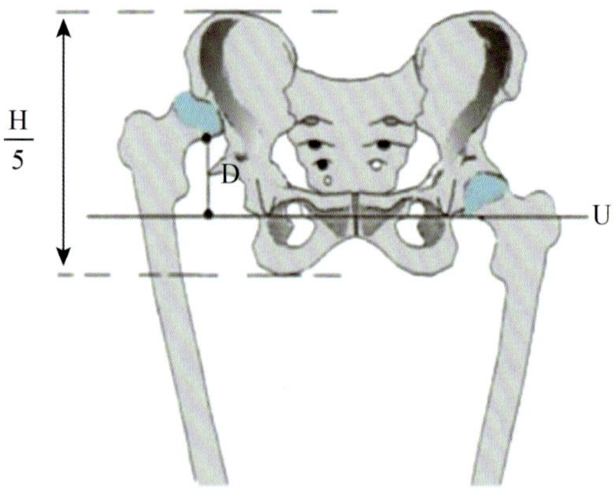

图 6-14-6 脱位的量化

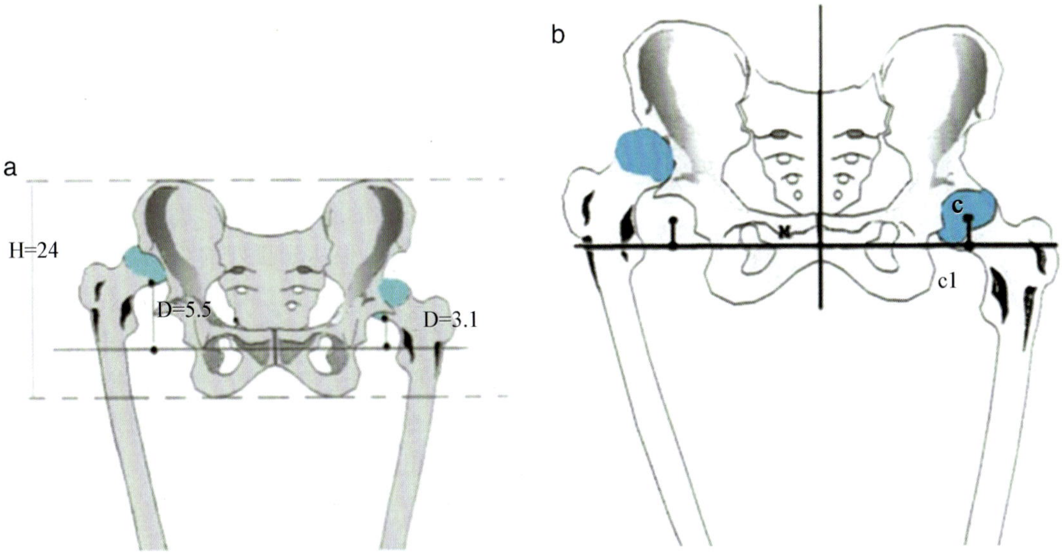

图 6-14-7　a,b. 根据 Crowe 等的测量举例。全骨盆高度＝24,除以 5＝4.8。右侧:5.5/4.8＝114%,为 4 级;左侧:3.1/4.8＝64%,为 2 级

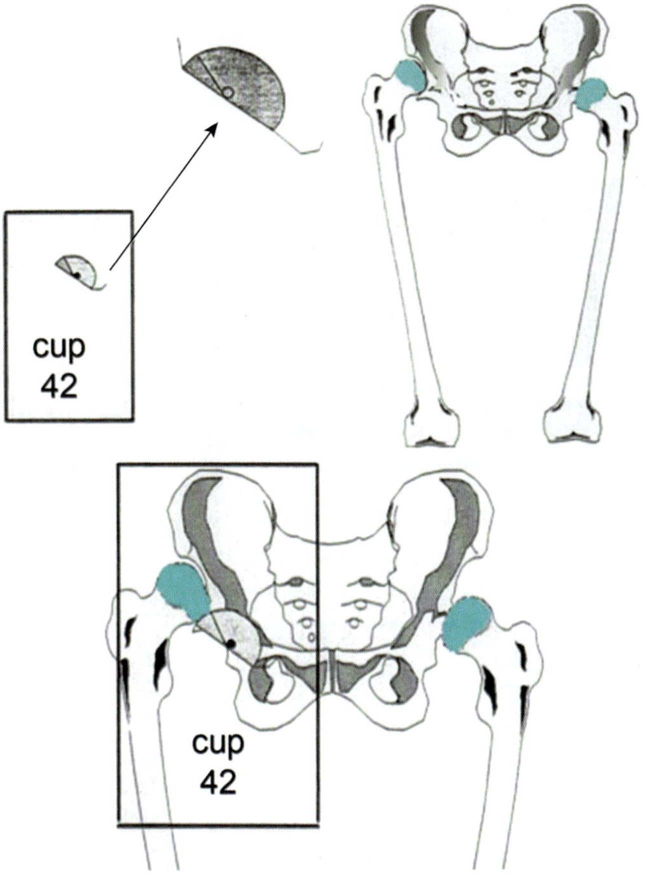

图 6-14-8　具体详见文章(1)

注:cup. 髋臼杯

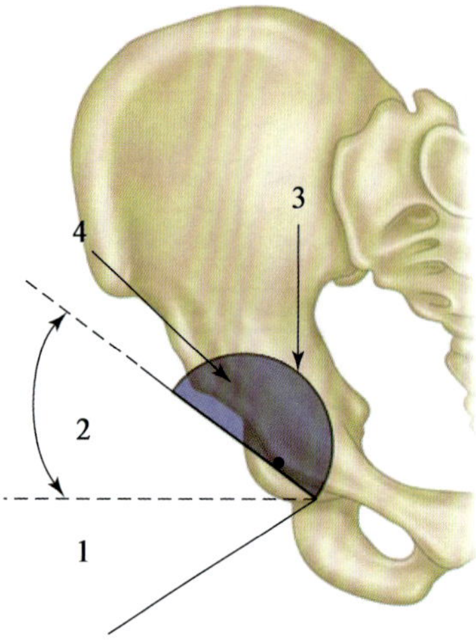

图 6-14-9 **具体详见文章(2)**

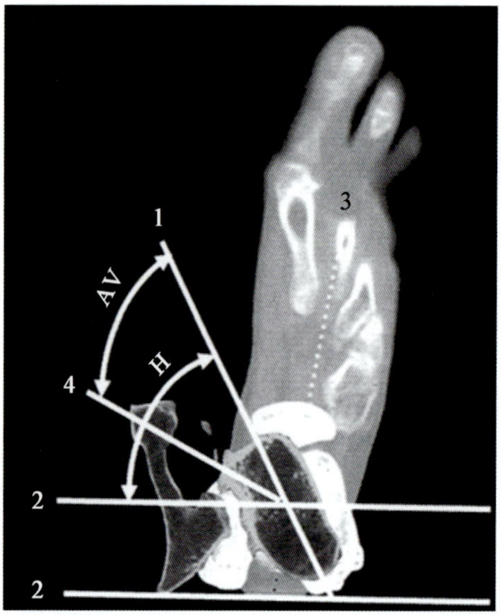

图 6-14-10 **具体详见文章(3)**

注:1 为扭曲轴线;2 为后踝轴线;3 为第二跖骨轴线;4 为前倾轴;H 表示后踝轴线与纵轴的夹角,AV 示股骨假体颈与纵轴的夹角(测量值为 15°～20°)

第 5 节 总 结

对于髋关节发育不良的患者,全髋关节置换术仍是一种高需求的手术,需充分掌握髋关节生物力学和骨盆的解剖知识,这对手术的实施至关重要。术前计划是必要的,以解决复位和特殊的技术问题。虽然非骨水泥假体在全髋关节置换术中取得的临床疗效较为理想,但术中仍需考虑髋臼与股骨的问题。对于髋臼,如果髋臼窝较浅,术者若想恢复正常的髋关节中心,仍需考虑结构性植骨的数量,以达到良好的生物性能。对于股骨,使用非骨水泥假体柄时,应意识到 CT 对于实现良好的匹配及恢复正常的髋关节生物力学功能至关重要。此外,应用 3D 打印的非骨水泥假体在人群中的中期疗效较为较理想。

参考文献

[1] Argenson JN, et al. Three-dimensional anatomy of the hip in osteoarthritis after developmental dysplasia. J Bone Joint Surg Br, 2005, 87(9): 1192-1196.

[2] Charnley J, Feagin JA. Low-friction arthroplasty in congenital subluxation of the hip. Clin Orthop Relat Res, 1973, 91: 98-113.

[3] Crowe JF, Mani VJ, Ranawat CS. Total hip replacement in congenital dislocation and dysplasia of the hip. J Bone Joint Surg Am, 1979, 61(1): 15-23.

[4] Dunn HK, Hess WE. Total hip reconstruction in chronically dislocated hips. J Bone Joint Surg Am, 1976, 58(6): 838-845.

[5] Mendes DG. Total hip arthroplasty in congenital dislocated hips. Clin Orthop Relat Res, 1981, 161: 163-179.

[6] Woolson ST, Harris WH. Complex total hip replacement for dysplastic or hypoplastic hips using miniature or microminiature components. J Bone Joint Surg Am, 1983, 65(8): 1099-1108.

[7] Garvin KL, et al. Long-term results of total hip arthroplasty in congenital dislocation and dysplasia of the hip. A follow-up note. J Bone Joint Surg Am, 1991, 73(9): 1348-1354.

[8] Linde F, Jensen J. Socket loosening in arthro-

plasty for congenital dislocation of the hip. Acta Orthop Scand,1988,59(3):254-257.

[9] Hirakawa K, et al. Effect of acetabular cup position and orientation in cemented total hip arthroplasty. Clin Orthop Relat Res, 2001, 388:135-142.

[10] Kennedy JG, et al. Effect of acetabular component orientation on recurrent dislocation, pelvic osteolysis, polyethylene wear, and component migration. J Arthroplasty, 1998, 13 (5):530-534.

[11] Del Schutte Jr H, et al. Effects of acetabular abduction on cup wear rates in total hip arthroplasty. J Arthroplasty, 1998, 13 (6): 621-626.

[12] Oki H, et al. Relation between vertical orientation and stability of acetabular component in the dysplastic hip simulated by nonlinear three-dimensional finite ele-ment method. Artif Organs, 2004, 28(11):1050-1054.

[13] Patil S, et al. Polyethylene wear and acetabular component orientation. J Bone Joint Surg Am, 2003, 85-A (Suppl 4):56-63.

[14] Rubin PJ, et al. The morphology of the proximal femur. A three-dimensional radiographic analysis. J Bone Joint Surg Br, 1992, 74(1): 28-32.

[15] Noble PC, et al. The anatomic basis of femoral component design. Clin Orthop, 1988, 235:148-165.

[16] Mendes DG. The role of computerized tomography scan in preoperative evaluation of the adult dislocated hip. Clin Orthop Relat Res, 1981, 161:198-202.

[17] Amstutz HC, Contini R, Johnson RL. Biomechanical considerations of multiple-component hip prostheses. Analysis of three failures of the Lippman transfixation hip prosthesis. Clin Orthop, 1975, 106:131-139.

[18] Argenson JN, Simonet JY, Aubaniac JM. The use of uncemented custom made prostheses in high congenital dislocation of the hip. J Bone Joint Surg, 1993, 75B(Suppl Ⅱ):257.

[19] Jasty M, Anderson MJ, Harris WH. Total hip replacement for developmental dysplasia of the hip. Clin Orthop Relat Res, 1995, 311: 40-45.

[20] Russotti GM, Harris WH. Proximal placement of the acetabular component in total hip arthroplasty. A long-term follow-up study. J Bone Joint Surg Am, 1991, 73(4):587-592.

[21] Jasty M. Jumbo cups and morsalized graft. Orthop Clin North Am, 1998, 29 (2): 249-254.

[22] Gustke KA. Jumbo cup or high hip center: is bigger better? J Arthroplasty, 2004, 19 (4 Suppl 1):120-123.

[23] McQueary FG, Johnston RC. Coxarthrosis after congenital dysplasia. Treatment by total hip arthroplasty without acetabular bonegrafting. J Bone Joint Surg Am, 1988, 70(8): 1140-1144.

[24] Jensen JS, Retpen JB, Arnoldi CC. Arthroplasty for congenital hip dislocation. Techniques for acetabular reconstruction. Acta Orthop Scand, 1989, 60(1):86-92.

[25] Linde F, Jensen J, Pilgaard S. Charnley arthroplasty in osteoarthritis secondary to congenital dislocation or subluxation of the hip. Clin Orthop Relat Res, 1988, 227:164-171.

[26] Yoder SA, et al. Total hip acetabular component position affects component loosening rates. Clin Orthop Relat Res, 1988, 228: 79-87.

[27] Doehring TC, et al. Effect of superior and superolateral relocations of the hip center on hip joint forces. An experimental and analytical analysis. J Arthroplasty, 1996, 11(6):693-703.

[28] Bozic KJ, Freiberg AA, Harris WH. The high hip center. Clin Orthop Relat Res, 2004, 420: 101-105.

[29] Pagnano W, et al. The effect of superior placement of the acetabular component on the rate of loosening after total hip arthroplasty. J Bone Joint Surg Am, 1996, 78(7):1004-1014.

[30] Karachalios T, et al. A 12-to 18-year radiographic follow-up study of Charnley low-friction arthroplasty. The role of the center of ro-

tation. Clin Orthop Relat Res, 1993, 296: 140-147.

[31] Cameron HU, Botsford DJ, Park YS. Influence of the Crowe rating on the outcome of total hip arthroplasty in congenital hip dysplasia. J Arthroplasty, 1996, 11(5): 582-587.

[32] Delp SL, et al. How superior placement of the joint center in hip arthroplasty affects the abductor mus-cles. Clin Orthop Relat Res, 1996, 328: 137-146.

[33] Jerosch J, et al. Influence of a high hip center on abductor muscle function. Arch Orthop Trauma Surg, 1997, 116(6-7): 385-389.

[34] Flecher X, Parratte S, Brassart N, et al. Evaluation of the hip center in total hip arthroplasty for old developmental dysplasia. J Arthroplasty, 2008, 23(8): 1189-1196.

[35] Stans AA, et al. Results of total hip arthroplasty for Crowe Type Ⅲ developmental hip dysplasia. Clin Orthop Relat Res, 1998, 348: 149-157.

[36] Crowe JF, Mani VJ, Ranawat CS. Total hip replacement in congenital dislocation and dysplasia of the hip. J Bone Joint Surg Am, 1979, 61-A: 15-23.

[37] Harris WH, Crothers O, Oh I. Total hip replacement and femoral head bone-grafting for severe acetabular deficiency in adults. J Bone Joint Surg Am, 1977, 59-A: 752-759.

[38] Davlin LB, Amstutz HC, Tooke SM, et al. Treatment of osteoarthrosis secondary to congenital dislocation of the hip: primary cemented surface replacement compared with conventional total hip replacement. J Bone Joint Surg Am, 1990, 72A: 1035-1042.

[39] Gerber SD, Harris WH. Femoral head autografting to augment acetabular deficiency in patients requiring total hip replacement: a minimum five-year and an average seven-year follow-up study. J Bone Joint Surg Am, 1986, 68-A: 1241-1248.

[40] Gross AE, Catre MG. The use of femoral head autograft shelf reconstruction and cemented acetabular components in the dysplastic hip. Clin Orthop, 1994, 298: 60-66.

[41] Herold HZ. Congenital dislocation of the hip treated by total hip arthroplasty. Clin Orthop, 1989, 242: 195-200.

[42] Morsi E, Garbuz D, Stockley I, et al. Total hip replacement in dysplastic hips using femoral head shelf autografts. Clin Orthop, 1996, 324: 164-168.

[43] Raut VV, Stone MH, Siney PD, et al. Bulk autograft for a deficient acetabulum in Charnley low-friction arthroplasty: a 2-9 year follow-up study. J Arthroplasty, 1994, 9: 393-398.

[44] Ritter MA, Trancik TM. Lateral acetabular bone graft in total hip arthroplasty: a three-to eight-year follow-up study without internal fixation. Clin Orthop, 1985, 193: 156-159.

[45] MacKenzie JR, Kelley SS, Johnston RC. Total hip replacement for coxarthrosis secondary to congenital dysplasia and dislocation of the hip: long-term results. J Bone Joint Surg Am, 1996, 78-A: 55-61.

[46] Ioannidis TT, Zacharakis N, Magnissalis EA, et al. Long-term behaviour of the Charnley offset-bore acetabular cup. J Bone Joint Surg Br, 1998, 80B: 48-53.

[47] Dunn HK, Hess WE. Total hip reconstruction in chronically dislocated hips. J Bone Joint Surg Am, 1976, 58A: 838-845.

[48] Hartofilakidis G, Stamos K, Karachalios T, et al. Congenital hip disease in adults: classification of acetabular deficiencies and operative treatment with acetabuloplasty combined with total hip arthroplasty. J Bone Joint Surg Am, 1996, 78-A: 683-692.

[49] Wolfgang GL. Femoral head autografting with total hip arthroplasty for lateral acetabular dysplasia: a 12-year experience. Clin Orthop, 1990, 255: 173-185.

[50] Hartwig CH, Beele B, Kusswetter W. Femoral head bone grafting for reconstruction of the acetabular wall in dysplastic hip replacement. Arch Orthop Trauma Surg, 1995, 114: 269-273.

[51] Hasegawa Y, Iwata H, Iwase T, et al. Cementless total hip arthroplasty with autologous bone grafting for hip dysplasia. Clin Orthop, 1996, 324: 179-186.

[52] Jasty M, Anderson MJ, Harris WH. Total hip replacement for developmental dysplasia of the hip. Clin Orthop, 1995, 311: 40-45.

[53] Paavilainen T, Hoikka V, Paavolainen P. Cementless total hip arthroplasty for congenitally dislocated or dysplastic hips: technique for replacement with a straight femoral component. Clin Orthop, 1993, 297: 71-81.

[54] Lee BP, Cabanela ME, Wallrichs SL, et al. Bone-graft augmentation for acetabular deficiencies in total hip arthroplasty: results of long-term follow-up evaluation. J Arthroplasty, 1997, 12: 503-510.

[55] Marti RK, Schüller HM, van Steijn MJA. Superolateral bone grafting for acetabular deficiency in primary THR and revision. J Bone Joint Surg Br, 1994, 76-B: 728-734.

[56] Rodriguez JA, Huk OL, Pellicci PM, et al. Autogenous bone grafts from the femoral head for the treatment of acetabular deficiency in primary total hip arthroplasty with cement: long-term results. J Bone Joint Surg Am, 1995, 77-A: 1227-1233.

[57] Stringa G, Pitto RP, Di Muria GV, et al. Total hip replacement with bone grafting using the removed femoral head in severe acetabular dysplasia. Int Orthop, 1995, 19: 72-76.

[58] Garcia-Cimbrelo E, Munuera L. Low-friction arthroplasty in severe acetabular dysplasia. J Arthroplasty, 1993, 8: 459-469.

[59] Marti RK, Schüller HM, van Steijn MJA. Superolateral bone grafting for acetabular deficiency in primary THR and revision. J Bone Joint Surg Br, 1994, 76B: 728-734.

[60] Rodriguez JA, Huk OL, Pellicci PM, et al. Autogenous bone grafts from the femoral head for the treatment of acetabular deficiency in primary total hip arthroplasty with cement: long-term results. J Bone Joint Surg Am, 1995, 77A: 1227-1233.

[61] Stringa G, Pitto RP, Di Muria GV, et al. Total hip replacement with bone grafting using the removed femoral head in severe acetabular dysplasia. Int Orthop, 1995, 19: 72-76.

[62] Garvin KL, Bowen MK, Salvati EA, et al. Long-term results of total hip arthroplasty in congenital dislocation and dysplasia of the hip: a follow-up note. J Bone Joint Surg Am, 1991, 73A: 1348-1354.

[63] Woolson ST, Harris WH. Complex total hip repl cement for dysplastic or hypoplastic hips using miniature or microminiature components. J Bone Joint Surg Am, 1983, 65A: 1099-1108.

[64] Russotti GM, Harris WH. Proximal placement of the acetabular component in total hip arthroplasty: a long-term follow-up study. J Bone Joint Surg Am, 1991, 73-A: 587-582.

[65] Wolfgang GL. Femoral head autografting with total hip arthroplasty for lateral acetabular. Clin Orthop Relat Res, 1990, 255: 173-185.

[66] Müller ME. Acetabular revision. Ninth open scientific meeting of the hip society, St. Louis: Mosby, 1981.

[67] Gill TJ, et al. Acetabular reconstruction in developmental dysplasia of the hip: results of the acetabular reinforcement ring with hook. J Arthroplasty, 1999, 14(2): 131-137.

[68] Kerboull M, Hamadouche M, Kerboull L. The Kerboull acetabular reinforcement device in major acetabular reconstructions. Clin Orthop Relat Res, 2000, 378: 155-168.

[69] Kerboull M, Hamadouche M, Kerboull L. Total hip arthroplasty for Crowe type Ⅳ developmental hip dysplasia: a long-term follow-up study. J Arthroplasty, 2001, 16(8 Suppl 1): 170-176.

[70] Shetty AA, et al. Bulk femoral-head autografting in uncemented total hip arthroplasty for acetabular dysplasia: results at 8 to 11 years follow-up. J Arthroplasty, 2004, 19(6): 706-713.

[71] Silber DA, Engh CA. Cementless total hip ar-

throplasty with femoral head bone grafting for hip dysplasia. J Arthroplasty,1990,5(3):231-240.

[72] Dai X,et al. Bone grafting in cementless total hip replacement for congenital dysplasia of the hip. Int Orthop,2000,24(5):260-263.

[73] Hasegawa Y, et al. Cementless total hip arthroplasty with autologous bone grafting for hip dysplasia. Clin Orthop Relat Res, 1996, 324:179-186.

[74] Gill TJ, Sledge JB, Muller ME. Total hip arthroplasty with use of an acetabular reinforcement ring in patients who have congenital dysplasia of the hip. Results at five to fifteen years. J Bone Joint Surg Am, 1998, 80(7):969-979.

[75] Siebenrock KA, et al. Acetabular reconstruction using a roof reinforcement ring with hook for total hip arthroplasty in developmental dysplasia of the hip-osteoarthritis minimum 10-year follow-up results. J Arthroplasty,2005,20(4):492-498.

[76] Pitto RP, Schikora N. Acetabular reconstruction in developmental hip dysplasia using reinforcement ring with a hook. Int Orthop, 2004,28(4):202-205.

[77] Hintermann B, Morscher EW. Total hip replacement with solid autologous femoral head graft for hip dysplasia. Arch Orthop Trauma Surg,1995,114:137-144.

[78] Shinar AA, Harris WH. Bulk structural autogenous grafts and allografts for reconstruction of the acetabulum in total hip arthroplasty. J Bone Joint Surg Am,1997,79:159-168.

[79] Bobak P, Wroblewski BM, Siney PD, et al. Charnley low-friction arthroplasty with an autograft of the femoral head for developmental dysplasia of the hip. The 10-to 15-year results. J Bone Joint Surg Br, 2000, 82(4):508-511.

[80] Dorr LD, Tawakkol S, Moorthy M, et al. Medial protrusio technique for placement of a porouscoated, hemispherical acetabular component without cement in a total hip arthroplasty in patients who have acetabular dysplasia. J Bone Joint Surg Am, 1999, 81(1):83-92.

[81] Flecher X, Sporer S, Paprosky W. Management of severe bone loss in acetabular revision using a trabecular metal shell. J Arthroplasty,2008,23(7):949-955.

[82] Robertson D, Essinger JR, Imura S. Femoral deformity in adults with developmental hip dysplasia. Clin Orthop,1996,327:196-206.

[83] Noble PC, et al. Three-dimensional shape of the dysplastic femur: implications for THR. Clin Orthop Relat Res,2003,417:27-40.

[84] Sugano N, et al. The morphology of the femur in developmental dysplasia of the hip. J Bone Joint Surg Br,1998,80(4):711-719.

[85] Husmann O, et al. Three-dimensional morphology of the proximal femur. J Arthroplasty,1997,12(4):444-450.

[86] Holtgrewe JL, Hungerford DS. Primary and revision total hip replacement without cement and with associated femoral osteotomy. J Bone Joint Surg Am, 1989, 71(10):1487-1495.

[87] Paavilainen T, Hoikka V, Paavolainen P. Cementless total hip arthroplasty for congenitally dislocated or dysplastic hips. Technique for replacement with a straight femoral component. Clin Orthop Relat Res, 1993, 297:71-81.

[88] Anwar MM, et al. Total hip arthroplasty in the neglected congenital dislocation of the hip. A five-to 14-year follow-up study. Clin Orthop Relat Res,1993,295:127-134.

[89] Gorski JM. Modular noncemented total hip arthroplasty for congenital dislocation of the hip. Case report and design rationale. Clin Orthop Relat Res,1988,228:110-116.

[90] Sakai T, et al. The custom femoral component is an effective option for congenital hip dysplasia. Clin Orthop Relat Res, 2006, 451:146-153.

[91] Argenson JN, Simonet JY, Aubaniac JM. The indications for cementless custom prostheses

in congenital hip dislocation. J Bone Joint Surg Br,1993,75B (Suppl 1):113.

[92] Gruen TA, McNeice GM, Amstutz HC. "Modes of failure" of cemented stem-type femoral components: a radiographic analysis of loosening. Clin Orthop Relat Res, 1979, 141:17-27.

[93] Jones LC, Hungerford DS. Cement disease. Clin Orthop Relat Res,1987,225:192-206.

[94] Bargar WL. Shape the implant to the patient. A rationale for the use of custom-fit cementless total hip implants. Clin Orthop, 1989, 249:73-78.

[95] Clarke HJ,Jinnah RH,Cox QG,et al. Computerized templating in uncemented total hip arthroplasty to assess component fit and fill. J Arthroplasty,1992,7:235-239.

[96] Gosens T,van Langelaan EJ,Tonino AJ. Cementless mallory-head HA-coated hip arthroplasty for osteoarthritis in hip dysplasia. J Arthroplasty,2003,18(4):401-410.

[97] Zadeh HG, Hua J, Walker PS, et al. Uncemented total hip arthroplasty with subtrochanteric derotational osteotomy for severefemoral anteversion. J Arthroplasty, 1999,14(6):682-688.

[98] Erdemli B, Yilmaz C, Atalar H, et al. Total hip arthroplasty in developmental high dislocation of the hip. J Arthroplasty, 2005, 20 (8):1021-1028.

[99] Mattingly DA. The S-ROM modular femoral stem in dysplasia of the hip. Orthopedics, 2005,28(9 Suppl):s1069-s1073.

[100] Flecher X, Parratte S, Aubaniac JM, et al. Three-dimensional custom-designed cementless femoral stem for osteoarthritis secondary to congenital dislocation of the hip. J Bone Joint Surg Br, 2007, 89(12): 1586-1591.

[101] Bobyn JD,Tanzer M,Krygier JJ,et al. Concerns with modularity in total hip arthroplasty. Clin Orthop Relat Res, 1994, 298: 27-36.

[102] Chmell MJ, Rispler D, Poss R. The impact of modularity in total hip arthroplasty. Clin Orthop Relat Res,1995,319:77-84.

[103] Huo MH, et al. Custom-designed femoral prostheses in total hip arthroplasty done with cement for severe dysplasia of the hip. J Bone Joint Surg Am, 1993, 75(10): 1497-1504.

第 15 章　全髋关节置换术治疗髋关节强直

第 15 章

全髋关节置换术治疗髋关节强直

Marcel Kerboull, George Bentley, Luc Kerboull,
Moussah Hamadouche

摘要 由于局部骨骼变形，故髋关节强直患者的全髋关节置换术存在技术方面的困难。虽然手术不能使运动功能完全恢复，但是能促进下腰部及同侧膝关节功能的恢复。为了髋关节的活动性和稳定性，需维持良好的外展肌功能。此外，为了恢复髋关节的生物力学，需矫正肢体的解剖长度。术前应以健侧髋关节为参考建模，确定髋关节的旋转中心、外展偏移的角度及股骨植入物，最大限度地减少肢体长度的差异。全髋关节置换术能有效缓解患者的疼痛，并恢复髋关节的活动，但难以维持正常的步态和行走。虽然患者需要借助助行器，但是手术能缓解背部及膝部疼痛，改善坐姿。

关键词 解剖学 · 关节强直 · 并发症 · 髋关节 · 术后处理 · 术前准备 · 康复 · 手术指征 · 外科技术 · 全髋关节置换术

M. Kerboull(✉) · L. Kerboull
Marcel Kerboull Institute, Paris, France
e-mail: institutmarcelkerboull@orange.fr

G. Bentley
University College London, London, UK
Royal National Orthopaedic Hospital, Stanmore, Middlesex, UK
e-mail: profgbentley@btinternet.com

M. Hamadouche
Department of Orthopaedic and Reconstructive Surgery, Centre Hospitalo-Universitaire Cochin-Port Royal, Paris, France

G. Bentley (ed.), *European Surgical Orthopaedics and Traumatology*,
DOI 10.1007/978-3-642-34746-7_201, © EFORT 2014

第 1 节 概 述

由于髋关节严重畸形，故髋关节融合患者的全髋关节置换术存在技术方面的困难。术前不仅需要考虑病因、髋关节融合的位置及状态，还需要考虑关节周围肌肉、身体平衡、腰部及同侧膝关节的预后。

第 2 节 关节强直后的解剖畸形

髋关节强直融合的位置通常较高，并伴有骨盆畸形。无论是既往关节内的融合手术还是关节外(包括转子间外翻截骨术，或有时由于转子下截骨术造成的股骨成角畸形)的融合手术，都可能导致骨桥形成，内固定物取出较困难。

髋关节周围的肌肉常发生改变。采用石膏固定进行非手术治疗的患者，由于肢体长时间不活动，会出现肌肉失用性萎缩，但其组织、结构良好。多次手术会破坏肌肉组织，甚至使其纤维化，导致肌肉萎缩无力。若臀肌无法附着于大转子，则可能导致肌肉短缩，难以实施手术。

既往有手术史的患者的皮肤会留有

瘢痕,并与骨粘连。如果幼儿行髋关节融合治疗,影响解剖位置,可导致下肢整体发育不良、下肢长度不一致、同侧膝关节严重内翻或外翻畸形,该畸形常继发于骨骺生长障碍或慢性旋转性松弛和继发性退行性改变。

第3节　手术指征

强直髋关节手术的决定因素主要有2个。最常见的一个因素是为缓解腰部及同侧膝关节渐进性关节炎引起的疼痛,尤其是强直的髋关节位置较差且融合的时间较长时,手术可明显改善髋关节的功能。然而,术后疼痛的缓解并不一定能够完全达到预期效果,可能发生关节僵硬和关节不稳。另外一个因素是大多数患者术后能改善坐姿。因此,对患者的术前告知显得非常重要。

为了髋关节的活动性和稳定性,需维持良好的外展肌状态,并保留适当的外展肌力臂、矫正肢体长度,以获得解剖状态下的髋关节生物力学功能。

即便使用肌电图,术前也较难评估肌肉的状态,通常依靠触诊进行评估。最好建议患者术前练习臀肌的等长收缩。

然而,即便术中保留了肌肉的完整性和髋关节的生物力学功能,术后肌力的恢复仍需要约12个月。

手术对腰部和膝关节的改善存在差异。手术对强直性髋关节内旋导致的外翻膝及外旋导致的内翻膝效果较好。此外,手术还能有效缓解髋关节融合过度屈曲造成的髌股关节疼痛。手术对腰椎的作用主要体现在,当腰椎曲度变直时,即使髋关节不稳定,也能减轻腰椎受到的旋转及矢状位应力。但只要患者存在跛行,还会有不同程度的腰部疼痛。

第4节　术前准备

术前应行骨盆和髋关节的正位、闭孔斜位及髂骨斜位X线片检查,闭孔斜位可显示正位X线片不可见的大转子,髂骨斜位可显示坐骨股骨间隙。此外,还可显示因股骨和坐骨重叠而在正位X线片下隐藏的骨桥。

髋关节和股骨侧位X线片可显示股骨的曲度和成角。全骨盆X线片可准确提供患者站立位时总体平衡的信息。腰椎的正、侧位X线片同样也能反映畸形状况。

术前需行假体造模,必要时可指导截骨平面、股骨假体的类型及植入的水平(图6-15-1)。髋臼的造模也同样重要,以便将髋臼杯植入髋臼窝。植入的理想位置是靠近中央凹的内侧壁,倾斜45°,下缘止于泪滴水平。

第5节　手术过程

患者取侧卧位,下肢水平放置,伴膝关节稍屈曲。以大转子为中心做侧切口,切口下半部分位于外侧正中,切口上半部分沿着臀大肌纤维向后弧形切开。切除原有的切口瘢痕,必要时延长切口。在侧方需切开阔筋膜,分离臀大肌纤维。分离时需谨慎,以免损伤肌肉。

由于转子周围纤维瘢痕密集,故切开转子区较为困难。转子位置通常靠后,尤其是当股骨过度前倾或髋关节融合于外旋和前半脱位时。此外,由于臀中肌的牵拉,大转子往往位于关节的后上方。即使转子处于正确位置,可能是由2～3枚螺钉固定,螺钉取出较为困难,有时需借助环锯取出,取钉时应确定臀中肌和臀小肌的前后缘位置,仔细辨认,以免造成损伤。

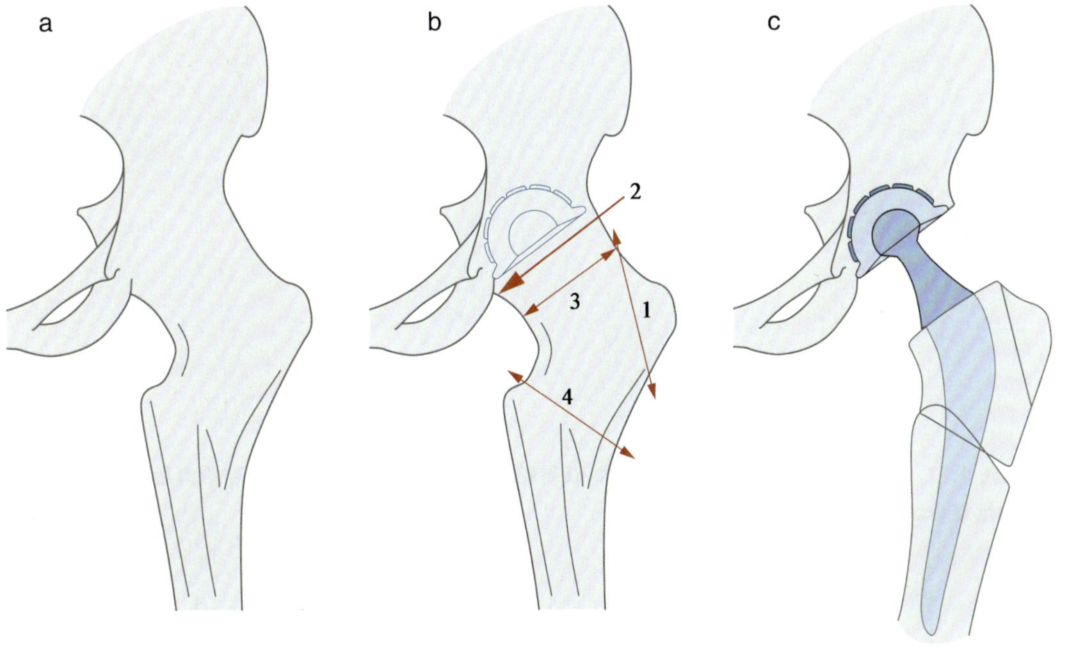

图 6-15-1　a. 术前计划，髋关节僵硬伴股骨成角畸形。b. 1 为转子截骨线，2 为股骨颈截骨线，3 为股骨假体植入水平，4 为股骨成角截骨以对齐股骨。c. 结果

通常必须行转子截骨术，可使用宽骨凿或摆锯。截骨术中需分离骨块，以及除股方肌外的臀肌和外旋肌群。分离的转子及肌肉一同翻转，在其深面用弧形骨凿或摆锯切除残留的股骨头，其远端使用摆锯从转子上切除，近端用骨凿从髂骨翼端切除(图 6-15-2)，并用 2～3 枚圆头斯氏针抬高转子及肌肉。切除增厚或变薄的关节囊，显露股骨头和髋臼之间的融合线。注意不要用凹凸的骨凿破坏该水平的关节强直，原因在于该水平位置较高，可能导致髋臼窝过宽、过高而深度不够。若将髋臼假体置于此髋臼窝内，则位置过高；若将假体置于解剖位置，则会导致髋臼顶及边缘的骨缺损，此时需植骨(图 6-15-3)。实际操作中应标记该位置，并在术前定位股骨颈的截骨平面(图 6-15-4)。使用 2 个霍夫曼牵开器牵开股骨颈的后方软组织，然后用骨凿或摆锯截断股骨颈。

该阶段应确保股骨、坐骨间无骨桥，若股骨、坐骨间存在骨桥，通常位于股方肌下方，需从股骨侧方显露松解。术中需保护坐骨神经，用弧形骨凿切除股骨、坐骨间骨桥(图 6-15-5)。

应用骨凿或摆锯截断股骨颈(图 6-15-6)，然后将下肢置于屈曲、内收、外旋位，以充分显露关节囊的内侧和中间，直至切除闭孔的瘢痕组织。将霍夫曼牵开器置于上缘下方，向下推压股骨，扩大髋臼的视野，充分显露股骨头和髂骨。

接下来是髋臼的准备(图 6-15-7)，最重要的体表标记是闭孔上缘，通常被骨和纤维组织覆盖，需仔细切除，直至显露光滑的髋臼下缘皮质。当石膏固定或关节外融合导致关节强直时，仍可见的髋臼横韧带为髋臼中央凹下入口的标记，其内侧为残余的圆韧带和脂肪垫。

然后用骨凿逐渐凿出髋臼，当其可容纳髋臼假体时，用扩髓钻慢慢扩开。

正确放置试验性髋臼，其开口平面应与髋臼中央凹的下缘及髂耻支基底部相切。

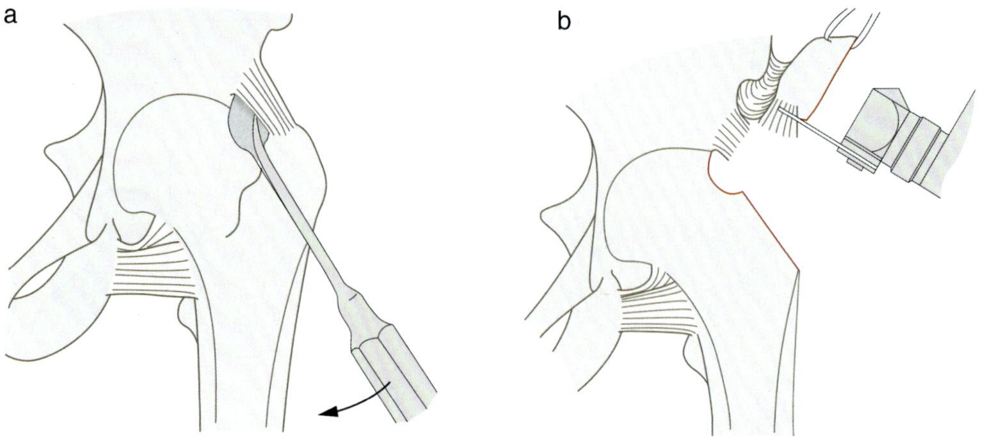

图 6-15-2 a. 用弯曲的骨刀行转子截骨术，获得髂股的截骨块。b. 显露转子和肌肉后，用摆锯切除远端骨块

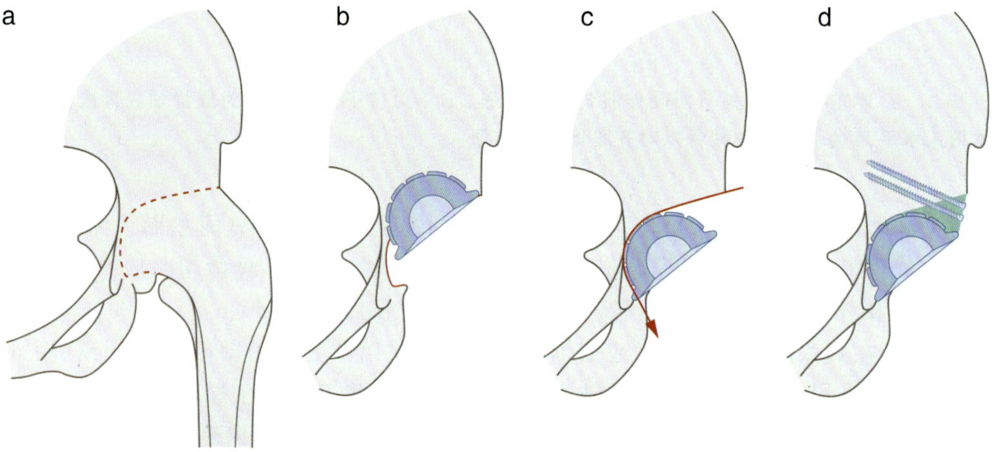

图 6-15-3 a. 强直的髋关节融合线（红虚线），常伴有半脱位。b. 此处截断融合线可导致髋臼杯位置过高。c. 若将髋臼杯置于解剖部位，上方存在骨缺损。d. 需行植骨

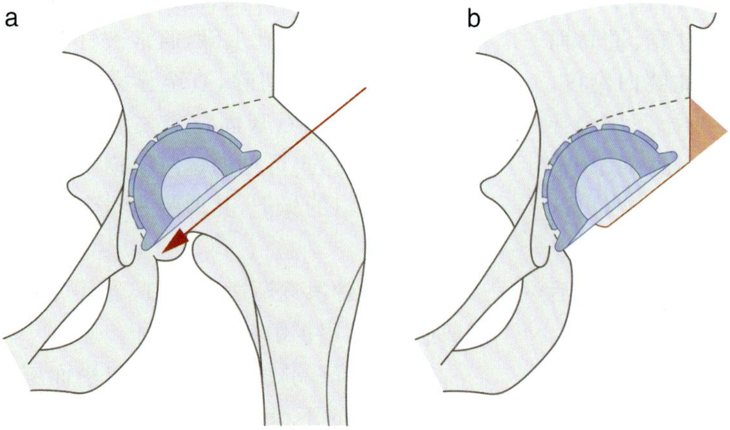

图 6-15-4 a. 经股骨颈截骨（红线），即截断强直的髋关节，植入假体使之完全覆盖髋臼窝。b. 去除上外侧多余的骨质

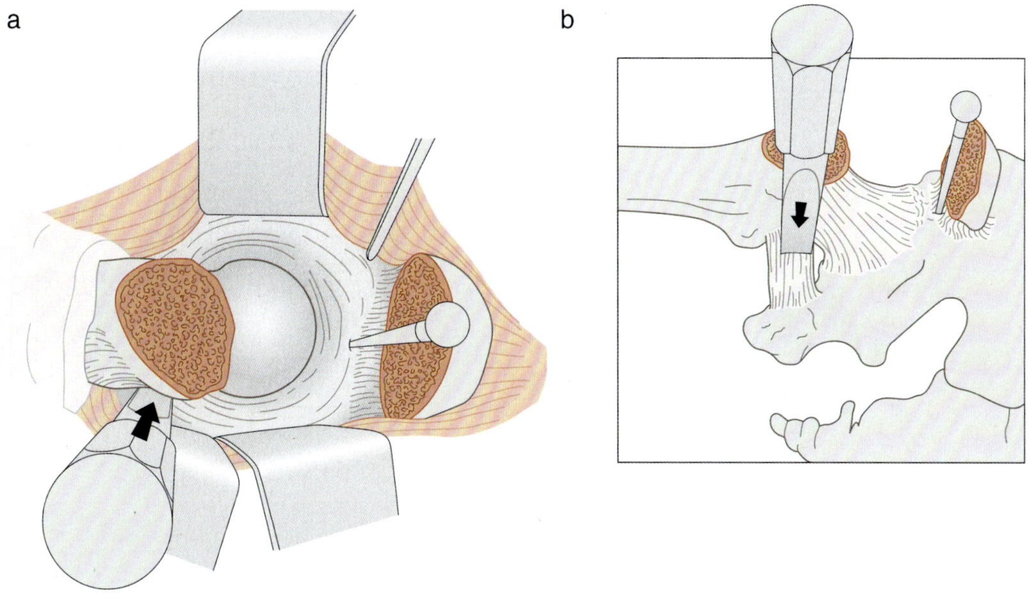

图 6-15-5 若存在股骨-坐骨骨桥，在行股骨颈截骨之前使用骨凿将其去除(1)

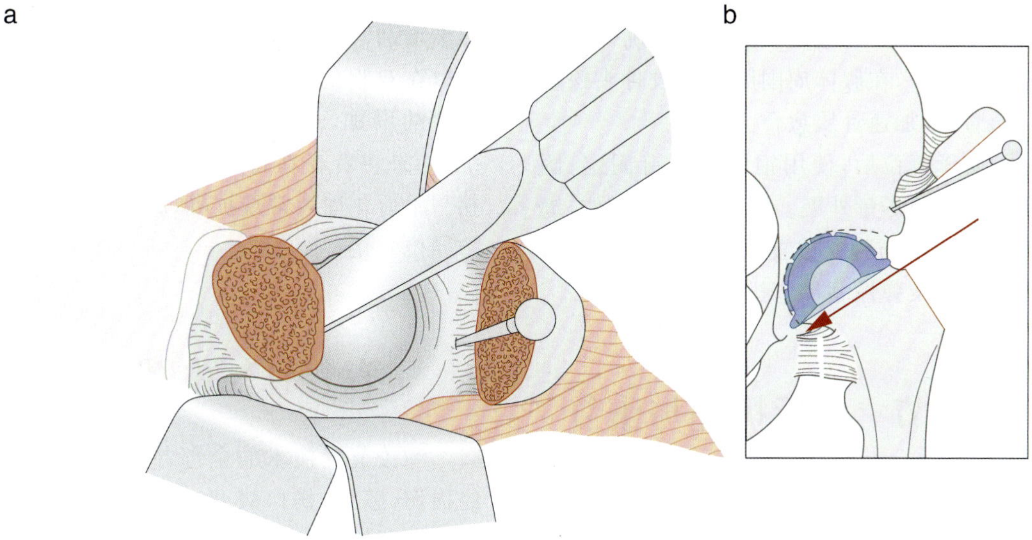

图 6-15-6 若存在股骨-坐骨骨桥，在行股骨颈截骨之前使用骨凿将其去除(2)

这使得患者在手术台上无论处于何种体位，都可确保髋臼平面尾端呈 40°～45°，前端呈 15°。切除多余的骨质后，在耻骨和坐骨上钻 2 个螺钉孔，植入髋臼假体。髋臼顶通常较为薄弱，术中钻孔时最好不要多于 2 个，防止穿透髋臼顶。如果造成髋臼顶部的缺损，可用自体股骨头植骨或经髋臼强化装置(如 Kerboull 1)。

在固定股骨假体前，当双侧下肢长度一致时，检查髋关节能否正确复位及转子的位置是否满意。如果臀中肌和臀小肌长度不够，需从髂骨翼上松解肌肉，以增加长度。若长度仍不够，可行股骨颈短缩术。试验性复位成功后，将骨水泥注入骨髓腔，放置假

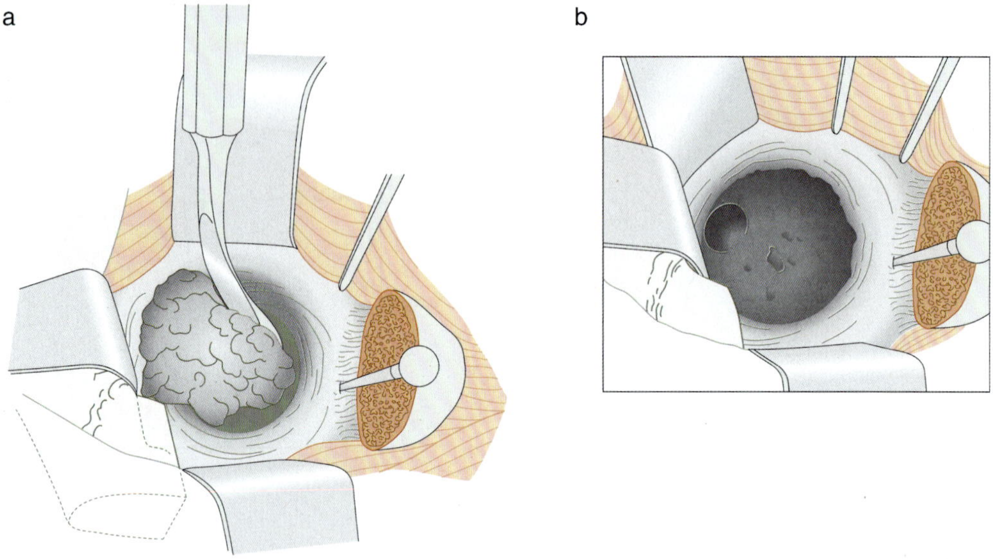

图 6-15-7 a,b. 髋臼窝的准备

体,待骨水泥凝固后,再行髋关节复位。行截骨术矫形时,需应用长柄假体以确保固定牢固。此外,在假体周围用自体股骨头松质骨植骨,以加速骨质愈合。

转子复位后,使用钢丝或螺钉固定,固定时髋关节尽量外展。将股外侧肌复位,缝合肌肉和阔筋膜。放置引流管,闭合伤口,使用敷料及弹性绷带包扎。

第 6 节 术后护理与康复训练

术后患者取自由卧床位,膝关节稍屈曲,足部抬高。术后第 1 天去除弹力绷带并进行伤口换药,48 小时后拔出引流管。术后及早活动,鼓励患者尽早最大限度地活动足和膝关节,并在理疗师的指导下开始被动活动髋关节。患者行髋膝关节持续被动屈伸活动时,常诉不适,需要专业理疗师的指导和帮助。患者通常在 2~3 周内可屈曲 90°,其中部分患者可超过 90°,但是也有些仅达到 60°。随着患者活动度的增大,可在双拐的辅助下负重,最初为部分负重,此后逐渐增加,直至 6 周时转子完全愈合。患者可以在双拐的辅助下行走。随着髋关节稳定性的增加,逐步改用单拐。需要注意的是,如果患者存在持续性跛行,仍需使用双拐。术后 4 周内常规抗凝,服用吲哚美辛预防异位骨化。

第 7 节 并发症

髋关节置换术的全部并发症为坐骨神经损伤、感染、伤口裂开、转子裂开、深静脉血栓及肺栓塞,均可发生。融合髋关节患者较少接受髋关节置换术。总体而言,术后患者髋关节屈曲可达 80°~90°,20%的患者在无辅助下可短距离行走,50%~60%的患者可缓解腰部疼痛,40%的患者可缓解膝部疼痛[1-7]。

参考文献

[1] Ariaud JY, Legre G, Aubaniac JM. Arthro-

plastie de hanche après fusion osseuse. Rev Chir Orthop,1990,76:411-419.

[2] Hamadouche M, Kerboull L, Meunier L, et al. Total hip arthroplasty for ankylosed hips A five to twenty year follow-up study. J Bone Joint Surg,2000.

[3] Hardinge K, Murphy JC, Frenyo S. Conversion of hip fusion to Charnley low friction arthroplasty. Clin Orthop,1986,211:173-179.

[4] Kerboull M. Arthroplastie totale de hanche sur ankylose. Encycl Med Chir (Editions Scientifiques et Medicales Elsevier SAS,Paris), Techniques chirurgicales, Orthopedie, Traumatologie,1994,44,665-C:1-9.

[5] Kilgus DI, Amstutz HC, Wolgin MA, et al. Joint replacement for ankylosed hips. J Bone Joint Surg Am,1990,72:45-54.

[6] Reikeras O, Bjerkreim L, Gundersson R. Total hip arthroplasty for arthrodesed hips:5 to 13 year results. J Arthroplasty, 1995, 10: 529-531.

[7] Stathy GM, Fitzgerald RJ. Total hip arthroplasty in the ankylosed hips. A ten year follow-up. J Bone Joint Surg Am,1988,70:963-966.

第 16 章　陶瓷-陶瓷全髋关节置换术

第16章
陶瓷-陶瓷全髋关节置换术

Laurent Sedel

摘要 本章总结了43年来陶瓷-陶瓷在全髋关节置换术中的应用,并介绍了材料细节、实验室测试、检索分析和临床资料,以及与其他材料进行比较。目前,对于年轻且活动能力强的患者,氧化铝-氧化铝假体是最佳的选择。

关键词 氧化铝陶瓷·陶瓷的基本技术·陶瓷-陶瓷界面·并发症·髋关节手术·结果·翻修·全髋关节置换术

第1节 概 述

1963年,John Charnley开发了一种低摩擦系统,并应用骨水泥来稳固假体,使全髋关节置换术得到推广。低摩擦概念是基于小金属头在高分子聚乙烯髋臼杯内滑动提出的。当时,牙科医生使用甲基丙烯酸甲酯进行黏固。德国病理学家Hans Georg Willert描述了与聚乙烯磨损颗粒[1]相关的异物反应机制,解释了耦合滑动的失效机制。

Charnley意识到了这些问题。据其评估,每年材料的磨损率是0.1mm。他猜测,如果患者走路不多,避免任何体育运动或繁重工作,那么这个假体可伴随患者终身。他不提倡在年轻人和运动能力强的患者中开展全髋关节置换术。

但也有一些学者怀疑这种材料不能长期使用。其他化学领域的科学家提出聚乙烯老化和假体具有长期退化的不良反应[2]。此后,很多文献描述了聚乙烯材料磨损导致假体柄或髋臼窝松动。但失败的原因仍存在争议。在第1个阶段,许多学者认为骨水泥是失败的原因。随后探索了2种不同的途径:一种是将失败归因于骨水泥;另一种是研发非骨水泥系统。这些非骨水泥假体分别在1972年和1974年相继被Robert Judet和Gerald Lord研发,随后由Charles Engh、Harris和Galante在美国展开。

其他学者指出,滑动组件的磨损颗粒是失败的主要原因,并探索了可避免产生磨损颗粒及异物反应的不同滑动材料。他们决定尝试使用硬-硬材料,如陶瓷。20世纪70年代,陶瓷开始应用于医学领域。15年后,瑞士出现新一代的金属-金属界面。

第2节 陶瓷的基本技术

陶瓷是一种高度氧化材料,通常是在高压、高热(烧结)下获得的。由于这种材料已达到最大限度的氧化状态,植入人体后不会

L. Sedel
Orthopaedic Department, University of Paris Denis Diderot, Hopital Lariboisière (APHP), Paris, France
e-mail: laurent.sedel@lrb.aphp.fr

G. Bentley (ed.), *European Surgical Orthopaedics and Traumatology*,
DOI 10.1007/978-3-642-34746-7_116, © EFORT 2014

再氧化。因此，虽然氧化是一种物质在体内变质的常见过程，但陶瓷材料不会出现这种情况。这与金属被腐蚀和出现腐蚀产物及塑料材料不同，塑料材料在进入人体内时会被氧化或因老化而转变。

并不是所有的陶瓷都是一样的。第1个被用作植入材料的是氧化铝陶瓷，然后是氧化锆陶瓷。当时，氧化锆增韧氧化铝陶瓷应用得比较广泛。氧化锆材料是不同的[3-5]，它由更小的颗粒组成(表6-16-1)，是由两相组成的双相材料(一个四角形转变为单斜形)。这些转变过程解释了它在第1次试验中对断裂的耐受性。但随着它的转变，其特征也会发生改变。随着时间的推移，它将会发生退化，这解释了长时间后逐渐增加的滑动及韧性退化问题[4]。虽然新型的氧化锆增韧氧化铝材料尚未被描述，但预测约17%的氧化锆假体会发生某种转变。

但是，经研究证明，氧化铝陶瓷在很长时间内会维持不变[5,6]。

氧化铝陶瓷的化学式是 Al_2O_3，是一种非常稳定的材料。它是多晶体、单相的，不会随时间的推移而发生退化，负载下也不会退化[6,7]。作为一种氧化材料，它表现出了极强的生物学耐受性。惰性是描述这种耐受性特征的最佳词汇。该材料在生物材料的评价中起积极的控制作用。固定良好的材料周围可见纤维组织。

此外，作为一种非常坚硬的材料，它表现出良好的摩擦特性。它的摩擦系数与金属-塑料界面一样低(0.06)。这可能与假体极强的浸润性有关。如果关节内有水或液体，将产生一个特殊的“边界润滑”，从而解释了其良好的摩擦特性。在干燥状态下接触，摩擦特性变差，产生更多的磨损颗粒。在这种磨损机制下产生的磨损颗粒是非常有限的。Clarke[7]使用髋关节模拟器测量的磨损颗粒数量比金属-聚乙烯界面少4000倍，比金属-金属界面少40倍。后来的体外样本检索证实了这一观点[8,9]。磨损颗粒的尺寸约几微米[8]，且陶瓷颗粒比聚乙烯材料更稳定[10]。冷冻组织切片镜下显示，这些粒子周围仅有纤维组织生成[11]，未观察到异物反应。当组件长期倾斜后，可能会产生比正常使用时更多的磨损颗粒，尤其是金属颗粒，最终出现异物反应。

表 6-16-1 比较手术级氧化铝陶瓷和氧化锆陶瓷的物理性能

性能	氧化铝陶瓷	氧化锆陶瓷
纯度(%)	>99.8	97
密度(g/cm^3)	3.98	6.05
晶粒大小(μm)	3.6	0.2～0.4
表面处理(Ra，μm)	0.02	0.008
抗屈强度(MPa)	595	1000
抗压强度(MPa)	4250	2000
弹性模量(GPa)	380	210
硬度(Vicker 硬度值)	2000	1200
断裂韧性 K_{1c}($MN/m^{3/2}$)	5	7

陶瓷是易碎的。脆性是一个工程用语，并不意味着它易断裂，但它的特点是易碎。断裂机制与材料的初始缺陷、孔隙率或缺陷引起的裂纹有关[6]。在制造过程中可能会出现裂纹或裂缝，通过对材料粉末的纯度、压缩循环和热循环进行良好的控制，可以避

免这一缺陷。该材料是由粉末经过高压和高热(1600℃)处理获得的,32mm 磁头的抗力约为 100MPa,约 10t 重。

氧化铝陶瓷具有良好的生物耐受性,产生的磨损颗粒较少,具有优异的摩擦特性和足够的耐磨性。为保持氧化铝陶瓷的基本特性,需要在制造过程中进行良好的设计和控制。

外科医生对滑动特征更感兴趣,尤其是产生的磨损颗粒数量有限,以及低摩擦系统和假体的生物学耐受性。

第 3 节 临床经验

法国西南部波城的 Pierre Boutin 医生首先将氧化铝陶瓷应用于全髋关节置换术。他偶然遇到了法国"Ceraver 公司"的经理,该公司专门研究高性能陶瓷制品。经理告诉他,高质量的氧化铝陶瓷对全髋关节置换术来说可能是一个很好的选择。此后,他们致力于这项研究,进而促成了第 1 例陶瓷-陶瓷全髋关节置换术。

1. 氧化铝陶瓷的硬度和易碎的机械特性　关于硬度,笔者展开的研究表明,髋关节系统经历了一个非常复杂的减震机制[12]。震动可通过不同的结构(包括脚、膝盖和骶髂关节)吸收。从长远来看,在骨骼的重建过程中,局部应力可能受到限制。事实上,根据笔者在临床中观察的情况,在患有骨质疏松的老年人群中,这种情况确实会发生,因为这种材料会导致更多的失败[13,14]。笔者怀疑硬度是失败的原因,并且认为这组患者不适合应用这种陶瓷材料。

2. 骨折风险是第 2 个可能遇到的问题[15]　在初始阶段后[16],这个问题很少出现,通过改进材料和设计,骨折风险将非常小,完全抵消髋关节假体的其他风险。目前,假如材料是高质量的,设计是最优的,外科医生负责陶瓷锥的清洁,且避免沉重地锤打陶瓷,那么骨折风险是微不足道的[15]。

其他关于全氧化铝承压界面的经验来自德国[11,17]、意大利[18]、奥地利[19]和美国[20,21]。几乎所有的文献报道均缺乏骨溶解和良好的临床疗效。早期发现的问题主要与陶瓷断裂和髋臼固定有关。早期其他的困难与陶瓷-金属的稳定性固定有关。莫氏圆锥是更有效的系统。但是,莫氏锥体的角度仍存在争议。如果角度较小,约 5°,固定效果最好,但是从假体柄中取出股骨头或从金属壳中取出衬垫较困难。如果角度较大,约 16°,则更容易更换股骨头或衬垫,但仍有错位的风险。这种固定不如低角固定稳定。目前,这 2 个系统在市场上都有应用。

2003 年,该材料被美国食品药品监督管理局(Food and Drug Administration, FDA)批准上市后,在许多发达国家中被越来越多地用于年轻和活动能力强的患者。

第 4 节 临床疗效

自 Pierre Boutin[22] 首次植入陶瓷髋关节假体以来,已超过 40 年,人们为解决陶瓷固定的问题做了许多尝试。第 1 次尝试是用黏合剂将陶瓷头固定于颈凸。这导致了股骨头骨折。Morse 锥形技术的引入可保证陶瓷头固定于颈凸,这是解决该问题的最终办法。锥角被选为 5°46′。开始时圆锥的尺寸是 14/16。1993 年,为了符合标准和增加陶瓷厚度,圆锥的尺寸减少到 12/14。

1977 年,笔者开始改进植入物的设计。将大量的骨水泥氧化铝注入髋臼窝,并与钛合金假体柄相连接,其上覆盖一层薄薄的氧化钛(图 6-16-1)。假体柄是第 1 代骨水泥系统。它的形状相当弯曲,且带有领。许多文献表明,假体柄的预后显著,10 年的生存率为 95%～98%(图 6-16-2)[23,24]。最初的结果是好的,但随着时间的推移,观察到

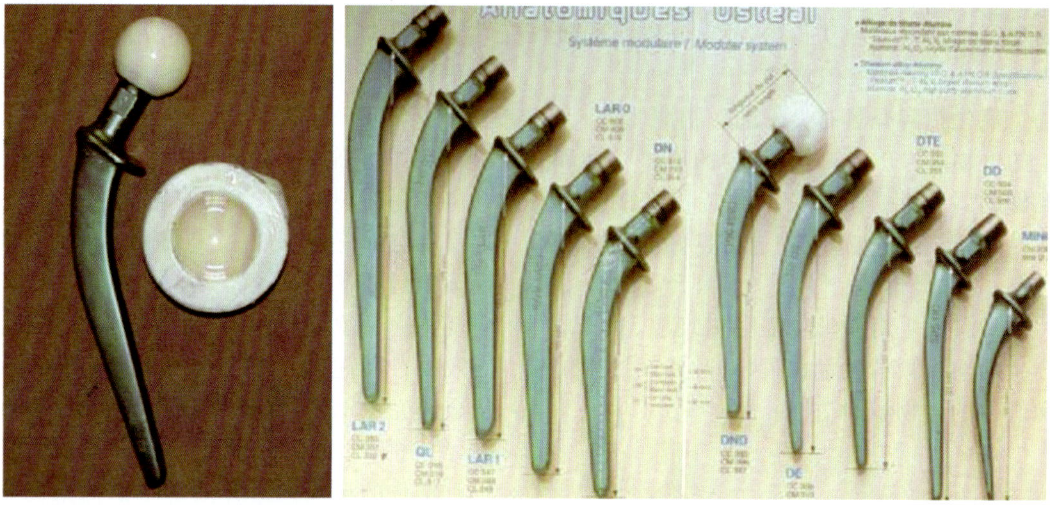

图 6-16-1 第 1 代假体柄和髋臼窝(1977 年)

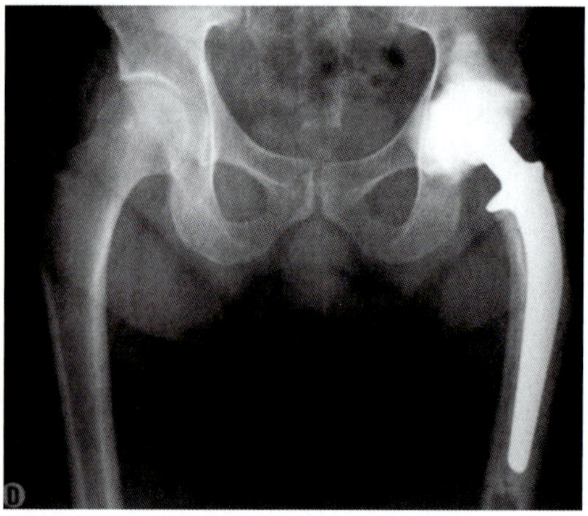

图 6-16-2 25 岁,非常活跃的年轻男性,行骨水泥假体人工全髋关节置换术后 28 年的 X 线片

许多髋臼松动的病例[25]。在老年患者中,这一现象发生得更频繁,并和骨水泥断裂有关。年轻患者的疗效更佳。10 年的生存率平均为 88.6%[25]。失败的主要原因是植入物-骨水泥界面急性脱胶导致髋臼假体的单纯无菌性松动。这在 Pierre Boutin 对手术患者进行更长时间的随访后确认[26]。该研究纳入 1978—1980 年的 106 例患者,连续开展了 118 例氧化铝-氧化铝全髋关节置换术。假体由 32mm 氧化铝股骨头和 1 个全氧化铝髋臼窝组成。2 种假体中 85 个髋关节均为骨水泥,29 个髋关节均为非骨水泥,4 个髋关节的假体柄为骨水泥、髋臼窝为非骨水泥。行髋关节置换术患者的平均年龄为 62.2 岁(范围为 32～89 岁)。在 20 年的随访评估中,45 例患者(51 个髋关节)仍存活且未翻修,25 例(25 个髋关节)中的 1 个或 2 个假体组件接受过翻修,27 例患者(30 个髋关节)死于不相关的原因,9 例(12 个髋关节)失访。最近的随访显示,Merle d'Aubigné 评分为(16.2±1.8)分。在经任何原因导致的翻修中,髋臼假体 20 年的生存率为 85.6%(95%*CI*:72.2%～99.0%),非骨水泥髋臼杯的生存率为 61.2%(95%*CI*:46.8%～75.6%)。以任何原因导致的翻修,假体柄 20 年的生存率为 84.9%(95%*CI*:71.1%～98.8%),非假体柄的生存率为 87.3%(95%*CI*:77.4%～97.1%)。假体组件的磨损无法通过影像 X 线平片进行观察。

笔者所在的医疗机构的许多研究关注年轻患者全髋关节置换术后的临床疗效。自 1983 年以来,将大量非骨水泥氧化铝假体植入到一部分年轻、活跃的患者中,结果是可以让人接受的。由于无大量的骨缺损,故翻修较容易操作[27]。在 1984 年，笔者开始使用金属壳的氧化铝。最初的设计是为了拧入氧化处理的阳极钛合金髋臼杯的螺钉。螺钉较尖锐，表面光滑。结果较好，但松动的次数与设计的平滑度有关，与其他原因无关。笔者发表了 550 例患者的系列研究，结果表明，无骨质溶解、无磨损且无内衬断裂[28]。

1990—1992 年，在平均年龄为 46 岁的 62 例患者中，展开 71 个混合型氧化铝-氧化铝的全髋关节置换术[29]。这些假体包括 1 个骨水泥、有领、光滑的经阳极氧化处理的钛合金假体柄，1 个 32mm 的氧化铝股骨头和 1 个压配、半球形、带有氧化铝金属壳的髋臼窝。以任何原因导致的翻修为终点事件，9 年的总生存率为 93.7%（95% *CI*：87.7%～99.7%）。髋臼厚度不足 1mm，射线可穿透。未发生假体移位或骨质溶解。

在最近的一项回顾性研究中，Petsatodis 等[30]报道了 109 例全髋关节置换术后的长期随访结果，术中使用非骨水泥氧化铝陶瓷-陶瓷假体，其中 6 个髋关节需行翻修术，20.8 年的累计生存率为 84.4%。这也被 Kress 等[31]和 Garcia Cimbrelo[32]证实，非骨水泥全髋关节置换术后 10.5 年的临床疗效较好，只有 1 例羟基磷灰石假体柄由于无菌性松动需要翻修，1 例在髋臼杯螺钉的周围出现了非进行性骨质溶解。上述结果表明，与早期系列研究的氧化铝-氧化铝全髋关节置换术相比，改善髋臼窝的固定是有可能的，并且从长期来看，尤其在年轻、活动性更强的患者中，非骨水泥氧化铝陶瓷-陶瓷假体的效果可能更佳。其他文献显示，与金属-聚乙烯[33]或氧化铝-聚乙烯相比，非骨水泥氧化铝陶瓷-陶瓷假体无骨质溶解。

最近未发表的研究结果来自 50 岁以下年轻、活跃的患者，手术时使用混合型假体，髋臼窝采用压配设计，并使用覆盖钛丝的钛金属壳。以无菌性松动为最终失败事件，14 年的随访结果显示，生存率为 97%，以任何原因导致的翻修率为 93%。笔者在髋臼窝周围观察到一些可透视线，2 例发生股骨的溶骨病变。笔者认为，外壳上网格固定是造成这些现象的原因，也是笔者在 1997 年改为设计非骨水泥的原因（图 6-16-3 至图 6-16-5），且目前仍在使用。

第 5 节　陶瓷-陶瓷假体的并发症：断裂、翻修、噪声

陶瓷假体断裂仍是目前较为令人担忧的问题，这也是不选择该材料的主要原因。

在笔者使用 33 年氧化铝-氧化铝材料的磨损经验中，发现 7 例陶瓷衬垫断裂[15]。断裂发生于术后 3～10 个月，与假体尺寸过小有关（直径为 50mm 和 52mm）。在 7 例断裂的患者中，有 3 例做了单纯氧化铝内衬置换，有 2 例分别在第 1 次翻修术后 5 个月和 88 个月发生了移植物的再次断裂。这些均与髋臼杯过小（直径为 50mm 或 52mm）有关，该设计是在 2000 年由厂家进行的改良，缩小衬垫的边缘，以避免与股骨颈撞击，并增加了理论上的活动范围。在再次断裂的病例中，1 例通过更换股骨头及更大的金属壳进行翻修，另 1 例通过更换股骨头和植入骨水泥髋臼杯进行翻修。较薄的内衬结合缩小的上唇对内衬边缘起到压力阶梯的作用，这不仅解释了第 1 次断裂的发生，也解释了第 2 次断裂的发生。笔者怀疑这些断裂是在术中发生的，这 4 例断裂可能是在金属壳内放置衬垫时发生的，建议立即更换。同时，必须高度重视清洗金属壳内部潜在的污染物，且在温和的锤击和密封之前，正确放置植入物。内衬顶部的一个凸点有助于更好地定位（图 6-16-4）。未来几年，随着外科医生手术技术的提高，降低了术中陶瓷内植物断裂的发生率。根据笔者的经验，建议在对断裂的内衬进行翻修时，更换

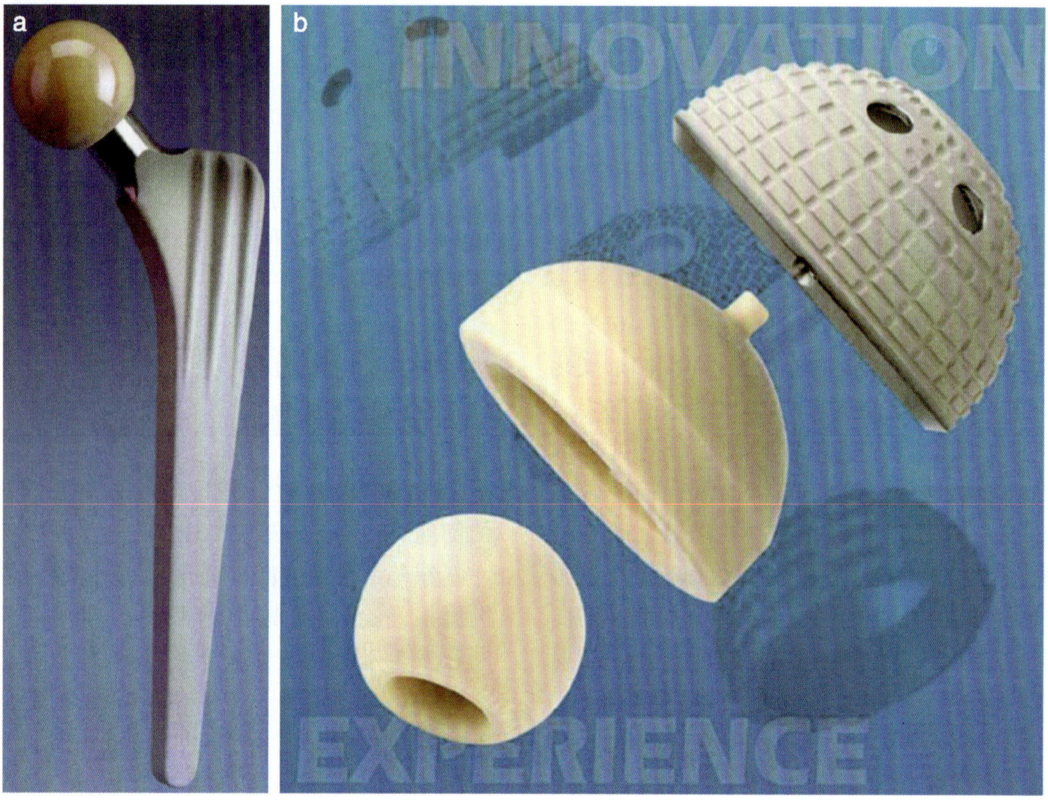

图 6-16-3　1998 年以来当代植入物的设计
a. 股骨柄的设计；b. 衬垫及髋臼窝的设计

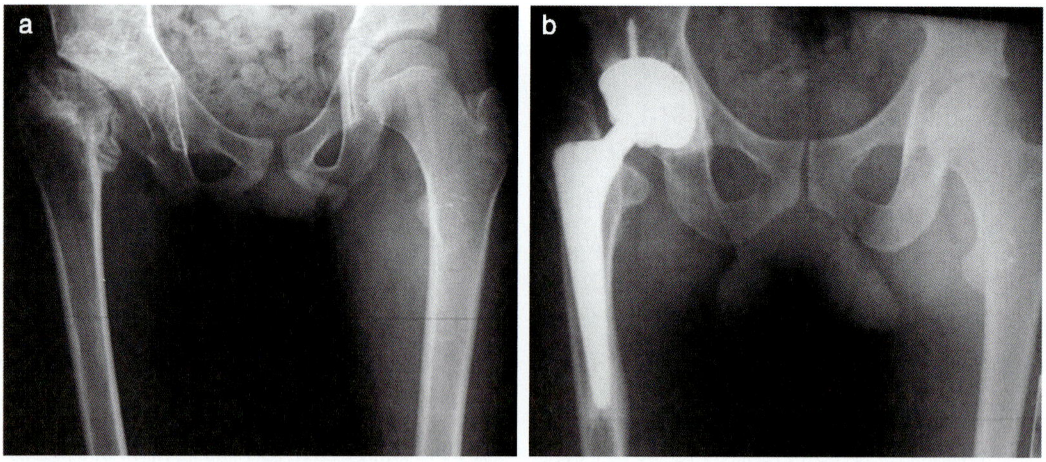

图 6-16-4　a. 男性，16 岁，出生后髋关节感染后遗症的髋部 X 线片。b. 全髋关节置换术后 10 年的 X 线片，无疼痛，关节活动度无受限，进行英式橄榄球运动无受限

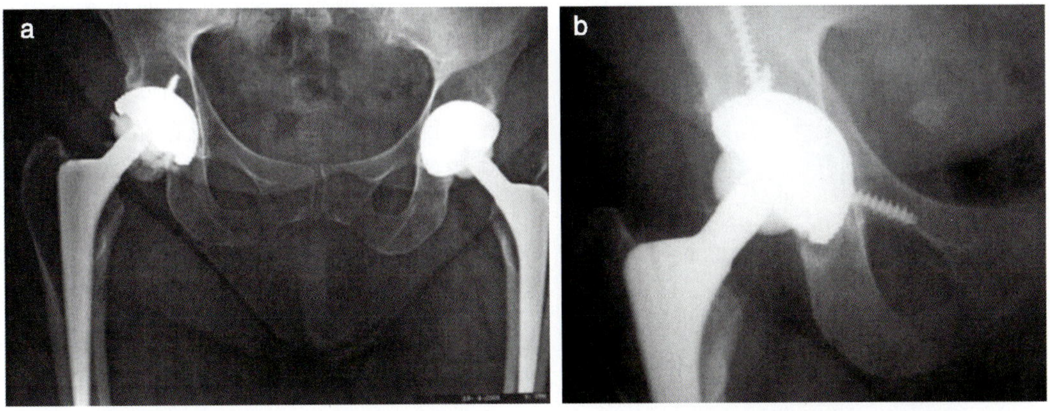

图 6-16-5　a,b. 2000 年即术后 10 年衬垫发生断裂，该女士正常生活，包括体育锻炼。b. 仅限于髋臼窝的翻修后的 X 线片，使用多孔氧化铝金属壳衬垫，保留股骨头和假体柄

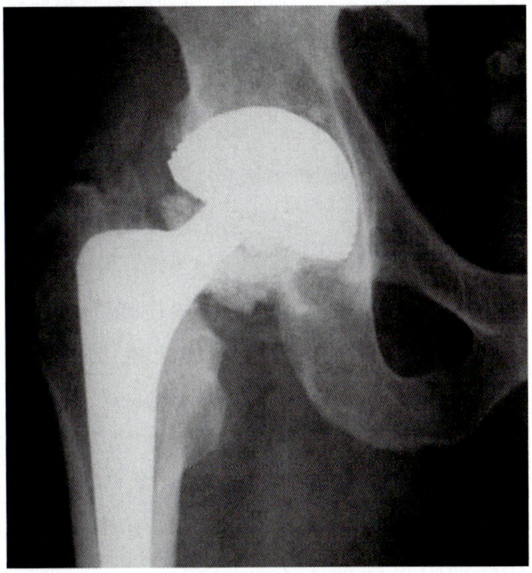

图 6-16-6　更换陶瓷内衬后再次断裂

髋臼壳，尤其是在髋臼窝较小的情况下。发生再次断裂也可归因于辅助材料造成的金属衬垫的内侧划损(图 6-16-6，图 6-16-7)。考虑这些衬垫断裂的病例，将辅助材料重新设计为螺旋形，使聚乙烯不能插入。此设计增加了氧化铝陶瓷和金属之间的接触面，从而减少了应力集中。目前，这种材料包含仅可容纳氧化铝内衬的金属壳。如果要使用聚乙烯髋臼窝，则应使用与之相匹配的聚乙烯骨水泥髋臼杯。

断裂现象并不常见。但是在一个国家如果它有很高的投诉率，那么它肯定是严重的问题，与自始至终仅发生 1 例断裂相比，许多病例更易出现慢性松动或骨质溶解，从而需要进一步翻修。如果将陶瓷断裂的数量与其他材料的断裂数量相比较，如假体柄、髋臼窝、聚乙烯或内衬分离，从 Heck 等的研究中发现，陶瓷较其他材料不易发生断裂[34]。

第 6 节　氧化铝-氧化铝界面的翻修

在最近的一项研究中[35]，笔者研究了所在科室所有陶瓷-陶瓷材料内植物翻修手术的病例。总结发现，翻修最主要的原因是髋臼窝松动，132 例中有 108 例翻修是因为髋臼窝边缘的问题，手术很简单。仅 3% 是因为断裂、无异响导致的翻修。

氧化铝-氧化铝全髋关节置换术因其特点，在文献中仍存在争议。由于 Pulliam[36] 曾报道将陶瓷头置于圆锥假体柄而出现破损的案例，故厂商不建议将陶瓷头置于颈凸上。圆锥潜在的损伤区域可能产生一个应力集中的区域，该区域可能引起裂纹的形成

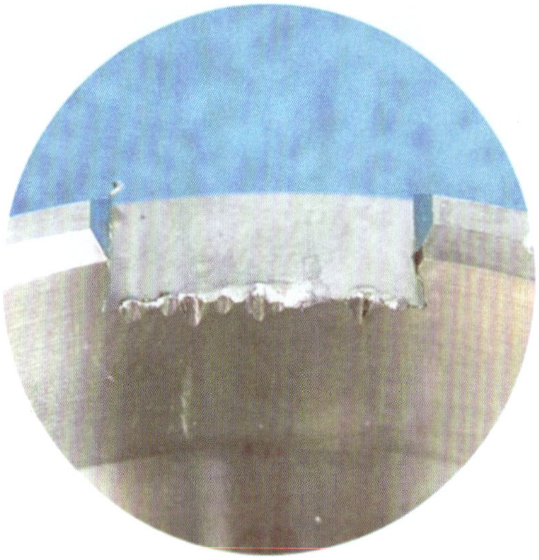

图 6-16-7 在放置陶瓷衬垫时,再次断裂与辅助材料造成金属内衬的内部标记有关;此事件发生后,需要改进辅助材料

和扩展,最终导致新植入的股骨头断裂。必须指出的是,从外科医生的角度考虑出血量、手术时间及后期可能出现的不适等来看,移除固定好的假体柄是很困难的,并且会增加手术并发症的发生风险,这可能会严重损害髋关节的长期功能。起初,由于缺乏关于陶瓷假体翻修的详细资料,在过去的30年里,笔者对断裂的7个髋关节重新使用了相同的陶瓷头,在54个髋关节的锥形假体柄中重新植入了新的陶瓷头(45个氧化铝股骨头,9个氧化锆股骨头)[35]。在所有的病例中,莫氏锥仅有细微的划损,术中应用了保护盖。在这些全髋关节置换术中,在(88±65)个月的随访时间内,没有发现陶瓷断裂的现象。因此,笔者强烈建议对锥体做一个视觉评估,测试陶瓷头并检查其活动度,只有检测为阳性时,才保留假体柄。如果锥体存在任何不确定因素,则更换相应的假体柄。如果莫氏锥被损坏,则使用一个金属球替换陶瓷头。然而,残留在周围组织中的氧化铝颗粒可能是金属头第三体磨损的原因。因此建议,不用金属球代替陶瓷头,而是考虑在陶瓷或聚乙烯界面植入一个新的陶瓷头。当莫氏锥严重受损时,可在清洗后置换钴铬合金头,并彻底清除软组织。

目前,美国和澳大利亚存在一些关于噪声或条纹磨损的担忧[36-38]。笔者发现,噪声极少发生,且从未因噪声进行翻修。笔者怀疑机械设计是产生噪声的原因。设计较薄的假体容易出现噪声,假体柄容易振动[39-41]。其他如设计假体方向或某些保留前侧软组织的特殊手术操作也可能涉及这个问题。当角度>5°45′时,组件间的小缝隙或内衬的移动也会对噪声的产生发挥作用。最近的研究也报道了金属-金属界面产生噪声的现象[42]。通过电话随访研究,报道了10%的患者出现噪声,但是基本上未造成不利影响。只有不到1%的患者对噪声发出抱怨,但没有患者要求翻修假体。现在人们意识到,这个烦人的噪声主要源于内衬的设计和制造。

一些实验室研究发现,噪声的产生与干接点扰乱了边界润滑系统的液体层有关[39]。干接点的形成可能是由于重力将液体推开或是金属颗粒进入关节造成的。笔者的团队约在20年前就已经对条纹磨损做了描述[43]。John Fisher[10,44]认为其与微分离有关。目前,条纹磨损似乎不是假体长期生存的主要问题。这似乎更像是道听途说,并不令人恐惧。

目前,应用氧化铝-氧化铝假体进行全髋关节置换术可以很好地解决磨损和松动问题,并且可以应用于年轻患者。氧化铝-氧化铝假体由于缺乏溶骨反应和良好的材料抗性,可进行任何活动,包括剧烈活动或运动,且无不良反应(图6-16-5)。在材料设计和移植技术上仍需谨慎。髋臼的固定仍存在很多问题,但这些问题仅与手术技术有关,并能通过更好地放置和撞击组件来避免。这些问题的数量有限且容易避免。仅更换髋臼窝的手术操作非常简单,而且操作时间短,瘢痕或风险都很低。

现在，许多外科医生和厂家都在使用和提供这种陶瓷组合。美国的一些成功案例证实了笔者最初的研究结果，这种材料自2003年以来在美国被广泛使用[45]。

第 7 节　手术方针

骨科医生必须考虑以下几个问题：什么时候使用全氧化铝承压界面？选择何种假体设计？涉及什么样的技术细节？

针对这 3 个问题，目前的策略如下。

1. 使用氧化铝承压界面的指征　选择氧化铝承压界面需要考虑患者的年龄；当前或以后患者的活动水平，即患者是否想要恢复运动及恢复何种运动；最后一个问题是恢复活动后患者的预期寿命是多少？

笔者认为，1 例患者的预期寿命超过 20 年且活动水平良好，必须使用全氧化铝假体。对于那些活动少或年龄较大的患者，可选择金属-聚乙烯骨水泥材料或双动髋臼杯来预防髋关节脱位。

2. 选择何种假体设计　市面上的材料和品牌很多。选择时需要考虑一些基础要求，即选择厚的氧化铝内衬或股骨头。这样可避免预先安装金属或聚乙烯背壳的设计。最好选择直径为 32mm 的股骨头和对应直径超过 50mm 的髋臼窝，直径为 28mm 的股骨头对应直径＜50mm 的髋臼窝。所有的假体必须由同一厂家提供。没有必要混合假体、莫氏锥和不同的股骨头，这样通常存在较大风险。

3. 需要考虑的技术细节　手术必须是精确且无污染。应考虑手术入路和医生的偏好，假体柄和髋臼窝的位置相互切合。实际上，手术与材料无关。唯一相关的细节就是避免关节内存有骨碎屑，如在金属圆锥和陶瓷材料界面之间产生骨、骨水泥或其他碎屑。因此，在手术过程中，需充分显露锥体，并在植入陶瓷假体之前进行冲洗及干燥。陶瓷组件必须轻柔地放置在正确的位置。很好地植入其中心才可锤击固定，切勿在错误或倾斜的角度锤击陶瓷。切勿用力锤击。固定后，再次检查位置是否正确。

为了取出股骨头或内衬，需始终用力锤击金属部位或金属壳的假体柄。以这种方式轻轻取出陶瓷。切勿直接锤击陶瓷，除非想要打碎它。但即使这样做也可能非常困难。

第 8 节　讨　论

医生需认识到陶瓷材料的复杂性。

在化学成分方面，有多种不同的材料，如氧化铝陶瓷、锆合金陶瓷及复合陶瓷。每一次变化，即使是一个细微的改变，都可能改变产品的一些特性，如抵抗力、滑动能力及长期恶化的可能性。只能在普通的氧化铝陶瓷中可以找到长期的信息。

反对氧化铝-氧化铝承压界面的负面论点仍然与断裂密切相关。一些文献提出了关于全髋关节断裂的其他原因，相对于假体柄、聚乙烯髋臼窝或内衬断裂或其他机械并发症，氧化铝股骨头断裂的概率相对较大[18]。目前，一些材料正在挑战这种陶瓷组合。金属-金属表面置换得到了一定认可。笔者将最近的金属-金属表面置换数据与之前治疗股骨头坏死的 2 个系列研究进行比较，结果显示，在平均 6 年的随访中，金属-金属界面人工髋关节置换的生存率为 93%，而使用氧化铝-氧化铝材料 6 年的生存率为 100%，10 年为 88.5%(Nich 等)。

目前，最近许多文献描述了金属-金属界面人工髋关节的主要不良反应[45]。Hans Georg Willert 最初描述的淋巴细胞反应现在被认为是最严重的并发症。改良后的聚乙烯显示股骨头的渗透性较差，但目前的随访时间较短，这种较弱的材料可能会出现不良的生物学反应或晚期疲劳性断裂。

笔者认为，目前的氧化铝-氧化铝材料假体更适合年轻和活动度大的患者，以期获得较长的生存率。

第9节 总 结

髋关节置换材料的选择仍存在争议。一些新型材料也已在试验中，如高度交联聚乙烯可以解决磨损的问题。但其长期表现仍存在一些不确定性，如可能出现聚乙烯内衬的长期老化、断裂。

钴铬合金碎屑比氧化铝碎屑在体内产生的反应更强。目前，一些过敏和血清钴水平增加的问题值得关注，主要是 Murray 描述的假瘤数量。目前，这种与假性肿瘤可能性相关的材料被提出警告，尤其是在英国，表面置换已被广泛应用。一些陶瓷-金属的组合正在研发中，但是这些研究获得的是短期经验，还需要长期的随访[46]。

目前来说，氧化铝陶瓷-氧化铝陶瓷界面为磨损和骨质溶解提供了最好的解决方法。30 多年的临床经验显示，它可以允许各种活动且没有任何特殊的问题。优良的材料、卓越的设计及精湛的手术技术为长期的移植提供了安全保障。笔者所在医疗机构给患者的数据是：10 年后的假体生存率为 95％，20 年后的为 90％。此外，如果需要翻修，过程通常也是简单的。若无骨质破坏，可在无重大困难时植入一个新的髋臼窝。

参考文献

[1] Willert HG, Bertram H, Buchhorn GH. Osteolysis in alloarthroplasty of the hip. The role of bone cement fragmentation. Clin Orthop, 1990, 258: 108-121.

[2] Goldring SR, Clark CR, Wright TM. The problem in total joint arthroplasty: aseptic loosening. J Bone Joint Surg Am, 1993, 75-A: 799-801.

[3] Hamada Y, Horiuchi T, Sano Y, et al. The wear of a polyethylene socket articulating with a zirconia ceramic femoral head in canine total hip arthroplasty. J Biomed Mater Res, 1999, 48: 301-308.

[4] Piconi C, Burger W, Richter HG, et al. Y-TZP ceramics for artificial joint replacements. Biomaterials, 1998, 19: 1489-1494.

[5] Willmann G. Ceramics for total hip replacement-what a surgeon should know. Orthopedics, 1998, 21: 173-177.

[6] Willmann G. Ceramic femoral head retrieval data. Clin Orthop Relat Res, 2000, 379: 22-26.

[7] Clarke IC, Good V, Williams P, et al. Ultra-low wear rates for rigid-on-rigid bearings in total hip replacements. Proc Inst Mech Eng, 2000, 214: 331-347.

[8] Lerouge S, Huk O, Yahia L, et al. Ceramic-ceramic and metal-polyethylene total hip replacements: comparison of pseudomembranes after loosening. J Bone Joint Surg, 1997, 79B: 135-139.

[9] Prudhommeaux F, Hamadouche M, Nevelos J, et al. Wear of alumina-on-alumina total hip arthroplasties at a mean 11-year followup. Clin Orthop Relat Res, 2000, 379: 113-122.

[10] Catelas I, Petit A, Zukor DJ, et al. Induction of macrophage apoptosis by ceramic and polyethylene particles in vitro. Biomaterials, 1999, 20: 625-630.

[11] Refior HJ, Plitz W, Walter A. Ex vivo and in vitro analysis of the alumina/alumina bearing system for hip joint prostheses//Sedel L, Rey C. Bioceramics, vol. 10. Oxford: Elsevier Science, 1997: 127-130.

[12] Christel P, Derethe P, Sedel L. Mesure par simulation de l'amortissement d'une hanche normale et prothèsée. Acta Orthop Belg, 1976, 42(Suppl I): 183-193.

[13] Boutin P, Christel P, Dorlot JM, et al. The use of dense alumina-alumina ceramic combina-

tion in total hip replacement. J Biomed Mater Res,1988,22:1203-1232.

[14] Nizard RS,Sedel L,Christel P,et al. Ten-year survivorship of cemented ceramic-ceramic total hip prosthesis. Clin Orthop, 1992, 282: 53-63.

[15] Hannouche D, Nich C, Bizot P, et al. Fractures of ceramic bearings:history and present status. Clin Orthop,2003,417:19-26.

[16] Boutin P, Blanquaert D. Le frottement alumine alumine en chirurgie de la hanche. 1205 arthroplasties totales. Rev Chir Orthop Reparatrice Appar Mot,1981,67:279-287.

[17] Mittelmeier H,Heisel J. Sixteen-years' experience with ceramic hip prostheses. Clin Orthop,1992,282:64-72.

[18] Toni A,Terzi S,Sudanese A,et al. The use of ceramic in prosthetic hip surgery. The state of the art. Chir Organi Mov, 1995, 80: 125-137.

[19] Bohler M,Mochida Y,Bauer TW,et al. Wear debris from two different alumina-on-alumina total hip arthroplasties. J Bone Joint Surg, 2000,82B:901-909.

[20] Huo MH,Martin RP,Zatorski LE,et al. Total hip replacements using the ceramic Mittelmeier prosthesis. Clin Orthop, 1996, 332: 143-150.

[21] O'Leary JF, Mallory TH, Kraus TJ, et al. Mittelmeier ceramic total hip arthroplasty. A retrospective study. J Arthroplasty, 1988, 3: 87-96.

[22] Boutin P. Arthroplastie totale de la hanche par prothèse en alumine frittée. Etude expérimentale et premières applications cliniques. Rev Chir Orthop Reparatrice Appar Mot,1972,58:229-246.

[23] LeMouel S,Allain J,Goutallier D. 10-year actuarial analysis of a cohaort of 156 total hip prosthesis of a cemented polished alumina/polyethylene alloy. Rev Chir Orthop Reparatrice Appar Mot,1998,84:338-345.

[24] Sedel L,Kerboull L,Christel P,et al. Alumina-on-alumina hip replacement. Results and survivorship in young patients. J Bone Joint Surg,1990,72B:331-332.

[25] Hannouche D, Hamadouche M, Nizard R, et al. Ceramics in total hip replacement. Clin Orthop Relat Res Number,2005,430:62-71.

[26] Hamadouche M,Boutin P,Daussange J,et al. Alumina-on-alumina total hip arthroplasty. A minimum 18. 5-year follow-up study. J Bone Joint Surg,2002,84A:69-77.

[27] Hamadouche M,Nizard RS,Meunier A,et al. Cement-less bulk alumina socket:preliminary results at 6 years. J Arthroplasty, 1999, 14: 701-707.

[28] Witvoet J, Darman Z, Christel P, et al. Arthroplastie totale de hanche avec anneau cotyloïdien en titane vissé. Devenir de 446 prothèses avec un recul moyen de 4 ans. Rev Chir Orthop Reparatrice Appar Mot, 1993, 79:542-552.

[29] Bizot P,Larrouy M,Witvoet J,et al. Pressfit metal-backed alumina sockets. A minimum 5-year followup study. Clin Orthop Relat Res, 2000,379:134-142.

[30] Petsatodis GE, Papadopoulos PP, Papavasiliou KA, et al. Primary cementless total hip arthroplasty with an alumina ceramic-on-ceramic bearing: results after a minimum of twenty years of follow-up. J Bone Joint Surg Am,2010,92:639-644.

[31] Kress AM, Schmidt R, Holzwarth U, et al. Excellent results with cementless total hip arthroplasty and alumina-on-alumina pairing: mini-mum ten-year follow-up. Int Orthop, 2011,35 (2):195-200.

[32] Garcia-Rey E,Cruz-Pardos A,Garcia-Cimbrelo E. Alumina-on-alumina total hip arthroplasty in young patients: diagnosis is more important than age. Clin Orthop Relat Res, 2009,467:2281-2289.

[33] Hernigou P, Zilber S, Filippini P, et al. Ceramic-ceramic bearing decreases osteolysis: a 20-year study versus ceramic-polyethylene on the contralateral hip. Clin Orthop Relat Res, 2009,467:2274-2280.

[34] Heck DA, Partridge CM, Reuben JD, et al. Prosthetic component failures in hip arthroplasty surgery. J Arthroplasty, 1995, 10: 575-580.

[35] Hannouche D, Delambre J, Zadegan F, et al. Is there a risk in placing a ceramic head on a previously implanted trunion? Clin Orthop Relat Res, 2010, 468: 3322-3327.

[36] Pulliam IT, Trousdale RT. Fracture of a ceramic femoral head after a revision operation. A case report. J Bone Joint Surg Am, 1997, 79: 118-121.

[37] Keurentjes JC, Kuipers RM, Wever DJ, et al. High incidence of squeaking in THAs with alumina ceramic-on-ceramic bearings. Clin Orthop Relat Res, 2008, 466: 1438-1443.

[38] Walter WL, Insley GM, Walter WK, et al. Edge loading in third generation alumina ceramic-on-ceramic bearings: stripe wear. J Arthroplasty, 2004, 19: 402-413.

[39] Chevillotte C, Trousdale RT, Chen Q, et al. The 2009 Frank Stinchfield Award: "hip squeaking": a biomechanical study of ceramic-on-ceramic bearing surfaces. Clin Orthop Relat Res, 2010, 468: 345-350.

[40] Restrepo C, Matar WY, Parvizi J, et al. Natural history of squeaking after total hip arthroplasty. Clin Orthop Relat Res, 2010, 468: 2340-2345.

[41] Restrepo C, Post ZD, Kai B, et al. The effect of stem design on the prevalence of squeaking following ceramic-on-ceramic bearing total hip arthroplasty. J Bone Joint Surg Am, 2010, 92: 550-557.

[42] Esposito C, Walter WL, Campbell P, et al. Squeaking in metal-on-metal hip resurfacing arthroplasties. Clin Orthop Relat Res, 2010, 468: 2333-2339.

[43] Nevelos J, Ingham E, Doyle C, et al. Microseparation of the centers of alumina-alumina artificial hip joints during simulator testing produces clinically relevant wear rates and patterns. J Arthroplasty, 2000, 15: 793-795.

[44] Dorlot JM. Long-term effects of alumina components in total hip prostheses. Clin Orthop, 1992, 282: 47-52.

[45] Bozic KJ, Ongh K, Lau E, et al. Risk of complication and revision total hip arthroplasty among Medicare patients and different bearing surfaces. Clin Orthop Relat Res, 2010, 468: 2357-2362.

[46] Brown C, Williams S, Tipper JL, et al. Characterisation of wear particles produced by metal on metal and ceramic on metal hip prostheses under standard and microseparation simulation. J Mater Sci Mater Med, 2007, 18: 819-827.

第 17 章　全髋关节置换术后的疼痛管理

第 17 章

全髋关节置换术后的疼痛管理

Per Kjærsgaard-Andersen，Kirsten Specht

摘要 全髋关节置换术后患者常存在持续的剧烈疼痛。其主要原因是镇痛不充分，这使患者术后不满意，妨碍康复，并增加术后并发症和延迟出院，加重社会经济负担。传统上，全髋关节置换术后的镇痛主要采用患者静脉自控镇痛或硬膜外镇痛。由于每种镇痛方法都有明显的优缺点，故引入了多种镇痛方法，包括外周神经阻滞、围手术期应用非阿片类药物、术中和术后关节周围注射给药，以及联合多种方式最大限度地控制疼痛。多项研究表明，结合多模式镇痛的单侧外周神经阻滞法缓解疼痛的功能和效果类似于连续硬膜外镇痛，优于全身镇痛，且不良反应更少。本章讨论传统和新型镇痛方法的适应证、效果及不良反应，以促进全髋关节置换术后患者的快速康复，提高预后。

关键词 镇痛 · 术后多模式镇痛 · 新药 · 疼痛 · 疼痛评估 · 疼痛治疗 · 患者教育 · 关节周围注射 · 围手术期治疗 · 超前干预技术 · 椎管内镇痛 · 硬膜外镇痛 · 外周途径 · 局部应用 · 口服 · 全髋关节置换术

P. Kjærsgaard-Andersen(✉) · K. Specht
Section for Hip and Knee Replacement, Department of Orthopaedics, Vejle Hospital, University of South Denmark, Vejle, Denmark
e-mail: pka@dadlnet.dk

G. Bentley (ed.), *European Surgical Orthopaedics and Traumatology*,
DOI 10.1007/978-3-642-34746-7_224, © EFORT 2014

第 1 节 概 述

全髋关节置换术后疼痛通常很剧烈。因此，保证术后患者活动和维持髋关节活动范围的关键在于必须给予其充分而有效的镇痛治疗，以使其能够早日恢复，缩短住院时间。

传统上，全髋关节置换术后的镇痛一般采用硬膜外镇痛或以阿片类药物为主的患者自控镇痛（patient-controlled-analgesia，PCA）。但两者各有其优缺点。阿片类药物不能完全缓解所有患者的疼痛，并且在某些情况下，使用者会出现镇静、精神错乱、恶心及呕吐等症状。硬膜外注射镇痛是镇痛的首选方法，但是其效果依赖于导管的精确位置，而且经常导致患者出现低血压、尿潴留及运动障碍，从而延迟出院。此外，还有出现脊柱血肿和硬膜外脓肿的潜在风险，但比较罕见[1]。

目前，推崇通过有效的疼痛管理来缩短全髋关节置换术后患者的住院时间[2]。同时，为了减少上述不良反应的发生，10 年来已引入多个疼痛管理方案，如外周神经阻滞[3]、融合多学科方法的多模式镇痛[4]和局部浸润镇痛[5]。

在多数医疗机构，术后镇痛是在麻醉师的指导下完成的。但越来越多的骨科医生开始接管手术后的疼痛管理，以加快患者治疗方案的实施。因此，临床医生必须掌握疼痛评估的基本原则和常用的术后疼痛管理方案。

第 2 节　疼痛评估

疼痛是一种个人的主观体验。国际疼痛研究协会（International Association for the Study of Pain，IASP）将疼痛定义为“一种与实际或潜在组织损伤相关或以此类损伤术语描述的令人不快的感觉和情绪体验”[6]。疼痛反应主要分为 3 类：机体运动、生理变化和自我感受。由于疼痛是主观的，所以患者的自我感受是对其评估最有效的衡量[7]。

全髋关节置换术后，必须对疼痛进行衡量，以确定疼痛的强度、持续时间及性质。3 个最常用的疼痛强度评估方法是视觉模拟量表（visual analogue scale，VAS）、数值评定量表（numerical rating scale，NRS）和语言评定量表（verbal rating scale，VRS），它们都基于自我感受。但每个量表都有优点和缺点[8]，且 3 个量表的心理分析存在更多的缺点[9]。

推荐使用 NRS 0～10 分描述疼痛强度[8,10]。NRS 的有效性已得到很好的验证，与 VAS 和 VRS 相比，NRS 的优势在于 NRS 0～10 分极易管理和进行评分，故可以应用于大样本研究[8]。

第 3 节　多模式镇痛

全髋关节置换术后的现代疼痛管理称为“多模式镇痛”。这是一种多学科的治疗方案，目的是在治疗起始时就尽可能地将疗效最大化，同时减少相关的不良反应。由于全髋关节置换术后镇痛的一些不良反应与阿片类药物有关，故在围手术期限制使用阿片类药物已成为多模式镇痛的主要原则。非甾体抗炎药（non-steroidal anti-inflammatory drugs，NSAIDs）和对乙酰氨基酚是阿片类药物的有效佐剂。添加的非阿片类镇痛药减少了阿片类药物的使用，改善了镇痛效果，并减少了阿片类药物的不良反应。使用外周或局部麻醉技术，以及阿片类药物和非阿片类镇痛药联合使用，既减少了对阿片类药物的需求，也获得了更有效的镇痛效果，还能减轻应激反应[11]。

第 4 节　麻　醉

局部麻醉在术后疼痛管理等方面优于全身麻醉，这一点已被很好地报道并认可[12]。因此，持续到术后 48 小时的脊椎麻醉（又称蛛网膜下腔麻醉，俗称腰麻）或硬膜外麻醉（置管或不置管）仍是一些医疗机构术后疼痛管理的主要部分[13]。然而，这些方法虽展现了局部镇痛的优势，但也存在一定风险，所以患者术后需要进行相应的监测。硬膜外置管麻醉在术后疼痛的治疗中非常有效，但常会导致患者出现低血压、活动受限、尿潴留等，从而不能早日出院。这些限制了参与快速康复方案的人数。此外，脊髓血肿和硬膜外脓肿是公认的潜在风险，但较罕见[1]。

第 5 节　超前镇痛

研究表明，在疼痛发作前（即疼痛的神经生理学和生物化学的信号传入中枢神经系统前）对其进行预防，比疼痛出现后治疗更可取[14]。但一项系统综述对 80 多项随机对照临床研究进行分析，发现无论应用哪种超前镇痛方式，其应用持续时间长短不会影响术后疼痛控制的效果[15]。这不能排除持续的围手术期镇痛对全髋关节置换术后的疼痛可能是有益的结论，因为大多数的超前镇痛研究为期较短，可能还不足以防止麻醉效果退去以后中枢神经出现的超敏现象。此外，疼痛治疗应尽早开始，以确保患者在麻醉效果退去后仍处于无痛状态。因此，尽管存在一些消极的临床研究结果，但超前镇痛仍是一个重要的研究课题[11]。全髋关节置换术前最常用的预防性治疗药物是对乙酰氨基酚、NSAIDs 和缓释阿片类药物。

第 6 节　椎管内镇痛

可用于全髋关节置换术的椎管内镇痛方式多种多样，可以单次给药，也可连续给药。全髋关节置换术后的短期中度疼痛可通过椎管内单次给予阿片类药物治疗[16]。但髋关节置换翻修术后的长期中重度疼痛通常需要口服或静脉应用镇痛药，或连续椎管内给药。

一、单剂量椎管和硬膜外给予阿片类药物

椎管内给予阿片类药物的镇痛效果优于全身用药。椎管内给予阿片类药物的适应证和持续时间取决于药物的亲脂性。例如，亲脂性阿片类药物芬太尼起效快，在脑脊液内有限扩散，故对呼吸的抑制作用有限，并且能快速地清除和消失。相反，亲水性阿片类药物如吗啡和氢化吗啡，药效持续时间长，但恶心、呕吐和呼吸抑制等不良反应的发生率较高。应用这一技术的关键是要认识到，与其他给药途径相比，椎管内给予阿片类药物的不良反应多为中枢性的，如瘙痒、恶心、呕吐及呼吸抑制出现的频率较高[17]。因此，如果患者全身应用阿片类药物后反应敏感，则不适合椎管内给药。

二、硬膜外镇痛

硬膜外镇痛可以使用阿片类药物、局部麻醉药物（简称局麻药）或两者混合应用。局麻药和阿片类药物联合应用可产生协同镇痛的效果，并且需要的药物浓度较低。例如，如果没有阿片类佐剂，为达到镇痛效果需要使用相当高浓度的局麻药溶液，这会导致感觉迟钝和运动阻滞，使患者无法自主活动和排尿，从而无法履行大多数医疗机构在 2011 年实施的快速康复方案。同样，单纯硬膜外注射阿片类药物可能无法产生足够的镇痛效果。因此，大多数的硬膜外镇痛方案是将低浓度的局麻药和阿片类药物混合使用，效果显著，同时减少了感觉和运动障碍的发生，使全髋关节置换术后的患者可以早日活动。此外，这样最大限度地减少了阿片类药物的不良反应，如恶心、呕吐和皮肤瘙痒等[18]。最新的研究表明，更低剂量药物的椎管局部麻醉结合异丙酚输注的轻度全身麻醉，可有效缓解全髋关节置换术后患者的疼痛，有利于肢体活动[5,19]。

第 7 节　外周麻醉

目前，应用周围神经阻滞治疗髋关节和下肢其他部位大手术后的疼痛。周围神经阻滞的发生和发展主要基于对感觉神经所支配区域的认识。最初为单次注射技术，但镇痛时间有限。因此，目前的神经阻滞技术一般采用单次注射联合置管连续给药。神经阻滞可以非常有效地控制疼痛，并减少髋关节置换术后麻醉药的使用剂量。但它也有一些缺点，如由于需要精确调节阻滞平面，而使时间增加。虽然现今不管是否使用超声波均可通过神经感受器刺激技术完成定位，但仍需要熟练的麻醉师进行操作。此外，运动阻滞是比较常见的不良反应，故该

技术不能作为患者快速运动恢复方案的首选技术。

一、腰丛神经阻滞

腰丛神经阻滞是一种主要阻滞腰肌隔室内腰丛（L_2～L_4）及其相关的感觉神经(股神经、闭孔神经和外侧皮神经)的方法。它需要严格检测臀部的感觉变化。由于腰丛不仅通过腰肌,还通过腰方肌和髂肌下行,故产生了 Winnie 等研制的“3 合 1”技术[20]。腰丛神经阻滞适用于全髋关节置换术后的疼痛。由于腰肌区域这 3 个神经之间关系密切,故有研究采用单次注射和置管连续给药相结合的方式镇痛,效果最佳[21]。

二、坐骨神经阻滞

阻断坐骨神经主要影响 L_4～L_5 腹侧分支和骶神经丛(S_1～S_3),对髋关节周围镇痛的效果无明显影响。因此,坐骨神经阻滞主要用于全膝关节置换术[21]。

第 8 节　术中局部浸润镇痛

2005 年,Keer 和 Kohan 提出将罗哌卡因、酮咯酸和肾上腺素合剂的混合物溶于 150～200 ml 无菌生理盐水,关节周围注射进行镇痛[19]。他们对 325 例患者进行研究,结果显示,手术后的一段时间内,阿片类药物的使用剂量明显减少,疼痛控制令人满意,NRS 得分为 0～3 分,且大多数患者在术后 6 小时内可活动。自此,多个研究已经证明了该技术的优越性[22-24]。

术后局部静脉输注镇痛药

全髋关节置换术后 24 小时内,髋部局部置管输注与术前镇痛相同的镇痛药对疼痛治疗是否有益一直存在争议。在一项最新发表的研究中,Specht 等[5]表示,术后局部输注镇痛药并无任何临床疗效。

第 9 节　口服镇痛药

口服镇痛药是全髋关节置换术后 24～48 小时的主要辅助镇痛策略之一,也是术后第 2 天唯一的相关治疗。因此,目前临床多关注药物的镇痛效果及短期(7～10 天)应用的潜在不良反应。然而,无论采取何种镇痛技术,全髋关节置换术后 24 小时内仍需应用阿片类药物。但由于全髋关节置换术后镇痛方案的一些不良反应与阿片类药物相关,故在围手术期限制阿片类药物的使用已成为全髋关节置换术后多模式镇痛的主要原则。

一、新型阿片类药物

一些新型阿片类药物的缓释剂已经应用于小手术和全膝关节置换术的超前镇痛和术后镇痛,并取得了良好效果。尽管这些药物目前疗效喜人,但是否在髋关节周围大手术中有效仍需进一步证明[25,26]。

二、非甾体抗炎药

非甾体抗炎药(NSAIDs)包括环氧化酶-2(COX-2)抑制药,是大多数全髋关节置换术后多模式镇痛方案的组成部分。NSAIDs 理论上可能影响或延迟骨愈合和骨重建,这仍是动物实验的热点。但临床上尚无非骨水泥假体的无菌性松动与患者术后第 1 周应用 NSAIDs 关系的研究[27,28]。

事实证明,NSAIDs 对关节置换术后围手术期的疼痛控制非常有效,并可显著减少阿片类药物的使用剂量。

仍令人担忧的是，NSAIDs 可能引起胃出血，尤其是在与低分子肝素联合使用预防深静脉血栓形成时。Weale 等[29]对全髋关节置换术后的并发症进行研究，发现术后短期(7 天)使用酮咯酸并未出现出血、伤口引流量、渗漏或皮下血肿的增加。

三、加巴喷丁

加巴喷丁是一种非阿片类药物，应用于数个多模式镇痛方案。目前已证明，与安慰剂相比，加巴喷丁可有效地减少全膝关节置换术后阿片类药物的使用剂量[30]，但在接受全髋关节置换术的患者中，术前单次给药无效[31]。但丹麦 Hvidovre 医院的数据显示，术前持续 5 天多次给予加巴喷丁能有效地缓解术后疼痛，并减少阿片类药物的使用剂量。因此，需要进一步的研究证明全髋关节置换术患者应用加巴喷丁的最小剂量和确切疗效。

其他药物：此前的研究显示，氯胺酮在术后早期具有类阿片样效应。最新发表的随机对照研究显示，初次全髋关节置换术后患者采用静脉注射氯胺酮联合 24 小时氯胺酮持续泵入的方法可以显著降低术后前 24 小时阿片类药物的使用剂量，30 天后恢复水平更好，6 个月后慢性疼痛较少[32]。但这一有趣的现象有待进一步的研究证实。

第 10 节　患者教育

给予患者合理的期望值，并帮助他们做好全髋关节置换术的准备，可以非常有效地改善预后和患者的满意度。多数大医院在术前和术后，通过个人或团队的形式，使用各种教具对患者进行教育指导，如小册子和幻灯片等[33]，其内容包括疼痛的治疗方案及术后相关问题的详细介绍和指导[5]。

第 11 节　全髋关节置换术患者疼痛管理方案示例

表 6-17-1 介绍了研究者所在医疗机构的疼痛管理方案。所有的全髋关节置换术均采用后外侧入路，每年共完成 600 例全髋关节置换术，其中约 60 例是翻修。加上笔者每年约行 500 例全膝关节置换术，有 1100 例患者在术前 1 周内进行详细的术前告知会议，患者入院当天手术，术后数小时内即严格执行快速康复方案，术后平均住院时间为 2.8 天(手术日为第 0 天)。

表 6-17-1　2011 年 1 月研究者所在医疗机构给予初次髋关节置换术患者的疼痛治疗方案

术前		
对乙酰氨基酚缓释剂(缓释片)，2g，术前 1～2 小时		
鼓励所有患者采用“Sidney 半剂量脊椎麻醉”		
1.5ml 纯丁哌卡因(5mg/ml)和 1.5ml 等渗氯化钠		
术前镇静[氯胺酮作为镇痛药；为避免氯胺酮带来的心理不良反应，患者必须镇静(异丙酚)]		
丙泊酚(10mg/ml)输注(0.6×重量＝ml/h)，为患者镇静		
氯胺酮(5mg/ml)输注(0.3×重量＝ml/h)，镇痛		
术中		
局部浸润镇痛		
罗哌卡因(2mg/ml)	200mg	100ml

(待　续)

（续 表）

酮咯酸（30 mg/ml）	30 mg	1 ml
肾上腺素（1 mg/ml）	1 mg	1 ml
总计		102 ml
植入髋臼杯后，用 51ml 的混合溶液来多点注射/浸润关节囊、臀中肌和臀小肌；剩余的 51ml 在植入股骨柄后浸润小转子和臀大肌。将后外侧入路作为标准的手术方式		
酮咯酸（30mg/ml），15mg 静脉给药，在手术结束时（镇痛药）		
术后早期（术后第 1 个 24 小时）		
静脉注射芬太尼（50～100μg）（如果需要的话可重复）		
酮咯酸（30mg/ml），30mg 静脉给药×1（大多在晚上 22：00 时）		
对乙酰氨基酚（片）1g×4		
羟考酮（片剂）（速释吗啡），5mg（患者自控的镇痛泵）		
兰索拉唑（片）30mg×1，用于预防 NSAIDs 带来的胃肠道不良反应		
术后（术后 1～7 天）		
对乙酰氨基酚（片）1g×4		
布洛芬（片）400mg×4		
羟考酮（片剂）（速释吗啡），5mg（患者自控的镇痛泵）		
兰索拉唑（片）30mg×1		

所有患者，无论老年患者，还是年轻患者，无论是初次置换还是翻修，其镇痛治疗方案都是一致的。美国麻醉医生学会（American Society of Anesthesiologists，ASA）4 级的患者采用全身麻醉；其他患者推荐使用“Sidney 半剂量脊椎麻醉”，脊椎麻醉引起感觉和运动阻滞的时间一般在给药后 2 小时内，这使患者术后能早期活动。由于半剂量椎管内麻醉可能不会使患者完全麻醉，故进一步采用氯胺酮辅助镇痛。由于氯胺酮在极少数情况下可能使患者产生心理上的不良反应，所以一般使用异丙酚镇静。

在手术过程中，医生将 LIA 应用在肌肉和关节囊上，这是一种罗哌卡因、酮咯酸、肾上腺素和等渗氯化钠溶液的混合物。在手术结束时，静脉注射酮咯酸 15mg 作为进一步的镇痛治疗。

无论在术前还是术后，NSAIDs 都扮演主要的抗炎角色，从而减少额外的疼痛治疗。

在术后 24 小时内，大多数患者的治疗仅依赖镇痛泵内的对乙酰氨基酚和羟考酮，以及静脉途径的酮咯酸。如果疼痛剧烈，以致上述疗法无效时，可静脉注射芬太尼镇痛。手术中使用 LIA 浸润镇痛的方法一般可使术后 12～14 小时患者静息时的 VAS 评分保持在 2 分以下，活动时在 4 分以下。

从手术后的晨起，即应常规给予患者口服对乙酰氨基酚、布洛芬和羟考酮作为镇痛的基础治疗。只有极少数患者需要增加额外的镇痛治疗。在这些情况下，羟考酮缓释剂可能是首选疗法。

大多数患者会在术后 2～3 天出院。鼓励患者继续按标准口服方案用药 5～7 天，再过 2～3 天停止服用羟考酮，8～10 天停用布洛芬，最后当日常活动中没有明显疼痛时，再停止使用对乙酰氨基酚。

在手术后的最初几个小时内，恢复室的护士会非常密切地观察患者的变化。当患者回到病房后，每次发放镇痛药的前后，使用 NRS 0～10 分对其进行疼痛评估，每天至少 3 次。

第 12 节　总　结

全髋关节置换术的围手术期疼痛治疗应采用多模式镇痛，而大多数医院都针对疼痛管理、患者教育和关节周围注射等进行了详细的规定。目前，被公认的一套安全的全髋关节置换术后的疼痛管理方案包括：应用 NSAIDs、对乙酰氨基酚及阿片类缓释剂的超前镇痛；术中疼痛的治疗主要使用罗哌卡因、酮咯酸、肾上腺素和无菌生理盐水的混合物 100～150 ml 进行关节周围软组织注射；术后的疼痛管理主要通过口服酮咯酸、羟考酮和对乙酰氨基酚。通过疼痛管理，患者术后数小时内即可活动，约 90% 的患者在术后 2～3 天即可出院回家。

参考文献

[1] Choi PT, Bhandari M, Scott J, et al. Epidural analgesia for pain relief following hip or knee replacement. Cochrane Database Syst Rev, 2003, 3: CD003071.

[2] Kehlet H, Wilmore DW. Fast-track surgery. Br J Surg, 2005, 92: 3-4.

[3] Hogan MV, Grant RE, Lee Jr L. Analgesia for total hip and knee arthroplasty: a review of lumbar plexus, femoral, and sciatic nerve blocks. Am J Orthop, 2009, 38 (8): E129-E133.

[4] Kehlet H, Wilmore DW. Multimodale strategies to improve surgical outcome. A review. Am J Surg, 2002, 183: 630-641.

[5] Specht K, Leonhardt JS, Revald P, et al. No evidence of a clinical important effect of adding local infusion analgesia administrated through a catheter in pain treatment after total hip arthroplasty. A randomized double-blind and placebo-controlled clinical trial in 60 patients. Acta Orthop, 2011, 82(3): 315-320.

[6] International Association for the Study of Pain (IASP), Taxonomy Committee. Pain terms: a list with definitions and notes on usage. Pain, 1979, 6: 249-252.

[7] Melzack R, Katz J. Self-reproted and procedures for assessing pain in adults//MacMahon SB, Koltzenburg M. Wall and Melzack's textbook of pain. 5th ed. London: Elsevier Churchill Living-stone, 2006: 291-304.

[8] Jensen MP, Karoly P. Pain assessment in adult patients//Turk DC, Melzack R, editors. Handbook of pain assessment. 2nd ed. New York: The Guilford Press, 2001: 15-34.

[9] Decruynaere C. The measure of pain by self-report: use of Rasch analysis. Université catholique de Louvain: Institut d'Education Physique et de Réadaptation, 2007.

[10] Dworkin RH, Turk DC, Farrar JT, et al. Core outcome measures for chronic pain clinical trials: IMMPACT recommendations. Pain, 2005, 113(1-2): 9-19.

[11] Kehlet H, Dahl J. Anaesthesia, surgery, and challenges in postoperative recovery. Lancet, 2003, 362: 1921-1928.

[12] Indelli PF, Grant SA, Nielsen K, et al. Regional anaesthesia in hip surgery. Clin Orthop Relat Res, 2005, 441: 250-256.

[13] Vicusi ER, Parvizi J, Tarity TD. Developments in spinal and epidural anaesthesia and nerve blocks for total joint arthroplasty: what is new and exciting in pain management. AAOS Instruct Course Lect, 2007, 56: 139-148.

[14] Carr DB, Goudas LC. Acute pain. Lancet, 1999, 353: 2051-2058.

[15] Møiniche S, Kehlet H, Dajl JB. A qualitative and quantitative systematic review of preemptive analgesia for postoperative pain relief. The role of timing of analgesia. Anesthesiology, 2002, 96: 725-741.

[16] Rathmell JP, Pino CA, Taylor R, et al. In-

trathecal morphine for postoperative analgesia. A randomized, controlled, dose-ranging study after hip and knee arthroplasty. Anesth Analg, 2003, 108(5): 1452-1457.
[17] Gwirtz KH, Young JV, Byers RS, et al. The safety and efficacy of intrathecal opioid analgesia for acute post-operative pain. Seven years experience with 5969 surgical patients at Indiana University Hospital. Anesth Analg, 1999, 88(3): 599-604.
[18] Horlocker TT, Burton AW, Connis RT, et al. Practice guidelines for the prevention, detection, and management of respiratory depression associated with neuraxial opioid administration. Anes-thesiology, 2009, 110 (2): 218-230.
[19] Keer DR, Kohan L. Local infiltration analgesia: a technique for the control of acute postoperative pain following knee and hip surgery. A case study of 325 patients. Acta Orthop, 2008, 79(2): 174-183.
[20] Winnie AP, Ramamurthy S, Durrani Z. The inguinal paravertebral technique of lumbar plexus anesthesia: the "3-in-1" block. Anesth Analg, 1973, 52(6): 989-996.
[21] Dilger JA. Regional anesthesia: lower extremity nerve blocks. Anesthesiol Clin North Am, 2000, 18(2): 319-340.
[22] Andersen KV, Pfeiffer-Jensen M, Haraldsted V, et al. Reduced hospital stay and narcotic consumption, and improved mobilization with local and intraarticular infiltration after total hip arthroplasty. A randomized clinical trial of an intraarticular technique versus epidural infusion in 80 patients. Acta Orthop, 2007, 78 (2): 180-186.
[23] Andersen LJ, Poulsen T, Krogh B, et al. Postoperative analgesia in total hip arthroplasty. A randomized double-blinded, placebo-controlled study on preoperative and postoperative ropivacaine, keterolac, and adrenaline wound infiltration. Acta Orthop, 2007, 78 (2): 187-192.
[24] Parvataneni HK, Shah VP, Howard H, et al. Controlling pain after total hip and knee arthroplasty using a multimodal protocol with local periarticular injections: a prospective randomized study. J Arthoplasty, 2007, 22(6 suppl 2): 33-38.
[25] Hartrick CT. Tapentadol immediate release for the release of moderate-to-severe acute pain. Expert Opin Pharmacother, 2009, 10 (16): 2687-2696.
[26] Hartrick C, Van Hove I, Stegmann JU, et al. Efficacy and tolerability of tapendatol immediate release and oxycodone HCl immediate release in patients awaiting primary joint replacement surgery for end-stage joint disease: a 10-day, phase Ⅲ, randomized, double-blind, active-and placebo-controlled study. Clin Ther, 2009, 31(2): 260-271.
[27] Persson PE, Nilsson OS, Berggren AM. Do non-steroidal anti-inflammatory drugs cause endoprosthetic loosening? A 10-year follow-up of a randomized trial on ibuprofen for prevention of heterotopic ossification after hip arthroplasty. Acta Orthop, 2005, 76 (6): 735-740.
[28] Würnig C, Schwameis E, Bitzan P, et al. Six-year results of a cementless stem with prophylaxis against heterotopic bone. Clin Orthop Relat Res, 1999, 361: 150-158.
[29] Weale AE, Warwick DJ, Duvant N, et al. Is there a clinical interaction between low molecular weight heparins and non-steroidal aualgetics after total hip replacement? Ann R Coll Surg Engl, 1995, 77 (1): 35-37.
[30] Clarke H, Pereira S, Kenedy D, et al. Gabapentine decreases morphine consumption and improves functional recovery following total knee arthroplasty. Pain Res Manag, 2009, 14 (3): 217-222.
[31] Clarke H, Pereira S, Kenedy D, et al. Adding gabapentine to a multimodal regime does not reduce acute pain, opioid consumption or chronic pain after total hip arthroplasty. Acta Anaesthesiol Scand, 2009, 53(8): 1073-1083.
[32] Remérand F, Le Tendre C, Baud A, et al.

The early and delayed analgesic effects of ketamine after total hip artheroplasty: a prospective randomized, controlled, double-blind study. Anesth Analg, 2009, 109 (6): 1963-1971.

[33] McGregor AH, Rylands H, Owen A, et al. Does pre-operative hip rehabilitation advice improve recovery and patient satisfaction? J Arthroplasty, 2004, 19(4): 464-475.

第 18 章　导航在髋关节置换术中的应用

第18章

导航在髋关节置换术中的应用

Thomas Mattes, Ralf Decking

摘要 全髋关节置换术中假体的角度会影响术后脱位、关节活动度、聚乙烯磨损、骨盆骨溶解及假体移位[2,32]。为了降低人为操作在全髋关节置换术中造成的定位误差，10年前引进导航系统来提高手术的准确性[16,28]。更复杂的导航可用于股骨假体柄和髋臼联合导航，控制活动范围、撞击、偏心距改变，以及柄和髋臼杯的位置，但其比单用于髋臼杯的导航更具争议性。简单的装置可单独用于测量下肢长度。许多研究证实，相比于人为操作，在全髋关节置换术中应用导航技术，获得的髋臼杯方向和关节的解剖学旋转中心的精度更高。近几年，在来自全髋关节置换术的一些鼓励性经验中发现，用于髋关节表面置换术的先进应用软件在不断发展[30]。但截至目前，经济及情感因素限制其成为日常手术中的常规操作。导航的应用在教育和科学领域被熟知，但常被忽视。

Disclosure: Thomas Mattes is a paid consultant for Zimmer, Warsaw, USA. Aesculap, Tuttlingen, Germany, provided additional image material

T. Mattes (✉)
Department of Orthopaedics and Traumatology, Klinik am Eichert, Göppingen, Germany
e-mail: thomas@mattes.com

R. Decking
Department of Orthopaedics, St. Remigius Krankenhaus Opladen, Germany

关键词 准确性·并发症·经济·应用前景·硬件·髋关节表面置换术·髋关节手术·导航·疗效·应用和工作流程

第1节 概 述

研究显示，全髋关节置换术中植入物定位不当与早期并发症（如脱位、撞击及磨损逐渐增加造成早期松动风险）有明显的联系[2,9,11]。为此，20世纪90年代在骨科手术中引入了导航技术。CT、C形臂及无影像导航系统的临床准确性高，在全髋关节置换术的应用中效果较好[1,18,19]。现今，无影像导航系统常在全髋关节置换术中用于髋臼杯置换及下肢长度的测量，通过解剖学标记以获得所有需要的术中数据。目前，C形臂和CT导航不太重要。

与患者解剖相关的即时影像信息可对骨质准备和内植物的植入过程进行三维控制，而不依赖于患者体位及手术切口。很少有系统能对假体柄植入及术中功能测量进行导航。

几年前，在髋关节表面置换术即将兴起时，因为其手术技术精确度要求高，假体相应的导航也得到增强[26,30]。但是，即便证实导航技术在全髋关节置换术和髋关节表面置换术的常规临床应用中有作用，手术医生仍对其存在疑虑。手术医生很少选择使用额外的帮助，他们出于不同原因拒绝使用导航作为手术工具，除了某些解剖复杂的病

G. Bentley (ed.), *European Surgical Orthopaedics and Traumatology*,
DOI 10.1007/978-3-642-34746-7_86, © EFORT 2014

例。制约导航技术在全髋关节置换术中广泛应用的关键问题是费用较高,并且医疗保健系统正处在较高的经济压力下。

导航在全髋关节置换术中的发展和应用少于全膝关节置换术(total knee arthroplasty,TKA),这并没有详细的数据,对德国市场进行粗略估计,发现全髋关节置换术病例的导航需求率为 5%~10%。

一、导航硬件的发展现状

最新的导航系统与集成高分辨率触摸屏显示器的标准个人计算机配合使用,已取代以前笨重的导航图。之前系统崩溃的问题已成为过去,现在软件稳定。在全髋关节置换术中,使用带红外摄像机的光电追踪器已得到认可。因此,仪器上的反射器和动态参考载体可得到仪器和解剖的三维位置,并在术中轴向控制。新反应设备拥有特殊的几何结构,可见度及准确性增高,液体平面反应敏感性低,可弥补第 1 代反应球底部的污染造成的长时间可见度降低的问题,见图 6-18-1。一些带独立三脚架的摄像机和系统显示器有助于全髋关节置换术导航中获得理想的视距。为了在无菌环境中操作,绝大多数系统需要通过指示器激活。可应用覆盖远程遥控、脚踏开关或无菌覆盖触摸屏。专业导航设备取代临时的设备,用于标准入路和微创入路。弧形导航式髋臼锉手柄可在标准和微创入路中使用。为探究解剖结构,应用带螺钉或螺纹克氏针的动态参考载体(dynamic reference bodies,DRB)。对于股骨轨迹,可用骨钳或钢丝/螺钉固定。最后一种方法在髌上区的微创固定中至关重要。

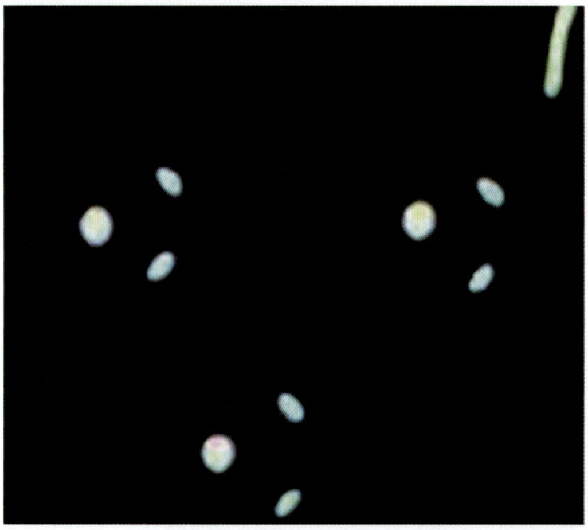

图 6-18-1 增加可视角度和降低液体污染敏感性的先进导航追踪器

二、导航系统的技术准确性

近几年,医学不同领域的多项研究从技术角度证实,导航系统的准确性高[8,18,19,23]。实验室研究证实,即使在比全髋关节置换术需要更高准确度的适应证中,导航系统具有可重复的高准确度(即低于 1°或 1mm)。在全髋关节置换术中,笔者应用无图像的 Navitrack™ 系统进行 X 线片下的尸体研究,结果显示,髋臼杯的定位具有高技术精度。旋转中心的平均精确度是 0.6mm,最大误差为 1.8mm,髋臼杯倾角的准确度是 1.7°,最大误差为 4.7°,前倾度的平均值为 0.9°,最大误差为 3.4°。据报道,髋关节表面置换术导航中有类似的技术数据[31]。虽然临床准确度低于实验室准确度,但仍在合理的范围内[7]。

第 2 节 全髋关节置换术导航的工作流程

当前,大多数的无图全髋关节置换术导航系统基于患者术中的数字化解剖标记计算出虚拟模型。原则上,导航可应用于全髋关节置换术中所有的手术技术和入路。通过持仪器使其在摄像机的视野内,仪器进行预调校准或自动完成校准。对于髋臼杯导航和仅下肢长度的应用,骨盆的动态参考载体固定是必需的。对于股骨假体柄定位及活动范围的记录,股骨侧额外的动态参考载体是必需的。骨盆动态参考载体可通过髋臼上区的外侧切口进行固定，或直接固定于棘上 2cm 髂嵴处。股骨动态参考载体最好穿过股外侧肌固定于股骨远端髁上前外侧（图 6-18-2）。固定稍近则会与仪器和钻头冲突。

动态参考载体固定后，必须探查解剖标记并计算虚拟模型。根据两侧髂前上棘和耻骨结节的解剖标记，采用指示器或超声设备（对于一个系统）计算骨盆的参考平面[14]。该软件计算前骨盆平面，并通过一个额外的矩形平面得到其坐标系统，以进一步计算仪器和假体的位置，并使其可视化。这在仰卧位的手术中很容易实现。使用专门装置，这一步骤需要约 5 分钟。对于侧卧位，探查髂嵴的前上方可能困难，也可能有不同的解决方法。盆腔动态参考载体固定采用仰卧位探查，然后定位，这种翻转技术准确，但耗时长。使用特殊的机械探查设备或其他概念计算参考平面，如髋臼横韧带[32]。然而，目前无一种方案得到普遍认可。但在获得参考点和坐标系统计算之后，可进行手术入路的优选。为计算旋转中心和髋臼平面，必须探查关节面的参考点和髋臼缘。为控制深度，需要获得髋臼窝额外的参考点。一些应用软件在钻定位孔后，于内表面使用额外的参考点，这样是有益的，如在髋臼发育不良的病例中。应用软件基于这些点计算出虚拟模型，并给出解剖旋转中心、直径及解剖髋臼入口平面的信息。一些系统还能识别空间坐标，从而可显示骨盆倾斜的校正值，见图 6-18-3。基于此模型，通过导航控制并完成骨骼准备的所有步骤。图 6-18-4 很好地显示出 Navitrack™ 系统提供的髋臼杯定位时的术中信息。

图像信息提供了髋臼锉或髋臼杯的实际位置，即髋关节中心（黄色点）、髋臼缘（绿色点）及髋臼窝内侧底部（蓝色点）。另外，在左侧边缘，解剖中心和髋臼杯旋转中心的毫米差在 x-y-z 坐标上显示出来。此外，通过左侧踝关节数据，图像上倾斜和前倾限制于解剖入口平面黄色部分。

图 6-18-5 显示导航测量下肢长度和偏心距的信息。通过试验和最终确定的假体柄和髋臼杯的位置，显示下肢长度和偏心距与解剖结构呈比例改变。通过计算新的下肢长度和偏心距，可虚拟改变假体头的尺寸，而不用频繁地脱位和更换样品头。在做假体柄的准备及定位时，复杂的应用软件使类似的数值可视化。图 6-18-6 显示假体柄的准备和假体植入时 Orthopilot 系统提供的详细信息，以及内翻-外翻位、前倾、下肢长和偏心距。髋臼杯和假体柄的位置及功能分析的关节数据可显示活动范围、撞击分析及偏心距和下肢长度的变化。通过这些

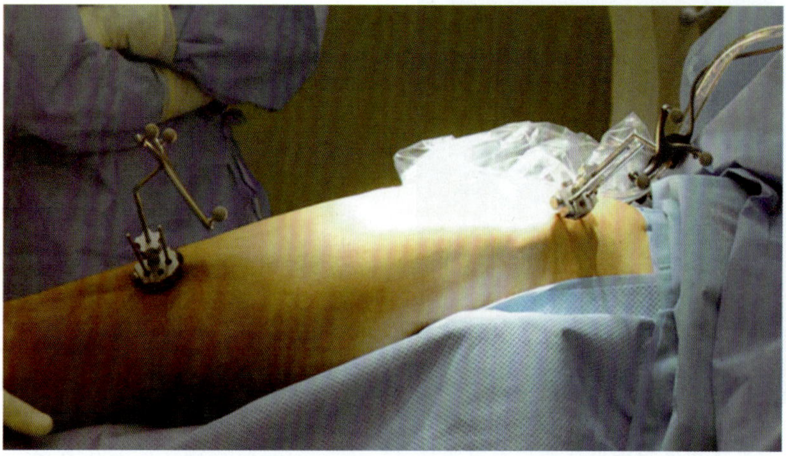

图 6-18-2 术中应用导航对股骨假体柄和髋臼杯进行定位和追踪定位

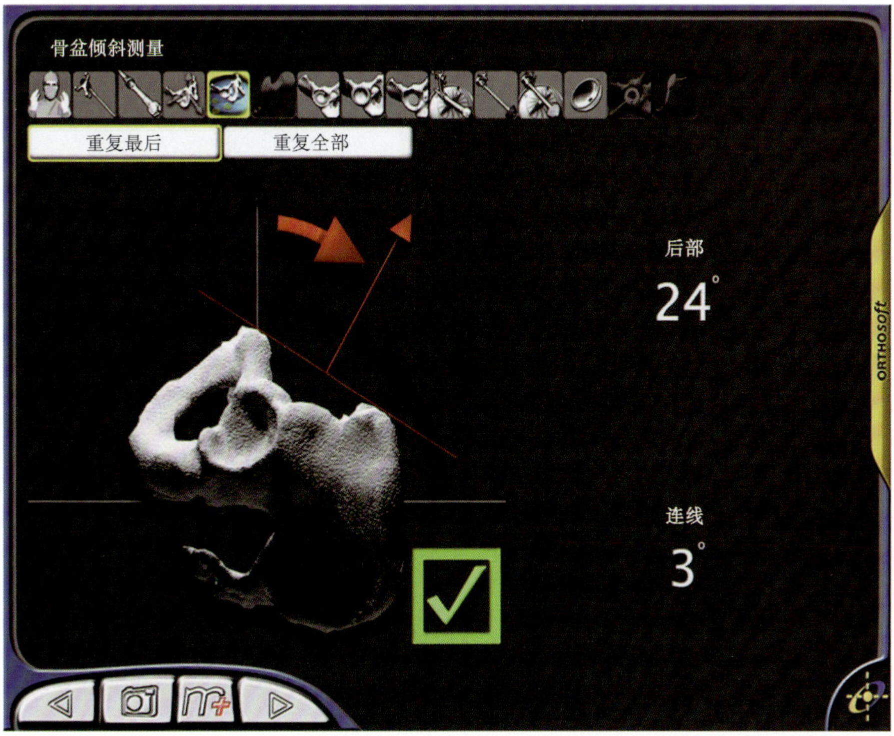

图 6-18-3 截图显示患者的真实位置。相对于屋内平面，前骨盆平面后倾 24°，左倾 3°

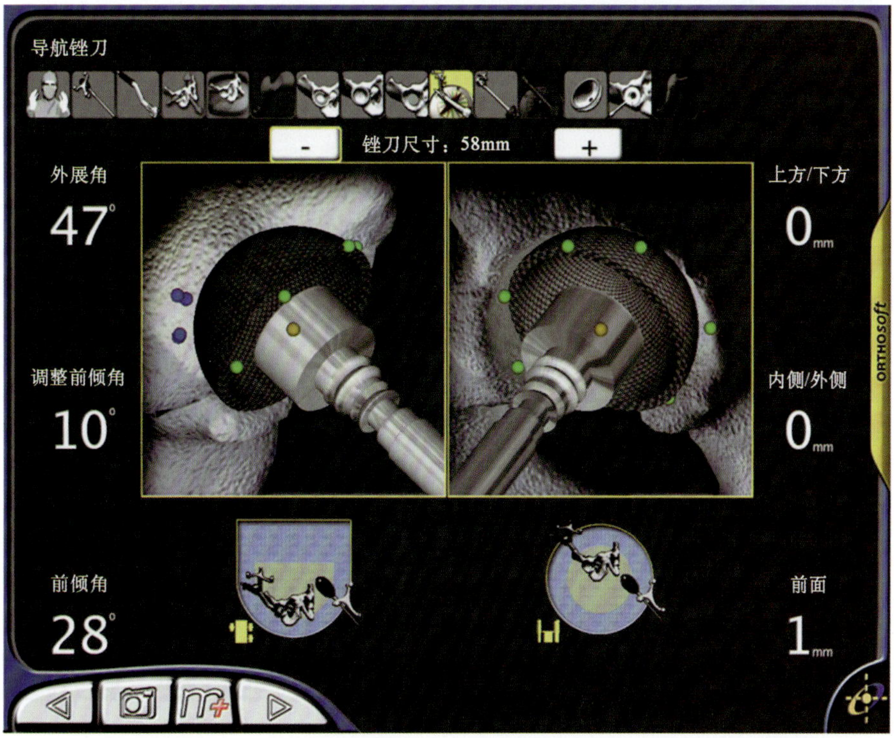

图 6-18-4 截图显示髋臼磨锉时锉刀的实际位置，以及虚拟模型相关的数字数据

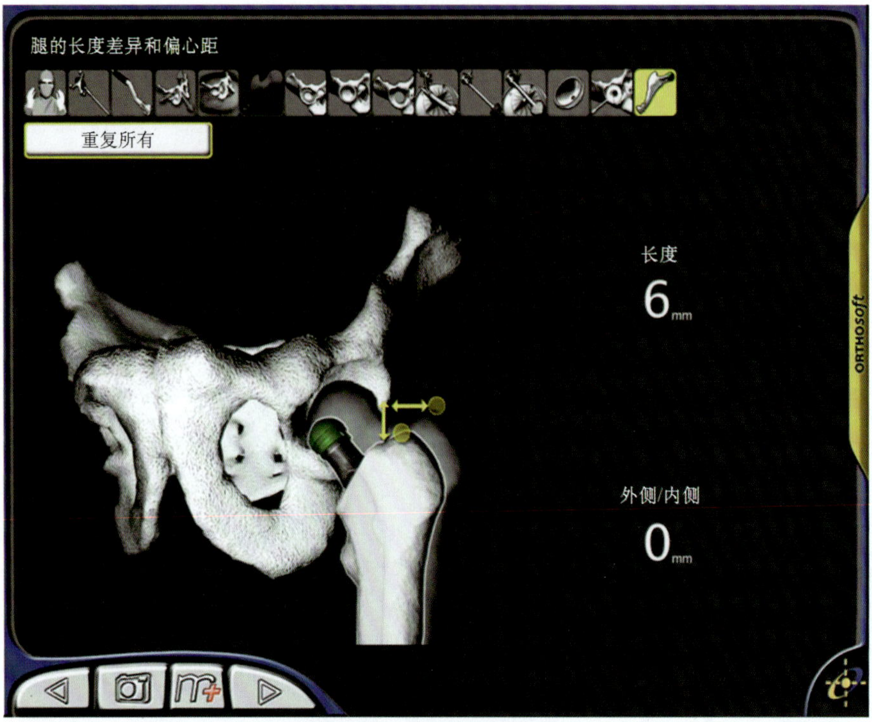

图 6-18-5 截图显示仅用于下肢长度测量的应用软件。加长 6mm,偏心距未变

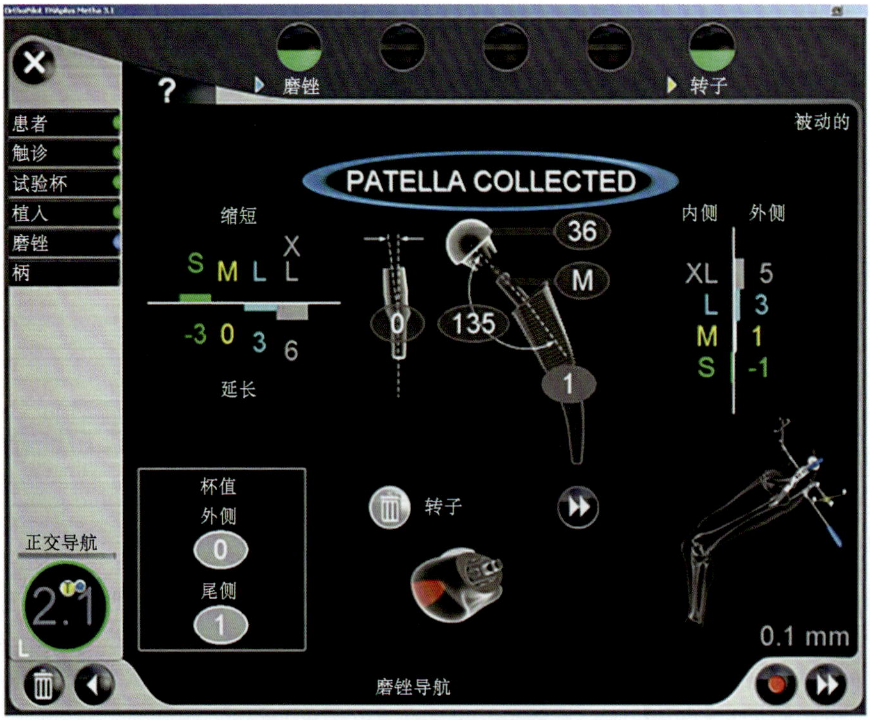

图 6-18-6 截图显示股骨磨锉导航,可视内翻和外翻位置、前倾角、下肢加长及偏心距改变。不同假体头尺寸影响的虚拟信息

系统，最后微调假体以最接近个体解剖。最终的假体选择和植入前，不同假体和假体头尺寸的虚拟信息可显示下肢长度、偏心距及可达到的活动范围。

与这些复杂的应用软件相反，大多数系统也可使用简单易用的、仅测量下肢长度的算法。

最后，导航将髋臼杯和假体柄的最终位置进行登记。这些数据被储存于患者的病历中，并可用于随访中的进一步分析。

第 3 节　髋关节表面置换术的导航

在髋关节表面置换术中，复杂的无图导航应用软件已上市。主要目的是为了减少手术误差，允许可重复性，并达到最佳的解剖复位[3]。前面介绍过的相同技术应用于髋臼杯导航。对于股骨假体，通过探查股骨头表面、粗隆处的股骨颈区域及髁上的解剖面来计算股骨的解剖模型。基于患者的个人资料，术中三维规划患者最佳的外翻角、前倾角、假体尺寸及假体覆盖（图 6-18-7）。在骨准备的过程中，对所有需要的参数能进行预计算及可视化。图 6-18-8 显示，如果存在潜在的切割风险，软件可能预先警告，以避免骨损伤。在髋关节表面置换术中，导航也可能分析活动范围和撞击原则，但目前应用的系统还未实施。

第 4 节　临床效果

近年来，许多研究证实了全髋关节置换术和髋关节表面置换术导航的可行性和准

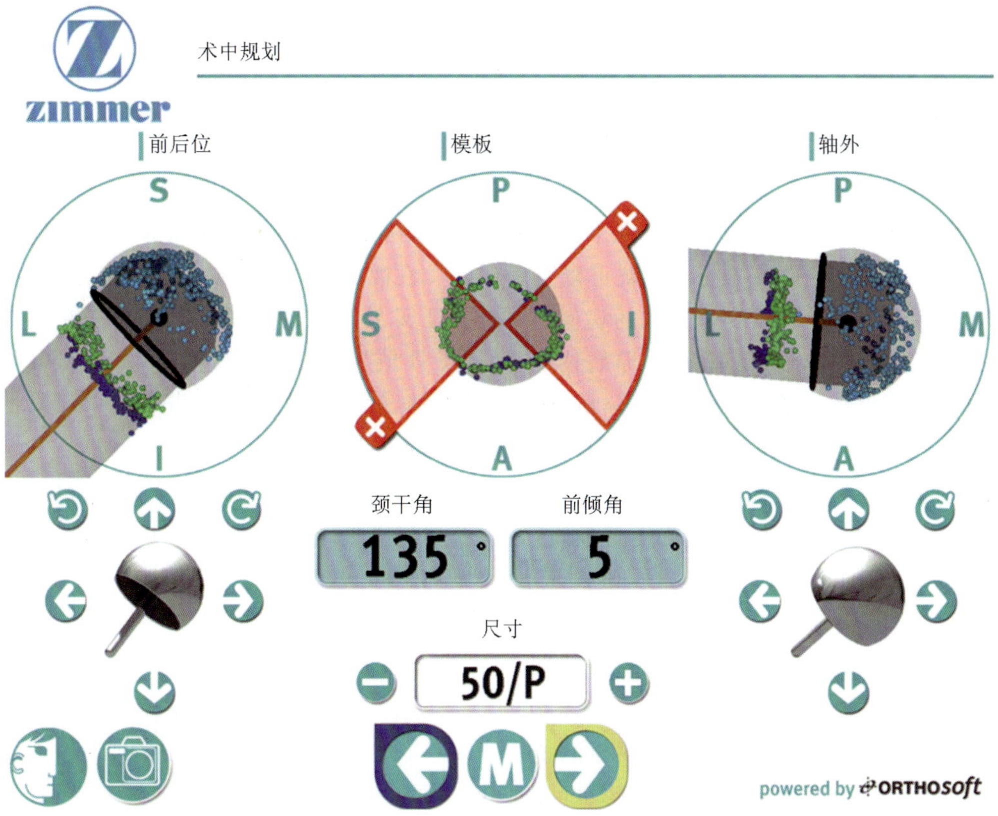

图 6-18-7　截图显示髋关节表面置换术中髋臼杯位置的规划。红色区域预警切割位置

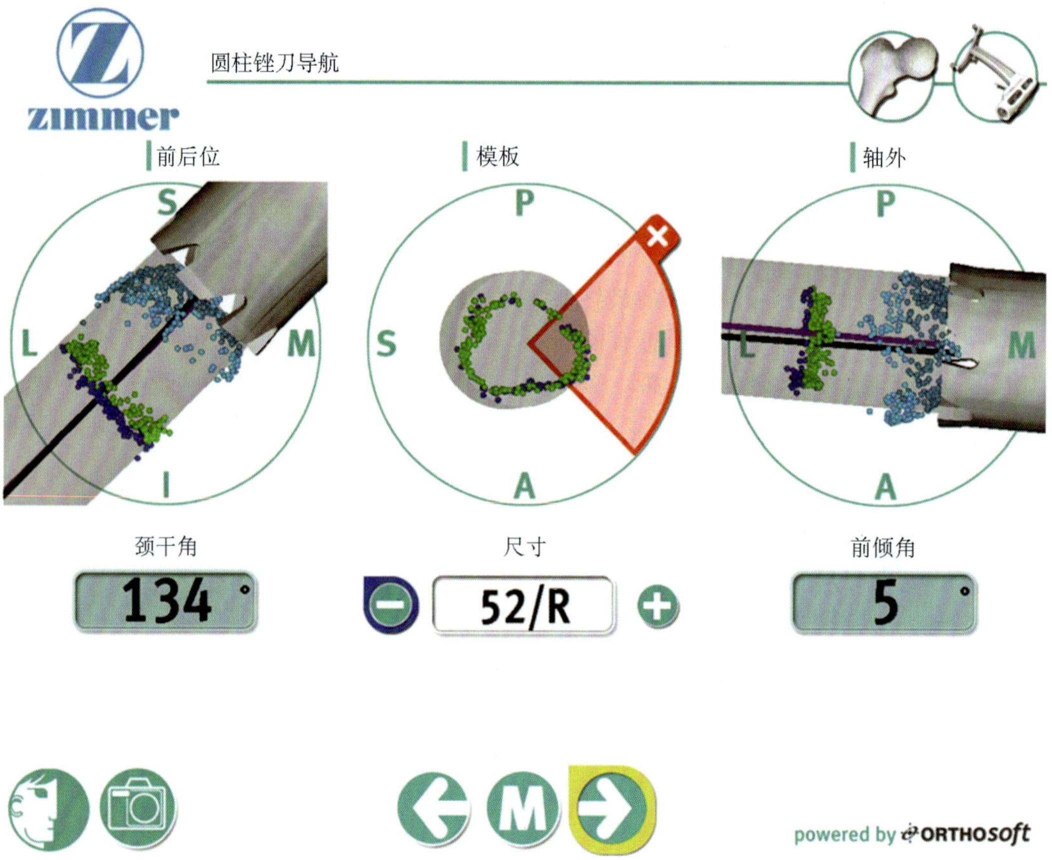

图 6-18-8 截图显示扩髓导航在实际位置(外侧区域)有切割风险

确性,主要集中于髋臼杯假体植入和下肢长度。Lewinnek[22]的研究显示,导航可降低异常值,并且假体位置在安全区域的病例增多。还有许多研究将人为操作与导航技术进行比较[5,12,15,17]。在一项 Meta 分析中,Ghandi[13]分析了 3 项相关的前瞻性随机研究,384 例全髋关节置换术中有 250 例应用计算机导航。相关文献显示,使用导航,髋臼杯假体植入的异常值下降 22%～41%,平均外展角和前倾角无明显差异。Beckmann[4]通过 5 项研究中 400 例患者的数据得到相同的结论。他指出,人为操作与导航组的平均髋臼杯倾角和前倾角无明显的统计学差异。导航使髋臼杯定位的变异度显著降低,且更多假体位于安全区域。Manzotti[24]称应用导航有利于下肢长度的恢复,可降低术后下肢不等长的发生率。

在髋关节表面置换术的导航中,一些研究证实了导航的可靠性,假体位置的术后 CT 评估与术中测量高度一致。Olsen 称应用导航可减少操作误差,并预计可能降低股骨颈骨折的发生率。

但尚无报道显示,与人为操作相比,全髋关节置换术导航和髋关节表面置换术导航在早期功能疗效、降低并发症发生率或长期疗效上具有优势。

第 5 节 并发症、缺点、经济性

导航的一个特定风险是动态参考载体固定的针道感染和股骨侧的针道骨折。在全髋关节置换术中，两者均罕有报道。在全膝关节置换术的导航操作中，其发生率高达 1.3%[6]。

应用导航的一个相对缺点是手术时间显著延长，每例多达 45 分钟。学习曲线后，这一延长时间可减少到可接受的范围，髋臼杯导航延长 5～10 分钟，股骨假体柄和髋臼杯导航延长 10～20 分钟。在全髋关节置换术的导航中，最关键的步骤是参考坐标系的准确性，尤其是在侧卧位时。在获取皮肤标记时，探查误差是已知的，并可能会引起系统误差。倾角相对稳定，前倾角的系统误差最大值为 17°，最小值为 4°（范围 13°）。前倾角相对于对侧，单侧升高棘前标记引起的误差值最大。每步 5mm 的参考误差会引起约 1°的前倾角误差。探测标记的中位或偏位在 30mm 内时，不会改变计算的髋臼杯角度。

Sendtner[29]也报道了未覆盖的外侧，并登记了骨盆平面时的前倾角误差。为减少这种误差，应在骨表面经皮探查确定标记。另一个降低探测误差的解决方法是应用超声[20]，其临床效果好，但是会增加操作费用。

第 6 节 前景展望和经济影响

目前，在绝大多数医疗保健系统中，保险公司不会对应用导航产生的额外费用进行补偿。附加的时间、一次性用品及系统应用的费用，每例高达 440 欧元[31]。所有患者常规应用导航，费用也许会降低。Cerha[10]计算在较少数量的全膝关节置换术患者中使用导航时，其额外费用高达 1500 欧元。如果一个系统每年应用导航 500 例，且使用不少于 10 年，预计其费用将可能降低至 126 欧元。关于并发症发生率的降低、早期功能恢复较好及假体寿命延长等长期经济效应，目前尚无相关资料。

将来，临床可能会降低医疗保健系统应用导航的费用。考虑整个手术过程，全髋关节置换术中应用导航的经济效应必须包括由于手术技术不精湛及对个体解剖估计不足导致失败而产生的费用。应用导航可减少脱位的发生，从而整体提高功能预后，降低过高的并发症发生率，提高生存率。这样可以间接降低总费用。

导航是目前最精确的技术，可以收集真正的最终三维假体位置数据。虽未证实，但据估计，投资导航并将导航数据与临床数据和 X 线片数据相结合，用于将来植入假体的登记，可为中长期随访及失败病例的分析提供更有价值的信息。导航也有助于假体和手术技术的发展。已证实，全髋关节置换术微创入路可降低假体脱位，并且相对于手法操作，导航可额外提供三维信息。

大多数情况下，经验丰富的外科医生，无论是否在全髋关节置换术中应用导航，通常会有类似的结果。导致拒绝使用导航的一个常见错误观念是，手术医生期望导航告诉他们应该怎样去做。实际上，导航只能以一种高精确度的方式向医生展示其所做的事情。在很多手术中，医生的经验使其在不使用导航的情况下也能获得满意的治疗效果，但术前无法预测。

相对于通过术前计划来获得好的假体位置，导航更精确。可视化复杂三维互动和虚拟术中模拟能作为减少术后疗效差的“安全带”。

另一种可能是把导航加入外科医生技能的培训中，从而尽可能地降低学习曲线。

目前，导航系统仍没有得到充分应用。无论是工业界还是医学界，均面临着巨大的经济压力，进一步发展导航使其更方便地日常使用会比较困难。

第 7 节 总 结

由于经济、情感和技术原因，全髋关节

置换术的导航在临床中的应用还远远不够。即便作业系统可解决不同的复杂情况，如只进行下肢长度测量的应用软件，髋臼杯定位的应用软件，或假体柄和髋臼杯位置的所有重要参数的完整导航，但很少有外科医生常规应用导航。该系统的技术准确性已得到验证，并且人体工程学软件和设备已常规应用。临床数据显示，与人为操作相比，假体植入定位结果的重复性和可靠性高，准确性提高，异常值显著减少。

导航为手术医生提供患者个体解剖的可视化三维信息。根据这些解剖标记，仪器进行精确测量，定位假体，并做额外的术中功能分析。这些图像及其他信息可"扩展手术医生的思维"，使其认识并体会不同髋关节的个体特点，从而更好地选择植入的假体。对于常规应用导航是否会影响功能预后、降低全髋关节置换术术后早期及晚期的翻修率，还没有证据支持。为证明未知的导航费用合理，有必要进一步对比全髋关节置换术是否应用导航的临床疗效。从外科医生的角度来说，在全髋关节置换术假体植入中应用导航，需要更开放的系统，以及假体位置明确，并不只关联少量的假体。将导航作为假体最终位置的测量系统，进行数据分析，并对病例进行长期随访。但这仍是未来的一个挑战。

参考文献

[1] Abbot AE, Ko BH, Shrivastava N, et al. Evaluation of the accuracy of three CT-free surgical navigation systems in total knee arthroplasty (TKA) using a coordinate measuring machine. Surg Technol Int, 2008, 17: 236-241.

[2] Ali Khan MA, Brakenbury PH, Reynolds IS. Dislocation following total hip replacement. J Bone Joint Surg Br, 1981, 63-B(2): 214-218.

[3] Bailey C, Gul R, Falworth M, et al. Component alignment in hip resurfacing using computer navigation. Clin Orthop Relat Res, 2009, 467(4): 917-922.

[4] Beckmann J, Lüring C, Tingart M, et al. Cup positioning in THA: current status and pitfalls. A systematic evaluation of the literature. Arch Orthop Trauma Surg, 2009, 129(7): 863-872.

[5] Beckmann J, Stengel D, Tingart M, et al. Navigated cup implantation in hip arthroplasty. Acta Orthop, 2009, 80(5): 538-544.

[6] Beldame J, Boisrenoult P, Beaufils P. Pin track induced fractures around computer-assisted TKA. Orthop Traumatol Surg Res. 2010, 96(3): 249-255.

[7] Blendea S, Troccaz J, Ravey JN, et al. Image-free cup navigation inaccuracy: a two-study approach. Comput Aided Surg, 2007, 12(3): 176-180.

[8] Broers H, Jansing N. How precise is navigation for minimally invasive surgery? Int Orthop, 2007, 31(Suppl 1): S39-S42.

[9] Callaghan JJ, Salvati EA, Pellicci PM, et al. Results of revision for mechanical failure after cemented total hip replacement, 1979 to 1982. A two to five-year follow-up. J Bone Joint Surg Am, 1985, 67(7): 1074-1085.

[10] Cerha O, Kirschner S, Günther KP, et al. Cost analysis for navigation in knee endoprosthetics. Orthopade, 2009, 38(12): 1235-1240.

[11] Coventry MB, Beckenbaugh RD, Nolan DR, et al. 2,012 total hip arthroplasties. A study of postoperative course and early complications. J Bone Joint Surg Am, 1974, 56(2): 273-284.

[12] Dorr LD, Hishiki Y, Wan Z, et al. Development of imageless computer navigation for acetabular component position in total hip replacement. Iowa Orthop J, 2005, 25: 1-9.

[13] Gandhi R, Marchie A, Farrokhyar F, et al. Computer navigation in total hip replacement: a meta-analysis. Int Orthop, 2009, 33(3): 593-597.

[14] Hasart O, Poepplau BM, Asbach P, et al. Ultrasound-based navigation and 3D CT com-

pared in acetabular cup position. Orthopedics,2009,32(10 Suppl):6-10.

[15] Hassan DM,Johnston GH,Dust WN,et al. Accuracy of intraoperative assessment of acetabular prosthesis placement. J Arthroplasty, 1998,13(1):80-84.

[16] Jaramaz B,DiGioia 3rd AM,Blackwell M,et al. Computer assisted measurement of cup placement in total hip replacement. Clin Orthop,1998,354:70-81.

[17] Jenny JY,Boeri C,Dosch JC,et al. Navigated non-image-based positioning of the acetabulum during total hip replacement. Int Orthop,2009,33(1):83-87.

[18] Kalteis T,Beckmann J,Herold T,et al. Accuracy of an image-free cup navigation system-an anatomical study. Biomed Tech (Berl), 2004,49(9):257-262.

[19] Khadem R,Yeh CC,Sadeghi-Tehrani M,et al. Comparative tracking error analysis of five different optical tracking systems. Comput Aided Surg,2000,5(2):98-107.

[20] Kiefer H,Othman A. Ultrasound vs pointer palpation based method in THA navigation:a comparative study. Orthopedics,2007,30(10 Suppl):S153-S156.

[21] Kumar MA,Shetty MS,Kiran KG,et al. Validation of navigation assisted cup placement in total hip arthroplasty. Int Orthop,2011, 36:17-22.

[22] Lewinnek GE,Lewis JL,Tarr R,et al. Dislocations after total hipreplacement arthroplasties. J Bone Joint Surg Am,1978,60(2): 217-220.

[23] Liodakis E,Chu K,Westphal R,et al. Assessment of the accuracy of infrared and electromagnetic navigation using an industrial robot:Which factors are influencing the accuracy of navigation? J Orthop Res,2011 doi:10. 1002/jor. 21429.

[24] Manzotti A,Cerveri P,De Momi E,et al. Does computer-assisted surgery benefit leg length restoration in total hip replacement? Navigation versus conventional freehand. Int Orthop,2011,35(1):19-24.

[25] Nogler M,Mayr E,Krismer M,et al. Reduced variability in cup positioning:the direct anterior surgical approach using navigation. Acta Orthop,2008,79(6):789-793.

[26] Olsen M,Schemitsch EH. Avoiding short-term femoral neck fracture with imageless computer navigation for hip resurfacing. Clin Orthop Relat Res,2010,469:1621-1626.

[27] Ottersbach A,Haaker R. Optimization of cup positioning in THA-comparison between conventional mechanical instrumentation and computer-assisted implanted cups by using the orthopilot navigation system. Z Orthop Ihre Grenzgeb,2005,143(6):611-615.

[28] Von Recum J,Wendl K,Korber J,et al. CT-free image guided acetabulum navigation in clinical routine. Unfallchirurg,2003,106 (11):929-934.

[29] Sendtner E,Schuster T,Wörner M,et al. Accuracy of acetabular cup placement in computer-assisted,minimally-invasive THR in a lat-eral decubitus position. Int Orthop,2010, 35:809-815.

[30] Schnurr C,Nessler J,Meyer C,et al. How accurate is image-free computer navigation for hip resurfacing arthroplasty? Ananatomical investigation. J Orthop Sci,2009,14(5): 497-504.

[31] Schnurr C,Münnich U,Eysel P,et al. Computer-assisted joint replacement surgery. Versicher-ungsmedizin,2010,62(1):16-19.

[32] Viste A,Chouteau J,Testa R,et al. Is transverse acetabular ligament an anatomical landmark to reliably orient the cup in primary total hip arthroplasty? Orthop Traumatol Surg Res,2011,97(3):241-245.

[33] Yoder SA,Brand RA,Pedersen DR,et al. Total hip acetabular component position affects component loosening rates. Clin Orthop, 1988,228:79-87.

第 19 章　全髋关节置换术后的并发症——术后脱位

第 19 章

全髋关节置换术后的并发症——术后脱位

Klaus-Peter Günther, Stephan Kirschner, Maik Stiehler, Albrecht Hartmann

摘要 全髋关节置换术后的脱位经常引起疼痛,并且显著影响患者的功能和精神状态,这一问题困扰着广大患者和医务人员[4]。对全髋关节置换术后的并发症进行评估和治疗相当具有挑战性。近 1/3 的患者需要进行一次或多次手术来纠正这种不稳定[20]。

为了正确处理一次甚至多次脱位,有必要了解导致人工关节不稳定的各种因素。本章的目的在于回顾假体脱位的相关危险因素,并介绍预防和治疗脱位的基本原则。

关键词 急性非手术治疗 · 分级 · 脱位 · 髋关节置换术 · 机制 · 疗效 · 危险因素 · 手术治疗

K.-P. Günther(✉) · S. Kirschner · A. Hartmann
Department of Orthopaedic Surgery, University Hospital Carl Gustav Carus Dresden, Medical Faculty of the Technical University Dresden, Dresden, Germany
e-mail: klaus-peter.guenther@uniklinikum-dresden.de;
stephan.kirschner@uniklinikum-dresden.de;
albrecht.hartmann@uniklinikum-dresden.de

M. Stiehler
University Centre for Orthopaedics and Traumatology, University Hospital Carl Gustav Carus, Dresden, Germany
e-mail: maik.stiehler@uniklinikum-dresden.de

G. Bentley (ed.), *European Surgical Orthopaedics and Traumatology*,
DOI 10.1007/978-3-642-34746-7_117, © EFORT 2014

第 1 节 髋关节置换术后脱位的发生率

据报道,首次髋关节置换术后脱位的发生率为 0.5%～10.0%[20,31],翻修后其发生率增加至 10%～25%。这种广泛的差异性反映出研究设计和病例构成的不同。

通过最近一项全国范围内全髋关节置换术后翻修的流行病学调查,Bozic 等[5]发现,在全美范围内,术后脱位是首次全髋关节置换术后再干预的最重要的因素(22.5%),其次是力学松动(19.7%)和感染(14.8%)。但这项观察结果与澳大利亚和瑞典的全国关节注册学会得到的数据是有差别的。在澳大利亚,全髋关节置换术最常见的原因是松动/溶解(29.9%),其次是假体脱位(27.6%)[1]。在瑞典[2],2008 年再次手术最常见的原因也是无菌性松动,其次是假体脱位。作为最常见的翻修原因,松动和脱位的发生率在初次手术后显示出随时间的不均匀分布。在瑞典,术后 2 年内行翻修手术的主要原因是脱位(>39%),而 10 年后只有不到 5%的翻修是由脱位导致的。

2 次或 2 次以上的脱位被称为复发性脱位,首次发生脱位的患者中有 10%～

60%会发生再次脱位[20]。

第 2 节 脱位的危险因素

一个合理且安全的关节置换术后的活动范围(range of motion,ROM)通常会受到患者解剖结构、假体设计及假体位置的影响。因此,各种与患者解剖特征、假体类型和位置及手术技术相关的危险因素,都应该考虑。

一、与患者自身相关的危险因素

任何削弱肌肉组织和损害髋关节周围软组织的情况,都可能导致髋关节的内在稳定性下降[11]。因此,有髋关节手术史(图 6-19-1)、神经肌肉疾病及外展肌群肌力减弱的患者(图 6-19-10),都是全髋关节置换术后脱位的危险人群。此外,大多数学者认为,年龄增长和老年人股骨颈骨折是全髋关节置换术后脱位的主要危险因素。他们认为这些因素往往与髋关节周围肌肉组织肌力减弱和软组织张力变差伴随发生。

女性是脱位的主要危险因素,比男性更容易发生晚期脱位[11]。但其原因尚不清楚。

其他与患者相关的因素包括痴呆和不遵从医嘱的行为[31]。

二、与假体相关的危险因素

全髋关节置换术后无脱位的髋关节的活动范围受设计参数的影响,包括髋臼杯的开放平面设计、颈干角和股骨假体的水平偏心距。最近的生物力学研究[19]表明,由于假体之间的相互作用,较大直径的股骨头可以减少发生再脱位的风险。由于假体的头颈比随股骨头尺寸的增大而增加,故术者认为增大股骨头尺寸也可提高髋关节的稳定性。在保证假体位置正确和骨质摩擦得到有效避免的情况下,这项假说也是可以成立的。

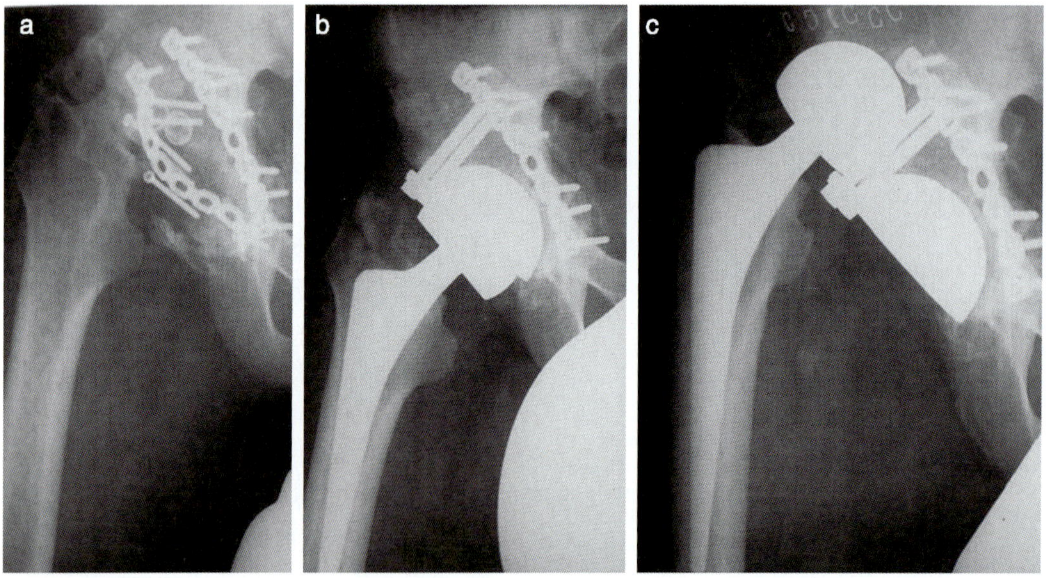

图 6-19-1 男性患者,45 岁,严重创伤后髋关节骨关节炎

a. 2003 年的术前 X 线片;b. 全髋关节置换术(大头)后的结果;c. 由于软组织功能不全导致的不稳定

髋臼杯臼缘的提高也能增加稳定性。Hamilton 等[11] 回顾性研究应用臼缘和唇线增高或正常的髋臼杯后，髋关节脱位发生率的相关文献。结果发现，当术者植入修正后的唇线后，初次全髋关节置换术和翻修全髋关节置换术后的脱位发生率明显降低。该研究也讨论了潜在的缺点（碰撞、磨损增加及假体松动）。

三、与术者相关的危险因素

术者和（或）手术相关的危险因素可能对手术结果产生很大影响，尤其是重建时的假体位置和偏移偏心距。

（一）假体位置

股骨和髋臼假体的位置错误会引发碰撞和脱位。髋臼杯过于垂直和过多或过少前倾（图 6-19-2 和图 6-19-11a）是最显著的危险因素。Lewinnek 等[25] 的一项研究中纳入 300 例全髋关节置换术患者，描述了髋臼杯植入的“安全区域”，观察到 9 例脱位（3%）。当髋臼杯前倾 15°±10°，倾角（外侧开口）为 40°±10°时，脱位的发生率为 1.5%，超出该范围时，脱位的发生率为 6.1%。虽然这组数据未发现减小的前倾角与后脱位的相关性，但髋臼组件的后倾很可能是一个危险因素。Callanan 等[6] 最近通过大队列研究发现，仅有约 50% 的髋臼杯位于 30°～45°外展、5°～25°前倾的理想位置。位置错误的概率与手术入路（微创入路风险增加）、术者经验不足及患者肥胖有关。尽管可以就脱位与撞击风险的相关性对上述提议的外展率进行讨论，但是调查显示，髋臼杯的位置仍是影响关节置换术效果的重要因素。计算机辅助导航可以有效避免植入偏差，这是一种有效减少术后脱位的方法。尽管有报道称导航可以提高假体植入的准确性[14]，但现有文献并未提供有力的证据证明导航可有效地应用于全髋关节置换术。

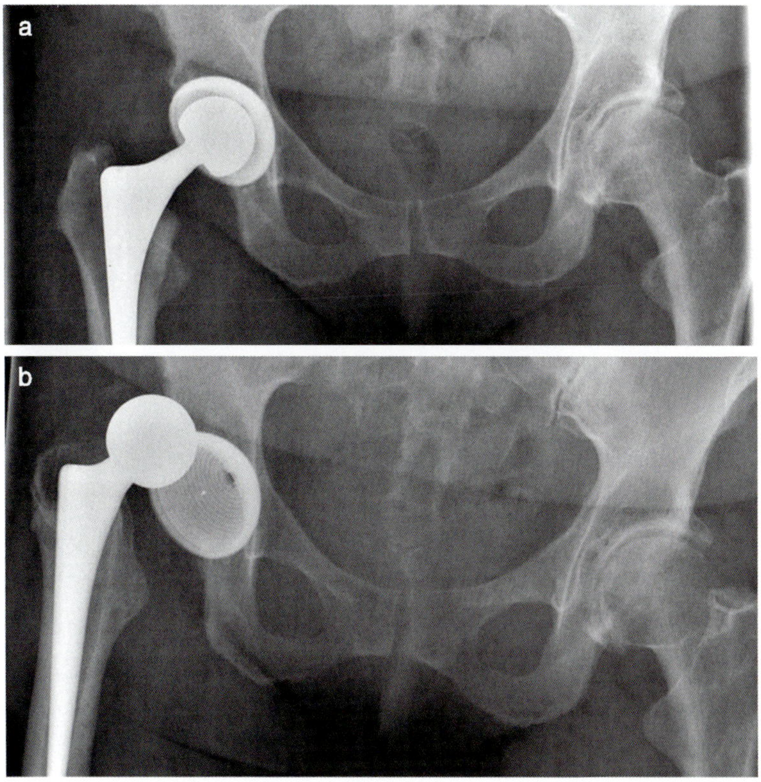

图 6-19-2　骨盆前后位 X 线片显示全髋关节置换术
a. 髋臼杯过度前倾；b. 前脱位

除了髋臼的位置外，髋关节置换术后关节的活动范围可受设计参数和假体柄方向的影响。Widmer 等[32]建立了一套全髋关节置换术数学模型，这套模型可以确定髋臼杯的倾斜和前倾及股骨假体柄的旋前，以实现最大限度的活动范围，并尽量减少杯-颈之间的碰撞。Widmer 等不仅考虑了髋臼和股骨假体的定位，还考虑了其他参数，如颈干角、头颈比和髋臼开口平面的设计等，它们的“安全区域”比 Lewinnek 等[25]所预想的要小。根据这一模型，髋臼杯应该倾斜 40°～45°，前倾 20°～28°。此外，髋臼杯的前倾应加上 0.7 倍的股骨假体柄旋前，等于 37°。

髋臼杯的前倾与假体柄的旋前是相对应的。过多的内旋会减少关节的屈曲，过多的外旋会减少伸直、内收和外展运动。尽管最基本的问题仍是术者是否能达到较高的准确度，但根据经验可推断，髋臼杯的倾斜和前倾、假体柄的旋前及假体的设计参数都是高度独立的因素[32]。

总的关节运动范围不仅取决于假体的设计和位置，也依赖于患者的骨性解剖。Kessler 等[16]在计算机模型下，结合骨盆、股骨的骨性解剖，进行了无关节碰撞的运动范围的试验。他们发现，在所有测试的患者中，约 44％患者的骨性碰撞先于假体组件的碰撞。任何条件下减少髋关节置换术的偏心距，都可能增加脱位的发生风险。例如，髋臼杯过度的内植，较大的颈干角结合较短的股骨颈，以及由于解剖异常或前次手术造成的骨性突起。骨性突起可以出现在大转子和髂骨翼之间，也可以发生在小转子和坐骨之间。这 2 个因素在临床上容易被低估，术者术中应时刻检查是否有骨性突出。

(二)手术入路

目前，仍在讨论手术入路对全髋关节置换术后脱位的发生率的影响。与前外侧入路和直接外侧入路相比，后侧入路有较高的脱位风险。近期，Cochrane 协作网的一项回顾性研究发现，后侧入路和直接外侧入路的脱位发生率相当[15]。尽管目前文献的质量和数量比较有限，难以得出确切的结论，但有必要强调，后侧入路对假体植入后关节囊修复的影响。如果关节囊得到有效修复，其脱位风险会显著降低。Kwon 等发表的综述证实了这一观点[21]。他们发现如果修复关节囊，采用前外侧入路、外侧入路和后外侧入路的脱位发生率相当。然而，采用后侧入路时，不进行软组织修复的术后脱位风险是进行软组织修复时的 8 倍。

(三)学习曲线

最后，必须强调的是，增加术者的经验可能会降低脱位的发生风险。Hedlundh 等[12]在瑞士 3 家大医院研究了学习曲线对脱位发生率的影响。在 4230 例均应用后侧入路的初次全髋关节置换术患者中，有 129 例术后发生脱位(3％)。由经验不足的术者完成的手术的脱位发生率是有经验医生的 2 倍。脱位的发生率随着术者手术次数的增加而趋于平稳，并在约 30 例手术后保持稳定。每进行 10 例初次髋关节置换术，脱位的发生风险降低 50％。可以认为，随着术者经验的增多，术者关于脱位的理论知识得到提高，并且转化为临床技能。

第 3 节　不稳定的分类

全髋关节置换术后脱位的治疗方法和预后取决于病因、不稳定的类型和时间。

一、脱位的病因

最重要的是寻找脱位的病因。尽管不稳定是由多因素造成的，但必须找到一个或多个主要的影响因素。Dorr 等[10]提出了髋关节不稳定的分类，包含 3 类：①由患者不恰当的体位引起(碰撞是危险因素)的不稳定。②软组织不平衡导致的不稳定。③假体位置不恰当导致的不稳定。

由于这几项因素可能同时存在，Dorr 和 Wan 等[9]改变了分类系统，添加了第 4 类，即软组织不平衡和假体位置不恰当同时引起的不稳定。由于脱位病因的复杂性，这种分类并未得到广泛应用。但笔者认为，可以把它当作是手术治疗前的完整检查内容（图 6-19-3a）。

二、脱位的发生机制和方向

急性脱位患者常存在患肢的疼痛性短缩和外旋。错位的类型不能指明脱位的方向。但如果掌握患者的详细病史，那么基本可以区分 3 种不同的脱位类型：①在平卧位或站立位时，过伸和（或）极度外旋容易引起前脱位。②过度屈曲和髋关节内旋可导致后脱位（最常见的情况是坐位时髋部屈曲过大，躯干旋至另一侧，或从座位上起立）。③当患者主诉有各种不同动作时，必须考虑多方向的不稳定性[11]。

三、脱位的时间

根据 Hamilton 等[11]的说法，在因特定原因而发生脱位的情况下，可以确定 3 个典型的时间范围：①发生在术后 3 个月内的早期脱位。这一时期患者表现出最大的不稳定风险（由于尚未成熟的瘢痕形成和软组织松弛）。②术后 3 个月至 5 年。这一时期的脱位通常是由假体位置错误和（或）骨骼肌功能障碍引起。③术后 5 年后的晚期脱位。可由磨损碎屑引起，导致滑囊炎和新关节囊扩张或功能不全。

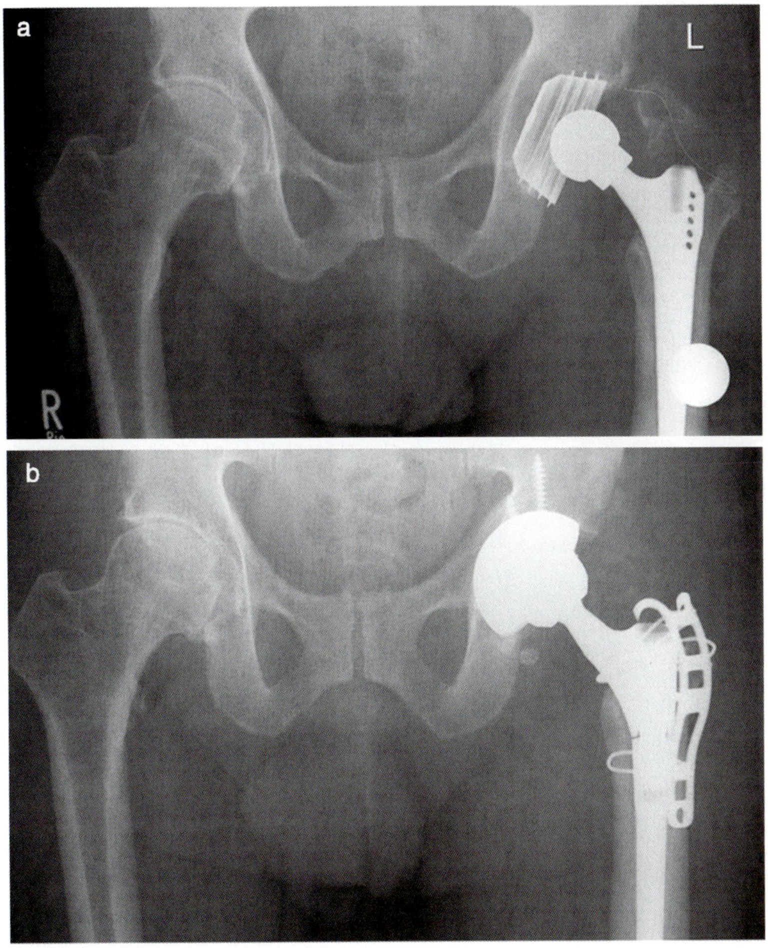

图 6-19-3 男性患者，75 岁，髋关节不稳定是由多因素造成的

a. 大转子脱位导致严重的外展肌损伤，以及初次全髋关节置换术时的高杯倾角导致复发性脱位；b. 治疗包括髋臼杯置换和转子复位

由于关节囊具有高度的自愈潜能，故早期脱位的预后优于中晚期脱位。

第 4 节　首次脱位的紧急处理

大多数情况下，髋关节置换术后脱位的患者一般通过急诊就诊。他们忍受着剧烈的疼痛并伴有肢体短缩。医生可以观察到其腿部旋转不良。在获得简单的病史和最初的 X 线片（如骨盆视图以排除骨折、假体松动或除脱位外的其他疾病）后，应尝试闭合复位。了解患者的手术入路（后侧入路、前侧入路、前外侧入路和直接外侧入路）和脱位机制有助于选择适当的复位方法。通过镇静或全身麻醉来保持全身的放松才能保证安全、轻柔地复位。

在麻醉下进行的影像学检查有助于了解患者的脱位机制及软组织的张力。这个重要信息及闭合复位成功后的进一步检查（如进一步影像学检查）有助于医生制订长期的治疗计划，并与患者讨论所有可能的后果。

但有必要告知患者闭合复位失败的潜在风险。如果复位失败，可能需要进一步手术治疗，所以患者有必要知道治疗策略。如果患者没有神经血管并发症，在设备和条件允许的情况下，可选择进一步的手术治疗。

后续治疗的考虑

为了成功治疗全髋关节置换术后的不稳定，必须了解所有可能导致脱位并影响预后的因素。大多数术者更多地关注假体的位置，但不稳定通常是多因素导致的。为了在确定治疗策略之前获得相关信息的“核心数据集”，有必要采用适当的临床检查和影像学检查（表 6-19-1）。

表 6-19-1　全髋关节置换术后不稳定的治疗策略的“核心数据集”

1. 年龄、病史（即既往手术史）、合并症
2. 有关早期全髋关节置换术的相关信息（如手术入路和假体）
3. 闭合复位时关节的稳定性
4. 外展肌功能
5. 解剖情况（即腿长、偏心距、股骨及髋臼假体的位置）

第 5 节　非手术治疗

术后早期（3 个月内）的第 1 次前脱位可以进行非手术治疗，并可获得满意的效果。但非手术治疗重要的先决条件是正确的假体力线和患者充分的依从性（图 6-19-4）。后脱位也有进行非手术治疗的可能性，尽管这种情况复发的风险更大。

Baldwin 与 Dorr[4] 认为，首次脱位后关节囊瘢痕的形成需要良好的肌肉功能，其能严格限制活动范围，并能令缺损的关节囊中的关节液消失。为了避免不利于恢复的关节活动，建议应用支架。首次脱位后，可应用带锁定髋部铰链的外展支架或石膏固定至少 3 个月，但这只是针对不完全依从患者的替代疗法。对于这些患者，支架的铰链被固定在 30°～35°屈曲位、10°外展位和无旋转的位置上。

笔者选择动力髋关节外展支架，屈曲在 0°～45°，因为这样能控制运动范围，从而有利于关节囊的愈合（图 6-19-5）。对于依从性比较强的患者，建议首次脱位后用支架固定 3 个月。对于依从性较差的患者，治疗要实现个体化。

Kotwal 等[20] 认为，首次尝试非手术治疗后的再脱位率（16%～60%）相对较高。Baldwin 和 Dorr[4] 报道，不同脱位类型成功治疗的概率不同。对于髋关节假体位置错误和软组织不平衡造成的脱位，发生再脱位的概率可达 83%，但在仅位置不稳的情况下，脱位治疗的成功率比较高。

由于手术修复不稳定的成功率差别很大，故一般把非手术治疗作为首选。但其先决条件是首次脱位、假体位置正确及患者了解潜在风险。

第 6 节　复发性脱位的手术治疗

如果患者频发脱位或担心将来发生再次脱位，且假体位置放置错误，并因多次手术造成软组织受损，那么建议手术。有些患

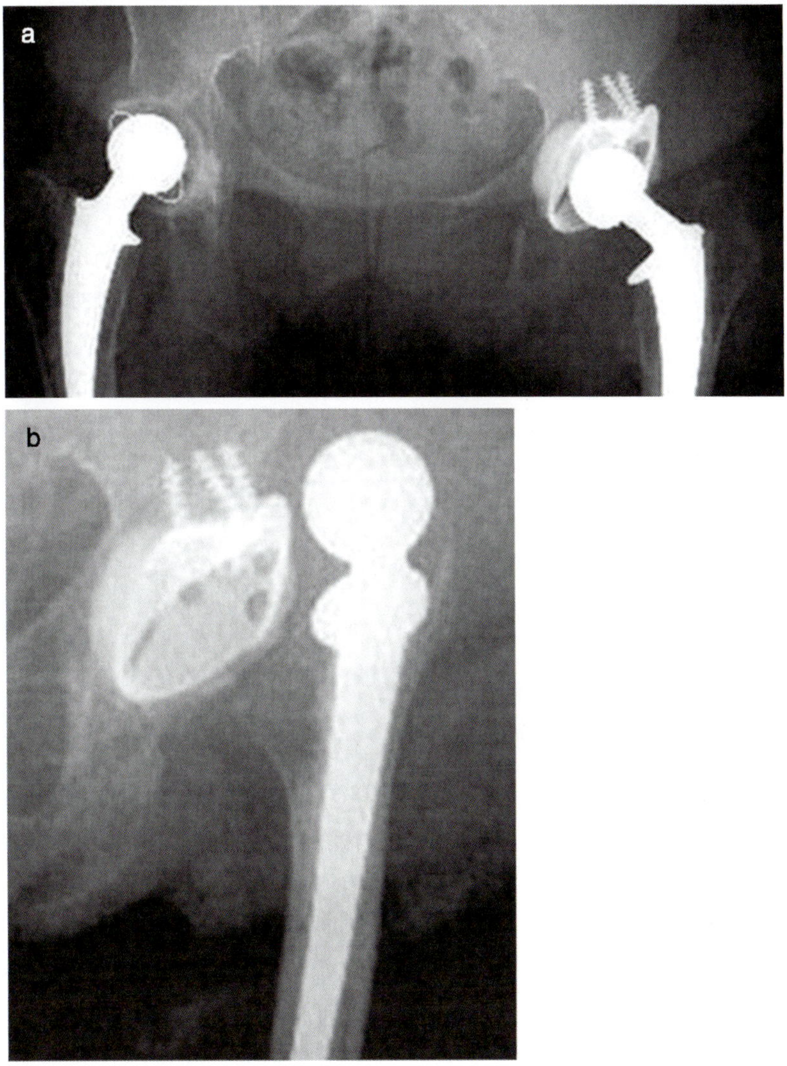

图 6-19-4　a. 女性患者，78 岁，左髋 Girdlestone 切除术＋全髋关节置换术。b. 1 例术后 4 天单纯性前脱位非手术治疗成功

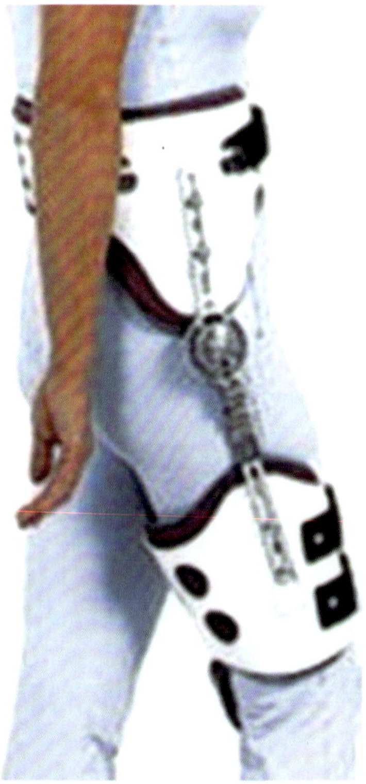

图 6-19-5 动态髋外展支架

者下肢不等长是潜在不稳定的主要症状。对于这些患者，只要其生物力学方面得到改善，手术也可以作为一种治疗选择[28]。

基本的替代治疗方法为部分更换股骨头和(或)髋臼假体(如抬高髋臼假体缘的高度，或加厚/限制内衬高度)，或重新进行翻修手术更换假体和(或)髋臼杯。

一、股骨头更换后偏心距和稳定性的改善

偏心距的减少是多数髋关节不稳定的原因。有多种方法可以通过更换部分或全部假体来增加偏心距(图 6-19-6)。最简单的方法是更换股骨头，从而延长股骨颈的长度。尤其是当股骨偏心距较小、髋臼和股骨假体位置合适时，这种方法最有效。一些学者的研究显示，偏心距的改善能够在很大程度上提高避免碰撞的活动范围[26,29]，因而增加了全髋关节置换术后的稳定性。如果考虑行单独的股骨头置换/翻修，则应准备较长的试模头、与股骨假体兼容的特殊假体(如颈部延长的核心部件)(图 6-19-7)及内衬。

需要注意的是，仅通过延长股骨颈来增加稳定性常会导致下肢延长。因此，术前检查下肢长度，并告知患者这一潜在后果是至关重要的。过度纠正股骨偏心距可能会导致转子间滑囊炎[11]。

针对复发性脱位，普遍的方法是用一个直径显著增大的股骨头代替原来的股骨头。较大的股骨头能增加头颈比，假体之间的碰撞和连续的脱位在理论上应明显减少。这就是目前初次行全髋关节置换术时股骨头尺寸＞36mm 的原因。但骨性撞击通常先于假体间的撞击[16]。Patel 等[29]针对 8 个计算机重建的髋关节模型，分别应用不同型号的股骨头和偏心距，以对比日常生活中假肢的运动。总活动范围从 28mm 假体头的 145.5°增加到 32mm 假体头的 151.7°，以及 36mm 假体头的 156.1°。同时，还有更大尺寸的假体头可供选择，它们可降低脱位的发生风险，甚至是骨性撞击导致的脱位。但也应考虑假体头较大时的潜在缺点(如增加磨损、较大的摩擦力)。

需要注意的是，由于人体内骨和软组织能够显著限制假体活动，故通过改变股骨头直径在理论上达到的最大无脱位活动范围和临床的实际情况是有区别的。但对于复发性脱位的翻修手术，仍有必要增加股骨头的长度、直径和偏心距。当偏心距、髋臼和股骨假体位置正确时，受损的软组织需要较大尺寸的假体头(如 36mm)以延迟假体间的撞击，增加跳跃距离。当偏心距不足而假体力线正确时，合适的方法是单独增加股骨颈长度或同时应用较大的股骨头。

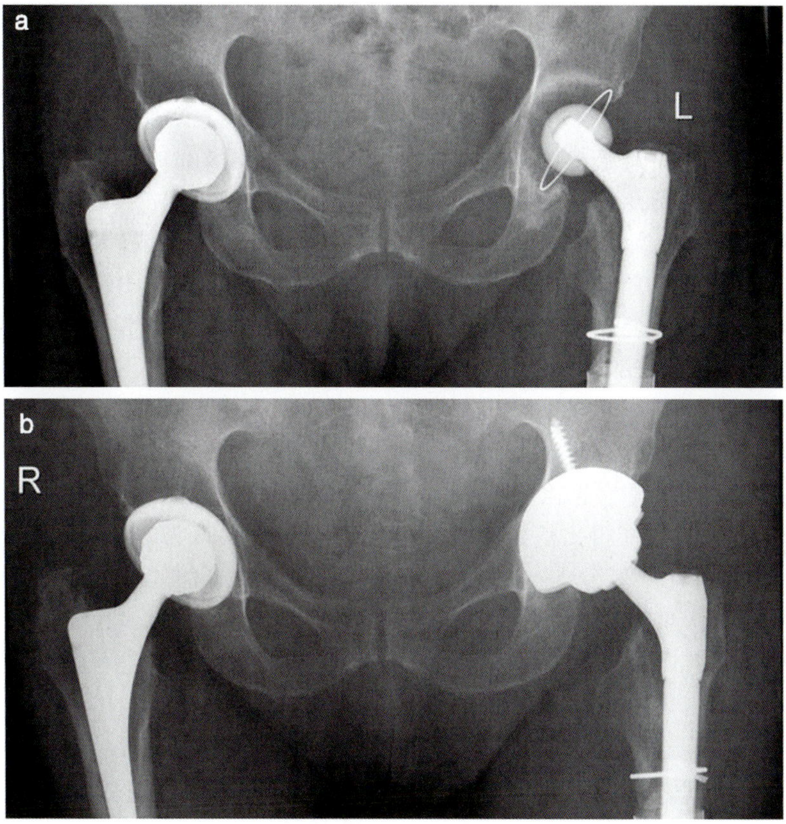

图 6-19-6 a. 偏心距缩小可能是导致骨和(或)假体发生撞击和全髋关节不稳定的主要原因。b. 通过延长颈部长度的头部交换,可以显著改善偏心距。在这种情况下,有必要同时更换髋臼杯,因为骨水泥杯背缘严重磨损

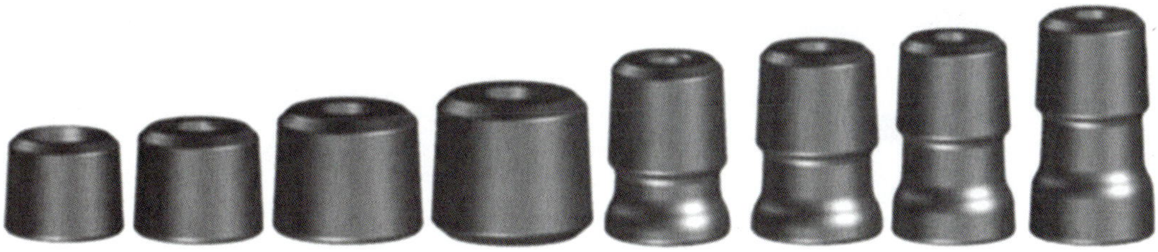

图 6-19-7 不同的颈部延长适配器

二、内衬的改变

髋臼假体尤其是内衬的类型,对于稳定髋关节十分重要,可使股骨头实现有效的覆盖。大队列研究证实,扩展或抬高内衬边缘(图 6-19-8a)能提高首次髋关节置换术后的稳定性[3,8]。由于这些假体的球形覆盖范围要高于传统衬垫的假体,故无碰撞活动范围变小,但稳定运动的范围却得到改善[11]。

复发性脱位有时是因为非骨水泥髋臼假体的位置轻度错误(不充分的前倾)。如

果假体固定较好，并排除其他如偏心距较小或软组织损伤等不稳定性因素，将原来的衬垫替换为一个边缘背侧抬高的内衬可以解决问题[22]。

这种非骨水泥假体安全活动范围的重新定位也可以通过使用几个后唇增强装置在骨水泥髋臼假体中实现（图 6-19-8b）。McConway 等[27]应用后唇增强装置治疗了307 例骨水泥 Charnley 全髋关节置换术后反复脱位的患者，结果显示，98％的患者消除了不稳定性。

提高内衬缘或加强型产品潜在的缺点是会增加碰撞和磨损率[8,11]。但由于相关数据量不够大，暂时还不能得出该类产品的应用指征。

如果患者存在认知功能障碍，推荐应用限制性髋臼杯或内衬[13]。这一类型的假体包括骨水泥假体和非水泥假体（图 6-19-8c），且被越来越多地用于髋关节置换术后慢性不稳定的患者。可能没有其他产品能像限制性内衬一样，保证初次手术后的稳定性较高。但潜在的缺点是股骨颈和内衬之间的反复接触（撞击），这会导致高负荷下假体组件的松动和（或）聚乙烯环的疲劳性骨折。Williams 等[33]对限制性装置的应用进行了系统性的回顾性研究，共纳入 8 篇文献，1199 个髋关节，平均随访时间为 51 个月（24～124 个月）。结果发现，使用限制性内衬翻修后平均再脱位的发生率是 10％；除脱位外，因其他因素再次手术的概率是4％。该作者认为，限制性内衬适用于那些应用其他类型假体失败的患者及不明原因造成不稳定的患者。但这项短时间随访的研究结果不能应用于年轻和活动较多的患

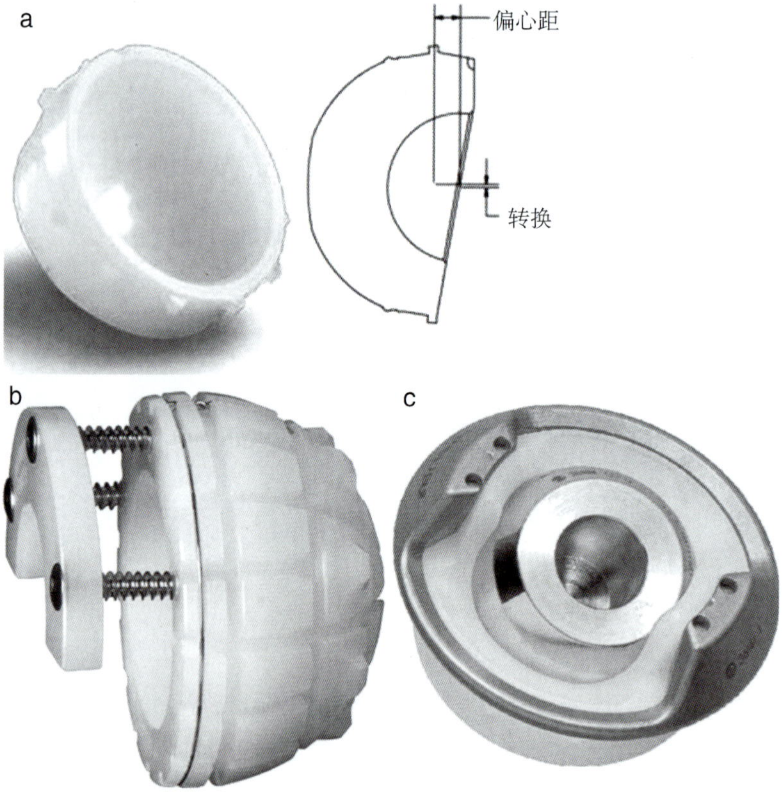

图 6-19-8 **改良的髋臼杯**

a. 头部中心平移的斜面内衬；b. 唇增强装置；c. 髋臼杯

者，因为他们需要使用功能更好及活动范围更大的假体。Khan 等[18]对 34 例因复发性脱位应用限制性假体的患者随访 3 年，进行了 X 线片分析。结构发现，无菌性松动的发生率达 11.8%，高于之前的报道。Carter 等[7]最近的一项研究报道，应用限制性假体发生并发症的概率达 20%。虽然限制性假体在一定程度上防止了髋关节的不稳定性，但必须考虑其潜在缺点。因此，这种假体只能应用于有认知功能障碍、外展无力、老年人或低要求的患者。

近年来，在以法语作为母语的国家内，初期设计用于提高假体稳定性的双动髋臼杯被广泛应用于关节修复术中[23,30]。这些假体的组成包括：骨水泥或非骨水泥（多孔表面）髋臼假体，有聚乙烯内衬和标准双动头的股骨假体（图 6-19-9）。许多术者把它们称作“三动头”，并且将其作为髋关节不稳定翻修术的最终疗法。临床使用双动髋臼杯来治疗有严重软组织损伤的患者（图 6-19-10）。虽然临床仍可见到多因素导致关节不稳定的患者出现再脱位，但是总体结果是振奋人心的。Leiber-Wackenheim 等[24]最近报道了 59 例患者应用双动髋臼杯治疗

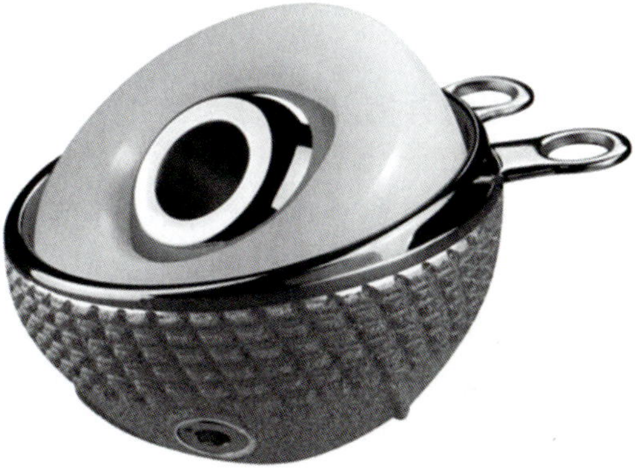

图 6-19-9　双动髋臼杯

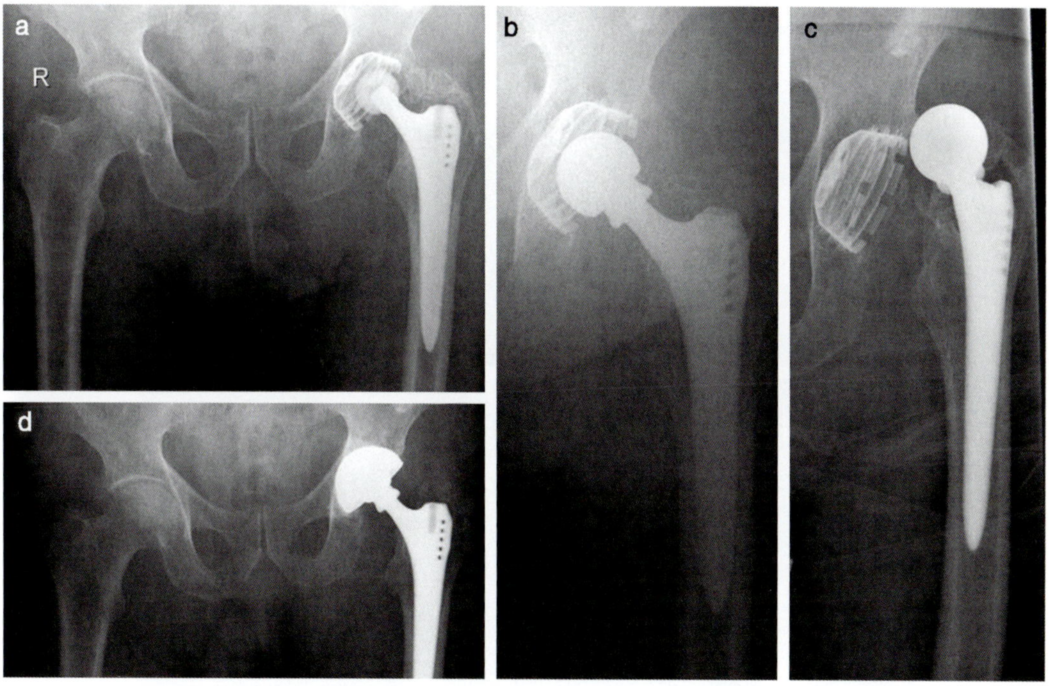

图 6-19-10　男性患者，68 岁，行全髋关节置换术

a. 术后出现异位骨化，引起剧烈疼痛和活动受限。b～c. 异位骨化切除术后立即髋关节脱位。d. 患者主诉由于软组织失衡导致持续的不稳定，进行髋臼翻修手术并植入双动髋臼杯

术后复发性脱位。平均随访8年，脱位的发生率仅为1.7%。该作者未发现影像学上的松动或移位，但19%的患者出现了髋臼周围的透亮影。他们将这种现象归因于髋臼杯外表面的特殊材质，并建议更换。由于其他双动头的影像学表现较好[23,30]，故有待进一步的研究来证实其临床应用价值。

三、假体的再植入

在导致全髋关节置换术后不稳定的各种因素中，髋臼假体和(或)股骨假体的位置错误被认为是很重要的因素。不仅要考虑各部件之间的相对位置，还要考虑患者的解剖结构。上文已经概述了行全髋关节置换术时应当遵循的原则。

局限性手术可以纠正轻度的位置错误。股骨颈偏移适配器、内衬的更换及唇增强装置都可以轻微改善最大的活动范围。

但对于比较严重的位置错误，可以更换髋臼杯(图6-19-11)或股骨假体。如果髋臼假体明显翻转，如屈髋导致前方撞击和后方脱位。在这种情况下，髋臼假体的翻修是防止进一步不稳定的必要步骤。

由于在平片上很难量化股骨和髋臼假体的型号，故可以通过术前CT扫描来进行预判。借此检查并获得更多关于以往手术的详细信息及其他影响因素(表6-19-1)，可以制定一套合适的翻修方案。

四、联合手术

术前检查或术中情况往往证实2个或2个以上的因素导致不稳定(表6-19-1)。一般情况下，当下肢做一定范围内的运动时，骨性撞击和假体位置错误能够很容易地

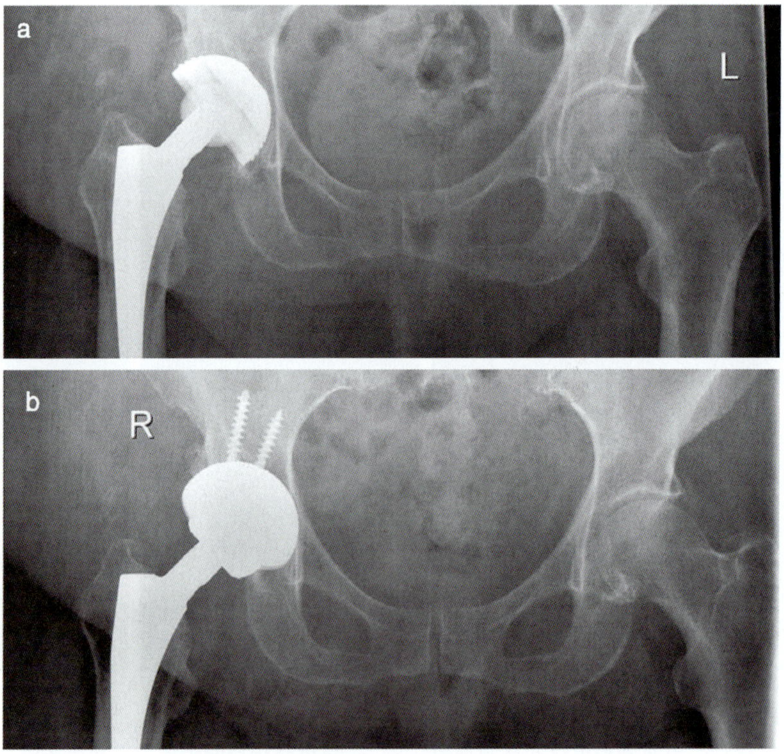

图6-19-11 a. 全髋关节置换术后中性髋臼翻修伴复发性后脱位。b. 需要在适当的前翻修中进行杯形置换和定位

在术中被辨认出来。在这种情况下，除了更换髋臼杯，还更要延长股骨颈的长度。前次手术造成的软组织松弛是另一个危险因素，多数情况下，其会增加因假体位置错误引起的不稳定。对于这种情况，可以改变髋臼杯和(或)假体柄的位置来弥补肌力不足造成的缺陷。术前将所有步骤都计划得当是不可能的，所以有必要准备一系列假体及技术手段来应对术中可能出现的情况。

五、髋关节不稳定翻修术的疗效

大多数学者认为，术后不稳定行再次手术的修复效果不佳，是多因素的结果，由力学因素(假体错位)和生物学因素(不充足的软组织)综合所致。

近期，Carter 等[7]评估了由于不稳定而接受翻修的全髋关节置换术患者的治疗策略。他们在 156 个髋关节中分析了纠正不稳定所必需的手术类型和失败的危险因素。翻修治疗包括翻修髋臼假体 100 个髋，内衬置换 56 个髋，更换股骨和髋臼假体 13 个髋。结果显示，21%的患者发生了再脱位。该作者发现，单独更换内衬、早先进行过翻修术及 28mm 股骨头的应用都与高失败率关系密切。除了这项研究，很难找到其他充足的论据得出合适的结论。Khan 等[17]在 Cochrane 协作网发表了关于全髋关节置换术脱位手术和手术治疗方案的报道，由于没有一项比较不同治疗方案的随机或半随机研究，所以无法确定最佳的治疗方法。因此，该作者得出结论，人群的差异性和潜在原因的多样性，使得医生在临床中应收集足够的样本进行多中心研究。

第 7 节 总 结

脱位的最佳治疗方法是预防。术者对危险因素(尤其是撞击)的了解，坚持正确的假体植入位置，进行适当的软组织治疗，以及患者对术后活动范围的了解，都有助于降低脱位的发生风险。

脱位一旦发生，首先应该闭合复位。必须通过适当的临床检查和影像学检查仔细分析导致不稳定的所有潜在原因。根据脱位的类型、时间模式和病因，可以决定是否进一步行非手术治疗或手术治疗。前脱位尤其是在术后早期阶段时，似乎更倾向于手术治疗，非手术治疗容易造成后脱位或晚期脱位。

手术治疗有多种选择[如部分更换股骨头和(或)髋臼内衬，完全的股骨头和(或)髋臼杯置换的翻修手术]。虽然说术者选择的治疗方法必须解决潜在的病理情况，但很难建立一个能得到广泛认可的确切治疗原则。目前的文献证据还不足以提出行之有效的治疗策略。

由于全髋关节置换术的不稳定是多因素造成的，所以治疗效果不佳。

参考文献

[1] https://aoanjrr. dmac. adelaide. edu. au/de/annual-reports-2012.

[2] http://www. shpr. se/en/Publications/DocumentsReports. aspx.

[3] Alberton GM, High WA, Morrey BF. Dislocation after revision total hip arthroplasty: an analysis of risk factors and treatment options. J Bone Joint Surg Am, 2002, 84-A(10): 1788-1792.

[4] Baldwin KF, Dorr LD. The unstable total hip arthroplasty: the role of postoperative bracing. Instr Course Lect, 2001, 50: 289-293.

[5] Bozic KJ, Kurtz SM, Lau E, et al. The epidemiology of revision total hip arthroplasty in the United States. J Bone Joint Surg Am, 2009, 91(1): 128-133.

[6] Callanan MC, Jarrett B, Bragdon CR, et al. The John Charnley Award: risk factors for

cup malpositioning: quality improvement through a joint registry at a tertiary hospital. Clin Orthop Relat Res, 2011, 469 (2): 319-329.

[7] Carter AH, Sheehan EC, Mortazavi SM, et al. Revision for recurrent instability. What are the predictors of failure? J Arthroplasty, 2011, 26(6):46-52.

[8] Cobb TK, Morrey BF, Ilstrup DM. The elevated-rim acetabular liner in total hip arthroplasty: relationship to postoperative dislocation. J Bone Joint Surg Am, 1996, 78 (1): 80-86.

[9] Dorr LD, Wan Z. Causes of and treatment protocol for instability of total hip replacement. Clin Orthop Relat Res, 1998, 355: 144-151.

[10] Dorr LD, Wolf AW, Chandler R, et al. Classification and treatment of dislocations of total hip arthroplasty. Clin Orthop Relat Res, 1983, 173:151-158.

[11] Hamilton WG, McAuley JP. Evaluation of the unstable total hip arthroplasty. Instr Course Lect, 2004, 53:87-92.

[12] Hedlundh U, Ahnfelt L, Hybbinette CH, et al. Surgical experience related to dislocations after total hip arthroplasty. J Bone Joint Surg Br, 1996, 78(2):206-209.

[13] Hernigou P, Filippini P, Flouzat-Lachaniette CH, et al. Constrained liner in neurologic or cognitively impaired patients undergoing primary THA. Clin Orthop Relat Res, 2010, 468 (12):3255-3262.

[14] Honl M, Schwieger K, Salineros M, et al. Orientation of the acetabular component. A comparison of five navigation systems with conventional surgical technique. J Bone Joint Surg Br, 2006, 88(10):1401-1405.

[15] Jolles BM, Bogoch ER. Posterior versus lateral surgical approach for total hip arthroplasty in adults with osteoarthritis. Cochrane Database Syst Rev, 2006, 3:CD003828.

[16] Kessler O, Patil S, Wirth S, et al. Bony impingement affects range of motion after total hip arthroplasty: a subject-specific approach. J Orthop Res, 2008, 26(4):443-452.

[17] Khan RJ, Carey Smith RL, Alakeson R, et al. Operative and non-operative treatment options for dislocation of the hip following total hip arthroplasty. Cochrane Database Syst Rev, 2006, (4):CD005320.

[18] Khan RJ, Fick D, Alakeson R, et al. A constrained acetabular component for recurrent dislocation. J Bone Joint Surg Br, 2006, 88 (7):870-876.

[19] Kluess D, Martin H, Mittelmeier W, et al. Influence of femoral head size on impingement, dislocation and stress distribution in total hip replacement. Med Eng Phys, 2007, 29 (4): 465-471.

[20] Kotwal RS, Ganapathi M, John A, et al. Outcome of treatment for dislocation after primary total hip replacement. J Bone Joint Surg Br, 2009, 91(3):321-326.

[21] Kwon MS, Kuskowski M, Mulhall KJ, et al. Does surgical approach affect total hip arthroplasty dislocation rates? Clin Orthop Relat Res, 2006, 447:34-38.

[22] Lachiewicz PF, Soileau ES. Polyethylene liner exchange of the Harris-Galante porous I and II acetabular components without cement: results and complications. J Arthroplasty, 2006, 21(7):992-997.

[23] Langlais FL, Ropars M, Gaucher F, et al. Dual mobility cemented cups have low dislocation rates in THA revisions. Clin Orthop Relat Res, 2008, 466(2):389-395.

[24] Leiber-Wackenheim F, Brunschweiler B, Ehlinger M, et al. Treatment of recurrent THR dislocation using of a cementless dualmobility cup: a 59 cases series with a mean 8 years' follow-up. Orthop Traumatol Surg Res, 2011, 97(1):8-13.

[25] Lewinnek GE, Lewis JL, Tarr R, et al. Dislocations after total hipreplacement arthroplasties. J Bone Joint Surg Am, 1978, 60 (2): 217-220.

[26] Matsushita A, Nakashima Y, Jingushi S, et

al. Effects of the femoral offset and the head size on the safe range of motion in total hip arthroplasty. J Arthroplasty, 2009, 24 (4): 646-651.

[27] McConway J, O'Brien S, Doran E, et al. The use of a posterior lip augmentation device for a revision of recurrent dislocation after primary cemented Charnley/Charnley Elite total hip replacement: results at a mean follow-up of six years and nine months. J Bone Joint Surg Br, 2007, 89(12): 1581-1585.

[28] Parvizi J, Sharkey PF, Bissett GA, et al. Surgical treatment of limb-length discrepancy following total hip arthroplasty. J Bone Joint Surg Am. 2003; 85-A(12): 2310-2317.

[29] Patel AB, Wagle RR, Usrey MM, et al. Guidelines for implant placement to minimize impingement during activities of daily living after total hip arthroplasty. J Arthroplasty, 2010, 25(8): 1275-1281.

[30] Philippot R, Adam P, Reckhaus M, et al. Prevention of dislocation in total hip revision surgery using a dual mobility design. Orthop Traumatol Surg Res. 2009; 95(6): 407-413.

[31] Sikes CV, Lai LP, Schreiber M, et al. Instability after total hip arthroplasty: treatment with large femoral heads vs constrained liners. J Arthroplasty, 2008, 23(7 Suppl): 59-63.

[32] Widmer KH, Zurfluh B. Compliant positioning of total hip components for optimal range of motion. J Orthop Res, 2004, 22(4): 815-821.

[33] Williams Jr JT, Ragland PS, Clarke S. Constrained components for the unstable hip following total hip arthroplasty: a literature review. Int Orthop, 2007, 31(3): 273-277.

第 20 章　假体周围感染

第 20 章
假体周围感染

Carsten Perka，Michael Müller

摘要 假体周围感染是关节置换术最可怕的并发症之一，其危险伴随整个治疗过程。治疗需要手术干预，治疗周期和康复周期很长，但结果往往存在功能障碍。在前瞻性随机研究的基础上，往往缺乏循证决策标准，但这并不能证明临床中缺乏严格的治疗理念，故主观决策标准应降至最低。

对于无特异性风险因素的患者，关节置换术后假体的感染率约为 1%[13]。危险因素和既往疾病可增加感染的发生风险。在记录患者病史时必须考虑这些因素（表 6-20-1）。

表 6-20-1 不同原发性疾病的平均感染率

原发性疾病	感染率（%）
原发性关节病，无菌性坏死	1
类风湿关节炎	2
2 次以上手术（包括关节镜检查）	3
翻修关节成形术	4
免疫抑制患者	5

提示：假体周围感染成功治疗的基本前提是针对感染的病理生理机制采取合理方案。准确、早期的诊断是有效治疗和管理的第 1 步，也是最重要的一步。

在诊断疾病时，医生最大的挑战是要面对现实，尤其是术者要如实告知患者进一步治疗的必要性和可能发生的不良反应。

C. Perka（✉） · M. Müller
Department of Orthopaedics and Department of Accident and Reconstructive Surgery，Centre for Musculoskeletal Surgery，Charité-University Medicine，Berlin，Germany
e-mail：carsten. perka@charite. de

G. Bentley（ed.），*European Surgical Orthopaedics and Traumatology*，
DOI 10.1007/978-3-642-34746-7_119，© EFORT 2014

关键词 截肢 · 抗生素疗法 · 关节融合术 · 髋关节 · 组织病理学 · 影像学 · 细菌学 · 一期翻修术 · 二期翻修术 · 假体关节 · 假体周围感染和诊断

第 1 节 发病机制

最常见的感染途径为术区感染。主要感染源为皮肤附属结构的病原菌，其次为术者的病原菌，再次是空气中的病原菌。主要病原菌为葡萄球菌、链球菌、革兰阴性杆菌、肠球菌及混合感染（表 6-20-2）。假体感染的特征首先由少量的病原菌导致，随后微生物形成生物膜。感染分为 3 个阶段，即病原菌通过表面分子附着到覆盖有内源性蛋白的假体表面，紧密聚集，形成微菌落和由多糖类形成的细胞外基质（生物膜）[49]。72 小时后，细菌几乎能完全抵御抗生素和人体自身免疫系统的攻击[12]。

在细胞外基质，细菌以固着形态存在，生长缓慢。与浮游（游离）状态对比，这样会减缓世代时间，其抗生素耐药性也高达 1000 倍。

表 6-20-2 病原菌耐药谱的感染率和混合感染率

病原菌	感染率(%)	混合感染率(%)
凝固酶阴性葡萄球菌[a]	36	41
金黄色葡萄球菌	28	27
丙酸杆菌	11	5
粪肠球菌	8	5
B群链球菌	7	9
大肠埃希菌	5	9
铜绿假单胞菌	4	无
耐甲氧西林金黄色葡萄球菌	3	5

注：[a]. 表皮葡萄球菌、头状葡萄球菌、溶血葡萄球菌

提示：从治疗的角度来看，必须去除所有异物、感染及坏死组织（软组织及坏死骨）。可采取一期手术或二期手术进行。

第2节 临床表现

临床症状的严重程度主要取决于病原菌的毒性和患者的免疫力。此外，感染的程度和持续时间影响临床症状。免疫力减弱的患者（如正在接受生物制剂治疗的风湿病患者），通常很少或几乎没有感染的迹象。

主要症状为疼痛（图 6-20-1）。

- 疼痛强度改变
- 疼痛类型改变
- 镇痛药使用剂量增加
- 夜间和静息性疼痛
- 疼痛逐渐加重
- 术后持续性疼痛伴或不伴有伤口分泌物

图 6-20-1 提示感染的疼痛特征

全身症状（发热、夜间出汗等）较为罕见，故通常可迅速诊断。局部症状包括伤口或瘢痕发红、发热、肿胀及形成硬结。瘘管的出现提示感染（图 6-20-2）。截至目前，尚未证实无菌瘘管的存在（即形成滑膜瘘管）。所有新出现的且无任何明确来源的疼痛均提示可能存在感染，有待进一步证明。

第3节 分 型

假体周围感染有多种分型方式。临床上，倾向于将其分为4类[24]。

一、术中培养阳性

术中，在翻修前至少取出2块组织样本进行培养，术后做出诊断。培养结果阳性并非治疗的绝对指征[6]。为了排除污染，建议

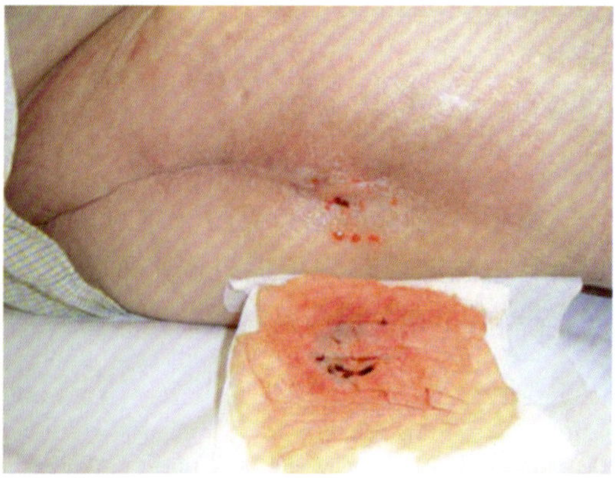

图 6-20-2 瘘管是假体周围感染的明显标志

至少采集 5 份样本进行微生物学和组织学的评估。在治疗方面，建议行 3 天至 6 周的敏感抗生素治疗（静脉注射或静脉注射结合口服）。

二、术后急性/早期感染

术后急性感染多发生于首次假体移植后 4 周内。通过关节穿刺确定病原菌和细胞计数，可做出该诊断。术后早期感染的一个特殊特征为，直接或通过骨水泥固定的假体仍保持原位，而所有易移除的组件（如垫片或假体头）易发生局部感染，必须进行更换。

提示：由此可见，假体周围感染时不可行关节镜下翻修术。目前尚无可靠的数据表明，在不更换内植物或假体头的情况下，单纯行关节镜灌洗和滑膜切除术可成功治疗假体周围感染。

三、急性血源性感染

其特征是在假体植入后，在一段无症状期后出现急性临床症状，原因通常是不同感染源引起菌血症。应对输尿管、气道、膀胱、牙齿及皮肤损伤进行规范检测。如果症状持续时间少于 3 周，应按照术后急性感染治疗，否则应按照晚期感染处理。

四、晚期感染

晚期感染于手术 4 周之后发生，通常需要行假体更换[13]，可行一期翻修术或二期翻修术。

其他分型专门把出现症状的时间列入参考标准[53]，通常保留关节，但需要使用规范的全身抗生素治疗。迄今为止，该分型应用较少。

第 4 节　诊　断

一、病史

在确立病史时，应询问患者初次手术后是否发生伤口引流时间延长、是否存在伤口不愈合、抗生素服用时间是否延长及是否行多次翻修术。必须记录既往病史及用药史，且必须排除病原菌的可能侵入点，如较差的牙齿状况或开放性小腿溃疡。

二、实验室检查

C 反应蛋白（C reactive protein，CRP）和红细胞沉降率（blood sedimentation rate，BSR）是较好的参考指标。

在假体置换后出现疼痛的患者中，排除其他原因后，若出现 C 反应蛋白升高伴随红细胞沉降率升高，近 95% 的提示感染[27]。术后 2～3 周 C 反应蛋白应恢复正常，而有时红细胞沉降率升高长达 1 年。白细胞计数及分型计数对轻度感染的患者无参考价值，但可作为全身感染症状的监测指标。

三、影像学检查

影像学检查的敏感性低，影像学改变[骨质溶解、骨量减少（骨矿物质丢失较多的部位）]仅见于长期感染。骨质溶解、成骨改变、新出现的钙化及骨膜沉积均提示感染。假体置换后 3 年内松动通常提示感染。CT 评估会受到假体伪影的干扰。

四、MRI

术中若需要对软组织情况（如盆腔内囊肿）进行精准评估，则需行 MRI。但仅凭

MRI 无法诊断是否感染。

五、核素骨显像

该方法对于诊断假体松动的敏感性很高(>90%),但对于鉴别无菌还是有菌的特异性不高。骨显像结果阴性可排除感染,阳性则需进一步诊断。结合白细胞显像更有助于诊断。抗粒细胞显像特异性最高(90%)。正电子发射体层显像(positron emission tomography,PET)在早期可诊断出 89% 的感染性假体松动,但尚未在临床中得到验证。

六、关节液抽取

关节液抽取是检测感染的方法之一。除假体周围组织的组织学检查外,最可靠的诊断方法还有关节液培养(图 6-20-3)。据文献报道,其敏感性为 55%～100%[7,19,40]。由于污染或关节液抽取量、转运培养基及培养时间不足,假阳性率(10%～15%)及假阴性率较高,这是被质疑的主要方面。必须确保在完全无菌的条件下抽取关节液。

- 至少提前14天终止全身抗生素治疗(Lachiewicz JBJS-A,1996),但在术前行抗生素预防治疗后,90%以上的患者(Parvizi Clin)应确定病原菌(Parvizi Clin Orthop,2008:466)
- 在手术条件下进行
- 在影像增强器或超声处理下抽取关节液,对于其他关节,同样推荐[障碍(骨化)测定]
- 无局部麻醉抽吸(抗菌作用)
- 无须灌洗或使用造影剂(稀释作用)
- 加大活动范围引起疼痛
- 有金属接触
- 抽取量越多越好(微生物学≠微样)
- 距离实验室越远,就越需要使用特殊的运输介质(如儿童血液培养瓶、厌氧容器)
- 培养时间为14天

图 6-20-3 关节液抽取建议

(一)细菌培养

由于引起假体周围感染的细菌数量很少,通常在生物膜中以固着形式存在,故培养必须超过 14 天。在培养 13 天后发现的感染病例中,仅有 73.6%的患者可在培养 7 天后检出[43]。在该条件下,通过关节液穿刺的准确度可达 90%[1]。

(二)关节液中的白细胞计数

在不伴有其他炎性关节病的患者中,关节液白细胞计数在诊断假体周围感染时具有较高的敏感性和特异性。由于术后的炎症反应和关节血肿影响阈值,故术后早期(≤6 周)和术后晚期(≥6 周)检测的阈值不同。另外,不同关节部位的阈值也不同。对于膝关节,在术后 6 周内白细胞计数>27 800/μl,其阳性预测值为 94%,阴性预测值为 98%[8];在后期,白细胞计数处于 1100～3000/μl(特异性 98%,敏感性 99%)为正常范围,若超过此计数则提示感染[15,25]。

在髋关节感染的病例中,当白细胞计数>4200/μl 时,提示感染[44]。一般来说,中性粒细胞的比例较高(60%～80%),提示感染。于翻修术前确定 Girdlestone 术后感染的持续时间,关节抽取液中的白细胞计数(限制值>3528/μl)可作为一个敏感指标,其敏感性达 94%,优于 C 反应蛋白(56%)和红细胞沉降率(70%)[46]。

七、组织病理学检查

Morawietz 和 Krenn 报道，组织病理学上已确定了假体周围松动界膜（图 6-20-4）的分型（共识分型）[42]。假体松动界膜位于假体与骨或假体与骨水泥的交界处。它是一个 0.1～1.0mm 厚的结缔组织层，其宽度取决于假体的位置及植入时间。该组织层可在牢固固定（稳定）的假体中形成，但宽度稍窄[26]。在翻修术中，这层界膜应完全切除，并应用于组织病理学评估。Ⅱ型（感染型）是感染的一种分型。敏感性 93％为微生物培养的金标准[41]。与微生物学相比，组织病理学评估的优点为对污染不敏感及培养期较短。多个术中冷冻切片检查发现，在至少 10 个高倍视野（high-power fields，HPFs）下，可见≥2 个多核白细胞/视野，即提示感染（特异性为 100％，敏感性为 87％）[50]。该检查的优势为，对于术前不明原因的松动（例如，虽然关节液培养的结果为阴性，但其病史及实验室检查高度可疑），术中仍可进行确认或排除感染的诊断，从而可以制定下一步的手术（无菌或有菌翻修术）方案。

八、微生物培养

术中样本的微生物培养被广泛作为诊断假体感染的金标准。确定引起感染的微生物及其耐药谱对于靶向抗生素治疗及整体治疗的成功至关重要。术中应至少抽取 3 份样本进行微生物检验。建议从不同区域抽取 6 份样本[3]，因为在某些情况下，只有 65％的样本可检测出微生物。取样时应避开电灼区域，在直接放入无菌瓶之前，不可接触手套或其他操作区域。应将关节液灌入血培养瓶中。现已不再使用拭子取样法。应将样本立即送入微生物学实验室。根据目前的文献报道，应将样本置于不同的琼脂板上培养至少 14 天[53]。若 2 个以上的琼脂板显示同一种病原菌生长，则提示阳性[7]。翻修术前至少 2 周不可使用抗生素。并且，围手术期在取样后才可使用抗生素。

提示：术中培养是假体周围关节感染诊断的金标准。在行围手术期预防之前，至少要取 3 份样本。行翻修术前，应确保至少 2 周内不使用抗生素。样本务必立即送入实验室。关节液应置于血培养瓶中。培养时长为 2 周。

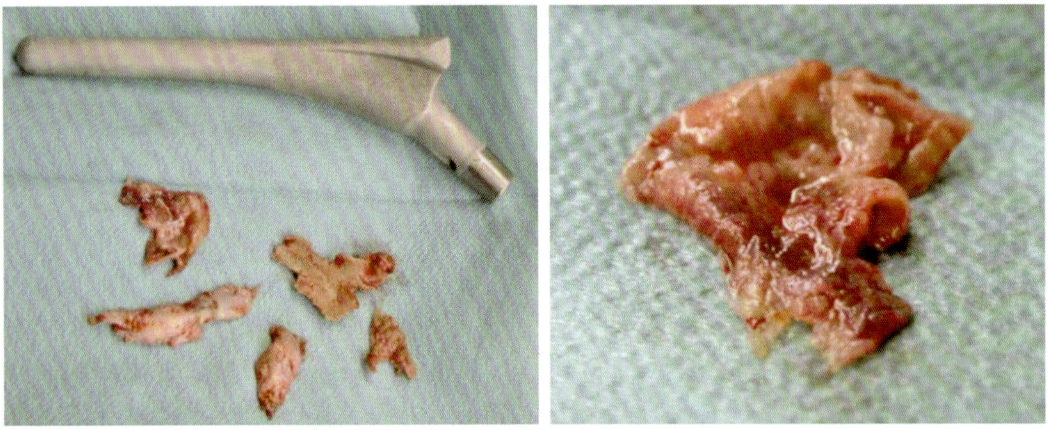

图 6-20-4　假体周围假膜

九、新的诊断参数

(一)超声处理和培养

对取出的假体行超声处理(超声浴),清除其牢固附着的生物膜,并将其作为标本。研究表明,超声膜培养比从周围组织中提取的病原菌培养敏感性更高[48]。因为与假体感染相关的微生物通常附着在假体表面并形成生物膜,而非游离在周围组织或关节液中,故该结论的可信度较高[18]。

(二)超声处理与聚合酶链反应

通过聚合酶链反应(polymerase chain reaction,PCR)将超声处理后的标本进行细菌特异性 DNA 检测,比微生物培养法敏感性更高[2]。通过细菌特异性引物可检测超声振荡处理标本中细菌的 DNA。最广为人知的基因为 16*S rRNA*,该基因几乎存在于所有细菌中。

(三)生物标志物分析

已有研究表明,对关节液中 IL-1 或 IL-6 等生物标志物进行分析,可作为一种区分有菌性松动或无菌性松动的术前超高敏感性方法,其准确性优于 C 反应蛋白和红细胞沉降率[16]。

第 5 节 治 疗

患者的一般状态对于治疗的选择至关重要。治疗原则为:①单纯抗生素治疗;②保留假体的清创术;③一期假体翻修术;④二期假体翻修术;⑤关节融合术;⑥终极治疗为假体切除、截肢或关节切除术。

一、单纯抗生素治疗

单纯的抗生素治疗只能应用于极为特殊的例子中。它代表一种症状性治疗,可能会导致细菌减少,但不能完全消除细菌。其只针对游离状态的生物起作用,但对有生物被膜的孢子却不起作用。单纯抗生素治疗可以作为长期抑制或介入治疗的方法。

长期抑制治疗的原则:①患者的总体状况不允许取出假体(高龄、患多种基础疾病、依从性差或痴呆);②低毒性细菌感染;③对口服抗生素敏感的病原菌;④假体稳定;⑤体内其他部位无关节假体存在。

临时性干预治疗适用于败血症患者,为患者能够达到稳定状态进行手术争取时间。

另外,如果一期置换或翻修术后无临床症状患者的术中样本出现细菌生长,可行单纯的抗生素治疗至少 6 周。

二、清创与灌洗

仅在急性早期感染和急性血源性感染时才需彻底清创、灌洗并翻修所有组件。行保留假体清创术的前提是患者症状的持续时间少于 3 周,假体固定牢固,病原菌具有抗生素敏感性,软组织条件尚好及免疫力较强。同时,需行抗生素静脉治疗。但有文献报道,膝关节治疗的失败率为 57%[23]。对于有耐药性或形成生物膜的病原菌的病例,手术的成功率甚至下降到 20%以下[9]。

提示:无证据显示再次尝试保留关节可清除感染。因此,如果术后感染依然存在,假体必须进行翻修。

三、假体翻修术

对于一期翻修术和二期翻修术,必须考虑以下内容(图 6-20-5)。

相较于软组织的连续及功能维持,清除感染才是关键。妥当处理无效腔是感染性翻修术成功的决定性因素。传统上,通过插入骨水泥填充物或骨水泥珠链来实现(二期翻修术)。另一种选择是使用载有抗生素的同种异体骨移植（抗生素骨混合物）[51]。例如，通过髋关节股外侧肌等皮瓣成形术可改善局部血液循环及免疫状况，减少无效腔。

提示：减少剩余的无效腔有决定性的意义。大量文献报道了抗生素骨水泥填充物的优势，但没有相关报道证明其可以更好地控制感染。

1. 术前鉴别病原菌
2. 准备抗生素耐药谱
3. 清除所有异物，包括所有固定材料和骨水泥
4. 对软组织进行彻底清创
5. 最大限度地减少无效腔，并优化软组织覆盖

图 6-20-5　感染性全关节假体置换（total endoprostheses，TEP）翻修的前提

（一）一期翻修术

一期翻修术和二期翻修术哪个更佳，以及在哪种情况下更有优势，是争议的焦点，目前尚无证据论证这一问题。一期翻修术的优点是单纯手术，在取出和重新植入假体时无功能性损伤（患肢短缩、不稳定、负重受限等）。

如果一期翻修术成功，那么这对患者和医疗护理系统都是最好的结果。据文献报道，一期翻修术的平均成功率约为 83%，略低于二期翻修术[33]。如果术者考虑到二期翻修术需行 2 次手术，那么一期翻修术也可能会产生与二期翻修术（需再次进行手术）同样的效果。

在大多数一期翻修术中，进行抗生素耐药谱分析后，将另一种抗生素与骨水泥的粉末状物混合，最多可往骨水泥中掺入 10% 的抗生素，否则会降低骨水泥的生物力学稳定性[29]。仅能使用粉末状、水溶性或热稳定性的抗生素（庆大霉素、克林霉素、万古霉素、妥布霉素、氨曲南、氨苄西林和氧氟沙星）[21,24,29,31]。它们可持续释放 4 个月[32]，混合几种抗生素可增加每一种抗生素的释放时间[4]。生物力学质量（手动混合）越差，抗生素则释放越多[29]。

一期翻修术的成功因素和适应证如下：①用特定载有抗生素的骨水泥进行假体翻修术的骨水泥固定。缺点是可能会掩盖复发，产生耐药性及由骨水泥翻修技术原因导致的长期预后不良。对非骨水泥植入物行一期翻修术及应用抗生素型同种异体骨松质骨条有待进一步论证，并且未来可能会产生问题[51]。②彻底清创。除了神经和血管（真骨盆区域）感染，其他的感染需要彻底清创。如果已经形成脓肿（如骨盆区域），不可能根治性清除，此时需进行二期翻修术。③干预前需了解病原菌和耐药谱。如果病原菌未知，不能将部分抗生素与骨水泥充分混合或不能行全身性抗生素治疗，需行二期翻修术。④消灭无效腔（如肌瓣的应用）。⑤患者免疫力强。失败的危险因素包括糖尿病、局部血供障碍、类风湿关节炎及免疫抑制治疗等。⑥假体取出后更换手术器具。如果缺少进行干预治疗必备的手术器械，则不能进行一期翻修术。⑦骨缺损。若需应用金属或同种异体骨行更广泛的缺损重建，则术区坏死组织的数量就会增加，导致一期翻修术所需骨水泥固定的稳定性降低。⑧保证充分的软组织覆盖及无张力切口闭合。

（二）二期翻修术

二期翻修术是更广为人们所接受的假体周围感染的治疗措施。在二期翻修术中，第 1 次手术移除所有异物，取出假体，进行抗菌处理并放置骨水泥填充物，临时放置 8～12 周，直到第 2 次植入最终的翻修假体。二次翻修术的成功率更高，为 80%～100%[10,34]。

二次翻修术的优势如下：①2 次手术清创。②当使用填充物时，由于其不发挥生物力学作用，故可向骨水泥中注入大量抗生素。③第 2 次假体再植术无须使用骨水泥，可用更好的固定进行翻修。

在感染性假体翻修术中，可用同种异体骨重建骨缺损。使用同种异体骨的研究结果(再感染率为9%～14%)与未使用者相当[31]。无血管骨植骨引起的较高的潜在再感染率尚未被充分证实。在骨移植物(骨条)中增加抗生素，或可进一步改善其结果[51]。

1. 假体取出和再植入的间隔时间　通常建议间隔8周。在术后4周行全身抗生素治疗及再2周停止使用抗生素治疗的前提下，抽取关节液并进行14天培养[34,36]。如果未检测到病原菌，则可重新植入。如检测到，则应再次清创。

其他研究者在再植骨前不抽取关节液，完全基于临床病程及红细胞沉降率和C反应蛋白的参数进行判断，以缩短取出和再植入的时间间隔[30]。

2. 应用填充物的二期翻修术　单件或多组件、定制或预制的填充物均不同。完全骨水泥表面假体可作为填充物使用。虽然其常用于膝关节，但其在膝关节中的应用尚存争议。

原则上，在翻修的过程中，应用填充物使软组织处理变得更好、更简单(维持了软组织张力)，抗生素局部释放、无效腔减少及2次手术间的功能得到更好的维持。但与取出假体、进行抗菌处理并植回相比，应用填充物无法更好地清除感染。

其缺点是填充物可能脱位，使骨质受到额外破坏，其释放的氧化锆可导致植回的假体发生过度磨损。其抗生素的增加原则与一期翻修术一致。万古霉素和妥布霉素因具有广谱性而作为首选抗生素[34]。需参考耐药谱排除其耐药性。往骨水泥中注入病原菌特异性抗生素混合液可提高二期翻修术的成功率[21,36]。

3. 应用抗生素珠链的二期翻修术　抗生素珠链为一种替代疗法。优点是减少无效腔、局部释放抗生素且不存在填充物脱位损伤骨质的情况。因此，该方法适用于假体取出后骨质较松的患者。其缺点是仅使用工业预制链(仅含有庆大霉素或万古霉素)，存在不稳定性，可造成肢体短缩。此外，移除抗生素珠链也很困难，从而限制了假体再植。使用抗生素珠链时，填充物也可能发生氧化锆颗粒磨损。

4. 假体再植的手术技术　此技术现存2种观点。多数情况下，医生会选择骨水泥固定技术进行假体再植，因其可注入抗生素混合液。行骨水泥假体再植的患者，2～5年的成功率为84%～100%[31,33,38]。其缺点在于骨性假体表面被感染和取出术损伤导致术后初期稳定性降低，预后比非骨水泥锚固定差。非骨水泥缺乏抗生素混合液的问题可通过翻修成形术良好的预后来弥补。截至目前，有回顾性研究显示，非骨水泥二期翻修术后，无感染率可达82%～100%[38]。

四、关节融合术

反复清除感染失败后需行关节融合术。失败的常见原因为存在多重耐药性病原菌，免疫抑制，较差的软组织情况(如伸肌功能差)，患者骨缺损或一般情况不佳，以及无法进行大的翻修术[5]。膝关节是最常见的受耐药性假体感染累及的关节[37]。关节融合术旨在无感染融合。基于较高的成功率，建议采用二期手术[5,11,35]。首先清除所有异物，进行广泛的清创、灌洗，并使用填充物临时固定，经过一段适当的间隔时间，再行最终的关节融合术。根据Ilizarov方法，关节融合术可以通过框形或环形固定架进行外固定，或使用髓内钉(骨水泥或非骨水泥)、组合固定系统或髓外钢板进行内固定。首次清创后融合率达50%～100%，髓内固定的融合率(80%～100%)明显优于髓外固定(45%～71%)[5]。由于钉道感染，螺钉固定部位骨折、螺钉松动及假关节的形成，使外固定的并发症发生率高达80%[52]。

关节融合术成功的最主要的前提除了清除感染外，还要确保与血供良好的松质骨最大限度地接触和加压[11]。

虽然关节融合术会使患者的生活质量大幅下降，但是一旦成功，其功能结果仍优于截肢或翻修术失败[14]。

五、终极治疗：关节切除成形术、截肢及关节切除术

（一）关节切除成形术

永久性关节切除成形术是一种治疗复发性感染的有效方法。患者的疼痛可得到即刻缓解。关节切除成形术通常在肩关节、肘关节[47]或髋关节[17]进行。在清除感染[17]失败后，Girdlestone 髋关节患者的手术成功率为 93.6%。与截肢相比，关节切除成形术的优点在于维持了受限的行走能力。图 6-20-6 显示了 1 例存在假体周围多种病原菌感染（B 群 β-溶血性链球菌、痤疮丙酸杆菌）患者的影像学、临床及术中情况。

（二）截肢及关节切除术

清除感染失败后采取截肢和关节切除术治疗极为罕见，仅用于危及生命的长期深部软组织及骨感染的患者[20]。这是唯一的治疗选择。其主要原因是免疫系统受损、大量骨丢失及广泛的关节周围软组织缺损，通常与重度血管性疾病相关[45]。相关文献报道，在 1682 例感染的髋关节假体中，髋关节切除率为 0.7%[28]。

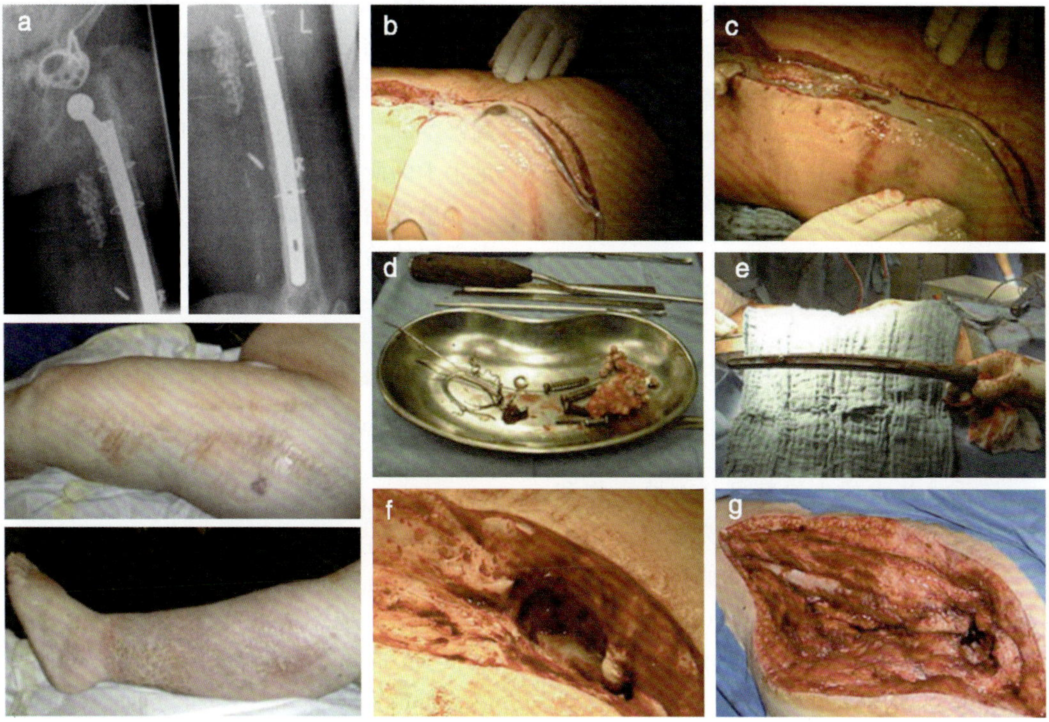

图 6-20-6 男性患者，59 岁，假体周围感染（B 群 β-溶血性链球菌、丙酸杆菌）。20 年前外伤导致髋关节骨关节炎后首次植入假体，之后进行了多次翻修，其中包括 2 次感染（5 年前和 3 年前的二期翻修）导致的翻修，表现为重度髋关节疼痛，C 反应蛋白 420 mg/L（42 mg/dl）、白细胞计数 8.8×10^9/L（8.8/nl）、血红蛋白 90 g/L（9 g/dl），以及寒战、发热。立即抽取脓液后再进行灌洗，然后抽取关节液。a. 影像学上表现为假体脱位并伴有螺栓断裂、假体柄松动和下沉，既往翻修的抗生素珠链，临床表现为发红、肿胀、皮肤形成硬结，以及慢性静脉功能不全后继发的充血性皮炎。b. 术中彻底清除脓液。c. 需做一个大切口以确定感染范围。d～e. 必须清除所有异物。f. 可见明显的软组织感染。g. 大量软组织缺损，需行根治性软组织清创及灌洗

六、术后全身性抗生素治疗

如果没有针对性的术后全身性抗生素治疗，即使进行了手术，也无法清除感染。术后4～6周行全身性抗生素治疗是标准疗法。但其给药方法却大相径庭(单纯静脉用药，静脉用药和口服相结合，或视情况而定)。目前，有文献提出短期抗生素疗法，在某些情况下，疗程只有5天[39]。假体再植后，有些医生甚至不使用抗生素，有些医生则建议使用3个月。因此，并没有公认的最佳抗菌期，这强调了外科手术和彻底清创的重要性。

应参照耐药谱行抗生素治疗。单纯抗生素治疗是多重敏感性病原菌的标准疗法[22,54]。多重耐药病原菌如耐甲氧西林表皮葡萄球菌(MRSA)、超广谱β-内酰胺酶(ESBL)和万古霉素耐药肠球菌(VRE)需行针对性联合治疗[22,54]。

七、笔者理念

由于患者通常不能满足上述一期翻修术的前提条件，故笔者主要应用二期翻修术。

该手术技术的主要特征：① 填充物和珠链不应用于髋关节，固体填充物常应用于膝关节、肘关节和肩关节。②假体取出后行4周全身特异性抗生素治疗(术后静脉用药，出院后改为口服)。③假体再植前行关节液抽取，2次手术应间隔约8周。④尽可能避免使用同种异体骨移植。⑤非骨水泥植入物主要用于假体再植。⑥假体再植后行4周抗生素治疗。

目前，缺乏治疗评估证据相关的高水平研究。除病原菌的种类、感染情况、手术技巧、填充物中抗生素混合液的类型、填充物植入的间隔时间、全身性抗生素治疗天数及再植物类型的选择(骨水泥和非骨水泥)外，许多因素都会起作用，故短期内不会有相关研究。无法证明哪一种方法优于另一种，但是一般患者治疗的成功率若低于80%，则应重新审视所选方案是否正确。

八、实际意义

如果怀疑感染，必须遵循标准化步骤。应让非术者评估患者。通过C反应蛋白和红细胞沉降率水平进行筛查，通过抽取关节液确认感染，如仍有疑问，可做活检或组织病理学分析检查。单纯抗生素疗法仅适用于个别患者。对于有菌性假体感染必须采取根治性清创。保留关节的手术只能进行一次，且仅适用于首次术后3周的患者。病理生理学结果说明，对于长期感染的患者，必须清除所有异物。无明显证据显示一期翻修术和二期翻修术之间的差异。若要满足手术的所有前提条件，二期翻修术更易成功。患者治疗的成功率若低于80%，则应重新评估治疗方案。

参考文献

[1] Ali F, Wilkinson JM, Cooper JR, et al. Accuracy of joint aspiration for the preoperative diagnosis of infection in total hip arthroplasty. J Arthroplasty, 2006, 21: 221-226.

[2] Achermann Y, Vogt M, Leunig M, et al. Improved diagnosis of periprosthetic joint infection by multiplex PCR of sonication fluid from removed implants. J Clin Microbiol, 2010, 48(4): 1208-1214.

[3] Atkins BL, Athanasou N, Deeks JJ, et al. Prospective evaluation of criteria for microbiological diagnosis of prosthetic-joint infection at revision arthroplasty. The OSIRIS Collaborative Study Group. J Clin Microbiol, 1998, 36(10): 2932-2939.

[4] Baleani M, Persson C, Zolezzi C, et al. Biological and biomechanical effects of vancomycin

and meropenem in acrylic bone cement. J Arthroplasty,2008,23:1232-1238.

[5] Bargiotas K, Wohlrab D, Sewecke JJ, et al. Arthrodesis of the knee with a long intramedullary nail following the failure of a total knee arthroplasty as the result of infection. J Bone Joint Surg Am,2006,88(3):553-558.

[6] Barrack RL, Aggarwal A, Burnett RS, et al. The fate of the unexpected positive intraoperative cultures after revision total knee arthroplasty. J Arthroplasty,2007,22(6 Suppl 2):94-99.

[7] Barrack RL, Harris WH. The value of aspiration of the hip joint before revision total hip arthroplasty. J Bone Joint Surg Am,1993,75(1):66-76.

[8] Bedair H, Ting N, Jacovides C, et al. The Mark Coventry award: diagnosis of early postopera-tive TKA infection using synovial fluid analysis. Clin Orthop Relat Res, 2011, 469(1):34-40.

[9] Bradbury T, Fehring TK, Taunton M, et al. The fate of acute methicillin-resistant Staphylococcus aureus periprosthetic knee infections treated by open debridement and retention of components. J Arthroplasty,2009,24(6 Suppl):101-104.

[10] Burnett RSJ, Kelly MA, Hanssen AD, et al. Technique and timing of two-stage exchange for infection in TKA. Clin Orthop Relat Res, 2007,464:164-178.

[11] Charnley J. Arthrodesis of the knee. Clin Orthop,1960,18:37-42.

[12] Campoccia D, Montanaro L, Arciola CR. The significance of infection related to orthopedic devices and issues of antibiotic resistance. Biomaterials,2006,27(11):2331-2339.

[13] Cui Q, Mihalko WM, Shields JS, et al. Antibiotic-impregnated cement spacers for the treatment of infection associated with total hip or knee arthroplasty. J Bone Joint Surg Am,2007,89-A:871-882.

[14] Conway JD, Mont MA, Bezwada HP. Arthrodesis of the knee. J Bone Joint Surg Am, 2004,86-A (4):835-848.

[15] Della Valle C, Parvizi J, Bauer TW, et al. Diagnosis of periprosthetic joint infections of the hip and knee. J Am Acad Orthop Surg, 2010,18(12):760-770.

[16] Deirmengian C, Hallab N, Tarabishy A, et al. Synovial fluid biomarkers for periprosthetic infection. Clin Orthop Relat Res, 2010, 468(8):2017-2023.

[17] Disch AC, Matziolis G, Perka C. Two-stage operative strategy without local antibiotic treatment for infected hip arthroplasty: clinical and radiological outcome. Arch Orthop Trauma Surg,2007,127:691-697.

[18] Donlan RM. New approaches for the characterization of prosthetic joint biofilms. Clin Orthop Relat Res,2005,437:12-19.

[19] Fehring TK, Odum S, Calton TF, et al. Articulating versus static spacers in revision total knee arthroplasty for sepsis. The Ranawat award. Clin Orthop Relat Res,2000,380:9-16.

[20] Fenelon GC, Von Foerster G, Engelbrecht E. Disarticulation of the hip as a result of failed arthroplasty. A series of 11 cases. J Bone Joint Surg Br,1980,62-B(4):441-446.

[21] Fink B, Grossmann A, Fuerst M, et al. Two-stage cementless revision of infected hip endoprostheses. Clin Orthop Relat Res, 2009, 467:1848-1858.

[22] Frommelt L. Principles of systemic antimicrobial therapy in foreign material associated infection in bone tissue, with special focus on periprosthetic infection. Injury,2006,37(Suppl 2):S87-S94.

[23] Gardner J, Gioe TJ, Tatman P. Can this prosthesis be saved: implant salvage attempts in infected primary TKA. Clin Orthop Relat Res,2010,469(4):970-976.

[24] Garvin KL, Hanssen AD. Current concepts review: infection after total hip arthroplasty. J Bone Joint Surg Am,1995,77-A:1576-1588.

[25] Ghanem E, Parvizi J, Burnett RS, et al. Cell count and differential of aspirated fluid in the diagnosis of infection at the site of total knee

arthroplasty. J Bone Joint Surg Am,2008,90(8):1637-1643.

[26] Goldring SR,Schiller AL,Roelke M. The synoviallike membrane at the bone-cement interface in loose total hip replacements and its proposed role in bone lysis. J Bone Joint Surg Am,1983,65(5):575-584.

[27] Greidanus NV,Masri BA,Garbuz DS,et al. Use of erythrocyte sedimentation rate and C-reactive protein level to diagnose infection before revision total knee arthroplasty. A prospective evaluation. J Bone Joint Surg Am, 2007,89(7):1409-1416.

[28] Hanssen AD,Rand JA. Evaluation and treatment of infection at the site of a total hip or knee arthroplasty. Course Lect, 1999, 48: 111-122.

[29] Hanssen AD,Spangehl MJ. Practical applications of antibiotic-loaded bone cement for treatment of infected joint replacements. Clin Orthop Relat Res,2004,427:79-85.

[30] Hsieh PH,Shih CH,Chang YH,et al. Two-stage revision hip arthroplasty for infection: comparison between the interim use of antibiotic-loaded cement beads and a spacer prosthesis. J Bone Joint Surg Am, 2004, 86: 1989-1997.

[31] Hsieh PH,Shih CH,Chang YH,et al. Treatment of deep infection of the hip associated with massive bone loss. Two-stage revision with an antibiotic-loaded interim cement prosthesis followed by reconstruction with allograft. J Bone Joint Surg Br,2005,87-B:770-775.

[32] Hsieh PH,Chang YH,Chen SH,et al. High concentration and bioactivity of vancomycin and aztreonam eluted from simplex cement spacers in two-stage revision of infected hip implants:a study of 46 patients at an average follow-up of 107 days. J Orthop Res, 2006, 24:1615-1621.

[33] Jackson WO,Schmalzried TP. Limited role of direct exchange arthroplasty in the treatment of infected total hip replacements. Clin Orthop Relat Res,2000,381:101-105.

[34] Kraay MJ,Goldberg VM,Fitzgerald SJ,et al. Cementless two-staged total hip arthroplasty for deep periprosthetic infection. Clin Orthop Relat Res,2005,441:243-249.

[35] Knutson K,Hovelius L,Lindstrand A,et al. Arthrodesis after failed knee arthroplasty. A nationwide multicenter investigation of 91 cases. Clin Orthop Relat Res, 1984, 191: 202-211.

[36] Lieberman JR,Callaway GH,Salvati EA,et al. Treatment of the infected total hip arthroplasty with a two staged reimplantation protocol. Clin Orthop Relat Res, 1994, 301: 205-212.

[37] Lidgren L,Robertsson O,Dahl AW. Annual report 2009. The Swedish knee arthroplasty register. Wallin u. Dalholm AB,Lund,2009.

[38] Masri BA, Panagiotopoulos KP, Greidanus NV,et al. Cementless two-stage exchange arthroplasty for infection after total hip arthroplasty. J Arthroplasty,2007,22:72-78.

[39] McKenna PB, O' Shea K, Masterson EL. Two-stage revision of infected hip arthroplasty using a shortened post-operative course of antibiotics. Arch Orthop Trauma Surg,2009, 29:489-494.

[40] Müller M, Morawietz L, Hasart O, et al. Diagnosis of periprosthetic infection following total hip arthroplasty-evaluation of the diagnostic values of pre-and intraoperative parameters and the associated strategy to preoperatively select patients with a high probability of joint infection. J Orthop Surg,2008,3:31.

[41] Müller M,Morawietz L,Hasart O,et al. Histopathological diagnosis of periprosthetic joint infection following total hip arthroplasty:use of a standardized classification system of the periprosthetic interface membrane. Orthopade,2009,38(11):1087-1096.

[42] Morawietz L,Classen RA,Schröder JH,et al. Proposal for a histopathological consensus classification of the periprosthetic interface membrane. J Clin Pathol,2006,59:591-597.

[43] Schäfer P, Fink B, Sandow D, et al. Prolonged bacterial culture to identify late periprosthetic joint infection: a promising strategy. Clin Inf Dis,2008,47:1403-1409.

[44] Schinsky MF, Della Valle CJ, Sporer SM, et al. Perioperative testing for joint infection in patients undergoing revision total hip arthroplasty. J Bone Joint Surg Am, 2008, 90-A: 1869-1875.

[45] Segawa H, Tsukayama DT, Kyle RF, et al. Infection after total knee arthroplasty. A retrospective study of the treatment of eighty-one infections. J Bone Joint Surg Am, 1999, 81(10):1434-1445.

[46] Shukla SK, Ward JP, Jacofsky MC, et al. Perioperative testing for persistent sepsis following resection arthroplasty of the hip for periprosthetic infection. J Arthroplasty, 2010, 25(6 Suppl):87-91.

[47] Stine IA, Lee B, Zalavras CG, et al. Management of chronic shoulder infections utilizing a fixed articulating antibiotic-loaded spacer. J Shoulder Elbow Surg,2010,19(5):739-748.

[48] Trampuz A, Piper KE, Jacobson MJ, et al. Sonication of removed hip and knee prostheses for diagnosis of infection. N Engl J Med, 2007,357(7):654-663.

[49] Trampuz A, Zimmerli W. New strategies for the treatment of infectious associated with prosthetic joints. Curr Opin Investig Drugs, 2005,6:185-190.

[50] Tohtz SW, Müller M, Morawietz L, et al. Validity of frozen sections for analysis of periprosthetic loosening membranes. Clin Orthop Relat Res,2010,468(3):762-768.

[51] Winkler H, Stoiber A, Kaudela K, et al. One stage uncemented revision of infected total hip replacement using cancellous allograft bone impregnated with antibiotics. J Bone Joint Surg Am,2008,90-B:1580-1584.

[52] Wiedel JD. Salvage of infected total knee fusion:the last option. Clin Orthop Relat Res, 2002,404:139-142.

[53] Zimmerli W. Infection and musculoskeletal conditions: prosthetic-joint-associated infections. Best Pract Res Clin Rheumatol, 2006, 20:1045-1063.

[54] Zimmerli W, Trampuz A, Ochsner PE. Prosthetic-joint infections. N Engl J Med, 2004, 351(16):1645-1654.

第21章　全髋关节置换术中的假体周围骨折

第 21 章
全髋关节置换术中的假体周围骨折

Luigi Zagra, Roberto Giacometti Ceroni

摘要 假体周围骨折是全髋关节置换术后的常见并发症，可发生于术中或术后，伴或不伴有假体松动。假体周围的骨质不同，其临床特征也不同。

许多骨折分型的提出可帮助术者选择手术治疗方案，其中最常用的是温哥华(Vancouver)分型。

需要遵循的首要原则是预防骨折，需注意骨折的风险因素，精确制订术前计划。术中应充分暴露，采用精湛的外科技术，并遵循及早翻修的原则，从而避免大量骨缺损。

针对假体周围骨折有多种治疗方法，包括非手术治疗、内固定及假体翻修术。同种异体骨移植可用于修复骨缺损或强化疏松的骨质。

然而，术后并发症的发生率很高。

关键词 骨移植 · 股骨骨折 · 髋关节 · 松动 · 翻修 · 全髋关节置换术

第 1 节 概 述

股骨假体周围骨折是全髋关节置换术后的常见并发症，并且随着时间的推移，骨折的发生率逐渐增高。

术中骨折的主要危险因素包括：①与骨水泥假体柄相比，非骨水泥假体柄骨折的发生率更高。②翻修的次数不断增加，通常在受损的骨组织上进行，与首次关节置换术相比，手术难度大大提高。③在因年龄和疾病导致骨质差的全髋关节置换术患者中，术后并发症的发生率更高[41]。

晚期骨折主要为全髋关节置换术后晚期发生骨折，表现为骨质萎缩、疏松和溶解。骨折已成为翻修术的主要原因[41,43,53]。

股骨假体周围骨折具有不同的临床特征，表现为骨折、假体和骨质 3 个主要参数的不同组合[18]。

因此，骨折的类型包括伴有假体稳定、骨质良好、易于治疗的简单螺旋形骨折及伴有假体松动、骨量差、治疗困难的粉碎性骨折。

笔者将逐一分析这些因素。

L. Zagra(✉) · R. Giacometti Ceroni
Hip Department, IRCCS Istituto Ortopedico Galeazzi, Milan, Italy
e-mail: luigi.zagra@rolp.it; luigi.zagra@fastwebnet.it; roberto@giacometticeroni.it

G. Bentley (ed.), *European Surgical Orthopaedics and Traumatology*,
DOI 10.1007/978-3-642-34746-7_200, © EFORT 2014

第2节　骨折的影响因素

一、骨折

(一)骨折时机

1. 首次手术过程中的骨折　假体周围骨折在骨水泥假体置换过程中的发生率为0.1%～3.0%[10,22,43,45,70]，非骨水泥为3.0%～28%[7,10,43,70,71,77]。女性骨折的发生率更高[4,10]。

如果医生将术中没有记录和发现的微骨折算入其中，发生率将会更高。在一项2418例原发性全髋关节置换术后患者的回顾性研究中[23]，笔者发现骨水泥和非骨水泥全髋关节置换术中假体骨折(包括微小骨折)的发生率分别为6.4%和14.9%。但如果只考虑需要内固定治疗的患者，发生率将分别下降至3.7%和2.3%。这些数据与当时采用的技术有关。

术中没有发现的骨折[70]或高达50%[54]。术后X线片中也可能存在未发现的不完全骨折。在一些病例中，必须于术后拍摄2个不同角度的X线片，因为无移位的骨折可能仅于某个角度下可见(图6-21-1)。

最重要的一步是识别骨折[46]。术中发生骨折时，必须准确评估骨折线的延伸距离，以增加显露，从而获得完整而清晰的术野。手术也可于X线透视下进行[70]。

由于内翻扩髓[21]，特别是当骨质变薄时，动力磨锉或者插入力度过大[4,14,30,50,71]，可于髓腔准备阶段发生骨折。铰刀扭转不当也可导致骨折[70]。暴力拔出铰刀可导致股骨大转子骨折，损伤周围软组织。保留股骨颈的假体柄是一种风险性假体，因其容易导致股骨距骨折(图6-21-2)。微创技术和入路方式也是导致术中发生骨折的危险因素，并且这种骨折很少被发现[2,55]。

术中股骨干穿孔常被忽视，只有术后X线片可显示股骨干周围软组织中有骨水泥渗入(图6-21-3)。虽然穿孔表明压力过大，存在发生骨折的风险[19]，但并不会对假体的稳定性产生消极影响[60]。因此，需仔细评估这些患者，并对患者进行临床和影像学随访。

假体柄在最终植入时可导致骨折[70]，特别是假体柄型号过大时。过去，医生使用偏大型号的植入物以获得紧密压配。后来，这种方法被摒弃，相反，一些医生主张充分扩髓以减少术中骨折的发生率[17]。

在所有情况下，通过压配实现稳定性的非骨水泥楔形或圆锥形假体柄本身就可能导致骨折。因此，当医生不能很好地掌握髓腔准备时磨锉的阻力时[17,70]，特别是在试用新型假体柄的阶段，可发生骨折。

鉴于假体本身形状所带来的风险，建议在骨质变薄或股骨近端有裂隙的病例中使用钢丝环扎术[28]，以避免裂隙延长[29]。

假体柄植入的深度超过扩髓的深度也可导致骨折[34]。

在所有病例中，如果骨损伤不妨碍假体的稳定性，那么对假体周围骨折进行恰当的治疗可以保证全髋关节置换术后的长期效果[10]。应主要评估假体柄的扭转稳定性[76]。

2. 翻修术过程中的骨折　翻修术过程中骨折的发生率高于首次置换，为3.6%～20.9%[17,35,43]。其主要原因是假体和骨水泥取出难度大(包括骨水泥和非骨水泥)，以及因骨萎缩和溶解导致的骨质较差[3,59]。

股骨干骨折可发生于假体脱位的过程中，原因是紧密瘢痕软组织的松解不足[8,31]。在一项系列研究中，仅在髋臼翻修的过程中，由上述原因导致6.4%的患者发生股骨干骨折[23]。

即使在原有的骨水泥上扩髓也可导致骨折，有充足的证据支持这项所谓的“骨

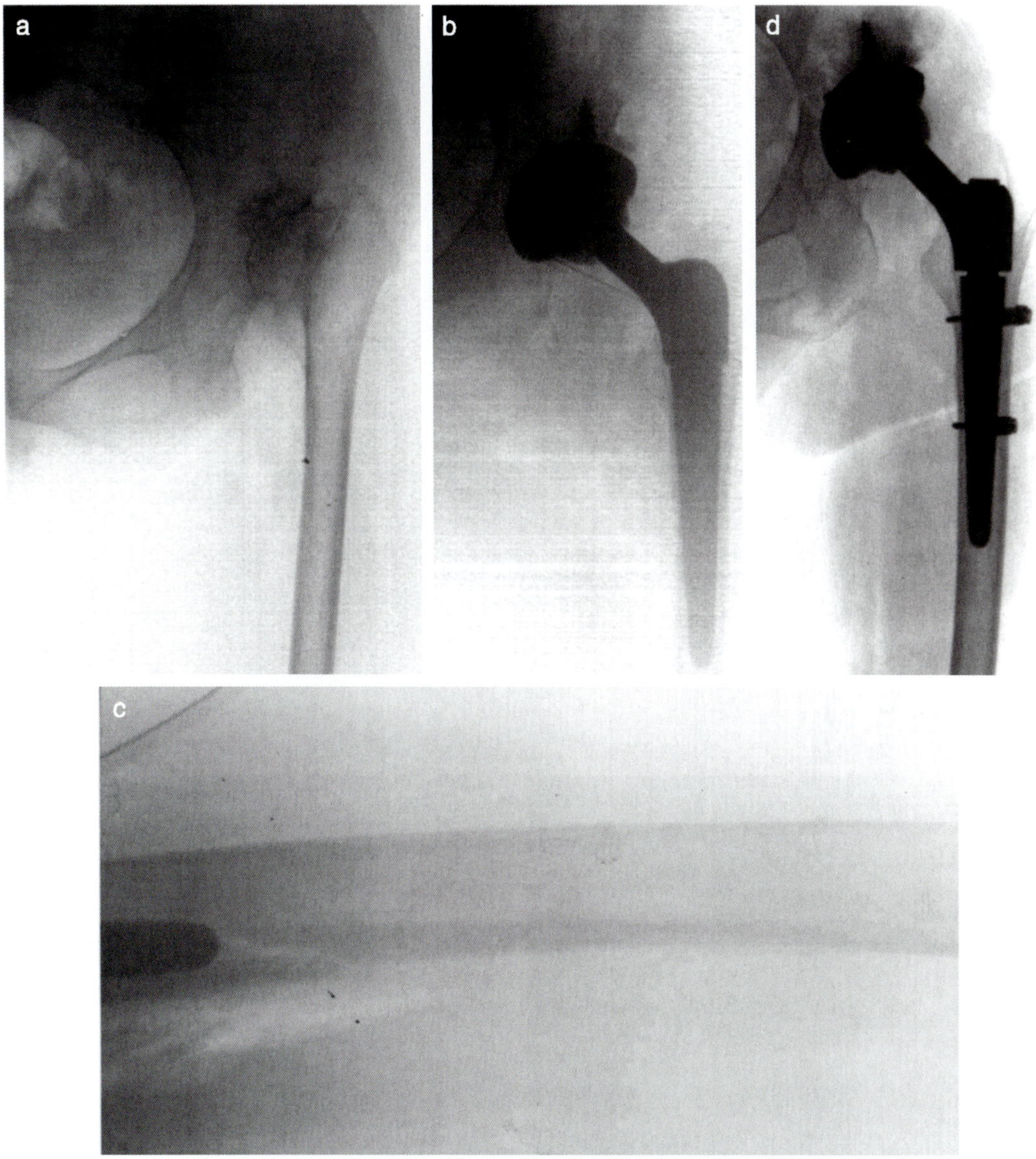

图 6-21-1　a. 患者女性，55 岁，发育性髋关节发育不良，活动严重受限伴严重骨质疏松。b. 术中未发现骨折。c. 骨折仅在术后 X 线侧位片上可见。d. 全髋关节置换术后 5 天行切开复位双钢缆环扎术

水泥中的骨水泥"技术[42]，其可避免取出牢固固定的骨水泥。

在骨皮质上开窗取出骨水泥的技术增加了骨折的发生风险[3,22,31,43]。在所有情况下，窗口应开于股骨干的前方，而不是外侧，因为这需要更大的牵引力。最后，假体柄应跨过开窗处。

与股骨干部分契合的非骨水泥假体柄取出难度更大。同样需开窗或劈开股骨干[79]。无论是分离还是取出假体，其过程都可导致骨折。

如今，在翻修病例中，由于采用开窗、劈开股骨干的技术或由于骨质溶解导致骨质变薄时，应在股骨远端预防性应用环扎术以避免裂缝延长，特别是应用长柄假体翻修时。

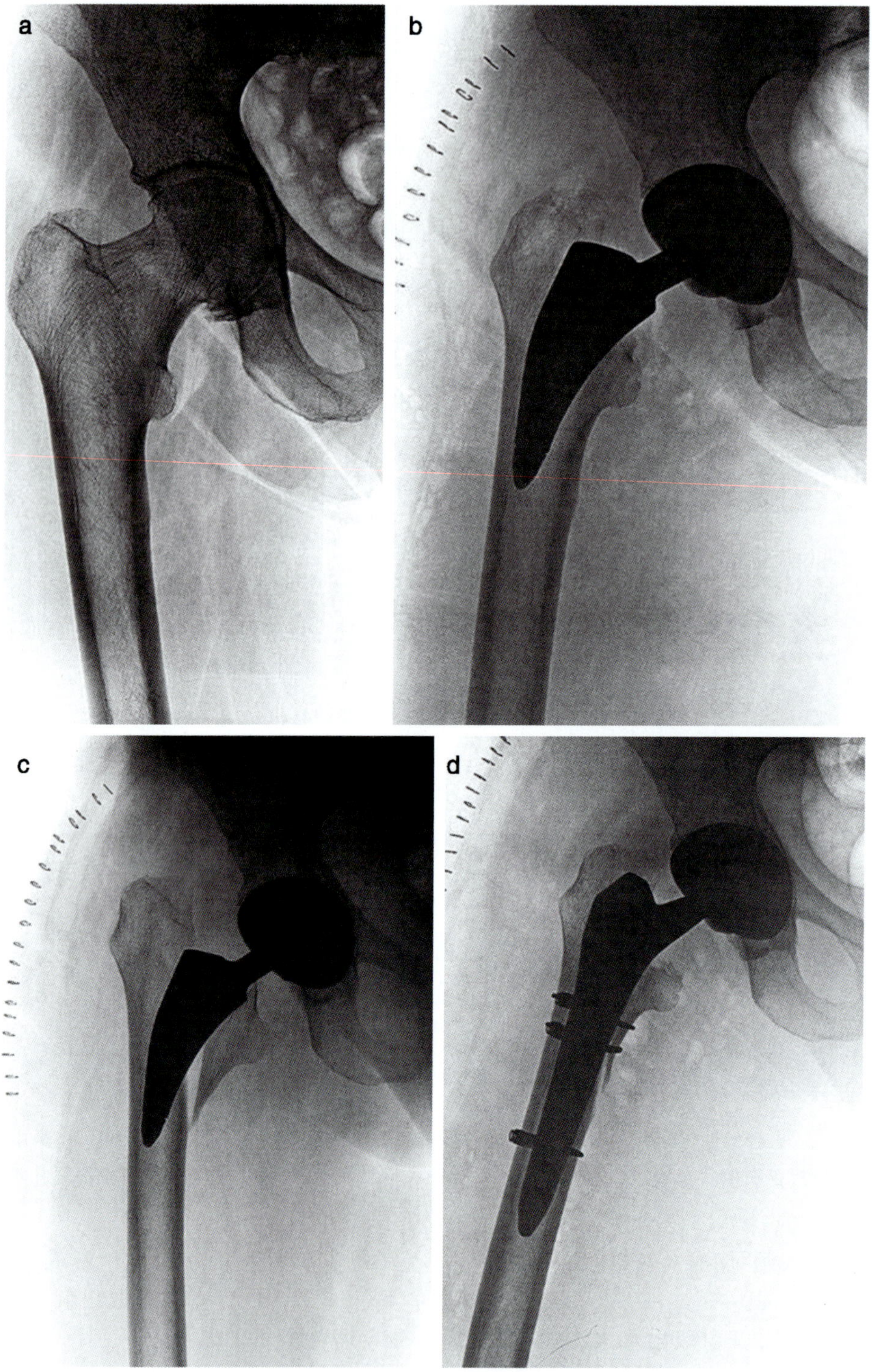

图 6-21-2 a. 患者女性，67 岁。b. 保留股骨颈的假体柄。c. 术后 10 天股骨内壁骨折患者起床站立（无外伤）。d. 使用标准长柄假体进行翻修，近端两根捆绑带用于固定骨折端，扩髓前在远端用一根捆绑带防止骨折线延伸

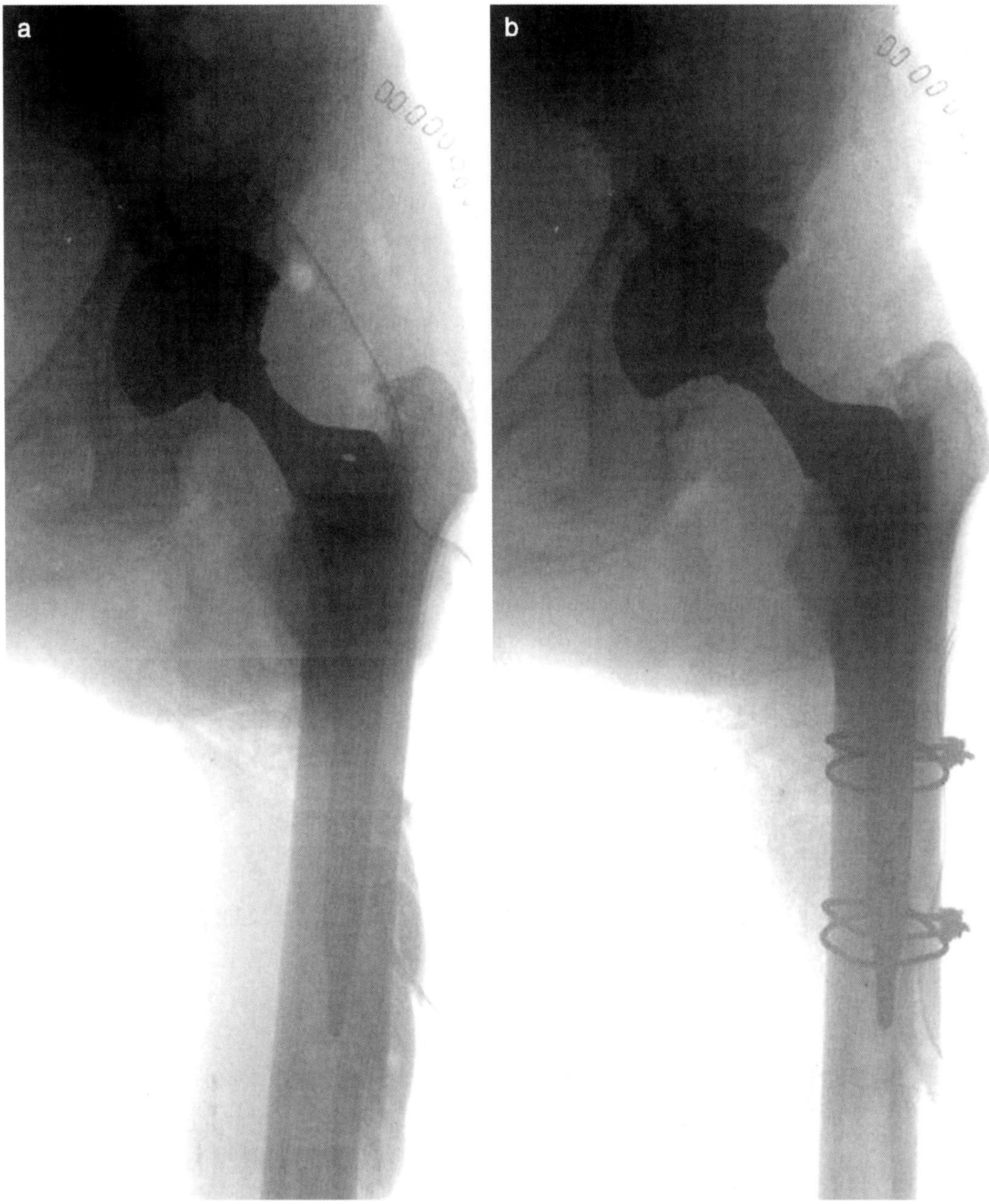

图 6-21-3　a. 术后 X 线片显示术中未发现的骨折，骨水泥存留于软组织中。b. 再次手术取出软组织中的骨水泥，另外加用两根捆绑带进行内固定

3. 发生在术后的骨折　骨折可发生于应力集中的位置，例如，过度磨锉导致骨质变薄。假体柄尖端本身就是应力集中的位置[69]。

更常见的情况是，术后早期骨折可能是术中发生的误诊病变，只有在术后的 X 线片中出现影像学表现或出现骨折移位的临床症状时才被发现(图 6-21-4)。

仅骨水泥残留在软组织中的影像学证据，可提示发生股骨干穿孔或骨折(图 6-21-3)。

4. 晚期骨折　晚期骨折的发生主要是因为高能量或低能量创伤作用于骨质溶解或应力遮挡所致的骨质变薄处[29,31]导致的。

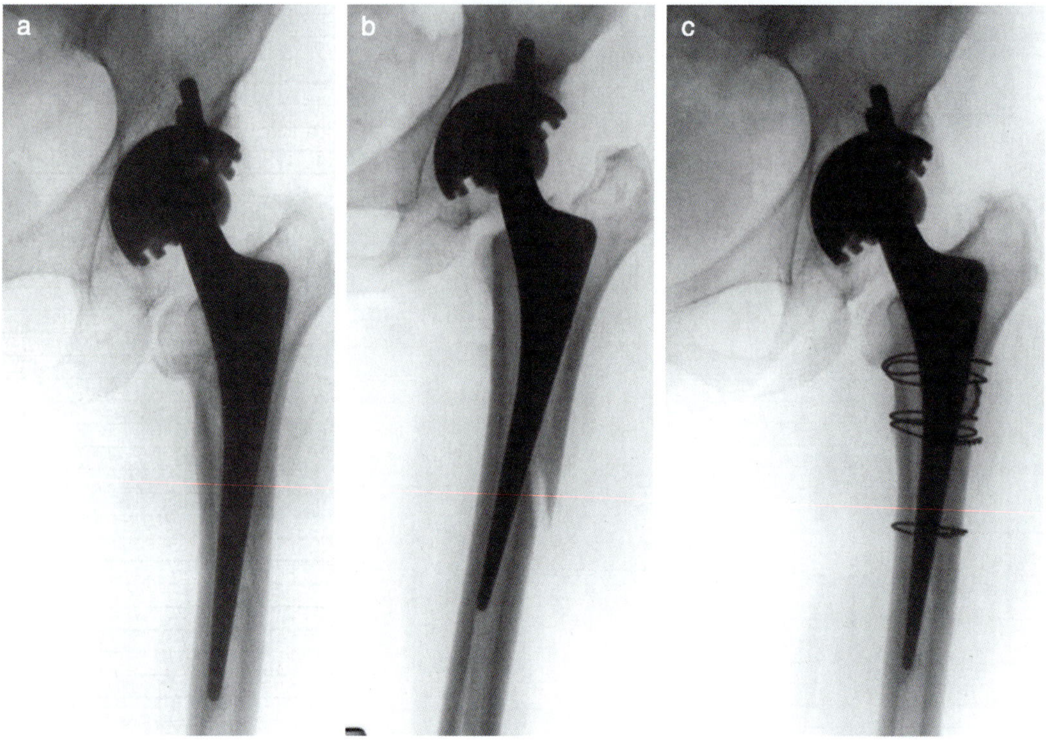

图 6-21-4 a. 术后 X 线片。b. 术后 15 天，无外伤的情况下再次发生骨折，提示骨折可能发生于术中，并且术中和术后 X 线片均未发现内植物松动。c. 取出假体，行切开复位内固定术并使用金属丝环扎，最后放回假体

据文献报道，在首次关节置换术后的 15～20 年中，骨折的发生率为 0.4%～2.5%。其中，非骨水泥假体骨折的发生率略低[41]；只有一项 1442 例首次关节置换的研究表明，术后超过 15 年，骨折的发生率增至 25%[45]。通常，翻修术后，该比例更高，增长了 2.8%[41]。

术后或短期随访中的骨折发生率更高。发生于早、中期的骨折主要与假体的类型有关[62]。

(二)骨折位置

股骨转子间骨折可影响假体的稳定性，特别是当骨折干扰股骨颈的连续性，而假体没有行骨水泥加固时，或是骨折线向远端延伸至小转子水平[69]。手术过程中，这种骨折经常被漏诊[27]，并且只能在假体出现松动或出现骨痂时才可被识别(图 6-21-5)。

股骨颈不完全线性微小移位通常可导致早期假体松动的发生率高[51]。

假体柄水平的骨折通常会影响植入物的稳定性。由于发生在该水平的股骨刚度快速变化，可导致假体柄末端骨折，这是骨折的根本原因。当同侧肢体同时存在膝关节假体时，骨折的风险进一步增加。这是因为 2 个假体之间会产生巨大的应力集中(图 6-21-6)。为了增强股骨的稳定性，可以考虑预防性应用皮质支撑骨移植术。

假体远端骨折的治疗方法与正常股骨干骨折的治疗方法相同。

(三)骨折的形态学

斜形骨折因其骨折端接触面积大，是最易治疗和最快愈合的分型。

横形骨折稳定性好，内固定时要确保骨折端的稳定性。

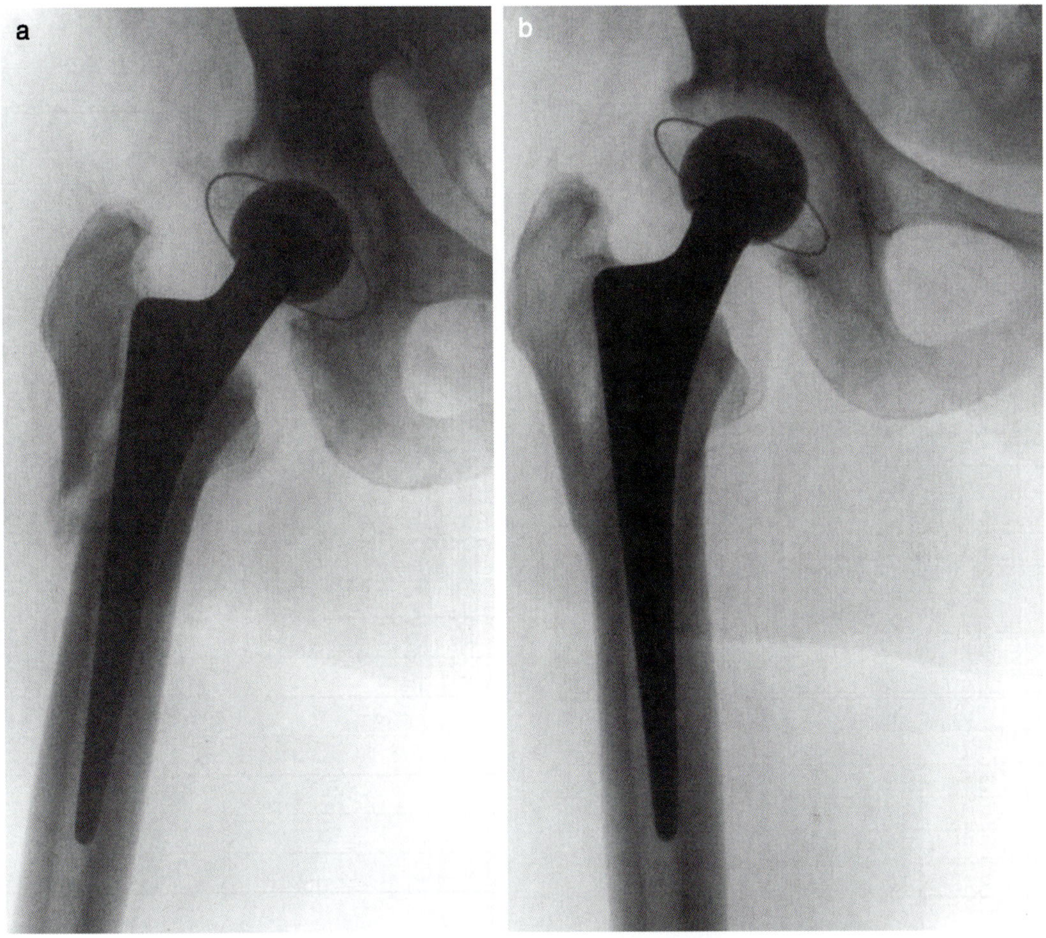

图 6-21-5　**术中发生股骨大转子骨折，采取非手术治疗。a. 2 个月后可见骨痂生长。b. 1 年后假体稳定**

粉碎性骨折，特别是当骨折发生于已变薄的骨质时，治疗非常困难。

应力骨折非常罕见，通常发生于髋关节假体与膝关节假体之间（图 6-21-6）。

还有一些由于骨量减少而发生的假体尖端不完全骨折，其可发展为假体周围移位骨折[24]（图 6-21-7）。

二、内植物

骨水泥或非骨水泥假体周围骨折可以像其他位置的骨折一样愈合。发生在松动假体周围的骨折都可以愈合，即使存在的微动和磨损颗粒会延缓或阻碍骨折愈合。

如果在骨水泥假体的植入过程中发生骨折，骨水泥可扩散至骨折端，从而影响骨折愈合。

可以确定，骨折的固定不能保证松动假体的稳定性。因此，在治疗假体周围骨折时，评估假体是否稳定非常重要。因为如果假体松动，就必须进行更换。X 线片无法评估假体的稳定性，有时在手术中也很难评估。对于可疑病例，建议行假体柄翻修术。

假体松动后，应力集中，可导致骨折[8,25]。

三、骨质

骨质通常是骨折发生的一个重要影响

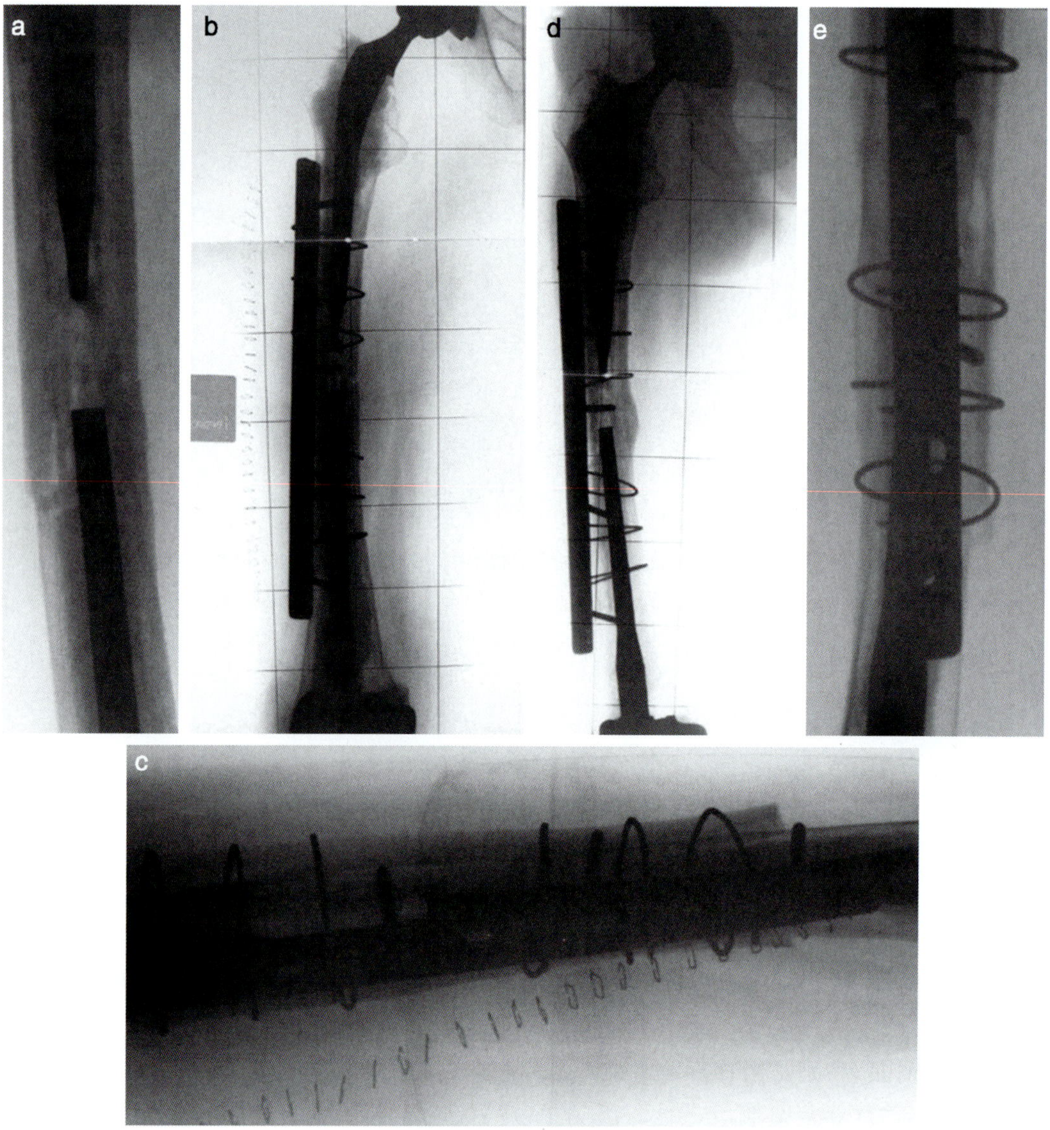

图 6-21-6 患者女性，55 岁，患有严重类风湿关节炎。早期行全髋关节置换术和全膝关节置换术。a. 假体柄间发生疲劳、无创伤性骨折。b，c. 使用 Cable-Ready 索绑系统固定，并使用同种异体骨皮质植骨。d，e. 2 年后 X 线片显示骨折愈合、移植物重组、骨质吸收

因素，也是选择治疗方案和评估预后的基础。

骨质正常患者的治疗方法与创伤患者相似，只是增加了一个假体。

笔者经常遇到骨质疏松和骨质溶解的患者。在这种情况下，不仅要解决内固定问题，还要通过植骨以增加骨量。

第3节 分 型

为了帮助医生选择合适的治疗方案，按照骨折的本质，将不同表现的骨折划分为少数简单的类别，人们已经提出了许多股骨假

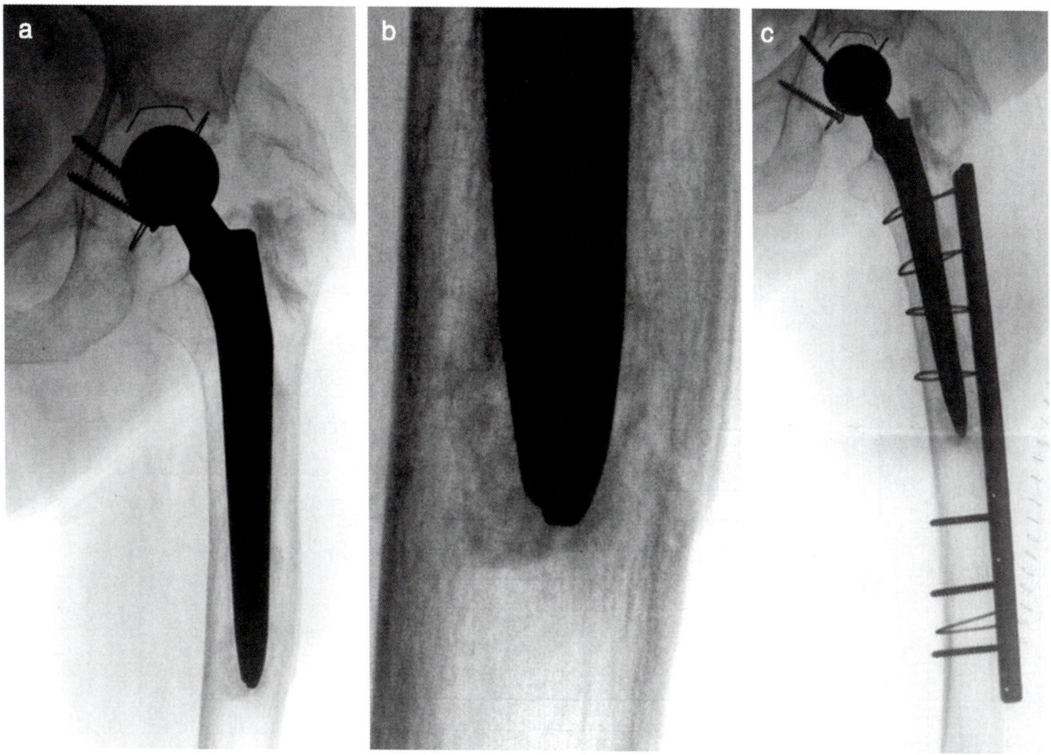

图 6-21-7　a. 患者主诉大腿疼痛。b. 影像学显示假体尖端疲劳(不充分)骨折。c. 使用带螺钉的长形钢板(Cable-Ready 索绑系统)进行内固定,将应力分散至疏松骨质的表面

体周围骨折的分型。

骨折分型也有助于在 Meta 分析中比较序列。

术中骨折的分型主要有 Johansson 分型[31]、Mallory 分型[46]、Stuchin 分型[73]及 Schwartz 分型[70],根据骨折的程度与假体水平的关系,将其分为 3 型或 4 型,如假体柄尖端的近端骨折、水平骨折和远端骨折。

温哥华(Vancouver)分型(表 6-21-1)[14]是术后骨折最常用的分型方法,也是唯一一种经过可靠性和有效性测试的分型方法[5,63]。

采用这种分型,Vancouver 开发出一种治疗股骨假体周围骨折的算法[14],将有助于医生选择合适的治疗方法。

表 6-21-1　Vancouver 分型

分型	骨折位置	亚型
A 型	大转子区域	A_1 大转子骨折
		A_2 小转子骨折
B 型	假体柄周围或远端	B_1 假体稳定
		B_2 假体不稳定,骨量无丢失
		B_3 假体不稳定,骨量丢失
C 型	假体柄以远区域	

第4节 治 疗

一、预防

预防骨折是首要原则。通过关注骨折的各种风险因素[21]，制订精确的术前计划，采用最充分的显露方法，以及运用最精准的外科技术以预防骨折。

表 6-21-2 列出了术前需要牢记的骨折的主要风险因素[83]。

表 6-21-2 假体周围骨折的风险因素

高龄
非骨水泥植入物
翻修术
多种原因导致的骨质强度降低(骨质疏松、类风湿关节炎、软骨病、Paget 病、骨硬化、成骨不全症)
骨质强度降低的局部因素，骨质吸收，骨质溶解，皮质缺损(螺钉孔、钢板末端或膝关节假体末端股骨部分、既往的股骨近端手术、松动假体柄对股骨外侧皮质的影响、骨皮质穿孔、股骨干凹陷)，更重要的是骨质缺损是否发生于股骨干外侧皮质，股骨干外侧是股骨干的张力侧
低弹性指数
股骨干畸形(髓腔狭窄)

最近的趋势是一旦发现有假体松动或进行性骨质溶解，建议立即进行翻修，其目的是为了避免大量骨量丢失导致的术前骨折或术中骨折。从这个意义上说，对髋关节置换的患者进行定期临床和影像学随访[41]是预防假体周围骨折的措施。1994 年，美国国家卫生研究院研讨会也提出过该项建议[52]。

然而，一旦发生骨折，必须综合考虑 3 项因素：骨折的特点、假体的特点、骨质。此外，还应考虑患者的身心特性[64,67]。

每一种假体周围骨折的治疗，其目的都是确保假体长期稳定及骨折愈合[21]。同时，患者要求恢复骨折前的活动水平，并及早活动。没有一种单一方法可以治疗所有病例。相反，骨折的治疗方法有许多，建议尽可能地多做了解。

为了避免术中，特别是在翻修术中过分牵拉，需要完全松解软组织，以充分显露术区。

可用大转子截骨术作为补救方法[14]，除非该部位存在骨质溶解，不允许行截骨术，因其无法使大转子牢固固定。

当部分稳定的非骨水泥或骨水泥假体必须被取出，特别是当骨质较差时，建议采用“经股骨入路”[79]进行翻修。

二、非手术治疗

过去倾向于首选非手术治疗，如牵引、石膏固定、支具固定等[48]。事实上，Meta 分析[51]显示，牵引治疗的假体柄骨折，有 57%的患者对治疗效果满意。

近几年，手术治疗的成功率提高，这主要归功于对老年患者骨折的牢固固定[3,37,49,64,67,69]。

非手术治疗仍然是无移位、假体稳定的不完全骨折的治疗选择[69](图 6-21-5)。对骨折进行评估并不容易，需要仔细检查骨折的形状、位置和周围骨质。如果骨折的稳定性可疑，最好行干预治疗。因为对非稳定骨折进行内固定并不困难，可预防骨折进一步移位并避免假体早期松动。即使术后几天须进行二次手术(图 6-21-8)，这种治疗对于术中误诊及低估也有效。

三、手术治疗

(一)切开复位内固定

1. 髓内钉　髓内钉的使用非常普遍，特别是在过去。常用的内固定器械主要包括 Rush 棒[14]、Kuntscher 钉[14]、Ender 钉[56]、镍钉及交锁钉[72]。如今，这种内固定

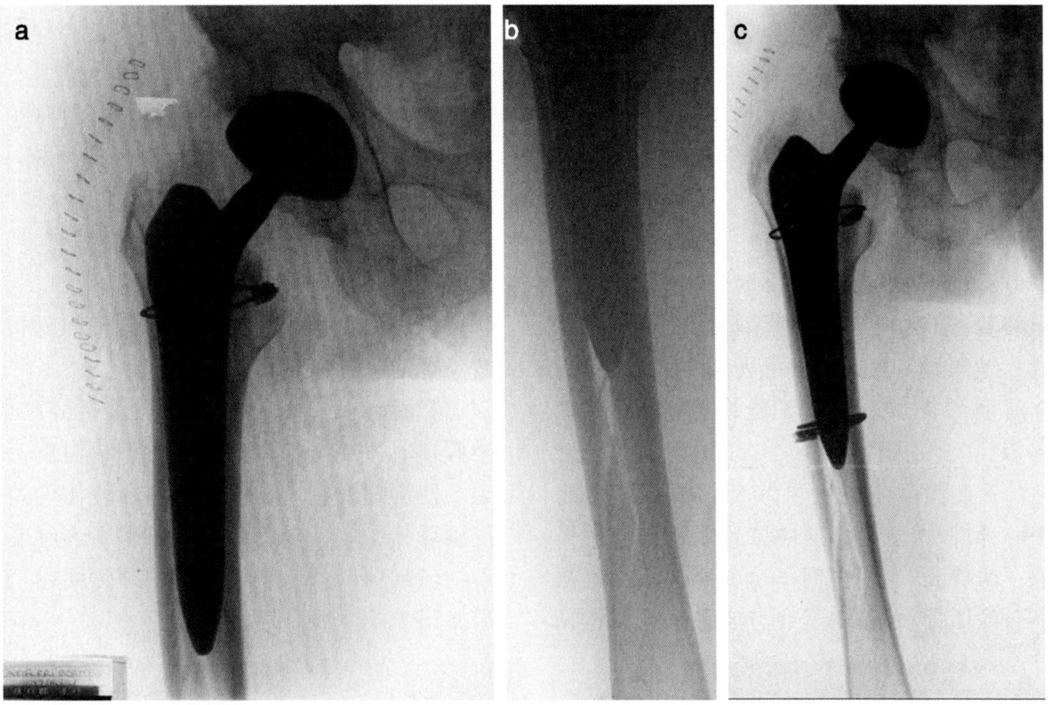

图 6-21-8　a. 术中发生骨折，在股骨距水平使用 Cable-Ready 索绑系统进行固定。b. 术后 X 线片显示骨折线延伸至假体尖端以远。c. 几天后再次行 Cable-Ready 索绑系统固定

方式更多地被当作补救技术。髓内固定器械的功能被骨水泥或非骨水泥长柄翻修假体替代。

对于严重骨质溶解、粉碎性骨折并伴有感染的患者，可以采用二期手术，其中髓内钉固定通常作为骨折一期及二期内固定的中间治疗[26]。

2. 螺钉和钢板固定　螺钉和钢板固定是最经典的内固定方法，但是对与假体柄重叠部分钢板的固定却存在很多困难。理论上，破坏骨水泥套（骨水泥断裂）或与非骨水泥假体柄（产生碎屑）直接接触会增加固定的失败率。为了将风险降至最低，建议使用单皮质螺钉固定，将螺钉固定于股骨干（通常是后侧），以保证其与假体的最少接触。此外，也可使用短螺钉直接在假体前侧或后侧固定[69]。

假体尖端远端骨折时，应将固定钢板与假体柄重叠，以避开股骨干无固定保护的部位，该处是发生骨折的潜在位置[69]。

在骨水泥假体置换的病例中，如果骨水泥套断裂，即使假体稳定，也应在骨折复位前于骨水泥表面涂抹少量液状骨水泥以获得骨水泥套的化学稳定性。

在病理性骨折中，补充骨水泥可以获得可靠的内固定。在钢板螺钉固定前，将髓腔内注满骨水泥。

为了避免股骨干穿孔，可以使用特制钢板（如 Mennen 板），这种钢板并不是利用螺钉固定，而是通过环抱固定。然而，使用这种钢板固定并不十分牢固。主要是因为这种钢板并不能对抗股骨内侧的应力，从而导致骨折处内翻、塌陷[1]。此外，由于其环形结构，该装置可切断供应骨皮质的所有血供。为了获得可靠而稳定的内固定效果，最好使用其他装置[33]。

最近的文献报道了锁定钢板在股骨假体周围骨折固定中的应用，其效果很好[38,39]。然

而，尚无中远期功能效果的可靠随访数据。基于微创内固定系统（less invasive stabilization system，LISS）的概念，有人发明了带有单皮质螺钉固定的解剖型钢板，螺钉与钢板间具有角稳定性，无须对钢板和骨面进行加压就可达到安全锚固的效果，LISS 系统也可用于经皮内固定术。

3. 金属环扎、钢缆、捆绑带　多种固定装置：不锈钢钢丝，钢缆（由不同金属制成），塑料缆（Partridge 尼龙捆绑带[57,66]），金属捆绑带（Parham 不锈钢捆绑带、钛捆绑带）。

这些内固定装置可综合用于内植物水平的骨折，也建议将这些装置用于术中假体稳定的骨折[10]。它们不会穿透骨髓腔，故不会损坏骨水泥，也不会与非骨水泥假体柄直接接触。此外，它们对骨折固定的旋转稳定性受到限制，常被单独用于骨质良好、假体稳定的长斜形假体柄水平骨折（图 6-21-9）。可使用专门的器械将导线穿过股骨干。推荐采用限制骨膜剥离的非侵袭性外科技术。

将这种固定方式单独用于假体柄尖端远端骨折，成功率很低。

应用张力带治疗无移位的转子间骨折，效果可靠（图 6-21-10）。

4. 钢板固定和环扎术　当骨折线延伸至假体远端时，建议使用一种特制钢板，其远端使用螺钉固定，其近端（髓内假体柄处）使用环扎固定。以下固定材料基于该原理。

（1）Ogden 板：钢板远端用螺钉固定，近端使用 Parham 带固定[54]。

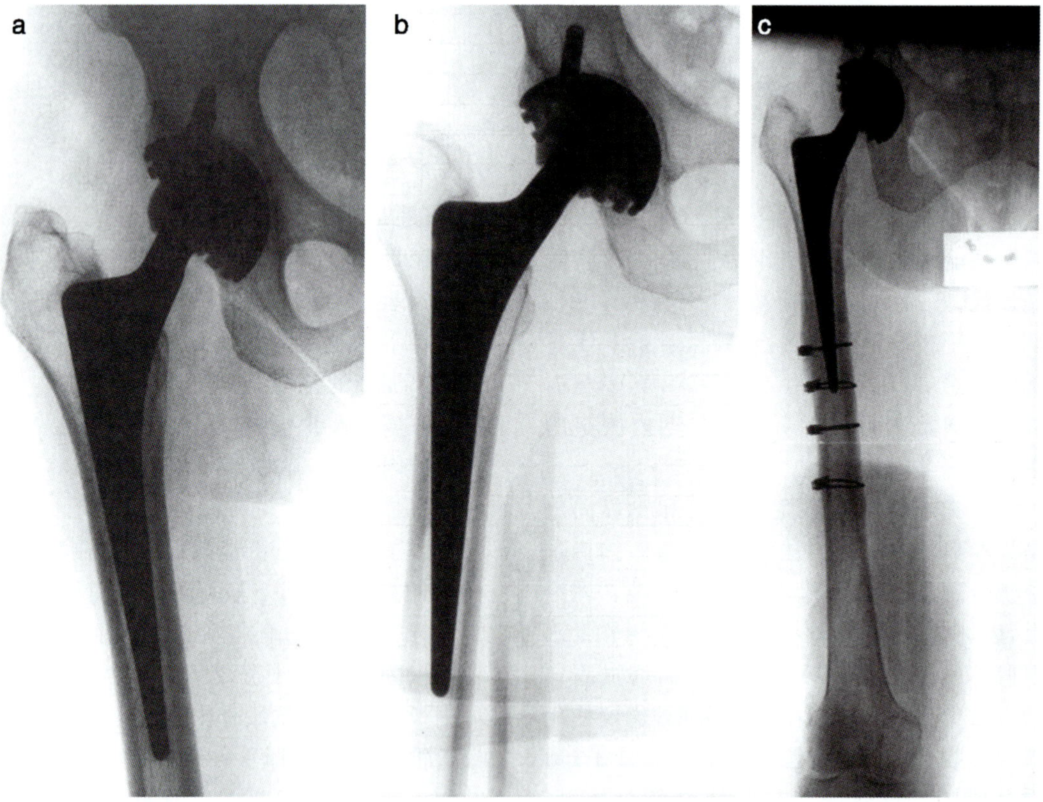

图 6-21-9　a. 术后 2 年的 X 线片。b. 术后 3 年，外伤导致假体周围骨折，假体稳定。c. 长螺旋形骨折部分位于假体柄水平，经 4 套 Cable-Ready 索绑系统进行内固定后愈合

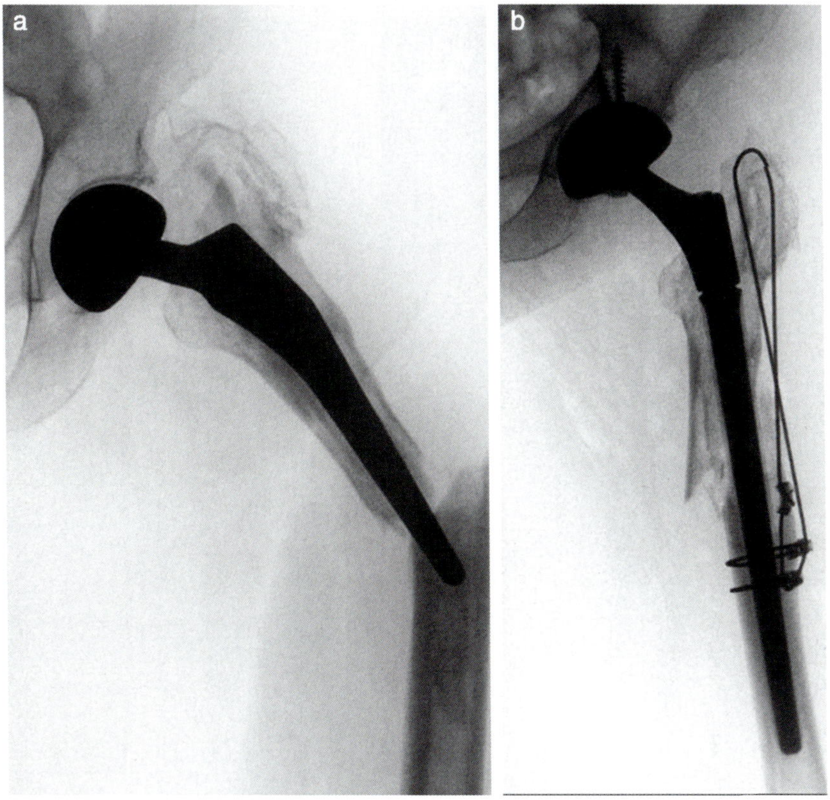

图 6-21-10　a. 患者女性，74 岁。股骨干骨折伴假体柄松动。b. 使用组配式长柄假体，并在假体柄远端用 2 根环扎钢缆，近端使用钢丝环扎固定大转子，将钢丝远端与钢缆连接

(2)Dall-Miles 板：这种钢板带有螺孔，且螺孔间有用于钢缆固定的狭槽[78]。当患者发生假体柄内翻时，这种钢板不适合用于固定[74]。

(3)Cable-Ready 索绑系统：钢缆可穿过钢板上的螺孔。

虽然这种固定装置的效果很好，然而，经实验证明，若在环扎固定的骨折部位使用 2 枚单皮质螺钉，稳定性可大大提高[11,40](图 6-21-11)。

在使用内固定装置时，建议有限剥离肌肉侧的骨膜，以减少对血供的破坏。此外，有时可先固定钢板远端，然后进行骨折复位和近端固定。

当大转子骨折时，可应用特制的爪形钢板代替钢丝或环扎进行固定[81]。

(二)关节翻修术

如果骨折处假体有可疑松动，应取出假体并在完成内固定后更换假体[32,49]。一些学者认为[70]，近端完全骨折经常影响假体的稳定性。然而，即使假体柄稳定，仍建议进行长柄翻修，以避免钢板固定时对股骨干的大范围显露[80]。

即使穿孔或局部骨量丢失，也建议更换为可跨过骨质破坏部位的长柄假体[13,41,65]。

有研究表明，假体长度跨过 2 个皮质直径的骨质缺损，可以将骨质强度增至正常骨质的 80%[21]。

许多学者指出，在所有情况下，假体柄都应该跨过骨折处[14]。然而，这一观点却与翻修术的原则相冲突。因此，如果可能的话，最好使用短柄假体[8]，以避免假体对骨

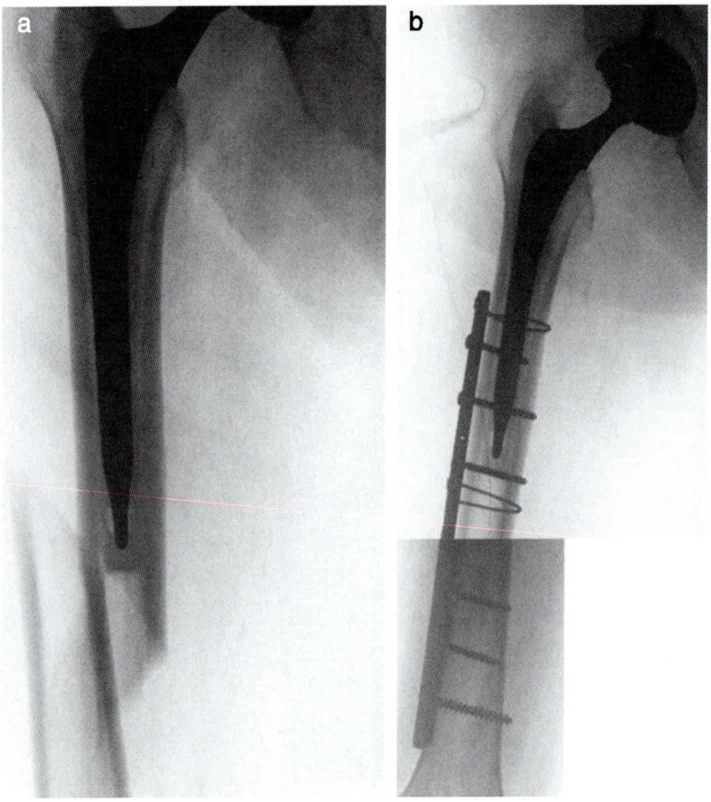

图 6-21-11 a. 髋关节假体置换术后 3 年，外伤致假体尖端骨折，假体稳定。b. 行切开复位内固定术，术中使用 Cable-Ready 索绑钢板进行固定，假体近端使用螺钉固定，从而提高旋转稳定性

质的进一步破坏。如果内固定物与假体稳定且骨质良好，则不必每次都让假体跨过骨折区域。

无明确要求用同型号的骨水泥假体替换非骨水泥假体（反之亦然）。任何时候都应检查骨质条件，并应将假体作为骨折的髓内稳定器。还需考虑在骨量不足的病例中应用的骨水泥黏合的可能性，以及非骨水泥假体是否可牢固锚固。

在骨折处行骨水泥固定有 2 个难题：一是将骨水泥在骨折块间挤压，可导致骨折延迟愈合或不愈合；二是对骨水泥进行加压非常困难。应取出骨质缺损处溢出的骨水泥，避免在应力集中处发生新的骨折[41]。

长柄假体的应用[29]可解决这些难题，但需注意，滥用比不用的结果更糟。

长柄非骨水泥组配式假体帮助医生解决了骨折再植的难题。该其远端组件可实现可靠的初步稳定性，近端组件可保证下肢和长度和方向（图 6-21-12）。

可通过嵌塞同种异体骨[44]，再使用金属网维持骨条的位置以加强骨质，然后植入骨水泥假体柄。这是一个复杂并且耗时较长的过程，但可重建股骨近端的骨量。

一些国家建议使用一种特殊的非骨水泥、远端带有锁定螺钉的长柄假体进行翻修[15,61,75]。对股骨干远端完整部分进行锁定可增加假体的稳定性。骨折愈合后，建议去除远端的锁定螺钉，从而增加股骨近端的负载[15]。无论如何，都无法避免锁定螺钉取出后继发假体柄下沉或在保留的锁定螺钉周围发生骨质松动。也就是说，远端螺钉

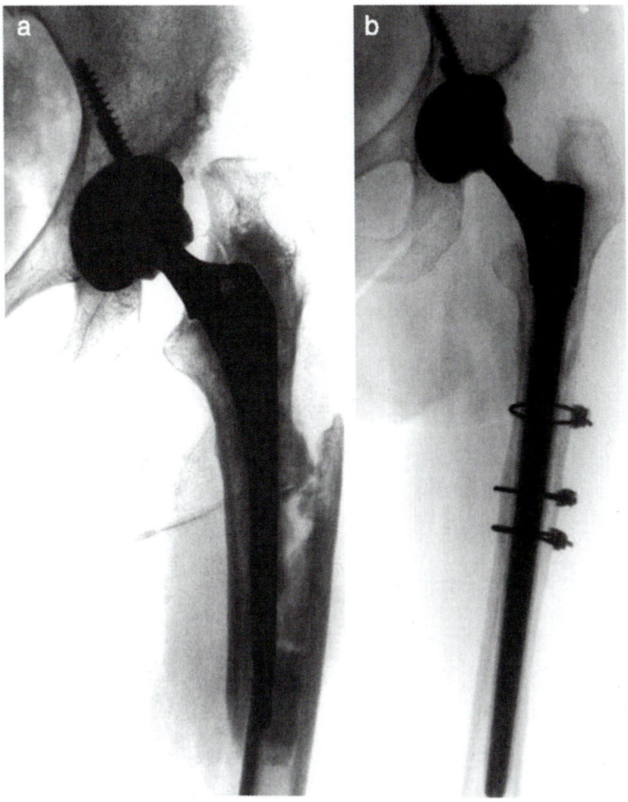

图 6-21-12　a. 髋关节假体置换术后 2 年，外伤导致长螺旋形骨折，假体不稳定。b. 使用组配式非骨水泥长柄假体进行翻修，术中使用环扎带进行内固定

将成为磨损颗粒的成因。

最后，建议在翻修术中，尽量避免使用可能会导致骨质溶解的材料。

(三)骨移植物

建议在进行任何内固定的手术中常规使用骨松质移植[68]，特别是在翻修术后[41]，这是因为术中破坏了血供(假体破坏了髓内血供，内固定物破坏了髓外血供)。

随着时间的推移，在骨缺损处进行植骨可以减少应力集中产生的影响[41]。

在骨质疏松和骨质溶解的病例中使用双层或多层皮质移植骨和环扎效果良好，主要有 2 个原因：第一，可将环扎压力分散至大面积，从而降低由于内固定物引起的继发性骨折风险(图 6-21-13b)。第二，植骨可治愈宿主骨并强化骨质[5,16,65](图 6-21-13c，d)。此外，这种固定方式可最大限度地减小金属板应力遮挡的影响[45]，并可提高稳定性。Wilson 等在一项生物力学研究中比较了骨皮质移植和钢板支撑治疗假体周围骨折的效果，结果表明，联合应用钢板和骨移植，固定效果最佳[82](图 6-21-14)。

(四)终极治疗方法

对于伴有复杂的粉碎性骨折和严重骨质丢失的患者，特别是老年患者，建议置换股骨近端。

可通过使用由异体骨和假体组成的结构[14,41,47]或股骨近端组配式假体柄置换解决[12,14,36,41,58]。

也有报道称，在伴有严重骨缺损的全膝关节置换术的患者中，可使用一种特殊装置进行置换[20]。

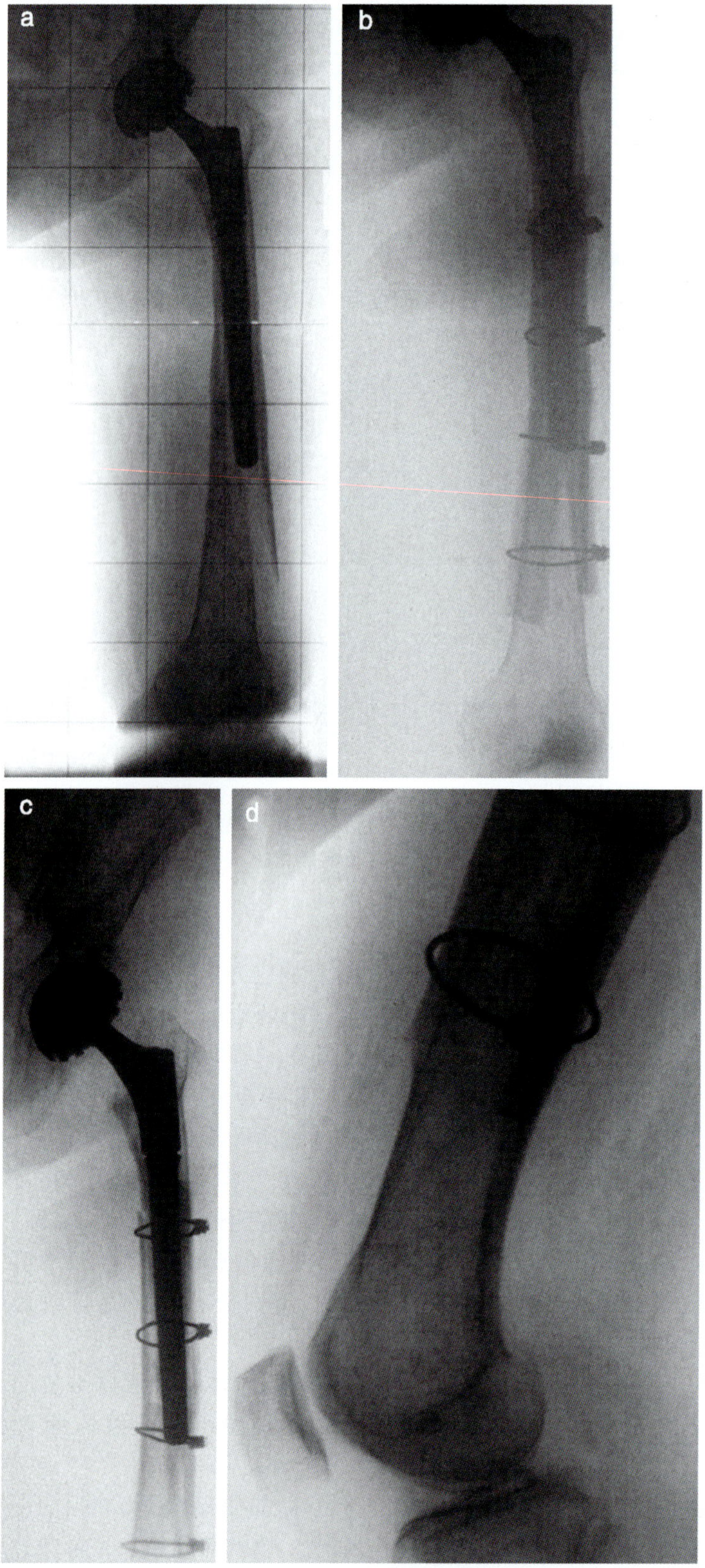

图 6-21-13 a. 长柄翻修术后第 2 天发现股骨长螺旋形骨折，伴有骨质疏松。b. 切开复位并使用环扎带进行固定，同时进行同种异体骨皮质植骨。c，d. 术后 2 年，假体柄稳定，骨折痊愈。由于术中植骨，股骨干骨质硬度提高

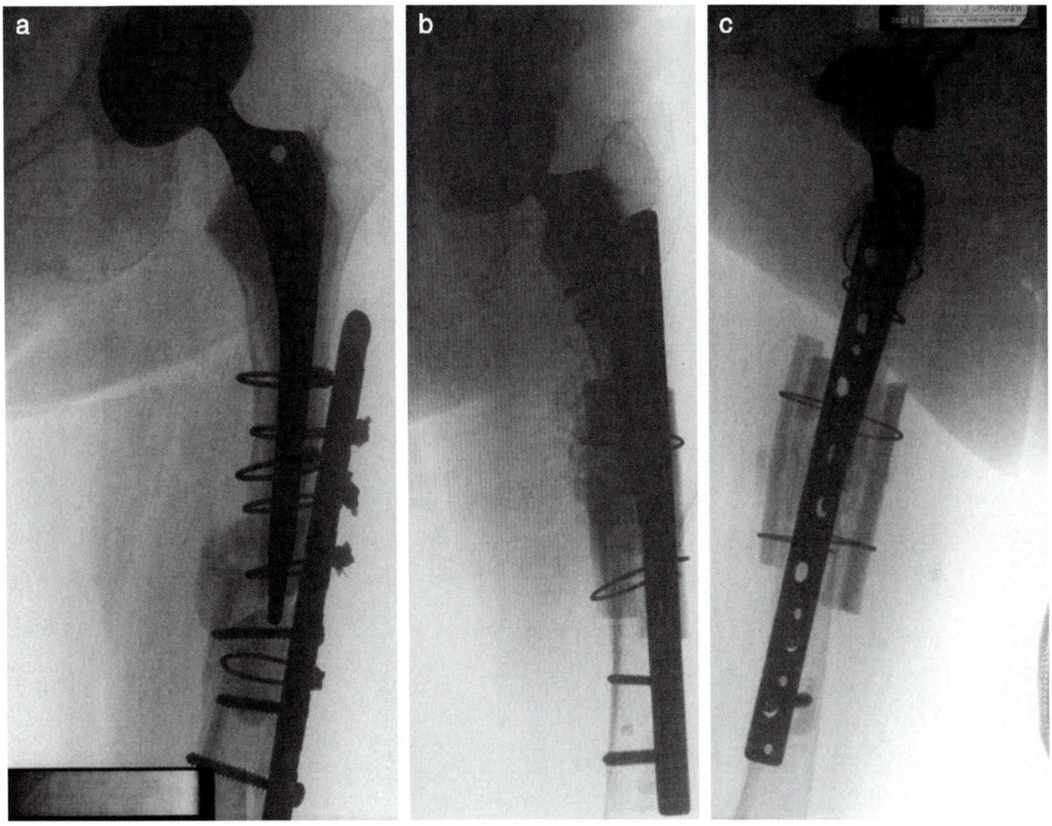

图 6-21-14　a. 由于内固定治疗不当,导致骨水泥假体尖端骨折。几个月后固定失败。b,c. 植入物仍然稳定,再次行内固定手术,术中使用更长的钢板和 2 个同种异体骨皮质进行固定,置于前侧和后侧,并用金属丝环扎固定

在所有的情况下,长柄、非骨水泥组配式翻修假体柄的发展,已经大大减少了对这些最终方法的需求(图 6-21-15)。

对于非常复杂的情况,如果患者的一般情况较差、活动度较低,都可采用带或不带骨折内固定的 Girdlestone 手术(图 6-21-16)。

第 5 节　并发症

一、感染

感染风险的增加主要是因为反复手术。是否感染将影响治疗方式的选择——行非手术治疗还是手术治疗。内固定物的存在会加重并发症。

治疗的优先顺序是首先治疗骨折,然后控制感染,如果可能,最后植入可靠的内固定物。

二、骨折不愈合

骨折不愈合的发生率为 15%～50%。行非手术治疗可导致骨折不愈合率更高,其中骨折移位和短缩的发生率也很高[41]。骨折不愈合的好发部位是伴有骨折移位的大转子骨折。骨折移位主要是因为臀中肌的牵拉及股外侧肌的收缩。股骨近端严重骨质溶解导致的自发性骨折,愈合非常困难。

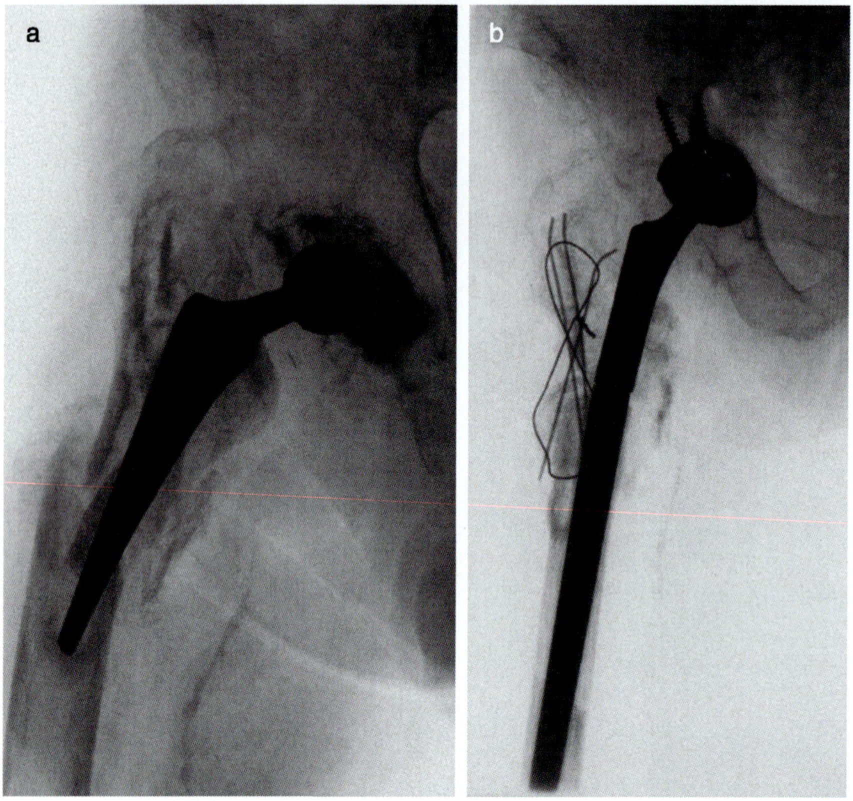

图 6-21-15　a. 老年患者，活动度差，假体柄水平发生粉碎性骨折，假体松动。b. 使用组配式长柄非骨水泥假体柄进行翻修，假体与骨折端匹配。用张力带环扎大转子，维持股骨的连续性

骨折不愈合的治疗很困难，有时需要分2个阶段：首先取出假体和内固定物。然后，二期更换内固定物[9]，建议同时植骨。

首次骨折的正确治疗对于预防骨折不愈合非常重要。

仅用拉力螺钉进行内固定可导致再次骨折。同样，仅采用钢板固定再次骨折的发生率为15%[3]。

不同内固定过程中可发生再次骨折[72]。在骨水泥假体的翻修过程中，有31%的骨折不愈合率和15%的再次骨折发生率。相反，非骨水泥假体的翻修却有更好的结果[3]。

假体的早期松动可能是假体周围骨折的结果[17,31]。

第6节　总　结

假体周围骨折是全髋关节置换术中一个具有挑战性且相对常见的并发症。该并发症发生率不断增高，主要是因为行假体置换的患者不断增加，特别是非骨水泥假体的置换。

预防是解决这一问题的最好方法，为达到这一目的，外科医生必须关注骨折发生的危险因素。必须对行全髋关节置换术的患者进行长期随访，从而避免严重骨质溶解的发生，同时尽早行翻修术。

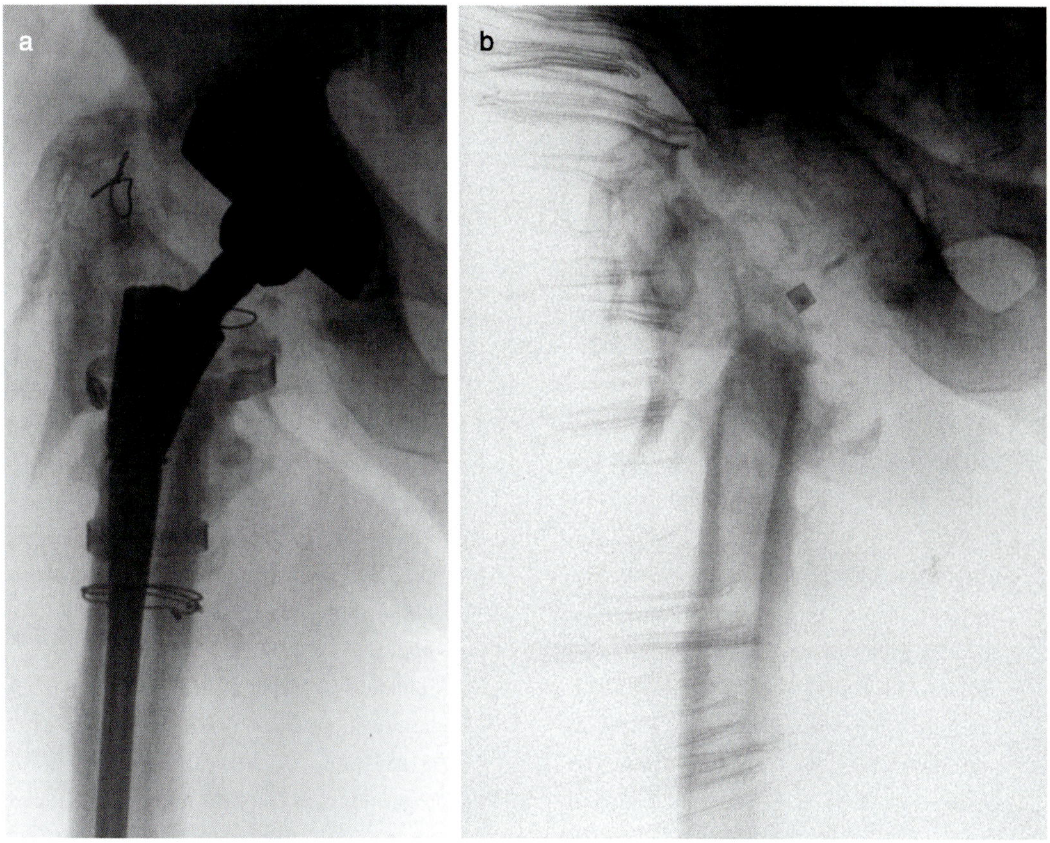

图 6-21-16　a. 患者 75 岁，活动度差，股骨干再次骨折，并伴有感染和假体松动。b. 使用 Girdlestone 术式进行治疗

可采用的治疗方法很多，每例患者都具有特殊性和唯一性，主要是其假体的稳定性、骨折的类型、骨折的位置和周围骨质的情况各不相同。因此，治疗时必须综合考虑这些因素，同时参考患者的年龄及活动水平。治疗方法也需要术者的术中经验和创新。

外科医生对技术的熟练程度和包括骨移植在内的材料的可用性，也是决定治疗方法的重要因素。

除外非移位的术中骨折，预后一般非常不理想。并发症的发生率很高，并且在治疗中只有 50% 的患者能够维持假体的长期稳定[3]。

虽然严重的无菌性假体松动患者应在医疗中心治疗。但假体周围骨折可在任何地方发生。因此，所有医院都应具备治疗假体周围骨折的能力。这一事实将给基层骨科医生带来巨大的挑战。

参考文献

[1] Ahuja S, Chatterji S. The Mennen femoral plate for fixation of periprosthetic femoral fractures following hip arthroplasty. Injury, 2002, 33:47-50.

[2] Bal BS, Haltom D, Aleto T, et al. Early complications of primary total hip replacement performed with a two-incision minimally invasive technique. J Bone Joint Surg Am, 2005, 87:2432-2438.

[3] Beals RK, Tower SS. Periprosthetic fractures of the femur: An analysis of 93 fractures. Clin

Orthop,1996,327:238-246.

[4] Berend ME,Smith A,Meding JB,et al. Long-term outcome and risk factors of proximal femoral fracture in uncemented and cemented total hip arthroplasty. J Arthroplasty, 2006, 21(6 Suppl 2):53-59.

[5] Brady OH, Garbuz DS, Masri BA, et al. The reliability and validity of the Vancouver classification of femoral fractures after hip replacement. J Arthroplasty,2000,15:59-62.

[6] Brady OH, Garbuz DS, Masri BA, Duncan CP. The treatment of periprosthetic fractures of the femur using cortical onlay allograft struts. Orthop Clin North Am, 1999, 30: 249-257.

[7] Christensen CM,Seger BM,Schultz RB. Management of intraoperative femur fracture associated with revision hip arthroplasty. Clin Orthop,1989,248:177-180.

[8] Courpied JP. Fractures fémorales autour des prothèses totales de la hanche. Cahiers d' enseignementde la SOFCOT. Conférences d' enseignement,2000,119:138.

[9] Crockarell Jr JR, Cerry DJ, Lewallen DG. Nonunion after periprosthetic femoral fracture associated with total hip arthroplasty. J Bone Joint Surg Am,1999,81A:1073-1079.

[10] Davidson D,Pike J,Garbuz D,et al. Periprosthetic fractures during total hip arthroplasty. Evaluation and management. J Bone Joint Surg Am,2008,90:2000-2012.

[11] Dennis MG, Simon JA, Kummer FJ, et al. Fixation of periprosthetic femoral shaft:a biomechanical study of 5 techniques. J Arthroplasty,2000,15:523-528.

[12] Dorotka R,Windhager R,Kotz R. Periprothetische Femurfrakturen bei Hufttotalendoprothesen. Funktioneller und radiologischer Vergleich zwischen Plattenosteosynthese und proximalem Femurersatz. Z Orthop Ihre Grensgeb,2000,138:440-446.

[13] Dumez JF, Gayet LE, Avedikian J, et al. Traitement des fractures fémorales sur arthroplastie totale de la hanche par prothèse longue tige de Charnley. Rev Chir Orthop, 1996,82:225-233.

[14] Duncan CP,Masri BA. Fractures of the femur after hip replacement. Instr Course Lect, 1995,44:293-304.

[15] Eingartner C,Volkmann R,Putz M,et al. Uncemented revision stem for biological osteosynthesis in periprosthetic femoral fractures. Int Orthop,1997,21:25-29.

[16] Emerson RH, Malinin TI, Cuellar AD, et al. Cortical strut allografts in the reconstruction of the femur in revision total hip arthroplasty:a basic science and clinical study. Clin Orthop,1992,285:35-44.

[17] Fitzgerald Jr RH, Brindley GW, Kavanagh BF. The uncemented total hip arthroplasty: Intraoperative femoral fractures. Clin Orthop,1988,235:61-66.

[18] Franklin J, Malchau H. Risk factors for periprosthetic femoral fracture. Injury, 2007, 38:655-660.

[19] Fredin H. Late fracture of the femur following perforation during hip arthroplasty :a report of two cases. Acta Orthop Scand,1988, 59:331-332.

[20] Friesecke C, Plutat J, Block A. Revision arthroplasty with use of a total femur prosthesis. J Bone Joint Surg Am, 2005, 87: 2693-2701.

[21] Garbuz DS,Masri BA,Duncan CP. Periprosthetic fractures of the femur: Principles of prevention and management. Instr Course Lect,1998,47:237-242.

[22] Garcia-Cimbrelo E,Munuera L,Gil-Garay E. Femoral shaft fractures after cemented total hip arthroplasty. Int Orthop, 1992, 16: 97-100.

[23] Giacometti Ceroni R,Pace A,Pagnuzzato C, et al. Le fratture femorali intraoperatorie nel corso di intervento di protesi d'anca. Giornale Italiano di Ortopedia e Traumatologia,1997, 23(Suppl 3):109-111.

[24] Gill TJ,Sledge JB,Orler R,et al. Lateral insufficiency fractures of the femur caused by

osteopenia and varus angulation: a complication of total hip arthroplasty. J Artroplasty, 1999, 14: 982-987.

[25] Harris B, Owen JR, Wayne JS, et al. Does femoral component loosening predispose to femoral fracture? An in vitro comparison of cemented hips. Clin Orthop Relat Res, 2010, 468: 497-503.

[26] Hartford JM, Goodman SB. The use of femoral intramedullary nailing as an interim or salvage procedure technique during complicated total hip replacement. J Arthroplasty, 1998, 13: 467-472.

[27] Hendel D, Yasin M, Garti A, et al. Fracture of the greater trochanter duringhip replacement: a retrospective analysis of 21/372 cases. Acta Orthop Scand, 2002, 73: 295-297.

[28] Herzwurm PJ, Walsh J, Pettine KA, et al. Prophylactic cerclage: a method of preventing femur fracture in uncemented total hip arthroplasty. Orthopedics, 1992, 15: 143-146.

[29] Incavo SJ, Beard DM, Pupparo F, et al. One-stage revision of periprosthetic fractures around loose cemented total hip arthroplasty. Am J Orthop, 1998, 27: 35-41.

[30] Incavo SJ, Di Fazio F, Wilder D, et al. Longitudinal crack propagation in bone around femoral prosthesis. Clin Orthop, 1991, 272: 337-342.

[31] Johansson JE, McBroom R, Barrington TW, et al. Fracture of the ipsilateral femur in patients with total hip replacement. J Bone Joint Surg, 1981, 63: 1435-1442.

[32] Jukkala-Partio K, Partio EK, Solovieva S, et al. Treatment of periprosthetic fractures in association with total hip arthroplasty-a retrospective camparison between revision stem and plate fixation. Ann Chir Gynaecol, 1998, 87: 229-235.

[33] Kamineni S, Ware HE. The Mennen plate: unsuitable for elderly femoral peri-prosthetic fractures. Injury, 1999, 30: 257-260.

[34] Kavanagh BF. Femoral fractures associated with total hip arthroplasty. Orthop Clin North Am, 1992, 23: 249-257.

[35] Khan MA, O'Driscoll M. Fractures of the femur during total hip replacement and their management. J Bone Joint Surg Br, 1977, 59B: 36-41.

[36] Klein GR, Parvizi J, Rapuri V, et al. Proximal femoral replacement for the treatment of periprosthetic fractures. J Bone Joint Surg Am, 2005, 87: 1777-1781.

[37] Kligman M, Otramsky I, Roffman M. Conservative versus surgical treatment for femoral fracture after total or hemiarthroplasty of the hip. Arch Orthop Trauma Surg, 1999, 119: 79-81.

[38] Kobbe P, Klemm R, Reilmann H, et al. Less invasive stabilisation system (LISS) for the treatment of periprosthetic femoral fractures: a 3-year follow-up. Injury, 2008, 39: 472-479.

[39] Kumar Kanabar P, Owen PJ, Rushton N. Less invasive stabilization system for the management of periprosthetic femoral fractures around hip arthroplasty. J Arthroplasty, 2008, 23: 446-450.

[40] Lever Zdero R, Nousianen MT, Waddell JP, et al. The biomechanical analysis of three plating fixation systems for periprosthetic femoral fracture near the tip of a total hip arthroplasty. J Orthop Surg Res, 2010, 23: 5-45.

[41] Lewallen DG, Berry DJ. Periprosthetic fracture of the femur after total hip arthroplasty: treatment and results to date. J Bone Joint Surg, 1997, 79A: 1881-1890.

[42] Lieberman JR, Moeckel BH, Evans BG, et al. Cement-within-cement revision hip arthroplasty. J Bone Joint Surg Br, 1993, 75: 869-871.

[43] Lindahl H. Epidemiology of periprosthetic femur fracture around a total hip arthroplasty. Injury, 2007, 38: 651-654.

[44] Ling RS. Femoral component revision using impacted morsellised cancellous graft. J Bone Joint Surg Br, 1997, 79: 874-875.

[45] Löwenhielm G, Hansson LI, Kärrholm J. Fracture of the lower extremity after total hip

replacement. Arch Orthop Trauma Surg, 1989,108:141-143.

[46] Mallory TH, Kraus TJ, Vaughn BK. Intraoperative femoral fractures associated with cementless total hip arthroplasty. Orthopedics, 1989,12:231-239.

[47] Maury AC, Pressma A, Cayen B, et al. Proximal femoral allograft treatment of Vancouver type B3 periprosthetic femoral fractures after total hip arthroplasty. J Bone Joint Surg Am, 2006,88:953-958.

[48] McElfresh EC, Coventry MB. Femoral and pelvic fractures after total hip arthroplasty. J Bone Joint Surg, 1974,56A:483-492.

[49] McLauchlan GJ, Robinson CM, Singer BR, et al. Results of an operative policy in the treatment of periprosthetic femoral fracture. J Orthop Trauma, 1997,11:170-179.

[50] Mont MA, Maar DC, Krackow KA, et al. Hoop-stress fractures of the proximal femur during hip arthroplasty. Management and results in 19 cases. J Bone Joint Surg Br, 1992, 74:257-260.

[51] Mont MA, Maar DC. Fractures of the ipsilateral femur after hip arthroplasty. J Arthroplasty, 1994,9:511-519.

[52] National Institutes of Health: National Institutes of Health Consensus conference: Total hip replacement. JAMA, 1995,273:1950-1956.

[53] Nelson CL. Periprosthetic fractures of the femur following hip arthroplasty. Am J Orthop, 2002,3:221-223.

[54] Ogden WS, Rendall J. Fractures beneath hip prostheses : a special indication for parham bands and plating. Orthop Trans, 1978,2:70.

[55] Pagnano MW, Leone J, Lewallen DG, et al. Two incision THA had modest outcomes and some substantial complications. Clin Orthop Relat Res, 2005,441:86-90.

[56] Pankovich AM, Tarabishy I, Barmada R. Fractures below non cemented femoral implants. Treatment with Ender nailing. J Bone Joint Surg, 1981,63A:1024-1025.

[57] Partridge AJ, Evans PE. The treatment of fractures of the shaft of the femur using nylon cerclage. J Bone Joint Surg, 1982, 64B: 210-214.

[58] Parvizi J, Tarity TD, Slenker N, et al. Proximal femoral replacement in patients with non-neoplastic conditions. J Bone Joint Surg Am, 2007,89:1036-1043.

[59] Pazzaglia U, Byers PD. Fractured femoral shaft through an osteolytic lesion resulting from the reaction to a prosthesis: a case report. J Bone Joint Surg, 1984,66B:337-339.

[60] Pellicci PM, Inglis AE, Salvati EA. Perforation of the femoral shaft during total hip replacement. J Bone Joint Surg, 1980, 62-A: 234-240.

[61] Picault C, Vives P. Revision of failed femoral prostheses: transfemoral approach and cementless distally-locked stem. Surgical techniques in orthopaedics and traumatology. Paris: Elsevier, 2001.

[62] Prosser GH, Yates PJ, Wood DJ, et al. Outcome of primary resurfacing hip replacement: evaluation of risk factor for early revision. Actha Orthop, 2010,81:66-71.

[63] Rayan F, Dodd M, Haddad FS. European validation of the Vancouver classification of periprosthetic proximal femoral fractures. J Bone Joint Surg Br, 2008,90:1576-1579.

[64] Ricci WM, Haidukewych GJ. Periprosthetic femoral fractures. Instr Course Lect, 2009, 58:105-115.

[65] Richards CJ, Garbuz DS, Masri BA, et al. Vancouver type B3 periprosthetic fractures: evaluation and treatment. Instr Course Lect, 2009,58:177-181.

[66] de Ridder VA, de Lange S, Koomen AR, et al. Partridge osteosynthesis: a prospective clinical study on the use of nylon cerclage band and plates in the treatment of periprosthetic femoral shaft fractures. J Orthop Trauma, 2001,15:61-65.

[67] Rosenberg. Managing periprosthetic femoral stem fractures. J Arthroplasty, 2006,21(4): 101-104.

[68] Ruedi TP, Luscher JN. Results after internal fixation of comminuted fractures of the femoral shaft with DC plates. Clin Orthop, 1979, 138:74-76.

[69] Schmidt AH, Kyle RF. Periprosthetic fracture of the femur. Orthop Clin North Am, 2002, 33:143-152.

[70] Schwartz Jr JT, Mayer JG, Engh CA. Femoral fracture during non-cemented total hip arthroplasty. J Bone Joint Surg, 1989, 71A: 1135-1142.

[71] Scott RD, Turner RH, Leitzes SM, et al. Femoral fractures in conjunction with total hip replacement. J Bone Joint Surg, 1975, 57A: 494-501.

[72] Siegmeth A, Menth-Chiari WA, Wozasek GE, et al. Femur fractures in patients with hip arthroplasty: indications for revision arthroplasty. J South Orthop Assoc, 1998, 7: 251-258.

[73] Stuchin SA. Femoral shaft fracture in porous and press-fit total hip arthroplasty. Orthop Rev, 1990, 19:153-159.

[74] Tadross TS, Nanu AM, Buchanan MJ, et al. Dall-Miles plating for periprosthetic B1 fractures of the femur. J Arthroplasty, 2000, 15: 47-51.

[75] Thompson NW, Doran EM, Ruiz AL, et al. The Kent hip prosthesis in the management of periprosthetic femoral fractures. Hip Int, 2002, 2:232.

[76] Tsiridis E, Pavlou G, Venkatesh R, et al. Periprosthetic femoral fractures around a-round hip arthroplasty: current concepts in their management. Hip Int, 2009, 19 (2): 75-86.

[77] Vaughn BK. Other complications of total hip arthroplasty//Callaghan JJ, Dennis DA, Paprowsky WG, et al. Orthopaedic knowledge update: hip and knee reconstruction. Ⅱ, American Academy of Orthopaedic Surgery: Rosemont, 1995:163-170.

[78] Venu KM, Koka R, Garikipati R, et al. Dall-Miles cable and plate fixation for the treatment of peri-prosthetic femoral fractures-analysis of results in 13 cases. Injury, 2001, 32:395-400.

[79] Wagner H. Revisionsprothese fur das Huftgelenk. Orthopade, 1989, 18:438-453.

[80] Wahl B, Grasshoff H, Meinecke I. Ergebnisse der operativen Therapie periprothetischer Femurschaft-frakturen bei Hufttotalendoprothesen. Zentralbl Chir, 2001, 126:50-54.

[81] Wang JW, Chen LK, Chen CE. Surgical treatment of fractures of the greater trochanter associated with osteolytic lesions. Surgical technique. J Bone Joint Surg Am, 2006, 88 (1):250-258.

[82] Wilson D, Frei H, Masri BA, et al. A biomechanical study comparing cortical onlay allograft struts and plates in the treatment of periprosthetic femoral fractures. Clin Biomech (Bristol, Avon), 2005, 20:70-76.

[83] Wu CC, Au MK, Wu SS, et al. Risk factors for postoperative femoral fracture in cementless hip arthroplasty. J Formos Med Assoc (China), 1999, 98:190-194.

第 22 章　全髋关节置换术后髋臼无菌性松动

第 22 章

全髋关节置换术后髋臼无菌性松动

Hans Gollwitzer，Rüdiger von Eisenhart-Rothe，Reiner Gradinger

摘要 全髋关节置换术中约有 10% 为翻修术，越来越多的首次植入也使在专门医疗中心进行置换性关节成形术的概率相应增加。髋臼翻修的目的是重建髋臼解剖中心、重建髋臼骨量、保证健康骨骼中翻修假体的初始稳定性及永久的骨整合。

翻修术需制订精准的治疗计划、分析松动的原因、确定骨缺损的分类及遵循简明且系统的治疗理念进行重建。无骨量丢失或节段性缺损的髋臼杯松动，通常可使用标准的内植物进行重建。腔隙性缺损尤其是最常见的上外侧缺损，需植入椭圆形髋臼杯以实现髋关节中心的解剖复位。节段性和腔隙性联合缺损可通过带上外侧翼缘或带增强组件的椭圆形髋臼杯进行重建，髋臼的不连续性则需要通过和髂骨翼的牢固固定实现稳定，可应用髓内假体柄结合髓外钩或翼钉。使用该理念可实现 90% 以上的中远期生存率。

H. Gollwitzer (✉)
ATOS Klinik München, and Klinik für Orthopädie und Sportorthopädie am Klinikum rechts der Isar, Technische Universität Munchen, München, Germany
e-mail: info@drgollwitzer. de

R. von Eisenhart-Rothe · R. Gradinger
Klinik für Orthopädie und Sportorthopädie am Klinikum rechts der Isar, Technische Universität München, Munchen, Germany

G. Bentley (ed.), *European Surgical Orthopaedics and Traumatology*,
DOI 10.1007/978-3-642-34746-7_243, © EFORT 2014

关键词 髋臼 · 松动 · 骨缺损 · 并发症 · 髋臼杯翻修 · 髋关节置换 · 骨质疏松分型 · 病理学 · 骨盆不连续性 · 康复 · 结果 · 关节翻修成形术 · 手术技术

第 1 节 概 述

全髋关节置换术是最成功的外科干预措施之一，每年世界上约有 200 万人进行该手术，它可以显著改善患者的髋关节功能和生活质量。由于其较好的预后和长期的稳定性，现在年轻患者和活动度更强的人也被纳入手术人群。因此，随着全髋关节置换术的快速发展，翻修术也在逐步开展。此外，患者对于翻修术后的活动度和生活质量的期望值也在逐渐提高。解决这一问题需要遵循简明且系统的翻修理念以确保假体良好的生存率和大量骨缺损的重建。对于髋臼侧存在大量骨量丢失的复杂翻修病例，需在专业的医疗中心进行。

本章总结了髋臼翻修术中最重要的原则及重建髋关节生物力学和稳定性方面的重要系统治疗概念。

第2节 病因和病理

无菌性松动(58.3%)为全髋关节置换术后最常见的翻修原因,其次是脱位(11.8%)、深部感染(10.5%)、骨折(7.4%)、技术失误(2.7%)及其他[1]。通过大范围的关节置换登记,翻修术达到首次置换术的10%,其中约75%的髋臼假体(带柄髋臼杯或髋臼杯)需要进行翻修[1,2]。

被广泛认同的髋臼松动的原因包括:磨损颗粒引起的炎症反应和骨溶解(磨损病);由于初始不稳、假体表面结构不合理及骨量不足导致的非骨水泥假体骨整合失败;螺钉和骨水泥疲劳失效引起的继发性松动;应用大量同种异体骨或其他移植物致疲劳失效及坏死而引起的继发性不稳。初始稳定的假体,由于磨损颗粒在骨和假体的界面上堆积,引起无菌性炎症,从而引起无菌性松动。颗粒性疾病是指由于宿主对假体产生的磨损骨屑和副产物的炎症反应所引起的疾病。该炎症反应在正常情况下由多种细胞因子和体液免疫因子介导。骨溶解是由聚乙烯或金属颗粒引起的,这些颗粒是由假体的黏附性磨损产生的。

即使是相同数量的颗粒,也会引发不同强度的复杂宿主反应。这些差异表明,个体的易感性在骨溶解的发病机制中起重要作用。颗粒诱发骨溶解的最主要的细胞因子包括TNF-α、IL-1、IL-6、IL-8和RANKL(RANK-Ligand),它们会刺激炎症反应和促进破骨细胞性骨吸收。骨破坏的个体差异可能与细胞因子的数量和活性有关,而这是由基因多态性导致的。髋臼杯的骨溶解和不稳定会导致其向上侧和内侧移位,以及骨吸收,导致髋臼骨缺损。

无菌性松动最主要的影响因素包括之前的髋部手术次数,患者的年龄、性别、体重指数(body mass index,BMI),以及全髋关节置换术的原因、假体的材质和术者的经验。然而,所有这些因素只能解释无菌性松动的部分原因,其决定性因素尚不清楚。因此,其个体易感性也必须被熟知。

第3节 诊 断

临床症状和影像学分析是诊断髋臼杯松动的主要依据。典型的临床症状为负重时腹股沟疼痛和仰卧位腿伸直拍打后跟时腹股沟疼痛。髋臼杯松动的影像学指征为髋臼杯移位及透亮线(表6-22-1,图6-22-1)。评估之前的X线片并与当前的影像学资料进行对比,以识别髋臼杯移位及新的透亮线。对于X线片结果不明确但临床症状可疑的情况,可进行骨扫描以获得更多假体周围骨吸收,并将其作为全髋关节置换术松动指征的信息。此时应注意,非骨水泥置换术1年后,假体周围骨代谢会增加。

最重要的鉴别诊断是有菌性松动,高度怀疑的病例不可忽略低度假体周围感染。必须完成所有必要的诊断步骤以区别无菌性松动和有菌性松动(请参考本章第5节术前准备和计划)。

表6-22-1 髋臼杯松动的影像学标准

分型	影像学标准	松动发生率(骨水泥髋臼杯)[3]
0型	无明确分界	0
1型	透亮线位于外1/3处(DeLee区和Charnley 1区)	7%
2型	透亮线位于外1/3和中1/3处(DeLee区和Charnley 1区和2区)	71%
3型	完全分界(DeLee区和Charnley 1～3区)	94%
4型	髋臼杯移位	100%

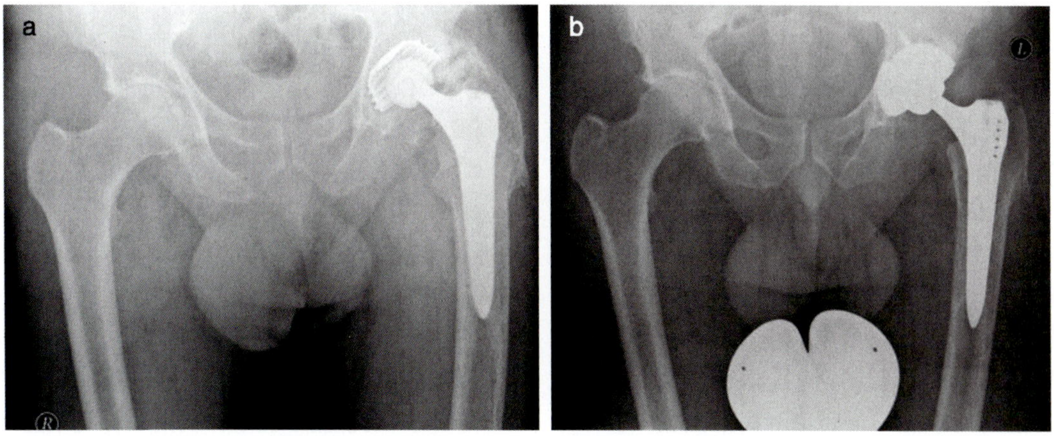

图 6-22-1　DeLee 区和 Charnley 1～3 区髋臼假体组件周围的透亮线提示髋臼杯松动，无大量骨缺损[美国骨科医师协会(the American Academy of Orthopaedic Surgeons，AAOS)Ⅰ型]。用标准半球形压配杯进行关节置换，并在放疗后切除异位骨(7Gy)

第 4 节　手术指征

髋臼翻修术的指征为疼痛性置换术后，X 线片显示髋臼杯松动或移位。不稳定的假体促进骨吸收，导致更大的骨质缺损。因此，松动的假体应尽早翻修。无痛性植入物表现为有透亮线但无临床松动，如在稳定的纤维整合后，可行常规 X 线检查以识别远期的移位和骨溶解的加剧。因此，在术前必须评估患者的一般健康状况、危险因素、年龄、生活质量和活动范围。

第 5 节　术前准备和计划

术前检查包括病史诊断、临床检查及 X 线片评估。先前的 X 线片用于评估髋臼杯的移位情况和松动的原因(如首次固定不充分、骨量不足)。术前其他的重要准备步骤包括：排除感染，分析骨缺损的情况，了解内植物的技术参数，在单纯髋臼杯翻修术中选择尺寸合适的股骨头和锥形物，对手术的可行性、其他疾病及重建方法进行准确评估。

一、感染的术前检查

术前区分感染与无菌性松动至关重要，因为两者的诊疗计划是不同的，对感染性松动单纯行置换术而不进行清创，感染可能会持续存在。虽然急性假体周围感染和血源性假体周围感染的诊断通常基于临床症状、实验室检查结果和微生物培养，但更常见的慢性和“低度”感染具有挑战性[4]，其临床症状与无菌性松动类似，在负重和体温正常时有非特异性疼痛。经实验室检查发现，C 反应蛋白和红细胞沉降率的敏感性尚可，但是特异性不够，准确性在 0.47～0.83，通常需要排除感染。正常的 C 反应蛋白[＜5 mg/L(0.5mg/dl)]和红细胞沉降率(＜20mm/h)提示，感染发生的概率很小。为防止术前实验室检查结果升高和(或)可疑的病史(如感染史、首次全髋关节置换术后抗生素疗程延长)，笔者推荐进行关节抽吸结合细胞和微生物学处理。细胞学分析的价值很高，在非风湿疾病的患者中，白细胞计数＜1700/ml，中性粒细胞在分类血细胞计数中比例低于 65％，显示了 90％的准确率，可以排除感染[5]。关节抽取液的细菌培养时间应延长(至少 10～14 天),对有氧菌、厌氧菌及真菌培养都要进行评估。微生物培养的特异性较高(0.95～1.00),但是敏感性较低,只有 0.81～0.89[4]。

用^{99}Tc、^{99}Tc^{m}、抗粒细胞抗体、^{111}In 和^{99}Tc^{m}-HMPAO 标记的白细胞,以及^{18}F-荧光脱氧核糖 PET 进行核扫描均未得到诊断结果。虽然在单项研究中已经报道了优异的结果,特别是标记抗体和白细胞,但在其他研究中尚未证实这种高准确性[4]。

因此,实验室检查结果正常且关节液培养阴性的患者,感染的概率很小,可行一期置换。如果上述结果无法排除感染,则建议对术中冷冻切片、活检标本或二期翻修置换术进行分析。

二、髋臼骨缺损的分型

术前识别并分析髋臼骨缺损对翻修术的成功至关重要。标准的骨盆正位片可以很好地评估髋臼的骨量(表 6-22-2,图 6-22-2)。通过骨盆斜位片可以获得更多的信息(髂骨斜位和闭孔斜位)。CT 扫描可以定位钢板和螺钉,分析固定良好的股骨假体柄的畸形旋转,确认或排除骨盆的不连续性,以防进一步的骨量丢失或骨折。在大量骨缺损的患者中,基于 CT 数据的骨盆 3D 模型可准确显示、计划及进行髋臼假体的试模[7]。

髋臼骨缺损有多种分型方法,以 D'Antonio 等[8](图 6-22-3,表 6-22-3)和 Paprosky 等[6]的分型方法最常用(图 6-22-4,表 6-22-4)。骨缺损的影像学分级与术中发现的结果并不一致,骨科医生必须做好术前计划,以应对术中更加严重的骨缺损和由此导致的更复杂的翻修术。因此,用于大量骨缺损及骨盆不连续的重建所需的假体类型必须完备。

通常使用由 D'Antonio 等[8]发表的 AAOS 分型,该分型为特异性骨缺损重建策略提供了基础(表 6-22-3,图 6-22-3)。表 6-22-2 总结了相关的影像学评估标准。

表 6-22-2 经 Paprosky 和 Magnus 改良后,评估髋臼骨缺损的影像学标准[6]

影像学标准	解剖相关性
坐骨溶解＞15mm	后壁不完整
向上移位＞20mm	上段骨质大量缺损
泪滴消失	耻骨下内侧缺损
Köhler 线中断	前内侧壁不完整

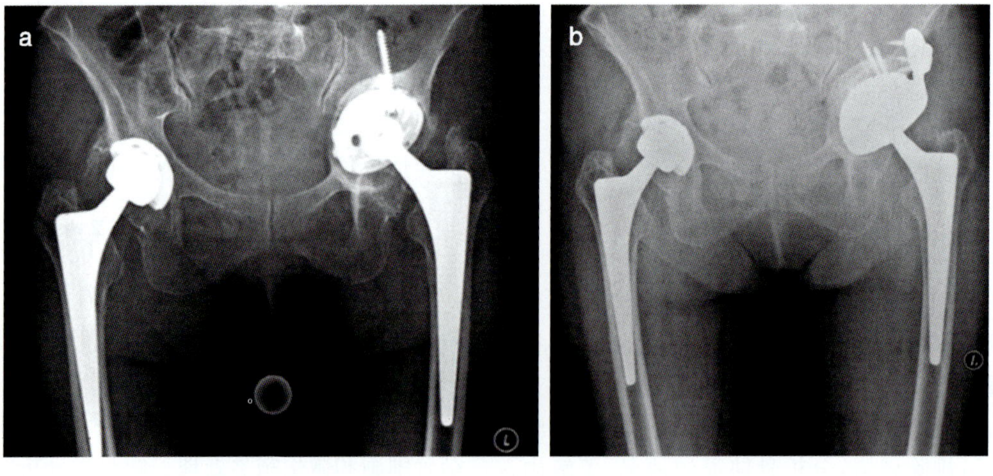

图 6-22-2 a. 前后位 X 线片显示,左侧髋臼假体组件松动,向内侧和上部移位;Köhler 线断裂,提示髋臼前内侧和上壁均不完整。b. 使用带翼缘的椭圆形髋臼杯对 AAOS Ⅲ型骨缺损进行特异性缺损解剖重建(穹隆杯),使用可降解陶瓷骨替代材料填充中心骨缺损

表 6-22-3　髋臼骨缺损的 AAOS 分型

分型	缺损特征	治疗
Ⅰ型	节段性/周围性缺损(前缘、后缘或上缘)	
	中心性缺损(内侧壁)	标准杯
Ⅱ型	腔隙性/椭圆形缺损(前柱或后柱,髋臼顶),内侧壁完整	椭圆形杯(如穹隆杯),增强组件或防内突笼的半球形杯
Ⅲ型	腔隙性和节段性缺损并存(Ⅰ+Ⅱ)	(椭圆形)带有侧翼缘的臼杯(如带有侧翼缘的穹隆杯)或增强小梁金属杯
Ⅳ型	骨盆不连续	髂骨稳定固定,髓内和髓外固定(例如,带柄和翼缘的穹隆杯,定制植入物)

注:根据 D'Antonio 等的研究[8]进行了修改,并提出相应的重建建议

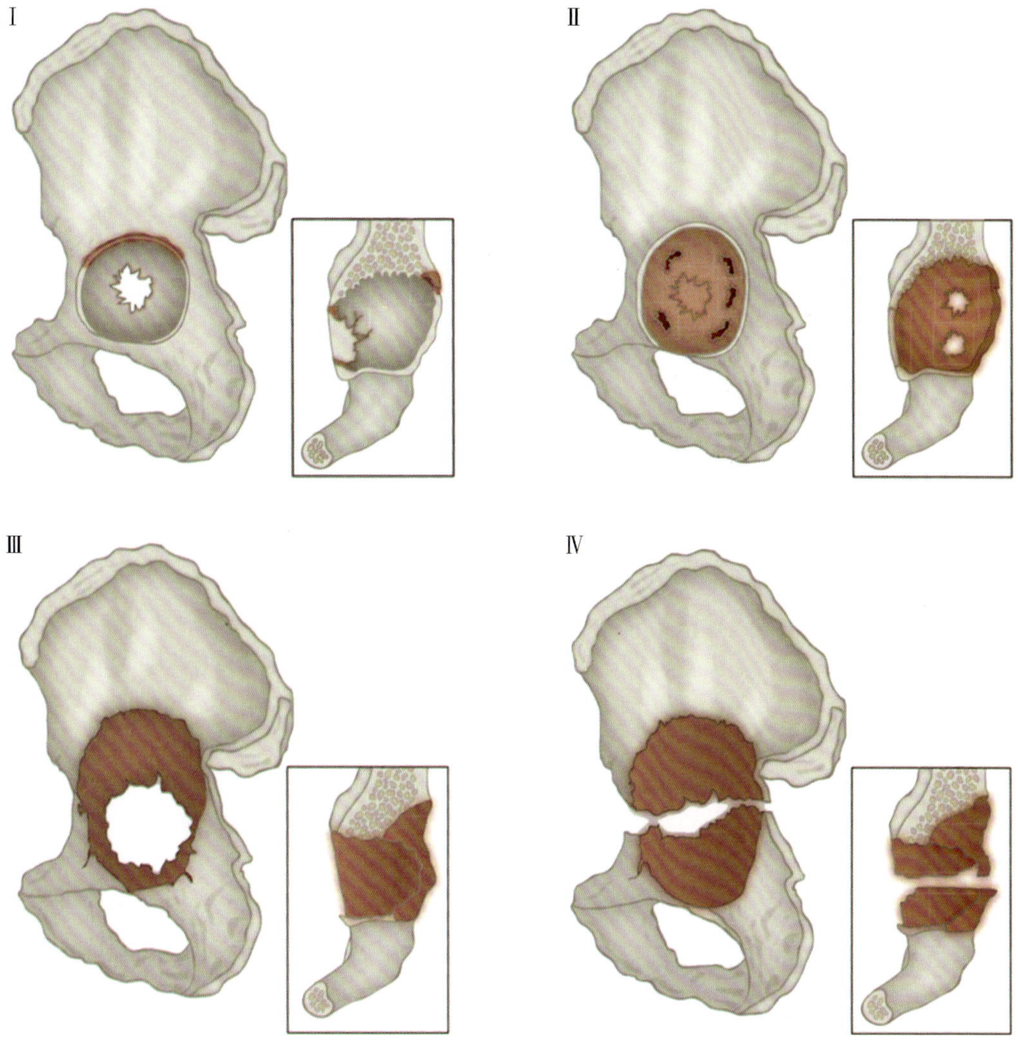

图 6-22-3　髋臼骨缺损的 AAOS 分型(经许可,引自 Gollwitzer H, von Eisenhart-Rothe R, Holzapfel BM. Revisionsendoprothetik: Hüftpfannen-wechsel. Chirurg, 2010, 81:284-292)[9]

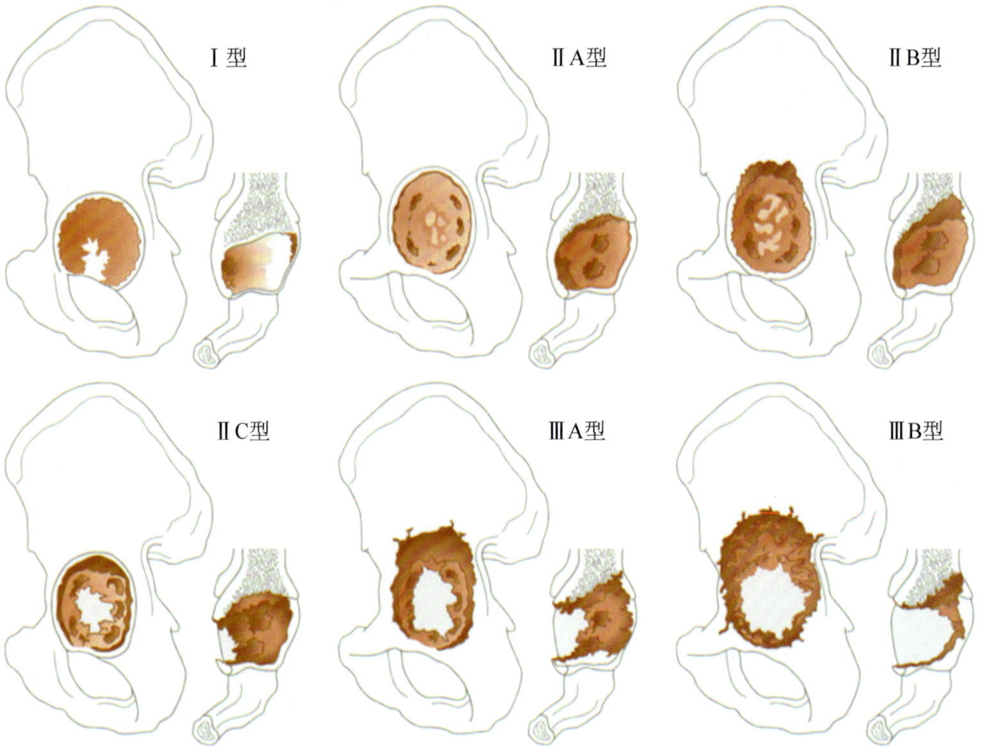

图 6-22-4 髋臼骨缺损的 Paprosky 分型

表 6-22-4 髋臼骨缺损的 Paprosky 分型及治疗方案

分型	缺损特征	治疗方案
Ⅰ型	髋臼边缘微小损伤；小的缺损	标准半球形压配杯
ⅡA 型	腔隙性髋臼顶，假体向上移位＜2cm，内壁完整	椭圆形杯（如穹隆杯）或半球形杯
ⅡB 型	上缘缺损伴上外侧移位；内壁完整	椭圆形杯（如穹隆杯）或半球形杯伴骨移植
ⅡC 型	广泛性边缘扩大，内壁缺损，泪滴消失；假体内移	椭圆形带翼缘杯（如带翼缘的穹隆杯）或用带翼缘和中心骨替代材料的加强环
ⅢA 型	泪滴和坐骨中度破坏，10 点钟至 2 点钟方向骨缺损；内壁仍存在	椭圆形带翼缘杯（如带翼缘的穹隆杯）或抗内突笼
ⅢB 型	泪滴完全破坏，坐骨严重溶解，髋臼缘 9 点钟到 5 点钟方向骨缺损	髂骨稳定固定，髓内和髓外固定（如带柄和翼缘的穹隆杯，定制植入物）

三、不翻修假体柄的单纯髋臼翻修术

对于股骨假体柄稳定且固定良好的患者，需要特别考虑。单纯翻修髋臼杯前，必须评估以下几个要素：①必须分析柄的位置和旋转（是旋前还是旋后）。轻微的旋转畸形可使用组配式股骨颈、成角锥形物、较大的股骨头、偏心股骨头和（或）伴有防脱衬垫的不对称髋臼假体。双动杯可降低脱位的发生风险，但是这些特制的插入物并未广泛应用于翻修术中。如果术中持续不稳，则必须进行股骨翻修。②如果保留股骨假体柄，则必须熟悉股骨头、锥形物的尺寸及其倾斜度。这对于一些较老型号的内植物尤为重要，其往往没有标准的锥形物甚至没有圆柱形股骨颈（如 Weber-Huggler 假体），用这些假体重建的下肢长度及关节的稳定性可能会出现问题。医生可以从安检、手术报告及厂家那里了解有关假体的信息。③股骨头未受损时，可保留假体柄。如果股骨头受损，建议进行股骨翻修术，除非患者的身体状况逐渐下降，手术风险增加或医源性损伤风险高，不适合行假体置换。术前应准备好相匹配的插入物。④各种植入物的组合（假体柄、股骨头、插入物、髋臼杯），尤其是不同厂家的产品，必须经过厂家及权威部门的授权才可使用。在应用氧化铝陶瓷植入物时，这点尤为重要，必须在术前知情同意书中考虑到。⑤不可将陶瓷头应用于锥形物上，因其可能存在骨折风险。此时，建议应用金属头。如果股骨颈没有损伤，可使用新型金属锥形物和氧化铝头组合的股骨头假体（制造商仅推荐应用不规则度＜0.25mm 的股骨颈）。

四、手术危险因素的评估及特殊考虑

根据髋关节手术的基本原则，术前对手术风险进行评估必不可少，因为髋臼翻修术，尤其是伴有骨缺损的翻修术，手术难度通常较大。须根据患者的一般状况和手术级别，保证术后成分输血，普通或重症监护的完备。如果髋臼杯移位，进入骨盆，术前的血管造影术和尿路成像将显示内脏受压或穿孔。对于这种病例，导尿或辨认出神经血管结构的腹膜后入路可有效防止术中出现严重的并发症（图 6-22-5）。

第 6 节　手术技术

全髋关节置换术中髋臼的无菌性松动通常与髋臼骨吸收、髋臼杯的头内侧移位及骨盆骨缺损有关。因此，要想实现髋关节的

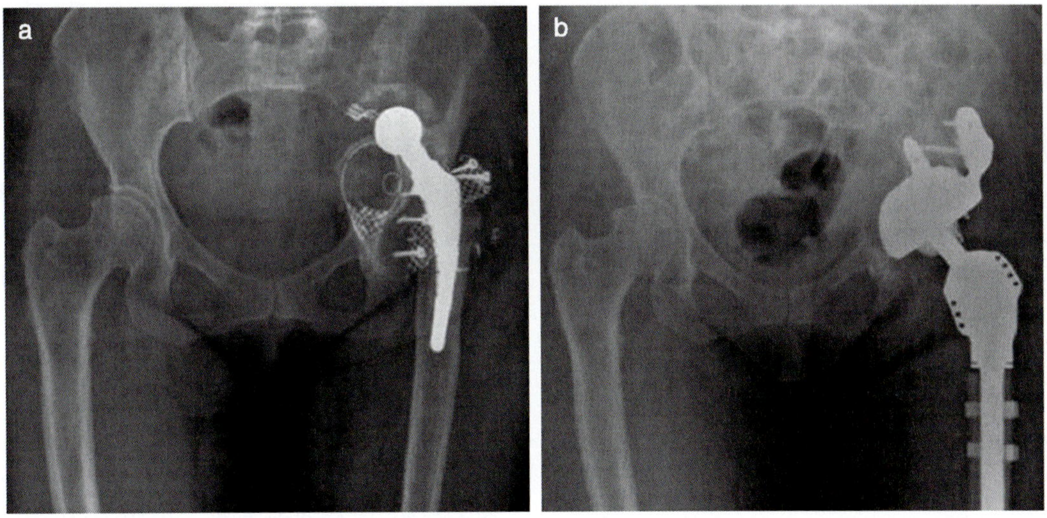

图 6-22-5　髋臼假体组件松动，髋臼杯和钛网移位，进入骨盆。CT 和数字减影血管造影显示，断裂的钛网非常接近髂血管。采用腹膜后入路进行重建，以识别有穿孔或损伤风险的神经血管结构。之后通过髋关节前外侧入路对松动的植入物进行翻修。用带柄和翼缘的穹隆杯进行不连续骨盆的重建和股骨近端置换（经许可，引自 Von Eisenhart-Rothe R，Gollwitzer H，Gradinger R. Megapfannen und Beckenteilersatz. Orthopade，2010，39:931-941）[10]

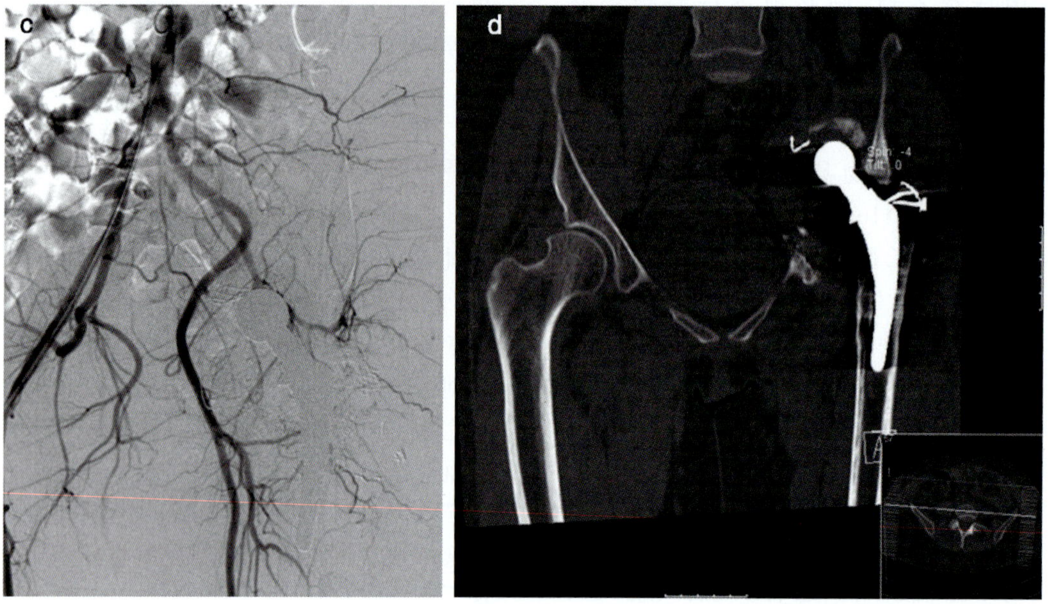

图 6-22-5(续)

解剖及生物重建,应尽力达到以下目标:①重建髋关节解剖中心;②于健康骨组织中实现翻修假体的初始稳定性;③翻修假体骨整合的二次稳定性;④骨量重建。

一、手术入路和髋臼的暴露

全身性的围手术期抗生素预防法可有效降低假体周围感染的发生率。AlBuhairan 等对 26 项研究中>11 000 例患者做了 Meta 分析,发现围手术期抗生素的应用使感染的发生率降低了 81%[11]。在各项研究中,第 1 代、第 2 代头孢及青霉素类和替考拉宁均证明有效。通常在术前 30 分钟应用抗生素。虽然在首次全髋关节置换术中,长期应用抗生素的效果并未优于术前单次给药,但翻修术中的数据仍然有待统计[12]。

手术入路由之前的手术和术者的经验决定,以避免额外的软组织损伤。但同时也须充分显露(如前外侧入路),术者应熟悉之前入路的扩展入路。笔者推荐前外侧入路(图 6-22-6a,b),假如必须在髂骨翼缘处放置翼钉(图 6-22-6c),则该入路可以很好地显露髋臼及向上延伸,便于松解臀中肌和臀小肌。前侧入路还便于从骨盆松解臀肌,同时保护支配阔筋膜张肌的臀上神经,但远端延伸不适用于假体柄翻修术。

单纯髋臼翻修术中髋臼的显露通常因股骨假体柄而变得复杂。此外,应避免股骨头和锥形物受损。切除瘢痕组织、松解挛缩的肌肉、股骨颈前置或后置,都可适当显露髋臼。

可以使用骨凿或钻入聚乙烯衬垫的骨松质螺钉,再将衬垫从髋臼杯上去除(图 6-22-6d)。然后,用弧形骨凿去除骨水泥髋臼杯或非骨水泥金属壳。取出松动的假体后,至少采集 5 个组织标本并送检。与术前计划一致,样本应行微生物培养 10~14 天,检测有氧菌、厌氧菌和真菌。此外,应该按照相关标准(如 Morawietz 等发表的标准[13])进行组织学检查,以排除感染。

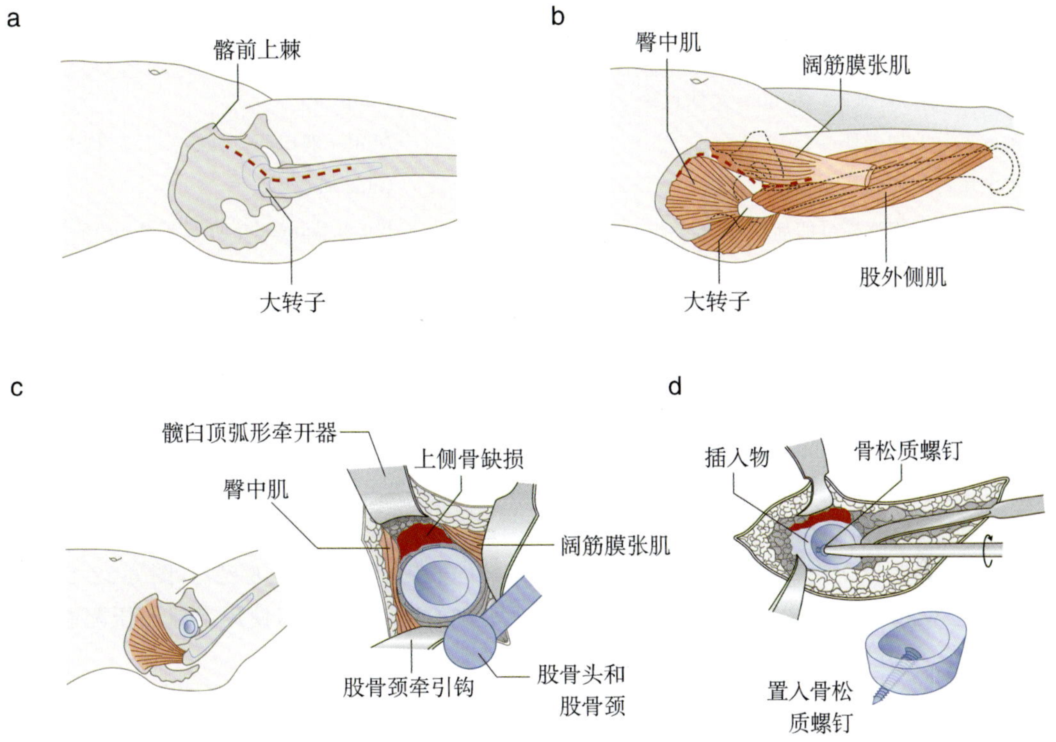

图 6-22-6　前外侧入路和植入物移除

a. 皮肤切口。b. 阔筋膜张肌与臀中肌前外侧的 Watson-Jones 间隙。弯曲和内旋髋关节，使股骨头和股骨颈部位于髋臼后外侧。为了更广泛地暴露，可以将臀中肌和臀小肌从髂骨翼（虚线）切断。c. 显示髋臼杯和穹隆缺损。d. 去除聚乙烯植入物

二、翻修假体

多种特制的植入物已被开发用于髋臼翻修术和骨盆骨缺损重建（表 6-22-5）。这些植入物的固定形式和模式均不相同，附加翼钉和螺钉等的多种改良都可提高初始稳定性。但不同植入物间的可比性有限，因为已发表的数据涉及各种分型系统，且通常缺乏对治疗骨缺损及每个植入物适应证的精准定义。更大规模的试验和登记，如瑞典髋关节置换术登记中心的资料表明，非骨水泥髋臼假体翻修的效果优于骨水泥翻修[1]。

宿主骨内假体的稳定性至关重要。非骨水泥关节置换术需要良好的初始稳定性和＜50μm 的微动，以促进骨生长及长入植入物的表面结构中[14,15]。骨与植入物间较大的微动形成纤维界面，不利于稳定的骨整合。此外，假体表面多孔且直径在 200～2000μm，孔隙率为 70%，可为骨整合提供最佳条件。

提高初始稳定性的结构包括螺钉、解剖型韧性翼钉、锚定柄及假体的压配固定。上述固定原则对特异性联合缺损至关重要。例如，压配固定的可行性随着骨缺损级别的增加而降低，该结构只能用于闭合的髋臼环。在最常见的上部骨缺损的病例中，非对称的椭圆形假体可实现紧密压配接触并重建髋关节最远端解剖中心（如髋臼杯上部）。此外，在骨盆不连续（AAOS Ⅳ型缺损）的患者中，无法使用压配固定。

表 6-22-5　髋臼翻修术的植入物

植入物设计	例子
大半球形杯(男性直径＞66mm,女性直径＞62mm)	Jumbo 杯
无钩或翼钉的加强环	Müller 髋臼环
带 1 个尾钩的加强环	Ganz 加强环
带 2 个及以上钩或翼钉的加强环	Burch-Schneider 防前突笼
单块缺损填充植入物	长方形修订杯,LOR 杯
带翼缘和髓内柄的组配式植入物	穹隆杯系统
增强组配式植入物	增强小梁金属杯

应用翼钉或髓外钩对髋臼外侧进行不对称固定,中和了倾斜和旋转力。外侧翼钉和尾钩可避免假体负重时中心偏移(如防内突笼)。在大量骨缺损和骨盆不连续的患者中,将中心柄植入髂骨,结合外侧翼钉,可以抵抗多方向的倾斜和旋转力。最后,摩擦锁定力的产生基于植入物表面的粗糙度及假体与骨盆骨的接触面积。

上述固定技术支持假体的初始稳定,以减少微动,从而实现二次稳定的骨整合。螺钉的贯穿固定可提高假体的初始稳定性。但只有通过骨整合才可实现二次和假体永久性稳定。如果骨整合失败,可导致中期过度负重及螺钉固定失败。因此,应尽可能实现植入物的初始稳定,并确保负重假体表面至少 50%的活骨接触,从而获得二次稳定和良好的长期预后[16]。

三、特异性骨缺损的重建

非骨水泥髋臼翻修术进行特定缺损分型的重建,需要结合以下固定技术:①压配固定技术;②粗糙、结构化假体表面,以实现摩擦锁定和二次骨整合;③椭圆形假体或骨移植用于匹配上外侧骨缺损;④髋关节中心的下侧偏移应使用非对称的衬垫或髋臼杯;⑤使用翼钉或髓外钩以中和倾斜和旋转力;⑥髓内假体柄用于髂骨的进一步固定;⑦尽可能结合上述技术,实现模型重建系统。

(一)Ⅰ型骨缺损的重建

通过 AAOS 分型,Ⅰ型缺损可应用标准的髋臼杯重建(表 6-22-3,图 6-22-1)。因为髋臼壁骨质稳定,使用半球形压配髋臼杯可实现应力传导。

(二)Ⅱ型骨缺损的重建

腔隙型缺损(Ⅱ型)需要应用椭圆形假体,实现髋关节中心下移和髋臼的压配固定,以获得最佳的初始稳定性。无翼缘的椭圆形髋臼杯或半球形髋臼杯伴骨移植,都可用于重建简单的Ⅱ型缺损,该型缺损常位于髋臼顶上部(表 6-22-3,图 6-22-7)。植入物非对称的位置使髋关节旋转中心偏移,实现了髋关节生物力学的解剖重建。由于较差的生物力学和功能结果及较高的失败率,应尽量避免中心偏高的髋关节重建。

(三)Ⅲ型骨缺损的重建

联合缺损(包括腔隙性缺损和节段性缺损)的重建难度较大,需要应用特定假体,从而使髋关节中心偏移,并结合其他措施以实现稳定性。外侧翼钉和髓外钩通过螺钉固定在骨盆骨上,可实现进一步稳定,以中和倾斜和旋转力,避免髋臼杯中心偏移(表 6-22-3、图 6-22-2 及图 6-22-8)。确定植入物的类型及钉孔的位置,可使用加压螺钉和锁定螺钉。需要再次强调,螺钉固定只可实现初始稳定性,若要实现二次稳定,仍然需要长期的骨整合。

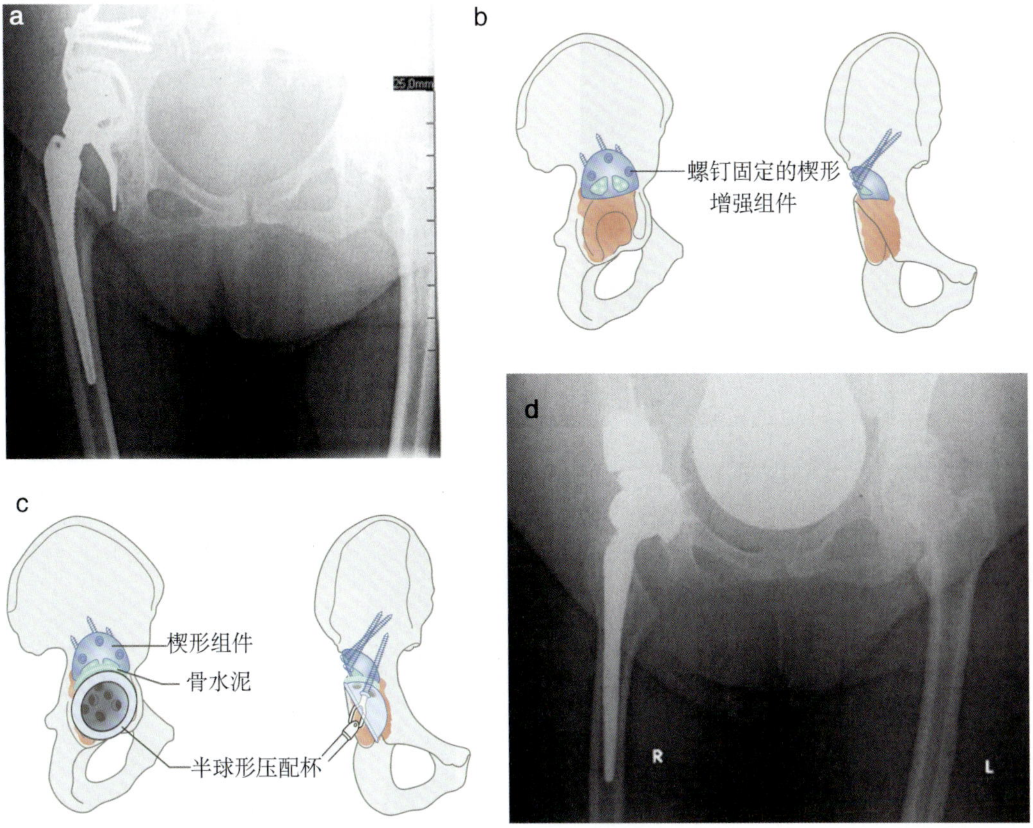

图 6-22-7　a. X 线片显示，髋臼植入物松动合并上外侧腔隙性缺损（Ⅱ型）。b. 增强组件填充上侧缺损。c. 植入非骨水泥半球形压配杯。增强组件与杯之间的区域用骨水泥填充。d. 术后使用小梁金属半球形杯和小梁金属增强组件（经许可，引自 Von Eisenhart-Rothe R，Gollwitzer H，Gradinger R. Megapfannen und Beckenteilersatz. Orthopade，2010，39：931-941）[10]

（四）Ⅳ型骨缺损的重建：骨盆不连续

髋臼翻修术最大的挑战是不连续性骨盆（Ⅳ型骨缺损）的重建。骨盆的不连续性是指骨骼过于不稳定而无法进行应力传导。因此，骨科医生必须在术中准备好重建功能性骨盆不连续，组配式翻修系统可用于Ⅳ型骨缺损，且具有巨大优势。因为骨盆的连续性被破坏，不宜行压配固定。由于大量骨缺损，通常使用钢板进行骨盆环的重建，但结果往往不能达到预期。使用钢板进行骨盆不连续性内固定，通常导致较高的并发症发生率，骨盆环闭合的失败率达 50% 以上。使用非髓内固定笼，可导致中期的失败率超过 30%，不建议将其作为骨盆不连续性的常规治疗[17]。笔者建议将植入物稳定固定在髂骨内，即将髓内柄放置于髂骨后侧并固定在髋臼环上，并结合使用较大的翼钉和螺钉固定（图 6-22-5 和图 6-22-8），这样可保护骨盆环，促进骨量重建后的骨盆不连续性的二次融合。

若无足够的骨量来进行假体翻修的骨整合（骨-假体接触小于负重假体表面的 50%），则无法实现假体的永久固定，使用螺钉和髓内假体柄固定可能会在随访中期失效。在这种情况下，需要使用定制的翻修植入物。由于髋臼的前后柱通常都存在缺损，故只能通过单独放置的骨水泥结合髂骨翼与植入物之间的较大接触面积来实现（图 6-22-9）。

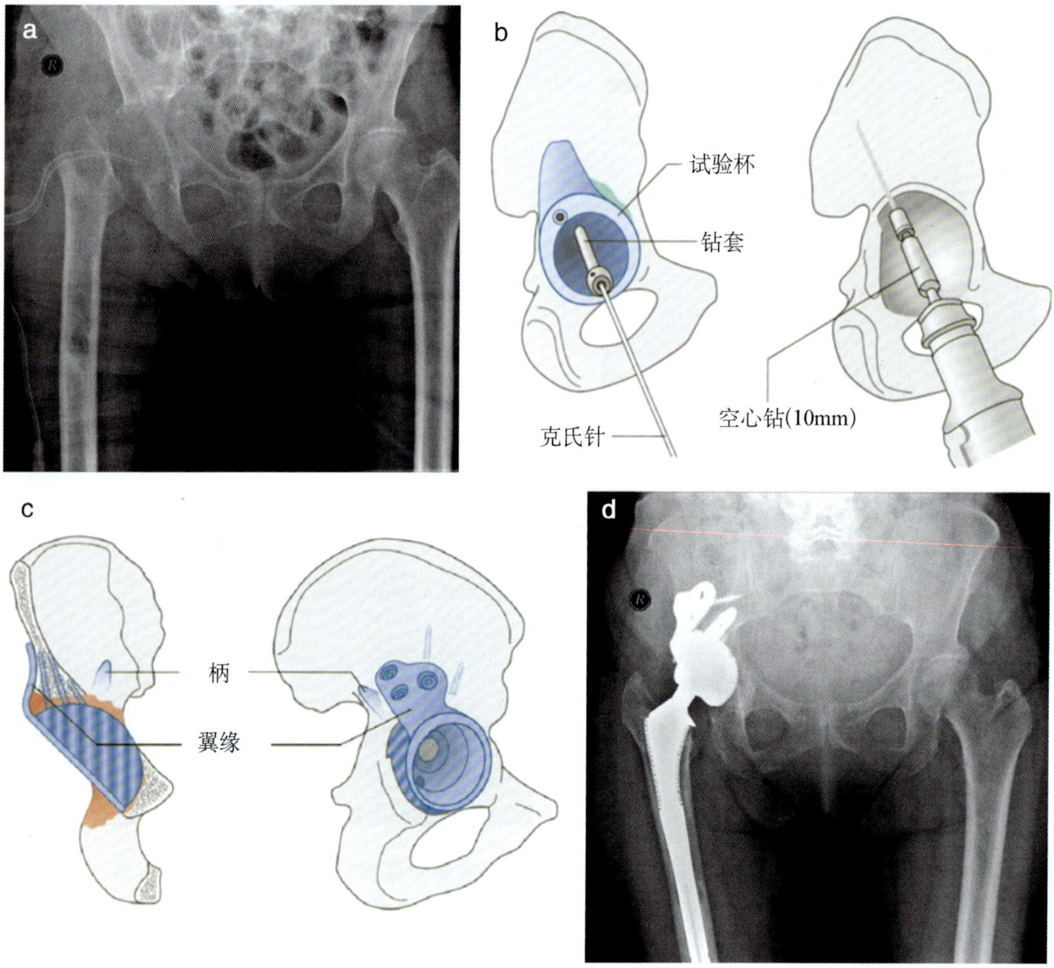

图 6-22-8 应用带髓内柄和翼缘穹隆杯重建的全髋关节置换术(Ⅳ型缺损)移除假体后,骨盆不连续伴髋臼骨折

a. 术前 X 线片。b. 放置试验杯,插入克氏针引导髓内钻孔。c. 放置带柄和螺钉的髋臼杯。d. 翻修术后的 X 线片。不对称放置植入物以进行髋关节中心的解剖重建(经许可,引自 Gollwitzer H,von Eisenhart-Rothe R, Holzapfel BM, et al. Revisionsendoprothetik: Hüftpfannen-wechsel. Chirurg, 2010, 81: 284-292)[9]

使用 1mm 薄层 CT 数据与快速成型技术,对每例患者的骨盆进行精确的 1∶1 模型,以模拟重建(图 6-22-9)。或实际技术允许数字规划、假体定位和优化植入物的方向,以减少脱位的发生风险。通过这种方法,可提高定位率,并有利于缺损和畸形的准确分型,规划切除平面和定制型假体的设计及模拟手术技术。

四、髋臼骨量的重建

应尽可能地进行髋臼骨生物力学的重建,以便降低髋臼骨缺损的等级,方便后续的翻修。然而,假体固定必须通过健康骨。骨的替代物如自体骨(磨锉的骨碎片、髂骨移植骨块)、同种异体骨(骨条或骨松质移

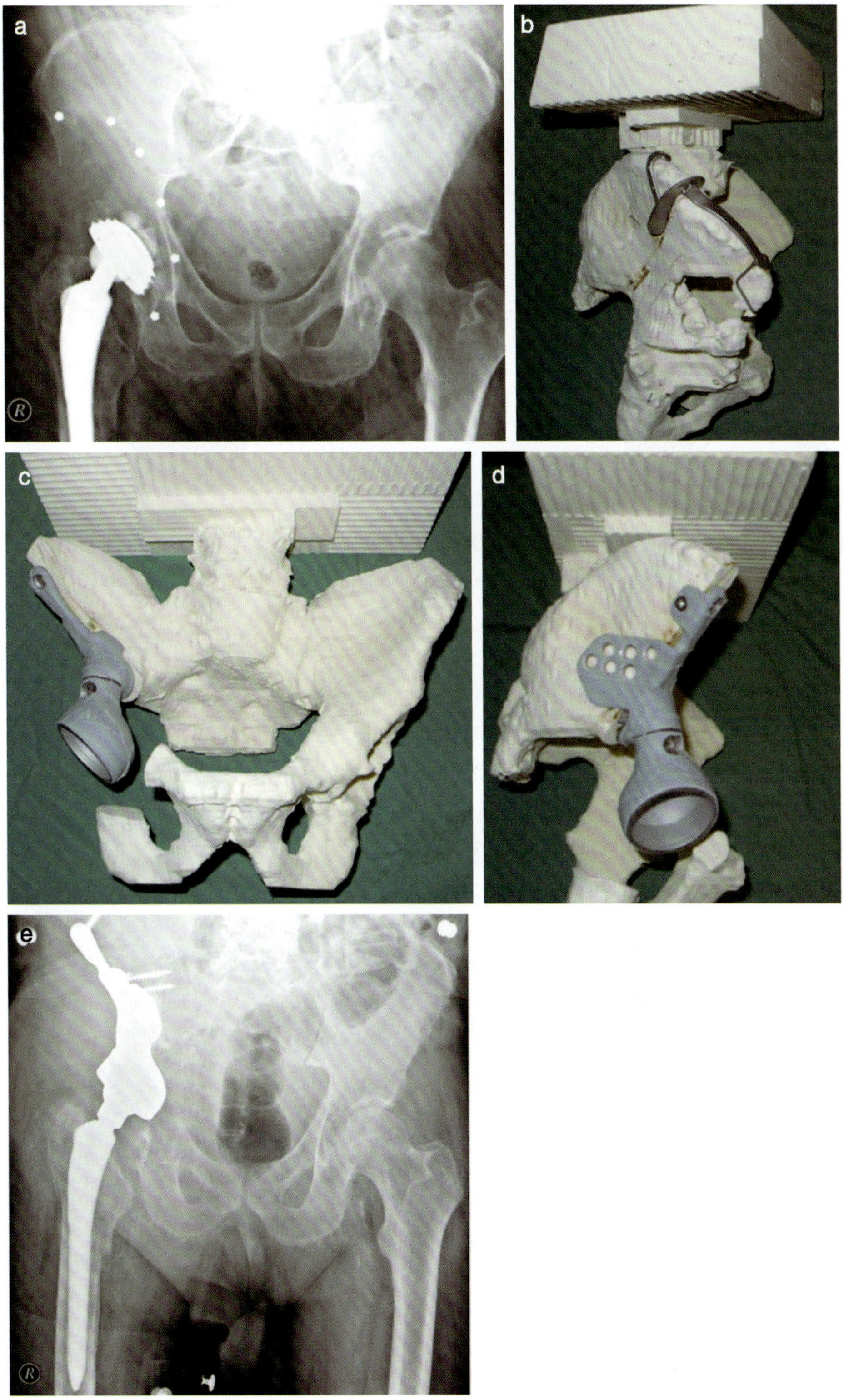

图 6-22-9　a. X 线片显示，肾细胞癌髋臼广泛转移的髋臼杯松动。b. 快速成型三维模型模拟骨缺损和截骨部位。c，d. 定制的半骨盆假体的试模。e. 使用定制半骨盆腔内假体的缺损重建

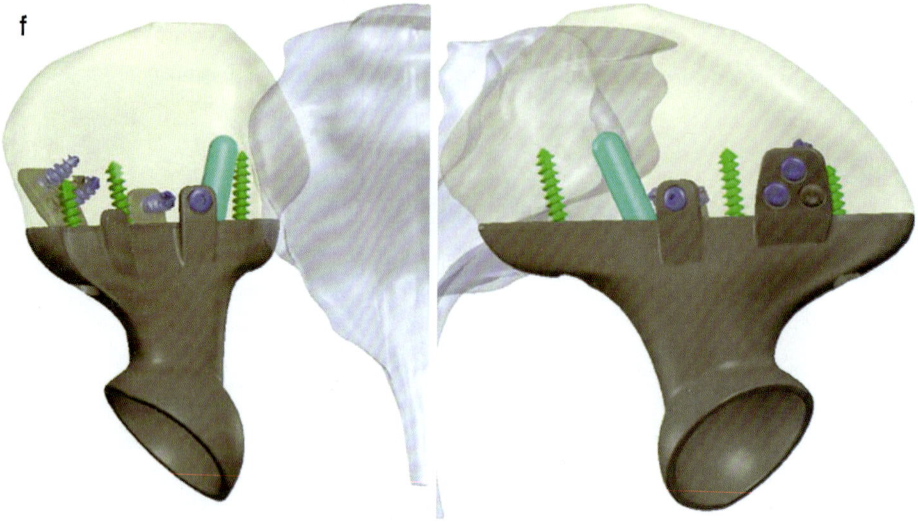

图 6-22-9(续) f. 单个骨盆植入物的数字规划和设计示例(经许可,引自 Gollwitzer H, von Eisenhart-Rothe R, Holzapfel BM, et al. Revisionsendoprothetik: Hüftpfannen-wechsel. Chirurg, 2010, 81:284-292)[9]

植)和合成的可降解替代材料(图 6-22-2),都可以用于填充非负重区的骨缺损。需要再次强调的是,假体的固定必须通过健康骨,而不是骨的替代物或大块同种异体骨。

应用自体骨移植的几项研究显示,Ⅲ型和Ⅳ型骨缺损术后 2~21 年,失败率较高,为 45%~70%[6,18,19]。这些高失败率的最主要原因是大块同种异体骨发生骨坏死及疲劳骨折而导致骨整合不充分,常发生在术后 5~7 年[20],随之而来的是植入物的不稳定。

因此,临床建议对负重的外上部骨缺损进行金属填充,以稳定植入物,并进行中心和外周骨量的生物重建。移植的骨条和合成材料应用于填充空洞和囊性缺损,以便更好地实现骨整合,而不是用于植入物和上部骨缺损之间的应力传导。

五、预防脱位

与初次全髋关节置换术相比,翻修术后的脱位率大幅度升高,主要是由于之前的手术破坏了软组织和关节周围的肌肉。此外,大量骨盆缺损的重建需要从髂骨翼外侧剥离外展肌,这也降低了关节的稳定性。因此,建议对髋关节进行临时固定,以限制活动和支撑稳定,防止脱位的发生。

术中选择的不对称固定衬垫、较大型号股骨头、双极头、限制性内衬,均可用于提高关节的稳定性。需要提出的是,限制性衬垫将较大的应力传导至翻修的植入物和植入物与骨的界面。这对于大量骨缺损的重建至关重要。Paprosky 等报道,在一组 83 例患者中,与较大型号的股骨头相比,使用限制性衬垫后,翻修假体早期无菌性松动率显著增加(22% *vs*. 4%),这可以通过假体-骨界面增加的应力进行解释。因此,临床建议使用较大的股骨头来提高关节的稳定性和运动范围。如果持续存在不稳定性,当翻修的假体实现骨整合后,可以将其更换为限制性衬垫。

另一个减少感染风险的方法是双动髋臼杯(图 6-22-10)。这种髋臼杯已在单中心机构应用 30 多年。改进材料可减少磨损，已经得到了更广泛的应用。双动杯植入物允许更大的撞击和自由活动范围，并具更大的股骨头脱位高度。

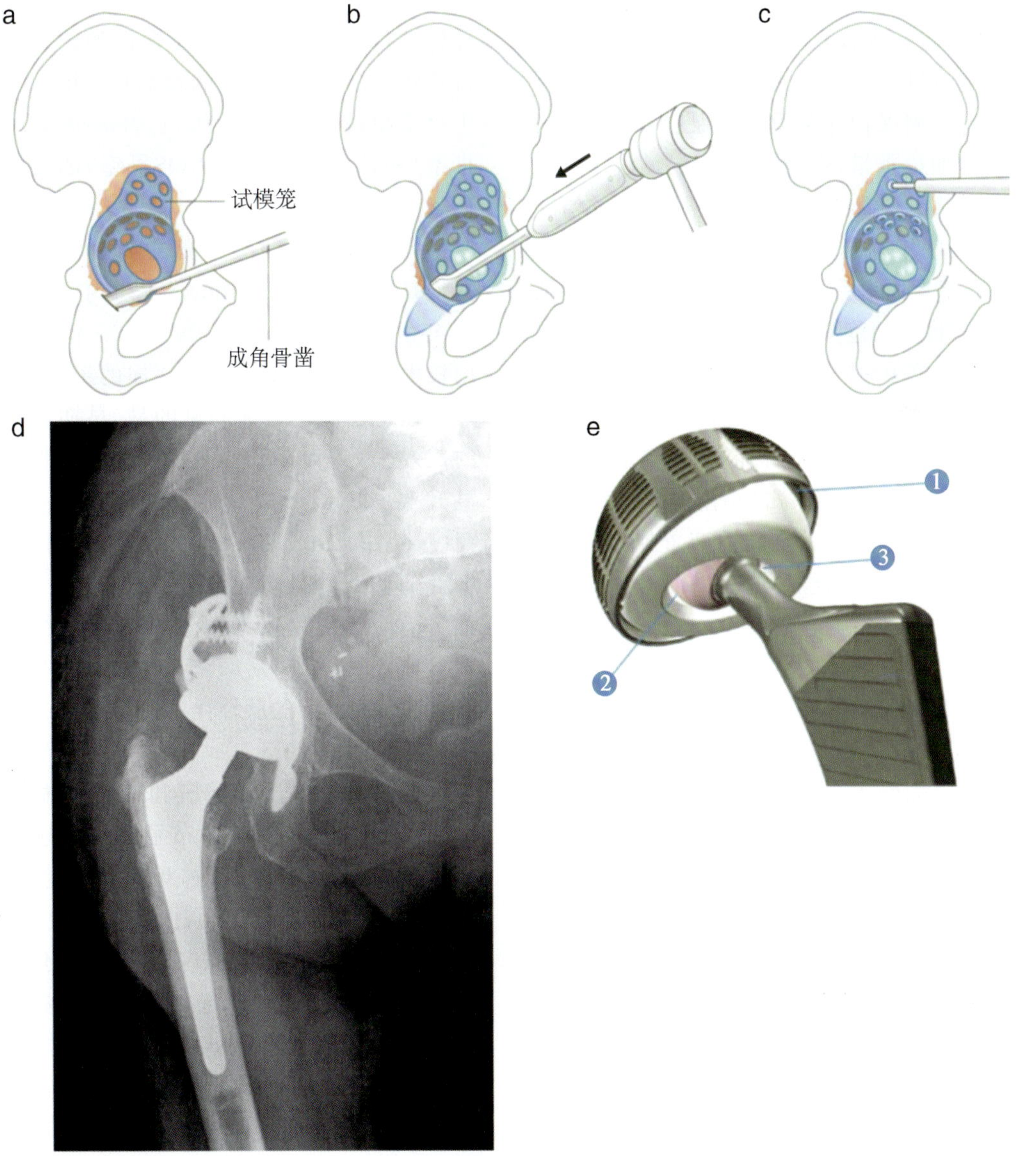

图 6-22-10　Burch-Schneider 防内突笼与双动骨水泥杯的组合

a. 放置试验环，并使用成角骨凿制备用于置入下侧翼缘的坐骨槽。b. 首先插入下翼缘。c. 首先置入中心螺钉，然后置入上翼缘螺钉。d. 将骨水泥杯植入防内突笼中。X 线片显示在 AAOS Ⅲ型缺损中将双动骨水泥杯放置在 Burch-Schneider 防内突笼中。e. 双动原则：①关节衬垫/关节壳；②关节头/衬垫；③颈部-衬垫接触区（版权归瑞士 Medacta International 所有）

第7节 术后护理与康复

术后护理与康复与初次全髋关节置换术相同，且在无或仅有轻微骨缺损的情况下可以直接进行。重建大量骨缺损后，建议至少进行6周保护性负重或足趾接触性负重，持续增加负重量，直至12周。

在软组织损伤和关节稳定性降低的情况下，建议使用软壳或硬壳支架来限制活动范围。在笔者的术后方案中，对于有脱位风险的患者，需将活动范围限制在0～20°～60°，持续6周，然后在0～0～90°范围内再进行6周；屈曲时，内旋和伸展时的外旋也同样受限。

血栓栓塞的预防也很重要，需要根据国家的指南进行，但不同国家的指南差异较大。

康复计划和初次全髋关节置换术相同，在本书的上一章已经讨论。

第8节 并发症

髋臼翻修术会引起一系列并发症。与初次全髋关节置换术相比，感染的风险显著增加，依据重建的范围其感染率为1%～5%，但半骨盆置换的感染率甚至可达15%。神经血管结构和骨盆脏器的损伤也可能是其并发症，尤其是对向中心移位的髋臼杯进行翻修。其他并发症包括松动、骨折、植入物断裂(尤其是防内突笼)、肢体不等长、移植骨吸收、骨溶解和骨缺损、炎症反应(无菌性)和过敏、脱位、伤口愈合失调、肌肉软组织损伤、跛行和步态不稳、持续疼痛、异位骨化、血管栓塞的并发症及其他手术风险。

第9节 结果

应用非骨水泥翻修假体进行髋臼翻修术。大型的关节置换登记中心支持使用非骨水泥髋臼翻修术。据报道，与骨水泥髋臼翻修术相比(瑞典髋关节置换术登记中心)，植入物的生存率更高。伴有少量或不伴有骨缺损的(AAOSⅠ、Ⅱ型缺损)无菌性髋臼杯松动，可使用标准半球形压配髋臼杯来进行重建，并且具有较好的预后(10年后假体生存率超过90%)。据报道，骨缺损(AAOS Ⅲ型)和骨盆不连续(AAOSⅣ型)的失败率显著增加。

大多数发表的关于髋关节翻修术的数据均是关于Burch-Schneider防内突笼，5～10年的失败率为4%～29%[21]。但对于使用较大型号翻修植入物伴缺损的患者，其失败率显著增高。显而易见的是，早期和中期的疗效很好，但随访7～10年后，失败率明显升高。Symeonides及其同事的一项研究(对使用Burch-Schneider融合器的57例患者随访5～21年)可证实这一点[22]。其可用于治疗AAOS Ⅲ型患者。4年后，无一例假体失败，8年后只有10%的假体需翻修，14年后累计的假体生存率降至62%，相应的返修率达38%。

嵌塞移骨是治疗髋臼和股骨缺损的另一个方法，且已在其他章节种详细描述。对于较小的骨缺损，使用嵌塞骨移植进行重建，中期疗效较好。然而，嵌塞骨松质、骨水泥与聚乙烯髋臼杯的稳定黏合有利于包绕髋臼骨缺损。因此，非包容性重建需要使用金属钛网和融合器的人工包绕，这在技术上有很高的要求。对于Ⅲ型和Ⅳ型的早期文献报道，使用嵌塞骨移植具有较高的失败率[23]，但仍需进一步进行技术和数据观察。

应用小梁金属增强物重建腔隙性骨缺损是一种新技术(图6-22-5)，但目前只能获得短期结果[24]。其优点是组配式技术与假体材料良好的生物相容性相结合。组配式小梁金属系统的潜在缺点可能是髋臼杯和骨之间的界面磨损及小梁金属与骨水泥表面的微动。对这种重建技术的评估需更长时间的随访观察。

针对Ⅱ型、Ⅲ型和Ⅳ型髋臼骨缺损的髋臼窝系统的研究，笔者随访 5 年以上发现，假体生存率至少达 90%[25]。这些结果证实，针对无菌性髋臼松动的特异性骨缺损重建策略可实现牢固的植入物固定，并能对不同分型的髋臼缺损进行个体化重建，且具有良好的假体生存率。

第 10 节　总　结

髋臼翻修需要特异性缺损的重建策略。术者必须为术中的改良和骨缺损的分型做好准备，如骨盆连续性的治疗。因此，髋臼翻修成功的先决条件是术前对骨缺损的准确分析、详细计划、手术经验及模型需求（如允许术中改良的组配式系统）。在进行髋关节中心的解剖重建时，需确保翻修植入物在宿主骨中的初始稳定性，并可实现永久的骨整合、较好的功能结果及长时间的植入物生存。

参考文献

[1] Swedish hip arthroplasty register: annual report 2007.（2010-11-01）[2020-06-30] http://www.jru.orthop.gu.se/.

[2] BQS-Qualitätsreport 2008.（2010-11-01）[2020-06-30]. http://www.bqs-qualitaet sreport.de/2008/ergebnisse/leistungsbereiche/hueft_tep_ wechsel/ergebnisse.

[3] Hodgkinson JP, Shelley P, Wroblewski BM. The correlation between the roentgenographic appearance and operative findings at the bone-cement junction of the socket in Charnley low friction arthroplasties. Clin Orthop, 1988, 228: 105-109.

[4] Gollwitzer H, Diehl P, Gerdesmeyer L, et al. Diagnostische Strategien bei Verdacht auf periprothetische Infektion einer Kniegelenktota-lendoprothese: Literaturübersicht und aktuelle Empfehlungen. Orthopade, 2006, 35: 904-916.

[5] Trampuz A, Hanssen AD, Osmon DR, et al. Synovial fluid leukocyte count and differential for the diagnosis of prosthetic knee infection. Am J Med, 2004, 117(8): 556-562.

[6] Paprosky WG, Magnus RE. Principles of bone grafting in revision total hip arthroplasty. Acetabular technique. Clin Orthop Relat Res, 1994, 298: 147-155.

[7] Ascherl R, Grundei H, Hartung I, et al. Individualprothesen, Sonderanfertigungen. In: Gradinger R, Gollwitzer H, editors. Ossäre integration. Heidelberg: Springer, 2006: 195-206.

[8] D'Antonio JA, Capello WN, Borden LS, et al. Classification and management of acetabular abnormalitis in total hip arthroplasty. Clin Orthop Relat Res, 1989, 243: 126-137.

[9] Gollwitzer H, von Eisenhart-Rothe R, Holzapfel BM, et al. Revisionsendoprothetik: Hüftpfannen-wechsel. Chirurg, 2010, 81: 284-292.

[10] Von Eisenhart-Rothe R, Gollwitzer H, Gradinger R. Megapfannen und Beckenteilersatz. Orthopade, 2010, 39: 931-941.

[11] AlBuhairan B, Hind D, Hutchinson A. Antibiotic prophylaxis for wound infections in total joint arthroplasty: a systematic review. J Bone Joint Surg Br, 2008, 90: 915-919.

[12] Gradl G, Horn C, Postl LK, et al. Antibiotic prophylaxis in primary and revision hip arthroplasty: what is the evidence? Orthopade, 2011, 40: 520-527.

[13] Morawietz L, Classen RA, Schröder JH, et al. Proposal for a histopathological consensus classification of the periprosthetic interface membrane. J Clin Pathol, 2006, 59: 591-597.

[14] Burke DW, et al. Dynamic measurement of interface mechanics in vivo and the effect of micromotion on bone ingrowth into a porous surface device under controlled loads in vivo. Trans ORS, 1991, 163: 103.

[15] Pilliar RM, et al. Observations on the effect of movement on bone ingrowth into porous-surfaced implants. Clin Orthop, 1986, 208: 108-113.

[16] Morscher E. Principles of acetabular fixation in THR with special reference to the "press-fit cup". Acta Orthop Belg, 1993, 1: 260-266.

[17] Paprosky W, Sporer S, O'Rourke MR. The treatment of pelvic discontinuity with acetabular cages. Clin Orthop Relat Res, 2006, 453: 183-187.

[18] Garbuz DS, Penner MJ. Role and results of segmental allografts for acetabular segmental bone deficiency. Orthop Clin North Am, 1998, 29: 263-275.

[19] Shinar AA, Harris WH. Bulk structural autogenous grafts and allografts for reconstruction of the acetabulum in total hip arthroplasty. Sixteen-year-average follow-up. J Bone Joint Surg Am, 1997, 79: 159-168.

[20] Enneking WF, Campanacci DA. Retrieved human allografts: a clinicopathological study. J Bone Joint Surg Am, 2001, 83-A: 971-986.

[21] Trieb K. Unterschiedliche Pfannenrevisionsim-plantate im Vergleich. Orthopade, 2009, 38: 704-710.

[22] Symeonides PP, Petsatodes GE, Pournaras JD, et al. The effectiveness of the Burch-Schneider antiprotrusio cage for acetabular bone deficiency: five to twenty-one years' follow-up. J Arthroplasty, 2009, 24: 168-174.

[23] Van Haaren EH, Heyligers IC, Alexander FG, Wuisman PI. High rate of failure of impaction grafting in large acetabular defects. J Bone Joint Surg Am, 2007, 89: 296-300.

[24] Gravius S, Pagenstert G, Weber O, et al. Acetabular defect reconstruction in revision surgery of the hip. Autologous, homologous or metal? Orthopade, 2009, 38: 729-740.

[25] Rudert M, Holzapfel B, Kratzer F, et al. Das Cranialpfannensystem zur Defekttyp-assozierten Therapie von Acetabulumdefekten. Oper Orthop Trauma, 2010, 22: 241-255.

第23章　采用嵌塞骨移植和骨水泥对全髋关节置换术进行髋臼翻修

第23章

采用嵌塞骨移植和骨水泥对全髋关节置换术进行髋臼翻修

W. H. C. Rijnen, J. W. M. Gardeniers, P. Buma, B. W. Schreurs

摘要 髋臼组件的无菌性松动常伴有大量的骨量丢失。本章描述了在全髋关节置换术失败后的翻修过程中,通过嵌塞同种异体骨和骨水泥对缺损进行重建的技术。该生物技术与标准的髋关节假体相结合,能够重建骨量丢失和正常的髋关节生物力学,从而实现重建的持久稳定。

本章对嵌塞骨移植的主要步骤和存在的问题进行综述,特别是应用同种异体骨块与骨水泥相结合,以及髋臼翻修关节置换的重建基本原理。随后,本章描述了手术技术、辅助科学研究,以及重建的临床和影像学结果。

关键词 髋臼松动・骨水泥髋臼组件・并发症・髋关节・历史・同种异体移植骨・结果・翻修术・手术指征・手术技术・全髋关节置换术

W. H. C. Rijnen(✉)・J. W. M. Gardeniers・P. Buma・B. W. Schreurs
Department of Orthopedics, Radboud University Nijmegen Medical Centre, Nijmegen, The Netherlands
e-mail: w. rijnen@orthop. umcn. nl; b. schreurs@orthop. umcn. nl

G. Bentley (ed.), *European Surgical Orthopaedics and Traumatology*, DOI 10.1007/978-3-642-34746-7_246, © EFORT 2014

第1节 概 述

对失败的骨水泥和非骨水泥假体置换进行翻修术时,主要问题是松动及在移除假体和骨水泥的过程中造成的骨量丢失。在髋臼侧,松动过程常导致空洞-节段性联合缺损(图6-23-1)。翻修术的关键性问题是如何处理假体周围的骨量丢失。虽然骨缺损的最佳治疗方法仍存在争议,但本章提出了一个有效的生物学方法,就是紧密嵌塞同种异体骨松质,直接接触骨水泥。

髋臼重建的治疗措施:①在横韧带水平将髋臼杯置于解剖位置,修复髋关节力学。②填充节段性缺损,获得可包容假体的缺损。③用同种异体骨块填充空洞来弥补骨量丢失。④嵌塞植入骨块和使用骨水泥来恢复髋关节的稳定性。

第2节 历史背景

骨移植在医学实践中具有悠久的历史。早期的外科治疗并不接受骨移植技术,甚至认为这是不可预测结果的试验。1947年,同种异体骨可以在-20℃保存和储藏,该技

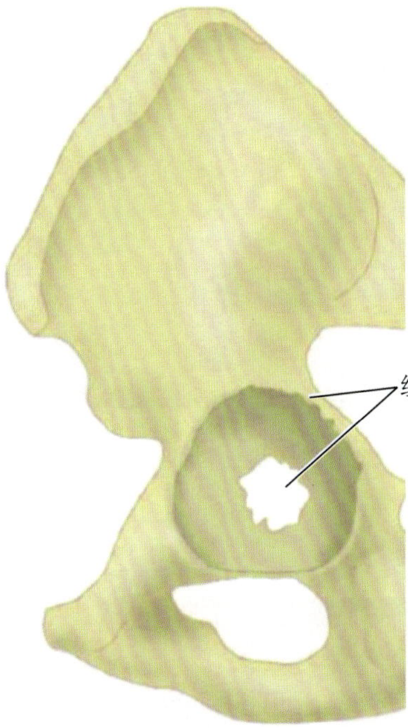

图 6-23-1　取出髋臼杯后，髋臼中心和周围的骨缺损形成腔状缺损

术实现了重大突破[17]。尽管很快证明，同种异体骨移植不如自体骨移植效果好，但同种异体骨移植在临床上也有了更大规模的应用。20 世纪 60 年代，大量的同种异体骨用于补充因创伤或肿瘤而丢失的骨量，被临床普遍接受。另一项重要的骨移植的临床应用始于 20 世纪 70 年代，用于初次髋关节置换术或在翻修术中修复骨缺损。分别采用骨块[3,6,8]和结构骨移植物[4,5]进行髋臼重建的最早报道为这一领域树立了标准。无论采用何种类型的移植物，影响植入过程的重要因素是移植物固定的稳定性、宿主与移植物的接触面积、移植物的受力模式及宿主骨床的血管分布。此外，移植物的大小在其结合过程中起重要作用。因此，临床区分了小块和大块移植物。大块移植物，如大量的骨皮质和骨皮质、骨松质结构移植物，其融合不完全、不规则且缓慢。融合过程只限于外围的几毫米，核心会永久性坏死[2,14]。随着时间的延长，微骨折和再吸收可导致移植失败。植入多孔小块同种异体移植物，血管通过开放结构快速长入，可在不削弱力学强度的同时，更加快速、完全和均匀地融合。这与笔者的临床研究结果一致。在动物实验中，在髋臼侧和股骨侧均可看到嵌塞移植物的融合[9,10]。在人类的活体样本中也可看到融合[15]。自 20 世纪 70 年代末期以来，嵌塞移植技术结合骨水泥固定假体一直是治疗原发性骨缺损和髋关节置换骨盆侧翻修的首选方法[13]。自 20 世纪 80 年代中期以来，骨嵌塞移植也用于股骨侧[10]。

第 3 节　手术指征

髋关节置换翻修术的主要指征是假体周围进行性骨量丢失，其次是健康患者出现疼痛和肢体功能丧失。应该在临床症状出现之前就考虑手术。骨量丢失的影像学表现经常先于临床症状出现。从 20 世纪 70 年代开始，笔者所在医疗机构的初次全髋关节置换术后的标准处理方案就包括定期随访，避免患者出现大量的骨量丢失。随访对于行全髋关节置换术的年轻患者是最重要的。当计划进行髋关节置换翻修术时，应注意评估松动的情况和确定失败的原因。详细查体后要进行实验室检查和高质量的影像学检查。影像学检查可以评估解剖畸形的严重程度、骨溶解的部位和范围、骨水泥的分布及任何髋臼和股骨的缺损。CT 可进行骨量丢失的三维评估。一定要注意，实际的骨缺损和髋臼畸形要比影像学表现严重得多。为了监测组件的位置、骨水泥和骨量随着时间的变化，必须进行连续的影像学检查。如果在标准的 X 线片上骨丢失不明显，翻修术前可进行骨扫描、关节造影结合关节内抽吸活检或免疫球蛋白 G(IgG)荧光扫描以排除可造成松动的感染。

第4节 手术技术

医生通常采用后外侧入路嵌塞骨移植来进行全髋关节置换的骨水泥翻修。该手术入路可大范围显露髋臼和股骨近端。支撑两侧髂前上棘或联合使用耻骨联合垫和后垫。健侧髋关节和膝关节屈曲 40°。如有必要，铺单时，应不影响切口延伸至髂前上棘近端区域，并向股骨远端延伸。很少采用股骨转子截骨。识别主要的骨性标记及坐骨神经有助于解剖定位，这可能受到瘢痕和畸形的影响。这些骨性标记包括大转子尖、小转子、臀大肌肌腱及臀中肌、臀小肌下缘。应在此阶段进行髋关节穿刺活检，关节液进行革兰染色。在髋关节脱位前，应充分显露和活动股骨近端，以避免假体周围骨折。通过清除瘢痕组织广泛显露整个髋臼窝非常重要。进行关节囊环切术，必要时分离髂腰肌肌腱。取出假体和骨水泥后，用刮匙彻底清除不规则髋臼骨上的纤维界面。从该界面纤维膜上取下至少 6 块组织用于冷冻切片和细菌培养。术前不给予抗生素。取样后，全身使用抗生素。仔细检查髋臼顶和壁，确认存在的所有缺损。特别注意定位髋臼下方的横韧带。在该水平，进行重建可恢复髋关节力学。在该水平放置试验杯有助于评估周围节段性缺损的范围和位置(图 6-23-2)。采用特殊的剪刀和钳夹对可弯曲的不锈钢板或钛网进行修剪，以匹配缺损。采用自攻螺钉在髋关节外围最少 3 个点固定钛网，以保证强度。中心缺损也需要覆盖钛网(图 6-23-3)。修补节段性缺损后，髋臼被包容形成空洞缺损(图 6-23-4)。随后，对硬化的髋臼壁钻多个小而浅的钻孔，使其“恢复活力”，以增加表面接触，促进血管长入移植物。

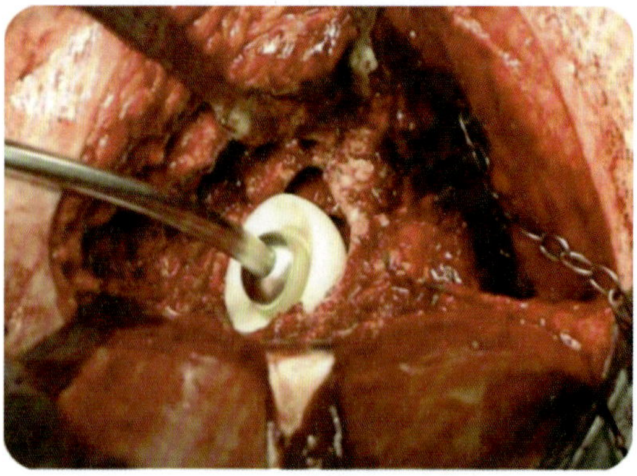

图 6-23-2　将试验杯置于横韧带，评估髋关节外围缺陷的范围和位置

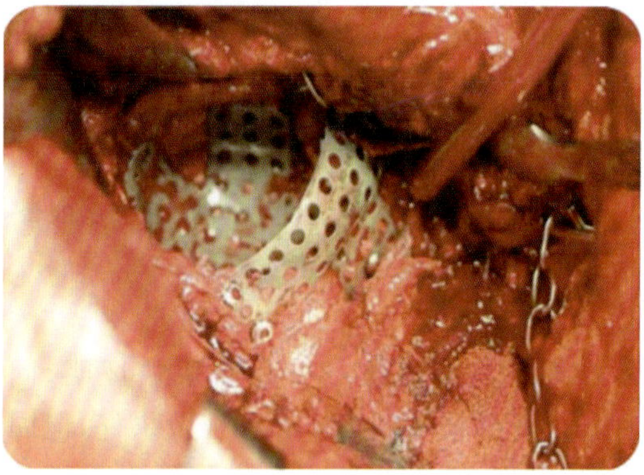

图 6-23-3　在中心顶的缺损处放入钛网，在周围缺损处用螺钉固定另一个钛网

第5节 移植物的准备

推荐使用取自新鲜冷冻股骨头的同种异体骨。术者也可将自体骨松质块与同种异体骨混合使用。股骨头去除软组织、软骨和骨皮质，分成 4 个部分。然后，可通过特制的碎骨机制成大量的骨块，每个体积约 1.0cm^3(图 6-23-5)。这些移植物也可用咬骨钳来准备。需要强调的是，用于髋臼的骨块比用于股骨重建的小骨块(每个 0.4 cm^3)大得多。不能使用骨匀浆，因为即使经过嵌塞，其稳定性还是不足。重建至少需要 2 个股骨头的同种异体骨。在异体骨移植组，首选

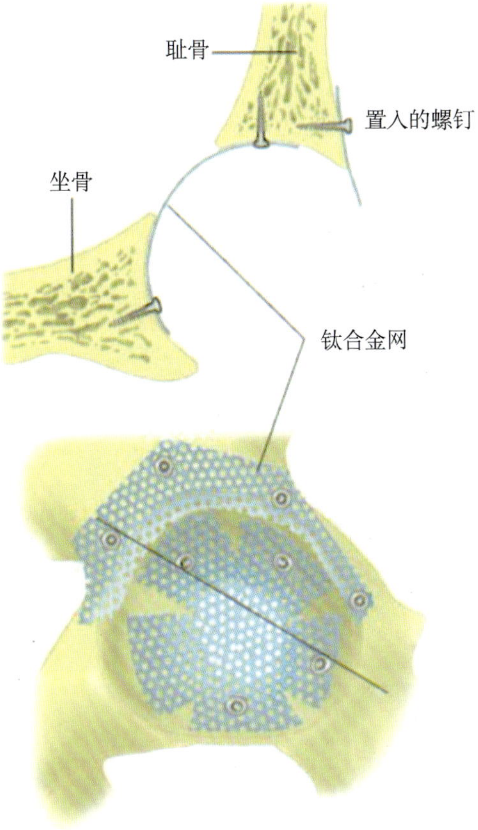

图 6-23-4 关闭髋臼骨缺损，形成髋臼窝

新鲜冷冻同种异体骨松质。这些骨块可被快速、完全地吸收，且不会削弱力学强度。为了提高骨块之间的稳定性，获得最佳效果的先决条件是包容假体的缺损、压紧骨块和使用骨水泥。临床随访[12]和动物实验[9]已经证实了这些措施的必要性。

第 6 节 髋臼重建

髋臼经冲洗后，紧密填充骨块（图 6-23-6）。首先填充小空洞，然后逐层填充整个髋臼窝。采用小型和大型冲击器嵌塞对于实现移植物的稳定性是必不可少的（图 6-23-7）。采用的最后一个冲击器的直径比计划的髋臼杯大 2～4mm，为骨水泥层留足空间。要填塞尽可能多的骨块移植物来重建髋关节的解剖结构，直到髋臼窝降至横韧带水平（图 6-23-8）。嵌塞后，先前扩大的髋臼直径缩小到正常大小（图 6-23-9）。在准备抗生素骨水泥的过程中，使用试验杯或撞击器给予移植物持续的压力。当注入骨水泥并加压后，采用推进器放置并稳定髋臼杯，直至骨水泥凝固。术后，定期进行重建的 X 线检查（图 6-23-10）。

第 7 节 术后处理

术后治疗包括皮下注射肝素 6 周和全身使用抗生素不超过 24 小时。术后立即给予吲哚美辛 7 天预防异位骨化。根据髋关节翻修的情况及影像学表现，制订患者个体化活动计划。大多数患者术后第 1 天可以活动。点地负重 6 周后，可逐渐加大负重。大多数患者术后 3 个月后可完全负重。对于广泛重建的患者，有时建议卧床 6 周。

第 8 节 结 果

同种异体骨嵌塞移植在髋臼骨缺损中的应用值得关注。但只有长期随访才能确定该技术的真正价值。因此，笔者最近回顾了 58 例（62 个髋关节）采用髋臼嵌塞骨移植进行骨水泥髋关节翻修的患者，随访时间为 20～25 年（平均 22.2 年）[12]。13 例髋臼重建进行了再翻修，其中 2 例败血症、8 例无菌性松动、3 例磨损。排除感染的患者后，术后 20 年因无菌性松动翻修患者的生存率为 87%（95%*CI*：76%～97%），显示该技术的效果可靠。骨移植物嵌塞技术对于处理髋关节置换翻修中的广泛髋臼骨缺损具有良好效果[16]。笔者回顾并研究了具有大面积髋臼缺损的 25 例患者的 27 个髋关节。对无菌性松动导致的翻修进行末次随访，10 年的生存率为 95%；对所有原因导致

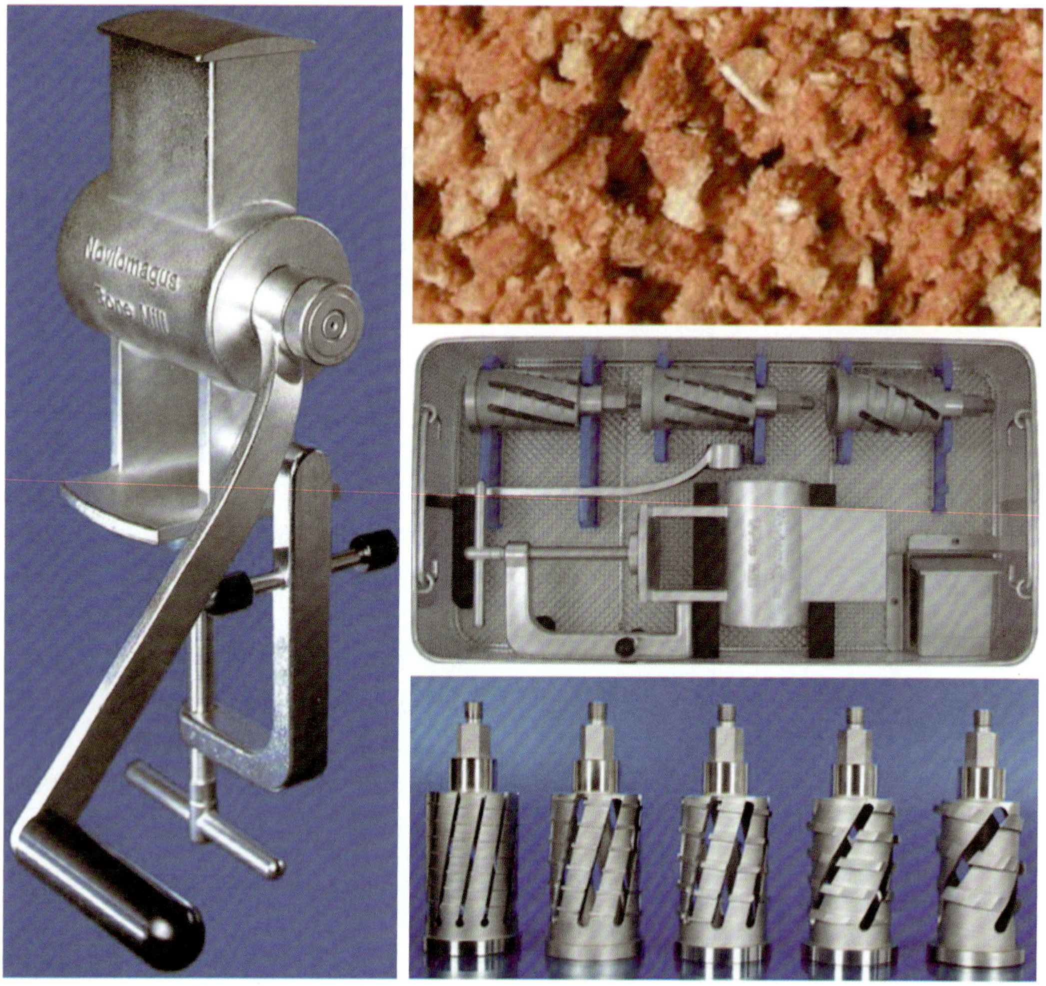

图 6-23-5 专用的取骨器械，可以获得用于髋臼重建的大骨块(0.8～1.2cm)和用于股骨打压移植骨的小骨块

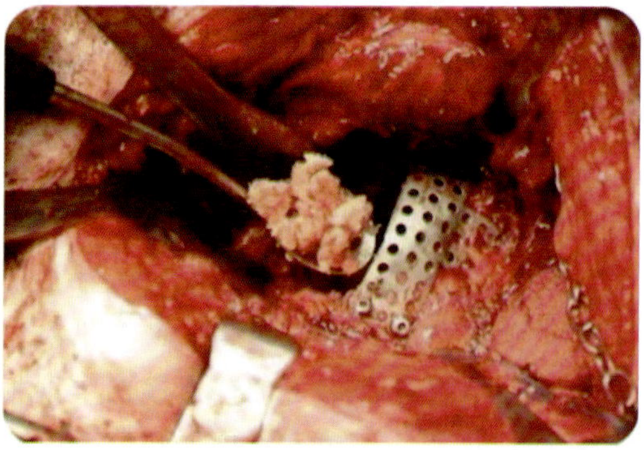

图 6-23-6 髋臼中放满骨块

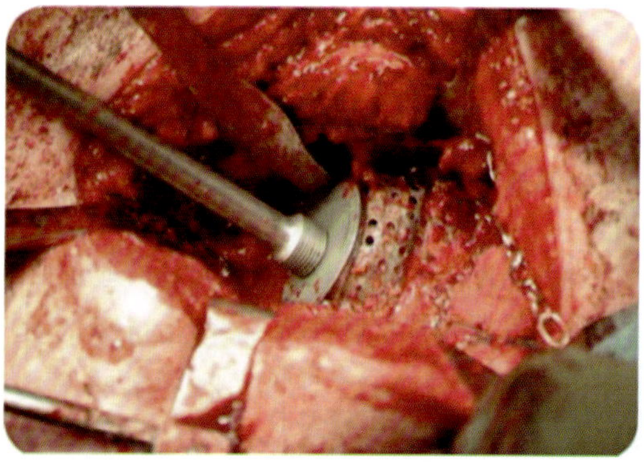

图 6-23-7 稍小和稍大的填塞器用于打压移植骨，可使植入物稳定

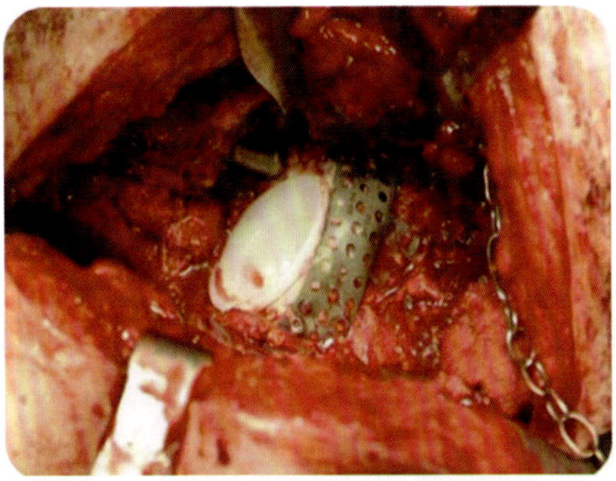

图 6-23-8　在横韧带水平的解剖位置植入髋臼窝

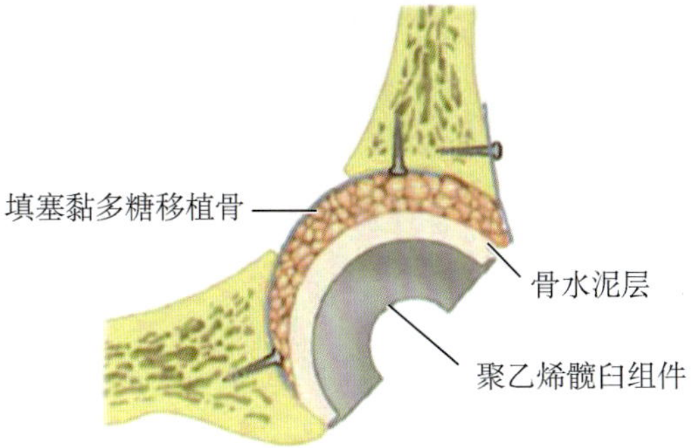

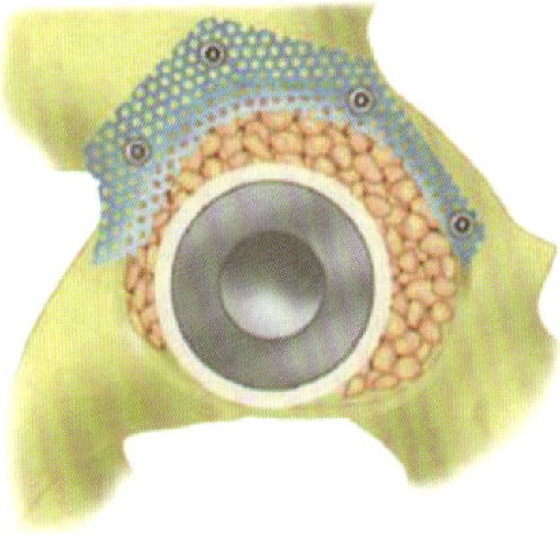

图 6-23-9　填塞后，原本增大的髋臼直径缩小至正常

的翻修进行最终的随访分析，10 年的生存率为 88%。一项对类风湿关节炎患者的长期随访研究显示，嵌塞植入骨松质并进行骨水泥杯髋臼翻修术，效果可靠[11]。所有原因导致的髋臼杯取出作为随访终点，8～19 年的髋臼组件生存率为 80%。

第 9 节　并发症的预防和处理

髋关节置换翻修术的并发症发生率一般高于初次全髋关节置换术。这是因为髋关节置换翻修术更复杂、时间长、失血量较大，且患者一般年龄偏大并多伴有老年病。选择翻修或再次翻修髋关节的患者对于预防并发症非常重要。除了老年病，术前也要充分考虑其他影响因素，包括术前存在感染，对骨缺损和骨量丢失进行评估，可用的优质骨，准备初始重建稳定性的必需器械和植入物，以及训练有素的术者。

髋臼重建的影像学评估表明，在某些情况下，同种异体移植物的骨块过薄可能是手术失败的原因。根据临床经验，在骨水泥加压时，移植物厚度<0.5cm 可能被挤出髋臼或嵌入骨水泥中。笔者认为，移植物层必须有足够的厚度，至少 5mm 才能稳固。

因此，在手术中有足够的移植物是确保手术成功的关键因素。在实验室中，可以观察到较小的骨块可导致移植的髋臼移动趋势较大。小骨块（每个大小<0.4cm×0.4cm×0.4cm）可像流沙一样从骨缺损处漏出，尤其在髋臼面，可导致重建不稳[1]。

临床还强调，在决定翻修成败的所有因素中，医生的专业知识和经验是最重要的。获得重建初始稳定性对保证同种异体移植物的融合、预防移植物再吸收及其导致的力学松动至关重要。医生必须了解移植物融合的基本情况、正确准备自体骨的必要性及使用中黏度骨水泥的重要性。在临床经验和科学数据的基础上，医生可以选择适合手术流程的标准组件，了解组件的几何结构对骨水泥和移植物应变模式的影响。

全髋关节组件的脱位在置换翻修术中更常见。这主要是由于肌肉松弛、组件对位不良、异位骨化撞击和神经功能障碍。在大

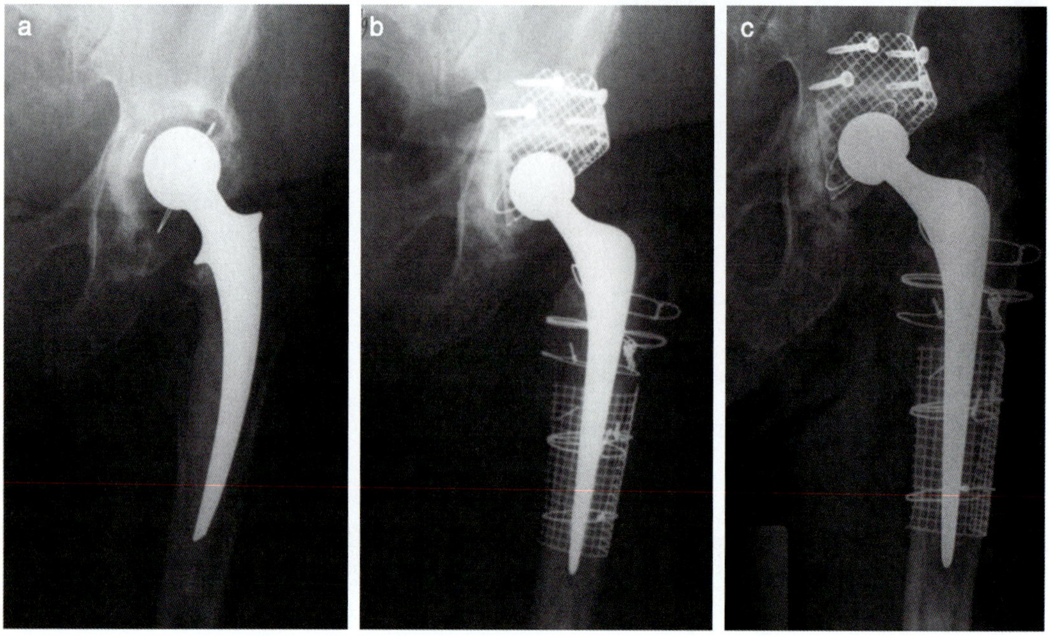

图 6-23-10 a. 1 例患者术前 X 线检查示髋臼和股骨组件无菌性松动。b. 术后即刻 X 线检查，2 个组件都已修复。结合髋臼、股骨嵌塞骨移植修复缺损。c. 同一病例术后 14 年复查

多数翻修患者中，由于疼痛和松动造成的运动范围缩小可导致臀肌萎缩。

在重建过程中，如果髋关节力学没有得到解剖复位，脱位的风险将增加。笔者的技术是通过在髋臼横韧带水平植入髋臼组件恢复髋关节力学。股骨假体头部的中心必须位于大转子尖水平。在骨水泥固定组件之前，建议先进行试验复位以检测肌张力。

在翻修过程中，显露和切开关节囊要非常小心。在外旋肌和关节囊的残端做一肌瓣，在关闭伤口时将其重新附着于股骨大转子嵴可稳定关节。该方法可预防全髋关节脱位。另一个影响关节置换翻修结果的并发症是异位骨化。根据相关研究和临床经验[7]，笔者认为吲哚美辛可有效预防异位骨化的发生和复发。术后立即预防性使用吲哚美辛，并持续 7 天。每天 3 次、50mg 的有效剂量对于同种异体移植物的融合没有不良反应。自从开始进行重建，要常规对患者进行随访，包括连续的影像学评估。通过这些措施，医生尽力避免或及时处理髋关节置换翻修的并发症。

参考文献

[1] Bolder SB, Schreurs BW, Verdonschot N, et al. Particle size of bone graft and method of impaction affect initial stability of cemented cups: human cadaveric and synthetic pelvic specimen studies. Acta Orthop Scand, 2003, 74(6):652-657.

[2] Enneking WF, Mindell ER. Observations on massive retrieved human allografts. J Bone Joint Surg Am, 1991, 73:1123-1142.

[3] Gie GA, Linder L, Ling RS, et al. Impacted cancellous allograft and cement for revision total hip arthroplasty. J Bone Joint Surg Br, 1993, 75:14-21.

[4] Gross AE, Lavoie MV, McDermott P, et al. The use of allograft bone in revision of total hip arthroplasty. Clin Orthop, 1985, 197: 115-123.

[5] Harris WH. Allograft in total hip arthroplas-

ty;in adults with severe acetabular deficiency including a surgical technique for bolting the graft to the ilium. Clin Orthop, 1982, 162: 150-164.

[6] Hastings DE, Parker SM. Protrusio acetabuli in rheumatoid arthritis. Clin Orthop, 1975, 108:76-83.

[7] Hu HP, Slooff TJ, van Horn JR. Heterotopic ossifications following total hip arthroplasty: a review. Acta Orthop Belg, 1991, 57:2-12.

[8] McCollum DE, Nunley JA. Bone grafting in acetabular protrusio: a biologic buttress//Nelson CL. The Hip: proceedings of the sixth open scientific meeting of the Hip Society. St. Louis: CV Mosby, 1978:124-146.

[9] Schimmel JW, Buma P, Huiskes R, et al. Acetabular reconstruction with impacted morsellized can-cellous allografts in cemented hip arthroplasty: a histological and biomechanical study on the goat. J Arthroplasty, 1998, 13: 438-448.

[10] Schreurs BW, Buma P, Huiskes R, et al. A technique for using impacted trabecular allografts in revision surgery with cemented stems. Acta Orthop Scand, 1994, 65: 267-273.

[11] Schreurs BW, Luttjeboer J, Thien TM, et al. Acetabular revision with impacted morsellized cancellous bone graft and a cemented cup in patients with rheumatoid arthritis. A concise follow-up, at eight to nineteen years, of a previous report. J Bone Joint Surg Am, 2009, 91(3):646-651.

[12] Schreurs BW, Keurentjes JC, Gardeniers JW, et al. Acetabular reconstruction with impacted morsellized cancellous bone graft and cement: a 20 to 25 year follow-up of 62 revision arthroplasties. J Bone Joint Surg Br, 2009, 91:1148-1153.

[13] Slooff TJ, Huiskes R, van Horn JR, et al. Bone grafting in total hip replacement for acetabular protrusion. Acta Orthop Scand, 1984, 55:593-596.

[14] Stevenson S, XiaoQing LI, Martin B. The fate of cancellous and cortical bone after transplantation of fresh and frozen tissue-antigen-matched and mismatched osteochondral allografts in dogs. J Bone Joint Surg Am, 1991, 73:1143-1156.

[15] Van der Donk S, Buma P, Slooff TJ, et al. Incorporation of morsellized bone grafts: a study of 24 acetabular biopsy specimens. Clin Orthop Relat Res, 2002, 396:131-141.

[16] Van Egmond N, De Kam DC, Gardeniers JW, et al. Revisions of extensive acetabular defects with impaction grafting and a cement cup. Clin Orthop Relat Res, 2011, 469(2): 562-573.

[17] Wilson PD. Experience with the use of refrigerated homogenous bone. J Bone Joint Surg Br, 1951, 33:301-315.

第24章　股骨嵌塞移植

第 24 章

股骨嵌塞移植

Samantha Hook，Jonathan R. Howell

摘要　人工关节注册中心的数据显示，翻修术不到髋部手术的 10%。当翻修部位存在广泛的骨量丢失时，重建技术的选择取决于多种因素，其中之一就是恢复丢失的骨量。嵌塞骨移植联合使用骨水泥技术为重建提供了稳定性，并且维持假体处于解剖位置。该技术可靠、学习曲线短、可恢复骨量，并且长期生存率高和无菌性松动发生率低。

本章讨论了股骨嵌塞移植的历史概况、基本理论和发展，并深入介绍了手术技术。最后概述了疗效和生存率。

关键词　缺损分析·生物学·取出骨水泥·骨水泥技术·股骨修复与环扎·移植物·嵌塞·移植物制备·手术技术·组件移除·股骨·嵌塞移植·指征·术后管理·术前计划·结果·制模

第 1 节　概　述

2009 年，人工关节注册中心报道，英国9%的全髋关节置换术为翻修术[1]。其原因为人口老龄化，且年轻人也趋向实施关节置换术。翻修术有明显的潜在缺点，包括并发症发生率较高、平均手术时间较长、出血量较大及经济负担较重[2,3]。当股骨骨量丢失严重、翻修困难时，股骨嵌塞移植技术为重建提供了稳定性，并可维持假体处于解剖位置。

最新一项采用 Exeter 柄进行股骨嵌塞移植的多中心研究报道，它是一项可靠的、学习曲线短的技术，并且长期生存率高、无菌性松动发生率低[4]。

股骨嵌塞移植的历史概况

1987 年 4 月，英国 Exeter 的伊丽莎白骨科医院开始在临床实践中使用股骨嵌塞移植技术，然后用骨水泥固定新建的髓腔内的股骨组件。Graham Gie 是第 1 位术者，当时他面对的是一例经过多次翻修、近端骨量很差的髋关节患者（图 6-24-1a），而且股骨骨内膜少，无法使骨水泥和自体骨结合，这是一个高度试验性的手术。

1985 年，Robin Ling 将磨碎的骨片嵌塞于股骨髓腔，并且植入了一个非骨水泥的股骨组件作为临时措施，移植骨融合后进行二期手术。但随后这例患者出现了股骨柄的明显沉降。根据这一经验和 Slooff 教授及其同事在髋臼骨水泥嵌塞骨移植方面[5]

S. Hook (✉)
Princess Elizabeth Orthopaedic Centre, Exeter, Devon, UK

J. R. Howell
Princess Elizabeth Orthopaedic Unit, Royal Devon and Exeter Hospital, Devon, UK
e-mail: jrhowell@doctors.org.uk

G. Bentley (ed.), *European Surgical Orthopaedics and Traumatology*,
DOI 10.1007/978-3-642-34746-7_41, © EFORT 2014

的经验，Graham Gie 通过嵌塞骨片重建了骨髓管，然后采用骨水泥将一个新的股骨组件固定在嵌塞后的骨床上(图 6-24-1b)。用股骨髓腔大小的填塞器将骨片塞满远端髓腔，用比选定的股骨假体柄大 2 号的试验柄将骨片塞满近端。反复移动试验柄，添加更多的移植骨，反复锤打直至移植物骨床稳固。然后吸净髓腔内的血液，将低黏度骨水泥注入股骨并加压，随后植入最终的股骨组件。新建的髓腔为骨水泥加压提供了多孔的骨床，并且可作为骨水泥和光滑的自体骨皮质之间的屏障。这是第 1 例明确记载的采用这种方法实施股骨假体柄翻修的病例。图 6-24-1b(术后 X 线片)显示，柄内翻和股骨新髓腔的缺陷都是由该技术开始时缺乏专用器械造成的。但该患者的临床和影像学效果极好(图 6-24-1c)，促使该技术得到持续应用。Exeter 采用这种方法实施了 110 例股骨嵌塞移植手术[6]，并很快显示该技术需要改良，将股骨组件植入髓腔中心轴和中心力线并进行持续的嵌塞过程。经过与荷兰 Nijmegen 的 Slooff 教授团队合作，Exeter 设计了嵌塞工具，包括可插入导丝的螺纹塞，以及筒状自定心远端嵌塞器和柄状近端嵌塞器(试模)。

这些工具与无领、双锥形、圆滑的 Exeter 股骨假体柄联合使用，该股骨假体柄通过骨水泥固定在同种异体移植物紧密嵌塞的近端股骨髓腔内。由于 Exeter 股骨假体柄设计所产生的高压缩载荷因素，该柄进一步增强并保持了嵌塞力[7]。随着这项技术的初步成功，人们对其应用的热情从简单的股骨翻修缺陷即 Endoklinik 1 级和 2 级扩展到更复杂的 3 级和 4 级。随着该技术的推广，发现了各种各样的缺陷，并出现了各种改良措施来处理。

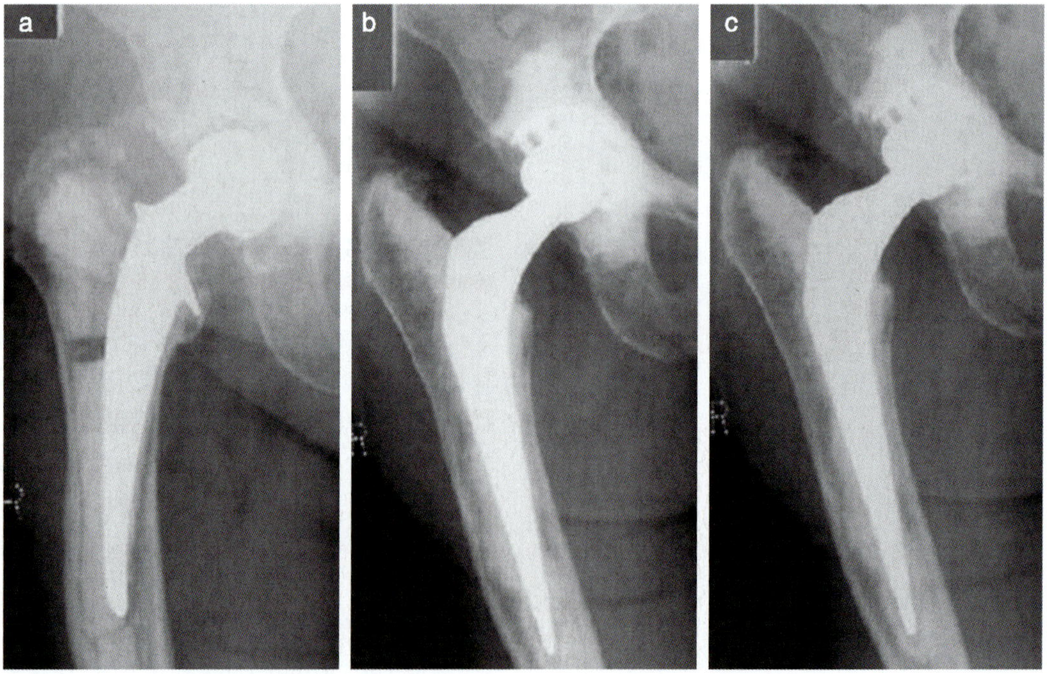

图 6-24-1 第 1 例嵌塞移植患者，术前(a)、术后(b)和术后 5 年(c)的 X 线片（经英国 Exeter 髋关节基金会批准）

第2节 移植物

同种异体人骨是嵌塞植入最常用的材料，取自初次髋关节置换术的股骨头，也可采用尸体的股骨头，但尸体的股骨头更多地用于生产冻干骨。迄今为止，异种移植骨替代物的使用还未获得成功[8]，倘若未来对股骨头同种异体移植物的需求超过供给[9]，可能会重新引发对尸体同种移植骨和异种移植骨及其他替代物的关注。

在大多数医疗机构，捐赠的股骨头不是无菌的，故存在传播疾病的风险。笔者所在的医疗机构通过遵守关于捐献者的筛查和微生物筛查方面的英国输血指南，降低了疾病传播的风险[10]。在捐献前，患者会经过传染病筛查，经过 6 个月的隔离期后，进一步进行血清筛查。移植未加工的同种异体骨而传播人类免疫缺陷病毒(human immunodeficiency virus，HIV)[11,12]和丙型肝炎[13]在文献中鲜有报道。目前，未加工骨传播 HIV 的风险是 $1/10^9$，丙型肝炎的风险是 $1/(2\times10^6)$[14]。

经 γ 射线或环氧乙烷正规灭菌的供体骨可再联合进行冷冻干燥。25kGy 剂量的 γ 射线对骨的力学性能没有影响；较大的剂量(60kGy)能显著降低人骨松质的压缩破坏应力和弹性模量。当骨冻干后，再经受 25kGy 的 γ 射线照射，其最终强度降低了 42.5%[15]。脂质在照射过程中会发生改变，并且可能对成骨细胞有细胞毒作用，可能影响骨长入和移植物的生存[16]。

环氧乙烷气体灭菌法可用于同种异体骨的制备，尽管其在英国的应用并不广泛，但还不确定采用该方法制备的骨是否有融合减弱的倾向[17,18]。此外，环氧乙烷可能致癌[19]，并且可使受体发生炎症反应[20]。

移植物的储存方法主要有 2 种。同种异体移植物可进行新鲜冷冻，然后在 −80℃储存，或经冻干室温储存。应谨慎比较这 2 种不同的技术，因为制备冻干移植物对其力学性能有明显的影响，使其易碎且不太适用于嵌塞移植。

嵌塞移植获得较高的初始稳定性是很重要的，并且如果早期沉降超过 10mm 就证明手术失败。用于嵌塞的移植骨的特性可比拟为处于土壤力学作用下的聚合体，同样适用于 Mohr-Coulomb 理论。该理论认为，颗粒状聚合物(如骨移植物)的抗剪强度取决于其内摩擦(以聚合物的滑动角度表示)和颗粒间的连锁(以应力表示)[21]。

$$\tau = I + \sigma\tan\varphi$$

τ 是聚合物的抗剪强度，I 是颗粒间的连锁作用，σ 是施加的正常应力，φ 是内摩擦的角度。对剪切的抵抗与微粒间的交错结合呈正比例，并且直接作用于聚合物上。

同种异体骨片的理想大小还存在争议，并且根据嵌塞移植部位的不同而不同。一些团队证明，对于髋臼假体，较大的骨片(8～10mm)产生的稳定性比小骨片(2mm)高 25%[22]。股骨侧的体外研究证明，骨片＞4.5mm 可提高稳定性[23,24]。不同大小微粒的梯度混合物比没有梯度的聚合物具有更高的剪切抵抗力[21,25]，这是因为在微粒间连锁作用增加，它可反过来显著减少所需正常应力及内摩擦的角度。

清洗是骨片制备的重要部分[26]。去除脂肪可降低微粒间的润滑作用，并且可提高移植物的嵌塞密度和大微粒间的交错结合[27]，从而增加摩擦阻力。去除脂肪和骨髓成分也可增加孔隙率，同时去除成骨细胞抑制因子，这 2 种因素都可改善骨长入。清洗也可减轻免疫原性负荷。

股骨假体嵌塞移植的生物学研究

自体骨、嵌塞移植物、骨水泥的初始稳定性及假体的结构是最重要的，而且对短期的临床成功有决定意义。人类的组织学研究证明，长期成功就必须发生向内生长，形成移植物和自体骨的结合[28]。目前，发生移植物融合的时间还不清楚，但电子断层成像证明约需要 1 年[29]，因为在此之后，加快的血液流动及骨重塑将会降至术前水平。然而，核素扫描研究证明，移植物融合需要 3 年[30]。

1993 年，Robin Ling 及其同事[28]检查了一例接受股骨移植物和骨水泥嵌塞翻修后 3 年半去世的患者的近端股骨。股骨 Gruen 2 区和 4 区的 2 个大的股骨皮质缺损（图 6-24-2a）用金属环扎线固定、钢丝网覆盖，然后进行股骨嵌塞移植（图 6-24-2b）。大体标本显示，网下股骨外侧皮质明显愈合，厚度正常（图 6-24-3）。组织学显示了 3 个区域，即再生的皮质区、临界区及深层区。最靠近植入物的一层包含被骨水泥包埋的坏死骨。过渡区显示甲基丙烯酸甲酯与类骨质直接接触，有散在的异物巨细胞，与 Charnley[31]描述的初次骨水泥髋关节置换术后的股骨外观相似。外部区包含组织学正常的骨皮质和含有一些死骨岛的黄骨髓。新骨皮质总表面积的 90％以上含有充满骨细胞的陷窝，骨水泥与新骨之间无连续的纤维膜。

Nelissen 等[32]对 4 例经过嵌塞移植物翻修（术后 11～27 个月）的患者进行手术去除引起疼痛的环扎钢丝时，自股骨颈中段取活检。这些患者的特征与 Robin Ling 等[28]报道的相同。内部区域包含骨水泥、部分死骨的骨小梁、纤维化，偶见淋巴细胞，与重塑中的骨移植物相一致。一些紧邻骨水泥的区域可见矿化骨。所有患者的中间区均偶见骨水泥颗粒和有活力的骨小梁，而外部区则由有活力的骨皮质组成。

必须强调的是，上述活检来自翻修术效果满意且假体柄稳定的患者。因此，这些患者的组织学很可能代表了组织谱中最乐观的结果，当稳定性受损时，其结果肯定欠佳。在这种情况下，纤维组织的面积会扩大。

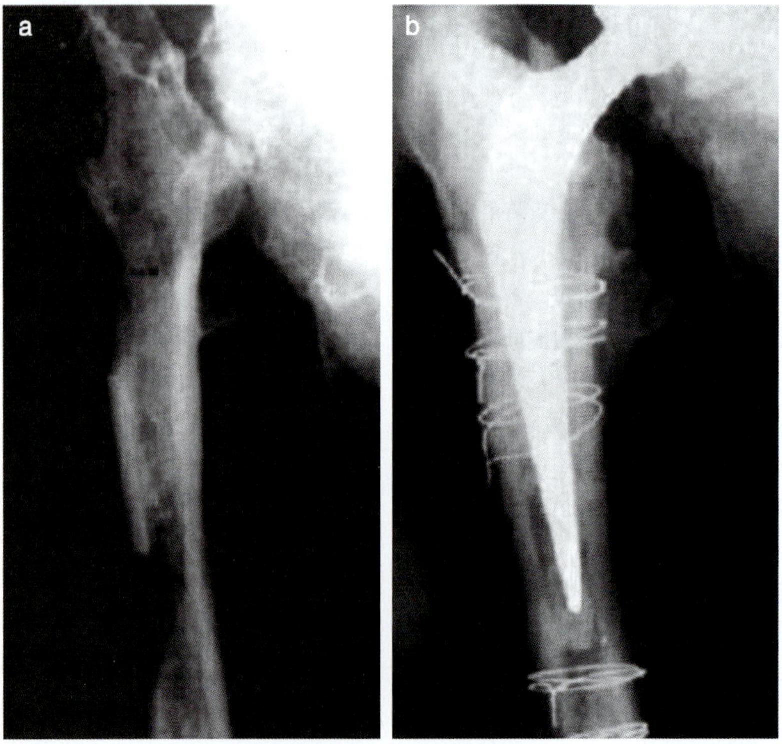

图 6-24-2 股骨 2 区和 4 区的 2 个大的骨皮质缺损（a）和嵌塞后 3 年半的尸检 X 线片（b）（经英国 Exeter 髋关节基金会许可）

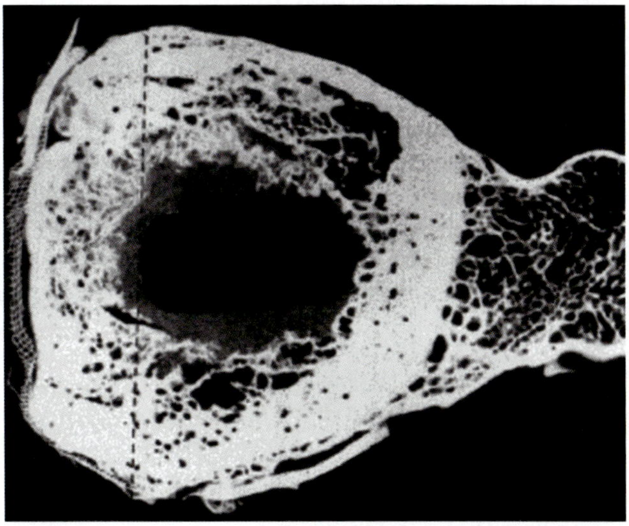

图 6-24-3　金属网下骨皮质愈合的 X 线片（经英国 Exeter 髋关节基金会许可）

Linder[33]对 6 例尸检和 8 例活检进行股骨组织学检查，股骨活检取自骨水泥柄嵌塞移植术后 3 个月至 8 年的患者。他发现所有患者的移植区都围着有活力的骨皮质壳。一例患者显示出完整的骨重建，其他患者在新髓腔中有不同数量的剩余移植物。这些颗粒被致密的纤维组织包埋，形成可承重的复合体。在这组患者中，没有时间依赖性的组织退化。影像学显示，骨皮质愈合和骨小梁重塑符合活性骨的组织学特征。

1994 年，Schreurs[34]关于股骨嵌塞移植的研究采用山羊模型，证明血管重建和移植物重塑发生在术后 12 周。此外，他还观察了联合使用嵌塞移植的骨水泥柄和非骨水泥柄之间的差异。结果表明，有些非骨水泥柄尽管确实获得了稳定和移植物融合，但不如骨水泥柄可靠。组织学显示，这些非骨水泥钛合金假体柄的中段和远端存在移植物溶解。射线透光率测量分析（roentgen stereophotogrammetric analysis，RSA）显示，与骨水泥柄相比，非骨水泥柄轴向旋转和下沉更明显。Schreurs 的结论是，骨水泥固定股骨组件可提高重建的稳定性，并且对移植骨的愈合没有不良影响。嵌塞移植的临床结果表明，使用非骨水泥组件并不是一项成功的技术[35]。这可能是由于移植骨床内的柄的初始稳定性差，导致在骨重塑前形成纤维层。

为了促进移植物融合，一些研究者采用大量的移植附加物，包括骨形成蛋白-7[36]、双磷酸盐[37]和脱钙骨基质[38]。虽然可显示早期长入，但吸收增加，这可能导致力学稳定性降低。

目前，临床研究了移植物扩展物的使用，并检查了许多材料，如生物玻璃颗粒[25]和陶瓷骨移植物替代物[39]。理论表明，添加这些小颗粒可提高抗剪强度，并且在人体同种异体移植物中添加磷酸三钙和羟基磷灰石混合物的实验室研究确实证明了这一点[40]。然而，这些移植物、扩展物的生物性能还不明确，而且密集的移植物可能减少骨水泥的渗透和随后的长入，可导致稳定性降低和早期失败。Blom 等[39]证明，单纯同种异体骨移植组与陶瓷骨替代组的长入并无差异。

第 3 节　适 应 证

移除股骨柄后，股骨内表面光滑、没有骨松质，可为骨水泥股骨组件提供足够固定的、患者均可采用的股骨嵌塞移植（femoral impaction grafting，FIG）。该技术适用于任何需要恢复骨量或髓内管直径≥18mm 的翻修，因为在这些情况下，使用非骨水泥柄，大腿疼痛的发生率很高。进一步的研究表明，如果在股骨峡部以下出现严重的空泡性骨丢失，即使是专用非骨水泥柄的外科医生也无法达到所需的“抓稳”长度。该技术适用于任何年龄的患者，但最适用于需要恢复骨量的年轻人。虽然没有绝对禁忌证，但医生建议在存在感染的情况下分2个阶段进行。相对禁忌证包括股骨近端周围丢失长度>10 cm，这将导致股骨嵌塞移植重建相当困难，而且对于年龄较大或身体状况不佳的患者，需要缩短翻修术的时间，而不是恢复骨量。

第4节 术前计划

一、预防感染

翻修前要对患者进行感染筛查。如果临床怀疑某个部位感染或炎症因子升高，应进行关节针吸。如果证明有感染或仍高度怀疑感染，那么应分2期进行，一期在骨水泥关节间隙中适当使用高剂量抗生素；在感染关节翻修的二期，将抗生素粉末添加到移植物中[41]。

二、骨缺损分析

仔细分析翻修前的影像学资料，包括骨盆前后位（anteroposterior，AP）、延伸至现有植入物和骨水泥尖端下方的股骨正位片和侧位片，用于检测股骨内膜和骨皮质缺陷。从骨库订购供体，如同种异体股骨头或股骨髁，必要时还可订购支撑移植物。术前X线片显示，在骨皮质缺损或股骨颈内侧缺失的情况下，必须使用不锈钢股骨网（图6-24-4）重建股骨管。

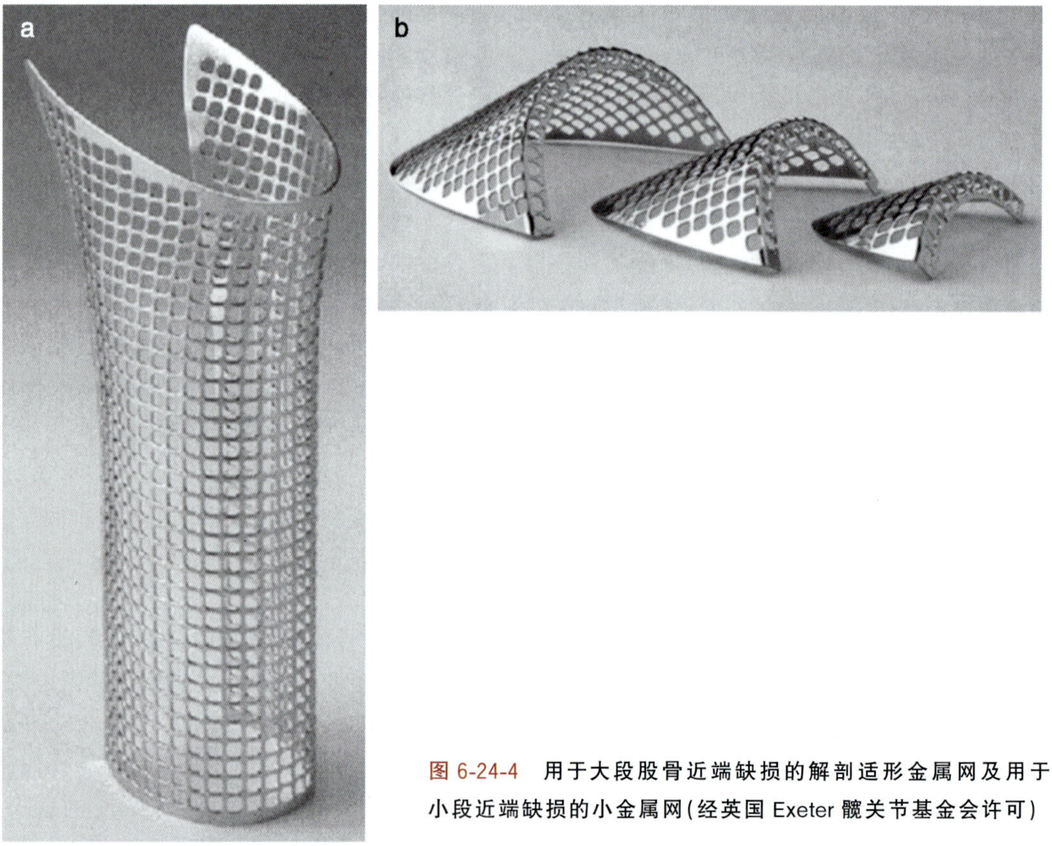

图6-24-4 用于大段股骨近端缺损的解剖适形金属网及用于小段近端缺损的小金属网（经英国Exeter髋关节基金会许可）

第 5 节　制　模

一、股骨组件

根据射线照片，采用适当的数字系统或醋酸盐 Exeter 模板（图 6-24-5）确定翻修所需柄的尺寸、长度和偏心距。柄的长度部分取决于严重股骨缺损的末梢位置，即 2 个视图可见骨皮质缺损或溶骨病变涉及骨皮质的 50%或更大范围。柄的尖端应超过这种缺损区域至少 1 个，最好是 2 个股骨直径。

X-Change™ 翻修器械的股骨嵌塞移植系统允许植入所有长度在 35.5～50.0mm、偏心距在 125～260mm 的 Exeter 柄。需要注意的是，如果需要，可以将偏心距较小的 50mm 的柄植入偏心距为 44mm 的新髓管。要在手术中确定柄的偏心距和大小。

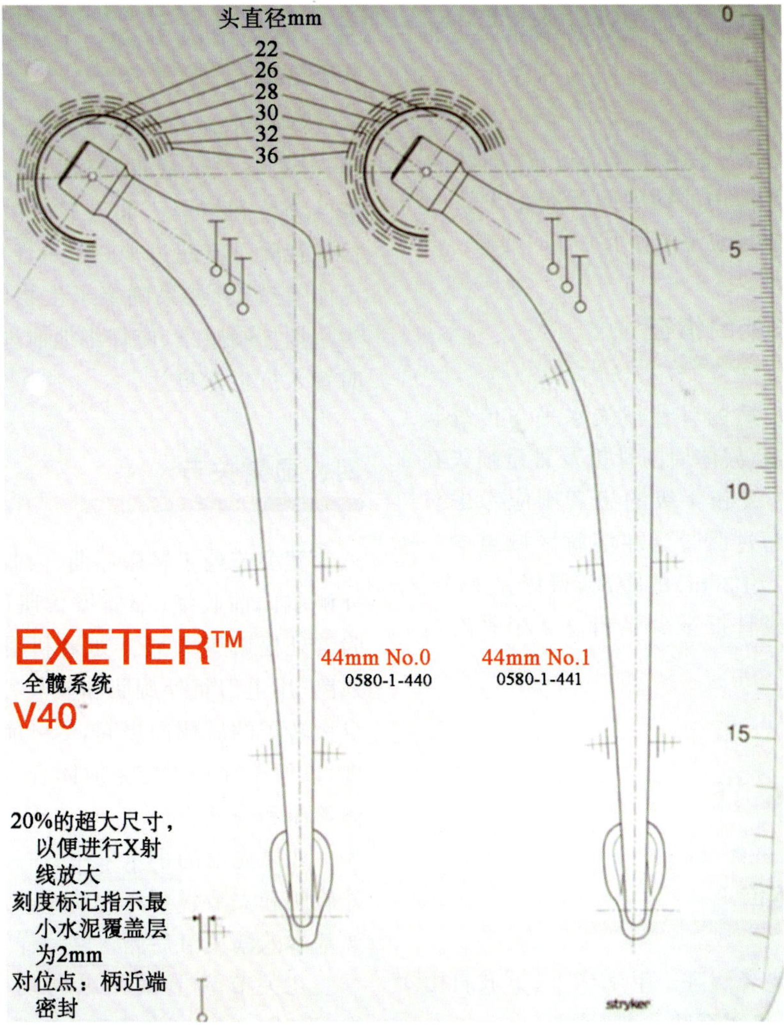

图 6-24-5　术前模板

二、髓腔塞子

X-Change 塞子模板用于确定塞子的位置，并测量从大转子尖到塞子的距离。估算塞子的直径。X-Change 远端管塞应位于计划柄尖以下 2cm 的位置或最低的溶解病变区域以外，以最远端为准。这样可以在植入物远端的椎管内容纳一层填充良好的骨片，并为中空中心器（1cm）提供空间。对于有明显肢体短缩、试验性复位过紧的患者，应将股骨远端的塞子放置得更远一点，股骨组件需要插入的深度也要超过预期。

一个固定良好的骨水泥塞应位于最远端的骨缺损和要使用的柄尖的远端至少 2 cm 处，它可以留在原位定位骨水泥柱的远端。

三、应用长柄的指征

如果骨皮质的骨量损失水平与传统长度的柄尖相当，假体周围骨折及骨量损失在 Endoklinik 3 级和 4 级的患者则应考虑长柄。柄尖应超过股骨远端溶解区域至少一个皮质直径（约 3cm）的距离，最好是 2 个。严重的溶解或骨折至少要超过 2 个骨皮质直径。

第 6 节　手术技术

一、患者体位

术者令患者侧卧于手术床上，下肢自由下垂，从髂嵴显露至膝关节[42]。

二、手术入路

不管患者之前的髋关节手术采取哪种手术入路，笔者所在的医疗机构只采用后侧入路，因为其应用范围广泛且可延长。

如果可能，后外侧入路能合并以前的瘢痕，充分显露阔筋膜以便术后闭合。沿皮肤切口切开阔筋膜，然后沿纤维走向劈开臀大肌。充分显露对于安全进行股骨嵌塞移植至关重要。坐骨神经并不一定要正式显露，但一定要通过触诊识别并钝性分离。但当有以前的髋臼骨折或需要向后柱延长切口时，建议正式显露坐骨神经。

三、髋关节吸引

在打开关节囊之前，要进行髋关节吸引，然后将关节液迅速送显微镜检验，并行革兰染色和培养。如果显微镜显示每个高倍镜视野下有超过 100 个中性粒细胞，则很可能有感染；如果确定了生物体，则翻修转为一期控制感染，应仔细地清理髋关节并临时置入抗生素垫片。

四、显露关节

髋关节处于轻微屈曲、内收、内旋位，股外侧肌向前收缩，显露臀大肌肌腱，自股骨附着处松解臀大肌。如果利用先前的后侧入路，用电刀将外旋肌和关节囊作为一个起自大转子的后侧面提起，尽可能保留组织长度，以便于在手术结束时闭合。最好保持肢体弯曲和内旋。

如果先前的手术采用另一种入路，那么外旋肌和关节囊可作为单独的皮瓣提起，就像基本的髋关节后侧入路一样。

在关节囊上做一纵向切口达髋臼上缘，形成一个大的囊瓣，在囊瓣上留置缝线，以备后续修复。向后方翻折以保护坐骨神经。在远端，至少分离至小转子水平。要将股骨从切口中撬出以便显露，特别是对于肥胖和肌肉发达的男性，需要从小转子松解腰大肌肌腱和从股骨颈松解前关节囊。应在显著内旋和屈曲下肢之前进行松解,因为在关节脱位的过程中,脆弱的前侧骨皮质容易断裂或撕脱。此外,松解可降低股骨张力和扭转力,从而降低嵌塞移植过程中发生术中骨折的风险。之后可以在假体颈部周围放置的骨钩的辅助下,以最小的力使髋关节脱位。

第 7 节 组件去除、清创和移植准备

一、取出股骨组件

在股骨牵开器的帮助下,一旦完全显露股骨近端,采用高速锉刀从假体肩上部去除骨水泥。然后小心取出股骨组件,确保不要损伤大转子。用木槌和钻孔机将假体取出时,在假体颈部的前表面加一个骨撬以抵消前倾力(后侧入路),前倾力可能会在取出假体柄时导致股骨骨折。大力尝试取出解剖或预涂层骨水泥的组件也可能导致股骨骨折,在这种情况下,可考虑纵向劈开后外侧骨皮质和骨水泥。如果要取出非骨水泥组件,可能需要纵向劈开股骨[43]或延长转子截骨。这并不妨碍嵌塞移植技术,事实上,笔者所在医疗机构在 20 多个病例中使用股骨嵌塞移植,至今没有任何无菌性松动或转子不愈合。截骨术必须用张力带进行修复。重建时,经过远端截骨部位的 X-转换试模沿股骨达到适当水平作为模板进行截骨,并用 Dall-Miles 张力带固定。必须动员和显露股骨近端,可使用该技术进行重建。大转子的近端部分必须充分显露,可使导丝沿髓腔插入中线轴,从而使随后形成的新髓腔处于中轴线。这通常需要切开转子外侧突出部分约 1cm,以便将器械放在正确位置,而不会造成转子骨折。

二、去除骨水泥和骨膜

必须将要进行移植的股骨髓腔长度内的骨水泥和骨内膜去除干净。彻底清除所有肉芽肿组织和纤维膜,在交界处取出几个组织和膜样本,常规送微生物检查。

三、准备移植物

采用来自符合英国组织库标准局的新鲜冷冻股骨头同种异体移植物。供体和受体之间不需要进行 ABO 血型匹配,只有当患者为 Rh 阴性育龄期女性时才需要 Rh 血型匹配。大多数患者至少需要 2 个股骨头,复杂病例需要更多。

移植物的准备对于植入的成功至关重要。必须去除供体头所有的软组织、软骨和骨皮质。然后通过碎骨机获取用于嵌塞的同种异体骨片。要准备 2 种大小的骨片,3～4mm 用于填塞塞子水平以上远端 3/4 的髓腔,8～10mm 填塞近端 1/4。在扩张的髓腔中,用咬骨钳手工制作 10～12mm、像"面包丁"一样的同种异体骨片,与较小的骨片混合,填塞在假体近端周围。细磨骨和骨匀浆都不适合嵌塞移植,因为它们无法获得嵌塞所需的足够的力学性能。

第 8 节 修复股骨

本质上,股骨嵌塞移植的目的是尽可能将股骨恢复至初次髋关节置换术时的状态。这个目的只有通过强有力的骨片嵌塞才能实现,反过来就意味着移植物必须完全压紧。因此,嵌塞移植之前必须修复股骨的所有缺损。可塑不锈钢网与钛缆或单丝环扎钢丝相结合可安全用于闭合任何骨皮质缺

损或穿孔。用网格小心覆盖缺损，尽量少地剥除骨上的软组织，决不能沿圆周方向包绕网格。在某些情况下，也可能需要同种异体骨皮质骨架来增加骨干。近端缺损常需用不锈钢网替代近端骨皮质进行修复。一旦远端嵌塞完成，近端假体封隔器就位（见下文），进行近端重建。

一、预防性环扎股骨

当近端股骨质量较差或在填塞过程中出现任何骨纵向劈裂的迹象，推荐使用预防性钢丝环扎。在嵌塞移植的过程中，如果没有使用环扎钢丝，大力的冲击可导致术中股骨骨折或劈裂扩大。

二、股骨远端闭合

在移植之前，髓腔必须在远端闭塞，为使用 X-Change 管塞的移植物提供基础（图 6-24-6）。根据术前的模型评估，直径由远端冲击器确定并与无法插至未来塞子所处水平的最小冲击器相同。将合适的塞子拧在髓内导向棒上，然后用插管器套筒和锤子将塞子植入髓腔中。塞子达到合适的水平后，将插管器移走。插管器套筒的校准可保证将塞子放置到正确深度（图 6-24-7）。如果必须将塞子放在峡部外，则应使用穿过峡部至正确深度的最大插头，并采用经皮克氏针穿过或紧靠塞子水平下方固定。如果使用该技术，将有助于使用锯去掉塞子远端，形成一个平坦的塞子末端，可以“坐”在克氏针上。导针保持原位，以便在嵌塞移植过程中引导套管仪器通过。

如果使用原有的骨水泥塞，则将可通过髓腔最大直径的远端撞击器作为钻孔机插入到塞子水平。髓内钻孔机通过撞击器进入，在骨水泥层钻到 6mm 深。然后螺纹导杆可通过撞击器拧入骨水泥塞子上先前钻的孔中。

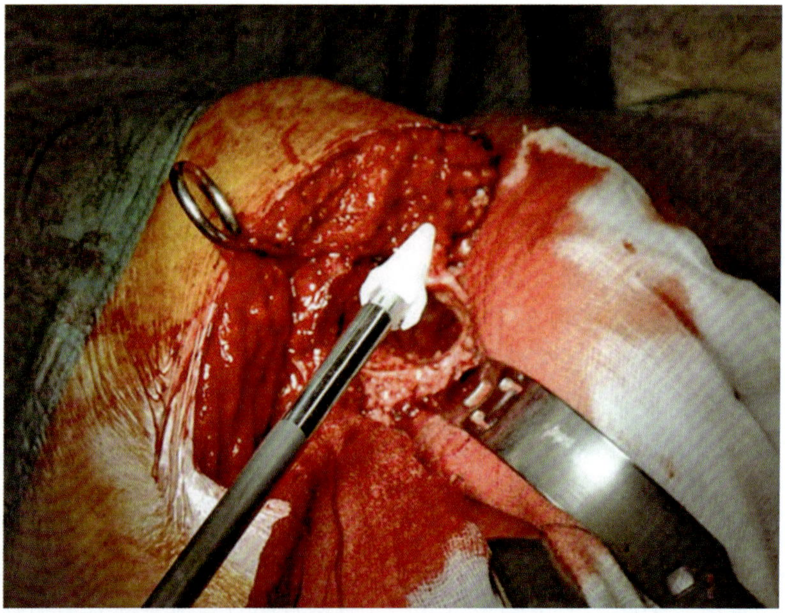

图 6-24-6 管塞安装在插管器套筒上

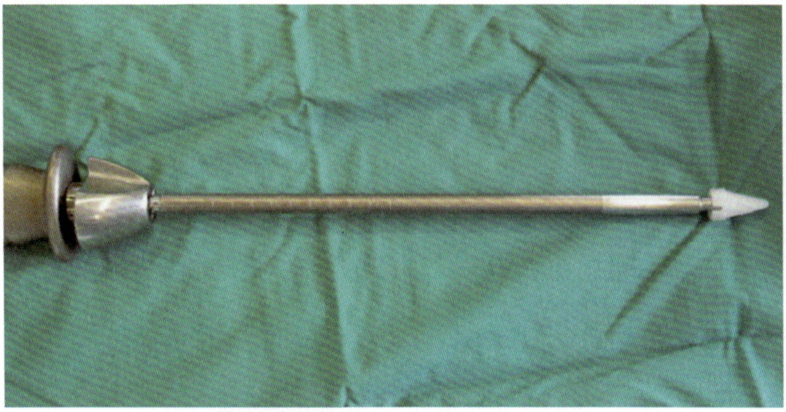

图 6-24-7 管塞和校准插管器套筒

三、植入移植物

将套管装置通过导丝，在股骨远端和近端中填充移植物（图 6-24-8）。所需的偏心距和柄的大小由术前模板估计，但需要术中发现并证实。术者应选择模板偏心距最小的近端撞击器或模板，并穿过导丝，确保其可在不损伤股骨皮质的情况下很容易进入股骨内。如果尺寸太小，术者应选择下一个型号，但重要的是，较大的撞击器应很容易进入股骨。如果选择的模板太大，会导致在完全放置之前与股骨皮质接触，在假体被锤入所需深度的过程中，可能导致股骨骨折（图 6-24-9）。导丝绝不能被撞击器拽成内翻位。如果发生这种情况，则需扩大转子间的后外侧槽，以获得中心对线。导丝在近端髓腔应自由放置，并从近端观察其与腘窝的中点对齐。

在应用远端撞击器压实骨片之前，确定沿髓腔向下的距离是非常重要的，以确保各种撞击器的尺寸都能在不损伤髓腔的情况下通过。术者应从远端撞击器开始，该撞击器的尺寸比髓内塞子的直径小一号。可使其很容易地通过导丝，直到塞子而不受阻碍。该撞击器的植入深度是由与大转子处于同一水平的撞击器上的凹槽来记录的（图 6-24-10）。依次引入更大直径的撞击器，直到它们在接触骨皮质之前通过髓腔。像之前一样通过凹槽来标记植入的最大深度。随后，当压实骨片时，术者一定不要使撞击器超过植入的深度，否则可能发生股骨的爆裂性骨折。通常，较大的撞击器不适合股骨内的可感知距离，所以不使用。

使用末端开口的 10ml 或 20ml 注射器，将较小的同种异体移植物碎片导入导棒周围的髓腔（图 6-24-11）。使用其中一个较大的撞击器手动将这些碎片推入髓腔内，然后通过最大的夹持远端撞击器将其压实，直到夹持器位于大转子的对面。然后，术者应使用下一个尺寸较小的撞击器，持续压紧，直到标记水平或骨块的底部，不允许撞击器进一步植入。

通过导入和压实更多的骨块持续进行嵌塞，而且采用尺寸逐渐减小的撞击器直到标记深度。应注意导棒上的刻度来保证塞子不会向远端移动，如果移动，则应使用 2mm 的克氏针临时穿住。

当股骨远端充满骨块时，即使使用尺寸最小的撞击器，插入也变得越来越困难，直到它们不能导入远端嵌塞线之外。该线通过圆滑的表面和远端撞击器上的凹槽之间的连接点表示，或当使用直径为 205mm 的柄时，在撞击器凹槽部分标记额外的一条

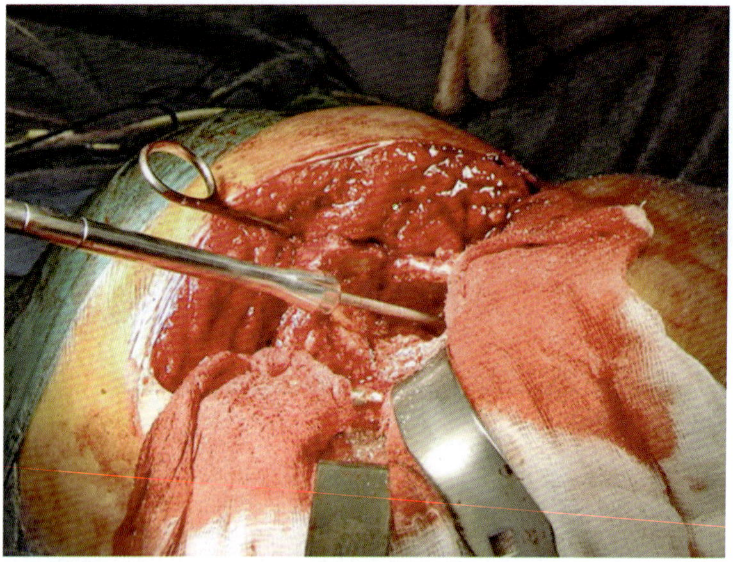

图 6-24-8 穿过导丝的空心远端撞击器

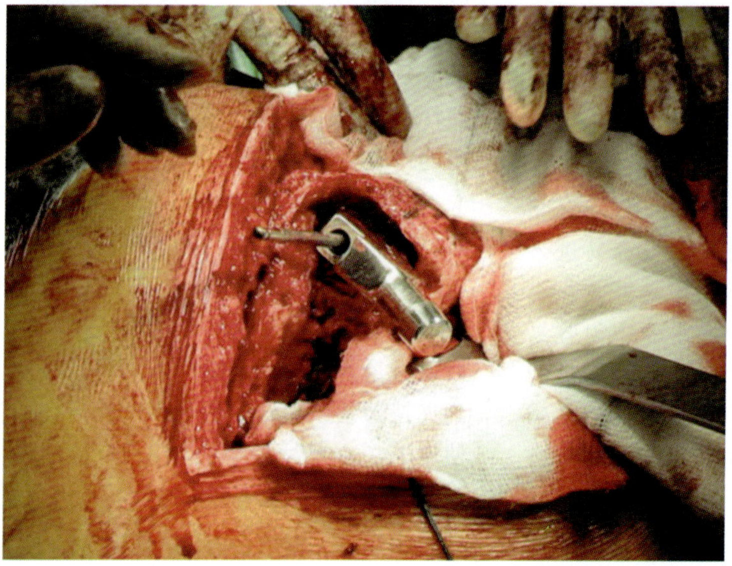

图 6-24-9 术中模型的尺寸照片

线。一旦该线位于大转子的对面，股骨远端就包含了足够的移植物，术者应转用近端撞击器，即所谓的假体。如果髓腔被填充超过该点，将不能将假体植入所需要的水平。

四、压紧柄中部

将事先确定尺寸的试验柄安装到锤子上，并通过导棒。使用敲击锤，将试验柄打入远端填充的骨片中，最终达到柄前倾的预期程度。该试验柄在远端移植物中通常足够稳固，可以在此时进行首次试验复位，将导棒保持原位。这将有助于术者评估腿的长度和稳定性。此时，可使用合适的金属网格来评估和重建任何骨赘或近端股骨缺损，在实施过程中要保持试验柄位于原位(图 6-24-12)。重建的水平必须至少达到试验柄上 3 个环形标记的最远端。重建得越高，旋转的稳定性越好。

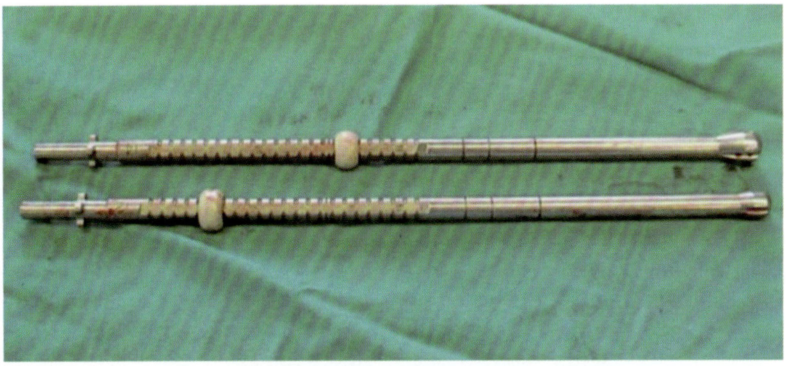

图 6-24-10　股骨远端撞击器及其深度指示凹槽

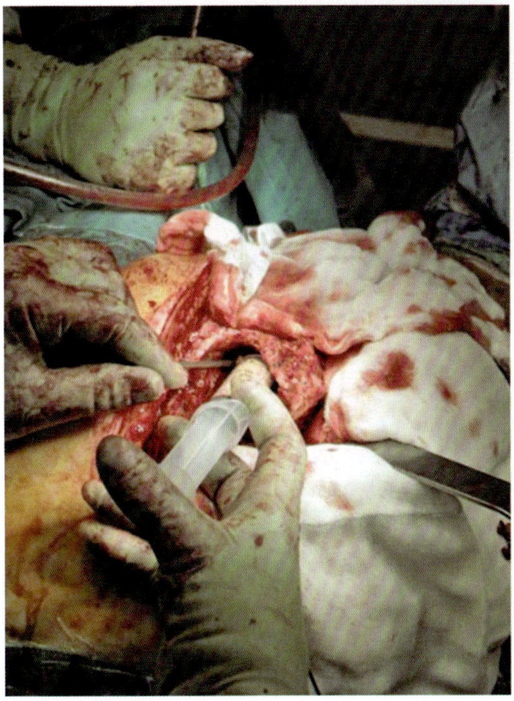

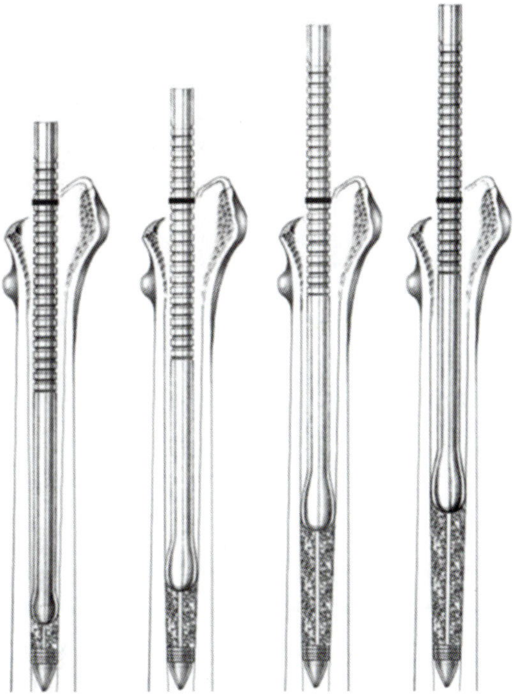

图 6-24-11　使用注射器植入同种异体骨块和显示远端嵌塞

在确定了正确的试验柄置入深度后，将其取出，进一步将骨块推入股骨，随后用锤子将试验柄进一步置入。用锤子的柄来控制试验柄的旋转，以确保中心髓腔形成正确的前倾角，通常约为 20°，但也要考虑髋臼组件的位置。依次加入移植物并用力压紧，直到髓腔被填充到距股骨距几厘米以内。只有经过有力的击打，试验柄勉强达到所需要的深度时，填塞才够紧实。

五、填充近端移植物

当股骨干大部分被装满及难以将试验柄放入正确的置入水平时，术者应用近端填塞的方法完成嵌塞。将试验柄置于原位，在其周围植入直径较大的骨片。近端填充物

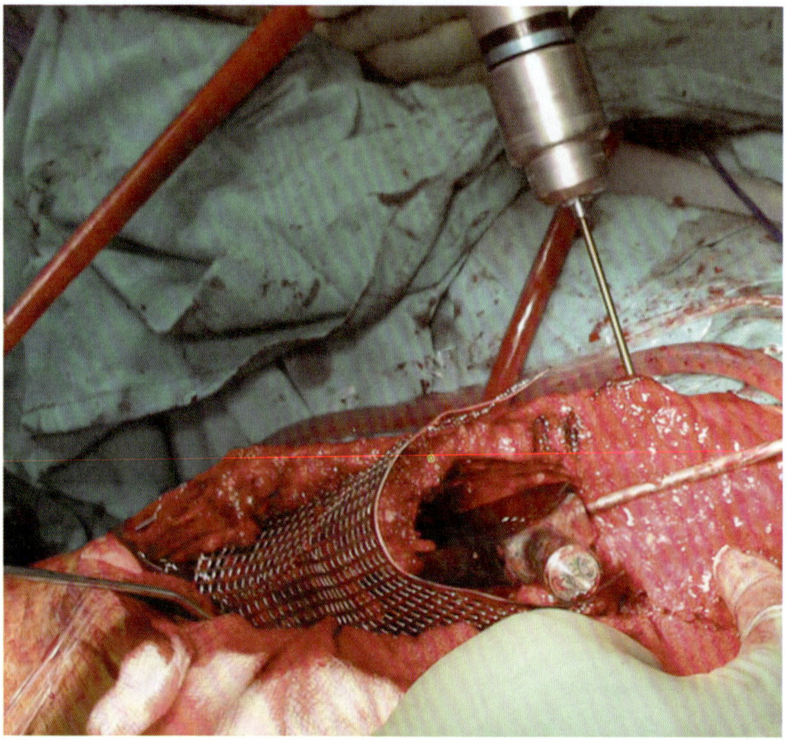

图 6-24-12 保留试验柄的股骨距重建

包装器可用于植入试验柄周围的这些骨块，起初用手，然后用锤子予以压实（图 6-24-13）。一直持续到不能植入更多的骨块为止。

当股骨完全植入后进行最后一次操作。使用锤子将试验柄退出 2cm，最后植入大块同种异体移植物骨片。

在试验柄周围将近端填塞物夯实，然后将试验柄置入骨内，最后可获得满意的嵌塞移植。试验柄有明显的轴向和旋转稳定性。使用锤子数次打击，只会导致试验柄最低程度地轴向推进（＜1mm），而且不使用锤击就不能撤出。

如果需要，这时可再次尝试复位。骨松质修复已经完成，新髓腔可以接受假体（图 6-24-14）。最后选择植入的柄与用于嵌塞的试验柄数据相同，试验柄往往体积过大，以便容纳骨水泥套和远端中心器。

六、植入骨水泥、植入柄及闭合

移走锤子，然后拆除导丝，但试验柄留在原位，直到植入骨水泥前，保持移植物处于压缩的状态。通过在假体的内腔置入 14 法尺（1 法尺＝0.3248m）的吸管来保持髓腔干燥。

采用与 Exeter 初次全髋关节置换术相似的技术植入骨水泥。使用一种窄喷嘴的骨水泥枪注入抗生素型单纯性骨水泥，在开始混合约 2 分钟取出试验柄后注入（图 6-24-15）。一旦充满髓腔，将弹性股骨封条置于管口上，它会随着溢出的骨水泥被去除。骨水泥枪在近端股骨重复使用，然后将骨水泥压入移植物中（图 6-24-16）。通过持续注入骨水泥，保持加压，直到骨水泥的黏度适合插入柄（通常在 20℃的室温下，混合开始后的 4～5 分钟）。至少需要 40g 的骨水泥混合物。

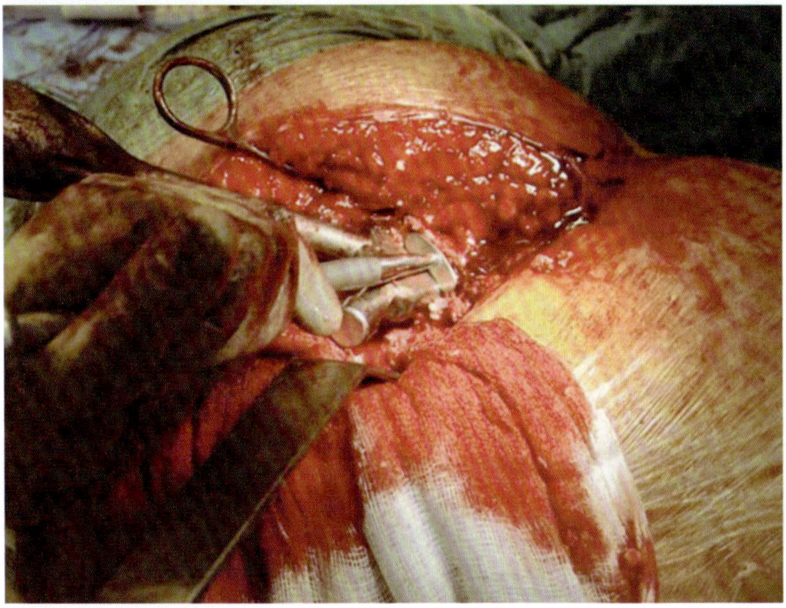

图 6-24-13　试验柄周围近端嵌塞

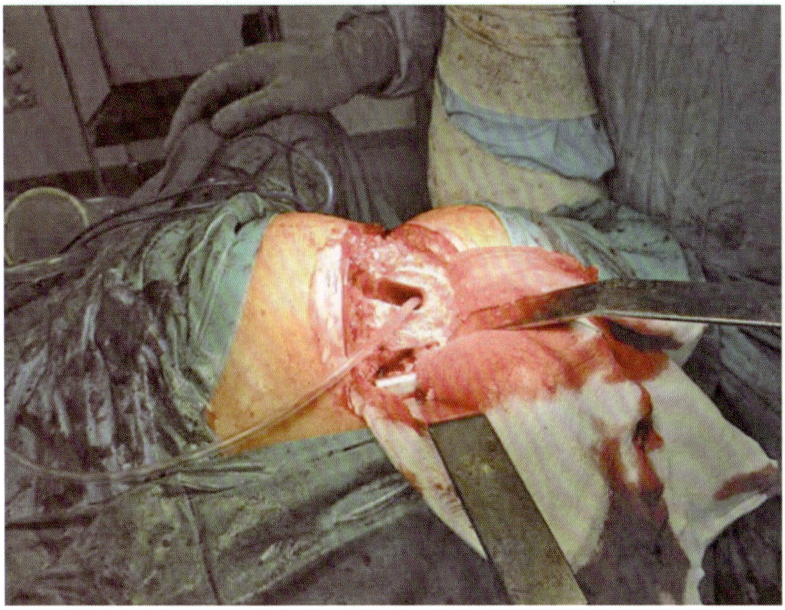

图 6-24-14　骨水泥植入前、试验柄取出后的新髓管

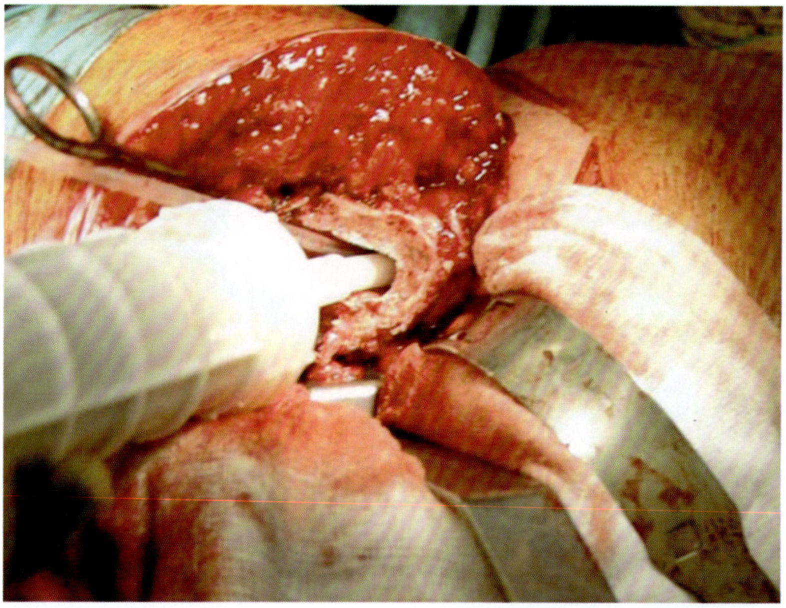

图 6-24-15 使用带抽吸导管的锥形或窄喷嘴植入骨水泥

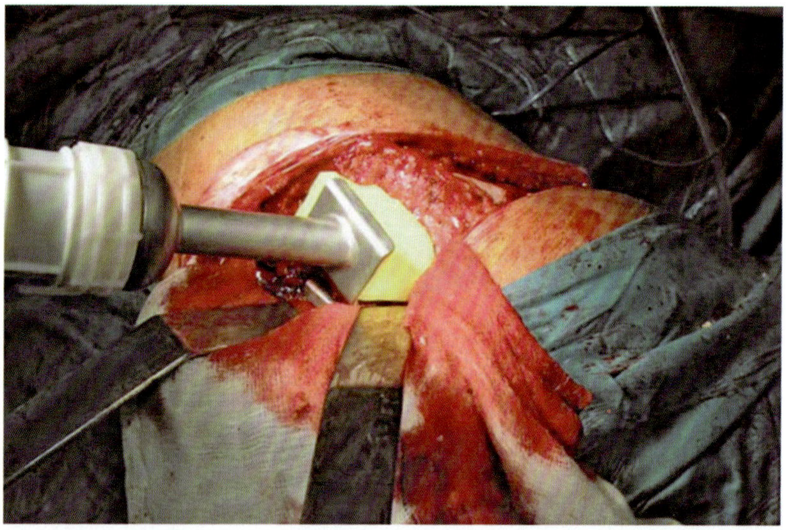

图 6-24-16 骨水泥加压

采用无翼扶正器将最后的组件植入预定的位置，将对移植物的破坏降到最低，在植入的过程中，特别注意柄的力线。在整个植入的过程中，术者的拇指要位于股骨颈的内侧以封堵从髓腔中挤出的骨水泥和移植物，从而保持骨水泥的压力。当假体到达预期的位置时，移除柄导引器，并在近端股骨周围施加马环密封，以便在骨水泥聚合时保持对骨水泥和移植物的压力（图 6-24-17）。将一根手指或拇指放在假体的肩部来阻止其退出。

最后进行试验性复位，应用颈部长度合

适的股骨头进行髋关节复位。通过在股骨后表面钻孔使用 2 号不可吸收缝线，将后关节囊和外旋肌群重新连接到股骨后部。常规完成伤口闭合。尽管引流不再用于初次髋关节手术，但在翻修术中有较大范围的软组织松解，应使用单一的深吸引流。

七、支架移植

自从采用长柄后，支架的使用显著减少。它们很少用于近端，更多地采用金属网来建立和重新加强股骨近端。金属网更容易塑成股骨的形状，而且也可允许血供通过网状孔进入股骨移植物。但支架仍有非常重要的作用，即：①当股骨干的某些部位较脆弱时，使用张力带容易使股骨干骨折或切割骨皮质。②尽管使用了长柄，但在柄尖的 2 倍股骨直径范围内（在柄尖或柄尖之外）存在显著的应力增加。③在需要长柄，但股骨太小不能容纳，而只能采用短柄时，采用支架移植物覆盖柄尖至少 2 倍骨皮质直径，并以类似的数量绕过最远端的溶解性病变。

八、应用支架移植物

尽量少剥离股骨皮质组织。只需将具有支架移植物宽度的组织从股骨上抬高，移植物通常放置在外侧。将适当长度的移植物应用于宿主骨皮质，并评估其适合度。然后采用高速磨钻将其塑形，以实现支架与宿主骨皮质之间最大限度的接触。然后将钢索或钢丝缠绕，从后向前绕过股骨，以最大限度降低对坐骨神经的损伤。在使用支架之前，将研磨好的自体骨或同种异体骨置于股骨的凹面内。然后将支撑置于股骨上，将钢丝缠绕其周围，施加张力，将钢丝固定在适当位置。除非绝对不可避免，否则支架不应用于基础网格。

第 9 节　术后处理

患者取仰卧位，两腿之间夹一个外展枕。术后第 1 天去除引流管，并在患者活动

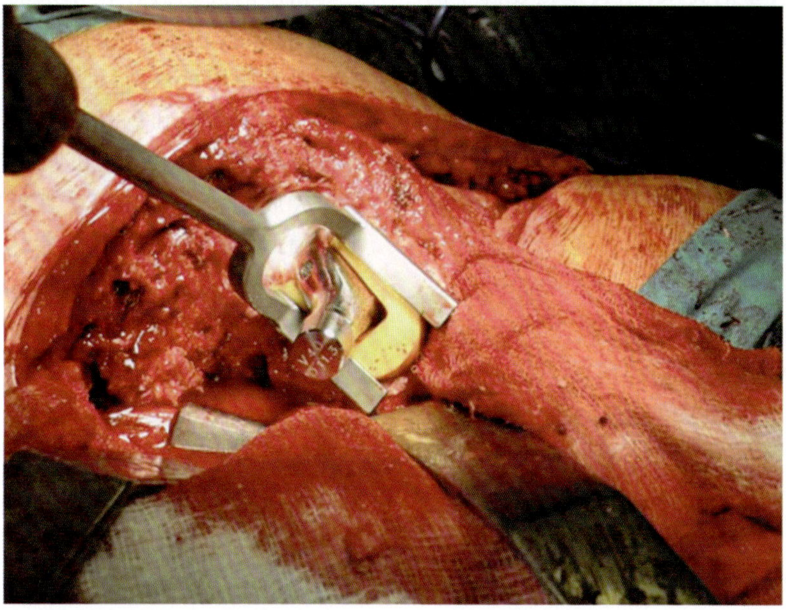

图 6-24-17　应用股骨近端密封

之前、感到舒服时，摄骨盆和股骨全长正位X线片。如果患者使用硬膜外麻醉，则在术后第2天拔除硬膜外导管，然后患者可以活动。建议在术后6周开始拄拐部分负重，这时已经完成主要的重建。如果6～8周时，骨水泥覆盖的柄的移动距离＜1mm，可允许患者逐渐加大下肢负重，到术后12周可以完全负重。如果只是因为缺少骨松质而进行嵌塞移植，且骨皮质质量好，只要不存在套筒固定问题，就可以立即完全负重。对于高龄患者，由于限制负重会影响其活动能力，故早期应使用助行器进行完全负重。

临床和影像学监测在术后6周、6个月、2年进行，然后每2年1次。

第10节 股骨嵌塞移植的临床结果

1987年，Exeter开始使用骨水泥股骨假体进行股骨嵌塞移植。这种以骨覆盖移植物来保持骨量的技术，不只是在发展中的医疗中心，而且在世界上的其他医疗中心，均被证明是非常成功的。自从早期病例完成后，该技术也经历了大量的改良，并且随着专业工具和移植物的发展，效果变得更有重复性。表6-24-1概述了一些学者对于该手术技术的经验和建议。

一、Exeter的初始经验

1993年，Gie等[6]报道56例翻修术后随访18～49个月的结果。这些病例是在没有专业工具的帮助下完成的，专业工具是在1991年引进的。因此，这些病例代表了该技术的初始学习曲线。从这篇报道中可以清楚地看到，股骨嵌塞移植在改善疼痛和功能方面非常成功；而且很明显，该技术可修复股骨骨量，因为植入的股骨移植物融合后，随后由宿主骨骼系统重塑。移植物-宿主和骨水泥-移植物之间的界面不明显，而且并发症少。

表6-24-1 技术发展过程中的经验

术前X线片检查和计划不足。X线片可显示股骨干需切除的远端水平和骨皮质厚度正常的地方
股骨暴露不足。嵌塞时股骨不应有旋转力矩
骨块太小。使用直径＜3～5mm的骨块很难实现稳定。股骨近端3cm以内应采用直径为8～10mm的骨块
未能形成有效的骨皮质管。骨皮质缺损必须用适当的钢丝网覆盖
在嵌塞过程中未能识别股骨爆裂性骨折。在手术中的任何时间，在填塞更多的骨块后，使假体达到所需水平比之前的情况更容易，那么就存在骨折，必须用环扎钢丝来识别和稳定
嵌塞不足。有力的紧密撞击是手术成功的关键
未能充分避开骨皮质溶解区或股骨缺损。这种损伤必须经过至少1个，最好是2个骨皮质直径，以降低术后股骨骨折的发生风险

初步的成功致使该手术的专业工具发展，并将该技术推广用于更困难的病例，包括必要时使用精钢网（目前常用的钢网直到1995年才出现）和钢丝完成股骨重建。当该技术用于股骨干骺端和骨干近端时，取得了很大成功。但当其用于靠近股骨尖端的骨缺损时，强度不足，导致假体周围骨折的发生率为5%。这些骨折引起人们的关注，并促进了长柄（1992年）和205mm锥形柄（1998年）的发展，现在Exeter在股骨嵌塞移植中最常用的是锥形柄。超过股骨皮质缺损区域至少2个股骨直径的距离可以减少应力集中，预防假体通过此类缺损或骨量不足的区域发生骨折。

二、股骨嵌塞移植的远期效果

2003年，Exeter、Halliday等[44]经过10～

11 年的随访，公布了使用股骨嵌塞移植翻修的结果。207 例患者的 226 个髋关节翻修术包括所有在最初没有专业工具时采用嵌塞移植的患者，以及使用第 1 代工具的患者。该研究中没有一例使用长柄假体，因为那时长柄假体还没有出现。该组患者的结果显示，在翻修时有 17 例(7.7%)发生术中骨折，其中 8 例在术中确认，并经适当处理获得成功；有 8 例骨折漏诊，还有 1 例骨折使用环扎钢丝不当，导致这些患者术后长期存在并发症。在该研究中，有 12 例因为骨折或无菌性松动而进行股骨再手术；另有 4 例被视为临床或影像学失败，不适合再次手术。但在 12 例再次翻修的患者中，只有 2 例因为无菌性松动进行翻修。以各种原因翻修股骨为终点的 10～11 年生存率为 90.5%，以无菌性松动翻修股骨为终点的 10～11 年生存率为 99.1%。该研究的临床回顾显示，患者的疼痛、功能和运动评分有显著改善，并一直持续到术后 20 年。影像学检查显示，先前显示骨皮质丢失的股骨区 87%有骨皮质愈合，说明股骨嵌塞移植在恢复骨量方面的价值。但该研究的作者强调了上述术后骨折的发生率，并建议对于更具挑战性的远端股骨骨量丢失的患者，使用长柄假体和专业工具。

Exeter 于 1987—1999 年使用嵌塞移植的经验最近得到更新，术后随访 2～15 年的 540 例嵌塞移植患者的资料被报道[45]。这项最新研究包括上述病例，也包括最近使用最新一代器械和长柄假体完成的病例。尽管在该研究中只有 67 例使用长柄(长度>200mm)，但自从引入以来，其使用频率不断增长，特别是 205mm 的长柄在 1995—1999 年应用于 3 例患者。在该研究被接收那一刻，494 例股骨嵌塞移植髋关节在术后平均 6.7 年成功保持原位，至少随访 2 年，最高生存时间为 15 年。这一研究的临床结果如表 6-24-2 所示，表明改良的 Charnley D'Aubigne Postel 评分、Oxford 髋关节评分及 Harris 髋关节评分在术后和最近的回顾中有显著改善。46 例髋关节(8.5%)在最后的评估中被视为失败，失败原因见表 6-24-3。该研究的生存曲线如图 6-24-18 所示，其终点为因无菌性松动翻修、因无菌性松动和骨折翻修、因所有的原因翻修。考虑在该研究中，翻修包括该技术的学习曲线，未使用工具或现代移植物的病例，以及存在严重骨量丢失不适合用其他方法重建的病例，这些长期的结果表明股骨嵌塞移植技术的成功和可靠性。

表 6-24-2　每个时间点的 Charnley 分类和平均(SD)临床评分

评分	术前	2 年	最近
Charnley cat. A	154(30%)	78(20%)	71(15%)
B	228(45%)	171(43%)	152(33%)
C	124(25%)	148(37%)	237(52%)
Charnley 疼痛(0～6 最差→最好)	2.7(1.1)	5.5(0.9)	5.3(1.0)
Charnley 功能(0～6 最差→最好)	2.1(1.2)	4.1(1.7)	3.5(1.7)
Charnley 活动范围(0～6 最差→最好)	4.0(1.2)	5.4(0.8)	5.3(0.9)
Oxford 平均评分(0～48 最差→最好)	19.0(8.9)	38.1(9.3)	34.5(10.6)
Harris 髋关节评分-疼痛(0～44 最差→最好)	21.7(16.9)	38.2(9.3)	36.0(10.9)
Harris 髋关节评分-功能(0～47 最差→最好)	25.7(14.1)	31.9(9.3)	27.5(11.1)

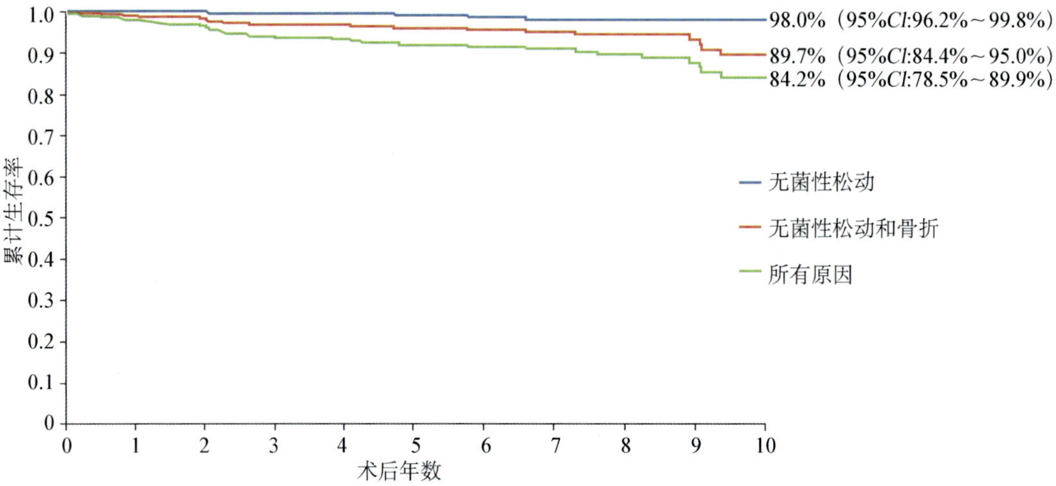

图 6-24-18 Kaplan-Meier 生存曲线

表 6-24-3 46 例被视为失败案例的失败模式

失败原因	亚型	数量	百分比(%)
感染	新感染	13	—
	反复感染	8	—
		21	3.9
骨折	急性骨折	3	—
	骨折后松动或塌陷	9	—
	假体周围骨折不愈合	6	—
		18	3.3
技术	经骨皮质穿孔	1	0.2
无菌性松动或沉降	—	6	1.1
合计		46	8.5

注:“—”表示无内容

但一项手术技术的成功不能单纯根据发起医疗中心所公布的结果来评估,还应根据来自其他医疗机构术者所取得的结果来评估。现在,文献中已经有报道的结果重现,或确实超过笔者所在医疗机构看到的结果,证实该重建方法是成功的。2005 年,Schreurs 等[46]公布了使用股骨嵌塞移植和骨水泥圆锥形柄实施的 33 例连续股骨翻修的结果。这些患者的平均观察时间为 10.4 年(范围为 8~13 年),平均的 Harris 评分从术前的 49 分提高到术后的 85 分。影像学分析表明,没有一例患者存在骨水泥覆盖物在股骨中移位,而且骨水泥覆盖物中柄的平均沉降为 3mm,符合预期结果。笔者报道,骨小梁融合及骨皮质重塑是常见的,但由于存在金属网,不能量化其频率,金属网在许多病例中用于包含移植物,会遮盖骨移植物的影像学表现。该研究的患者中,有 3 例发生术后股骨骨折,其中 2 例因为摔伤、1 例无明显诱因。3 例骨折发生的位置均在股骨假体的顶端,在翻修时存在节段性骨缺损。3 例骨折皆采用钢板固定成功,且远期不再需要股骨翻修。事实上，在平均 10.4 年的随访中，笔者报道没有 1 例股骨部件需要翻修。

在一组翻修术后平均 10.5 年复查的 75 例患者中，Wraighte 和 Howard[47] 报道了同样出色的结果。75 例患者中的 54 例于术前被分为 Endo-Klinik 3 级或 4 级，影像学检查显示，在 87%的股骨区有良好的骨小梁融合、股骨骨量重建的证据。4 例患者需要进一步行翻修术，1 例深度感染，1 例假体周围骨折，1 例股骨假体骨折，1 例髋关节脱位和无菌性松动。以任何股骨再次手术为终点的 10.5 年生存率为 92%。

最后，Ornstein 等[4] 发表了来自瑞典注册中心关于使用 Exeter 柄进行股骨嵌塞移植的长期随访数据。该研究包括 1188 例患者，实施了 1305 次股骨嵌塞移植翻修，随访时间为 5～18 年。在如此大量的病例中，失败并不常见，只有 70 例实施了进一步的翻修。33 例因为感染或骨折重新手术，13 例因为股骨颈沉降，11 例因为无菌性松动。在 70 例再次手术的患者中，65 例是在股骨嵌塞移植术后 48 个月内实施，这表明在该研究中，手术的远期失败是罕见的。

随访 15 年，包括所有失败的原因，女性的生存率为 94.0%，男性的生存率为 94.7%。手术经验对于手术的成功率影响不大，手术例数超过 100 例的医疗机构，15 年的生存率为 96.1%，而手术例数较少的医疗单位为 93.5%。该研究的数据表明，该技术可快速学习，而且其在高容量或低容量的医疗机构都是一项可靠的技术。

髋关节翻修术中遇到的最具挑战性的情况之一是深度感染，可以分为一期或二期进行翻修。2002 年，English 等[41] 报道了行髋关节置换的感染病例采用二期股骨嵌塞移植翻修的结果。53 例感染的髋关节置换患者一期接受 Girdlestone 处理，随后在二期给予股骨嵌塞移植，并且进行平均为 53 个月(24～122 个月)的随访观察。采用临床、血清学及影像学的标准评估。在 53 例患者中，49 例(92%)的感染得以根除。这个结果与其他研究中针对感染的二期翻修结果相似，表明股骨嵌塞移植可在 2 期治疗方案中的第 2 个阶段使用。尽管笔者没有使用骨移植物和骨水泥组件对感染性髋关节置换进行单阶段翻修的个人经验，但 Rudelli 等[48] 已经报道了这种治疗的结果。他们对 24 例感染性髋关节置换进行彻底清创，随后用骨移植物和骨水泥髋关节置换完成重建。在至少 42 个月的随访中，用这种方法治疗的 24 例患者中，有 22 例(92%)成功根除感染。

第 11 节　总　结

股骨嵌塞移植技术在翻修术者的医疗技术中应有一席之地。必须强调的是，尽管股骨嵌塞移植在技术上并不困难，但手术显露对于适当手术是至关重要的先决条件，有时是具有挑战性的。此外，成功的结果需要注意手术细节，保证花时间和精力使移植物获得充分和有力的股骨填充，随后小心地植入骨水泥和准确地插入股骨组件。股骨皮质的某些部位特别脆弱，在撞击前，要预防性使用张力带，只有在股骨皮质薄弱或缺损的区域和股骨组件长柄尖以外的部位才需要移植支架。

必须记住，翻修植入物的稳定性和使用寿命取决于这些手术细节的有效性。

专业器械的发明和技术的改良使手术更可靠，结果的一致性高、并发症的发生率低。在直径 2～3cm 的近端股骨中使用直径为 0.8～1.0cm 的大骨片，可有效地降低以前使用无领双锥形圆柄的沉降率。现在与初次髋关节手术中的锥柄(平均为 1.2 mm)匹配，因无菌性松动翻修的 32～33 年的生存率为 92%。因此，可以在翻修无菌性松动柄的过程中，预测类似的生存率[4]。

进行股骨嵌塞移植和使用骨水泥组件是一项经过20年的临床实践证明行之有效的技术。该技术可以恢复骨量，适用于任何长度骨水泥和非骨水泥组件的翻修，不论是因为松动、骨溶解或感染。

参考文献

[1] NJR Hemel Hempstead. National Joint Registry 6th annual report. (2009)[2020-06-30]. http://www.njrcentre.org.uk.

[2] Bozic KJ, Durbhakula S, Berry DJ, et al. Differences in patient and procedure characteristics and hospital resource use in primary and revision total joint arthroplasty: a multicenter study. J Arthroplasty, 2005, 20: 17-25.

[3] Crowe JF, Sculco TP, Kahn B. Revision total hip arthroplasty: hospital cost and reimbursement analysis. Clin Orthop Relat Res, 2003, 413: 175-182.

[4] Ornstein E, Linder L, Ranstam J, et al. Femoral impaction bone grafting with the Exeter stem-the Swedish experience: survivorship analysis of 1305 revisions performed between 1989 and 2002. J Bone Joint Surg Br, 2009, 91: 441-446.

[5] Slooff TJ, Huiskes R, van Horn J, et al. Bone grafting in total hip replacement for acetabular protrusion. Acta Orthop Scand, 1984, 55: 593-596.

[6] Gie GA, Linder L, Ling RS, et al. Impacted cancellous allografts and cement for revision total hip arthroplasty. J Bone Joint Surg Br, 1993, 75: 14-21.

[7] Dr. Verdonschot N. Can polished stems reduce mechanical failures of the cement-bone interface. Trans Eur Orthop Res Soc, 1995, 5: 42.

[8] Charalambides C, Beer M, Cobb AG. Poor results after augmenting autograft with xenograft (Surgibone) in hip revision surgery: a report of 27 cases. Acta Orthop, 2005, 76: 544-549.

[9] Galea G, Kopman D, Graham BJ. Supply and demand of bone allograft for revision hip surgery in Scotland. J Bone Joint Surg Br, 1998, 80: 595-599.

[10] UK Blood Transfusion and Tissue Transplantation Services. Professional guidelines, best practice and clinical information. (2009) [2020-06-30] http://www.transfusionguidelines.org.uk.

[11] Simonds RJ, Holmberg SD, Hurwitz RL, et al. Transmission of human immu-nodeficiency virus type 1 from a seronegative organ and tissue donor. N Engl J Med, 1992, 326: 726-732.

[12] Simonds RJ. HIV transmission by organ and tissue transplantation. AIDS, 1993, 7 (Suppl 2): S35-S38.

[13] Conrad EU, Gretch DR, Obermeyer KR, et al. Transmission of the hepatitis-C virus by tissue transplantation. J Bone Joint Surg Am, 1995, 77: 214-224.

[14] Delloye C NBCNea. Harvest, storage and microbiological security of bone allografts. New York: Marcel Dekker, 2004.

[15] Cornu O, Banse X, Docquier PL, et al. Effect of freeze-drying and gamma irradiationon the mechanical properties of human cancellous bone. J Orthop Res, 2000, 18: 426-431.

[16] Moreau MF, Gallois Y, Basle MF, et al. Gamma irradiation of human bone allografts alters medullary lipids and releases toxic compounds for osteoblast-like cells. Biomaterials, 2000, 21: 369-376.

[17] Thoren K, Aspenberg P. Ethylene oxide sterilization impairs allograft incorporation in a conduction chamber. Clin Orthop Relat Res, 1995, 318: 259-264.

[18] Aspenberg P, Lindqvist SB. Ethene oxide and bone induction. Controversy remains. Acta Orthop Scand, 1998, 69: 173-176.

[19] Stayner L, Steenland K, Greife A, et al. Exposure-response analysis of cancer mortality in a cohort of workers exposed to ethylene oxide. Am J Epidemiol, 1993, 138: 787-798.

[20] Jackson DW, Windler GE, Simon TM. Intraarticular reaction associated with the use of freeze-dried, ethylene oxide-sterilized bone-patella tendon-bone allo-grafts in the reconstruction of the anterior cruciate ligament. Am J Sports Med,1990,18:1-10.

[21] Craig RF. London:Spon Press,2004.

[22] Bolder SB, Schreurs BW, Verdonschot N, et al. Particle size of bone graft and method of impaction affect initial stability of cemented cups: human cadaveric and synthetic pelvic specimen studies. Acta Orthop Scand, 2003, 74:652-657.

[23] Eldridge JD, Smith EJ, Hubble MJ, et al. Massive early subsidence following femoral impaction grafting. J Arthroplasty,1997,12:535-540.

[24] Wallace I APDRea. Does size matter? An investigation into the effects of particle sizeon impaction grafting in vitro, 1997, 79B(suppl III):366.

[25] Brewster NT,Gillespie WJ,Howie CR,et al. Mechanical considerations in impaction bone grafting. J Bone Joint Surg Br, 1999, 81: 118-124.

[26] Dunlop DG,Brewster NT,Madabhushi SP,et al. Techniques to improve the shear strength of impacted bone graft:the effect of particle size and washing of the graft. J Bone Joint Surg Am,2003,85-A:639-646.

[27] Hostner J, Hultmark P, Karrholm J, et al. Impaction technique and graft treatment in revisions of the femoral component:laboratory studies and clinical validation. J Arthroplasty,2001,16:76-82.

[28] Ling RS,Timperley AJ,Linder L. Histology of cancellous impaction grafting in the femur. A case report. J Bone Joint Surg Br,1993,75:693-696.

[29] Sorensen J,Ullmark G,Langstrom B,et al. Rapid bone and blood flow formation in impacted morselized allografts: positron emission tomography (PET) studies on allografts in 5 femoral component revisions of total hip arthroplasty. Acta Orthop Scand, 2003, 74: 633-643.

[30] Kondo K, Nagaya I. Bone incorporation of frozen femoral head allograft in revision total hip replacement. Nippon Seikeigeka Gakkai Zasshi,1993,67:408-416.

[31] Charnley J. The reaction of bone to self-curing acrylic cement. A long-term histological study in man. J Bone Joint Surg Br,1970,52:340-353.

[32] Nelissen RG,Bauer TW,Weidenhielm LR,et al. Revision hip arthroplasty with the use of cement and impaction grafting. Histological analysis of four cases. J Bone Joint Surg Am, 1995,77:412-422.

[33] Linder L. Cancellous impaction grafting in the human femur: histological and radiographic observations in 6 autopsy femurs and 8 biopsies. Acta Orthop Scand,2000,71:543-552.

[34] Schreurs BW. Reconstructive options in revision surgery of failed toatal hip arthroplasties. Nijmegen,1994.

[35] Lie SA,Havelin LI,Furnes ON,et al. Failure rates for 4762 revision total hip arthroplasties in the Norwegian Arthroplasty Register. J Bone Joint Surg Br,2004,86:504-509.

[36] Tagil M, Jeppsson C, Aspenberg P. Bone graft incorporation. Effects of osteogenic protein-1 and impaction. Clin Orthop Relat Res, 2000,371:240-245.

[37] Aspenberg P,Astrand J. Bone allografts pretreated with a bisphosphonate are not resorbed. Acta Orthop Scand,2002,73:20-23.

[38] Etienne G, Ragland PS, Mont MA. Use of cancellous bone chips and demineralized bone matrix in the treatment of acetabular osteolysis: preliminary 2-year follow-up. Orthopedics,2004,27:s123-s126.

[39] Blom AW,Cunningham JL,Hughes G,et al. The compatibility of ceramic bone graft substitutes as allograft extenders for use in impaction grafting of the femur. J Bone Joint Surg Br,2005,87:421-425.

[40] van Haaren EH,Smit TH,Phipps K,et al.

Tricalcium-phosphate and hydroxyapatite bone-graft extender for use in impaction grafting revision surgery. An in vitro study on human femora. J Bone Joint Surg Br, 2005, 87:267-271.

[41] English H, Timperley AJ, Dunlop D, et al. Impaction grafting of the femur in two-stage revision for infected total hip replacement. J Bone Joint Surg Br,2002,84:700-705.

[42] Gie GA, Linder L, Ling RS, et al. Contained morselized allograft in revision total hip arthroplasty. Surgical technique. Orthop Clin North Am,1993,24:717-725.

[43] Younger TI,Bradford MS,Magnus RE,et al. Extended proximal femoral osteotomy. A new technique for femoral revision arthroplasty. J Arthroplasty,1995,10:329-338.

[44] Halliday BR, English HW, Timperley AJ, et al. Femoral impaction grafting with cement in revision total hip replacement. Evolution of the technique and results. J Bone Joint Surg Br,2003,85:809-817.

[45] Lamberton TD, Kenny PD, Whitehouse SL, et al. Femoral impaction grafting in revision total hip replacement-a follow up of 540 hips. (in press) ed,2010.

[46] Schreurs BW, Arts JJ, Verdonschot N, et al. Femoral component revision with use of impaction bone-grafting and a cemented polished stem. J Bone Joint Surg Am, 2005, 87: 2499-2507.

[47] Wraighte PJ, Howard PW. Femoral impaction bone allografting with an Exeter cemented collarless, polished, tapered stem in revision hip replacement: a mean follow-up of 10. 5 years. J Bone Joint Surg Br, 2008, 90: 1000-1004.

[48] Rudelli S, Uip D, Honda E, et al. One-stage revision of infected total hip arthroplasty with bone graft. J Arthroplasty, 2008, 23: 1165-1177.

第 25 章 股骨扩大截骨术翻修全髋关节置换

第 25 章

股骨扩大截骨术翻修全髋关节置换

Roberto Binazzi, Per Kjærsgaard-Andersen

摘要 Heinz Wagner 设计的非骨水泥带凹槽的股骨柄，用于骨量不足需进行近端干骺端固定的患者。最初的描述包括一种特殊的入路，叫作“经股骨劈开入路”，即纵向劈开股骨。有 74 例全髋关节置换术翻修是采用该入路和圆锥形带凹槽的股骨柄进行的。平均随访时间为 7.1 年。临床结果非常满意。8%的患者出现沉降超过 10mm，没有更进一步沉降。该手术入路没有特别的并发症。88%的患者实现了股骨重建。没有患者需要再次进行股骨假体柄翻修。经股骨延长截骨术与圆锥形带凹槽的股骨假体柄联合使用，是一项有效的技术且可获得满意的长期效果。

关键词 锥形柄 · 股骨翻修 · 带凹槽柄 · 全髋关节置换术翻修 · 经股骨入路 · 经股骨截骨 · 转子截骨

R. Binazzi (✉)
Department of Orthopedic Surgery, Villa Erbosa Hospital, University of Bologna, Bologna, Italy
e-mail: binazzi@gmail.com

P. Kjærsgaard-Andersen
Section for Hip and Knee Replacement, Department of Orthopaedics, Vejle Hospital, University of South Denmark, Vejle, Denmark
e-mail: pka@dadlnet.dk

G. Bentley (ed.), *European Surgical Orthopaedics and Traumatology*,
DOI 10.1007/978-3-642-34746-7_118, © EFORT 2014

第 1 节　概　述

1987 年，Hein Wagner 首次报道了一项用于失败全髋关节置换术翻修的创新技术[1]。特别是，他设计并植入了一个长圆锥形有凹槽的股骨假体柄，采用非骨水泥生长板固定，用于骨量不足以进行近端干骺端固定的患者。

在几乎完全采用骨水泥植入物的时代，这一概念是新的，很难被接受，但其初步结果是非常有希望的，并且在欧洲得到快速传播。Wagner 技术的一个重要特点是手术入路，叫作“经股骨入路（transfemoral approach，TFA）”，包括转子截骨、垂直劈开近端股骨。经股骨入路只是在表面上比标准技术复杂一些，随着时间的延长，证明其是非常有效和可靠的。

第 2 节　患者和方法

一、患者

采用非骨水泥带凹槽、圆锥形股骨假体

柄(重建 T3 柄)对 74 例有严重股骨干骺端骨量丢失的患者进行髋关节翻修[2](图 6-25-1)。平均随访时间为 7.1 年。33 例患者为男性,41 例为女性,平均年龄为 68 岁(42～81 岁)。

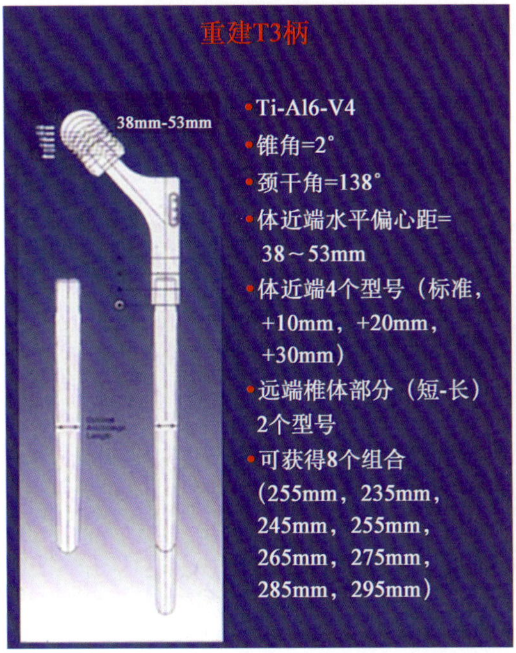

图 6-25-1　重建 T3 柄

二、适应证

应用此种股骨假体柄的适应证包括:①严重的干骺端骨量丢失(Paprosky 2b 和 c,3),52 例(70%)。② 失败但稳定的股骨假体柄(骨水泥或非骨水泥),18 例(24%)。③ 假体周围骨折,4 例(5.5%)。在翻修的股骨假体柄中,58 例(78%)是骨水泥的,16 例(22%)是非骨水泥的。

第 3 节　经股骨扩大截骨术的手术技术

经股骨扩大截骨术[1,2]可用于所有病例,但笔者采用的手术入路和最初 Wagner 所描述的略有差别。所有的翻修都在患者取仰卧位下进行(图 6-25-2)。切口为稍微向前凹的曲线。一旦显露髋关节和股骨近端侧面(图 6-25-3),医生就可决定截骨的确切水平。截骨从大转子尖到股骨干的最近端,这样骨干完好且对翻修柄的机械固定有好处(图 6-25-4)。"H"代表截骨长度。然后从大转子尖(a)直到截骨的远端(b)显露股骨近端的侧面。这时,为了避免磨锉时造成术中骨折并能进一步磨锉(心理上)以确保进行安全的初始压配,在截骨远端进行预防性钢丝环扎(b 点)(图 6-25-5)。现在可以从远端进行截骨。为了更容易截骨且避免骨折风险(图 6-25-6),笔者倾向于钻一系列孔,然后用电钻将这些孔连接到转子的顶端进行截骨(a 点)(图 6-25-7)。

最近,所有的患者均至少使用一条环扎带,使近端股骨包围翻修柄,但是没有对它们赋予任何特殊的力学功能。在股骨完整的情况下,使用环扎带更加简便和安全(图 6-25-8)。然后,用一个大凿子"打开"截骨部位,轻轻上提"棺材盖"(图 6-25-9),直到能够轻松显露和取出失败的柄(图 6-25-10)。

在开始磨锉股骨远端时,医生应该牢记,长度＞225mm 的直柄无法放入正常前曲的股骨,有很大的前侧骨皮质穿孔风险(图 6-25-11)。因此,笔者倾向于在股骨后侧进行横向股骨截骨术,并将其称为"股骨校正截骨术"。该截骨术非常简单且有 2 个明显优势:①可放置任何长度的圆锥形股骨柄,且没有穿透前侧骨皮质的风险。②有利于磨锉股骨远端。通常第 2 次截骨要在高于先前截骨远端 1.5cm 水平的股骨后侧进行(b 点)(图 6-25-12)。

现在,在磨锉股骨远端和直视下清除股骨近端骨水泥和瘢痕组织一样容易和快速(图 6-25-13)。由于圆锥形带凹槽的柄是紧密压配的,故必须大胆地磨锉,直到骨锉

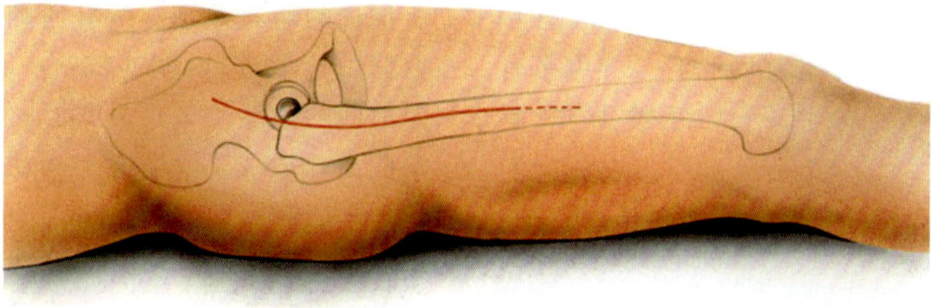

图 6-25-2 患者体位和手术切口

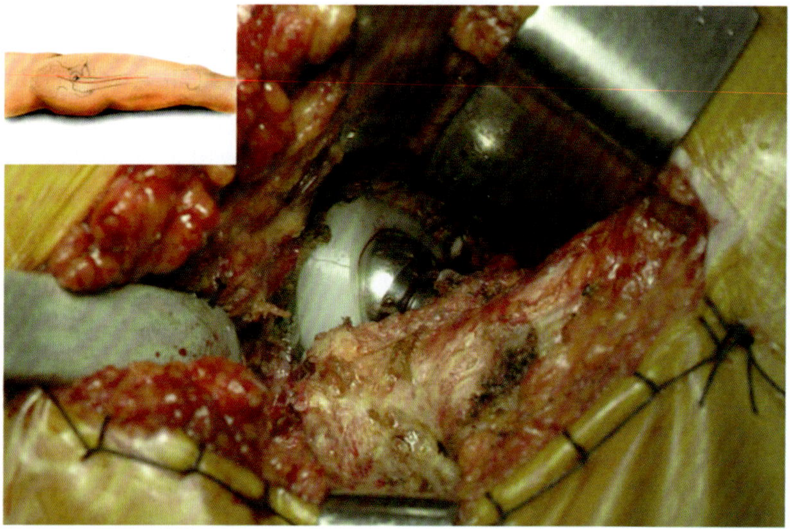

图 6-25-3 关节前露

与骨内膜完全接触，否则沉降风险很高。然后，应用试验柄的远近端组件，减少假体的使用(图 6-25-14)。采用 2 个环扎带关闭截骨片段(图 6-25-15)。

从未使用同种异体移植物。

第 4 节 移植物

翻修 T3 柄[2]是一个远端有粗磨砂面的圆锥形带凹槽的模块钛(Ti-Al6-V4)柄。该柄有 138°的 CD 角(Wagner's stem=145°)，2°的圆锥角，一周有 8 个纵棱。T3 柄有 38～53mm 的水平偏心距，而且有 4 种不同的近端体(0，+10mm，+20mm 和+30mm)和 2 个远端组件(短体和长体)。因此，一共有 8 个可能的组合(从 225mm 到 295mm，每个直径增加 10mm)。非骨水泥固定是通过对股骨干进行锥形磨锉和对柄进行压配实现的，这也提供了初始旋转的稳定性。

第 5 节 术后处理

所有患者在术后几天可拄双拐负重。术后 3～4 周，可持单拐完全负重行走和开车。在末次随访中，37 例患者(50%)可以

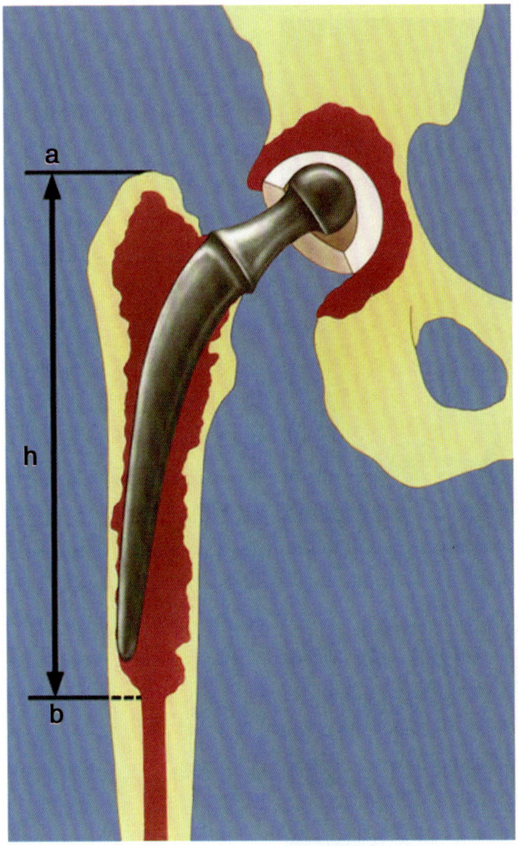

图 6-25-4　从大转子尖端到股骨骨干最接近点的截骨术

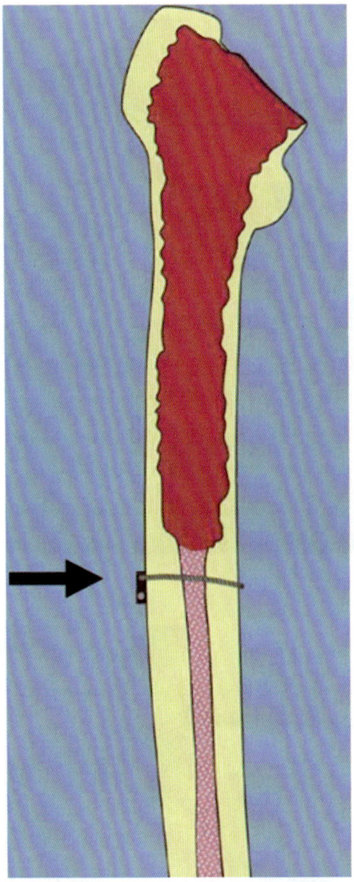

图 6-25-5　“预防性”环扎带的位置

没有助行器行走，34 例（46%）使用单手杖，3 例（4%）仍拄双手杖或双拐。

结果

（一）临床结果

术前髋关节 Harris 评分平均为 44 分（30～56 分），术后平均为 87 分（67～98 分）。29 例患者评为极好（39%），31 例（42%）评为好，8 例（11%）评为一般，6 例（8%）评为差。

38 例（51%）患者没有下肢不等长；24 例（32%）患肢比对侧长，但不超过 10mm；12 例（16%）长度差超过 10mm。

没有患者需要再次翻修。

（二）影像学结果

在末次随访中，65 例（88%）患者的股骨近端干骺端显示骨重建和再生活跃，9 例（12%）截骨已完全闭合，但没有像在其他组中看到明显的骨增生。干骺端显示弥散稀疏。

所有患者均没有需要翻修的柄松动（或任何其他类型的力学失败）。

51 例 T3 柄（69%）没有沉降或沉降不超过 5mm[3]，16 例（22%）出现 5～10mm 的沉降，7 例（9%）出现 10～21mm 的沉降。特别是在最后一组的患者中，没有股骨假体柄松动的迹象，且患者主诉没有任何疼痛。显然，他们需要足跟垫来代偿下肢不等长。

该研究中没有发生柄断裂。

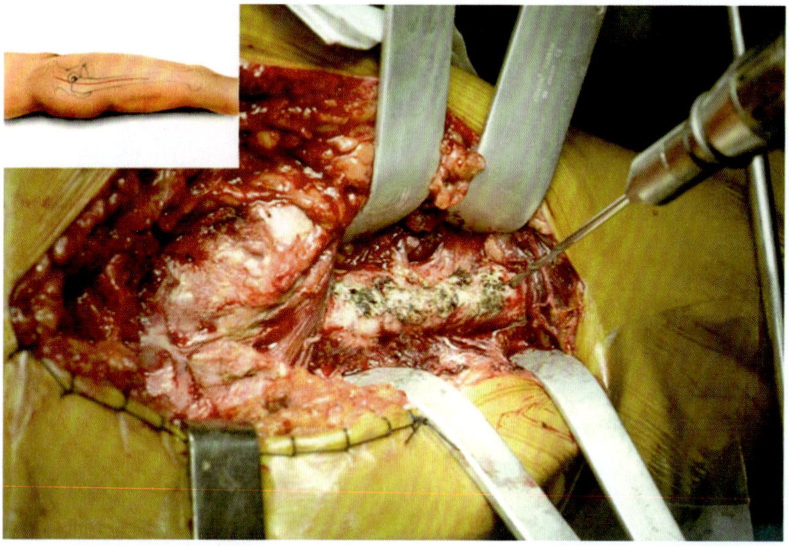

图 6-25-6 用钻头钻一系列孔

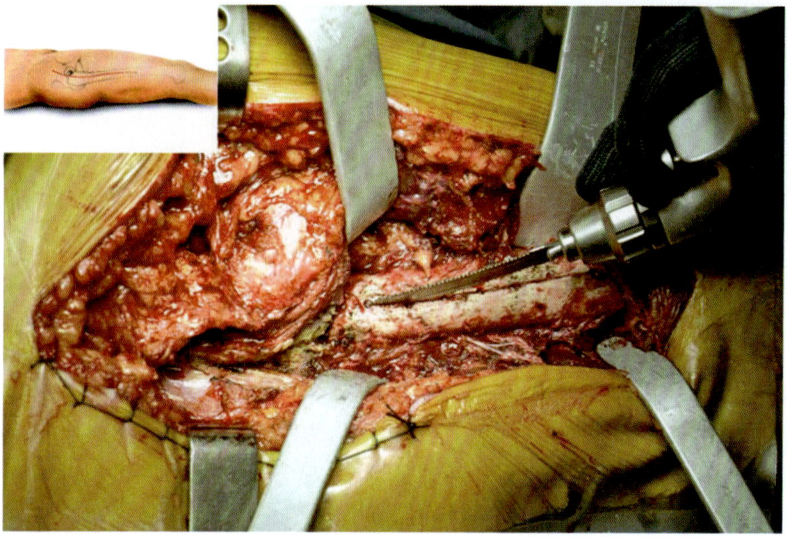

图 6-25-7 然后截骨连接这些孔

第6节 并发症

在 T3 组中，有 3 例转子撕脱骨折的患者，采用环扎钢丝固定，没有产生临床问题。

此外，有 3 例(4%)脱位，皆通过非手术治疗获得成功。

1 例患者有暂时的腓总神经麻痹症状，5 个月后恢复。

临床并发症：4 例患者有泌尿系统感染，2 例患者有血栓栓塞症。

第7节 讨 论

应用骨水泥股骨假体柄的髋关节置换术翻修，特别是在骨量缺损的患者中，出现了很高的影像学松动趋势。

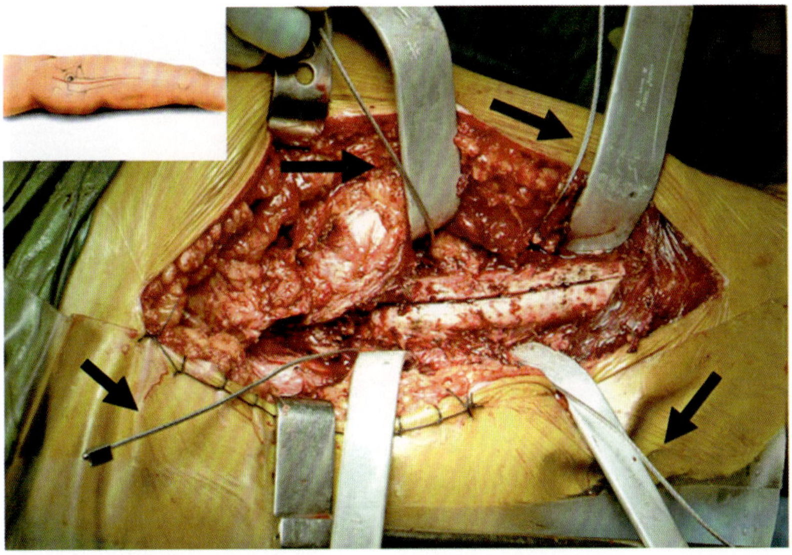

图 6-25-8　在截骨打开之前，使用 2 个环扎带（黑色箭头）

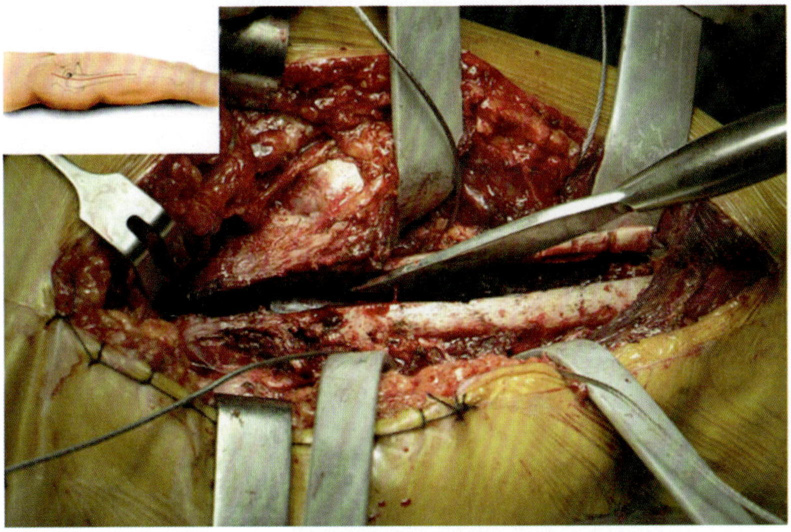

图 6-25-9　用凿子轻轻打开截骨部位

1987 年，应用股骨延长截骨术植入 Wagner 非骨水泥带凹槽的股骨假体柄，大大改善了这些病例髋关节翻修术的预后。事实上，该翻修术更快、更简单[3]，且患者接受的术后方案几乎和初始病例相同。此外，通过股骨近端的重建，很高比例的患者恢复到了很好的活动水平。初期所有临床和影像学结果是极好的，且这项技术在欧洲传播得相当迅速。

然而，随着时间的延长，笔者发现，在有这些特点的同时，Wagner 设计的股骨假体柄还存在一些可以纠正的问题，特别是 CD 角（145°）过大，在一些病例中可导致脱位。此外，还有偏心距不足，尤其是较大型号。最后，单个柄很难调整肢体长度。

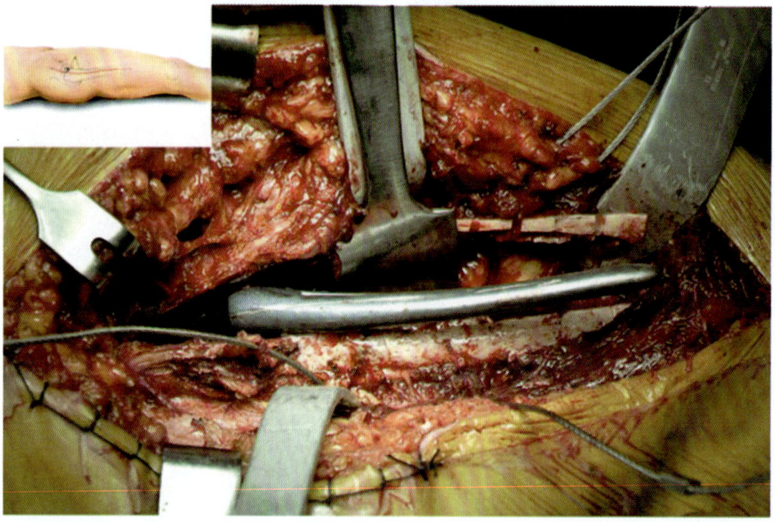

图 6-25-10 去除失效的柄

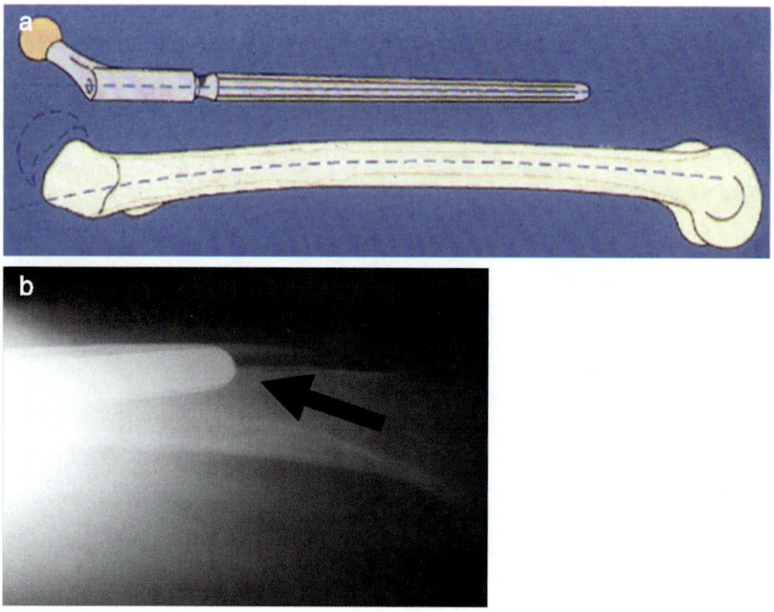

图 6-25-11 长度超过 225mm 的直柄，不能用于前屈股骨(a)内，存在前骨皮质穿孔(b)的风险

因此，在 1997 年，笔者的一位同事(RB)与 Stryker 的工程师团队合作，设计了一个新的翻修柄，即重建 T3 柄[2]，可以纠正这些问题。这个新柄有一个更内翻(138°)的 CD 角，根据柄的型号水平偏心距从 38mm 增加到 53mm，而且是模块化的，可实现准确的软组织张紧度和更精确的下肢长度调整。

对于 Wagner 的原始柄，翻修的基本步骤是手术入路。在所有的病例中，笔者使用由 Wagner 原先描述的经股骨延长截骨术[1]，根据笔者将近 20 年的经验，稍微做了

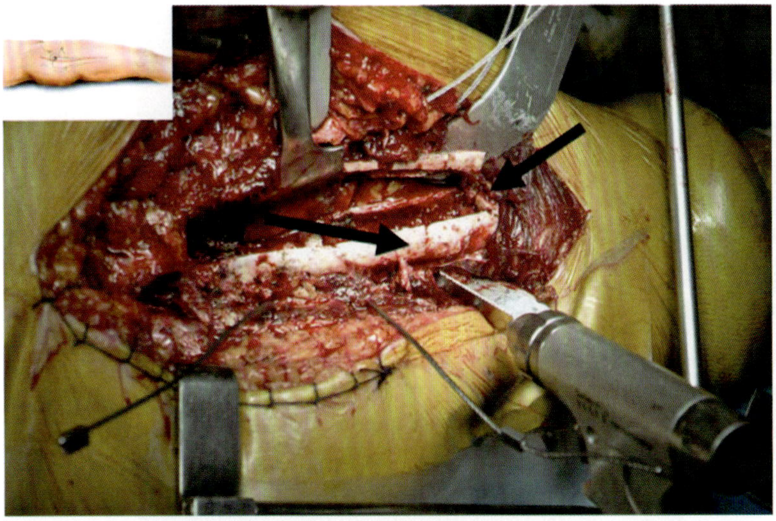

图 6-25-12　"矫直截骨术"(左箭头)。右边的箭头指示经股骨头切开术的最远端水平

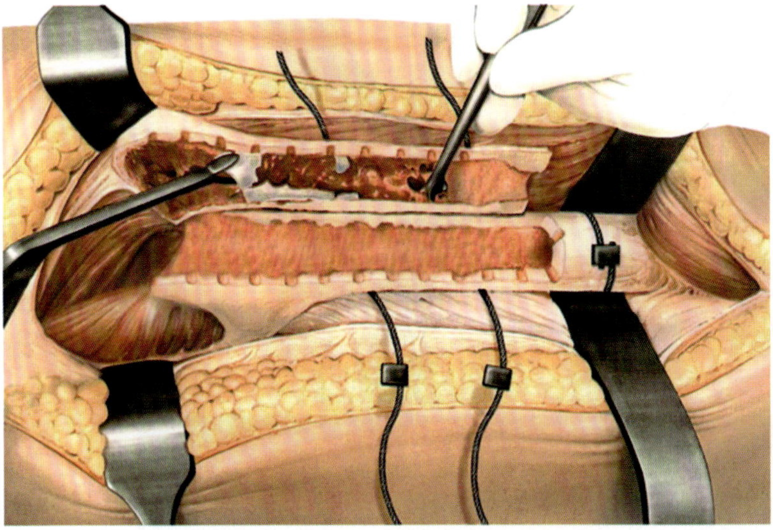

图 6-25-13　在直视下,将所有的骨水泥和骨纤维组织都从骨内膜中移除

调整,首先是 Wagner 柄(1992—1998),然后是翻修 T3 柄和其他模块式圆锥形柄。根据临床经验,该手术入路有很多优点和少许缺点。

首先,经股骨入路能够进行所有骨水泥和炎性纤维组织的解剖学去除。因为可以直视,该过程只需要几分钟,没有骨皮质意外穿孔的风险。因此,整个翻修术过程更短,创伤小且失血量少[3]。另外,在整个研究中,没有感染病例,在这个问题上,手术时间缩短十分重要。

此外,截骨可作为股骨修复和再生的生物刺激。在本研究中,有 65 例(88%)患者的近端股骨重塑和重建阳性。Bohm 等报道,在平均 4.8 年的随访中,129 例应用 Wagner 柄的翻修患者,其骨再生率与本研究完全相同[4]。

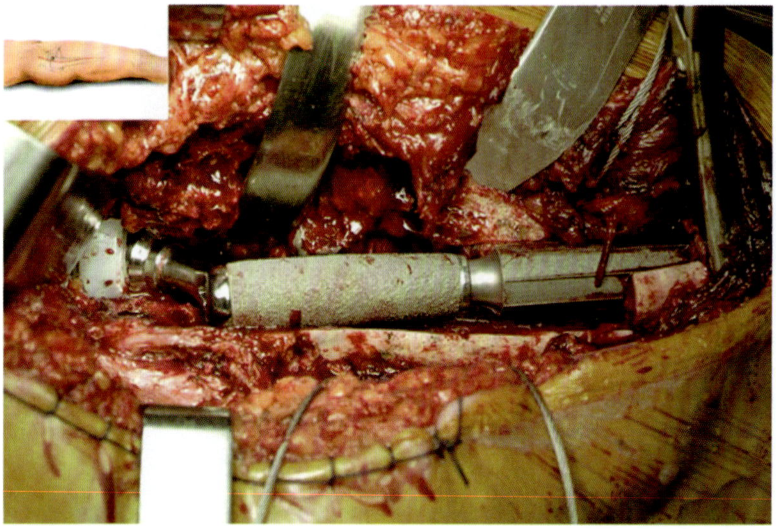

图 6-25-14　最终减少植入物

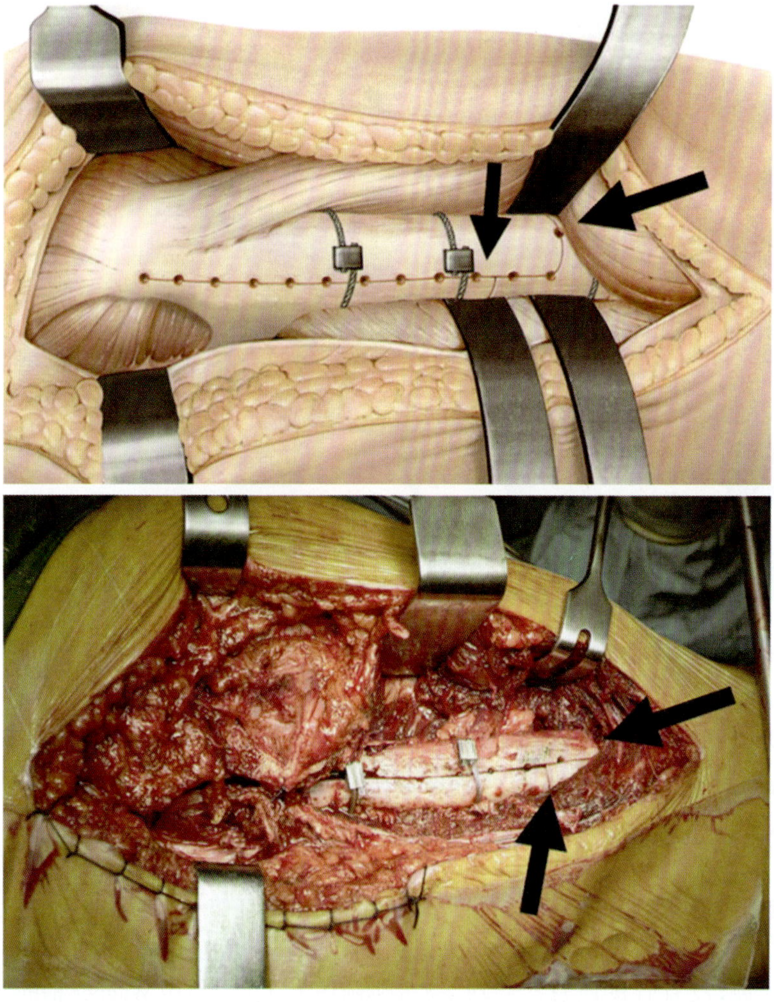

图 6-25-15　通过拧紧 2 条环扎线来闭合截骨。黑色箭头表示 2 个截骨水平

经股骨入路和"矫正截骨"可以采用正确且尺寸更精确的柄，尤其是避免尺寸过小，笔者认为这是确保扭转稳定性的必要条件。在笔者早期通过传统手术入路植入 Wagner 柄的经验中，有许多患者的柄比理想的小 1～2 个尺寸。常规预防性使用远端环扎带，经股骨入路的经验使此种情况的发生率几乎减少到 0，给术者更高的信心。

关于扭转稳定性，多位学者[5,6]经过测试确认，锥形弯曲杆的远端稳定性和抗扭转优于其他设计。在笔者的研究中，患者能够在术后 3 天或 4 天拄双拐站立和行走，3 周后只用单拐。在超过 7 年的病例中，81%的临床结果令人满意，这些患者有的经过 Harris 评分的评估和分级，按照评分结果，不适合进行翻修。考虑患者的术前状况，即使效果评分为"一般"甚至"差"的也是可接受的。

一些学者提出，股骨假体柄失败的原因与沉降有关[3]。在本研究中，92%的患者无沉降或沉降不超过 10mm。仅有 8%的患者沉降超过 10mm，没有更严重的病例，没有关节不稳和柄松动。

根据笔者的经验，使用圆锥形柄，沉降一般发生在术后 6～8 个月，然后不再发展，而且不会发生严重的临床问题。事实上，是锥形柄套在相匹配的股骨髓腔内，当发生沉降时，柄在远端几毫米处被锁住，不会发生严重的相关临床后果。正如过去一些学者指出的，超过 10～15mm 的沉降并不意味着松动。

与其他研究相比，如 Rodriguez(6%)[7] 和 Park(5%)[8]，本研究的脱位发生率相当低(4%)。笔者认为在这个问题上，模块可确保合适的软组织张力，这是非常重要的。事实上，重建 T3 柄有 4 个不同的近端柄(0～+30mm)和递增的、可选范围很大的偏心距(38～53mm)。

至于缺点，笔者认为这是一种需要积累大量经验的手术，有一定的学习曲线。

致谢　笔者感谢 Bologna 市 Rizzoli 骨科研究所高等医学绘图学院的 Giliola Gamberini 女士和 Maria Pia Cumani 女士为本章做了插图和持续的帮助。

参考文献

[1] Wagner H. Revisionprothese fur das Huftgelenke bei Schwerem knochenverlust. Orthopade, 1987, 16: 295-300.

[2] Binazzi R, Ballester J. Restoration T3 femoral component: surgical technique. Rutheford: Stryker Howmedica, 1997.

[3] Restrepo C, Moshadi M, Parvizi J, et al. Modular femoral stems for revision Total Hip Arthroplasty. Clin Orthop Rel Res, 2011, 469: 476-482.

[4] Bohm P, Bischel O. Femoral revision with the Wagner SL revision stem. J Bone Joint Surg Am, 2001, 83A: 1023-1031.

[5] Kendrick JB, Noble PC, Tullos H. Distal Stem design and the torsional stability of cementless femoral stems. J Arthroplasty, 1995, 10(4): 463-469.

[6] Whiteside LA, Mc Carthy DS, White SE. Rotational stability of noncemented total hip femoral components. Am J Orthop, 1996, 25(4): 276-280.

[7] Rodriguez JA, Fada R, Murphy SB, et al. Two-year to five-year follow-up of femoral defects in femoral revision treated with the Link MP modular stem. J Arthroplasty, 2009, 24: 751-758.

[8] Park YS, Moon YW, Lim SJ. Revision total hip arthroplasty using a fluted and tapered modular distal fixation stem with and without extended trochanteric osteotomy. J Arthroplasty, 2007, 22: 993-999.

第26章 髋关节表面置换

第 26 章 髋关节表面置换

Maik Stiehler, Stephan Kirschner, Klaus-Peter Günther

摘要 本章介绍了髋关节表面置换术的基本理念、患者选择、解剖背景、手术技术、术后治疗及术后并发症。

关键词 髋·关节表面置换术

第 1 节 概 述

早期髋关节表面置换术(hip resurfacing arthroplasty, HRA)后的失败率较高，可能是以下因素共同导致的：①生物材料假体不合适；②定位器械不精确；③缺乏明确的手术指征。20 世纪 90 年代初，金属-金属界面的使用及髋关节表面置换器械的改善，使植入物的寿命更长，并且越来越受到关注。髋关节表面置换术与传统的假体柄相比，优点包括[1]：①保留骨量；②翻修率降低；③脱位率降低；④可实现自然形态的精确生物力学重建；⑤髋关节炎患者单纯畸形的治疗；⑥改善功能(保留股骨头)；⑦生理力学传导(无应力遮挡)；⑧假体生存率更高。

然而，支持上述所有优点的科学证据有限。但是，与传统假体相比，其可明显保留股骨骨量(至少在最初手术时)，但髋臼侧的骨缺损可能增加[2]。有研究显示，髋关节表面置换术失败的翻修率明显降低[3,4]，但因形成骨性假瘤需要翻修的手术难度增加，且预后很差[5,34]。

据报道，与传统的髋关节置换术相比，髋关节表面置换术脱位的发生率明显降低[6-8]。髋关节表面置换术能否恢复正常的解剖结构取决于损伤的类型。关于这点，既往的研究提出了不同观点[9,10]。引用较多的、效果较好的文献主要为无对照组的队列研究，患者满意度较高，运动能力较好[11]。一项前瞻性随机对照研究[12]显示，与传统的非骨水泥关节置换术相比，髋关节表面置换术在临床功能方面的优势较小，并且目前尚不清楚这种优势是归因于心理因素还是解剖因素。至少体外研究明确表明，与传统的假体柄相比，髋关节表面置换术的关节活动度更差[13,14]，由于髋关节表面置换术的随访时间尚短，故还不能直接比较两者的生存率。尽管一些专科医生表示，髋关节表面置换术的效果很好，7～9 年的生存率为 95%～98%；但 Meta 分析显示，与传统的假体相比，其翻修率更高。澳大利亚及瑞典

M. Stiehler (✉)
University Centre for Orthopaedics and Traumatology, University Hospital Carl Gustav Carus, Dresden, Germany
e-mail: maik.stiehler@uniklinikum-dresden.de

S. Kirschner · K.-P. Günther
Department of Orthopaedic Surgery, University Hospital Carl Gustav Carus Dresden, Medical Faculty of the Technical University Dresden, Dresden, Germany
e-mail: stephan.kirschner@uniklinikum-dresden.de; klaus-peter.guenther@uniklinikum-dresden.de

G. Bentley (ed.), *European Surgical Orthopaedics and Traumatology*,
DOI 10.1007/978-3-642-34746-7_122, © EFORT 2014

关节置换登记中心的可用数据也证实了这一观点[15,16]。

但所有的作者均认为，患者的选择及术者的经验是影响髋关节表面置换术结果的主要因素[1,17,34]。因此，本章主要介绍适应证和手术技术，这些是获得满意结果的先决条件。

第 2 节 相关的解剖学和生物力学

一、股骨头的血供及手术入路的选择

由于股骨假体的长期固定依靠有活力的干骺端及骨骺支撑，故在行髋关节表面置换术时，保留这些位置的充分血供是非常重要的。股骨头及股骨颈的血供来源较多[18]，主要是旋股内侧动脉深支，该动脉最终分为 2～4 支。其中一支起自股方肌近端边界附近。主要分支走行于闭孔内肌肌腱前面。在上孖肌水平穿过关节囊，末端营养股骨颈。股骨头另外的血供来源于圆韧带及干骺端的骨间吻合支。据报道，骨关节炎增加股骨头内的血供，从而降低骨外血管的作用[19]。但这个假设并未得到普遍认可。

为了防止发生股骨组件相关的并发症，手术应尽量减少对血供的破坏。在全球范围内，绝大多数的髋关节置换术应用后外侧入路。由于这一入路可能会破坏旋股内侧动脉的血供，故一些术者提倡其他手术入路（如直接外侧入路或前外侧入路，转子截骨后外侧入路，前侧或内侧入路）。然而，到目前为止，手术入路的选择是否真的会影响股骨头的坏死率仍不十分明确[1]。有证据表明，即使是后外侧入路，也可保证血供[20]。

二、假体位置

髋关节表面置换术的一个目的是恢复股骨近端部分及髋关节的正常解剖形态。一些研究也提到了这一点，但得出了不同的结论[9,10,21]。外科医生应意识到，有无股骨柄是表面置换术与传统全髋关节置换术的主要区别。因此，对于术前存在严重畸形的患者，不可能对缩短的股骨颈及下肢进行延长。

另外，有研究表明，与传统的髋关节置换术相比，植入物的位置对植入物的生存及患者的功能有更大影响。应尽量避免股骨假体内翻，因为这样会增加股骨颈的剪切应力[22]。通常建议相对于术前颈干投影角外翻 5°～10°[1]。如果术前股骨颈没有严重的内翻或外翻畸形，则对应的术后颈干角为 135°～140°。实际上，应避免过度的外翻成角，因为这样会增加股骨颈上方的切割风险。在“假体柄”(pistol grip)股骨重建中，外翻角的校准与保留骨量不够与股骨倾斜相关[23]。

股骨颈切割是髋关节表面置换术的主要危险因素之一，早期发生的股骨颈骨折会严重影响预后。据报道，骨折的发生率为 0～12%[1]。尽管一些其他危险因素（骨质量差、较小的股骨颈直径、女性、术后康复）也可能会促使骨折的发生，但切割和假体内翻是主要因素。因此，术前必须精确计划假体的位置，并且使用可靠的引导设备安装假体。最近，有学者正在研究在无影像计算机辅助导航下精确放置植入物的优势[24,25,35]。

对于髋臼假体的定位，避免假体倾斜和前倾很重要。假体的位置不当会增加髋关节表面置换金属植入物相关不良事件的发生（血清离子浓度升高，可能有不良反应；局部碎片沉积，可能形成骨性假瘤）[26-29]。然而，如果假体前倾不够，在髋关节屈曲时，股骨撞击的发生风险就会增加。这对于因股骨颈畸形和较大骨赘导致术前股骨头偏心距减小的患者尤为重要。在髋关节表面置换术的过程中，优化头颈偏心距的最佳方法尚不清楚。外科医生应当将假体置于解剖前倾位，并尽量避免前部过度覆盖。另外，应切除头颈前方区域突出的骨赘以恢复股骨头的球形结构，但应尽量避免损伤股骨颈。如果保留骨赘，经验不足的术者可能会通过使用较大的股骨假体来改善股骨偏心距，但这会导致假体的尺寸比传统的全髋关节置换术更大[2]。

第 3 节 患者的选择

最近登记的数据[15]及大量研究[17,30,31]已显示，体力充沛、骨质量较好的年轻男性患者进行髋关节表面置换术的效果最好。髋关节表面置换术的适应证包括：①原发性或继发性骨关节炎；②股骨头缺血性坏死部分在 50% 以下；③股骨畸形和（或）内固定装置导致股骨假体柄插入困难；④患者存在较高的脱位风险。

经验较少的术者应从髋关节畸形较小且骨质缺损较少的病例中积累经验。虽然数据基础并不足以支持将髋关节发育不良、Perthes 病、股骨上端骨骺滑移等作为手术适应证，但临床经验丰富的术者也可能会选择这些病情更加复杂的患者进行髋关节表面置换术。

髋关节表面置换术的禁忌证包括：①急性感染或可疑感染；②恶性肿瘤；③髋臼或股骨骨量不够，>1cm 的多发囊肿；④骨质量较差（严重骨质疏松、骨软化症）；⑤患者依从性差，滥用酒精或药物；⑥肾功能不全；⑦已知或可疑对金属过敏；⑧育龄期女性（由于金属离子的释放会对胎儿产生未知的后果）；⑨由于疾病或高浓度类固醇激素导致的免疫抑制；⑩存在严重血供不足、肌肉萎缩、神经肌肉疾病，会影响植入物的稳定性及术后恢复。

第 4 节 术前计划

周密的术前计划是非常重要的。要考虑股骨假体的尺寸、股骨力线（颈干投影角，旋前或旋后）和髋臼假体（外展角）。正如前文所提到的，术者应该致力于将假体置于相对于颈干投影角稍外翻的位置。通过使用模板，可以将髋臼与股骨假体置于最佳的位置（图 6-26-1 a，b）。

使用模板来选择尺寸合适的假体，评估股骨和髋臼骨量缺失可能造成的手术困难。测量下肢长度的差异及确定髋关节的中心。术者计划好假体的最佳偏心距、对线及平移，避免发生股骨颈切割，从而确定髋臼假体的最佳位置（如外展角、假体的合适大小及假体植入的深度）。另外，可应用数字计划软件。

第 5 节 手术技术

一、患者体位

采用后外侧入路，患者取侧卧位，固定好患者。患侧肢体铺单，术区可完整显露，下肢可自由活动。

二、手术入路及假体尺寸

大多数外科医生使用 Kocher（1911 年）、Langenbeck（1874 年）及 Moore（1959 年）描述的改良后外侧入路（所谓的“南方入路”）。该入路可充分显露股骨头、股骨颈和髋臼，这对实现理想的假体植入至关重要，并避免撞击和股骨切割的风险。前文已经讨论了其对股骨头血供的潜在影响。

这种入路的切口以大转子尖为中心，切口远端沿股骨方向，近端弧形向后。然后，纵向切开阔筋膜并劈开臀大肌，暴露臀大肌在股骨上的止点。可以切断股骨止点，使暴露更加容易，且在活动下肢时降低坐骨结节到臀大肌止点之间坐骨神经的张力[32]，但可不切断肌肉止点。

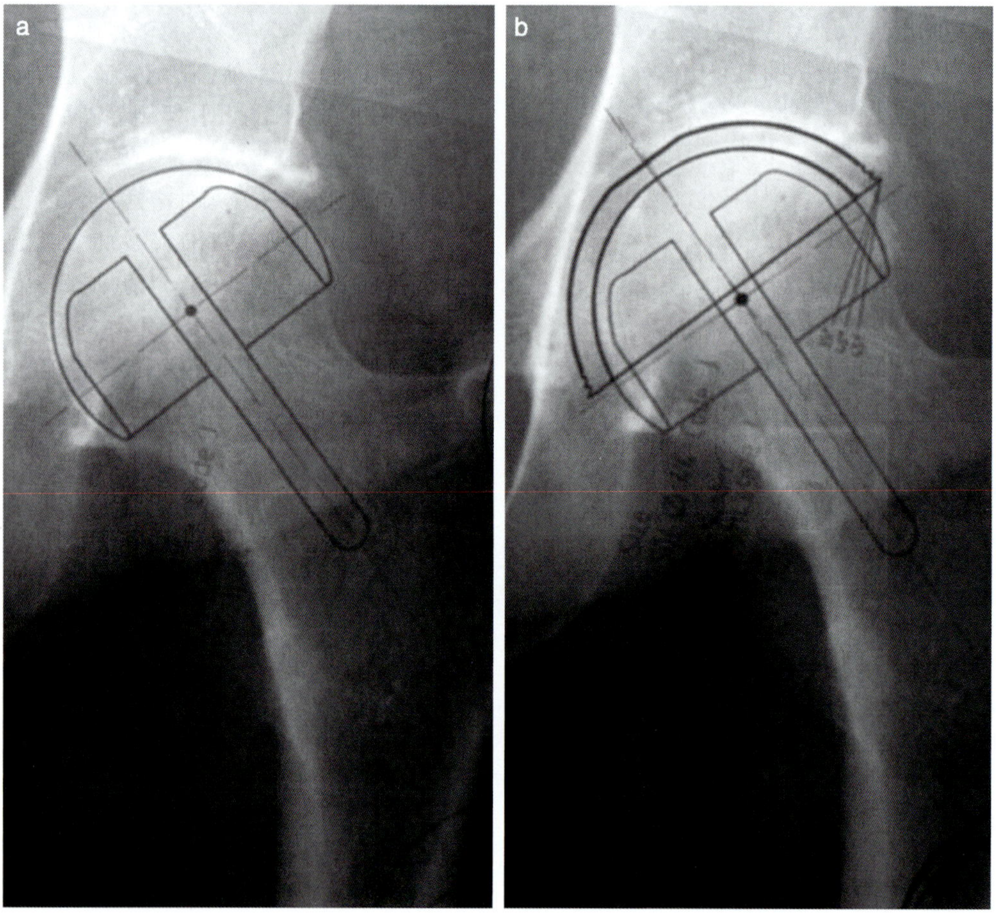

图 6-26-1 a. 使用标准的模板测试股骨假体。b. 使用标准的模板测试髋臼和股骨假体。应注意避免股骨切口(足够大的假体尺寸),以尽量减少髋臼骨切除,并根据解剖的 CCD 角度确定股骨假体的外翻方向

为充分显露股骨头,必须在大转子后方切开短外旋肌群及整个股方肌,完整地切开关节囊。对外旋肌腱的精确定位及同时切断后方关节囊有助于之后的再固定。梨状肌的上缘为臀小肌的下缘,应用 Cobb 牵开器或类似的器械小心地将其尽可能地远离髂骨,拉向前方髋臼缘。

沿着髋臼上缘将上方的关节囊完全打开。在保留股骨头的同时将髋关节脱位,将周围的关节囊完全切开并充分暴露髋臼。暴露前上关节囊的最好方法是极度内旋股骨,同时屈曲髋关节。显露前下关节囊最容易的方法是极度内旋股骨,同时外展髋关节。沿着腰大肌切开前下关节囊,注意不要损伤腰大肌肌腱。在切开关节囊时应注意保留滑膜及股骨颈周围的营养血管。

仔细评估头颈交界处周围的骨赘。股骨颈前方常见的骨赘可以切除。在股骨颈后方、下方和上方常见的成熟骨皮质骨赘尽可能地保留。在下肢极度外展和内旋时,可以充分地暴露股骨头,此时用卡尺或股骨颈测量尺测量头颈交界处的最宽平面(常从上到下)(图 6-26-2a)。在没有股骨颈切割风险的前提下,确定最小的股骨假体。此时应注意,磨锉之后的股骨头可以为合适尺寸的假体固定提供足够的骨量(图 6-26-2b)。相匹配的髋臼假体会大 6～8mm。

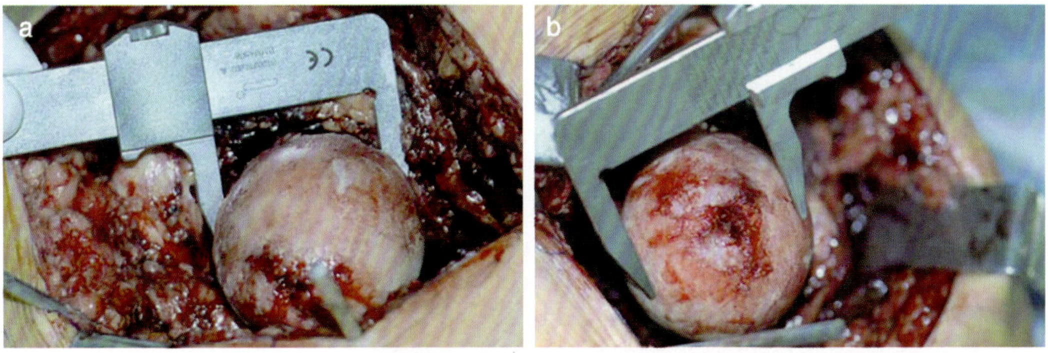

图 6-26-2 **术中股骨假体大小。a. 使用卡尺测量股骨颈的直径。b. 评估股骨骨量**

股骨头位于臀小肌肌纤维之下，臀小肌位于髋臼之上。需注意不要损伤臀小肌肌纤维。下肢轻度外展屈曲位时，有利于该操作。利用 T 形骨牵开器将股骨头和股骨颈牵向前方，以使股骨头靠近外展肌群下的髂前下棘。在直视下，插入霍夫曼牵开器，尖端靠近髂前下棘，进一步将股骨头和股骨颈牵向更前方。不可将牵开器的尖端置于髋臼前缘，因为在用力的情况下可能会导致骨折。在伸展髋关节的同时外旋下肢，然后可以更清楚地显露髋臼的前上缘。通常情况下，分别在髂骨和坐骨各打入 1 枚斯氏针，以便暴露剩余的后下髋臼缘。使用 Charnley 撑开器，对打入斯氏针有一定帮助(图 6-26-3)。

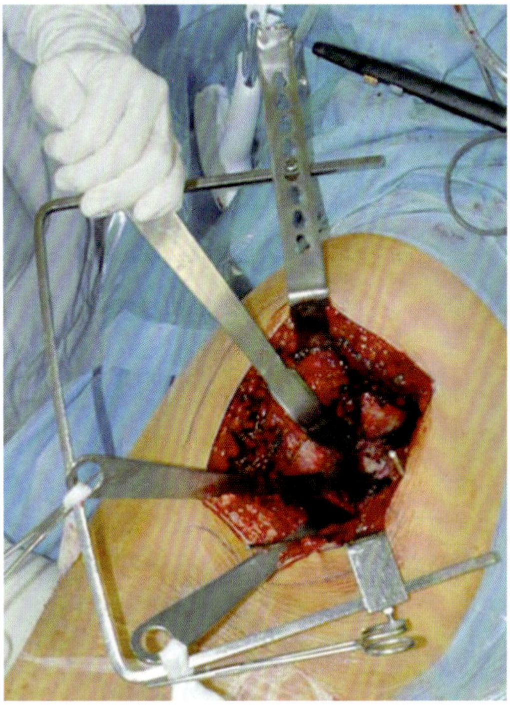

图 6-26-3 **自动牵开器在髋臼手术暴露中的应用**

三、髋臼的准备及植入

在股骨头准备之前，优先进行髋臼修复。为了精确确定股骨假体的尺寸，也可以先准备股骨。

当先准备髋臼时，为了确定髋臼真正的骨面，可将髋臼盂唇、横韧带及残留的圆韧带完全切除。然后，用半球形髋臼锉(图 6-26-4a)进行顺序扩孔，分别以 2mm 和 1mm 的增量开始，向预设尺寸磨锉。根据所选的植入物及理想的压配，可能需要稍微多磨锉髋臼(注意植入物的特定说明)。使用髋臼试模检验髋臼杯正确的位置。有时在最后髋臼杯植入之前需要去除边缘的骨赘。但为了避免造成过度的骨缺损，术者更倾向于在髋臼假体植入后谨慎清理骨赘。在打入时，任何阻碍髋臼假体植入的残留软组织都应该被切除。将大小合适的髋臼假体安装在髋臼打入器上，并以约 20°前倾和 45°外展的角度打入已经准备好的髋臼(图 6-26-4b)。通过后外侧入路需要髋臼杯适当前倾

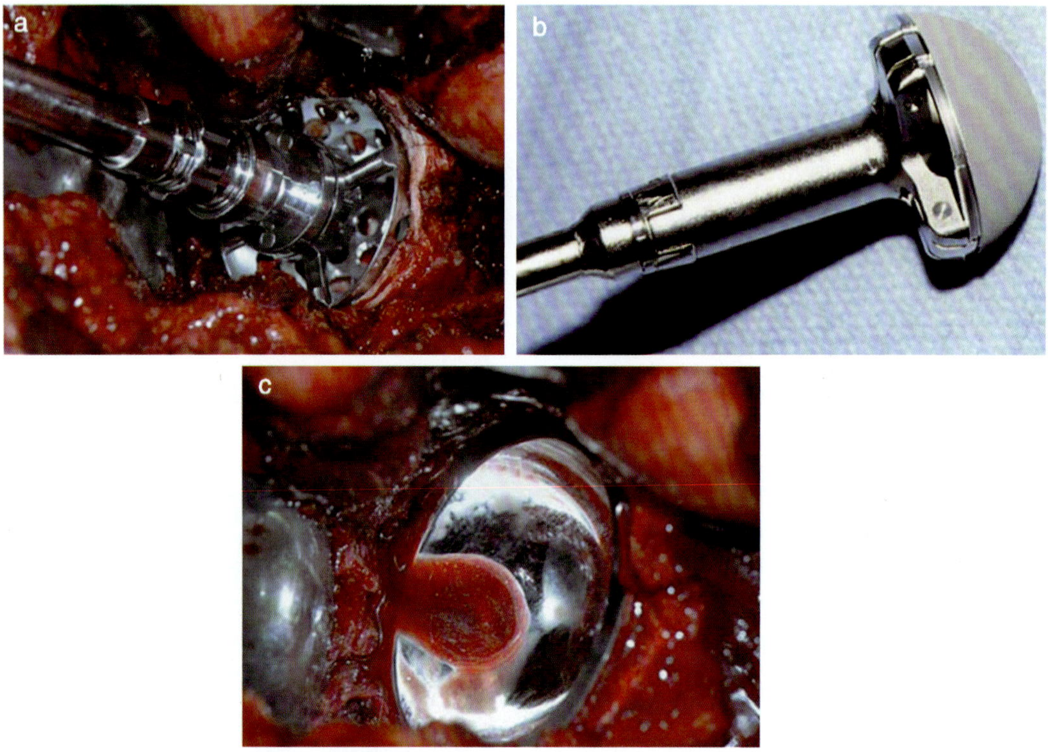

图 6-26-4 a. 磨锉髋臼。b. 髋臼杯连接髋臼杯植入器。c. 术中去除突出的边缘骨赘

来避免后脱位和可能由假体边缘凸起造成的前方撞击。当髋臼假体植入合适的位置并稳定后，可以将髋臼打入器移除。手术进行到此时，可以分别用凿子和咬骨钳将边缘凸起的骨赘清除。最后检验髋臼假体的前方突起，因为它是前方撞击和腰大肌肌腱刺激的潜在诱因(图 6-26-4c)。

如果外科医生想在覆盖不全的晚期发育不良的患者中实施髋关节表面置换术，应使用附加螺钉固定的植入物。如果不能实现髋臼杯的稳定内固定，则应选择传统的全髋关节置换术。

四、股骨的准备及植入

在股骨头的制备过程中，理想的股骨假体定位对避免切割及提供可靠的偏心距非常重要。正如上文所述，术者的目标是将假体柄置于相对于股骨颈(与正常的生理颈干角相比)的轻度外翻位。此外，理想的股骨假体的对线特点是足够的前倾和适当偏心距。大多数髋关节表面置换术帽有一个小的中心柄，这有助于铰孔后将植入物调至正确位置。通过放置中心导杆为该柄准备足够的钻孔，因为它决定了随后股骨头的磨锉和植入物的位置。因此，大多数的帽状器械在股骨准备期间会使用中心导杆。由于股骨头经常变形，中心导杆的方向首先应与股骨颈轴对齐。因此，正确评估股骨颈是手术的一个重要步骤。然而，为了帽子周围有骨支持，必须考虑股骨头的形状。在大多数表面置换的系统中，为了中心导杆处于最佳位置，经常使用中心夹装置将导针预先打入。

下文将通过 DUROM® 髋关节表面假体置换设备将手术过程的关键步骤进行举例说明(图 6-26-5a～d)。尽管根据特定的厂家说明，导向设备、骨水泥及个别步骤可能会有所变化，但是基本的手术步骤是相似的。股骨极度内旋同时髋关节屈曲 90°，可轻易显露股骨头和股骨颈。使用股骨头牵开器可将股骨头从切口中拉出。在与股骨颈中轴平行的临时短导针的引导下，使用平锉磨平股骨头表面。切除股骨头顶部约 6mm 的骨质，剩余的一部分骨质可以调节股骨颈的长度（图 6-26-5a）。在将平锉及导针移除后，将底座和定心夹具连接，进行平移微调（图 6-26-5b），放置到准备好的股骨平面上。使用定心夹具，调整套筒位置，直至柄的轴位力线与计划相符（相对于颈干角轻度外翻，中立前倾）（图 6-26-5c，d）。通过基底平面和连接到套筒的触针来逐步上下前后调节定心夹具。在确定触针的尖端与股骨颈周围有充分的距离（避免撞击）后，将一根较长的导针插入套筒中，穿出股骨近端骨质到达外侧骨皮质。或可以使用不同类型的定心夹具来放置导针。去除定心夹具后，使用空心钻沿长导针来扩孔。此时，推荐使用髓腔吸引器以保障将骨松质完全冲洗出来，这是有效进行骨水泥技术的前提。为防止在钻孔时扩散的骨屑成为异位骨化的潜在原因，可以在股骨颈周围附上保护膜（或纱布）（图 6-26-6）。插入导杆，使用连接于套筒的导针控制假体柄轴。然后，先使用比备好的髋臼型号股骨植入物大 2 个型号的环形锉准备股骨头部位（图 6-26-7）。此时，应该特别注意，在靠近股骨头和颈结合部时避免切割。此外，应使用正常的转速轻轻地进行圆柱形磨锉，以最大限度地减少股骨头和颈的扭矩，从而降低骨折的风险。由于股骨头是不规则的，可能有必要用骨凿或咬骨钳将后下方的骨质去除。然后，将股骨头再次修切至特定的大小。当股骨颈与髋臼的尺寸不相符时，可以再次磨锉髋臼以适应更大的股骨植入物，或当髋臼的骨质较少时，可以用带柄假体。使用卡尺测量适当

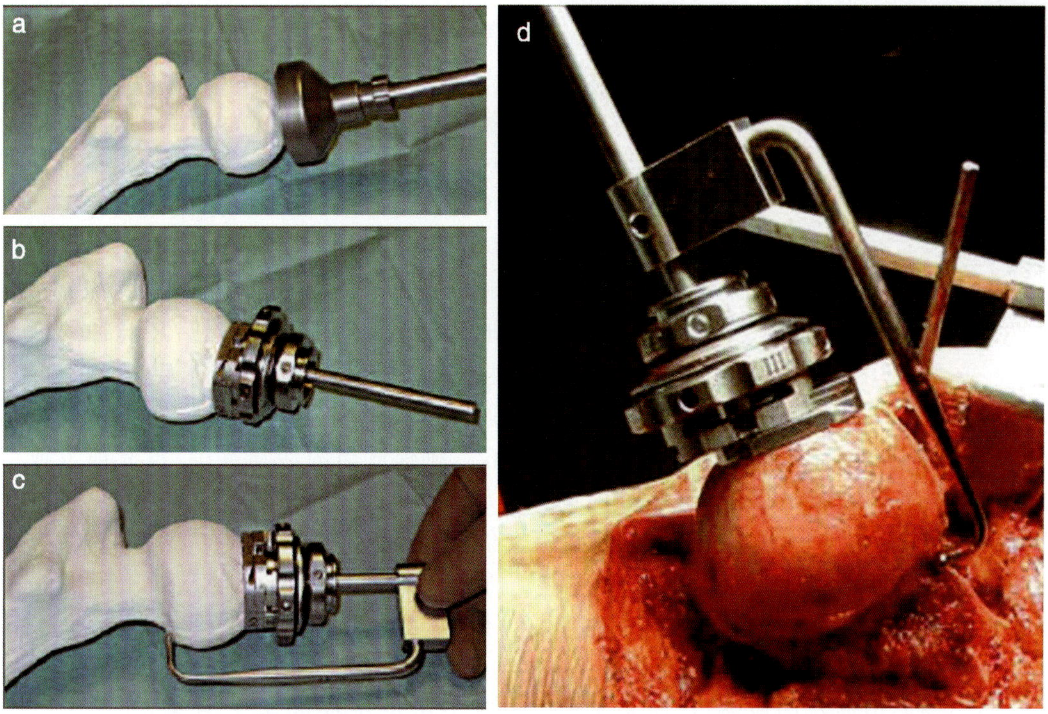

图 6-26-5　**操作 DUROM™ 定心夹具。**a. **切取一个临时的平面。**b. **将该平面与定心夹具连在一起。**c，d. **通过套筒的方向和移动定心夹具来调节假体柄轴，连接套筒的触针可以自由旋转，需确认没有切割的风险**

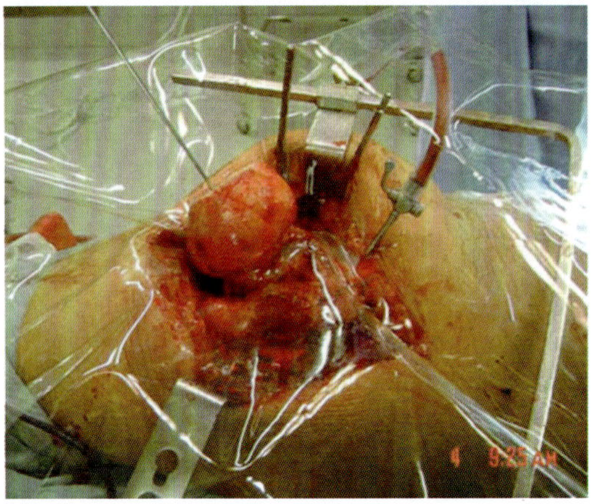

图 6-26-6 在置入定位针后，并在使用骨水泥前，用髓内吸引术来清洁髓腔。为避免在扩髓过程中产生的骨屑可能有造成异位骨化的潜在风险，可以在股骨颈周围放置保护膜(或棉签)

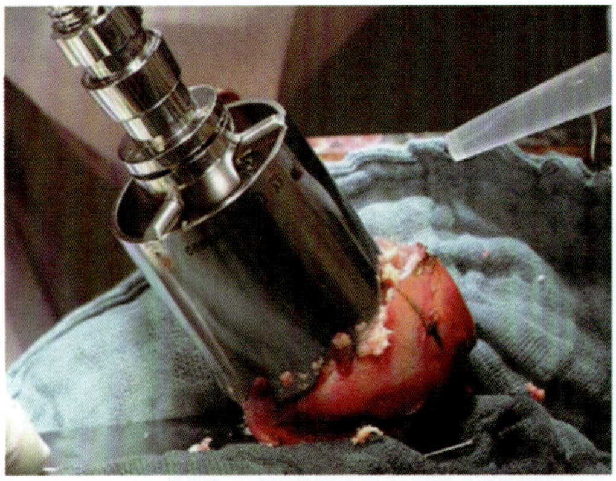

图 6-26-7 使用圆柱锉逐步缩小股骨头的尺寸

的平面水平。一般来说，股骨假体应该覆盖骨松质，口部达头颈结合部。完成股骨头的准备后需再磨锉边缘。用股骨试模检验位置是否合适(图 6-26-8)。通过脉冲式灌洗及干燥处理将备好的表面清理干净。刮除囊肿内的软组织，植入骨屑。在较硬的骨质部位准备骨水泥锚固孔(图 6-26-9 a～d)。吸引髓腔内残存的血液，以防骨水泥渗透。与此同时，将正常或较低黏性的骨水泥注入股骨假体中(图 6-26-10)。当骨水泥处于柔软状态时，将股骨假体慢慢地

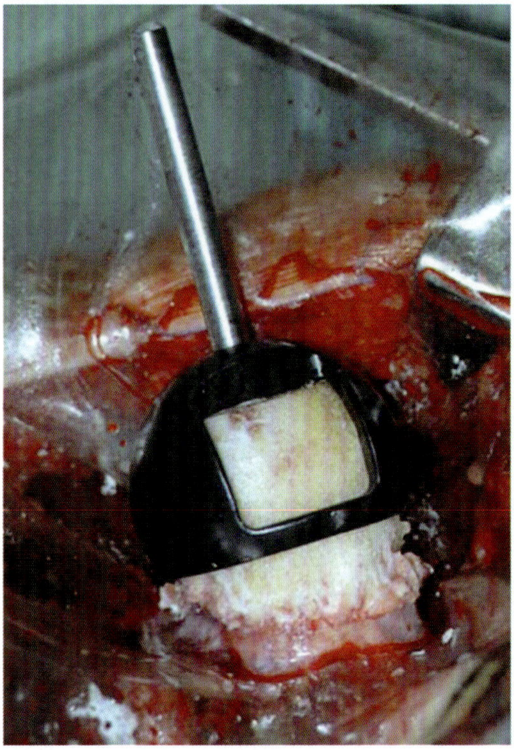

图 6-26-8 在使用圆柱形股骨头锉对其进行处理、再计划及平磨后，用股骨试模确认形状是否理想

插入备好的股骨头中，并在骨水泥变硬的过程中保持轴向的压力(图 6-26-11)。柄不能承受力量，但可以保证骨水泥壳的均匀。因此，不可以将骨水泥置于柄的周围和导杆的孔中。将所有的骨水泥碎屑小心地从股骨头周围去除，然后用脉冲式灌洗将其清理干净。确定髋臼无软组织嵌夹，通过纵向牵引及外旋下肢将股骨假体复位。确保适当的活动范围，没有前方或后方的撞击，没有软组织嵌夹。另外，需要评估关节的稳定性及下肢的长度。将关节囊及短外旋肌群完全修复，逐层缝合伤口。术者根据情况使用引流。

五、可供选择的手术方案

一些学者推荐在没有直接固定髋臼的情况下对髋臼初步研磨，而不是先进行股骨

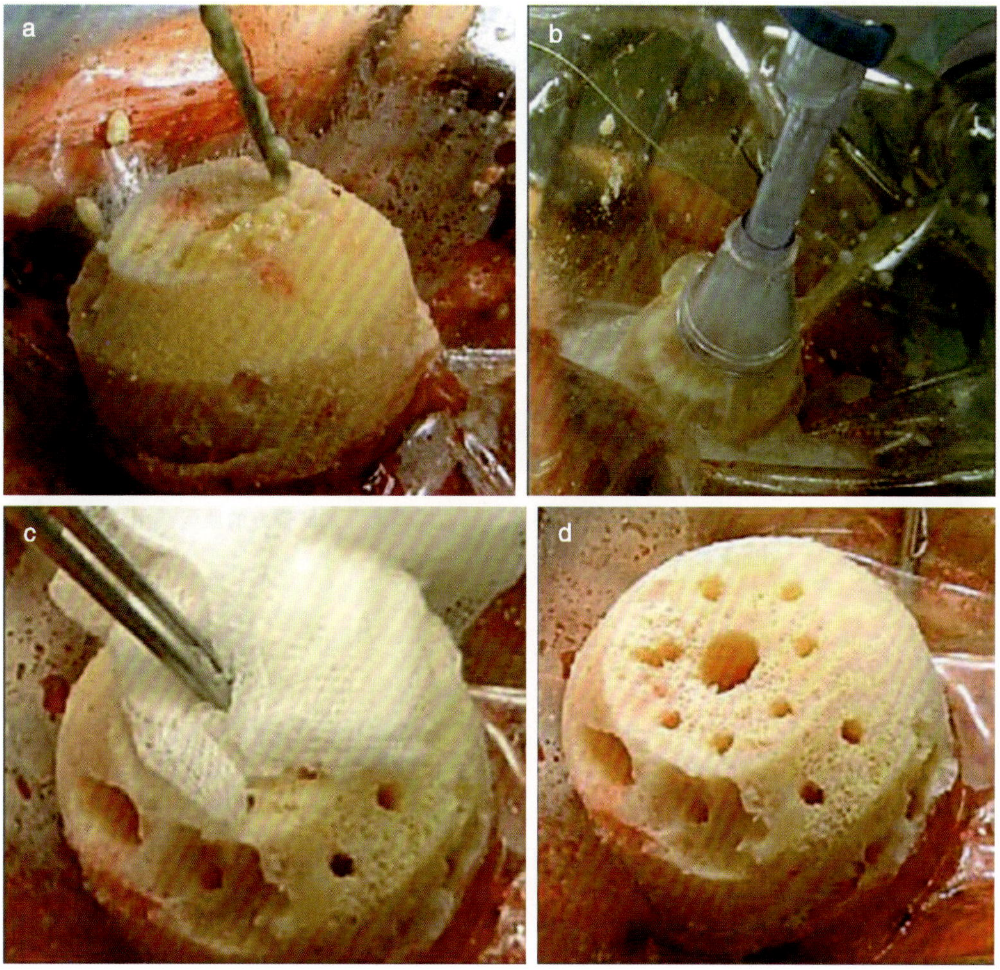

图 6-26-9 a. 在进行骨水泥固定之前，先将骨质中的软组织挖出。b～d. 使用脉冲式灌洗干燥器械持续地进行髓内冲洗，将骨质清洗干净

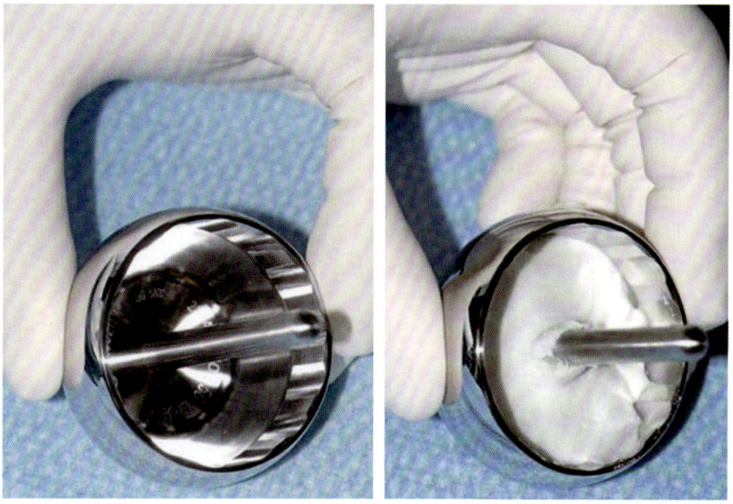

图 6-26-10 将骨水泥注入股骨假体中

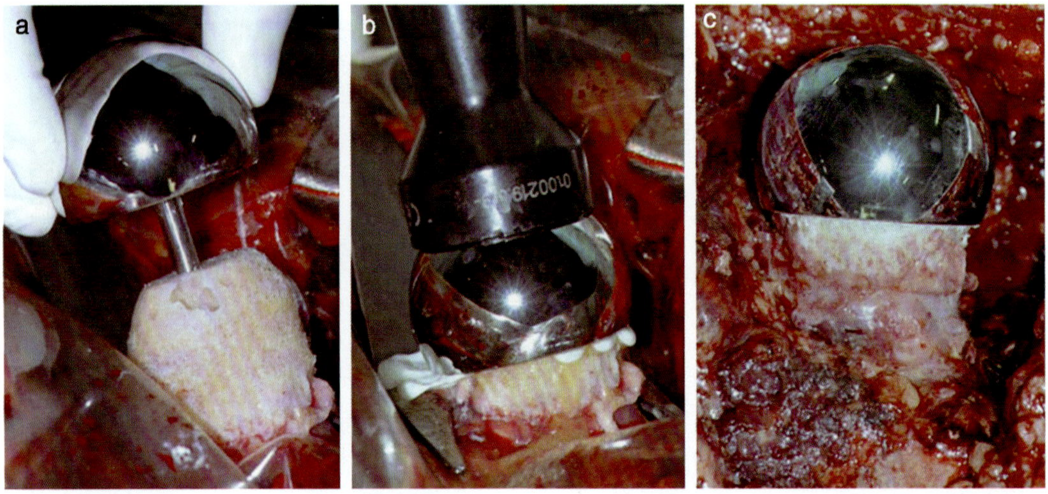

图 6-26-11 a. 在骨水泥处于早期胶状阶段时，将股骨假体慢慢地插入准备好的股骨头中。b. 在骨水泥硬化期间轴向推压。c. 仔细清除残余的骨水泥

头的准备。因此，应准备较大的髋臼窝，以防股骨头磨得比预期的大。另外，在手术遇到困难时（如切割、意想不到的骨质差），可改用传统的假体柄。

股骨头的准备先于髋臼也是一个选择。优点是易显露髋臼，但髋臼组件的尺寸由制备的股骨头确定，如有髋臼缺损则不能再更改。

第6节 术后护理与康复

一般在术后第 2 天鼓励患者进行部分负重，然后逐步完全负重。康复方案与带柄髋关节置换术没有差别。

第7节 并发症

行髋关节表面置换术的患者应了解与全髋关节置换术相关的一般并发症，如神经血管损伤、术后深静脉血栓形成、异位骨化、浅层或深层感染。

髋关节表面置换术特有并发症包括：①股骨颈骨折（0～12%）；②关节脱位（0～1.5%）；③股骨撞击（发生率未知）；④假体松动（术后平均 7 年随访 0～8%）[15,33]；⑤磨损相关问题，如金属离子释放、金属过敏及对金属碎屑的急性反应［包括假瘤形成，无菌性淋巴细胞血管炎及其相关病变（发病率未知），潜在的致癌性（发生率未知）］[36,37]。

第8节 总 结

由于髋关节表面置换术的概念与带柄髋关节置换术不同，在此将髋关节表面置换术最关键的步骤进行总结：①选择尺寸合适的股骨假体，以避免股骨颈切割及不必要的髋臼截骨。②充分外翻下植入股骨假体并调整股骨偏心距。③娴熟的骨水泥技术，包括仔细清洁准备好的骨面。④在准备股骨头时，覆盖周围的软组织以降低异位骨化的风险。

现有的文献显示，可通过研究髋关节表面置换假体的生存率及并发症发生率来评估髋关节表面置换术的效果。结果表明，高

度专业化的关节置换中心的手术疗效较理想，但与学习阶段外科医生的数据不一致。必须充分认识金属-金属髋关节表面置换的特性和全身不良反应。本章中，选择合适的患者是关键。此外，现在尚无髋关节表面置换的远期结果。计算机辅助导航可能会优化对线。

参考文献

[1] Shimmin A, Beaule PE, Campbell P. Metal-on-metal hip resurfacing arthroplasty. J Bone Joint Surg Am, 2008, 90(3): 637-654.

[2] Naal FD, Kain MS, Hersche O, et al. Does hip resurfacing require larger acetabular cups than conventional THA? Clin Orthop Relat Res, 2009, 467(4): 923-928.

[3] Ball ST, Le Duff MJ, Amstutz HC. Early results of conversion of a failed femoral component in hip resurfacing arthroplasty. J Bone Joint Surg Am, 2007, 89(4): 735-741.

[4] Gunther KP, Witzleb WC, Stiehler M, et al. Revision surgery of hip resurfacing. Orthopade, 2008, 37(7): 685-694.

[5] Grammatopolous G, Pandit H, Kwon YM, et al, et al. Hip resurfacings revised for inflammatory pseudotumour have a poor outcome. J Bone Joint Surg Br, 2009, 91(8): 1019-1024.

[6] Amstutz HC, Beaule PE, Dorey FJ, et al. Metal-on-metal hybrid surface arthroplasty: two to six-year follow-up study. J Bone Joint Surg Am, 2004, 86-A(1): 28-39.

[7] Daniel J, Pynsent PB, McMinn DJ. Metal-on-metal resurfacing of the hip in patients under the age of 55 years with osteoarthritis. J Bone Joint Surg Br, 2004, 86(2): 177-184.

[8] Back DL, Dalziel R, Young D, et al. Early results of primary Birmingham hip resurfacings. An independent prospective study of the first 230 hips. J Bone Joint Surg Br, 2005, 87(3): 324-329.

[9] Silva M, Lee KH, Heisel C, et al. The biomechanical results of total hip resurfacing arthroplasty. J Bone Joint Surg Am, 2004, 86-A(1): 40-46.

[10] Girard J, Lavigne M, Vendittoli PA, et al. Biomechanical reconstruction of the hip: a randomised study comparing total hip resurfacing and total hip arthroplasty. J Bone Joint Surg Br, 2006, 88(6): 721-726.

[11] Naal FD, Maffiuletti NA, Munzinger U, et al. Sports after hip resurfacing arthroplasty. Am J Sports Med, 2007, 35(5): 705-711.

[12] Vendittoli PA, Lavigne M, Roy AG, et al. A prospective randomized clinical trial comparing metal-on-metal total hip arthroplasty and metal-on-metal total hip resurfacing in patients less than 65 years old. Hip Int, 2006, 16(Suppl 4): 73-81.

[13] Bader R, Kluss D, Gerdesmeyer L, et al. Biomechanical aspects of the implant fixation and kinematics of hip resurfacing systems. Orthopade, 2008, 37(7): 634-643.

[14] Bengs BC, Sangiorgio SN, Ebramzadeh E. Less range of motion with resurfacing arthroplasty than with total hip arthroplasty: in vitro examination of 8 designs. Acta Orthop, 2008, 79(6): 755-62.

[15] https://aoanjrr. dmac. adelaide. edu. au/annual-reports-2012.

[16] http://www. shpr. se/en/Publications/DocumentsReports. aspx.

[17] Springer BD, Connelly SE, Odum SM, et al. Cementless femoral components in young patients: review and meta-analysis of total hip arthroplasty and hip resurfacing. J Arthroplasty, 2009, 24(6 Suppl): 2-8.

[18] Trueta J, Harrison MH. The normal vascular anatomy of the femoral head in adult man. J Bone Joint Surg Br, 1953, 35-B(3): 442-461.

[19] Freeman MA. Some anatomical and mechanical considerations relevant to the surface replacement of the femoral head. Clin Orthop Relat Res, 1978, 134: 19-24.

[20] McBryde CW, Revell MP, Thomas AM, et al. The influence of surgical approach on outcome in Birmingham hip resurfacing. Clin Or-

thop Relat Res,2008,466(4):920-926.

[21] Loughead JM,Chesney D,Holland JP,et al. Comparison of offset in Birmingham hip resurfacing and hybrid total hip arthroplasty. J Bone Joint Surg Br,2005,87(2):163-166.

[22] Beaule PE,Lee JL,Le Duff MJ,et al. Orientation of the femoral component in surface arthroplasty of the hip. A biomechanical and clinical analysis. J Bone Joint Surg Am,2004,86-A(9):2015-2021.

[23] Ma B,Bergeron SG,Grant HJ,et al. Quantifying degree of difficulty in hip-resurfacing of pistol-grip deformity. Bull NYU Hosp Jt Dis,2009,67(2):154-158.

[24] Ganapathi M, Vendittoli PA, Lavigne M, et al. Femoral component positioning in hip resurfacing with and without navigation. Clin Orthop Relat Res,2009,467(5):1341-1347.

[25] Seyler TM, Lai LP, Sprinkle DI, et al. Does computer-assisted surgery improve accuracy and decrease the learning curve in hip resurfacing? A radiographic analysis. J Bone Joint Surg Am,2008,90 (Suppl 3):71-80.

[26] Glyn-Jones S, Pandit H, Kwon YM, et al. Risk factors for inflammatory pseudotumour formation following hip resurfacing. J Bone Joint Surg Br,2009,91(12):1566-1574.

[27] Witzleb WC,Hanisch U,Ziegler J,et al. In vivo wear rate of the Birmingham hip resurfacing arthroplasty. A review of 10 retrieved components. J Arthroplasty, 2009, 24 (6): 951-956.

[28] Witzleb WC, Ziegler J, Krummenauer F, et al. Exposure to chromium,cobalt and molybdenum from metal-on-metal total hip replacement and hip resurfacing arthroplasty. Acta Orthop,2006,77(5):697-705.

[29] Witzleb WC,Hanisch U,Kolar N,et al. Neocapsule tissue reactions in metal-on-metal hip arthroplasty. Acta Orthop, 2007, 78 (2): 211-220.

[30] Mont MA,Seyler TM,Ulrich SD,et al. Effect of changing indications and techniques on total hip resurfacing. Clin Orthop Relat Res, 2007,465:63-70.

[31] Witzleb WC, Arnold M, Krummenauer F, et al. Birmingham hip resurfacing arthroplasty: short-term clinical and radiographic outcome. Eur J Med Res,2008,13(1):39-46.

[32] Hurd JL, Potter HG, Dua V, et al. Sciatic nerve palsy after primary total hip arthroplasty:a new per-spective. J Arthroplasty,2006, 21(6):796-802.

[33] Kim PR, Beaule PE, Laflamme GY, et al. Causes of early failure in a multicenter clinical trial of hip resurfacing. J Arthroplasty, 2008,23(6 Suppl 1):44-49.

[34] Gunther KP,Lutzner J,Hannemann F,et al. Update on metal-on-metal hip joints. Orthopade,2013,42(5):373-390.

[35] Stiehler M, Goronzy J, Hartmann A, et al. The First SICOT Oral Presentation Award 2011: imageless computer-assisted femoral component positioning in hip resurfacing: a prospective randomised trial. Int Orthop, 2013,37(4):569-581.

[36] Hannemann F,Hartmann A,Schmitt J,et al. European multidis-ciplinary consensus statement on the use and monitoring of metal-on-metal bearings for total hip replacement and hip resurfacing. Orthop Traumatol Surg Res, 2013,99(3):263-271.

[37] Natu S,Sidaginamale RP,Gandhi J,et al. Adverse reactions to metal debris: histopathological features of periprosthetic soft tissue reactions seen in association with failed metal on metal hip arthroplasties. J Clin Pathol, 2012,65(5):409-418.

第 27 章　双动理念-双极髋关节置换术

第 27 章

双动理念–双极髋关节置换术

Michel-Henri Fessy

摘要 双动(dual-mobility,DM)杯理念为聚乙烯衬垫与假体头构成关节(第 1 个可动性)、聚乙烯衬垫与固定于髋臼内的金属杯构成关节(第 2 个可动性)。聚乙烯衬垫可在直径较大的外壳与直径较小的假体头之间自由活动。第 1 个可动性提供的活动度主要依赖植入物的特性。第 2 个可动性提供的活动度随杯的直径增大而变大。双动理念旨在降低脱位率(假体脱位距离更大)。下述研究的目的是评估脱位率、再手术率和髋臼杯固定。2006—2008 年法国实施了一项双动杯连续系列的回顾性多中心研究($n=3473$)。患者手术的平均年龄为 70 岁(波动范围为 19～24),全髋关节置换术的主要病因是骨关节炎(77%),其他病因包括股骨头坏死(11%)、发育不良、小儿疾病或外伤(8%)和炎症性疾病(4%)。70%的患者使用后外侧入路,并使用 9 种不同设计和涂层的植入物。在术前和术后分别进行 Merle d'Aubigné 评分、Harris 髋关节评分及影像学评分,并评估双动杯的生存率。平均随访时间为 7 年(5～11 年),PMA 评分及 HHS 评分分别从术前的 10 分、39 分增加到 17 分、87 分。15 例发生脱位(0.43%)。在本研究中,导致脱位的主要因素只有2种,即既往髋关节手术的次数及手术入路。后外侧入路的脱位率为 0.63%,经臀肌入路的脱位率为 0($P=0.008$)。只有 1 例由于髋臼杯位置不合适导致复发性脱位并进行了翻修。手术后前 3 个月没有脱位的病例。10 年生存率为 95%(无菌性松动或假体内脱位为终点)。涂层的类型、患者的年龄、病因均会影响生存率。与其他文献相比,本研究的所有结果均令人满意。与传统的假体不同,晚期脱位率与随访时间的长短无关。假体内脱位为双动杯特有的一种并发症,但较为罕见,10 年发生率为 0.5%。内衬锁定缘发生磨损时会发生假体头脱出聚乙烯衬垫。双动假体可以预防复发性脱位及晚期脱位。生存率与国家关节置换登记中心的报道相关。如果术后 3 个月内没有发生脱位,那就不会再发生。双动杯被证实效果较可靠。双动杯的适应证:①55 岁以下的患者,仅不稳定风险很高者;②55～70 岁的患者,需考虑患者的活动及脱位风险;③70 岁以上的患者,均使用双动假体。

关键词 脱位率・双动理念・双极髋关节置换术・髋・假体内脱位・活动度・稳定性・生存率・慢性不稳定的治疗・磨损

M.-H. Fessy
Centre Hospitalier Lyon Sud, Chirurgie Orthopédique et Traumatologique, Pierre Benite, France
e-mail: michel.fessy@chu-lyon.fr

G. Bentley (ed.), *European Surgical Orthopaedics and Traumatology*,
DOI 10.1007/978-3-642-34746-7_113, © EFORT 2014

第1节 概 述

2009年的法国骨科学会年会致力于推行双动理念。30年前，Ecole Lyonnaise d'Orthopédie的成员，Gilles Bousquet提出了这一法式理念。

第2节 理 念

假体头与聚乙烯衬垫构成关节，聚乙烯衬垫与固定于髋臼内的金属髋臼杯构成关节。聚乙烯在直径较大的金属髋臼杯与直径较小的假体头之间构成关节并可自由活动（图6-27-1）。

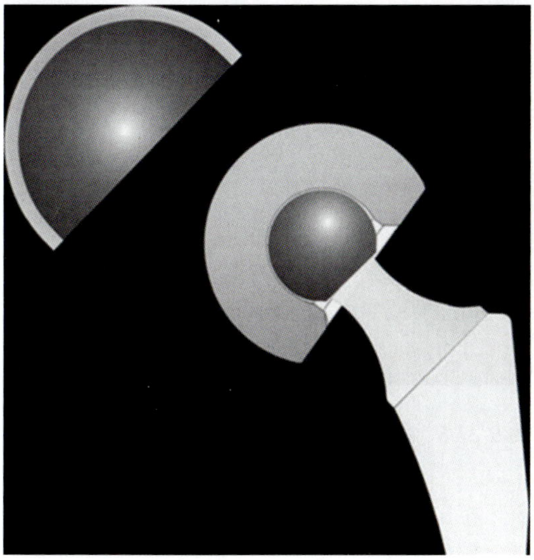

图 6-27-1 双动理念

1979年，法国的Serf society和Décines将双动理念最终设计成Novae Tripod非骨水泥髋臼杯，这代表了最初的设计。原始系统由金属不锈钢半球形壳体制成，在坐骨和耻骨中具有侧向凸缘，通过在髂骨中打入2枚锚定螺钉和1枚骨皮质螺钉以确保初始稳定性。第1代非骨水泥植入物使用氧化铝涂层，可促进继发稳定。第1次试模发现了一种特殊的并发症——假体内脱位。

在20世纪90年代后期，双动理念开始流行，并且市场上出现了多种髋臼杯。这些髋臼杯的材料不同，包括不锈钢或钴铬；形状不同，包括半球形、圆柱球形或带帽半球形。所有设计旨在通过压配实现初始稳定，通过表面处理[羟基磷灰石（hydroxyapatite，HAP），氧化铝HAP双涂层，伴或不伴有HAP的等离子钛涂层]来加强继发稳定。这些髋臼杯通过使用倒装的聚乙烯材料及改良的股骨颈设计来降低假体内脱位的风险。所以，在20世纪90年代后期，第2代双动杯得到了发展。

双动杯为行全髋关节置换术的患者提供了最大的活动度和稳定性。

一、关节活动度

假体头与聚乙烯衬垫之间的关节提供第1个可动性，活动度主要取决于植入物的特性。对于特定的植入物，第1个可动性所提供的活动度随着头-颈比的增加而增加（图6-27-2）。

聚乙烯衬垫的凸面与髋臼杯之间的关节提供第2个可动性，所允许的活动度随着髋臼杯直径的增大而增大。当使用Serf Novae系统时，直径43mm的植入物可以实现126°的活动度，直径65mm的植入物可实现140°的活动度（图6-27-2）。

因此，53mm髋臼杯外展45°、前倾20°，柄前倾15°、外翻7°，可以提供126°内收-外展活动度、185°伸屈活动度和220°旋转活动度。2000年，在美国骨科医生学会（American Academy of Orthopaedic Surgeons，AAOS）大会上，Harkess[1]分析了不同类型聚乙烯内衬的活动度，上述结果与Harkess的结果相比，双动杯提供了最大的活动度。此外，与标准的植入物或凸起防脱位的后壁衬垫所得的结果相比，双

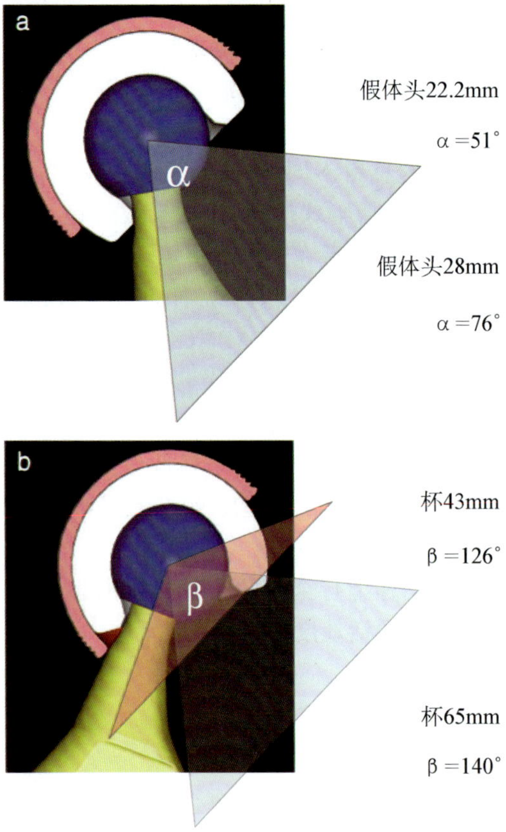

图 6-27-2　11 mm 股骨颈与 22.2mm 股骨头的活动度(Serf Novae)

动杯的结果更好。双动杯技术与较大直径的金属-金属界面相结合,可以达到甚至超越正常人的活动度。但前提是植入物的位置准确(表 6-27-1)。应按照标准准确定位双动杯。

二、假体的稳定性

全髋关节假体的脱位由以下 2 个机制导致:脱钩及凸轮效应。无论哪种机制,都会导致分离;当股骨头从 A 点移动到 B 点时,就会发生脱位(图 6-27-3)。当 AB 距离增大时,发生脱位的风险会降低。AB 距离是由股骨头的半径、杯的深度及杯的外展程度所决定的。AB 距离是脱位风险的特征指标。通过几何学,可将 AB 距离定义为:

$$\overline{AB}=R\times\sqrt{2\times(1-\cos\alpha)}$$

R 代表的是股骨头的半径。

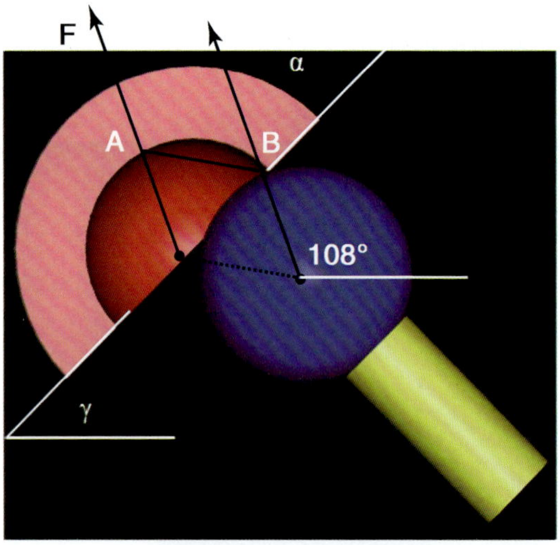

图 6-27-3　关节稳定性与 A-B 跳跃距离

表 6-27-1　双动假体与金属-金属大直径假体关节活动度的对比

	解剖角度	ASR 系统	ASR 系统对比解剖角度	Novae 系统	Novae 系统对比解剖角度
外展	15°～45°	72°	+60%	51°	+13%
内收	30°	80°	+166%	62°	+106%
屈曲	120°～40°	165°	+18%	151°	+8%
伸展	20°～30°	71°	+136%	38°	+26%

注:ASR. acceleration slip regulation,驱动防滑系统

以 AB 距离评估假体的不稳定性时，双动性似乎是避免该风险的最好理论解决方案。在使用双动假体时 AB 距离最大（图 6-27-4）。

第 3 节　初次手术的临床数据

一、2009 年法国骨科学会年会对于首次植入物的系列研究

（一）系列研究

2009 年法国骨科学会年会的座谈会分析了一个回顾性多中心研究，该研究纳入了法国公立医院及私立医院从 1998 年 1 月至 2003 年 12 月全部植入双动假体的病例。于 2006 年 1 月至 2008 年 12 月对患者进行回访。

该研究分析了 3473 例行髋关节置换术的患者，2479 例（71%）接受了最少 5 年的随访。470 例（13%）死亡，但录入了数据。524 例（16%）失访。随访的平均时间为 7 年（5～11 年）。

手术时的平均年龄为 70 岁（波动范围为 19～24），其中女性患者略多（58%），女性与男性人数之比为 1.38。多数患者为老年人，其中 58%的患者年龄＞70 岁，只有 5%的患者年龄＜50 岁。80%的患者体重正常。大多数患者身体健康，并且 81%的患者美国麻醉师学会（American Society of Anesthesiologists，ASA）评分＜2 分。8.6%的患者表现为运动障碍，如偏瘫、肌肉或神经病变、认知障碍（如酒精中毒）。

病因学研究显示，77%的患者的主要病因为原发性髋关节骨关节炎，11%的患者为股骨头坏死，8%的患者继发于髋关节发育不良导致的关节炎、儿童期疾病或创伤，4%的患者继发于炎症等其他病因。

6%的患者以前接受过髋关节手术。

术前 PMA 评分的平均值为 10.1 分，Harris 评分的平均值为 39.3 分。大多数患者因髋部疼痛而接受手术治疗。

尽管患者的年龄都较大，但大多数患者为单关节疾病（Charnley A：56%；Charnley B：29%；Charnley C：15%），他们的活动水平降低，50%的患者只能干一些家务活，20%的患者在没有外力帮助下不能走路（Devane 1：18%；Devane 2：57%；Devane 3：21%；Devane 4：3.5%；Devane 5：0.5%）。

共使用了 9 种不同类型的植入物，具有不同的设计和表面处理，并与市场上主要的股骨假体柄设计相结合。

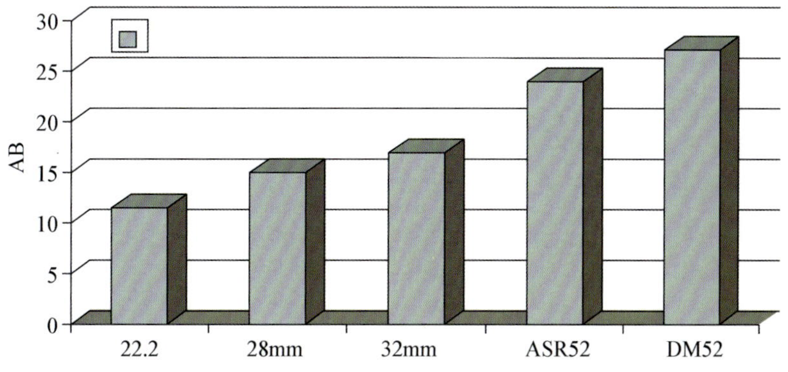

图 6-27-4　脱位风险与 A-B 跳跃距离决定了该系统（ASR DePuy 与 DM Novae Serf 对比）

70%的患者使用后外侧入路,但该入路易导致脱位。

(二)临床及影像学结果

末次随访时,PMA评分的平均值为16.8分,Harris评分的平均值为87分。

影像学分析显示,117例(3.7%)发生髋臼骨溶解,31例(1%)发生髋臼和股骨溶解。骨溶解现象取决于3个因素:随访时间、锆-聚乙烯摩擦界面及三角固定。骨溶解不受杯材料、股骨头直径及杯直径和外展角度影响。髋臼假体的过度外展可导致其松动。

二、假体的稳定性

2009年,全髋关节假体脱位仍是一种常见的并发症,各研究报道的发生率不一:Philipps[2]报道的是3.9%,Rogers[3]报道的是0.5%~9.2%,Berry[4]报道的是4.8%,Meek[5]报道的脱位率逐年增加0.9%。

法国骨科学会年会上的系列研究报道了15例脱位患者,发生率为0.43%,其中14例(0.4%)早期脱位发生于术后前3个月,1例(0.02%)发生晚期脱位。在14例早期脱位的患者中,有11例只发生了1次,2例复发了1次,1例复发了2次。所有患者在全身麻醉下复位,以防假体内脱位。有1例患者由于髋臼杯的位置放置错误而不得不再次手术,只有1例晚期脱位的患者术后观察了6年。

本研究中出现了2个显著的髋关节脱位的影响因素:既往的髋关节手术次数及手术入路。众所周知,后侧入路更容易发生脱位。后侧入路的脱位率为0.63%,而经臀肌入路的脱位率为0($P=0.008$)。

使用双动髋关节假体可以防止晚期脱位。0.02%的晚期脱位率并不受随访时间长短的影响,这不同于传统的髋关节假体,后者随访时间每延长5年则脱位率上升1%[4,5]。

使用双动髋关节假体可以预防复发性脱位。据报道,没有患者的复发性脱位超过2次。但传统的假体因复发性脱位而需要再次手术的风险更高[6]。

Meek[5]等的研究表明,导致不稳定的因素包括年龄、术者经验及髋部骨折史。Berry[7]报道,>70岁的女性、缺血性骨坏死、关节炎、骨折不愈合是主要的危险因素。对于双动假体,髋部手术史及手术入路是危险因素。双动杯可有效预防初次手术后的脱位,并且必定会影响适应证。因此,可以说术后前3个月如果没有发生脱位,那么就不存在远期脱位的风险。在不同国家的记录中,由于不稳定导致的翻修,双动杯更具有价值。

Aubriot和Leclercq[8]强调了双动杯在脱位方面的优势,Philippot[9]和Langlais[10]的连续性系列研究也称没有出现假体不稳定的病例。

(一)双动杯的生存率

将植入物的翻修作为终点事件,在不考虑感染性或非感染性因素时,10年的生存率为93.5%。将因无菌性松动和假体内脱位而进行髋臼杯翻修作为终点事件时,10年的生存率是95.24%(图6-27-5)。这些数据与其他系列研究的数据一致。

在此系列研究中,非骨水泥髋臼杯的表面处理在一定程度上影响了生存率。已经证实,HAP涂层和氧化铝HAP双涂层的不锈钢性能最差,8年随访时的生存率分别为89%和86%。多孔钛涂层的不锈钢植入物(有或无HAP涂层)无疑是效率最高的,8年时的生存率为100%。原始的三角固定效率是相当高的,8年时的生存率为100%;但三角固定会促进内固定钉周围的磨损及骨溶解。带有HAP涂层的钴-铬杯8年的生存率为91%。

病因也会影响假体的生存率:髋关节创伤后关节炎、继发性儿童或先天性髋关节脱位会降低生存率(图6-27-6)。

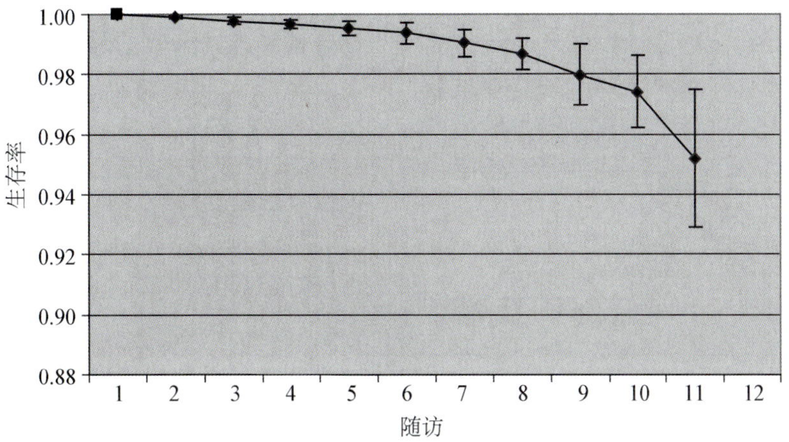

图 6-27-5 随访 10 年的生存率

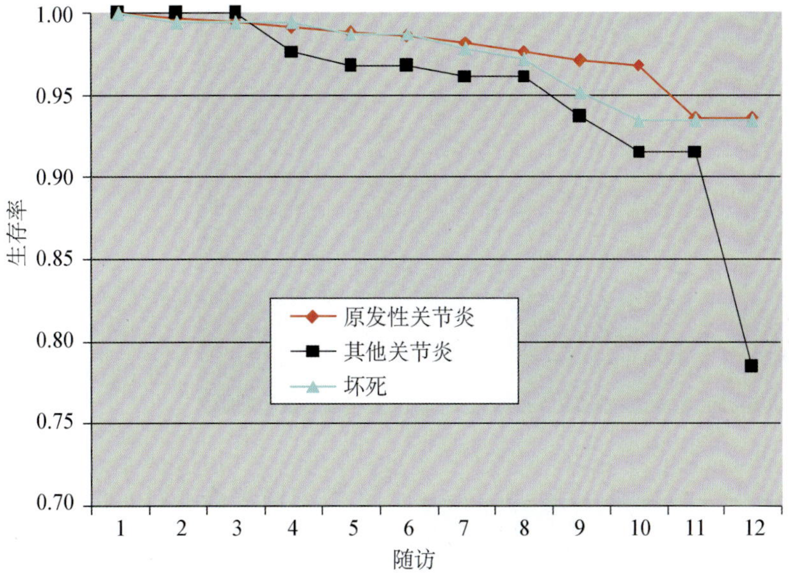

图 6-27-6 与病因相关的生存率

患者的年龄对 10 年生存率有特殊的影响(图 6-27-7)。70 岁以上患者的生存率高达 98.6%(图 6-27-8);55 岁以下的患者的 10 年生存率较低,为 91.4%;55～70 岁患者的生存率为 97.5%,与年龄>70 岁的患者相比,无统计学差异,且无影响生存率的明显诱因。

(二)假体内脱位

长期以来,一直有假体内脱位的风险,这是一个特殊并发症。当由于锁定缘的磨损导致股骨头脱出聚乙烯外时,就会发生假体内脱位。然后,假体头进入金属壳内,此时会出现特有的 X 线片(图 6-27-9)。在这个有较高稳定性的系统中,这种并发症的发生率很低。

Philippot[9]的回顾性分析报道,10 年内假体内脱位的发生率为 2%。在法国骨科学会年会期间评估第 2 代植入物时,假体内脱

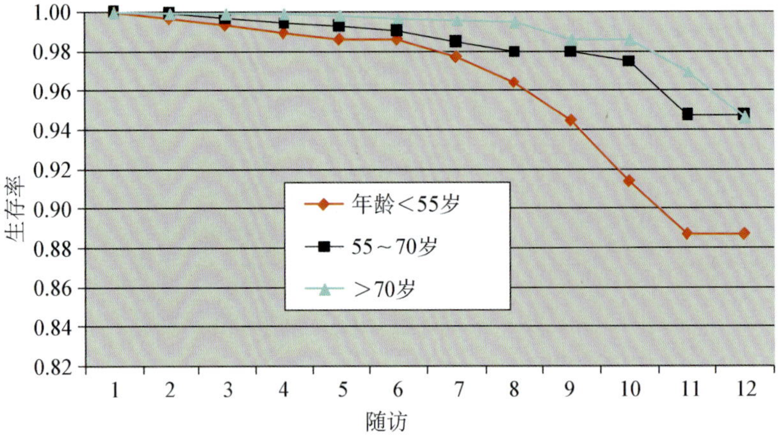

图 6-27-7 与年龄相关的生存率

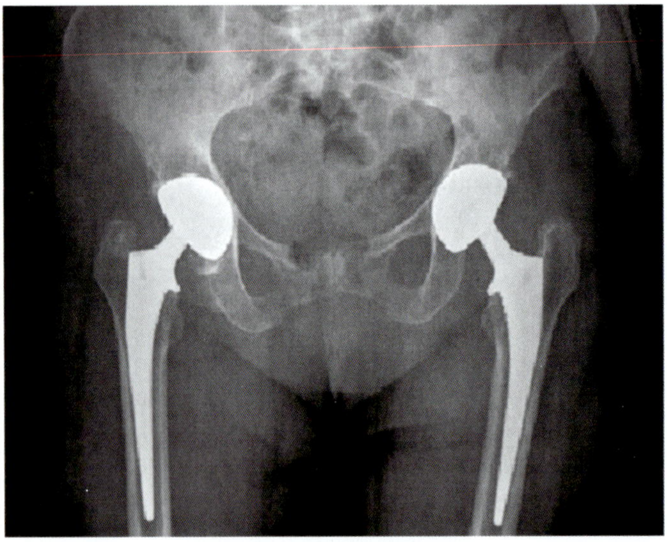

图 6-27-8 X 线片

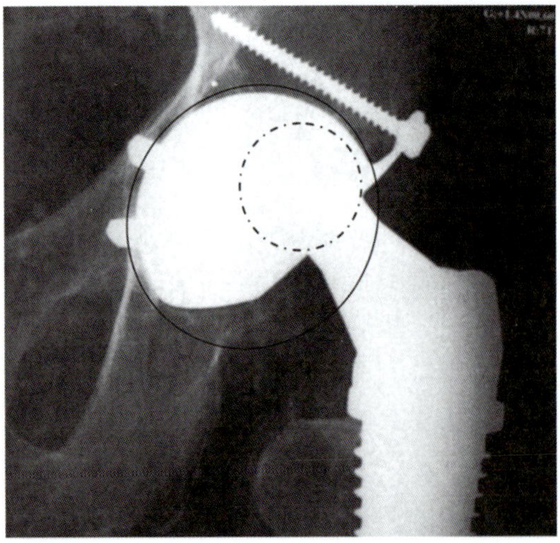

图 6-27-9 假体内脱位的 X 线表现

位率已显著降低，10 年脱位率低于 0.5%。使用第 1 代植入物的患者术后第 3 年会发生该并发症。发生率会随时间增长。然而，Noyer 提出了在使用更好的聚乙烯股骨颈的同时使用 3 个关节表面的理念，使发生率的增长降低了 50%[11]。假体内脱位是由假体颈和聚乙烯之间发生撞击导致的，可见锁定缘外周磨损均匀。然而，根据对植入物的分析，头-颈比并不是导致假体内脱位的唯一因素。聚乙烯逐渐倾斜且在同一径线的边缘局部磨损后，也会发生该并发症。

(三)现有报道的结果

Lautridou[12] 和 Caen 团队报道了随访 15 年的 437 例使用 Tripod 杯结合 MK3

Charnley 柄的患者的结果，对 164 例患者进行回顾性分析，137 例在原位修复后死亡；92 例失访；分析了 44 例假体失败的病例。将由于生物力学问题导致的杯移位作为终点事件，15 年的生存率为 84.4%±4.4%。仅因原发性髋关节骨关节炎进行置换的 15 年生存率为 90.1%±4.6%。

Philippot[13]报道了 384 例 Tripod 双动杯结合不同柄设计(185 例不锈钢螺钉柄，228 例钛合金螺钉柄，20 例 Corail 柄，5 例 Egoform 柄)的全髋关节置换术的结果。其中 25 例失访，99 例死亡，但数据已录入。双动杯的 15 年生存率为 96.3%(*SD*=0.037%)。

在一项为期 10 年的回顾性研究中[9]，回访了 1993—1994 年接受髋关节手术的 106 例患者。随访率较高，仅有 1 例患者失访。所有的患者都经后侧入路植入 Tripod 杯与 Serf 螺纹 PF 柄。所有的患者均使用 22.2mm 的不锈钢股骨头。将杯的无菌性移位作为终点事件，10 年的生存率为 98%，50 岁以下患者的生存率为 90.7%，50 岁以上患者的生存率为 98%，在本系列研究中没有脱位的病例，但有 2 例发生假体内脱位。

Farizon[14]的回顾性研究报道了相似的结果。

Philippot[15]也分析了 438 例使用 Bousquet Tripod 系统全髋关节假体患者的 15 年生存率。据他报道，55 岁以下患者的翻修率为 12%；>65 岁的患者的翻修率为 4.2%；在>70 岁的患者中，没有因髋臼原因而进行翻修的病例。将因无菌性松动进行 Tripod 杯翻修作为终点，15 年的生存率为 96.3%±3.7%，20 年的生存率为 94%±6%。

最后，Philippot[9,13,15]评估了 70 例年龄<50 岁行全髋关节置换术的患者的结果。杯的 10 年总体生存率为 89%，其置信区间>95%。10 年随访时，70 例中有 2 例发生了假体内脱位。尽管本研究均使用后侧入路，但并没有发生不稳定。

Leclercq[16]于 1998 年 1 月至 2000 年 12 月进行持续的多中心研究，194 例患者使用 HAP 涂层的 Cobalt-Chromium 杯，与多种类型的假体柄结合，随访 5 年。在末次随访时，17 例死亡，8 例失访。本研究中，没有患者发生脱位，杯的 5 年生存率为 100%。

三、聚乙烯磨损

在圣埃蒂安，Adam[17]研究了双动聚乙烯的磨损。他分析了 40 例 Novae® 杯在平均植入 8 年内，由于败血症或生物力学失败等不同原因取出。所有的患者均应用 22.2mm 的股骨头与金属聚乙烯杯构成关节。植入内植物的平均年龄为 46 岁(19～76 岁)，70%的患者较年轻且有较好的活动能力。

通过测量聚乙烯的凹凸面曲率半径的变化，与参照植入物进行比较。用导针(BHN 706 型)测量内凹面，轮廓投影测量外凸面。2 种方法的精确度可以达到 5μm，通过参考制造商的数据确定磨损体积。

在凸面上，衬垫都有磨损。

衬垫凸面每年平均的磨损为 9μm(*SD*=9μm)，凹面为 73μm(*SD*=69μm)，每年内外磨损之和为 82μm(*SD*=72μm)，衬垫凹面的磨损为凸面的 8 倍。

每年体积的平均磨损为 28μm^3(*SD*=28)，凹面每年的平均磨损为 25μm^3(*SD*=23)，这就代表每年总计的磨损为 53.4μm^3(*SD*=40)，凹面和凸面的磨损体积相同。

与传统报道的金属-聚乙烯假体结合 22.2mm 股骨头的磨损相比，这 40 例应用双动杯的整体磨损率并不高。1986 年，Wroblewski[17]报道的 116 例 Charnley 假体每年的整体磨损为 96μm，这与笔者的结果一致。对于凹面的磨损，笔者的结果甚至更低，可能主要是因为对于相同的活动度，一部分是头与凹面间的角移位，另一部分是凸面与金属背面之间的角移位。该研究表明，双动性与较高的磨损率无关。

第4节 慢性不稳定的治疗

Leclercq 和 Aubriot[18] 于 1995 年首次发表了 13 例植入 Tripod Bousquet 髋臼杯的全髋假体复发性脱位的处理结果。自 1984 年后，他们使用不锈钢 Charnley 股骨假体结合 Tripod Bousquet 杯的混合假体证实了自己的选择。在此系列研究的 1100 例患者中，他们仅报道了 1 例脱位，并且没有发生再脱位。考虑导致慢性脱位的多个因素，这 2 位作者均建议对 1987—1992 年的 13 例慢性脱位患者使用 Tripod 杯。根据他们的结果，这种选择十分有效。据报道，即使在患者持续存在脱位因素的情况下，在平均 2 年的随访中，仅有 1 例患者发生脱位且没有发生再脱位。

Beguin[9] 报道，在 1990—2000 年，通过翻修植入 Tripod 杯治疗的 42 例慢性脱位患者的复发性脱位率为 4.7%。

法国髋关节协会在 2006 年对 238 例复发性慢性不稳定全髋关节假体进行了多中心研究，发现使用双动杯效果良好，复发性脱位的发生率为 3.3%。Guyen[19] 报道了 64 例回访患者，复发性脱位的发生率为 5%。

2009 年，在法国骨科学会年会上发布的研究中，对 180 例不稳定的患者进行了双动杯治疗，平均随访时间为 6 年，其中 27 例死亡，7 例失访。平均手术次数为 2.5 次，仅有 17% 的患者接受了超过 1 次的翻修。8 例患者发现股骨大转子的骨不连，应用双动假体翻修之前的平均时间为 49 个月。7 例(3.9%)患者发生复发性脱位，2 例患者复发 1 次。先天性髋关节发育不良、行多次翻修手术或转子间骨不连的患者进行关节置换的失败风险增加。只有 1 例(0.5%)患者因复发性脱位接受了翻修术。

这 5 个系列研究证实了双动杯在治疗髋关节假体不稳定方面的优势。既往文献报道的复发性脱位发生率：限制型髋臼杯为 9%，高交联聚乙烯衬垫为 24%，大直径股骨头为 13%，医源性因素为 24%。与这些结果相比，双动假体系列研究的总体结果要更好。

因此认为，处理因慢性不稳定导致翻修术的最佳选择是双动杯。

因松动而进行翻修术的结果

这种并发症在文献中的记录并不完善。

2009 年法国骨科学会年会上报道了一项连续回顾性多中心(11 个不同中心)研究，包括从 2003 年 1 月 1 日至 12 月 31 日进行置换术的 499 例患者的记录。在进行双动假体翻修术之前，75% 的患者进行过 1 次手术，16% 的患者进行过 2 次手术，4% 的患者进行过 3 次手术。手术时患者的平均年龄为 70 岁，翻修的平均时间为术后 5.6 年。在本研究中，有 50% 的患者的假体柄进行了更换。

据报道，翻修后的脱位发生率较高(2.8%)；但仍低于已往数据(翻修术后脱位率为 8%～28%[20])(表 6-27-2)。

在Ⅰ期翻修中，使用 Kerboull 加强环的患者较少；在Ⅱ期翻修中，1/3 的患者使用了 Kerboull 加强环；在Ⅰ期＋Ⅱ期翻修中，50% 的患者采取了假体重建。Ⅰ期＋Ⅱ期患者假体的 10 年生存率为 85.4%(69%～93%)，脱位发生率为 1.09%，复发性脱位的发生率为 0.45%。

1/3 的Ⅲ期翻修患者需要使用 Kerboull 加强环，1/2 的Ⅳ期翻修患者需要植入一个加强笼。据报道，80% 的患者及所有Ⅳ期患者采取了部分重建。

该装置在Ⅲ期和Ⅳ期翻修中的 10 年生存率为 73%(52%～87%)，脱位率为 3.3%，且没有发生复发性脱位。

表 6-27-2　翻修术系列研究的结果

作者	髋臼杯型号	纳入例数	法国骨科学会分期	平均随访时间(月)	脱位例数(%)	无菌性松动翻修例数(%)
Parratte 等	Hilock Rev®	34	Ⅲ:100%	72	3(9%)	2(5.8%)
Pieringer 等	Burch-Schneider® 钢筋组架	67	Ⅱ:30% Ⅲ:70%	50	11 (16.4%)	4(6%)
Bostrom 等	Burch-Schneider® 钢筋组架	31	Ⅱ:7% Ⅲ:74% Ⅳ:19%	30	5(16%)	2(7%)
Unger 等	Monoblock Acetabular 杯 System®	60	Ⅰ:2% Ⅱ:86% Ⅲ:12%	42	7(12%)	2(3.3%)
Kawanabe 等	Kerboull® cross standard PE 杯	46	Ⅱ:31% Ⅲ:67% Ⅳ:2%	105	4(8%)	1(2.5%)
Philippot 等	双动±钢筋组架	104	Ⅰ:26% Ⅱ:33% Ⅲ:28% Ⅳ:13%	60.4	3(2.8%)	2(1.9%)
学术报告会	双动±钢筋组架	241	0:12.4% Ⅰ:23.6% Ⅱ:40.6% Ⅲ:16.5% Ⅳ:5.8%	66	6(2.4%)	3(1.2%)

脱位可以分为 3 类:无菌性松动(241 例)、感染性松动(60 例)和复发性不稳定(180 例)。这 3 种类型的脱位风险有很大差异(表 6-27-3)。因无菌性松动翻修的患者,包括所有阶段的翻修,脱位率为 2.4%。对于因感染性进行松动的患者,无论是单阶段还是两阶段的治疗,脱位率均为 6.6%。对于因慢性不稳定进行翻修的患者,脱位率为 3.9%。既往进行髋关节置换术的次数是唯一有统计意义的危险因素($P=0.02$)。

表 6-27-3　2009 法国骨科学会年会系列研究中应用双动系统的脱位风险

	脱位
初次手术	0.4%
无菌性松动翻修	2.4%
慢性不稳定翻修	3.9%
感染性松动翻修	6.6%

本研究表明,在翻修术中,应用双动杯是最可靠的。与其他假体相比,双动杯的结果具有优越性。通过文献回顾,适应证及治疗方法将更加完善。

第 5 节　总　结

已证实,双动杯是非常好的医学设备。

在术后前 3 个月没有脱位的情况下,双动杯可以降低脱位风险。

双动杯可以降低复发性脱位的发生风险。

首次髋关节手术应用双动杯的生存率与国家关节置换登记中心的报道相关。

下述为双动杯的适应证：①55 岁以下的患者，且有较高的髋关节假体脱位风险。②年龄＞70 岁，可系统使用双动杯。③55～70 岁的患者，需要考虑患者的活动性及脱位风险。

在治疗全髋关节置换术后出现慢性不稳定时，双动杯是最可靠的设备。单极髋臼翻修发生率较低。

与文献记录的数据相比，应用双动杯能明显降低翻修手术的脱位风险。

参考文献

[1] Harkess JW, Guyton JL, Lavelle DG, et al. Variation in design of anteverted acetabular liners in THR. AAOS meeting Orlando, Florida, 2000.

[2] Phillips CB, Barrett JA, Losina E. Incidence rates of dislocation, pulmonary embolism, and deep infection during the first six months after elective total hip replacement. J Bone Joint Surg Am, 2003, 85-A(1): 20-26.

[3] Rogers M, Blom AW, Barnett A, et al. Revision for recurrent dislocation of total hip replacement. Hip Int, 2009, 19(2): 109-113.

[4] Berry DJ, Von Knoch M, Schleck CD, et al. The cumulative long-term risk of dislocation after primary Charnley total hip arthroplasty. J Bone Joint Surg Am, 2004, 86-A(1): 9-14.

[5] Meek RM, Allan DB, McPhillips G, et al. Epidemiology of dislocation after total hip arthroplasty. Clin Orthop Relat Res, 2006, 447: 9-18.

[6] Kotwal RS, Ganapathi M, John A, et al. Outcome of treatment for dislocation after primary total hip replacement. J Bone Joint Surg Br, 2009, 91(3): 321-326.

[7] Berry DJ. Unstable total hip arthroplasty: detailed overview. Instr Course Lect, 2001, 50: 265-274.

[8] Aubriot JH, Lesimple P, Leclercq S. Etude du cotyle non scellé de Bousquet dans cent prothèses totales de hanche hybrides (composant fémoral type Charnley scellé). Recul moyen 5 ans. Acta Orthop Belg, 1993, 59 (Suppl 1): 267-271.

[9] Philippot R, Adam P, Farizon F, et al. Survival of cementless dual mobility sockets: ten-year follow-up. Rev Chir Orthop Reparatrice Appar Mot, 2006, 92(4): 326-331.

[10] Langlais FL, Ropars M, Gaucher F, et al. Dual mobility cemented cups have low dislocation rates in THA revisions. Clin Orthop Relat Res, 2008, 466(2): 389-395.

[11] Bauchu P, Bonnard O, Cyprès A, et al. The dual-mobility POLARCUP: first results from a multicenter study. Orthopedics, 2008, 31(12 Suppl 2).

[12] Lautridou C, Lebel B, Burdin G, et al. Survival of the cementless Bousquet dual mobility cup: minimum 15-year follow-up of 437 total hip arthroplasties. Rev Chir Orthop Reparatrice Appar Mot, 2008, 94(8): 731-739.

[13] Philippot R, Camilleri JP, Boyer B, et al. The use of a dual-articulation acetabular cup system to prevent dislocation after primary total hip arthroplasty: analysis of 384 cases at a mean follow-up of 15 years. Int Orthop, 2009, 33(4): 927-932.

[14] Farizon F, de Lavison R, Azoulai JJ, et al. Results with a cementless alumina-coated cup with dual mobility. A twelve-year follow-up study. Int Orthop, 1998, 22(4): 219-224.

[15] Philippot R, Farizon F, Camilleri J, et al. Survival of dual mobility socket with a mean 17 years follow-up. Rev Chir Orthop Reparatrice Appar Mot, 2008, 94(1): 43-48.

[16] Leclercq S, Benoit JY, de Rosa JP, et al. Results of the Evora dual mobility socket: five years follow-up. Rev Chir Orthop Reparatrice Appar Mot, 2008, 94(1): 37-42.

[17] Adam P, Farizon F, Beguin L, et al. Analyse

de surface après explantation de 50 cupules en polyéth-ylène à double mobilité. Rev Chir Orthop Reparatrice Appar Mot, 2005, 91: 627-636.

[18] Leclercq S, el Blidi S, Aubriot JH. Traitement de la luxation récidivante de prothèse totale de hanche par le cotyle de Bousquet. A propos de 13 cas. Rev Chir Orthop Reparatrice Appar Mot, 1995, 81(5): 389-394.

[19] Guyen O, Pibarot V, Vaz G, et al. Unconstrained tripolar implants for primary total hip arthroplasty in patients at risk for dislocation. J Arthroplasty, 2007, 22(6): 849-858.

[20] Huten D. Luxations et subluxations des prothèses totales de hanche. Cahiers d' enseignement de la SOFCOT. Elsevier, 1996: 19-46.

第 28 章　关节切除成形术

第 28 章
关节切除成形术

Michael Müller, Carsten Perka

摘要 两阶段或永久性关节切除成形术适用于假体周围感染，用于无植入期的强化抗生素治疗和软组织巩固，或作为多重耐药菌反复感染的最终解决方案。对于多重耐药微生物引起的关节周围软组织(包括瘘管)急性感染，或无法从术前抽取的关节液中分离出微生物，则需行两阶段关节切除成形术，无感染的生存率可达到 90%～100%。取出假体和再植入的间隔可能会历时 6～12 周。两阶段切除成形术的一般优点包括彻底清创，实现植入间隔，避免生物膜下残留的细菌转移至关节组织中，抗生素骨水泥间隔物的应用，非骨水泥再植入的可能性，以及允许各种植入物的翻修。而关节切除成形术的缺点是肢体长度差异可达 5～7cm，运动受限，还可能引起髋部或下肢肌肉的挛缩和萎缩。

关键词 髋臼假体移除・并发症・股骨假体移除・髋・适应证・间隔再植入・康复・关节切除成形术・外科技术

M. Müller(✉) ・C. Perka
Department of Orthopaedics and Department of Accident and Reconstructive Surgery, Centre for Musculoskeletal Surgery, Charité-University Medicine, Berlin, Germany
e-mail: michael.mueller@charite.de

G. Bentley (ed.), *European Surgical Orthopaedics and Traumatology*,
DOI 10.1007/978-3-642-34746-7_222, © EFORT 2014

第 1 节 关节切除成形术的适应证

在假体周围感染的情况下，建议进行两阶段翻修或永久性关节切除成形术，以实现无植入期的强化抗生素治疗和软组织巩固，或作为多重耐药菌导致的复发感染的最终解决方案。下列情况有必要行两阶段翻修：①多重(高风险)耐药菌；②关节周围软组织的急性感染；③无法从抽取的关节液中分离出细菌。

因此，无法确定患者对骨水泥特定抗生素混合物的抗生素敏感性(一阶段翻修所需的)[1]。

总体来说，两阶段感染翻修手术是一种治疗假体周围感染的常用方法。两阶段关节切除置换术的优点包括：①进行 2 次清创术(移除期间及之后，植入前)。②实现植入间隔，使生物膜下残存的细菌不能转移至关节组织中。③可应用高剂量抗生素骨水泥间隔物，骨水泥的目的不是固定假体(在一阶段翻修时，骨水泥的机械性并不是非常重要的，因为混有抗生素的量最多可达 10%)。④可进行非骨水泥再植入，可选的植入物的范围较大。

应用两阶段翻修治疗髋关节置换术后的感染，可以达到 90%～100%的无感染生存率[2-4]。和一阶段翻修相比，两阶段翻修假体的生存率更高。据报道，一阶段无感染内植物的生存率为88%～94%[5,1,6]。

含抗生素的间隔物可以在重新植入假体前放置一定时间[3,4,7,8]。

这种间隔物可释放抗生素至感染灶，同时保持肌肉和肌腱的张力，防止软组织挛缩，有利于术后功能的恢复[3,4]。

目前，有预制型间隔物和术中自制的间隔物。术中自制的间隔物可根据耐药谱，将对细菌敏感的抗生素加入骨水泥中。

不是所有的抗生素都能使用，因抗生素必须以粉剂的形式存在，溶于水并且有热稳定性。最常用的有庆大霉素、万古霉素、氨苄西林、妥布霉素、克林霉素、氨曲南和氧氟沙星[2,4,9,10]。

关于体内间隔物抗生素的释放持续时间的报道较少。有报道称，范围为从几周到4个月[11,24]。

间隔物的潜在缺点是断裂和脱位，可导致骨缺损的骨吸收、磨损水泥颗粒，特别是二氧化锆颗粒[12,24]。因此，有学者并不推荐在植入物移除后使用抗生素间隔物，但抗生素间隔物使再植入后41.3个月的无感染植入物的生存率达到94%[12]。

除了间隔物，也可以使用抗生素珠链，但是和含抗生素的间隔物相比，抗生素珠链并无任何优势。抗生素珠链是预制好的，通常仅含有庆大霉素和万古霉素[13]。下肢短缩和不稳定仍会发生。并且，抗生素珠链可能会被瘢痕组织覆盖，还可能陷入关节深处，很难找到并移除[12,25]。

移除和再植入的间隔时间可为6～12周[2,4,7,14,15]。也可为更长时间，但并无益处[12,13]。

一些学者强调给予6周的静脉抗生素治疗(Garvin、Evans、Fink和Hsieh)，但最近有使用更短时间抗生素治疗的报道[16,17]。

除了通过监测临床表现和血液感染参数来确定关节是否被感染外，推荐在再植入之前行关节穿刺。建议间隔至少2周未使用抗生素再抽取关节液[18]。在置入抗生素间隔物的情况下，抗生素的释放可能会影响细菌的检测，这点必须要考虑[19]。

在第1周内，护理应该包括适当负重，以及使用石膏夹板或支具来维持下肢中立位。此外，下肢长度的差异不应该开始就完全纠正，否则下肢长度的短缩会加剧。

虽然永久性关节切除成形术在很大程度上降低了患者的生活质量[12]，但可能是一些患者保肢的唯一解决方案。

然而，尽管进行了关节切除成形术，但一些患者仍可能存在髋关节的深部感染[20-22]。这主要是由残留的污染腔隙造成的，特别是当腔体不会因关节周围钙化等原因而自发塌陷时。当腔隙被渗出液填充时，成了细菌的最佳培养基，故感染会持续存在。

在这些患者中，治疗方法是使用肌肉瓣封闭感染腔隙。据Suda和Heppert报道，他们在关节切除成形术后使用股外侧肌瓣治疗慢性感染的结果非常令人满意[23]。在2.6年的随访内，通过这种方式，他们成功治愈了全部慢性感染的患者。

治疗的成功需要精确且连贯的手术策略，包括正确的入路方式、相应的假体及不得不移除的部分。

第2节 关节切除成形术的技术

在开始翻修之前，外科医生应概览已存在的瘢痕、手术入路和解剖标记(图6-28-1)。

应全层切开皮肤，需要切除瘢痕，如果存在瘘管，则应完整地将其切除。对于翻修手术，推荐直接行外侧入路或后侧入路，因为两者均可提供完美的视野，并且较易将切口延伸。

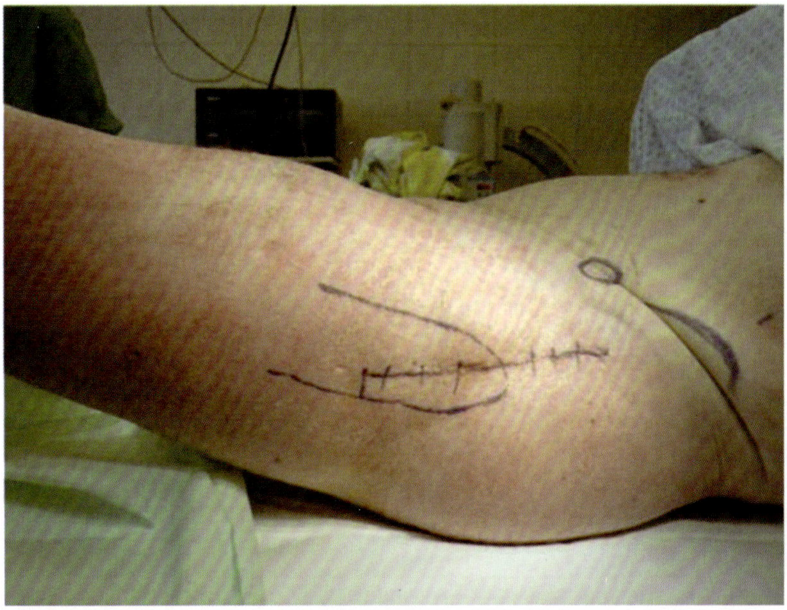

图 6-28-1　相关的标记、瘢痕、手术入路及其他可能的状况，如瘘管、肿胀、红肿等

完全暴露股骨近端并切除几乎所有的瘢痕组织和新的滑囊，对于实现必要的假体脱位至关重要。使用牵开器向外侧牵拉股骨，使髋关节脱位。在假体脱位之后，将股骨头移除。操作应仔细，以防股骨头掉入深部伤口或肌肉中，再找到并移出股骨头则较为困难。因此，股骨应尽可能地偏向外侧，并且将牵开器放在股骨头后方。

必须小心地进行股骨近端的充分准备，以便移除股骨头。使用咬骨钳、电刀或手术刀去除所有的瘢痕组织。在骨化的情况下，用小骨凿游离近端柄可能比较方便。假体柄的近端准备也可使用高速手术钻系统（图 6-28-2）。这个系统包括各式各样的非常小（2.4～3.2mm）的直形、弯形和成角的标准或特殊附件，长度不同，可以连接到不同的气动高速钻头上。通过在骨与植入物接触面钻孔来松解植入物。

使用股骨髋关节组件取出器移除股骨假体（图 6-28-3）。一些股骨假体有可以固定取出器的特殊结构，取出器可以钩住或拧入。如果没有，可以使用多个固定在假体圆锥上的通用提取器。

在一些病例中，假体柄和股骨髓腔固定较紧，不易取出。在这种情况下，必须进行股骨截骨术，通过纵向延伸的转子截骨或通过前骨皮质骨窗（通常用摆锯进行），准备骨窗的第 1 步是在所需窗的每个角上进行 3.2mm 的钻孔。然后，使用摆锯锯开。保留骨窗上的软组织很重要。否则，骨窗就有可能成为感染的死骨片。

取出固定较牢固的假体柄的另一种可能是经股骨入路。经背外侧劈开股骨及大转子的近端，打开股骨，股骨骨片仍然附着在股外侧肌上。通过这种入路，可以很好地暴露并取出股骨假体。

将股骨假体取出后，必须使用长骨刮匙和喷射灌洗技术进行清创。必须将假体周围的膜完全去除，并进行病理和微生物分析（图 6-28-4）。

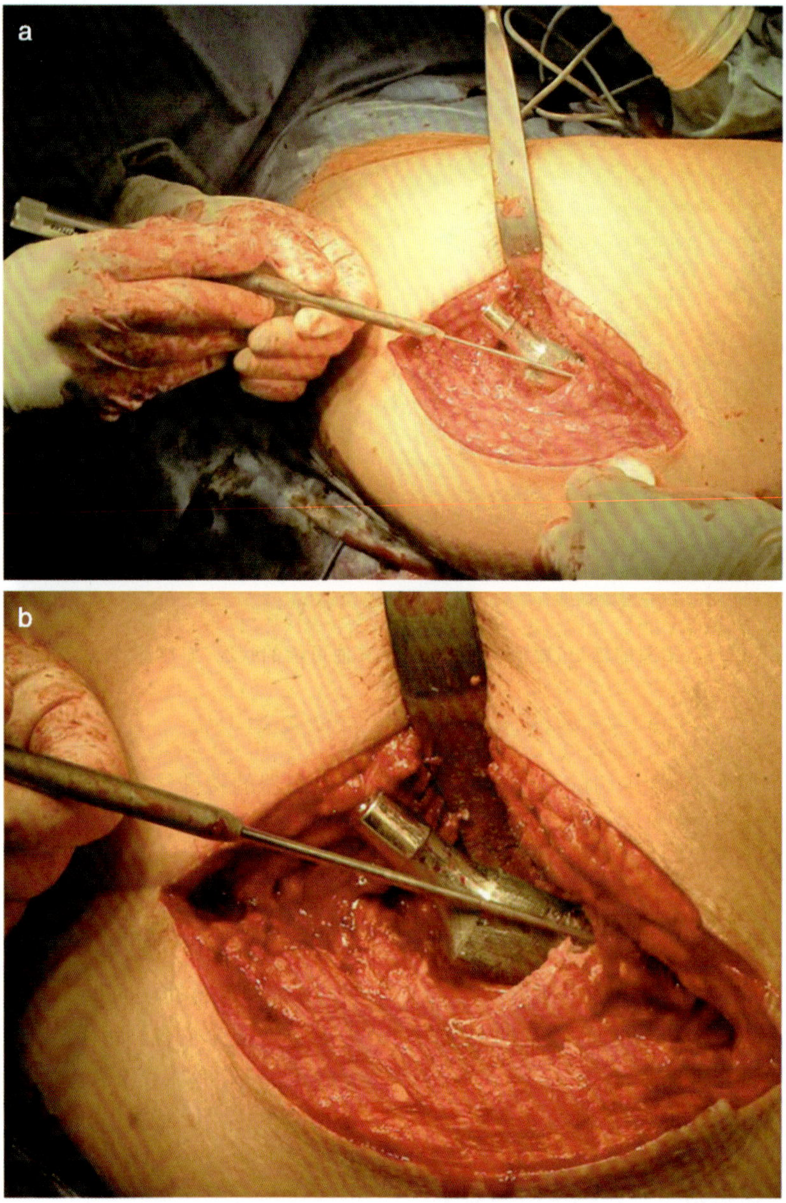

图 6-28-2 **使用高速手术钻系统对假体柄进行准备**

假体被取出后可以使用(亦可不用)抗生素间隔物。间隔物的优势是可以实现局部抗生素治疗,并可避免下肢短缩、肌肉挛缩。图 6-28-5 为应用预制型间隔物。可能的风险是脱位、断裂、二氧化锆磨损颗粒和骨量丢失。

通常,取出髋臼杯是以聚乙烯衬垫的取出为起点。可以通过一种特殊的取出器(图 6-28-6)来完成,或用螺形取出器拧入之前钻好的小孔中。

如果假体固定很紧,则可以使用一些其他的取出方法。一个常用的方法就是使用弯曲的特殊骨刀(图 6-28-7),能和髋臼杯外表面完全贴合。

这样可以将髋臼杯与周围骨游离,然后可从髋臼边缘将其撬出。注意:髋臼杯通常

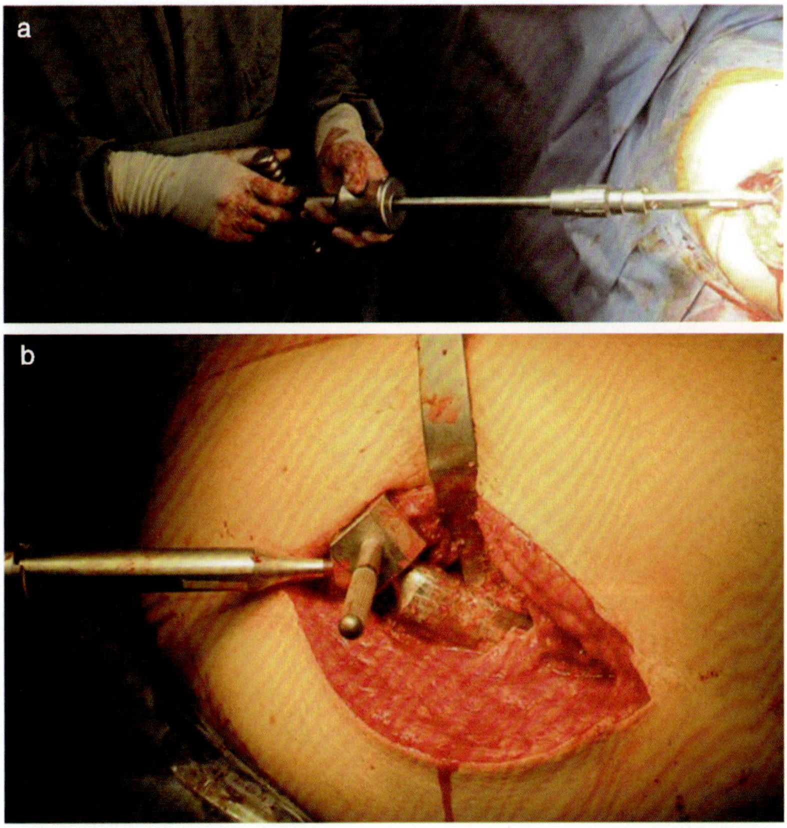

图 6-28-3　a. 特殊的股骨假体取出器（滑动锤）。b. 接合器固定在锥形物上

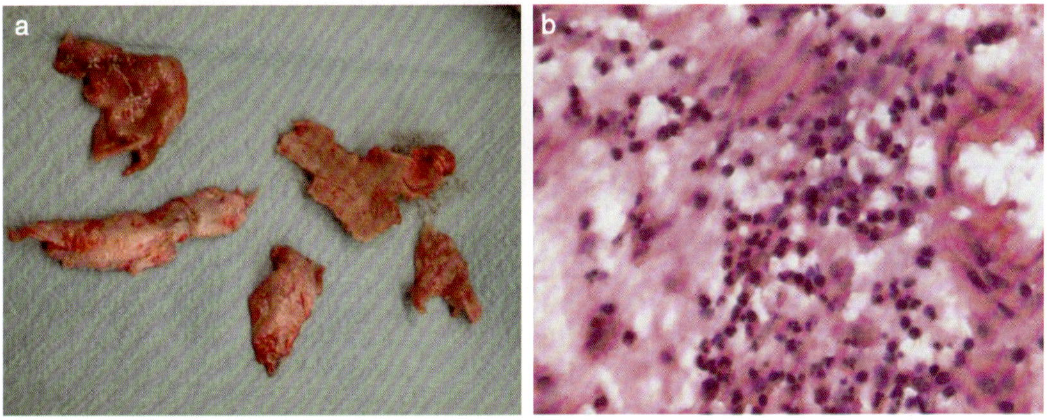

图 6-28-4　疏松的假体周围膜性结构——宏观（a）和微观（b）

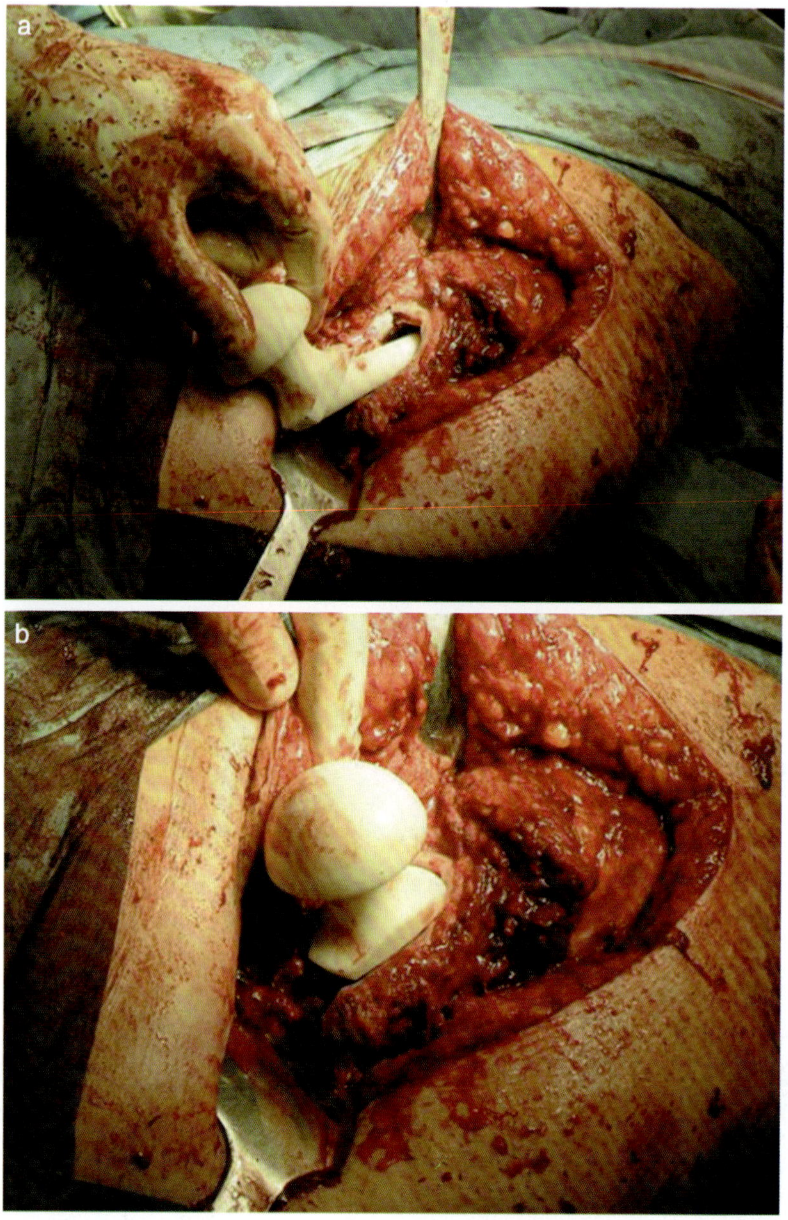

图 6-28-5 **显示股骨间隔**

固定于向髋臼施加力的位置。所以应该从这些部位的骨质中精确地游离髋臼杯。取出假体时应尽量保留骨质，因为保留足够的骨量是进行后续翻修的基础。对于螺旋形臼杯来说，可以用旋入装置将其取出。

还有几种由不同公司提供的特定髋臼杯取出系统。这些系统包括一个固定在手柄上的中心定位头和一个固定在头上的、硬的截断刀片。刀片和头有不同的型号和样式，可以保留骨量，并稳定地引导切割。头的大小是由衬垫的内径决定的，而刀片是由髋臼杯的外径决定的。将锚定的截断刀片打入周围骨质中，形成一个通道。通过旋转头的轴向旋转，用薄刀片将髋臼杯的顶端从骨质处游离。

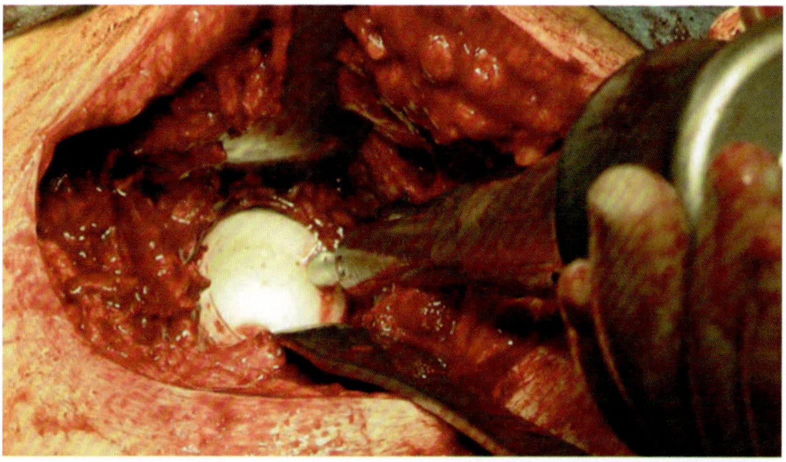

图 6-28-6 使用取出器将其取出

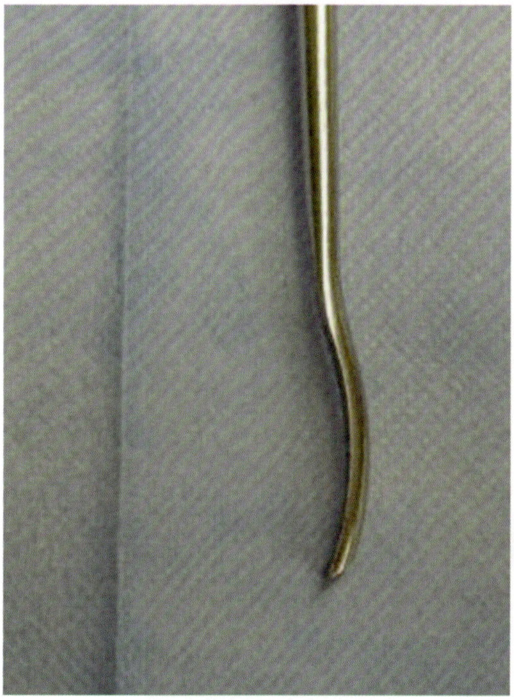

图 6-28-7 应用弯曲的骨刀将髋臼杯取出

将髋臼杯取出后，必须再次进行扩大清创术和喷射式冲洗（图 6-28-8）。必须将取出的组织样本（假体周围膜）进行病理和微生物分析。

用缝合线或缝合器来缝合伤口。必须于伤口深部放置引流器以充分引流。图 6-28-9 为用于聚乙烯衬垫、螺纹髋臼杯和股骨假体的取出器。

图 6-28-10 为假体周围感染患者的术前和术后 X 线片，这些患者接受了两阶段翻修和临时性关节成形术。

患者（女性，81 岁）在初次髋关节置换术后 8 年发生假体周围感染。这例患者的病史并不复杂。其主诉在晚上和休息时，髋关节假体周围疼痛逐渐加重。术前 C 反应蛋白有轻度升高（11 mg/L）。髋关节抽吸造成凝固酶阴性的葡萄球菌生长。两阶段的翻修间隔时间为 8 周。

第 3 节 康复和并发症

关节切除成形术的主要缺点是下肢长度差异高达 5～7cm，以及髋部肌肉的挛缩。这可导致步态明显异常，出现肌无力和跛行。因此，患者的活动会受限。通常，医生推荐使用助行器，如拐杖、轮式扶车和手杖。下肢长度的差异应通过使用增高鞋、后跟垫和增高垫来纠正。为了防止肌肉挛缩，在晚上和休息时可以戴上特殊的夹板或支具。

关节切除成形术的并发症发生率较低，可能发生持续的感染和因骨皮质骨量较薄

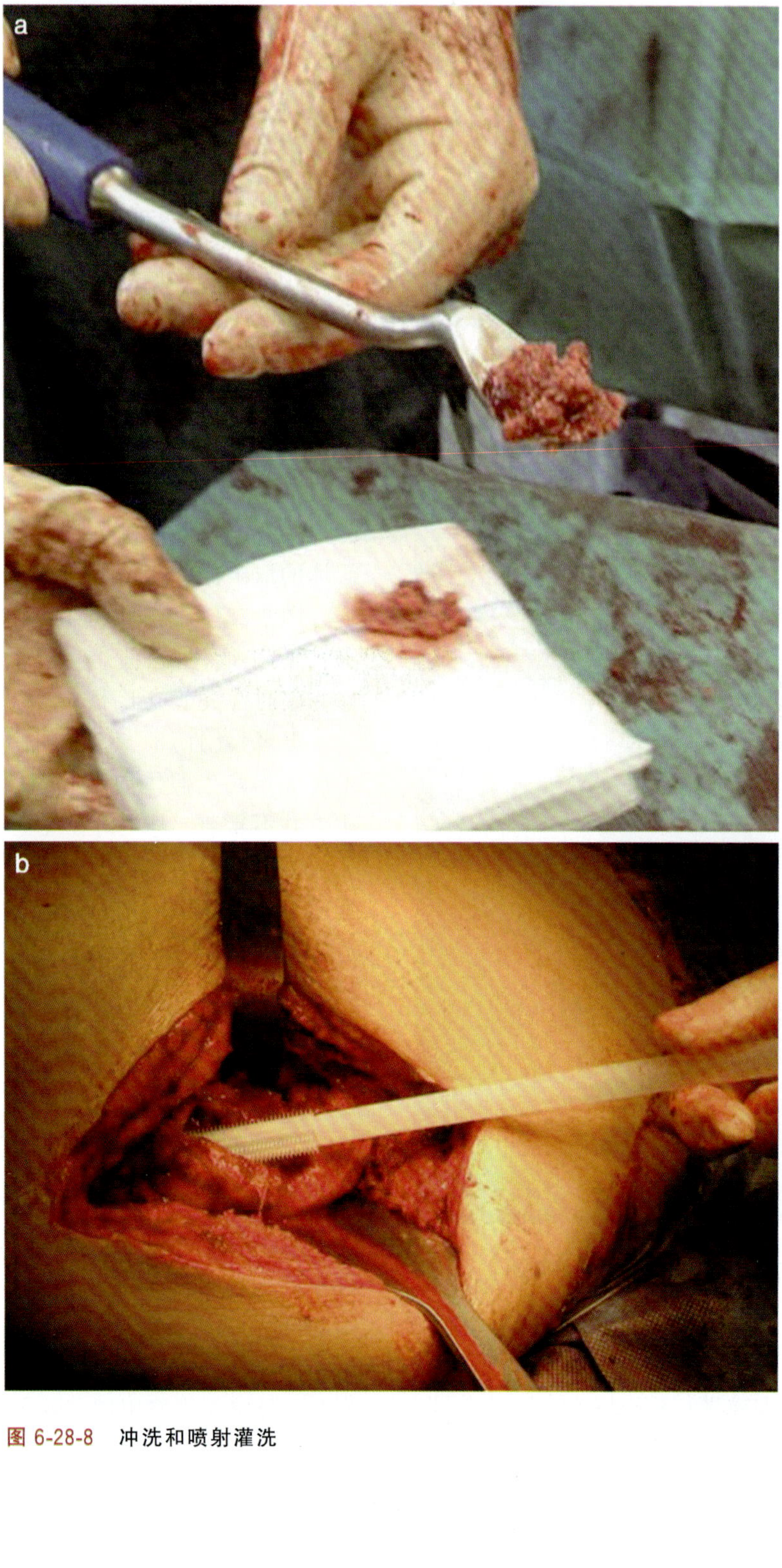

图 6-28-8 冲洗和喷射灌洗

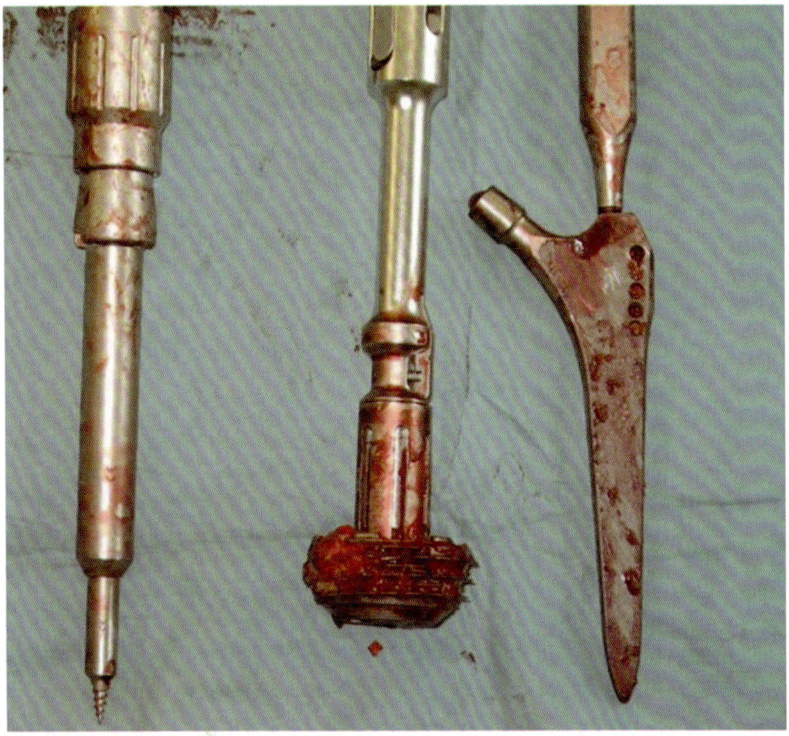

图 6-28-9　用于聚乙烯衬垫、螺纹髋臼杯和股骨假体的取出器

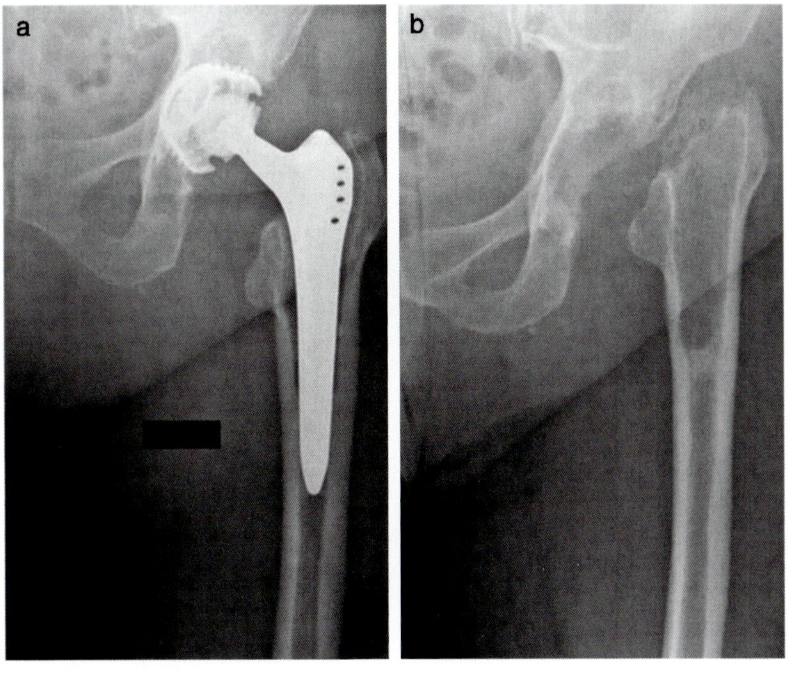

图 6-28-10　髋关节术前(a)及术后(b)的 X 线片

a. 非骨水泥直柄周围明显的骨溶解表明为感染相关松动。b. 关节切除成形术后股骨上移的典型影像

导致的股骨骨折。对于计划的再植入，关节切除成形术的主要缺点是肌肉挛缩和肌无力。在某些情况下，转子上移可能损伤髋臼后壁，这使髋臼假体的再植入变得更加困难。

参考文献

[1] Steinbrink K, Frommelt L. Treatment of periprosthetic infection of the hip using one-stage exchange surgery. Orthopäde, 1995, 24: 335-343.

[2] Garvin KL, Hanssen AD. Current concepts review: infection after total hip arthroplasty. J Bone Joint Surg Am, 1995, 77: 1576-1588.

[3] Burnett RSJ, Kelly MA, Hanssen AD, et al. Technique and timing of two-stage exchange for infection in TKA. Clin Orthop Relat Res, 2007, 464: 164-178.

[4] Fink B, Grossmann A, Fuerst M, et al. Two-stage cementless revision of infected hip endoprostheses. Clin Orthop Relat Res, 2009, 467(7): 1848-1858.

[5] Rudelli S, Uiip D, Honda E, et al. One-stage revision of infected total hip arthroplasty with bone graft. J Arthroplasty, 2008, 23: 1165-1177.

[6] Wroblewski BM. One-stage revision of infected cemented total hip arthroplasty. Clin Orthop Relat Res, 1986, 211: 103-107.

[7] Evans RP. Successful treatment of total hip and knee infection with articulating antibiotic components: a modified treatment method. Clin Orthop Relat Res, 2004, 427: 37-46.

[8] Goldman RT, Scuderi GR, Insall JN. 2-stage reimplantation for infected total knee replacement. Clin Orthop Relat Res, 1996, 331: 118-124.

[9] Hanssen AD, Spangehl MJ. Practical applications of antibiotic-loaded bone cement for treatment of infected joint replacements. Clin Orthop Relat Res, 2004, 427: 79-85.

[10] Hsieh PH, Chang YH, Chen SH, et al. High concentration and bioactivity of vancomycin and aztreonam eluted from Simplex cement spacers in two-stage revision of infected hip implants: a study of 46 patients at an average follow-up of 107 days. J Orthop Res, 2006, 24: 1615-1621.

[11] Bertazonni Minelli E, Benini A, Magnan B, et al. Release of gentamicin and vancomycin fromtem-porary human hip spacers in two-stage revision of infected arthroplasty. J Antimicrob Chemother, 2004, 53: 329-334.

[12] Disch AC, Matziolis G, Perka C. Two-stage operative strategy without local antibiotic treatment for infected hip arthroplasty: clinical and radiological outcome. Arch Orthop Trauma Surg, 2007, 127: 691-697.

[13] Fehring TK, Calton TF, Griffin WL. Cementless fixation in 2-stage reimplantation for periprosthetic sepsis. J Arthroplasty, 1999, 14: 175-181.

[14] Koo KH, Yang JW, Cho SH, et al. Impregnation of vancomycin, gentamicin, and cefotaxime in the cement spacer for two-stage Cementless reconstruction in infected total hip arthroplasty. J Arthroplasty, 2001, 16: 882-892.

[15] Masri BA, Panagiotopoulos KP, Greidanus NV, et al. Cementless two-stage exchange arthroplasty for infection after total hip arthroplasty. J Arthroplasty, 2007, 22: 72-78.

[16] Zimmerli W. Infection and musculoskeletal conditions: prosthetic-joint-associated infections. Best Pract Res Clin Rheumatol, 2006, 20: 1045-1063.

[17] Trampuz A, Zimmerli W. New strategies for the treatment of infectious associated with prosthetic joints. Curr Opin Investig Drugs, 2005, 6: 185-190.

[18] Mont MA, Waldman BJ, Hungerford DS. Evaluation of preoperative cultures before second-stage reimplantation of a total knee prosthesis complicated by infection: a comparison-group study. J Bone Joint Surg Am, 2000, 82: 1552-1557.

[19] Cui Q, Mihalko WM, Shields JS, et al. Antibiotic-impregnated cement spacers for the treatment of infection associated with total hip or knee arthroplasty. J Bone Joint Surg Am, 2007, 89: 871-882.

[20] Lee S, Ueng S, Shih C. Vastus lateralis flap for chronic recalcitrant hip infection. Internat Orthop (Sicot), 1996, 20: 373-377.

[21] McElwaine J, Colville J. Excision arthroplasty for infected total hip replacements. J Bone Joint Surg Br, 1984, 66-B: 168-171.

[22] Bourne R, Hunter G, Rorabeck C, et al. A six year follow-up of infected total hip replacements man-aged by Girdlestone's arthroplasty. J Bone Joint Surg Br, 1984, 66-B: 340-343.

[23] Suda AJ, Heppert V. Vastus lateralis muscle flap for infected hips after resection arthroplasty. J Bone Joint Surg Br, 2010, 92(12): 1654-1658.

[24] Hsieh PH, Shih CH, Chang YH, et al. Treatment of deep infection o the hip associated with massive bone loss. Two-stage revision with an antibiotic-loaded interim cement prosthesis followed by reconstruction with allograft. J Bone Joint Surg Br, 2005, 87: 770-775.

[25] Hsieh PH, Shih CH, Chang YH, et al. Two-stage revision hip arthroplasty for infection: comparison between the interim use of antibiotic-loaded cement beads and a spacer prosthesis. J Bone Joint Surg Am, 2004, 86-A(9): 1989-1997.